Jaehde · Radziwill · Mühlebach · Schunack
Lehrbuch der Klinischen Pharmazie

Lehrbuch der Klinischen Pharmazie

Herausgegeben von
Ulrich Jaehde, Bonn
Roland Radziwill, Fulda
Stefan Mühlebach, Aarau
Walter Schunack, Berlin

2., neu bearbeitete und erweiterte Auflage
Mit 149 Abbildungen und 154 Tabellen

Autoren

Jürgen Baumann, Henning Blume, Jörg Brüggmann, Ilhan Celik, Frank Dörje,
Martina Elze, Franz-Josef Fischer, Ralf Göbel, Mario Hartig, Katharina Hartmann,
Kurt Hersberger, Michael Hildebrand, Walter Jäger, Ulrich Jaehde, Charlotte Kloft,
Michael Koller, Stephan Krähenbühl, Irene Krämer, Hannelore Kreckel,
Hartmut Krüpe, Kirsten Lennecke, Wilfried Lorenz, Stefan Marty, Dago Mazur,
Wolfgang Mehnert, Peter Meier-Abt, Hans-Joachim Meyer, Stefan Mühlebach,
Alenka Peçar, Ludger Pientka, Ulf Pindur, Roland Radziwill, Thomas Raff,
Editha Räuscher, Jean-Philippe Reymond, Reinhild Rohde-Böhler, Dorothea Rudorf,
Marion Schaefer, Barbara Schug, Martin Schulz, Christian Surber, Thomas Szucs,
Frank Verheyen, Lutz Vogel, Ursula von Mandach, Klaus-Peter Wresch,
Georges Zelger

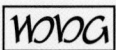

Wissenschaftliche Verlagsgesellschaft mbH Stuttgart 2003

Bibliografische Information der Deutschen Bibliothek
Die Deutsche Bibliothek verzeichnet diese Publikation in der Deutschen Nationalbibliographie; detaillierte bibliografische Daten sind im Internet unter http://dnb.ddb.de abrufbar.

ISBN 3-8047-1939-2

© 2003 Wissenschaftliche Verlagsgesellschaft mbH, Birkenwaldstraße 44, 70191 Stuttgart
Printed in Germany
Satz und Druck: Universitätsdruckerei H. Stürtz AG, Würzburg
Einbandgestaltung: Atelier Schäfer, Esslingen

Anschriften der Herausgeber

Jaehde, Ulrich, Prof. Dr.
Pharmazeutisches Institut
Universität Bonn
An der Immenburg 4
D-53121 Bonn

Mühlebach, Stefan, PD Dr.
Spitalapotheke
Kantonsspital Aarau
CH-5001 Aarau

Radziwill, Roland, Dr.
Apotheke
Klinikum Fulda
Pacelliallee 4
D-36043 Fulda

Schunack, Walter, Prof. Dr. Dr.
Institut für Pharmazie
Freie Universität Berlin
Königin-Luise-Str. 2+4
D-14195 Berlin

Anschriften der Autoren

Baumann, Jürgen
Zentralapotheke
Paracelsus-Krankenhaus Ruit
Paracelsusweg 1
D-73760 Ostfildern

Blume, Henning, Prof. Dr.
SocraTec R&D GmbH
Feldbergstr. 59
D-61440 Oberursel

Brüggmann, Jörg, Dr.
Apotheke des Unfallkrankenhauses
Berlin
Rapsweg 55
D-12683 Berlin

Celik, Ilhan, Dr.
Klinikum Lahnberge
Theoretische Chirurgie
Philipps-Universität Marburg
D-35033 Marburg

Dörje, Frank, Dr.
Apotheke des Universitätsklinikums
Erlangen
Palmsanlage 3
D-91054 Erlangen

Elze, Martina
Clinical Research
R.-Persthel-Str. 77a
D-50739 Köln

Fischer, Franz-Josef
Schellen & Partner GmbH
Kaiser-Wilhelm-Ring 41
D-40545 Düsseldorf

Goebel, Ralf, Dr.
Apotheke des Klinikums
der E.-M.-Arndt-Universität
Friedrich-Ludwig-Jahn-Str. 20
D-17487 Greifswald

Hartig, Mario
Apotheke des Krankenhauses Reinbek
St. Adolf-Stift
Hamburger Str. 41
D-21465 Reinbek

Hartmann, Katharina, Dipl.-Pharm.
Schweizerische Arzneimittel-
Nebenwirkungs-Zentrale
Alte Landstrasse 66
CH-8700 Küsnacht

Hersberger, Kurt, Dr.
Departement Pharmazie
Universität Basel
Klingelbergstr. 50
CH-4056 Basel

Hildebrand, Michael, PD Dr.
Analytical Development
Schering AG
Müllerstr. 178
D-13353 Berlin

Jäger, Walter, Prof. Dr.
Institut für Pharmazeutische Chemie
Universität Wien
Althanstr. 14
A-1090 Wien

Jaehde, Ulrich, Prof. Dr.
Pharmazeutisches Institut
Universität Bonn
An der Immenburg 4
D-53121 Bonn

Kloft, Charlotte, Dr.
Institut für Pharmazie
Freie Universität Berlin
Kelchstr. 31
D-12169 Berlin

Koller, Michael, PD Dr.
Klinikum Lahnberge
Theoretische Chirurgie
Philipps-Universität Marburg
D-35033 Marburg

Krähenbühl, Stephan, Prof. Dr.
Klinische Pharmakologie
und Toxikologie
Kantonsspital Basel
Petersgraben 4
CH-4031 Basel

Anschriften der Autoren

Krämer, Irene, PD Dr.
Apotheke
Klinikum der Johannes Gutenberg-
Universität
Langenbeckstr. 1
D-55131 Mainz

Kreckel, Hannelore
Apotheke des Klinikums der
Justus-Liebig Universität
Friedrichstr. 20
D-35385 Gießen

Krüpe, Hartmut, Dr.
Institut für Laboratoriumsmedizin
Klinikum Fulda
Pacelliallee 4
D-36043 Fulda

Lennecke, Kirsten, Dr.
Bochumer Str. 61 A
D-45549 Sprockhövel

Lorenz, Wilfried, Prof. Dr.
Klinikum Lahnberge
Theoretische Chirurgie
Philipps-Universität Marburg
D-35033 Marburg

Marty, Stefan, PD Dr.
Div. Pharmacie ICHV
Postfach 510
CH-1951 Sion

Mazur, Dago, Dr.
Scope International AG
Frohbösestr. 14
D-22525 Hamburg

Mehnert, Wolfgang, Dr.
Institut für Pharmazie
Freie Universität Berlin
Kelchstr. 31
D-12169 Berlin

Meier-Abt, Peter, Prof. Dr.
Universitätsspital Zürich
Rämistrasse 100
CH-8091 Zürich

Meyer, Hans-Joachim, Prof. Dr. †
Apotheke
Städtisches Klinikum
Postfach 62 80
D-76042 Karlsruhe

Mühlebach, Stefan, PD Dr.
Spitalapotheke
Kantonsspital Aarau
CH-5001 Aarau

Pecar, Alenka, Dr.
Apotheke
Klinikum Innenstadt
Pettenkoferstr. 8 a
D-80336 München

Pientka, Ludger, Prof. Dr.
Medizinisch-Geriatrische Klinik
Marienhospital Herne
Widumerstr. 8
D-44627 Herne

Pindur, Ulf, Prof. Dr.
Institut für Pharmazie
Johannes-Gutenberg-Universität
Mainz
Staudinger Weg 5
D-55099 Mainz

Radziwill, Roland, Dr.
Apotheke
Klinikum Fulda
Pacelliallee 4
D-36043 Fulda

Raff, Thomas, Dr.
Städt. Klinikum St. Georg
Delitzer Str. 141
D-04109 Leipzig

Räuscher, Editha, Dr.
Institut für Klinische Pharmakologie
Medizinische Fakultät der
Humboldt-Universität
Invalidenstr. 15
D-10115 Berlin

Reymond, Jean.Philippe, PD Dr.
Div. Pharmacie ICHV
Postfach 510
CH-1951 Sion

Rohde-Böhler, Reinhild
Apotheke der Berufsgenossenschaft-
lichen Unfallklinik
Ludwig-Guttmann-Str. 13
D-67071 Ludwigshafen

Rudorf, Dorothea, Dr.
Massachusetts College of Pharmacy
and Health Sciences
179, Longwood Av.
Boston, MA, 02115-5896
USA

Schaefer, Marion, Prof. Dr.
Institut für Klinische Pharmakologie
Medizinische Fakultät der
Humboldt-Universität
Invalidenstr. 15
D-10115 Berlin

Anschriften der Autoren

Schug, Barbara, Dr.
SocraTec R&D GmbH
Feldbergstr. 59
D-61440 Oberursel

Schulz, Martin, Dr.
ZAPP der ABDA
Jägerstr. 49/50
D-10117 Berlin

Surber, Christian, PD Dr.
Kantonsspital
Schanzenstr. 45
CH-4031 Basel

Szucs, Thomas, Prof. Dr.
Universitätsspital Zürich
Medizinische Ökonomie
Rämistr. 100
CH-8091 Zürich

Verheyen, Frank, Dr.
Techniker-Krankenkasse
Bramfelder Str. 140
D-22305 Hamburg

Vogel, Lutz, Dr.
Zentralapotheke
Paracelsus-Krankenhaus Ruit
Paracelsusweg 1
D-73760 Ostfildern

Von Mandach, Ursula, PD Dr.
Universitätsspital Zürich
Dept. Frauenheilkunde
Frauenklinikstr. 10
CH-8091 Zürich

Wresch, Klaus-Peter, Dr. med
St. Vincentius Krankenhaus
D-67343 Speyer

Zelger, Georges L., Dr.
Pharmacie des Hôpitaux du Nord
Vaudois et de la Broye
Rue d'Entremonts 11
CH-1400 Yverdon-les-Bains

Redaktionelle Mitarbeit

Eckhardt, Meike
Liekweg, Andrea
Müller, Axel
Müller, Tobias
Westfeld, Martina
Pharmazeutisches Institut
Universität Bonn
An der Immenburg 4
D-53121 Bonn

Vorwort zur 2. Auflage

Seit dem Erscheinen der 1. Auflage sind für die Pharmazie insgesamt, jedoch besonders für das noch relativ junge Fach Klinische Pharmazie, vier ereignisreiche Jahre vergangen. In Deutschland ist das Fach durch das Inkrafttreten der novellierten Approbationsordnung für Apotheker am 1. Oktober 2001 zum universitären Lehr- und Prüfungsfach geworden. Die Universitäten sind nun gefordert, die Etablierung der Klinischen Pharmazie an den pharmazeutischen Instituten voranzutreiben. Auch in der Schweiz ist die Klinische Pharmazie inzwischen universitär verankert. Studienreformen werden derzeit konkretisiert bzw. umgesetzt. Die Apotheker der Zukunft werden damit alle eine Grundausbildung in Klinischer Pharmazie in die Praxis mitbringen. An einigen pharmazeutischen Instituten wird auf dem Gebiet der Klinischen Pharmazie bereits intensiv Forschung betrieben. Forschung und Lehre in Klinischer Pharmazie werden auch der pharmazeutischen Praxis neue Impulse geben und dem Apotheker neue Aufgabenbereiche erschließen.

Der Prüfungsstoffkatalog der novellierten deutschen Approbationsordnung umreißt die Inhalte des neuen Faches sehr klar. Soweit diese bisher noch nicht enthalten waren, wurden sie in die 2. Auflage des Buches neu aufgenommen. Als Beispiele seien die Themen Arzneimittelsicherheit, Nutzen-Risiko-Bewertung, Schwangerschaft und Stillzeit sowie Lebensqualität angeführt. Die zunehmende Bedeutung der Pharmazeutischen Betreuung in der Apothekenpraxis führte zu dem Entschluss, diese Thematik zu einem neuen Schwerpunkt des Buches auszubauen. In die neuen Kapitel zur Pharmazeutischen Betreuung sind auch Erfahrungen aus Forschungsprojekten, die in den letzten Jahren durchgeführt wurden, eingeflossen.

Als weitere Neuerung wurden Fallbeispiele in die Kapitel über bestimmte Patientengruppen und Pharmazeutische Betreuung aufgenommen. Diese haben das Ziel, die im jeweiligen Kapitel erworbenen Kenntnisse an einem ausgewählten Patientenfall anzuwenden. Hiermit soll in besonderer Weise eine Brücke von den wissenschaftlichen Grundlagen der Klinischen Pharmazie zur Praxis geschlagen werden. Die Fälle wurden als Fragen und Antworten aufbereitet, so dass sich der Leser des Buches zunächst selbst eine Antwort überlegen kann, bevor er die vom Autor erarbeitete liest und mit seiner vergleicht.

Das Buch ist nicht nur umfangreicher geworden, auch die Anzahl der Autoren hat sich mit der 2. Auflage von 35 auf 47 erhöht. Neben Klinischen Pharmazeuten aus Hochschule, Krankenhaus, Offizin und Industrie haben engagierte Kollegen aus der Klinischen Pharmakologie, der Pharmazeutischen Technologie und verschiedenen medizinischen Disziplinen mitgewirkt, was den interdisziplinären Charakter des Faches Klinische Pharmazie deutlich unterstreicht. Allen Autoren sei an dieser Stelle für ihr Engagement herzlich gedankt.

Unser besonderer Dank gilt dem Herausgeber-Assistententeam Meike Eckhardt, Andrea Liekweg, Axel Müller, Tobias Müller und Martina Westfeld, ohne deren Einsatz bei der Harmonisierung der vielen Manuskripte die 2. Auflage nicht rechtzeitig hätte erscheinen können. Nicht zuletzt danken wir unserem Lektor Dr. Eberhard Scholz für die konstruktive und vertrauensvolle Zusammenarbeit in allen Phasen der Entstehung dieses Buches.

Wir hoffen, dass das Buch nicht nur den Pharmaziestudierenden das Fach Klinische Pharmazie erschließt, sondern auch eine wertvolle Informationsquelle für Apotheker und Ärzte im täglichen Umgang mit Patienten und Arzneimitteln darstellt. Gerne nehmen wir Anregungen und Hinweise entgegen, die uns helfen, das Lehrbuch auch in Zukunft weiterzuentwickeln.

Bonn, Fulda, Aarau, Berlin
im März 2003

Ulrich Jaehde
Roland Radziwill
Stefan Mühlebach
Walter Schunack

Inhaltsverzeichnis

Einführung   1

Klinische Pharmazie – Definition, Ziele, internationaler Vergleich _____ 3
H.J. MEYER, KARLSRUHE †, R. RADZIWILL, FULDA
UND U. JAEHDE, BONN

Grundlagen der Klinischen Pharmazie   7

Klinische Arzneimittelentwicklung   121

Individuelle Arzneimitteltherapie 193

Pharmazeutische Betreuung   401

Pharmakoepidemiologie und Pharmakoökonomie　483

Abkürzungsverzeichnis

Symbol	Definition
AAG	α_1-saures Glykoprotein
AAS	Atomabsorptionsspektrometrie
ABDA	Bundesvereinigung Deutscher Apothekenverbände
ABDM	Ambulante Langzeit-Blutdruckmessung
ACE	Angiotensin Converting Enzyme
ADA	American Diabetes Assocation
ADKA	Bundesverband Deutscher Krankenhausapotheker
ADR	Adverse Drug Reaction
AE	Adverse Event
AG	Antigen
AG*	Markiertes Antigen
AIC	Akaike-Informationskriterium
AIO	All-In-One-Mischungen (parenterale Komplettnährlösungen)
AK	Antikörper
AK*	Markierter Antikörper
AkdÄ	Arzneimittelkommission der deutschen Ärzteschaft
ALT	Alanin-Aminotransferase
AMG	Arzneimittelgesetz
AMSP	Arzneimittelsicherheit in der Psychiatrie
AMÜP	Arzneimittelüberwachung in der Psychiatrie
ANA	Antinukleäre Antikörper
AP	Alkalische Phosphatase
ARR	Absolute Risiko-Reduktion
AST	Aspartat-Aminotransferase
ATP	Adenosintriphosphat
AUC	Area under the concentration versus time curve (Fläche unter der Plasmakonzentrations-Zeit-Kurve)
AVK	Arterielle Verschlusskrankheit
BÄK	Bundesärztekammer
BCDSP	Boston Collaborative Drug Surveillance Program
BDSG	Bundesdatenschutzgesetz (Deutschland)
BE	Broteinheit
BEE	Grundumsatz (berechnet nach der Harris-Benedict-Formel)
BfArM	Bundesinstitut für Arzneimittel und Medizinprodukte
BSG	Blutsenkungsgeschwindigkeit
CAVH	Kontinuierliche arteriovenöse Hämofiltration
CBA	Kosten-Nutzen-Analyse
CDC	Centers for Disease Control

CDD	Chemisch definierte Diät
CEA	Kosten-Effektivitäts-Analyse
CER	Control Event Rate
CFR	Code of Federal Regulations (USA)
CHDM	Comprehensive Hospital Drug Monitoring
CHE	Cholinesterase
CI	Kalorienzufuhr (Caloric Input)
CIOMS	Council for International Organizations of Medical Sciences
CK	Kreatinphosphokinase
CMA	Kosten-Minimierungs-Analyse
COX II	Cyclooxygenase-2
CPMP	Committee for Proprietary Medicinal Products
CRF	Case Record Form (Prüfbogen)
CRO	Contract Research Organisation (Auftragsforschungsinstitut)
cTnI	Cardiales Troponin I
cTnT	Cardiales Troponin
CUA	Kosten-Nutzwert-Analyse
CVVH	Kontinuierliche venovenöse Hämofiltration
CYP	Cytochrom P450

DBD	Diastolischer Blutdruck
DC	Dünnschichtchromatographie
DGKC	Deutsche Gesellschaft für Klinische Chemie
DIMDI	Deutsches Institut für Medizinische Dokumentation und Information
4-DMAP	Dimethylaminophenol
DMPS	2,3-Dimercaptopropan-1-sulfonat
DMSA	2,3-Dimercaptosuccinat
DMSO	Dimethylsulfoxid
DNA	Desoxyribonukleinsäure
DUR	Drug Utilization Review

EBM	Evidence-Based Medicine
ECD	Electron Capture Detector (Elektroneneinfangdetektor)
EDV	Elektronische Datenverarbeitung
EE	Enterale Ernährung
EEC	European Economic Community
EEG	Elektroenzephalogramm
EER	Exposure Event Rate
EIA	Enzymimmunoassay
EKG	Elektrokardiogramm
EM	Schneller Metabolisierer
EMEA	Europäische Arzneimittelagentur (European Agency for the Evaluation of Medicinal Products)
EPA	Eicosapentaensäure
ESBL	Extended-Spectrum-Beta-Lactamases
ESCP	European Society of Clinical Pharmacy
EU	Europäische Union
EZR	Extrazellulärraum

FDA	US-Arzneimittelagentur (Food and Drug Administration)
FDG	2-Desoxy-2-[^{18}F]fluor-D-glucose
FEV$_1$	Forciertes expiratorisches Volumen (maximales Luftvolumen, das nach maximaler Inspiration bei maximaler Expiration in einer Sekunde ausgeatmet wird)
FIA	Fluoreszenzimmunoassay

FID	Flammenionisationsdetektor
FIT	Funktionelle Insulintherapie
FKJ	Feinnadel-Katheter-Jejunostomie
FPIA	Fluoreszenzpolarisationsimmunoassay
FTIR	Fourier-Transformations-Infrarot-Spektroskopie
GC	Gaschromatographie
GCP	Good Clinical Practice (Grundsätze für die ordnungsgemäße klinische Prüfung)
GFR	Glomeruläre Filtrationsrate
GGT	Gamma-Glutamyltransferase
GMP	Good Manufacturing Practice (Grundsätze für die ordnungsgemäße Herrstellung von Arzneimitteln)
GOT	Glutamatoxalacetattransaminase
GPT	Glutamatpyruvattransaminase
Hb	Hämoglobin
HDL	High-Density-Lipoprotein
HIV	Human Immunodeficiency Virus
Hkt	Hämatokrit
HMG-CoA	Hydroxy-Methylglutaryl-Coenzym A
HMO	Health Maintenance Organization
HPLC	Hockdruck-, Hochleistungsflüssigkeitschromatographie
i.m.	intramuskulär
i.th.	intrathekal
i.v.	intravenös
IA	Immunoassay
ICH	International Conference on Harmonisation
ICT	Intensivierte konventionlle Insulintherapie
IFCC	International Federation of Clinical Chemistry
IFT	Indirekter Immunfluoreszenz-Test
IKG	Idealkörpergewicht
INR	International Normalized Ratio
IR	Infrarot-Spektroskopie
ISH	Isolierte Systolische Hypertonie
IZR	Intrazellulärraum
KBV	Kassenärztliche Bundesvereinigung
KG	Körpergewicht
KMT	Knochenmarktransplantation
KOF	Körperoberfläche
LAF	Laminar-Airflow-Werkbank
LAREB	Holländische Pharmakovigilanz-Stiftung (Landelijke Registratie Evaluatie Bijwerkingen)
LCT	Long Chain Triglycerides
LD_{50}	Letale Dosis für 50 % der Versuchstiere
LDH	Lactatdehydrogenase
LDL	Low-Density-Lipoprotein
LIA	Lumineszenzimmunoassay
LS	Summe der Abweichungsquadrate
MAH	Marketing Authorization Holder
MCA	Medicines Control Agency

MCH	Mittleres korpuskuläres Hämoglobin
MCHC	Mittlere korpuskuläre Hämoglobinkonzentration
MCT	Middle Chain Triglycerides
MCV	Mittleres korpuskuläres Volumen
MDK	Medizinischer Dienst der Krankenkassen
MDR	Multi Drug Resistance
MOTT	Mycobacterium-Other-Than-Tuberculosis
MR	Metabolisches Verhältnis
MRSA	Methicillin-Resistenter-Staphylococcus-Aureus
MRSE	Methicillin-Resistenter-Staphylococcus-Epidermidis
MS	Massenspektrometrie
NDD	Nährstoff-definierte Diät
NEC	Nekrotisierende Enterocolitis
NNH	Number Needed to Harm
NNT	Number Needed to Treat
NRF	Neues Rezeptur-Formularium
NRS	Nutritional Risk Score
OR	Odds Ratio
p.o.	per os
PBM	Pharmaceutical Benefit Management Company
PBP	Penicillin-bindendes Protein
PCR	Polymerasekettenreaktion
PE	Parenterale Ernährung
PEER	Patient Expected Event Rate
PEF	Peak Expiratory Flow
PEG	Perkutane endoskopische Gastrostomie
PEM	Prescription Event Monitoring
PET	Positronenemissionstomographie
PM	Langsamer Metabolisierer
PUFA	Mehrfach ungesättigte Fettsäure (Polyunsaturated fatty acid)
QALY	Qualitätskorrigierte Lebensjahre (Qualitiy Adjusted Life Year)
RAAS	Renin-Angiotensin-Aldosteron System
RAS	Rapid Alert System
RCTs	Randomized Controlled Trials
RDI	Relative Dosisintensität
RF	Rheuma-Faktoren
RIA	Radioimmunoassay
RNA	Ribonukleinsäure
RQ	Respiratorischer Quotient (Verhältnis zwischen dem benötigten Volumen Sauerstoff zur Verbrennung eines Energieträgers und dem produzierten Volumen CO_2)
RRR	Relative Risiko-Reduktion
s.c.	subkutan
s.l.	sublingual
SANZ	Schweizerische Arzneimittel-Nebenwirkungs-Zentrale
SAS	Stiftung für Arzneimittelsicherheit
SBD	Systolischer Blutdruck
SEM	Standardfehler des Mittelwertes
SI	System International

SIRS	Gesamtkörper-Inflammations-Syndrom (systemic inflammatory response syndrome)
SMON	Subakute myelo-optische Neuropathie
SOJA	System of Objectified Judgement Analysis
SOP	Standard Operating Procedures (Standard-Arbeitsanweisungen)
SPC	Summary of Product Characteristics

T_3	Freies Triiodthyronin
T_4	Freies Tetraiodthyronin
TDM	Therapeutisches Drug Monitoring
TEN	Toxische Epidermale Nekrolyse
TIPS	Transjugulärer intrahepatischer portosystemischer Shunt
TMF	Trial Master File (geschlossene Aufbewahrung aller relevanten Dokumente einer klinischen Prüfung)
TNF-α	Tumornekrosefaktor
TPE	Totale parenterale Ernährung
TSH	Thyreoidea-stimulierendes Hormon
TTS	Transdermales Therapeutisches System

UAW	Unerwünschte Arzneimittelwirkung
UE	Unerwünschtes Ereignis

VIS	Sichtbarer Bereich
VKOF	Verbrannte Körperoberfläche
VLDL	Very-Low-Density-Lipoprotein
VRE	Vancomycin-Resistente-Enterokokken
VREF	Vancomycin-Resistenter-Enterococcus-Faecium

WHO	Weltgesundheitsorganisation (World Health Organization)
WLC	Wärmeleitfähigkeitsdetektor
WLS	Gewichtete Summe der Abweichungsquadrate
WWW	World Wide Web

ZNS	Zentralnervensystem

Verzeichnis pharmakokinetischer und pharmakodynamischer Symbole

Die pharmakokinetischen Größen werden in den Lehrbüchern und Fachzeitschriften uneinheitlich abgekürzt. In diesem Lehrbuch finden die Abkürzungen der Fachzeitschrift *Clinical Pharmacokinetics* Anwendung.

Symbol	Definition
A	Arzneistoffmenge im Körper zur Zeit t
A_D	Arzneistoffmenge, die durch Dialyse aus dem Körper entfernt wird
Ae_∞	In den Urin unverändert ausgeschiedene Gesamtmenge des Arzneistoffs
Af_∞	In den Faeces unverändert ausgeschiedene Gesamtmenge des Arzneistoffs
AUC_t	Fläche unter der Plasmakonzentrations-Zeit-Kurve von Null bis zur Zeit t
AUC_τ	Fläche unter der Plasmakonzentrations-Zeit-Kurve im Steady-State innerhalb eines Dosierungsintervalls
AUC_∞	Fläche unter der Plasmakonzentrations-Zeit-Kurve von Null bis Unendlich
C	Arzneistoffkonzentration im Plasma zur Zeit t
$C(0)$	Fiktive (rückextrapolierte) Ausgangskonzentration nach intravenöser Bolus-Applikation
C_{ab}	Konzentration im abführenden Gefäß
C_i	Koeffizient des i-ten Exponentialterms einer Polyexponentialgleichung
CL	Gesamtclearance
CL_{+D}	Während einer Dialyse erreichte Clearance $(CL + CL_D)$
CL_{CR}	Kreatininclearance
CL_D	Durch Dialyse erreichte Clearance
CL_H	Hepatische Clearance
CL_{HF}	Durch Hämofiltration erreichte Clearance
CL_{int}	Intrinsische Clearance der Leber
CL_{NR}	Nichtrenale Clearance
CL_R	Renale Clearance
C_{max}	Maximale Plasmakonzentration nach einmaliger Verabreichung
C^{ss}	Steady-State-Plasmakonzentration während einer Dauerinfusion
C^{ss}_{av}	Mittlere Plasmakonzentration im Steady-State nach Mehrfachverabreichung
C^{ss}_{max}	Maximale Plasmakonzentration im Steady-State nach Mehrfachverabreichung
C^{ss}_{min}	Minimale Plasmakonzentration im Steady-State nach Mehrfachverabreichung
C_{UF}	Konzentration im Ultrafiltrat
C_Z	Schnittpunkt der terminalen Steigung mit der Ordinate
C_{zu}	Konzentration im zuführenden Gefäß
D	Dosis
E	Extraktionskoeffizient eines bestimmten Organs (z. B. E_H Extraktionskoeffizient der Leber)
E_0	Effekt bei der Arzneistoffkonzentration $C = 0$
EC_{50}	Arzneistoffkonzentration, bei der 50 % des maximalen Effektes zu beobachten sind
E_{max}	Maximal erreichbarer Effekt

F	Systemisch verfügbare Fraktion der verabreichten Dosis
F_{abs}	Absolute Bioverfügbarkeit
f_e	Unverändert ausgeschiedene Fraktion des Arzneistoffs
f_{HD}	Durch Hämodialyse entfernte Fraktion des Arzneistoffs (Dialyseeffizienz)
f_{HF}	Durch Hämofiltration entfernte Fraktion des Arzneistoffs
F_{rel}	Relative Bioverfügbarkeit
f_u	Ungebundene Fraktion des Arzneistoffs im Plasma

HVD	Halbwertsdauer

k_a	Resorptionsgeschwindigkeitskonstante (1. Ordnung)
k_e	Eliminationsgeschwindigkeitskonstante (1. Ordnung)
$k_{e'}$	Eliminationsgeschwindigkeitskonstante bei eingeschränkter Organfunktion
k_{ij}	Geschwindigkeitskonstante (1. Ordnung) für den Übergang von Kompartiment i zu Kompartiment j
k_m	Michaelis-Menten-Konstante
k_{nr}	Nichtrenale Eliminationsgeschwindigkeitskonstante
k_r	Renale Eliminationsgeschwindigkeitskonstante

L	Verlustfaktor
LD	Initialdosis
λ_i	Exponent des i-ten Exponentialterms einer Polyexponentialgleichung
λ_z	Terminale Eliminationsgeschwindigkeitskonstante

MD	Erhaltungsdosis
MRT	Mittlere Verweildauer

PTF	Peak-through-Fluktuation

Q	Blutfluss (z. B. Q_H Leberblutfluss)
Q'	Individueller Korrekturfaktor bei eingeschränkter Organfunktion
Q_0	Extrarenal eliminierte Fraktion der Dosis
Q_H	Blutfluss durch die Leber
Q_{UF}	Ultrafiltrationsrate bei Hämofiltration

R	Kumulationsfaktor
R_0	Infusionsgeschwindigkeit (0. Ordnung)

SC	Filtrationskoeffizient (C_{UF}/C_{zu})

T	Dauer einer Kurzinfusion
t	Zeit nach Verabreichung eines Arzneistoffs
τ	Dosierungsintervall
$t_{1/2}$	Halbwertszeit
$t_{1/2\,z}$	Terminale Halbwertszeit
t_{max}	Zeit bis zur maximalen Plasmakonzentration

V	Verteilungsvolumen (im Ein-Kompartiment-Modell)
V_{max}	Maximale Metabolisierungsgeschwindigkeit
V_{ss}	Verteilungsvolumen im Steady-State
V_Z	Verteilungsvolumen in der terminalen Eliminationsphase

Einführung

Klinische Pharmazie – Definition, Ziele, internationaler Vergleich

H.J. Meyer, Karlsruhe †, R. Radziwill, Fulda und U. Jaehde, Bonn

Im Zeitraum zwischen 1965 und 1970 wurden vor allem in den USA Risiken und Fehler im Zusammenhang mit der Arzneimitteltherapie systematisch untersucht. Die Verschreibung, Abgabe und Anwendung von Arzneimitteln wurde häufig ohne Koordination zwischen den verschiedenen Berufsgruppen des Gesundheitssystems ausgeführt, da es an Kommunikation etwa zwischen Ärzten und Apothekern mangelte. Dies war ein wesentlicher Grund für Arzneimittelmissbrauch, irrationale Verordnung und fehlerhafte Anwendung. Folge davon waren nicht selten unerwünschte Arzneimittelwirkungen sowie Wechselwirkungen zwischen komedizierten Arzneimitteln.

Diese ungelösten Probleme der Arzneimitteltherapie wurden gleichzeitig von Apothekern in Praxis und Ausbildung registriert. Sie erkannten, dass es notwendig war, sich verstärkt für eine bessere Arzneimitteltherapie einzusetzen. Es galt ihre besonderen Kenntnisse und Erfahrungen zu nutzen, um einen sicheren und rationalen Einsatz von Arzneimitteln für Patienten und Gesellschaft zu gewährleisten. Dazu wurden im Laufe der Zeit entsprechende Konzepte und Strategien entwickelt und umgesetzt.

Durch diese neuen Tätigkeiten erweiterte sich das Aufgabengebiet des Apothekers von der ausschließlichen Orientierung auf das Arzneimittel, wie etwa der Herstellung und der reinen Logistik, hin zu Information und Beratung von Patienten und Ärzten sowie zu patientenspezifischen Serviceleistungen. In diesem Zusammenhang wurde der Begriff „Klinische Pharmazie" oder auch „patientenorientierte Pharmazie" geprägt.

Die erste **Definition** des „Committee of Curriculum" der „American Association of Colleges of Pharmacy" von 1968 lautet:

> „Clinical Pharmacy is that area within the pharmacy curriculum which deals with patient care with emphasis on drug therapy. Clinical pharmacy seeks to develop a patient-oriented attitude. Acquisition of new knowledge is secondary to attainment of skills in interprofessional and patient communication."

Die Europäische Gesellschaft für Klinische Pharmazie (European Society of Clinical Pharmacy, ESCP) beschreibt 1983 den klinisch-pharmazeutisch tätigen Apotheker folgendermaßen:

> „A Clinical Pharmacist is a health care provider promoting the effective, safe, and rational use of drugs by the individual and by the society."

Vor dem Hintergrund wiederholter Forderungen nach einem tragfähigen Konzept zur Weiterentwicklung des Apothekerberufes mit einer stärkeren Hinwendung zum Patienten definieren ABDA und Deutsche Pharmazeutische Gesellschaft 1997:

> „Klinische Pharmazie ist die Disziplin der Pharmazie, die aufbauend auf pharmazeutisch-naturwissenschaftlichen Kenntnissen die Optimierung der Arzneimittelanwendung am und durch den Patienten zum Inhalt hat."

Die Klinische Pharmazie bezieht somit den Patienten innerhalb und außerhalb des Krankenhauses ein, sollte also nicht mit Krankenhauspharmazie gleichgesetzt werden (Jaehde und Ammon 1999). Sie baut auf den vier traditionellen pharmazeutischen Fachdisziplinen auf (Abb. 1) und bündelt verschiedene Entwicklungen innerhalb der Pharmazie (Abb. 2).

Wenn sich auch die Definitionen für Klinische Pharmazie in der Wortwahl unterscheiden, so ist ihnen eines gemeinsam, sie haben die Anwendung des naturwissenschaftlichen Wissens der Apotheker über das Arzneimittel zur Verbesserung der Arzneimitteltherapie des Patienten zum Inhalt. Die Klinische Pharmazie ist somit ein übergreifendes Ziel des Apothekers, patientenorientierte pharmazeutische Dienstleistungen zu erbringen, die für eine **sichere und wirksame Therapie mit Arzneimitteln** notwendig sind. In der Praxis muss neben dem notwendigen Fachwissen eine gute Kommunikation aufgebaut werden, die die Grundlage für eine enge Zusammenarbeit zwischen Apotheker, Patient, Arzt und anderen an der Therapie des Patienten beteiligten Berufsgruppen ist.

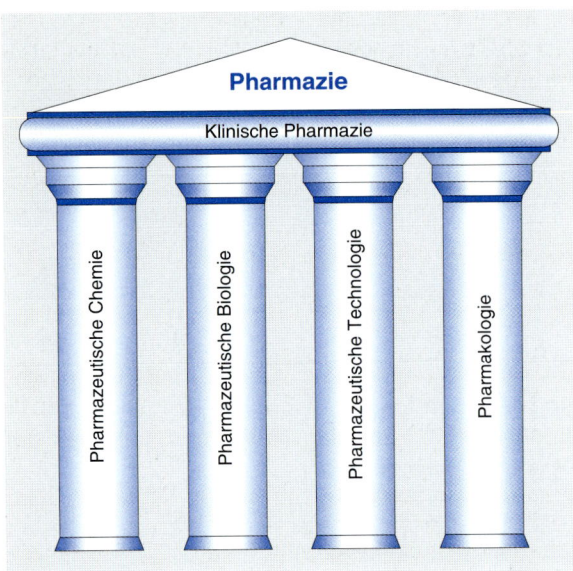

Abb. 1: Klinische Pharmazie als interdisziplinäre Disziplin, die auf den traditionellen Säulen der Pharmazie aufbaut.

In vielen Ländern Europas hat die Pharmazie in den letzten 20 Jahren den Aufbau von klinisch-pharmazeutischen Dienstleistungen sowohl in Krankenhausapotheken als auch in öffentlichen Apotheken erlebt. Ähnlich wie in den USA haben sich diese patientenorientierten Dienstleistungen als Antwort auf das Bedürfnis entwickelt, die Arzneimitteltherapie sicherer und wirksamer zu machen. Zwischen dem amerikanischen Gesundheitssystem und dem in verschiedenen europäischen Ländern bestehen allerdings große Unterschiede. Das hat dazu geführt, dass

die amerikanische Entwicklung als grundlegende Anregung gedient hat, jedoch in vielen Bereichen nicht übertragen werden konnte. Unterschiede ergeben sich allein aus der Verfügbarkeit der technischen Ressourcen und der Anzahl der Apotheker bzw. des pharmazeutischen Personals in den jeweiligen Apotheken.

Im internationalen Vergleich fällt auf, dass die Entwicklung der Klinischen Pharmazie in Deutschland und Österreich ungefähr 10 bis 15 Jahre nach dem Beginn der Bewegung in den USA einsetzte. Es waren vor allem Krankenhausapotheker, die Auslandsaufenthalte z.B. in den USA, Großbritannien, den Niederlanden und Spanien nutzten und die Idee der Klinischen Pharmazie mit allen Einschränkungen, die durch limitierte personelle und materielle Ressourcen bestanden, in die Praxis umsetzten.

Inhalte der Klinischen Pharmazie wurden in den 80er Jahren in die Weiterbildungsordnungen der Apothekerkammern integriert. Trotzdem blieb die Klinische Pharmazie in Deutschland und Österreich bis Mitte der 90er Jahre noch sehr auf krankenhausspezifische und damit nur indirekt patientenorientierte Dienstleistungen beschränkt und unterschied sich somit von der internationalen Definition von Clinical Pharmacy. Der Klinischen Pharmazie in Deutschland und Österreich fehlt somit im Krankenhaus noch immer die Patientennähe, um im wahren Sinn des Wortes patientenorientiert zu sein. Die meisten Dienstleistungen werden zentral wohl für den Patienten erbracht, doch für den direkten Kontakt zum Kranken, z.B. bei der Einweisung oder Entlassung sowie während des stationären Aufenthaltes,

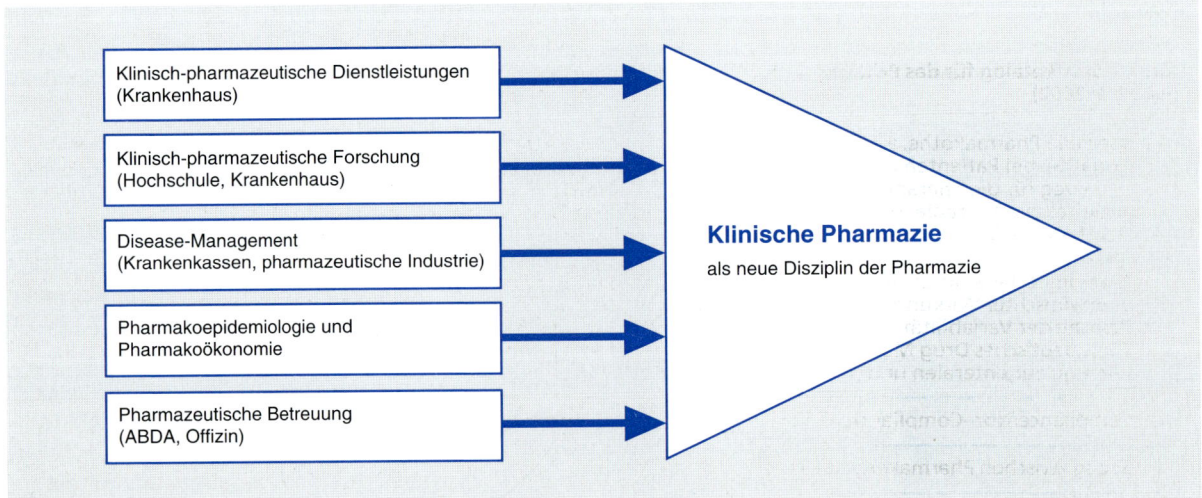

Abb. 2: Die Entwicklung des Faches Klinische Pharmazie in Deutschland, das Entwicklungen in Krankenhaus und Hochschule, neue Ansätze im Gesundheitswesen wie das Disease-Management, die Methodik der Pharmakoepidemiologie und Pharmakoökonomie sowie die praktische Umsetzung im Rahmen der Pharmazeutischen Betreuung zusammenführt.

gibt es nur wenige Beispiele. Die interdisziplinäre Zusammenarbeit mit Ärzten und Pflegepersonal hat sich demgegenüber besser entwickelt, nicht zuletzt durch den äußeren Zwang zur pharmakoökonomischen Betrachtung der Arzneimitteltherapie.

In der Schweiz hat sich die patientenorientierte Pharmazie weniger aufbauend auf rechtlichen oder durch Berufsorganisationen festgelegte Ausbildungsvorgaben, sondern weitgehend pragmatisch und angepasst an lokale Gegebenheiten entwickelt. Die Klinische Pharmazie wird klar als Bestandteil pharmazeutischer Ausbildung und Tätigkeit betrachtet sowohl in der Krankenhaus- als auch in der Offizin-Pharmazie.

An den deutschen **Universitäten** wurden in den 80er Jahren erste Vorlesungen zur Klinischen Pharmazie, zumeist von Krankenhausapothekern, angeboten. 1998 wurde an der Universität Bonn die erste Professur für Klinische Pharmazie in Deutschland eingerichtet. Freiwillige Lehrveranstaltungen gibt es jedoch inzwischen an nahezu allen Pharmazeutischen Instituten. An einigen Universitäten werden Krankenhaus- und Offizinapotheker in die Ausbildung eingebunden bzw. nehmen Lehraufträge wahr. Mit der **Novellierung der Approbationsordnung** in Deutschland, die im Oktober 2001 in Kraft trat, wurde die Klinische Pharmazie als Lehr- und Prüfungsfach in die Ausbildung aufgenommen und gehört damit in Zukunft zum Wissensspektrum des Pharmazeuten. Der Stoffkatalog für das Prüfungsfach beinhaltet neben der Klinischen Pharmazie im engere Sinne auch spezielle Aspekte der Krankheitslehre, der speziellen Pharmakotherapie sowie der Pharmakoepidemiologie und Pharmakoökonomie (s. Tab. 1).

Das Fach Klinische Pharmazie sollte jedoch nicht nur als Lehrfach angesehen werden. Es ist unabdingbar, dass das Fach an den pharmazeutischen Instituten durch anwendungsbezogene und patientenorientierte Forschung eine **wissenschaftliche Basis** erhält (AG Klinische Pharmazie der DPhG 2001, Langer 2002). Anfang der 90er Jahre entstanden an einigen Instituten Arbeitsgruppen, die gemeinsam mit Ärzten aus verschiedenen Bereichen klinisch-pharmazeutische Forschungsprojekte durchführten. Pharmazeuten haben seitdem die Möglichkeit, sich im Fach Klinische Pharmazie wissenschaftlich zu qualifizieren.

1990 stellten Hepler und Strand in den USA **„Pharmaceutical Care"** als Weiterentwicklung für den Apothekerberuf vor. Die Erfahrungen und Kenntnisse in Klinischer Pharmazie hatten sich in den USA bis zu dem Punkt entwickelt, dass der Apotheker eine Mitverantwortung für das Ergebnis der Arzneimitteltherapie des Patienten übernehmen musste.

> „Pharmazeutische Betreuung ist die konsequente Wahrnehmung der Mitverantwortung des Apothekers bei der Arzneimitteltherapie mit dem Ziel, bestimmte therapeutische Ergebnisse zu erreichen, die geeignet sind, die gesundheitsbezogene Lebensqualität der Patienten zu verbessern."

Die enge Verbindung zur Klinischen Pharmazie zeigt sich darin, dass nicht, wie früher üblich, das Arzneimittel im Zentrum des Interesses des Apothekers steht. Die Bedürfnisse des Patienten zur Verbesserung seiner Lebensqualität treten in den Vordergrund. Der Apotheker bringt sich stärker als bisher in die vom Arzt angestrebten therapeutischen

Tab. 1: Stoffkatalog für das Prüfungsfach Klinische Pharmazie im 2. Abschnitt der Pharmazeutischen Prüfung (Gaudich 2002)

☐ Spezielle Pharmakotherapie; Besonderheiten der Arzneimitteltherapie in Schwangerschaft und Stillzeit, Pädiatrie, Geriatrie, bei Patienten mit eingeschränkter Organfunktion, Multimorbidität; Bedeutung von Darreichungsform und -weg für die Therapie; Dialyseverfahren; Besonderheiten bestimmter Therapieregime, insbesondere für die antiinfektive Therapie, onkologische Therapie und Supportivtherapie; die antikoagulative Therapie, Immun- und Gentherapie; Therapie von Intensivpatienten; Kriterien zur Arzneimittelbewertung

☐ Arzneimittelanamnese; Nutzen-Risiko-Bewertung einer Arzneimitteltherapie; Beurteilung der klinischen Relevanz unerwünschter Wirkungen, Wechselwirkungen und Inkompatibilitäten, Beurteilung von Kombinationstherapien; Ursache der Variabilität im Erfolg einer Arzneitherapie; Therapieempfehlungen anhand konkreter Patientenfälle; Therapeutisches Drug Monitoring, Umgang mit Patientenakten; Medizinprodukte zur Applikation von Arzneimitteln und zur enteralen und parenteralen Ernährung

☐ Compliance/Non-Compliance; Grundlagen und Methoden der Pharmazeutischen Betreuung;

☐ Bezug zwischen Pharmakodynamik und Pharmakokinetik; Populationspharmakokinetik; klinische Pharmakogenetik

☐ Mangelernährung, Energie- und Nährstoffbedarf; enterale und parenterale Ernährung

☐ Gesundheitsökonomie, Pharmakoepidemiologie und -ökonomie, Pharmakovigilanz, Methoden zur Bestimmung der Lebensqualität, ethische Aspekte

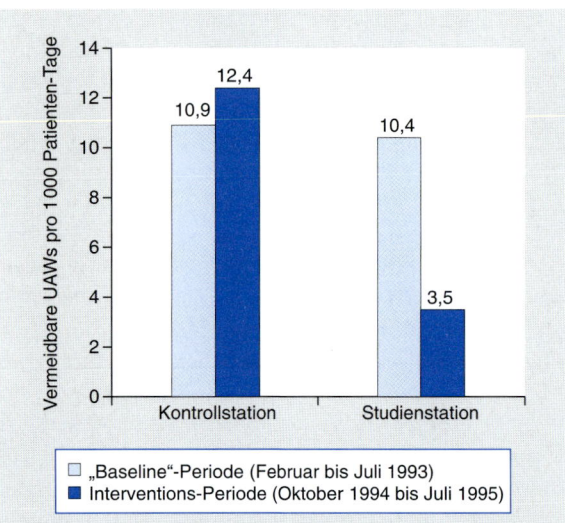

Abb. 3: Reduktion vermeidbarer unerwünschter Wirkungen durch Teilnahme eines klinischen Pharmazeuten an der ärztlichen Visite auf einer Intensivstation. Die Untersuchung war so angelegt, dass sowohl ein Vergleich mit einer anderen Intensivstation (Kontrollstation) als auch einem anderen Zeitraum („Baseline"-Periode) möglich war (Leape et al. 1999).

Ziele ein. Pharmazeutische Betreuung kann somit als praktizierte Klinische Pharmazie im Sinne von „Clinical Pharmacy" verstanden werden. Für die öffentliche Apotheke bietet das Konzept der Pharmazeutischen Betreuung einen Einstieg in die Klinische Pharmazie (siehe dazu auch die Kapitel 25 bis 28).

In den letzten Jahren wurde der **Nutzen klinisch-pharmazeutischer Interventionen** im stationären und ambulanten Bereich vor allem in den USA wissenschaftlich untersucht. So können klinische Pharmazeuten beispielsweise dazu beitragen, dass die Häufigkeit vermeidbarer unerwünschter Wirkungen (s. Abb. 3; Leape et al. 1999) und sogar die arzneimittelbezogene Mortalität (Bond et al. 1999) sinken. Eine zusammenfassende Evaluierung von 32 Studien zum Nutzen klinisch-pharmazeutischer Dienstleistungen in Krankenhaus und Offizin ergab, dass die Ergebnisqualität (Outcome) der Arzneimitteltherapie verbessert werden kann. Das gilt insbesondere, wenn sowohl Ärzte als auch Patienten von einem klinischen Pharmazeuten unterstützt werden (Morrison und Wertheimer 2001). Auch der Nutzen Pharmazeutischer Betreuung ist Gegenstand wissenschaftlicher Projekte auf nationaler und internationaler Ebene (z.B. Bernsten et al. 2001, Schulz et al. 2001).

Ohne Zweifel bietet die Klinische Pharmazie ein großes Potential sowohl für die Weiterentwicklung des Apothekerberufes als auch die Erweiterung des Spektrums der pharmazeutischen Wissenschaften. In Deutschland, Österreich und der Schweiz gibt es zu-

nehmend Standorte, an denen klinisch-pharmazeutische Forschung, Lehre und Praxis stattfindet und einen wichtigen Platz einnimmt. Die flächendeckende Etablierung der Klinischen Pharmazie in Wissenschaft und Praxis kann jedoch nur gelingen, wenn Offizinpharmazie, Krankenhauspharmazie, Hochschulen und Berufsverbände in eine gemeinsame Richtung wirken.

Literatur

AG Klinische Pharmazie der DPhG (2000): Ausbildung im Fach Klinische Pharmazie. 1. Teil: Rahmenbedingungen und Organisation. Pharm. Ztg. 145: 4138–4141

AG Klinische Pharmazie der DPhG (2001): Ausbildung im Fach Klinische Pharmazie. 2. Teil: Inhalt und Lernziele. Pharm. Ztg. 146: 686–691

Bernsten, C., Bjorkman, I., Caramona, M., Crealey, G., Frokjaer, B. et al. (2001): Improving the well-being of elderly patients via community pharmacy-based provision of pharmaceutical care: a multicentre study in seven European countries. Drugs Aging 18: 63–77

Bond, C.A., Raehl, C.L., Franke, T. (1999): Clinical Pharmacy services and hospital mortality rates. Pharmacotherapy 19: 556–564

Carstens, G., Kreckel, H., Radziwill, R. (1993): Spektrum der Klinischen Pharmazie. European Society of Clinical Pharmacy, Noordwijk, Niederlande

Gaudich, C. (2002): Approbationsordnung für Apotheker. Verordnungstext mit Begründung und Materialien. Deutscher Apotheker Verlag, Stuttgart

Helmstädter, A. (1999): Klinische Pharmazie auf dem Weg zur pharmazeutischen Disziplin. Pharm. Ztg. 144: 925–932

Hepler, C.D., Strand, L.M. (1990): Opportunities and responsibilities in pharmaceutical care. Am. J. Hosp. Pharm. 47: 533–543

Jaehde, U., Ammon, H.P.T. (1999): Klinische Pharmazie – eine neue Fachdisziplin an Pharmazeutischen Instituten. DGPT-Forum 25: 27–28

Koch, H.P. (1992): Klinische Pharmazie – eine Zukunftsperspektive. Österr. Apoth. Ztg. 46: 357–361

Langer, U. (2002): Klinische Pharmazie in der pharmazeutischen Ausbildung: Was kann sie leisten? Krankenhauspharmazie 23: 165–170

Leape, L.L., Cullen, D.J., Clapp, M.D., Burdick, E., Demonaco, H.J., Erickson, J.I., Bates, D.W. (1999): Pharmacist participation on physician rounds and adverse drug events in the intensive care unit. JAMA 282: 267–270

Levy, G. (1995): Patient-oriented pharmaceutical research: focus on the individual. Pharm. Res. 12: 943–944

Mönch, V. (1992): Der Klinische Pharmazeut ist auf dem Vormarsch. Münch. med. Wschr. 134: 12–14

Morrison, A., Wertheimer, A.I. (2001): Evaluation of studies investigating the effectiveness of pharmacists' clinical services. Am. J. Health-Syst. Pharm. 58: 569–577

Schulz, M., Verheyen, F., Muhlig, S., Muller, J.M., Mühlbauer, K. et al. (2001): Pharmaceutical care services for asthma patients: a controlled intervention study. J. Clin. Pharmacol. 41: 668–676

Walker, R. (1996): Clinical Pharmacy: Is it a credible academic discipline? Pharm. Acta Helv. 71: 367–371

Grundlagen der Klinischen Pharmazie

1 Bioanalytik

L. Vogel und J. Baumann, Ostfildern

1.1 Einführung

Die qualitative und quantitative Bestimmung von Stoffen in biologischen Untersuchungsmaterialien ist eine Voraussetzung für klinisch-pharmazeutische Tätigkeit.

Aufgaben der Bioanalytik sind:

□ die Analyse von Arzneistoffen und deren Metaboliten in Körperflüssigkeiten und Gewebe als Grundlage für Therapiekontrolle und -optimierung (Drug Monitoring)

□ das Screening von Körperflüssigkeiten hinsichtlich körperfremder Substanzen, in der Regel für einen toxikologischen Befund

□ die Bestimmung von physiologischen Stoffen, Stoffwechselprodukten und Elektrolyten, um eine Therapieanpassung oder eine Diagnose zu ermöglichen

□ forschungsbegleitende Analytik.

Sowohl Methoden der Pharmazeutischen Analytik (s. Tab. 1.1) als auch solche der Klinischen Chemie sind geeignet, den Fragestellungen der Klinischen Pharmazie gerecht zu werden. Therapeutisches Drug Monitoring (s. Kap. 14.3.5) erfordert meist ein automatisiertes Analysenverfahren (Autoanalyzer); immunchemische Methoden sind besonders geeignet.

Tab. 1.1: Verfahren der Pharmazeutischen Analytik und Einsatzmöglichkeiten für die Bioanalytik.

Analysenverfahren	Pharmazeutische Anwendung	Anwendung in der Bioanalytik
DC	Qualitätskontrolle von Rohstoffen und hergestellten Arzneimitteln	Toxikologie (Drogenscreening)
HPLC	Quantitative Analyse hergestellter Arzneimittel, Reinheitsprüfung	Drug Monitoring, Toxikologie, Stabilitäts-, Kompatibilitäts- prüfung
Flammenspektroskopie	Quantitative Bestimmung von Elektrolyten, z.B. in Infusionslösungen	Quantitative Bestimmung von Elektrolyten im Serum
AAS	Quantitative Bestimmung von Elektrolyten, z.B. in Infusionslösungen, Reinheitsprüfungen	Quantitative Bestimmung von Serumelektrolyten, Spurenelementen, Arzneistoffen, Toxikologie (Schwermetalle)
UV/VIS-Spektroskopie	Identitäts-, Reinheitsprüfung sowie quantitative Bestimmung von Rohstoffen und hergestellten Arzneimitteln	Drug Monitoring, klinisch-chemische Parameter
FTIR-Spektroskopie	Identitätsprüfung von Rohstoffen	Nierensteinanalyse

1.2 Chromatographische Methoden

Durch Chromatographie lässt sich ein Stoffgemisch in seine verschiedenen Einzelkomponenten auftrennen. An die Trennung schließt sich die qualitative oder quantitative Bestimmung der Komponenten durch Detektion an. Auch die präparative Chromatographie ist möglich. Die Trennung des Stoffgemisches geschieht durch eine große Zahl aufeinander folgender Verteilungs- oder Adsorptionsvorgänge zwischen einer stationären und einer mobilen Phase. Die Eigenschaften der verwendeten Phasen kennzeichnen das chromatographische Verfahren. Von Bedeutung für die Bioanalytik sind die:

☐ **Dünnschichtchromatographie (DC)**
 Stationäre Phase: Feststoff oder an Feststoff adsorbierte Flüssigkeit
 Trägermaterial: Glasplatte oder Folie
 Mobile Phase: Flüssigkeit, die aufgrund von Kapillarkräften das Trägermaterial drucklos durchdringt

☐ **Gaschromatographie (GC)**
 Stationäre Phase: Feststoff oder Flüssigkeit
 Trägermaterial: Gepackte Trennsäule, Durchmesser 2–4 mm, Länge 0,5–4 m
     Kapillarsäule, Durchmesser 0,1–0,75 mm, Länge 15–150 m
 Mobile Phase: Gas

☐ **Hochdruckflüssigkeitschromatographie (HPLC)**
 Stationäre Phase: Feststoff oder an Feststoff adsorbierte Flüssigkeit
 Trägermaterial: Metallsäule, die feste Partikel (z. B. aus Kieselgel) mit modifizierter Oberfläche enthält
 Mobile Phase: Flüssigkeit, die von einer Pumpe bei hohem Druck durch die Trennsäule gepresst wird.

1.2.1 Dünnschicht-chromatographie (DC)

DC ist ohne instrumentellen Aufwand einfach und schnell durchführbar. Betrachten der Platte unter UV-Licht lässt in diesem Bereich absorbierende Substanzen als Fleck erkennen. Wenn der stationären Phase ein bei 254 nm fluoreszierender Indikator zugesetzt ist, erscheinen bei 254 nm absorbierende Stoffe als dunkle Flecken (Fluoreszenzlöschung). Die Relation der auf der Platte von der Substanz zurückgelegten Strecke zur gesamten Fließstrecke der mobilen Phase heißt R_f-Wert (Retentionsfaktor). Der R_f-Wert und die mit Sprühreagenzien durchgeführten Farbreaktionen charakterisieren eine Substanz. Eine quantitative Auswertung der DC ermöglichen spezielle Photo- oder Fluorimeter (DC-Scanner). Zahlreiche Arzneistoffe konnten in Serum oder Plasma durch quantitative DC bestimmt werden. Für quantitative Fragestellungen sind GC und HPLC bei geringeren Nachweisgrenzen und höherer Spezifität grundsätzlich besser geeignet.

Toxilab® ist ein bekanntes standardisiertes DC-Verfahren zum qualitativen Nachweis von Drogen und Arzneimitteln im Urin. Laufmittel, Farbreagenzien, DC-Platten und Plättchen mit Vergleichssubstanzen sind verbrauchsfertig vorbereitet, und die Reihenfolge der Arbeitsschritte ist genau vorgegeben.

Schnelltests für den Nachweis von Drogen im Urin beruhen auf dem Prinzip der Immunchromatographie. Eine Urinprobe durchzieht das vorgefertigte Testplättchen. Bindet eine enthaltene Droge, z. B. Amphetamin, an den am Startpunkt enthaltenen goldmarkierten Antikörper, kann ein freier Antikörper nicht im Plättchen aufsteigen und als Chromatographieergebnis (Testlinie) sichtbar werden. Das Ausbleiben der Testlinie ist somit ein positives Resultat.

1.2.2 Gaschromatographie (GC)

Die wichtigsten Komponenten jeder apparativen Ausstattung für die GC sind:

Injektor: Der Injektor überführt die Probe in den dampfförmigen Zustand und bewirkt dann den Transport der Probe durch das Trägergas auf die Trennsäule. Bei der **Splitinjektion** wird nur ein Teil der verdampften Probe auf die Säule gebracht.

Trennsäule: Gepackte Säulen können mit vielen unterschiedlichen Materialien, z. B. Kieselgur oder Silikonöl, gefüllt sein. Kapillarsäulen bestehen aus synthetischem Quarz, sog. „fused silica". Stationäre Phasen in Kapillarsäulen sind Silikonöle oder Polyethylenglykole, die in sehr dünner Schicht der Kapil-

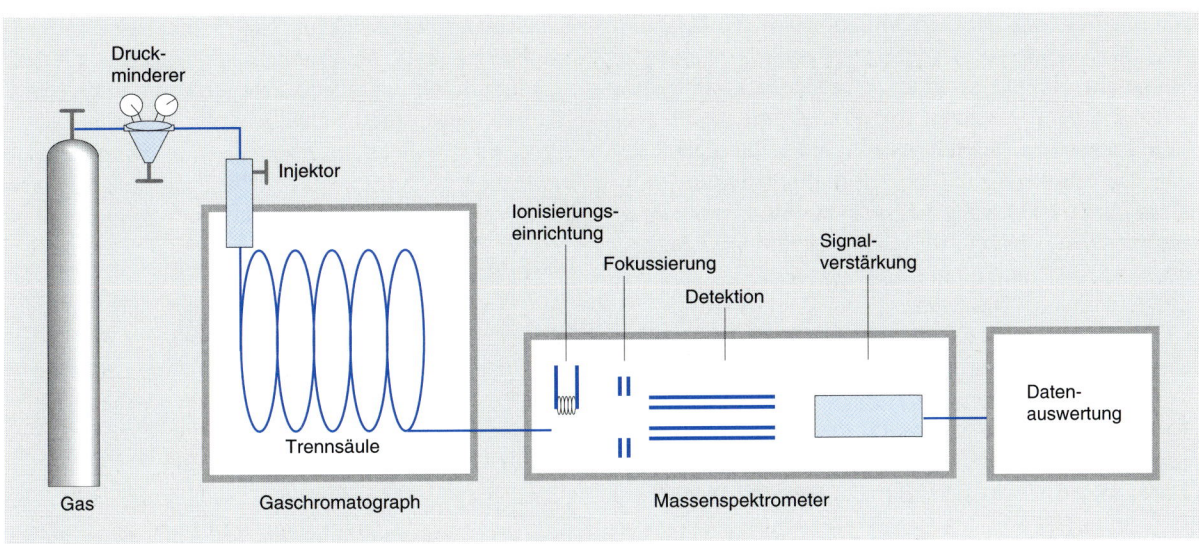

Abb. 1.1: Schematische Darstellung eines GC/MS-Systems (nach Grob 1995).

larwand anliegen. Ist diese Schicht chemisch fixiert, spricht man von „bonded phases" im Gegensatz zu nicht fixierten „nonbonded phases".

Flammenionisationsdetektor (FID): Im FID verbrennt die Substanz in einer Knallgasflamme. Dadurch entstehende Ionen erzeugen einen Stromfluss und damit ein Messsignal. Der FID ist für organische Verbindungen universell einsetzbar und gestattet quantitative Bestimmungen.

Elektroneneinfangdetektor (ECD): Im ECD nehmen Substanzen mit hoher Elektronenaffinität in einer Ionisationskammer Elektronen einer geeigneten Quelle (z. B. ^{63}Ni) auf. Auf diese Weise entstandene Ionen bewirken einen Stromfluss zwischen Elektroden, denen Spannung anliegt. Der ECD ist gut geeignet für die Bestimmung von halogenhaltigen Pestiziden.

Wärmeleitfähigkeitsdetektor (WLD, TCD): Damit können Substanzen nachgewiesen werden, die mit dem FID oder dem ECD kein Signal geben. Vorbeiströmendes Trägergas kühlt einen Heizdraht oder ein Halbleiterelement ständig leicht ab. Probesubstanzen bewirken durch geringere Wärmeleitfähigkeit eine etwas schwächere Abkühlung. Daraus resultiert das Messsignal. Der WLD ist weniger empfindlich als der FID oder der ECD.

Das Detektorsignal kann von einem Integrator oder durch geeignete Computerprogramme (PC) als Chromatogramm dargestellt und ausgewertet werden.

GC/MS-Kopplung: Abb. 1.1 zeigt das Schema eines GC/MS-Systems. Massenspektrometrie (MS) beinhaltet:

☐ Ionisation und/oder Fragmentierung von Molekülen der Probesubstanz

☐ Trennung der gebildeten Bruchstücke nach ihrer Masse

☐ Nachweis der getrennten Ionen und Registrierung im Massenspektrum.

Für MS müssen Probesubstanzen flüchtig und einigermaßen thermisch stabil sein, Voraussetzungen, die auch für GC gelten. Daher bietet sich die Kopp-

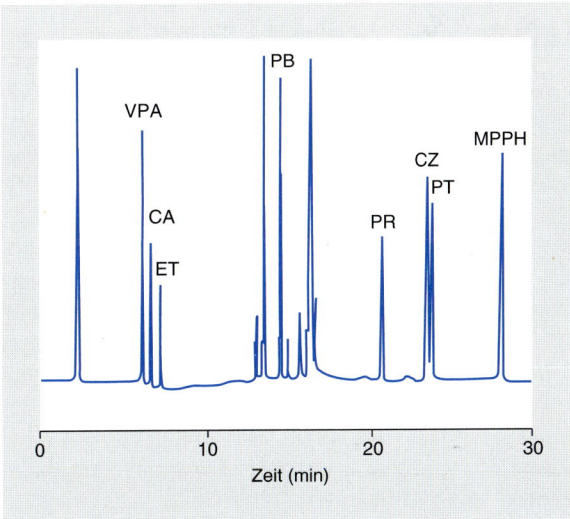

Abb. 1.2: Gaschromatographischer Nachweis von Antiepileptika im Serum. (VPA = Valproinsäure; CA = Caprylsäure; ET = Ethosuximid; PB = Phenobarbital; PR = Primidon; CZ = Carbamazepin; PT = Phenytoin; MPPH = 5-(4-Methylphenyl)-5-phenylhydantoin). CA und MPPH sind interne Standards (Volmut et al. 1990).

Grundlagen der Klinischen Pharmazie

lung von GC mit MS zur Detektion an. Massenspektrometer arbeiten bei Hochvakuum (10^{-5}–10^{-10} Torr), eine direkte Kopplung ist nur mit Kapillarsäulen bei einem gegenüber gepackten Säulen wesentlich geringeren Trägergasstrom möglich. Die GC/MS-Kopplung ist eine der empfindlichsten und substanzspezifischsten Methoden in der Routineanalytik biologischer Untersuchungsmaterialien. Kleinste Stoffmengen im Picogrammbereich (10^{-12} g) können nachgewiesen werden.

Die meisten Arzneistoffe in biologischer Matrix sind durch GC quantitativ bestimmbar. Der apparative Aufwand und die Analysekosten sind jedoch vergleichsweise hoch, so dass für das Drug Monitoring im Rahmen der Klinischen Pharmazie HPLC eher in Frage kommt. Aus der klinisch-pharmakologischen Forschung ist die GC/MS-Kopplung jedoch nicht mehr wegzudenken. Abb. 1.2 zeigt eine Möglichkeit für die Bestimmung von Antiepileptika im Serum durch GC.

1.2.3 Hochdruckflüssigkeitschromatographie (HPLC)

Wichtigste Komponenten jeder Anlage für Hochdruck-(**H**igh **P**ressure) oder Hochleistungs-(**H**igh **P**erformance)-Flüssigkeitschromatographie (**L**iquid **C**hrom.), HPLC, sind Pumpen. Diese Pumpen drücken die mobile Phase, das Laufmittel, durch die Trennsäule, die unterschiedlichste stationäre Phasen enthalten kann. Die Pumpen müssen bei Drücken von 400 bis 6000 psi (pounds per square inch; 1 psi = 7032,3 Pa = 0,07 bar) einen außerordentlich konstanten Flüssigkeitsstrom liefern. An die chromatographische Trennung schließt sich die Detektion und die Auswertung des Messergebnisses an.

Die wichtigsten Detektoren für die HPLC sind:

UV/VIS-Detektor: Die Lichtabsorption des Eluates wird in einem geeigneten Photometer bestimmt. Alle im UV/VIS-Bereich absorbierenden Substanzen können detektiert werden. Der UV/VIS-Detektor ist robust, relativ einfach zu handhaben und breit einsetzbar. Diodenarraydetektoren können ein UV/VIS-Spektrum der Peaks liefern und leisten damit einen Beitrag zur Substanzidentifizierung.

Fluoreszenzdetektor: Zur Fluoreszenz anregbare Substanzen werden detektiert, meist ist eine Derivatisierung mit einem fluoreszenzgebenden Reagenz notwendig. Die Empfindlichkeit ist höher als bei UV/VIS-Detektion.

Brechungsindexdetektor: RI-Detektoren ermitteln die Änderung des Brechungsindex (refraction index) im Eluat durch enthaltene Probesubstanz. Das Messergebnis wird durch Schwankungen von Druck und Temperatur sowie Änderungen der Fließmittelzusammensetzung beeinflusst. Die Empfindlichkeit ist geringer als bei UV/VIS-Detektion.

Leitfähigkeitsdetektor: Zwischen zwei Elektroden einer Messzelle, denen eine konstante Wechselspannung anliegt, wird kontinuierlich der Stromfluss gemessen und auf diese Weise die Leitfähigkeit des Eluates bestimmt. Die Leitfähigkeit ist proportional der Ionenkonzentration und dieser Detektortyp somit besonders für die Ionenchromatographie geeignet.

Elektrochemischer Detektor: Oxidierbare oder reduzierbare Stoffe können elektrochemisch umgesetzt werden. Elektrochemische Detektoren lassen sich z. B. für den Nachweis von Katecholaminen einsetzen.

MS: Die Kopplung HPLC/MS ist möglich. Ein Interface zwischen HPLC und MS muss Folgendes leisten:

☐ Überführung des Eluates in die Gasphase

☐ möglichst zerstörungsfreie Ionisierung der Analyte

☐ effektiven und selektiven Transfer in das Spektrometer.

Moderne Kopplungstechniken, wie z. B. die Elektrosprayionisierung (ESI) oder die chemische Ionisierung bei Atmosphärendruck (Atmospheric Pressure Chemical Ionization, APCI), sind für wässrige Fließmittel bei Flussraten von mehr als 0,2 mL/min (APCI) bzw. 1,0 mL/min (ESI) geeignet.

Die einfachste HPLC-Anlage besteht aus einer Pumpe, der Trennsäule, einem Detektor und dem Auswertungssystem. Damit sind **isokratische** Trennungen möglich. Das heißt, im Gegensatz zur **Gradientenelution** ändert sich die Zusammensetzung des Fließmittels während der Trennung nicht. Die Gradientenelution kann Trennergebnisse verbessern oder aber erst ermöglichen und Analysenzeiten verkürzen. Geschieht die Mischung der verschiedenen Fließmittel durch ein entsprechendes Ventilsystem auf der Saugseite der Pumpe, so spricht man von einem Niederdruckgradienten. Hochdruckgradienten erfordern für jede Laufmittelkomponente eine eigene Pumpe, die Mischung erfolgt in der Regel in einer Mischkammer auf der Druckseite. Dem Nachteil des höheren apparativen Aufwandes beim Hochdruckgradienten steht der entscheidende Vorteil einer besseren Konstanz der Fließmittelmischung entgegen. Eine Säulenheizung kann die Trennleistung ebenfalls verbessern.

Häufig ist eine **Derivatisierung** der Probesubstanzen erforderlich, um chromophore oder fluoreszenzgebende Gruppen einzuführen. Damit kann eine Detektion ermöglicht bzw. die Empfindlichkeit oft wesentlich erhöht werden. Bei der **Vorsäulenderivatisierung** findet die chemische Umsetzung der Probesubstanzen vor der chromatographischen Trennung statt und kann unter Umständen manuell durchgeführt werden. Die **Nachsäulenderivatisierung** muss automatisiert zwischen Trennsäule und Detektor ablaufen und erfordert grundsätzlich einen höheren apparativen Aufwand.

Die wichtigste HPLC-Methode für die Bioanalytik ist die Reversed-phase-(RP-)Chromatographie. Die stationäre Phase hat hydrophobe Eigenschaften und besteht z. B. aus Kieselgelteilchen, deren Oberfläche Alkylreste trägt. Das Laufmittel ist eine polare Flüssigkeit. Wässrige Lösungen, beispielsweise Pufferlösungen, können problemlos verwendet werden.

HPLC erlaubt es, praktisch alle Arzneistoffe im Serum zu bestimmen, und es liegen bereits zahlreiche validierte HPLC-Methoden für das Drug Monitoring vor. Durch HPLC lassen sich Metaboliten trennen, die in einem Immunoassay gemeinsam erfasst würden.

1.3 Spektroskopische Methoden

Spektroskopische Analyseverfahren in der Bioanalytik beruhen entweder auf Absorption oder Emission im Infrarot- (IR), Ultraviolett- (UV) oder sichtbaren Bereich (VIS) elektromagnetischer Strahlung.

Absorption: Atome oder Moleküle werden mit Licht definierter Intensität bestrahlt und nehmen die Strahlung bestimmter Wellenlängen auf. Die Schwächung der eingestrahlten Lichtintensität bei diesen Wellenlängen kann man messen und für die quantitative Bestimmung nutzen. Beispiele: Atomabsorptionsspektroskopie (AAS), UV/VIS-Spektroskopie (Photometrie), IR- bzw. FTIR-Spektroskopie.

Emission: Licht- oder Wärmeeinwirkung regt Atome oder Moleküle dazu an, Licht definierter Wellenlänge auszusenden. Die Intensität des emittierten Lichtes kann gemessen und quantitativ ausgewertet werden. Beispiele: Flammenphotometrie, Fluorimetrie.

1.3.1 Flammenspektroskopie

Die Flammenspektroskopie eignet sich als Routinemethode zur Bestimmung der Serumelektrolyte Na^+, K^+ und Ca^{2+}. Die wässrige Lösung bzw. das mit einer Pufferlösung verdünnte Serum wird in einer Acetylen/Luftflamme (ca. 2300 °C) zerstäubt. Die angeregten Atome der Alkali- und Erdalkalimetalle emittieren Licht genau definierter Wellenlänge (s. Tab. 1.2). Als interner Standard kann eine verdünnte Lithiumlösung dienen.

Tab. 1.2: Flammenspektroskopisch bestimmbare Serumelektrolyte.

Element	Wellenlänge in nm	Nachweisgrenze in µg/mL
Calcium	422,7	0,05
Kalium	766,5; 769,9	0,05
Natrium	589,0; 589,5	0,002
Lithium (Interner Standard)	670,8	0,05

1.3.2 Atomabsorptionsspektroskopie (AAS)

Abb. 1.3 zeigt den prinzipiellen Aufbau eines AAS-Gerätes. Für jedes zu bestimmende Element ist eine spezielle Lampe als Strahlungsquelle (Hohlkathodenlampe) notwendig, die das Emissionsspektrum des zu bestimmenden Elementes in Form von Spektrallinien aussendet. Folgende Messtechniken der AAS sind für die Bioanalytik von Bedeutung:

Flammentechnik: Die Probe wird in einer Luft/Acetylen-, Lachgas/Acetylenflamme oder in einer anderen geeigneten Flamme zerstäubt. Durch thermische Dissoziation entstehen Atome (Atomisierung), die einen Teil der eingestrahlten Lichtintensität absorbieren.

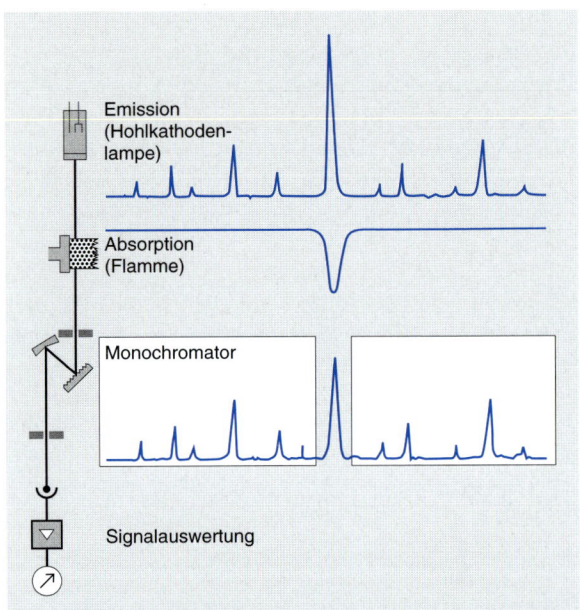

Abb. 1.3: Messprinzip der Atomabsorptionsspektroskopie. In der Flamme wird ein der Konzentration des zu messenden Elementes entsprechender Strahlungsanteil absorbiert (nach Welz 1983).

Graphit(rohr)ofentechnik: Die Atomisierung der Probe geschieht in einem elektrisch beheizten Graphitrohr bei 2000–3000 °C unter Inertgasatmosphä-

re. Die Nachweisgrenzen sind gegenüber der Flammentechnik deutlich niedriger.

Hydridtechnik: Vor Atomisierung wird das zu bestimmende Element z. B. durch Natriumborhydrid zu einem gasförmigen Hydrid reduziert, das in eine Quarzküvette geleitet wird. Durch Erhitzen der Quarzküvette (ca. 800–1000 °C) zerfallen die Hydride zu Atomen und Wasserstoff. Vorteilhaft ist die selektive Abtrennung hydridbildender Elemente von anderen Probebestandteilen.

Die letzten beiden Messtechniken werden als flammenlose AAS-(FAAS-)Verfahren bezeichnet. Die AAS gestattet die Bestimmung von Elektrolyten und Spurenelementen mit hoher Genauigkeit. Tab. 1.3 gibt einen Überblick über mögliche bioanalytische Anwendungen.

1.3.3 UV/VIS-Spektroskopie

Organische Moleküle mit chromophoren Gruppen absorbieren Licht definierter Wellenlänge und ermöglichen so die direkte quantitative Bestimmung. Fehlen chromophore Gruppen, kann nach Umsetzung mit einem geeigneten Reagenz, das zu absorbierenden Produkten führt (Farbreaktion), eine pho-

Tab. 1.3: Einsatzmöglichkeiten der AAS in der Bioanalytik.

Element	Wellenlänge in nm	Nachweisgrenze bei Flammentechnik in µg/mL	Nachweisgrenze bei Graphitofentechnik in µg/mL	Nachweisgrenze bei Hydridtechnik in µg/mL
Serumelektrolyte				
Calcium	422,7	1	0,05	
Kalium	766,5	1	0,05	
Magnesium	285,2	0,1	0,004	
Natrium	589,0	0,2	0,01	
Spurenelemente				
Chrom	357,9	2	0,01	
Eisen	248,3	5	0,02	
Kupfer	324,8	1	0,02	
Mangan	279,5	1	0,01	
Selen	196,1	100	0,5	0,02
Zink	213,8	1	0,001	
Elemente von toxikologischer Bedeutung				
Aluminium	309,3	30	0,01	
Blei	283,3	10	0,05	
Cadmium	228,8	0,5	0,003	
Quecksilber	253,7	200	2	0,02
Thallium	276,8	10	0,1	
Arzneistoffe				
Platinkomplexe	265,9	40	0,02	

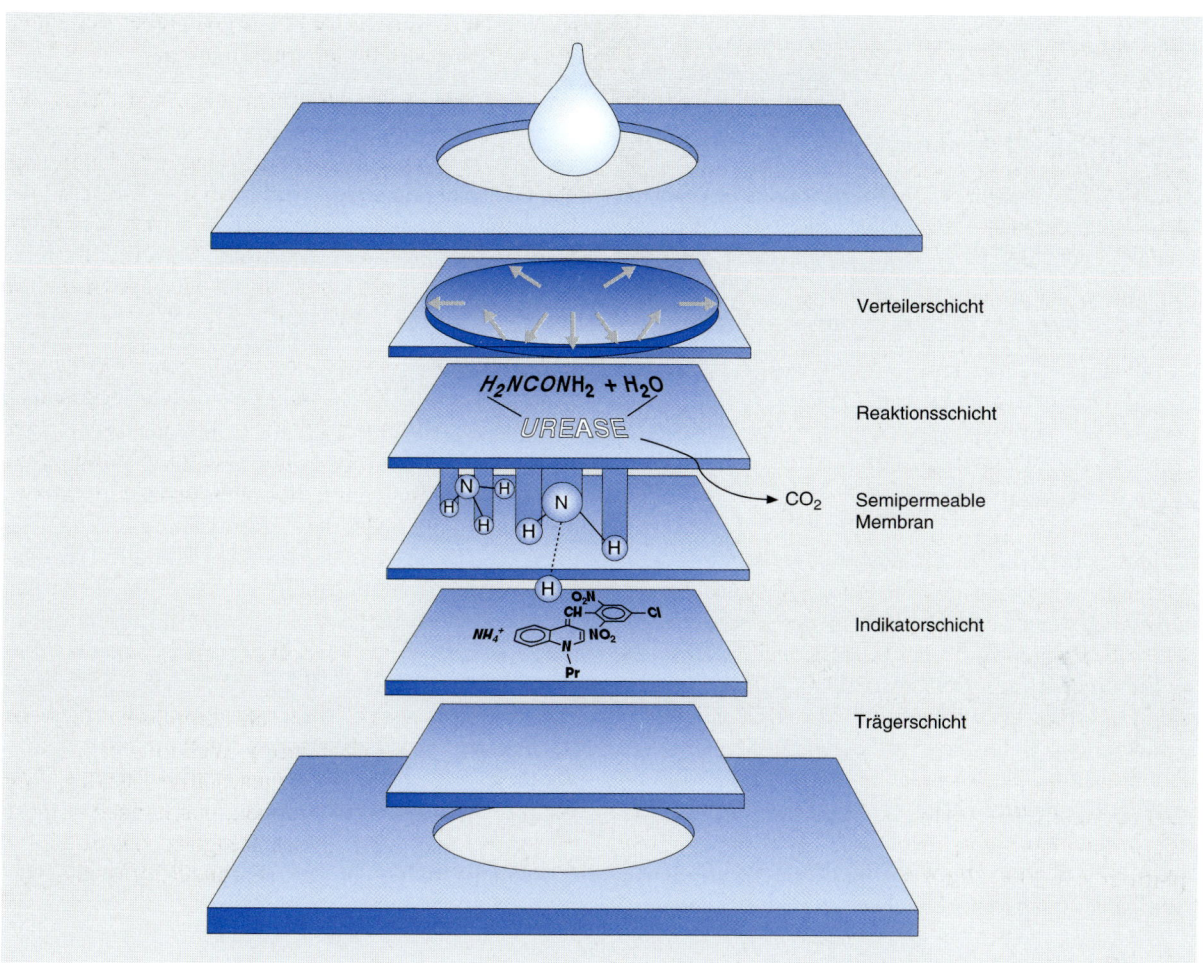

Abb. 1.4: Aufbau eines Testblättchens für das Kodak Ektachem®-System zur Harnstoffbestimmung (Sonntag 1993).

tometrische Bestimmung durchführbar sein. UV/VIS-Bestimmungen in der Bioanalytik lassen sich sehr gut automatisieren und in der Handhabung vereinfachen. Es genügen geringste Probemengen. Abb. 1.4 zeigt als Beispiel den Aufbau eines Testblättchens für das Kodak Ektachem®-System. Vollautomatisch können mit diesem System zahlreiche Parameter der Klinischen Chemie, aber auch Arzneistoffe im Serum analysiert werden; die jeweils notwendigen Reagenzien enthält das Testblättchen. Die Auswertung erfolgt im eigentlichen Sinne reflektrometrisch.

Folgende Messprinzipien kommen zum Einsatz:

☐ **Nichtenzymatische Farbreaktion**

☐ **Durch ein vorgegebenes Enzym katalysierte Farbreaktion**

☐ **Enzymatische Abbaureaktionen, die zu Wasserstoffperoxid führen**: Bei der Reaktion entsteht in stöchiometrischem Verhältnis H_2O_2. Mit 2-(3,5-Dimethoxy-4-hydroxyphenyl)-4,5-bis(4-dimethylaminophenyl)imidazol reagiert H_2O_2 bei Anwesenheit des Enzyms Peroxidase zu einem Farbstoff. Gemessen wird bei 670 nm.

☐ **NADH-Methode:** Nicotinamidadenindinucleotid (NAD^+) und die reduzierte Form NADH stehen im Gleichgewicht. Das Absorptionsmaximum von NADH liegt bei 340 nm, NAD^+ absorbiert nicht bei dieser Wellenlänge. Ist NADH oder NAD^+ an einer Reaktion des Substrates beteiligt, so liefert die Änderung der Absorption bei 340 nm ein Maß für die Substratkonzentration.

☐ **Enzyme, die durch eine von ihnen katalysierte Farbreaktion bestimmt werden.**

Beispiel: Theophyllin-Bestimmung im Serum

Die Bestimmung von Theophyllin im Serum durch eine Farbreaktion soll als Beispiel die Möglichkeiten solcher Systeme verdeutlichen. Das Testsystem enthält Alkalische Phosphatase (AP), gewonnen aus Rinderleber, p-Nitrophenylphosphat und Mg^{2+}-Ionen bei einem pH von 8,2. AP katalysiert bei diesen Reaktionsbedingungen die Reaktion von p-Nitrophenylphosphat zu p-Nitrophenol, die Absorption bei 400 nm nimmt zu. Theophyllin hemmt die AP, das Ausmaß der Hemmung ist konzentrationsabhängig. Nach Zugabe eines theophyllinhaltigen Serums zum Testsystem nimmt die Absorption bei 400 nm umso weniger zu, je mehr Theophyllin im Serum enthalten ist. Humane AP in der Serumprobe katalysiert die Reaktion bei pH 10,5 und stört daher nicht die Bestimmung.

1.3.4 Fluorimetrie

Eingestrahltes Licht definierter Wellenlänge regt Moleküle zur Emission von Fluoreszenz an. Die Intensität des emittierten Lichtes ist der Konzentration der vorhandenen Substanz proportional. Selen kann in Serum oder Urin fluorimetrisch bestimmt werden. Nach Erhitzen der Probe mit $HNO_3/HClO_4$ und anschließender Reduktion vorhandenen Selenates zu Selenit erfolgt die Komplexierung mit 2,3-Diaminonaphthalindihydrochlorid (DAN). Der entstandene Piazoselenol-Komplex wird mit Licht der Wellenlänge 360 nm zur Emission angeregt. Die Emission wird bei 520 nm gemessen. Das wichtigste Einsatzgebiet der Fluorimetrie in der Bioanalytik ist jedoch die Detektion von Enzymimmunoassays.

1.3.5 Fourier-Transformations-Infrarot-Spektroskopie (FTIR)

Die Strahlung des infraroten Bereiches regt organische Moleküle zu Schwingungen an, die auf diese Weise Licht bestimmter Wellenlängen absorbieren. Üblicherweise wird ein Bereich zwischen 2,5–50 μm („Wellenzahl" 4000–200 cm^{-1}) abgetastet und ein IR-Spektrum der Probe aufgezeichnet. Die ursprünglich verwendeten Geräte mit einem Gitter als Monochromator sind heute weitgehend durch FTIR-Geräte ersetzt. Dabei durchstrahlt das Licht aller Wellenlängen der Strahlungsquelle gleichzeitig die Probe. Primäres Messergebnis ist ein Interferogramm, das durch das als Fourier-Transformation bekannte Rechenverfahren in ein IR-Spektrum überführt wird. Die IR- bzw. FTIR-Spektroskopie stellt eines der wichtigsten Analyseverfahren für die Krankenhausapotheke dar, da es die Identitätsprüfung von Rohstoffen wesentlich erleichtert. FTIR-Geräte lassen die qualitative und semiquantitative Bestimmung von Nierensteinen zu und sind damit auch im Rahmen der Bioanalytik einsetzbar.

1.4 Nukleardiagnostische Methoden

Positronenemissionstomographie (PET)

PET ist das zur Zeit beste szintigraphische Verfahren zur räumlichen Erfassung intrakorporaler Aktivitätsverteilungen und eignet sich sehr gut für die Untersuchung von pharmakokinetischen und pharmakodynamischen Fragestellungen.

Bestimmte Nuklide, z.B. [18]F, [15]O oder ^{11}C, zerfallen unter Aussendung eines Positrons. Dieses Positron verbindet sich mit einem Elektron der Umgebung und verschwindet unter Emission zweier, einander um 180 Grad entgegengesetzter Gammaquanten (Annihilationsstrahlung). Diese sehr energiereiche Strahlung kann von zwei einander gegenüberliegenden Detektoren simultan erfasst werden. Damit ist der Ursprung der Strahlung genau zu lokalisieren. Ein Gerät für die PET ähnelt einem CT-Gerät; im Inneren des Gerätes ist ein Detektorring angebracht.

Arzneistoffe können durch Einbau von z.B. [18]F oder ^{11}C direkt markiert werden. Beispielsweise ist es möglich, die Verteilung von mit ^{18}F markiertem Fluorouracil im Gewebe, und somit auch in Tumorzellen, darzustellen. Dadurch kann man Rückschlüsse auf die für eine wirksame intratumorale Konzentration notwendige Dosis des Zytostatikums ziehen.

Einflüsse von Arzneistoffen auf den Gehirnstoffwechsel lassen sich bei Verwendung von 2-Desoxy-2-[^{18}F]fluor-D-glucose (FDG) untersuchen. Damit konnte gezeigt werden, dass die kurzzeitige Anwendung von Gyrasehemmern keinen signifikanten Einfluss auf den Glucosestoffwechsel im Gehirn hat.

PET ist insbesondere auch dazu geeignet, die Bindung von Arzneistoffen an Rezeptoren zu untersuchen. Durch PET konnte man z.B. nachweisen, dass Clozapin zu 20–67 % an D_2-Rezeptoren und auch stark an D_1- und 5-HT_{2A}-Rezeptoren bindet.

1.5 Immunchemische Methoden

Immunoassays (IA) sind qualitative oder quantitative immunchemische Analysenverfahren, die auf dem Prinzip der Reaktion zwischen **Antigen** (AG) und **Antikörper** (AK) beruhen. Durch reversible Assoziation bildet sich ein Antigen-Antikörper-Komplex (AG − AK):

$$AG + AK \leftrightarrow (AG - AK)$$

In der Regel stellen die Antigene die zu bestimmende Testsubstanz (Probenantigen) dar. Man unterscheidet:

- ☐ Haptene (z. B. Arzneistoffe, Schilddrüsenhormone, Steroidhormone)

- ☐ Polypeptide (z. B. Peptidhormone, Tumormarker, Immunglobuline)

- ☐ Makromoleküle (z. B. DNA, RNA, Apolipoproteine).

Polyklonale Antikörper werden durch Immunisierung von Tieren mit dem Antigen gewonnen. Die Bildung monoklonaler Antikörper, die sich gegen eine bestimmte Immundeterminante (Epitop) des Antigenmoleküls richten, erfolgt in Zellkultur.

1.5.1 Systematik immunchemischer Methoden

Indirekte – direkte Methoden

Bei den indirekten Immunoassays ist ein Reaktionspartner mit einer Markierung versehen. Radioimmunoassays mit radioaktiv markierten Antigenen stellen die erste Generation immunchemischer Verfahren dar. Bei den direkten Verfahren mit nicht markierten Reaktionspartnern bilden sich Immunkomplexe, die sich durch Änderung eines Streulichtsignals nachweisen lassen (s. Tab. 1.4).

Kompetitive – nichtkompetitive Methoden

Bei den kompetitiven Verfahren (**Immunoassays im engeren Sinn**) konkurrieren markierte Antigene (AG*) mit den Probenantigenen (AG) um die in begrenzter Menge vorhandenen Antikörper (AK). Aus dem Verhältnis zwischen freien und gebundenen markierten Antigenen kann auf die unbekannte Kon-

Tab. 1.4: Wichtige immunchemische Methoden.

Direkte Immunoassays (nicht markierte Reaktionspartner)	Immunonephelometrie Immunoturbidimetrie
Indirekte Immunoassays (markierte Reaktionspartner)	Radioimmunoassay (RIA) Enzymimmunoassay (EIA) Fluoreszenzimmunoassay (FIA) Lumineszenzimmunoassay (LIA) Partikelimmunoassay

zentration des Probenantigens geschlossen werden (s. Abb. 1.5):

$$AG + AG^* + AK \leftrightarrow (AK - AG)$$
$$+ (AK - AG^*) + AG + AG^*$$

Bei der nichtkompetitiven Technik (**immunometrische Assays**) bindet das Probenantigen (AG) an eine im Überschus vorhandene Menge der Antikörper (AK). Bei der „sandwich method" ist dieser Antikörper an eine Festphase fixiert („solid phase antibody"). Ein weiterer markierter Antikörper (AK*) koppelt an eine zweite Bindungsstelle des Probenantigens:

$$AG + AK + AK^* \leftrightarrow (AK - AG - AK^*) + AK + AK^*$$

Heterogene – homogene Methoden

In flüssiger Phase wird das Ausmaß einer Antikörper-Antigen-Reaktion durch die Signalgebung des markierten Antigens oder Antikörpers ermittelt. Bei **heterogenen** Verfahren muss der gebundene markierte Reaktionspartner vor der Messung von den freien Anteilen getrennt werden. Bei **homogenen** Verfahren dagegen sind physikalische Trennungsschritte nicht erforderlich.

1.5.2 Radioimmunoassay (RIA)

Funktionsprinzip

Radioimmunoassays arbeiten mit radioaktiv markierten Reagenzien. Das Iod-Isotop ^{125}I besitzt als γ-Strahler eine Halbwertszeit von etwa 60 Tagen und eine genügend hohe Energieabstrahlung und wird daher häufig verwendet. Um relativ kleine Moleküle

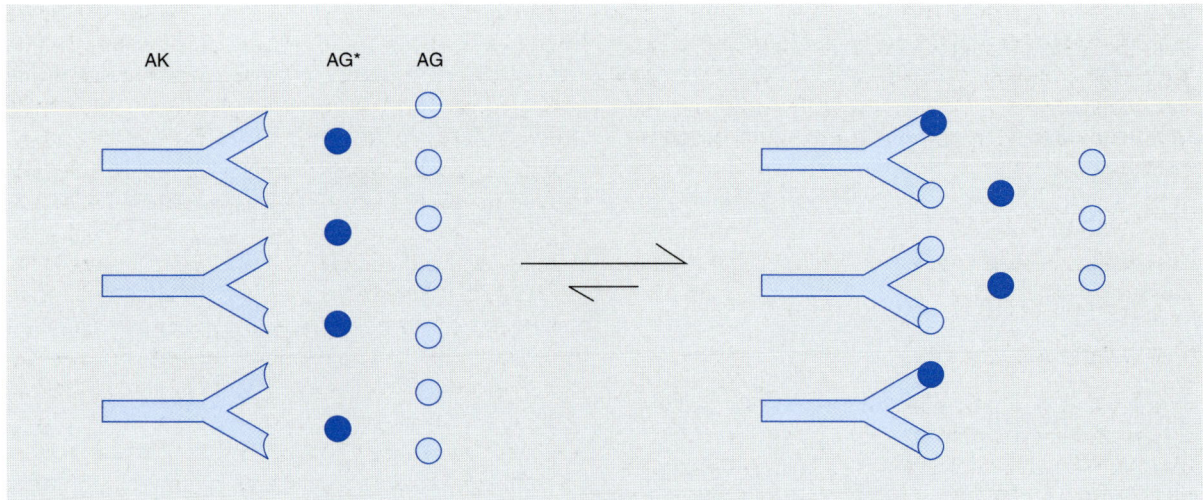

Abb. 1.5: Kompetitiver Immunoassay: Markierte Antigene (AG*) und Probenantigene (AG) konkurrieren um die Bindung an unterschüssige Antikörper (AK) (nach Bergmeyer 1983).

zu markieren, ohne deren immunologische Reaktionsfähigkeit zu vermindern, wird das Iod-Isotop meist über eine Seitenkette eingeführt (s. Abb. 1.6). Die Messung der radioaktiven Strahlung erfolgt mit einem Szintillationszähler.

Kompetitiver Radioimmunoassay (RIA i.e.S.)

Die Probe des zu bestimmenden AG wird mit einer bekannten Menge von radioaktiv markiertem AG* versetzt. Beide konkurrieren um die Bindung an AK. Vor dem Nachweis des AK-AG*-Komplexes erfolgt dessen Ausfällung mit einem zweiten Antikörper und damit die Abtrennung von freiem AG*. Beim Radioimmunosorbent-Test (RIST®) ist der

AK und somit auch der AK-AG*-Komplex an eine Festphase gebunden, die sich von freiem AG* reinigen lässt.

Die radioimmunologischen Methoden sind Verfahren mit hoher Empfindlichkeit. Die Reaktionen sind von pH-Wert und Temperatur unabhängig. Nachteilig sind die erforderliche Zwischenlagerung der radioaktiven Abfälle und die nötigen personellen und räumlichen Voraussetzungen beim Arbeiten mit Radionukliden. Die kurze Lagerfähigkeit der Reagenzien und die meist lange Reaktionsdauer sind Gründe für den Bedeutungsverlust dieser Technik. Obwohl viele Substanzen mit modernen enzymimmunologischen Verfahren bestimmt werden können, sind die klinische Endokrinologie (Schilddrüsendiagnostik, Bestimmung von Tumormarkern und reproduktionsendokrinologischen Parametern) und die Digoxinanalytik einige Anwendungsgebiete der RIA.

Abb. 1.6: Estradiol (links) wird durch eine ^{125}I-Histamin enthaltende Seitenkette radioaktiv markiert. Das Bindungsvermögen an einen AK über die Ringe A und D wird dadurch nicht beeinträchtigt.

1.5.3 Enzymimmunoassay (EIA)

Funktionsprinzip

Bei den enzymimmunologischen Verfahren werden enzymmarkierte AG oder AK eingesetzt. Nach einer Immunreaktion erfolgt die Umsetzung eines Substrats durch das Enzym. Die Menge des umgesetzten Substrates kann photometrisch, fluorometrisch, über Chemilumineszenz oder elektrochemisch ermittelt werden. Diese Enzymaktivität gilt als ein Maß für die unbekannte Konzentration eines Reaktionspartners. Die eingesetzten Enzyme sollten neben der erforderlichen Stabilität in Lösung eine hohe spezifische Aktivität besitzen. Das Substratprodukt muss über einen breiten Bereich präzise zu detektieren sein. Unspezifische Bindungen an feste Phasen dürfen nicht stattfinden. Folgende Enzyme werden u.a. verwendet:

☐ Meerrettichperoxidase

☐ Alkalische Phosphatase

☐ Glucose-6-Phosphatdehydrogenase

☐ β-D-Galactosidase.

Die Detektion durch **Chemilumineszenz** wird bei Lumineszenzimmunoassays (LIA) angewendet. Antikörper oder Antigene sind mit einer lumineszierenden Substanz markiert. Bei der Chemilumineszenz sendet ein Molekül nach einer chemischen Reaktion, meist einer Oxidation, Licht aus:

$$\text{Luminol} + 2\,H_2O_2 + OH^-$$
$$\rightarrow \text{Aminophthalat}^- + N_2 + 3\,H_2O + \text{Licht}$$

Peroxidasen wie die Meerrettichperoxidase katalysieren diese Chemilumineszenzreaktionen. Vorteile einer luminometrischen Detektion ist die dem RIA vergleichbare hohe Sensitivität, der schnelle Reaktionsablauf, die Unabhängigkeit von äußeren Lichtquellen und die Bestimmbarkeit von Haptenen und von Substanzen mit hohem Molekulargewicht. Die Reaktion ist stark pH-abhängig. Durch Zusatz von Strahlungsverstärkern, wie 4-Iodphenol, wird die niedrige Lichtintensität gesteigert und das Signal zeitlich verlängert.

Kompetitiver Enzymimmunoassay (EIA i.e.S.)

„Enzyme multiplied immunoassay" (EMIT®) ist das wichtigste homogene, kompetitive Testprinzip: Pro-

benantigene und enzymmarkierte AG* konkurrieren hier um die Bindung an eine begrenzte Anzahl von AK. Durch die Immunreaktion zwischen AG* und AK verliert das Enzym seine Aktivität. Dies kann durch Änderung der Konformation der Substratbindungsstelle oder durch eine sterische Hinderung der Substratbindung verursacht sein. Je mehr Probenantigene vorliegen, umso geringer ist der Anteil der gebundenen AG* und umso höher ist die gemessene Enzymaktivität (s. Abb. 1.7). Da bei diesem Verfahren keine Trennungsschritte nötig werden (homogener Immunoassay), arbeitet es schnell, präzise und mit geringem Zeitaufwand. Es ist ebenfalls möglich, diesen Immunoassay zu automatisieren und für Routinebestimmungen einzusetzen. Haptene mit niedriger Molekülmasse (Arzneistoffe, Drogen, Steroidhormone, Schilddrüsenhormone) sind bei hoher Spezifität in Konzentrationen bis zu 10^{-9} mol/L bestimmbar.

Nichtkompetitiver immunoenzymometrischer Assay (IEMA)

Die meisten nichtkompetitiven, enzymimmunometrischen Assays arbeiten als heterogene Verfahren. Die Enzymaktivität ist unbeeinflusst von der Immunreaktion. Heterogene EIA, bei denen ein Reaktionspartner an eine feste Phase gebunden ist, werden auch als „enzyme linked immunosorbent assay" (ELISA®) bezeichnet.

Mit der **Sandwich-Technik** oder „antigen capture assay" sind höhermolekulare immunogene Substanzen bestimmbar, die zwei Epitope (Antikörperbindungsstellen) besitzen. Der AK ist an eine feste Phase fixiert und liegt im Überschuss vor. Alle AG der Probe binden an AK. Ein zweiter enzymmarkierter AK* bildet durch die Bindung an das AG einen Sandwich-Komplex. Nach der Abtrennung des restlichen ungebundenen AK* repräsentiert die enzyma-

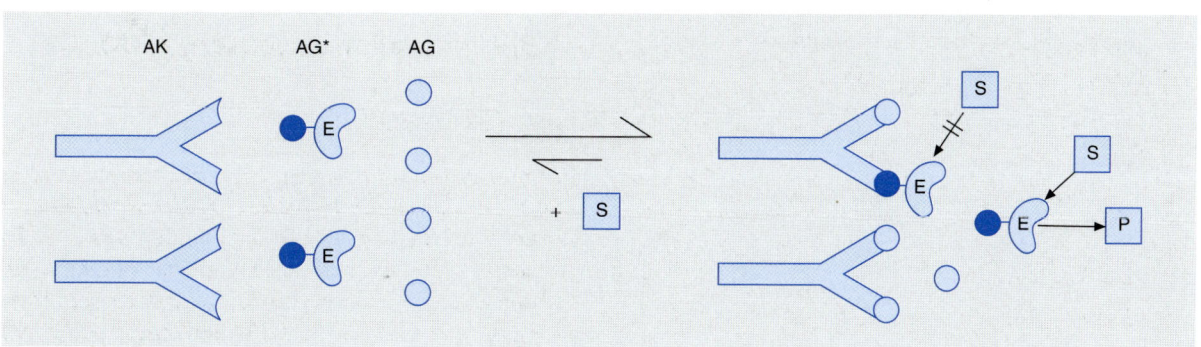

Abb. 1.7: Das EMIT®-Prinzip: Markierte Antigene (AG*) und Probenantigene (AG) konkurrieren um die Bindung an Antikörper (AK). Die Umsetzung des Substrats (S) zu einem Produkt (P) durch das Enzym (E) ist beim gebundenen AG* behindert (nach Bergmeyer 1983).

tische Aktivität an der Festphase die unbekannte Konzentration des AG (s. Abb. 1.8). Die Messung kann in Konzentrationsbereiche bis zu 10^{-12} mol/L vordringen und besitzt damit eine hohe Sensitivität. Kleine Moleküle und Peptide mit weniger als 15 Aminosäuren eignen sich nicht für diese Arbeitsweise.

Die heterogenen Methoden benötigen im Vergleich zu den homogenen Testprinzipien einen höheren Zeitaufwand und sind einer Automatisierung schwieriger zugänglich. Die Testpalette umfasst die Bestimmung von Tumormarkern, Retroviren, Hormonen, Enzymen, Eiweißbestandteilen des Blutes, Spurenelementen und Elektrolyten sowie die Diagnostik von Autoimmunerkrankungen und den Formen der Hepatitis. Tab. 1.5 listet die Möglichkeiten auf, die Enzymimmunoassays in der Toxikologie und Arzneistoffanalytik bieten.

1.5.4 Fluoreszenzimmuno-assay (FIA)

Funktionsprinzip

Fluoreszenz: Fluoreszenzmoleküle wie z.B. Fluorescein, Rhodamin oder Dimethylaminonaphthalin-sulfonsäurederivate können die Energie von eingestrahltem sichtbarem Licht absorbieren und diese in Form von Strahlung (Photonen) meist längerer Wellenlänge innerhalb von 10^{-10} bis 10^{-7} Sekunden wieder abgeben. Die nachfolgende Phosphoreszenz tritt zwischen 10^{-4} Sekunden und einer Sekunde ein.

Fluoreszenzpolarisation: Die emittierte Fluoreszenzstrahlung ist immer dann polarisiert, wenn die Anregung mit polarisiertem Licht erfolgt. Befinden sich die Fluoreszenzmoleküle zwischen Absorption und Emission in freier Brown'scher Molekularbewegung, ist der Polarisationsgrad der emittierten Strahlung gering. Geht ein mit einem Fluoreszenzmolekül markiertes Antigen eine AG*-AK-Komplexbindung ein, nimmt die freie molekulare Rotation ab, und die Fluoreszenzpolarisation bleibt im Wesentlichen erhalten.

Kompetitiver Fluoreszenzimmunoassay (FIA i.e.S.)

Bei dem kompetitiven FIA konkurrieren Probenantigen und an Fluoreszenzmoleküle gekoppeltes AG* um die Bindung an AK. Ist viel Probenantigen vorhanden, so ist das Ausmaß der Bindung des AG* an AK relativ gering. Ein zweiter spezifischer Antikörper gegen das Fluoreszenzmolekül kann nur durch ungehinderte Bindung an freies AG* die Fluores-

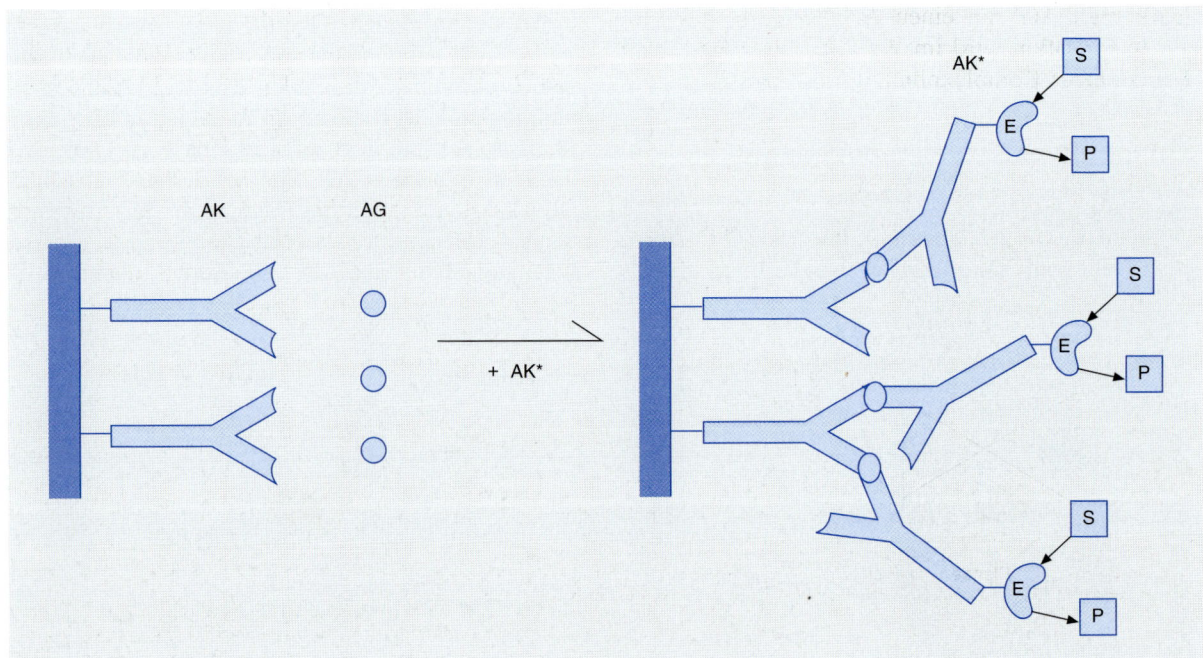

Abb. 1.8: Das ELISA®-Prinzip: Probenantigene (AG) binden an überschüssige Festphasenantikörper (AK). Enzymmarkierte Antikörper (AK*) bilden Sandwich-Komplexe aus. Die durch das Enzym (E) umgesetzte Substratmenge (S) repräsentiert die unbekannte Probenantigenkonzentration (nach Bergmeyer 1983).

Tab. 1.5: Enzymimmunologische Verfahren in der Toxikologie und für das Therapeutische Drug Monitoring (TDM).

	Toxikologie		TDM	
Serum	Barbiturate Benzodiazepine Trizyklische Antidepressiva		Aminoglykosidantibiotika Antiepileptika Antiarrhythmika Digoxin/Digitoxin	Methotrexat Theophyllin Vancomycin
Urin	Barbiturate Amphetamine Benzodiazepine Cannabinoide	Cocainmetaboliten Opiate Phencyclidin Methadon		

Grundlagen der
Klinischen Pharmazie

zenz auslöschen. Daher ist die Abtrennung des gebundenen vom freien AG* vor der Messung nicht erforderlich (homogener Immunoassay).

Fluoreszenzpolarisationsimmunoassay (FPIA)

Das FPIA ist ein homogener, kompetitiver Immunoassay. Abb. 1.9 zeigt das Prinzip dieses Verfahrens. Eine Halogenlampe sendet Licht verschiedener Wellenlängen in zufälliger räumlicher Ausrichtung durch einen Interferenzfilter. Blaues Licht (481 bis 489 nm) tritt anschließend durch einen Flüssigkristallpolarisator. Dieses polarisierte Licht regt mit Fluorescein markierte AG* zur Emission von grünem Licht (525 bis 550 nm) an. Ist wenig Probenantigen vorhanden, ist das Ausmaß der Bindung des markierten AG* an einen AK hoch. Die Fluoreszenzpolarisation wird im Wesentlichen beibehalten. Bei geringer Komplexbindung des markierten AG*

schwingt das emittierte Licht in anderen Ebenen, der hohe Polarisationsgrad geht verloren.

Mit diesem Verfahren sind Moleküle mit einer Molekülmasse von über 20.000 Daltons nicht direkt bestimmbar. Analysen wichtiger Arzneistoffe im Serum oder Urin, von Drogen und einiger Hormone sind möglich. Bei hämolysierten Proben oder bei urämischen Patienten muss mit einer hohen Hintergrundfluoreszenz gerechnet werden. Die Einführung der monoklonalen Antikörper erhöhte die Sensitivität der Verfahren deutlich. Die Präzision der Methode ist stark von drei Faktoren abhängig:

☐ Automatisierungsgrad des Messverfahrens

☐ Temperaturschwankungen während der Reaktion

☐ Pipettiergenauigkeit.

Die Intensität der Emission wird parallel und senkrecht zur Polarisationsebene des einfallenden Lichts mit einem Fluorometer gemessen. Die vielfältigen

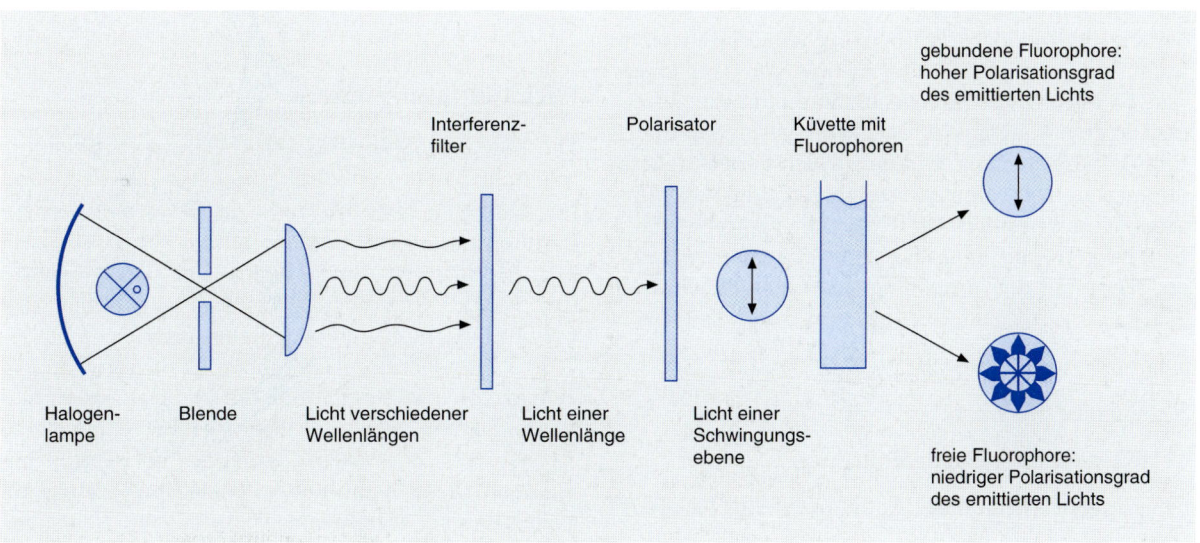

Abb. 1.9: Prinzip des Fluoreszenzpolarisationsimmunoassays.

Tab. 1.6: Methodenspektrum des Fluoreszenzpolarisationsimmunoassays (FPIA).

Therapeutisches Drug Monitoring	Toxikologie	Hormone	Klinische Chemie
Analgetika (Paracetamol)	Antidepressiva	Triiodthyronin	C-reaktives Protein
Antiasthmatika (Theophyllin)	Amphetamine	Cortisol	IgA, IgG, IgM
Antiarrhythmika (Chinidin)	Cocain	Estriol	Transferrin
Antibiotika (Gentamicin)	Opiate		Cholesterin
Antikonvulsiva (Phenytoin)	Benzodiazepine		Kreatinin
Immunsuppressiva (Ciclosporin)	Phencyclidin		Glucose
Zytostatika (Methotrexat)			Lactat
Herzglykoside (Digoxin)			

Anwendungsmöglichkeiten, die für den klinischen Alltag ausreichende Spezifität und Sensitivität, der schnelle und einfach durchzuführende Testablauf sowie die über mehrere Monate hinweg stabile Kalibrierung haben die FPIA zu einer Referenzmethode innerhalb der Immunoassays werden lassen (s. Tab 1.6).

1.5.5 Lichtstreuungs-immunoassay

Funktionsprinzip

Polyvalente AG und bivalente AK bilden nach Aggregation **Immunkomplexe**, die mittels Lichtstreuung nachgewiesen werden können. Haptene können durch Bindung an Proteine (Albumin, Ferritin) oder Latexpartikel polyvalent gemacht werden. Der Effekt der Lichtstreuung in trüber Lösung (Tyndall-Effekt) ist abhängig von der Größe und der Gestalt der Partikel und der Wellenlänge des einfallenden Lichts. Liegen die AG oder die AK im Überschuss vor, so bilden sich lösliche Immunkomplexe. In einem engen Äquivalenzbereich mit geringem Überschuss an bivalentem AK können sich über Brückenbildung zu polyvalenten Antigenen unlösliche Immunkomplexe bilden. Die Konzentration dieser Präzipitate korreliert dann mit der Antigenkonzentration. Der Grad der Immunkomplexbildung nimmt ab durch

☐ ansteigende Ionenstärke

☐ fallenden pH-Wert

☐ steigende Temperatur der Lösung

☐ geringere Affinität des Antikörpers zum Antigen.

Durch Zusatz von Polyethylenglykol vor der Immunreaktion entfernt man endogene lichtstreuende Substanzen (Lipoproteine, Immunglobuline, endogene Immunkomplexe).

Immunoturbidimetrie

Mit einem Spektralphotometer wird die Abnahme der Intensität des einfallenden Lichts beim Durchgang durch die Probe gemessen. Messungen von Partikeln hoher Dichte mit starken Streuungseffekten eignen sich für dieses Verfahren.

Immunonephelometrie

Die Zunahme der Lichtintensität in einem bestimmten Winkel zur einfallenden Lichtquelle wird gemessen. Alle Winkel bis 90° sind möglich. Eine lineare Beziehung zwischen Teilchenzahl und Ausmaß der Lichtstreuung ist bei dieser Methode besonders bei kleinen Teilchen und bei niedrigen Konzentrationen gegeben. Abb. 1.10 zeigt das Prinzip der beiden Verfahren. Die direkte, nicht verstärkte Messung der Lichtstreuung der Immunpräzipitate gelingt für Proteine im Konzentrationsbereich von 2 mg/L bis 50 mg/L.

Partikelimmunoassay

Die Markierung von AK oder AG mit Partikeln ermöglicht bei hoher Empfindlichkeit die Erfassung von kleineren Immunkomplexen. Bevorzugt werden Partikel mit enger Größenverteilung eingesetzt, wie z. B. Erythrozyten für qualitative oder halbquantitative Assays, Metallblättchen aus Gold, Silber, Silberiodid, Bariumsulfat oder Latexpartikel.

Für Arzneistoffbestimmungen ist das PETINIA®-Prinzip („particle enhanced turbidimetric inhibition immunoassay") geeignet. Hier werden monovalente AG (Arzneistoffe, Steroidhormone) an Partikel gebunden. Diese dann polyvalenten Antigenpartikel bilden durch Zusammenlagerung mit AK lichtstreuende Immunkomplexe. Zugegebene Probenantigene konkurrieren um die Bindung an AK, die Konzentra-

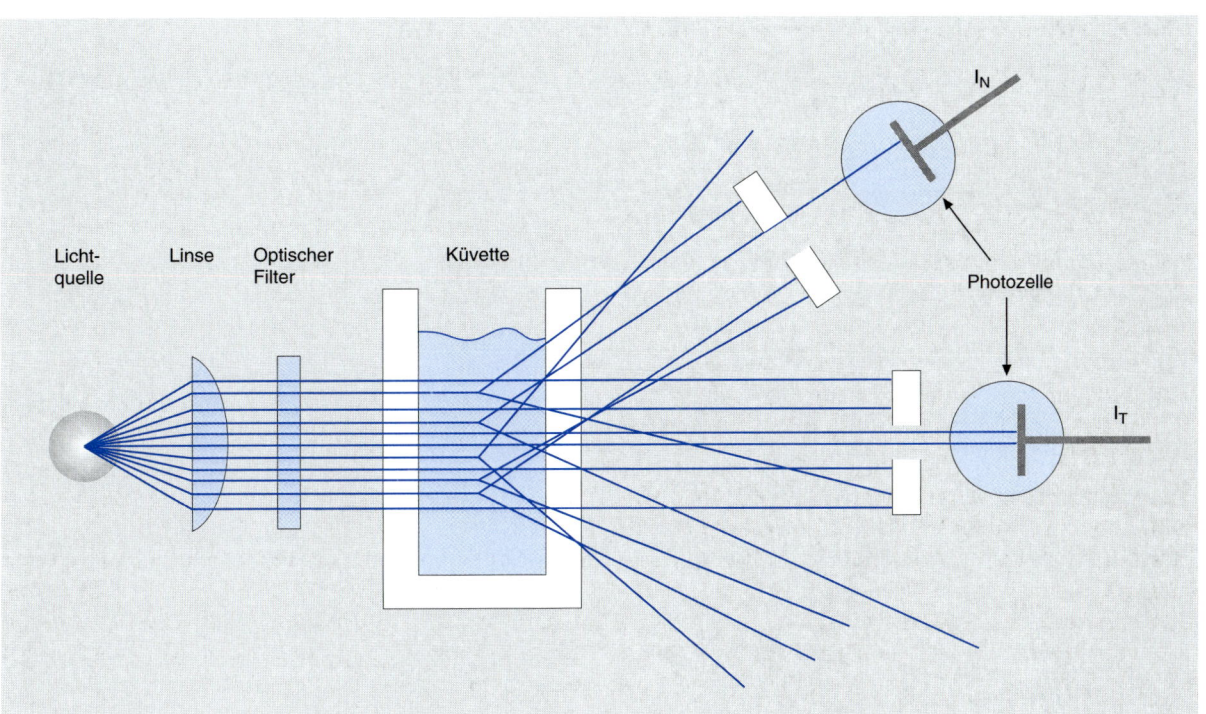

Abb. 1.10: Schematische Darstellung eines Turbidimeters und eines Nephelometers. In der Richtung des einfallenden Lichts wird die durch Streuungseffekte hervorgerufene Abschwächung der Intensität des Lichts (I_T) gemessen (Turbidimetrie). Unter einem bestimmten Winkel zur Richtung des einfallenden Lichts wird die Zunahme der Lichtintensität (I_N) gemessen (Nephelometrie) (nach Bergmeyer 1983).

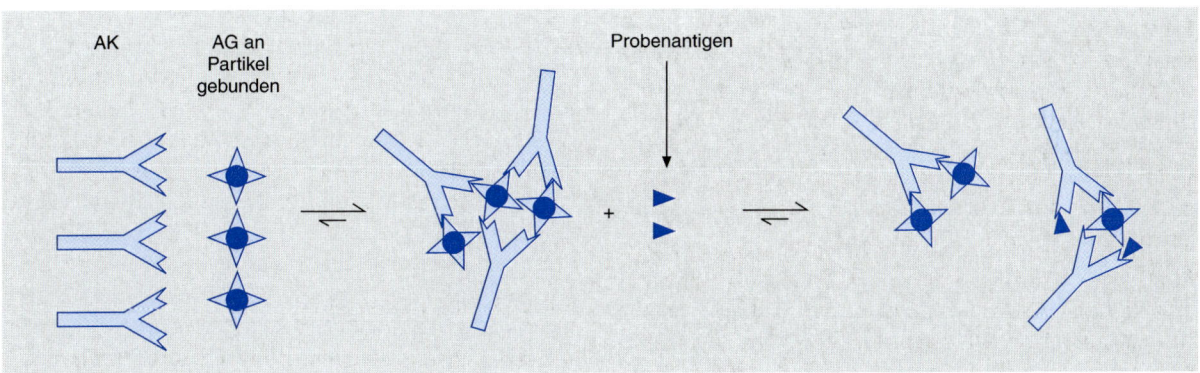

Abb. 1.11: Das PETINIA®-Prinzip: Haptenantigene, die an Partikel gebunden sind, bilden mit Antikörpern (AK) lichtstreuende Immunkomplexe. Durch die Zugabe von Probenantigen sinkt die Konzentration dieser Komplexe; die Lichtstreuung nimmt ab.

tion der Komplexe sinkt. Bei hoher Probenantigenkonzentration nimmt die Lichtstreuung damit ab. Abb. 1.11 verdeutlicht das Prinzip. Anwendung findet dieses Verfahren bei den Arzneistoffen Carbamazepin, Digoxin, Theophyllin, Gentamicin, Tobramycin und Phenytoin.

Grundlagen der Klinischen Pharmazie

1.6 Qualitätssicherung

1.6.1 Zuverlässigkeitskriterien einer Analysenmethode

Zur **Beurteilung** der Zuverlässigkeit und Leistungsfähigkeit einer Analysenmethode werden Eigenschaften wie Richtigkeit, Präzision, Linearität, Empfindlichkeit (Sensitivität), Selektivität (Spezifität) und Bestimmungsbereich herangezogen. Der Nachweis und die Dokumentation der Zuverlässigkeit wird mit dem Begriff „Validierung" bezeichnet.

Richtigkeit: Der Mittelwert mehrerer Analysenergebnisse sollte nur innerhalb der definierten Grenzen vom wahren Wert abweichen. Diese Differenz wird auch als Unrichtigkeit bezeichnet und wird durch systematische Fehler (z. B. prinzipielle Mängel des Bestimmungsverfahrens) verursacht.

Präzision: Die Präzision ist ein Maß für die Streuung der Resultate bei mehrfacher Durchführung der Analyse. Dieser Grad der Reproduzierbarkeit der Ergebnisse wird durch zufällige und unvermeidliche Schwankungen in der Arbeitstechnik oder der Geräte verursacht. Als Kenngröße eignet sich die relative Standardabweichung.

Linearität: Für viele Methoden existiert in einem definierten Bereich ein linearer Zusammenhang zwischen vorgelegter Substanz und Messwert. Das Messsignal ist proportional der Konzentration. Die Linearität der Eichfunktion ist allerdings nicht Voraussetzung für eine quantitative Bestimmung (Immunoassays).

Sensitivität: Die Empfindlichkeit eines Verfahrens beschreibt die kleinste Änderung eines Messsignals, die sicher durch eine Konzentrationsänderung der zu bestimmenden Substanz verursacht ist.

Selektivität, Spezifität: Eine Methode sollte nur auf die gewünschte Komponente ansprechen und durch die Gegenwart anderer Substanzen nicht in Präzision und Richtigkeit beeinflusst werden.

Bestimmungsbereich: Zwischen der unteren Nachweisgrenze und der oberen Messwertgrenze sollte die angegebene Präzision und Richtigkeit eingehalten werden.

Die Messunsicherheit einer Methode umfasst alle Abweichungen, die durch systematische und zufällige Fehler bedingt sind. Sie wird bestimmt durch die Präzision und Richtigkeit eines Verfahrens.

Beispiel: Validierung einer Methotrexat-Bestimmung

Methotrexat, ein Folsäureantagonist, wird bei bestimmten Tumoren in hoher Dosis eingesetzt. Zur Minimierung der Toxizität wird ein Therapeutisches Drug Monitoring durchgeführt (s. Kap. 14.3.5). Der Hauptmetabolit 7-Hydroxymethotrexat hat eine zweihundertfach geringere Zytotoxizität, er übersteigt aber die Methotrexatkonzentration im Blut um ein Vielfaches. Die Bestätigung der Richtigkeit einer enzymimmunologischen Bestimmung von Methotrexat im Serum kann mit HPLC erfolgen. Die Ergebnisse, die mit EIA oder FPIA erzielt werden, sollten nicht wesentlich über den Ergebnissen der HPLC-Methode liegen. Interferenzen mit Blutlipiden oder Bilirubin in der Serumprobe sollten gering sein. Die Selektivität oder Spezifität immunchemischer Analysen wird durch Zugabe von Verbindungen getestet, deren chemische Struktur (Dihydrofolsäure, Trimethoprim, 7-Hydroxymethotrexat, Calciumfolinat) oder gleichzeitige Gabe (Cyclophosphamid, Doxorubicin, Fluorouracil, Vincristin) eine Kreuzreaktivität mit Methotrexat aufweisen könnten.

1.6.2 Interne und externe Qualitätskontrolle

Zur **Sicherung** der Zuverlässigkeit und Leistungsfähigkeit einer Bestimmungsmethode sind Qualitätssicherungsmaßnahmen erforderlich, deren gesetzlicher Rahmen durch die Richtlinien der Bundesärztekammer (RiliBÄK, 1988) festgelegt werden. Die Richtlinien unterscheiden interne und externe Qualitätssicherung. Die interne Qualitätssicherung betrifft jedes Labor und umfasst die statistische Qualitätskontrolle mit einem Kontrollprobensystem für Präzisions- und Richtigkeitskontrollen. Diese dienen der fortlaufenden Überwachung und ermöglichen so die unmittelbare Entscheidung über die Freigabe von Analysenergebnissen. Die externe Qualitätssicherung umfasst die Teilnahme an Vergleichsmessungen (Ringversuche) verschiedener Laboratorien. Für folgende Arzneistoffe ist eine Verfahrenskontrolle nach den Richtlinien der BÄK vorgeschrieben:

☐ Carbamazepin

☐ Digoxin

☐ Phenobarbital

☐ Phenytoin

☐ Primidon

☐ Theophyllin

☐ Valproinsäure.

Bei anderen Arzneistoffen wie z.B. Gentamicin empfiehlt es sich, diese Richtlinien ebenfalls zu beachten.

Präzisionskontrolle

Präzisionskontrollen an den Grenzen der therapeutischen Serumkonzentrationen sollten bei jeder Analysenserie mitgeführt werden. Vor dem Einsatz einer Kontrollprobe als Präzisionskontrolle müssen in einer Vorperiode überlappend mit der aktuellen Charge der Kontrollproben zwanzig Bestimmungen durchgeführt werden. Die relative Standardabweichung dieser zwanzig Messungen darf nach den Rili-BÄK bei Arzneistoffen um höchstens 8 % vom berechneten Mittelwert abweichen (**maximal zulässige, relative, zufällige Messabweichung**). Liegt in laufenden Bestimmungen ein Messwert einer Präzisionskontrolle außerhalb der dreifachen Standardabweichung vom Mittelwert oder zeigen sieben aufeinanderfolgende Messwerte steigende oder fallende Tendenz oder liegen sie immer über oder unter dem Mittelwert, so gilt die Methode als außer Kontrolle. Zur Dokumentation müssen die Kontrollwerte täglich in Kontrollkarten eingetragen werden.

Richtigkeitskontrolle

Die Richtigkeitskontrolle dient der Erkennung systematischer Messabweichungen und ist für die in der Anlage 1 der RiliBÄK aufgeführten Analyte zwingend vorgeschrieben. In jeder vierten Analysenserie muss zusätzlich zur Präzisionskontrolle eine Richtigkeitskontrolle mitgeführt werden, deren Konzentrationen sowohl im als auch außerhalb des therapeutischen Bereichs liegen sollten. Das Messergebnis der Richtigkeitskontrollprobe wird mit dem angegebenen Zielwert verglichen. Die gemessenen Werte dürfen bei Arzneistoffanalysen maximal um 24 % vom Zielwert abweichen. Der Sollwert dieser Kontrollprobe muss in herstellerunabhängigen Referenzlabors überprüft worden sein. Ist eine Analysenmethode außer Kontrolle, sind die Ursachen zu klären und die Analyse ist zu wiederholen.

Ringversuche

Die Richtlinien der BÄK schreiben externe Richtigkeitskontrollen vor. Sie werden zweimal jährlich durch Referenzinstitutionen, z.B. die Deutsche Gesellschaft für Klinische Chemie e.V., durchgeführt. Jedes Labor hat dabei zwei Kontrollproben unterschiedlicher Konzentrationen im Rahmen der täglichen Routine zu bestimmen. Es gelten die gleichen Bewertungsgrenzen wie bei der internen Richtigkeitskontrolle. Die zentrale Auswertung der Ergebnisse erlaubt einen Vergleich des eigenen Ergebnisses mit dem Zielwert, den Vergleich mit den Ergebnissen anderer Teilnehmer und die Beurteilung verschiedener Messmethoden.

Literatur

Bergmeyer, H. U. (1983): Methods of enzymatic analysis. Vol. I. 3. Aufl., VCH Weinheim, New York, Deerfield Beach, Basel

Frey, H.-P., Zieloff, K. (1992): Qualitative und quantitative Dünnschichtchromatographie. VCH, Weinheim, New York, Basel, Cambridge

Papadoyannis, I.N. (1990): HPLC in Clinical Chemistry. Marcel Dekker, New York, Basel

Pindur, G., Pindur, U. (1991): Klinische Chemie und serologische Laboratoriumsdiagnostik für Pharmazeuten und Mediziner. 2. Aufl., Wissenschaftliche Verlagsgesellschaft, Stuttgart

Plagge, H. (1995): Durchführung von Serumspiegelanalysen in der Krankenhausapotheke. Krankenhauspharmazie 15: 185–191

Price, C. P. (1991): Principles and practice of immunoassay. D. Stockton Press, New York

Richtlinien der Bundesärztekammer zur Qualitätssicherung im medizinischen Labor (RiLiBÄK). Deutsches Ärzteblatt 85: Heft 11 vom 17. März 1988

Rücker, G., Neugebauer, M., Willems, G.G. (2001): Instrumentelle Pharmazeutische Analytik. 3. Aufl., Wissenschaftliche Verlagsgesellschaft, Stuttgart

Thomas, L. (1998): Labor und Diagnose. 5. Aufl., TH-Books Verlagsgesellschaft mbH, Frankfurt/Main

Usselmann, B. (1992): Klinische Pharmakokinetik – Messtechniken und Analysengeräte. Krankenhauspharmazie 13: 146–153

Wachter, A. (1984): Methodenvalidierung. In: Dertinger, G., Gänshirt, H., Steinigen, M. (Hrsg.): GAP Praxisgerechtes Arbeiten in pharmazeutisch-analytischen Laboratorien. Wissenschaftliche Verlagsgesellschaft, Stuttgart. 61–72

Wong, S.H.Y. (1985): Therapeutic drug monitoring and toxicology by liquid chromatography. Marcel Dekker, New York, Basel

2 Interpretation klinischer Labordaten

D. Rudorf, Boston, USA und U. Pindur, Mainz

2.1 Allgemeines

Die Interpretation von Labordaten ist für den klinisch tätigen Apotheker von großer Bedeutung. Im Rahmen des Therapie-Monitoring vermitteln sie wichtige Informationen über den Gesundheitszustand des Patienten und charakterisieren viele Krankheiten und deren Verlauf. Außerdem haben zahlreiche Arzneistoffe einen pharmakologisch erwünschten oder unerwünschten Einfluss auf Laborparameter, was Konsequenzen für die Therapie des Patienten haben kann. Dabei gilt jedoch der Grundsatz, dass Laborergebnisse stets im Zusammenhang mit dem klinischen Bild des Patienten gesehen werden müssen, denn das Ziel ist nicht die Behandlung des Laborwertes, sondern des Patienten. Bei der Auswertung von klinischen Labordaten ist aber auch eine kritische Analyse notwendig, denn bestimmte Umstände, die nachfolgend kurz diskutiert werden, können die Testergebnisse beeinflussen und damit zu Fehlinterpretationen führen.

Wichtige Besonderheiten, die für ein Therapie-Monitoring von Bedeutung sein können, wie z.B. häufige klinische Symptome bei abweichenden Laborwerten und Arzneistoffe, die die Laborwerte beeinflussen können, werden jeweils im Kasten „Monitoring" angegeben.

Eine eingehende Diskussion aller wichtigen Laborparameter würde den Rahmen dieses Kapitels übersteigen. Es werden deshalb nur einige der am häufigsten bestimmten Werte kurz diskutiert. Für eine intensivere Beschäftigung mit dem Thema wird auf die angegebene Literatur verwiesen.

2.1.1 Normalbereiche

Die so genannten Normalbereiche der in diesem Kapitel behandelten Labordaten sind in Anhang A tabelliert. Beim Vergleich von Messwerten eines Patienten mit den Normalbereichen müssen folgende Gesichtspunkte beachtet werden:

☐ Laborwerte, die per Definition als „normal" gelten, können manchmal anormal sein.

Beispiel: Bei stark dehydrierten, anämischen Patienten kann der Hämatokrit-Wert oft im Normalbereich liegen (Konzentrationseffekt im Blut). Erst nach ausreichender Hydratation fällt er in den anormalen, für den Patienten diagnostischen Bereich ab.

☐ Laborwerte werden nicht nur durch Krankheiten und Arzneistoffe beeinflusst. Andere Faktoren, die eine Rolle spielen können, sind beispielsweise Alter, Geschlecht und Unterschiede in den verschiedenen Körperflüssigkeiten.

☐ Unterschiedliche Messmethoden, analytische Geräte oder Bezugsdaten führen zu verschiedenen Normalbereichen in den einzelnen Institutionen. Dies ist z.B. bei der Auswertung von klinischen Studien zu beachten. Für den Apotheker ist es daher wichtig, die laboreigenen Normalbereiche zu kennen. Unterschiedliche Maßeinheiten können für Verwirrung sorgen. So existieren neben den konventionellen Einheiten die **SI-(System international-)Einheiten** mit entsprechenden Umrechnungsfaktoren. Das SI-Maßeinheitensystem basiert auf Mol als Masseneinheit und gibt die Labordaten in einem standardisierten metrischen System an.

2.1.2 Fehlermöglichkeiten

Ein wichtiger Punkt bei der Interpretation von Laborwerten ist die Berücksichtigung von Fehlermöglichkeiten vor, während oder nach der Analyse. Daran ist zu denken, wenn das klinische Bild des Patienten nicht mit dem Laborergebnis (unerwartet hoch/niedrig) übereinstimmt, wenn derselbe Test innerhalb kurzer Zeit ohne Grund enorm variiert oder wenn Tests mit ähnlichem Informationsgehalt verschieden ausfallen, z. B. Hämatokrit/Hämoglobin. Zu den häufigsten Problemen, die zu falschen Ergebnissen bzw. Missinterpretationen und damit eventuell auch zu unangemessener Therapie führen können, zählen:

Präanalytische Fehler bzw. Probleme:

☐ Unsachgemäße Handhabung der Proben, z. B. unvollständige Sammlung des Urins (falsche Berechnung der Kreatininclearance), unzureichende Kühlung der Proben (erhöhte Reproduktion von Mikroorganismen)

☐ Ernährungseinflüsse (Glucose-Bestimmung ohne Berücksichtigung der Mahlzeiten)

☐ Pharmakologische und toxikologische Effekte von Arzneistoffen, z. B. Arzneistoff-induzierte Hyperglykämie, Hypokaliämie.

Intraanalytische Fehler bzw. Probleme:

☐ Verdorbene bzw. falsche Reagenzien oder falsche Konzentrationen

☐ Technische Fehler, z. B. beim Ablesen, Kalkulieren

☐ Störfaktoren, z. B. Arzneistoffinteraktion mit Labortestverfahren.

Postanalytische Fehler bzw. Probleme:

☐ Verwechslungen

☐ Fehlinterpretationen.

2.2 Elektrolyte

Die Hauptaufgabe der Elektrolyte ist die Aufrechterhaltung eines homöostatischen Gleichgewichtes im Körper. Man unterscheidet grundsätzlich zwei Flüssigkeitsbereiche: den Intrazellulärraum (IZR), der ca. 30 % des Gesamtkörpergewichtes ausmacht, und den Extrazellulärraum (EZR) mit ca. 25 % des Gesamtkörpergewichtes. Der Rest (45 %) setzt sich aus anderen nicht flüssigen Körperbestandteilen zusammen.

2.2.1 Natrium

Natrium (Na^+) ist das Hauptkation des EZR. Seine klinische Bedeutung liegt in der Regulation des Wasserhaushaltes zwischen IZR und EZR, der Serum-Osmolalität und des Säure-Base-Haushaltes sowie der Aufrechterhaltung des elektrischen Potentials für neuromuskuläre Funktionen. Die Natrium-Konzentration im Serum reflektiert hauptsächlich den Wasserhaushalt, weniger die Gesamtmenge an Natrium im Körper.

Hyponatriämie kann je nach Gesamtwassermenge auftreten in Gegenwart von erniedrigter, normaler oder erhöhter Natriummenge im Körper (s. a. Kasten). Ursachen können sein:

☐ Verlust von Natrium und Wasser (Erniedrigung des EZR und insbesondere Na^+), z. B. über den Gastrointestinaltrakt (Erbrechen, Diarrhoe, Drainagen), über die Haut (exzessives Schwitzen, Verbrennungen), über die Niere (Nierenerkrankungen, adrenale Insuffizienz) oder durch Arzneistoffe

☐ Missverhältnis von Wasseraufnahme und -ausscheidung (Erhöhung des EZR, normales Na^+), meist infolge verstärkter ADH-Sekretion oder -Aktivität, oder durch Arzneistoffe

☐ Verdünnungseffekt (Erhöhung des EZR, erhöhtes Na^+) bei anormalen Flüssigkeitsansammlungen im Körper, z. B. bei Herzinsuffizienz, Leberzirrhose.

Monitoring: Hyponatriämie

Klinische Symptome: Anorexie, Muskelkrämpfe, neurologische Probleme, Ödeme

Arzneistoffe: Diuretika, ACE-Hemmer, ADH-Analoga

Hypernatriämie ist seltener als Hyponatriämie und kann verursacht werden durch (s. a. Kasten)

☐ Verlust von hypotonischer Flüssigkeit bei Dehydratation, z. B. bei Fieber, renalen oder gastrointestinalen Verlusten, oder durch Arzneistoffe

☐ Verlust von freiem Wasser, z. B. bei Verbrennungen, mechanischer Ventilation oder Diabetes insipidus, induziert durch verschiedene Erkrankungen und Arzneistoffe

☐ Übermäßige Natrium-Zufuhr, z. B. hypertonische parenterale Salzlösungen (Natriumhydrogencarbonat), Arzneistoffe mit hohem Salzgehalt, Mineralocorticoid-Überschuss (Hyperaldosteronismus, Cushing-Syndrom).

Monitoring: Hypernatriämie

Klinische Symptome: Durst, trockene Schleimhäute, neurologische Probleme
Achtung bei Personen, die Durst weder signalisieren noch durch Flüssigkeitszufuhr beheben können, z. B. Kleinkinder, komatöse oder bewegungsunfähige Patienten, die erbrechen oder nicht genügend trinken. Stark salzhaltige Arzneistoffe und Getränke meiden!

Arzneistoffe: Lithium, Amphotericin B, Cisplatin, Diuretika, Laxantien

---

2.2.2 Kalium

Kalium (K^+) ist das Hauptkation des IZR. Es spielt eine Rolle bei der Regulation des elektrischen Potentials in Nerven und Muskeln, bei enzymatischen Reaktionen und bei der Protein- und Kohlenhydratsynthese. Die Kaliumkonzentration im Serum ist kein guter Maßstab für die Gesamtmenge an K^+ im Körper, denn nur ca. 10 % befinden sich im EZR. Die Kaliumverteilung zwischen IZR und EZR wird beeinflusst durch Insulin, das Säure-Base-Gleichgewicht, das Enzym Na^+/K^+-ATPase, die Nierenfunktion und das adrenerge System.

Ursachen für eine **Hypokaliämie** sind vor allem (s. a. Kasten)

☐ Erhöhte K^+-Ausscheidung (K^+-Verlust) über den Gastrointestinaltrakt, z. B. bei Erbrechen, bei Diarrhoe, durch Laxantien, oder über die Niere, z. B. bei Nierenerkrankungen, bei Hyperaldosteronismus, durch Diuretika

☐ Verringerte K^+-Zufuhr, z. B. durch K^+-freie parenterale Lösungen oder Hyperalimentation

☐ Metabolische Alkalose, Anstieg der Insulin- oder Katecholaminkonzentration (Verteilung von Kalium in den IZR)

Monitoring: Hypokaliämie

Klinische Symptome:
Kardiovaskuläre Symptome, z. B. EKG-Änderung, Arrhythmien
Neuromuskuläre Symptome, z. B. Schwäche, Parästhesien, Krämpfe
Renale Symptome, z. B. reduzierte Konzentrierungsfähigkeit der Niere, Nephropathien
Metabolische Symptome, z. B. verminderte Insulin- und Aldosteronsekretion

Arzneistoffe: Herzwirksame Glykoside (erhöhte Toxizität!), β-Agonisten, Diuretika, Amphotericin B

Hyperkaliämie steht oft im Zusammenhang mit folgenden Ursachen (s. a. Kasten):

☐ Verringerte K^+-Ausscheidung bei akutem bzw. chronischem Nierenversagen oder durch Arzneistoffe

☐ Erhöhte K^+-Zufuhr (mit gleichzeitig reduzierter Ausscheidung), z. B. durch Salzersatzprodukte (enthalten oft KCl), Nahrungsmittel, Bluttransfusionen oder durch Arzneistoffe mit hoher Kaliumkonzentration

☐ Exzessiver Zellabbau, z. B. bei Hämolyse, Verbrennungen, Muskelquetschungen

☐ Metabolische Azidose (Austausch gegen H^+) oder Insulinmangel (Verteilung von Kalium in den EZR).

Monitoring: Hyperkaliämie

Klinische Symptome:
Neuromuskuläre Symptome, z. B. Muskelschwäche
Kardiovaskuläre Symptome, z. B. EKG-Änderungen, Arrhythmien, Bradykardie, Blutdruckabfall

Arzneistoffe: Herzwirksame Glykoside, β-Blocker, ACE-Hemmer, kaliumsparende Diuretika

---

2.2.3 Chlorid

Chlorid (Cl^-) ist das Hauptanion im EZR und im Magensaft. Seine Funktion ist die Aufrechterhaltung des Säure-Base-Gleichgewichtes und der Osmolalität. Dabei hat es eine überwiegend passive Rolle und wird indirekt reguliert durch die Natrium- und Hydrogencarbonat-Konzentration. Chloridkonzentrationen im Serum dienen weniger zur Bestimmung der Chloridmenge als vielmehr des Flüssigkeits- bzw. Säure-Base-Status im Körper. Interpretation und Monitoring erfolgen deshalb immer zusammen mit Natrium.

Eine **Hypochlorämie** kann folgende Ursachen haben:

☐ Starker gastrointestinaler Verlust von chloridreicher Flüssigkeit, z. B. bei Erbrechen, Diarrhoe, Nasen-Magensonden und -drainagen, intestinalen Fisteln

☐ Säuresuppressive Therapie, z. B. mit H_2-Blockern oder Protonenpumpenblockern

☐ Starke Diurese (Ausscheidung mit Na^+ und K^+), z. B. durch Furosemid

☐ Metabolische Alkalose (Ausscheidung von Chlorid im Austausch mit Hydrogencarbonat)

☐ Azidose (verursacht durch organische oder andere Säuren).

Die Hauptgründe für **Hyperchlorämie** sind

☐ Metabolische Azidose (erhöhte renale Ausscheidung oder gastrointestinaler Verlust von Hydrogencarbonat im Austausch mit Chlorid bei Nierenerkrankungen bzw. Infektionen)

☐ Arzneistoffe wie z. B. Acetazolamid (Carboanhydrase-Hemmung).

2.2.4 Calcium

Calcium (Ca^{2+}) spielt eine Hauptrolle beim Knochen- und Zahnmetabolismus, bei der Herz- und Muskelkontraktion, bei der Blutgerinnung sowie bei neuromuskulären und endokrinen Prozessen. Die Serumcalciumkonzentration wird vor allem reguliert durch Parathormon, Vitamin D und Calcitonin. 99,5 % des Körpercalciums befindet sich im Knochen und 0,5 % im EZR, wobei ca. 40 % an Proteine, insbesondere Albumin, gebunden ist. Dieses steht im Gleichgewicht mit der freien, ionisierten (physiologisch aktiven) Form. Der Rest ist komplex gebunden an Phosphat, Citrat oder Hydrogencarbonat. Das Calcium-Phosphat-Produkt ist konstant, d.h. eine Verringerung des einen Teils bewirkt eine Erhöhung des anderen. Im Labor wird meist das Gesamtcalcium (ungebundenes und gebundenes) gemessen. Faktoren, die das Gleichgewicht beeinflussen, wie z. B. die Albuminkonzentration, verändern den Anteil der ungebundenen (aktiven) Form, aber nicht unbedingt den Gesamtwert. Die Interpretation des angegebenen Calcium-Wertes sollte deshalb immer im Zusammenhang mit dem Albumin-Wert erfolgen. Dafür gilt folgende Faustregel: Bei jeder Erniedrigung des Albumin-Wertes um 1 g/dL (unter den Nor-

malwert von 4,0 g/dL) muss der Gesamtcalcium-Wert um ca. 0,8 mg/dL nach oben korrigiert werden:

$$Ca_{korr} = [(4,0 - Albumin) \cdot 0,8 \text{ mg/dL}] + Ca_{unkorr}$$

Hypocalcämie (s. auch Kasten) hat folgende Ursachen:

☐ Hypoalbuminämie (bei Leberzirrhose), Hypoparathyreoidismus, Hyperphosphatämie

☐ Vitamin-D-Stoffwechselstörungen, z. B. Malabsorption bei gastrointestinalen Erkrankungen, reduzierte Produktion bei Leber- bzw. Nierenerkrankungen

☐ Mangelnde Calciumzufuhr, z. B. Langzeit-Hyperalimentation oder mangelnde Calciumresorption

☐ Arzneistoffe, die die Knochenresorption, intestinale Resorption oder Ionisierung von Calcium reduzieren oder seine Exkretion über den Urin fördern.

Monitoring: Hypocalcämie

Klinische Symptome
Neuromuskuläre Symptome, z. B. Parästhesien, Tetanie
ZNS-Symptome, z. B. Müdigkeit, Depressionen
Dermatologische Symptome, z. B. Alopezie, Nagelquerrillen
Kardiologische Symptome

Arzneistoffe: Diuretika, Calcitonin, Corticosteroide, Phosphate

---

Hypercalcämie (s. auch Kasten) kann beobachtet werden bei

☐ Neoplastischen Erkrankungen, Hyperparathyreoidismus

☐ Granulomatösen oder endokrinen Erkrankungen

☐ Chronischer Immobilisation

Monitoring: Hypercalcämie

Klinische Symptome (meist erst ab Werten über 13 mg/dL):
Gastrointestinale Symptome
Neuromuskuläre Symptome, z. B. Muskelschwäche, Psychosen
Renale Symptome, z. B. Polyurie, Polydipsie, Kalkablagerungen
Kardiovaskuläre Symptome, z. B. Arrhythmien

Arzneistoffe: Herzwirksame Glykoside, Calcium-, Vitamin-D-Präparate, Oestrogene, Antazida, Lithium

☐ Arzneistoffen, die entweder Calcium enthalten oder seine intestinale oder renale Resorption fördern.

2.2.5 Phosphat

Phosphat ist das Hauptanion im IZR. Ca. 85 % befinden sich im Knochen, 9 % im Skelettmuskel, der Rest im EZR, in den Erythrozyten und im Collagen. Phosphat ist wichtig für die ATP-Funktion, die Phospholipidsynthese und den Säure-Base-Haushalt. Die extrazelluläre Phosphatkonzentration wird gesteuert durch Parathormon (reziprok mit Calcium), intestinale Resorption, Vitamin D, Nierenfunktion, Knochenmetabolismus und Ernährung.

Hypophosphatämie (s. auch Kasten) hat folgende Ursachen:

☐ Verminderte Einnahme von Phosphat oder Vitamin D, z.B. bei Alkoholismus

☐ Erhöhte renale Ausscheidung, z.B. bei Hyperparathyreoidismus, renaler Dysfunktion

☐ Arzneistoffe.

Monitoring: Hypophosphatämie

Klinische Symptome: Störungen im Zentralnervensystem, Muskelschwäche, kardiologische, pulmonale und hämatologische Probleme

Arzneistoffe: Langzeittherapie mit Antazida bzw. Phosphatbindern (Achtung bei Alkoholikern und Patienten mit chronischer Nieren- oder Magenerkrankung), Calcitonin, Glucagon, β-Agonisten

Hyperphosphatämie (s. auch Kasten) kann entstehen durch

☐ Reduzierte renale Phosphat-Ausscheidung, z.B. bei Niereninsuffizienz

☐ Hohe Zufuhr von Phosphat, z.B. durch phosphathaltige Laxantien

☐ Endogene Phosphat-Freisetzung, z.B. Zelllyse, Hypoparathyreoidismus.

Monitoring: Hyperphosphatämie

Klinische Symptome: Hypocalcämie durch Bildung von Calciumphosphat-Komplexen mit Ablagerung in Knochen, Weichgewebe oder Organen

Arzneistoffe: Phosphathaltige Arzneistoffe, Vitamin-D-Präparate

2.2.6 Magnesium

Magnesium (Mg^{2+}) spielt eine wichtige Rolle bei neuromuskulären Funktionen (z.B. Muskelkontraktion, Nervenreizleitung), Thermoregulation und enzymatischen Prozessen (v.a. ATP-Funktion). Magnesium befindet sich zu 50 % im Knochen, zu 45 % im IZR und 5 % im EZR. Die Magnesium-Konzentration im Serum steht in engem Zusammenhang mit der Calcium-, Kalium- und Phosphathomöostase und wird durch intestinale Magnesium-Resorption (normalerweise ca. 30 % des mit der Nahrung aufgenommenen Magnesiums, beeinflusst durch Calciumresorption und Parathormonsteuerung) und durch renale Magnesium-Elimination (als Magnesiumphosphat) beeinflusst. Akute Veränderungen der Magnesium-Konzentration sind gefährlicher als chronische Abnormalitäten.

Hypomagnesiämie (s. auch Kasten) kann beobachtet werden bei:

☐ Starkem intestinalem Verlust, reduzierter Einnahme oder verminderter Resorption von Magnesium, z.B. bei Erbrechen, Diarrhoe, parenteraler Ernährung, chronischem Alkoholismus, Pankreatitis, nach Dünndarm-Resektionen

☐ Vermehrter renaler Magnesium-Ausscheidung durch Diurese oder bei Nierenerkrankungen, z.B. bei Hyperparathyreoidismus, diabetischer Ketoazidose, Hyperthyreose, akuter Tubulusnekrose

☐ Vermehrtem Bedarf, z.B. in der Schwangerschaft

☐ Arzneistoffen

Monitoring: Hypomagnesiämie

Klinische Symptome:
Neuromuskuläre Symptome: z.B. Muskelschwäche, Tremor, Tetanie, Hyperreflexie, Darmspasmen
ZNS-Symptome: z.B. Desorientierung, Psychosen, zerebrale Krampfanfälle, Koma
Kardiovaskuläre Symptome: z.B. Herzrhythmusstörungen, Angina pectoris, erhöhte Digitalisempfindlichkeit

Arzneistoffe: Diuretika, v.a. osmotische Diuretika, Thiazide in Dosen >50 mg/Tag (selten kaliumsparende Diuretika); Alkohol, Amphotericin B, Aminoglykoside, Cisplatin, Ciclosporin, Glucagon, Methotrexat, Phosphat-Binder (Antazida, Calcium, Sucralfat)

Grundlagen der Klinischen Pharmazie

Monitoring: Hypermagnesiämie

Klinische Symptome: Neuromuskuläre Symptome (abhängig von Serumkonzentration)

- [ ] 2–5 mEq/mL: Bradykardie, Wärmegefühl, Schwitzen, Übelkeit, Erbrechen, Verstopfung; reduzierte Calcium-Konzentration, Koagulationsstörungen
- [ ] 6 mEq/mL: Benommenheit, verminderte Reflexe
- [ ] 10–15 mEq/mL: Paralysis, EKG-Abnormalitäten
- [ ] > 15mEq/mL: Atemlähmung, Herzstillstand

Arzneistoffe: Magnesiumhaltige Antacida, Laxantien, Dialyseflüssigkeiten, Lithium

Hypermagnesiämie: (s. auch Kasten) ist häufig ein Ergebnis von

- [ ] Erhöhter Magnesiumzufuhr, z. B. nach schneller intravenöser Verabreichung von hohen Magnesiummengen bei Myokardinfarkten
- [ ] Akuten and chronischen Nierenerkrankungen (+/– erhöhte Magnesiumzufuhr)
- [ ] Verschiedenen anderen Erkrankungen, z. B. Hepatitis, Morbus Addison, Hypothyreose
- [ ] Arzneistoffen

2.3 Nierenparameter

2.3.1 Harnstoff

Harnstoff ist ein Endprodukt des Eiweißmetabolismus und wird in der Leber aus NH_3 und CO_2 produziert und renal ausgeschieden. Die Serumkonzentration hängt von der produzierten Menge und der Nierenfunktion ab, denn Harnstoff wird nach vollständiger glomerulärer Filtration tubulär rückresorbiert.

Eine **Erhöhung** der Harnstoffkonzentration im Serum (s. auch Kasten) ist zu beobachten bei

- [ ] Mangelnder renaler Ausscheidung von Harnstoff durch
  - Prärenale Ursachen: verminderte renale Perfusion durch Dehydratation, Blutverlust, Schock
  - Intrarenale Ursachen: akute und chronische Nierenerkrankungen
  - Postrenale Ursachen: Obstruktionen der Harnwege
- [ ] Erhöhter Produktion aufgrund von starkem Proteinabbau bei Ösophagusvarizen, Magenblutungen oder hoher Proteinzufuhr
- [ ] Gabe von Arzneistoffen.

Monitoring: Erhöhte Serum-Harnstoffkonzentrationen

Arzneistoffe: Nephrotoxische Substanzen, z. B. Aminoglykoside, Amphotericin B, Cisplatin, Kontrastmittel
Substanzen mit katabolem Effekt, z. B. Glucocorticoide und Tetracyclin

2.3.2 Kreatinin

Kreatinin ist ein Abbauprodukt von Kreatin und Hauptbestandteil des Muskels. Die Muskelmasse eines Menschen bestimmt die tägliche Produktion. Frauen und ältere Menschen haben deshalb niedrigere Kreatinin-Werte. Im Steady-state entspricht die produzierte der ausgeschiedenen Menge. Da Kreatinin fast ausschließlich durch glomeruläre Filtration ausgeschieden wird, reflektiert die Serum-Kreatininkonzentration im Steady-state die Nierenfunktion.

Eine **Erhöhung** der Serum-Kreatininkonzentration (s. auch Kasten) beobachtet man bei

- [ ] Dehydratation (Konzentrationseffekt im Blut)
- [ ] Reduzierter Kreatinin-Ausscheidung, z. B. renale Dysfunktion oder Obstruktion
- [ ] Erhöhter Produktion, z. B. Muskelerkrankungen, Hyperthyreoidismus, Sport
- [ ] Bestimmten Arzneistoffen: nephrotoxische Substanzen und solche, die die tubuläre Sekretion von Kreatinin blockieren.

Monitoring: Erhöhte Serum-Kreatininkonzentrationen

Kritisch: Werte über 2 mg/dL oder ein plötzlicher Anstieg von mehr als 1 mg/dL

Achtung: Die aktuelle Serum-Kreatininkonzentration hinkt der Reduktion der Nierenfunktion hinterher.

> **Arzneistoffe:** Aminoglykoside, Amphotericin B, Ciclosporin, Acetylsalicylsäure, Cimetidin, Probenecid, Spironolacton, Triamteren

Obwohl die Serum-Kreatininkonzentration ein besserer Parameter für die Nierenfunktion ist als die Serum-Harnstoffkonzentration, ist ihre Anwendbarkeit zur Charakterisierung der Nierenfunktion begrenzt, da die Serum-Kreatininkonzentration von der Muskelmasse eines Patienten abhängt. Aussagekräftiger ist die **Kreatininclearance**, die als Maß für die glomuläre Filtrationsrate gilt (s. Kap. 23.2.3).

2.4 Herz-, Leber-, Gallen- und Pankreasparameter

2.4.1 Kreatinphosphokinase (CK)

Die Kreatinphosphokinase ist ein Enzym, das die Übertragung von Phosphatgruppen in Geweben mit hohem Energieverbrauch (Skelettmuskel, Myokard, Gehirn) katalysiert. Die CK-Konzentration im Blut hängt von der Muskelmasse ab, d. h. Männer haben oft höhere Werte als Frauen. CK besteht aus M- und B-Untereinheiten, so dass mit CK-BB (Gehirn), CK-MB (Myokard) und CK-MM (vorwiegend Skelettmuskel) drei **Isoenzyme** bekannt sind.

Eine **Erhöhung** der Kreatinphosphokinasekonzentration (s. auch Kasten) im Serum kann erfolgen

☐ bei Myokardschädigung, z. B. Herzinfarkt, Myokarditis

☐ bei Muskelschädigungen, z. B. Polymyositis, Muskeldystrophie

☐ bei zerebraler Schädigung, z. B. Apoplexie, Krampfanfällen, akuten psychotischen Zuständen

☐ bei heftiger sportlicher Betätigung

☐ bei maligner Hyperthermie

☐ nach Gabe bestimmter Arzneistoffe.

> **Monitoring:** Erhöhte Serum-CK-Konzentrationen
>
> Zur Diagnose eines **Myokardinfarkts** ist eine CK-MB-Serienbestimmung notwendig. Meist steiler Anstieg der Werte 6–8 h nach Infarktbeginn, innerhalb von 24 h werden Maximalwerte (5–7 × Normalwert), nach 3–4 Tagen wieder der Basiswert erreicht. Je höher die CK-MB-Konzentration im Serum ansteigt, desto größer ist das Ausmaß der Myokardschädigung.
>
> **Arzneistoffe:** Amphotericin B, Clofibrat, Alkohol, Lithium, intramuskuläre Injektion von gewebeirritierenden Substanzen, z. B. Diazepam, Phenytoin

2.4.2 Cardiales Troponin (cTnT)

Das im Serum nachweisbare cTnT gehört zu den myofibrillären Proteinen des Herzmuskels und wird aus dem Myokard bei Schädigung freigesetzt. Im adulten Skelettmuskel findet sich kein cTnT. Die Aminosäuresequenz von cTnT ist herzspezifisch. Dieses Protein dient zur Diagnose und Verlaufskontrolle des Herzinfarkts. Auch die Infarktgröße lässt sich mit der cTnT-Bestimmung aus Werten ab dem 3. und 4. Tag nach dem Ereignis erfassen.

Indikationen bei einer **Erhöhung** der cTnT-Konzentration im Serum:

☐ Diagnose und Verlaufskontrolle des akuten Myokardinfarkts

☐ Erfolgskontrolle bei der Thrombolysetherapie

☐ Prognoseabschätzung bei Patienten mit instabiler Angina pectoris

☐ Diagnose kleiner Myokardnekrosen

☐ Verdacht auf Herzmuskelschädigung bei gleichzeitiger Skelettmuskelschädigung.

> **Monitoring:** Erhöhte Serum-cTnT-Konzentrationen
>
> Normalwerte im Serum: bis 0,1 µg/L
> Im Schnelltest zeigt ein positives Ergebnis mit sehr hoher Sicherheit einen Myokardschaden an. cTnT ist bei ca. 50 % aller Herzinfarkt-Patienten 3–4 h nach Schmerzbeginn erhöht.

2.4.3 Cardiales Troponin I (cTnI)

Das Protein cTnI kommt ausschließlich im Myokard vor und ist somit wie cTnT ein herzspezifischer Marker. Es wird wie cTnT bei einer Schädigung des Herzmuskels freigesetzt.

Indikationen bei einer **Erhöhung** der cTnI-Konzentration im Serum (zusätzlich zu cTnT):

☐ Chronische oder subakute Abstoßungsreaktion nach Herztransplantation

☐ Verdacht auf Herzmuskelschädigung bei Patienten mit Myopathien und Niereninsuffizienz.

Monitoring: Erhöhte Serum-cTnI-Konzentrationen

Normalwerte im Serum: < 0,1–2,0 µg/L
Die ersten Anstiege werden 3–4 h nach Schmerzbeginn beobachtet. Die maximalen Konzentrationen liegen im Mittel bei 12–24 h. Nach 5–10 Tagen gehen sie in den Normalbereich über.

2.4.4 Lactatdehydrogenase (LDH)

LDH befindet sich in fast jeder Körperzelle und spielt eine Rolle bei der Glykolyse. Hohe Mengen sind in Herz, Skelettmuskel, Leber, Nieren und Erythrozyten zu finden. Erhöhte Serumkonzentrationen von LDH können mit verschiedenen Erkrankungen in diesen Geweben verbunden sein. Die Gesamt-LDH-Konzentration allein ist daher unspezifisch. Bessere diagnostische Parameter sind die 5 **Isoenzyme** (s. auch Kasten) mit unterschiedlicher Gewebekonzentration und Verweildauer im Plasma:
LDH_1 (20–40 %) in Herz, Erythrozyten
LDH_2 (25–45 %) in Erythrozyten, Herz, Gehirn
LDH_3 (10–25 %) in Gehirn, Niere, Lunge
LDH_4 (0–12 %) in Leber, Muskel, Niere
LDH_5 (0–12 %) in Leber, Skelettmuskel.

Monitoring der Serumkonzentrationen der LDH-Isoenzyme

Nach **akutem Myokardinfarkt** sind LDH und LDH_1 erhöht ($LDH_1 > LDH_2$; $LDH_1/LDH_2 > 1$), Anstieg nach 12–24 h, Spitzenwert nach 2–4 Tagen, Normalisierung nach 6–14 Tagen.

Bei **Lebererkrankungen** sind LDH und LDH_5 erhöht ($LDH_5 > LDH_4$).

Arzneistoffe: Leberschädigende Substanzen, z.B. Alkohol, Inhalationsanästhetika, Clofibrat, Imipramin, Methotrexat, Sulfonamide

---

2.4.5 Aspartat-Aminotransferase (AST, GOT), Alanin-Aminotransferase (ALT, GPT)

Beide intrazellulären Enzyme sind an der Übertragung von Aminogruppen bei der Aminosäuresyn-these beteiligt. AST wurde früher als Glutamatoxalacetattransaminase (GOT), ALT als Glutamatpyruvattransaminase (GPT) bezeichnet. Die Enzyme kommen in vielen Geweben vor, hauptsächlich in Herz, Leber, Skelettmuskel, Niere und Pankreas. AST- und ALT-Konzentrationen im Serum steigen bei Erkrankungen in diesen Organen an. ALT gilt als spezifischer für Lebererkrankungen als AST (s. auch Kasten).

Monitoring: Erhöhte Serum-AST- bzw. Serum-ALT-Konzentrationen

AST: Erhöhung bei **Myokardinfarkt** nach ca. 4–6 h, Spitzenwert nach 24–36 h (Höhe entspricht Ausmaß der Herzschädigung), Normalisierung nach 4–5 Tagen.

AST, ALT: Diagnose von **Leberzellschädigungen,** z.B. sind bei Hepatitis oder Ischämie sehr hohe Werte (> 1000 U/L) möglich. Wenn AST doppelt so hoch wie ALT ist, ist das ein Hinweis auf eine alkoholinduzierte Lebererkrankung. Nur leichte Erhöhung bei cholestatischen Erkrankungen.

Arzneistoffe: Viele Arzneistoffe können die Leberfunktion beeinflussen und zu einer Erhöhung der Transaminasen (oft sind die Patienten asymptomatisch) führen, wobei entweder zytotoxische, cholestatische oder gemischte Mechanismen eine Rolle spielen. Beispiele: Paracetamol, Allopurinol, Amiodaron, Halothan, Carbamazepin, Valproinsäure, Phenothiazine, Haloperidol, Methotrexat, Erythromycin, Isoniazid, Ketoconazol, Diclofenac, HMG-CoA-Reduktase-Hemmer

---

2.4.6 Alkalische Phosphatase (AP)

Im Serum befindet sich eine ganze Anzahl von Isoenzymen der AP aus Leber, Knochen, Darm und Plazenta mit geringer Substratspezifität. Die Molekülmassen der Isoenzyme sind sehr heterogen und die Enzyme elektrophoretisch scharf auftrennbar. Alle Enzyme hydrolysieren bei alkalischem pH-Wert verschiedene Phosphatester.

Eine physiologische Funktion kann ebenso wenig wie das natürliche Substrat definiert werden. Diagnostisch hat das Enzym hauptsächlich Bedeutung bei der Diagnose von Knochen- und Lebererkrankungen.

Eine Erhöhung der Serum-AP-Konzentrationen beobachtet man

☐ bei einem Obstruktionsikterus (während bei einem Parenchymikterus kein Anstieg erfolgt)

☐ nach Lebertransplantation als frühes Zeichen für die Abstoßung eines Transplantats

☐ bei Knochenerkrankungen, insbesondere Tumoren

☐ bei Überfunktion der Nebenschilddrüse

☐ bei Vitamin-D-Mangel.

Eine Erniedrigung der Serum-AP-Konzentration liegt vor:

☐ bei Hypothyreose

☐ bei Mangel an Ascorbinsäure

☐ bei Unterernährung.

Monitoring: Erhöhte Serum-AP-Konzentration

Bei Kindern und Erwachsenen unterschiedliche Normalbereiche (Kinder bis 15 J. 110–700 U/L)

Arzneistoffe: Erhöhung durch Allopurinol, Amsacrin, Testosteron, Phenytoin, Verapamil. Erniedrigung durch Clofibrat, Kontrazeptiva

---

2.4.7 Albumin

Albumin ist ein Protein, das in der Leber gebildet wird. Es ist zu 80 % für die Aufrechterhaltung des intravaskulären kolloidosmotischen Druckes verantwortlich und bindet zahlreiche Substanzen wie z. B. Hormone, Anionen, Fettsäuren und Arzneistoffe.

Eine **Erniedrigung** der Albuminkonzentration (s. auch Kasten) hat beispielsweise folgende Ursachen:

☐ Mangelnde Produktion bei schweren Lebererkrankungen wie Hepatitis, Leberzirrhose

☐ Mangelernährung, Malabsorption sowie Flüssigkeitsüberladung (Verdünnungseffekt)

☐ Proteinverlust durch Niere, Magen, Schwangerschaft, Verbrennungen, Blutungen.

Albumin ist oft **erhöht** bei Patienten mit Dehydratation (zusammen mit erhöhten Harnstoffkonzentrationen oder Hämatokrit-Werten) oder nach Gabe von Anabolika.

Monitoring: Erniedrigte Serum-Albuminkonzentrationen

Parameter für Leberfunktion, bei parenteraler Ernährung.

Klinische Symptome: Ödembildung, Transsudate aus dem EZR (bei Albuminkonzentrationen < 2,5 g/dL).

Achtung bei der Interpretation von Plasmakonzentrationen stark eiweißgebundener **Arzneistoffe**, z. B. Phenytoin, Salicylate.

2.4.8 Ammoniak

Ammoniak entsteht z.B. beim Eiweißabbau durch oxidative Desaminierung von Aminosäuren. Er fällt auch beim Abbau von Harnstoff, Nukleotiden, Nukleosiden und Pyrimidinbasen an. Freier Ammoniak tritt bei physiologischen pH-Werten im Stoffwechsel niemals in nennenswerten Mengen als freies NH_3 auf, sondern liegt praktisch nur in seiner ionisierten Form als NH_4^+ vor.

Eine **Erhöhung** der Ammoniak-Konzentrationen im Serum tritt auf

☐ beim Coma hepaticum

☐ bei fortgeschrittenem Leberschaden, akuter und chronischer Hepatitis, Fettleber

☐ bei metabolischer oder respiratorischer Azidose

☐ bei Enzephalopathien

☐ nach Gabe bestimmter Arzneistoffe, z. B. hochdosierter Chemotherapie, Valproinsäure

---

Monitoring: Hyperammonämie

Das Serum von Erwachsenen enthält 16–53 µmol/L Ammoniak. Klinische Zeichen einer hepatischen Enzephalitis sind bei Ammoniakwerten im venösen Plasma ab 88 µmol/L zu erwarten. Bei Shunt-operierten Patienten werden Werte um 170 µmol/L registriert.

2.4.9 Gamma-Glutamyl-transferase (GGT)

GGT ist ein mikrosomales Leberenzym, das auch in Niere und Pankreas gefunden wird. Zusammen mit AST und ALT dient es zur Differenzierung zwischen Leber- und Gallenerkrankungen und ist ein guter Parameter zum Nachweis eines Alkoholabusus (s. auch Kasten).

Grundlagen der Klinischen Pharmazie

Monitoring: Erhöhte Serum-GGT-Konzentrationen

Leichter Anstieg: Leber-, Pankreas- oder Nierenerkrankungen.

Starker Anstieg: bei allen Formen der Cholestase

Arzneistoffe mit mikrosomaler Enzyminduktion können GGT erhöhen, z.B. Warfarin, Carbamazepin, Benzodiazepine, trizyklische Antidepressiva, Phenobarbital, Phenytoin

2.4.10 Bilirubin

Bilirubin, ein Stoffwechselprodukt des Hämoglobins aus den im retikuloendothelialen System abgebauten Erythrozyten, unterliegt einem komplexen Kreislauf. Im Blut wird es fast vollständig an Albumin gebunden (wasserunlösliche, unkonjugierte Form, **indirektes** Bilirubin genannt). Ein kleiner Teil liegt in freier Form vor und wird in der Leber zu Bilirubindiglucuronid konjugiert (wasserlösliche, konjugierte Form, **direktes** Bilirubin genannt). Dieses wird zum größten Teil über die Galle in den Darm abgegeben, wo ein Hauptteil durch Bakterien zu Urobilinogen umgewandelt und mit dem Stuhl ausgeschieden wird. Der Rest wird ins Blut resorbiert und dann entweder über den enterohepatischen Kreislauf erneut mit der Galle oder mit dem Urin ausgeschieden (Urin-Urobilinogen). Im Serum gemessen werden Gesamt-Bilirubin (direkt + indirekt) und direktes Bilirubin.

Eine **Erhöhung** der Bilirubinkonzentration im Serum (s. auch Kasten) kann folgende Ursachen haben:

☐ Zellulärer hepatischer Ikterus (Leber kann nicht konjugieren): Gesamtbilirubin ist vergleichsweise stärker erhöht als direktes Bilirubin, d.h. indirektes Bilirubin ist erhöht

Monitoring: Erhöhte Serum-Bilirubin-Konzentrationen

Die Interpretation erfolgt meist zusammen mit AST und ALT.

Klinisches Symptom: Gelbsucht (meist ab Bilirubingesamtkonzentration von 2–4 mg/dL).

Arzneistoffe: s. 2.4.5

☐ Cholestase: Erhöhtes Gesamtbilirubin, erhöhtes direktes Bilirubin

☐ Hämolyse: Erhöhtes Gesamtbilirubin, normales direktes Bilirubin.

Bei direkten Bilirubinkonzentrationen über 0,2–0,4 mg/dL ist Bilirubin im Urin nachweisbar (Urin-Bilirubin).

2.4.11 Amylase

Amylasen spalten die glykosidischen Bindungen von Polysacchariden. Die α-Amylase hydrolysiert ausschließlich Stärke und Glykogen, während die β-glykosidischen Bindungen von Polysacchariden nicht angegriffen werden. Die höchsten Aktivitäten dieses Enzyms findet man im Pankreas und in den Speicheldrüsen (je 2 saliväre und pankreatische Isoenzyme). Klinisch dient die Bestimmung in erster Linie der Unterscheidung zwischen einer Pankreatitis und einer Appendizitis bzw. einer Erkrankung benachbarter Organe.

Monitoring: Erhöhte Konzentrationen im Serum

In Serum und Urin typisch für akute Pankreatitis; die nekrotisierte Form führt zu besonders starken Anstiegen. Bei typischem Verlauf werden die Serumwerte in etwa 12 h pathologisch und kehren nach 3–5 Tagen zur Norm zurück. Im Urin erscheint die Amylase um etwa 10 h verzögert. Im Verlauf chronischer Pankreatitiden werden meist niedrige Werte gefunden, bei akut entzündlichen Schüben sind die Werte jedoch erhöht. Erhöhte Werte werden auch bei Bauchtraumen, Gallenstein- und Pankreassteinverschluss, Pankreaszysten, Pankreaskarzinom, penetrierendem Ulkus und bei akutem Nierenversagen gefunden, sowie nach Gabe von **Arzneistoffen**, die eine Pankreatitis verursachen können (z.B. Asparaginase, Azathioprin, Didanosin, Methyldopa, Metronidazol, Pentamidin, Sulfonamiden).

2.4.12 Lipase

Die Lipase ist ein Triglycerid-spaltendes Enzym und wird vom Pankreas sezerniert. Im Urin erscheint Lipase wegen ihrer hohen molaren Masse nicht. Gallensäuren und Salze aktivieren Lipase.

Monitoring: Erhöhte Lipase-Konzentrationen im Serum

Der Normbereich von bis zu 170 U/L im Serum wird bei Pankreasläsionen und Pankreatitis überschritten.

Die Serum-Lipasekonzentration reagiert bei Pankreaserkrankungen empfindlicher und meist mit einem höheren und länger anhaltenden Anstieg als die Serum-Amylasekonzentration.

2.5 Hämatologische Parameter

2.5.1 Erythrozytenzahl

Die Erythrozyten entwickeln sich im Knochenmark aus Erythroblasten und zirkulieren für ca. 120 Tage im Blut, bevor sie intravasal abgebaut werden. Ihre Funktion ist der Hämoglobin- bzw. Sauerstofftransport zu den Geweben und die Pufferung des pH-Wertes. Frauen haben leicht niedrigere Werte als Männer (menstrueller Verlust). Eine **Erhöhung** der Erythrozytenzahl sieht man z. B. bei Polyzythämie (erhöhte Blutviskosität), eine **Erniedrigung** bei Blutverlust sowie Mangel an Eisen, Folsäure und Vit. B_{12} (s. auch Kasten).

Monitoring: Veränderte Erythrozytenzahl

Parameter zur Diagnose von Anämien.

Klinische Symptome: Blutungsneigung, Blässe, Schwäche, Tachykardie, niedriger Blutdruck

Arzneistoffe: Antikoagulantien, Zytostatika, Eisen, Folsäure, Vit. B_{12}, Antiphlogistika

2.5.2 Hämoglobin

Hämoglobin (Hb) ist der sauerstofftransportierende Bestandteil der Erythrozyten. Seine Bestimmung gibt eine genauere Angabe über die Sauerstofftransportfähigkeit des Blutes. Die Gesamt-Hämoglobinkonzentration hängt von Geschlecht, Alter und Zahl der Erythrozyten (mögliche Gründe zur Erhöhung und Erniedrigung s. 2.5.1) ab.

2.5.3 Hämatokrit

Unter dem Hämatokrit (Hkt) versteht man den Prozentsatz der Erythrozyten am Blutvolumen. Er wird durch Zentrifugieren einer Blutprobe in einem graduierten Röhrchen und Bestimmung der „Höhe" des zellulären Anteils im Vergleich zum Gesamtblutvolumen ermittelt. Der Hkt ist für Männer und Frauen verschieden.

Der Hämatokrit ist **erhöht** z. B. bei Dehydratation, Polyzythämie, chronischer Hypoxie und **erniedrigt** bei Blutungen, chronischen Erkrankungen, Anämien und Hämolyse sowie nach Gabe von **Arzneistoffen** mit knochenmarkschädigenden Effekten, z. B. Zytostatika.

2.5.4 Retikulozytenzahl

Retikulozyten sind junge, nicht völlig gereifte Erythrozyten, die im Blut zirkulieren. Ihre Anzahl reflektiert indirekt die Erythrozytenproduktion bzw. die Knochenmarkfunktion (s. auch Kasten).

☐ Bei normaler Knochenmarkfunktion **erhöht** sich die Retikulozytenzahl bis zu 40 % bei Stimulation der Erythrozytenproduktion, z. B. durch Blutungen oder Hämolyse

☐ Bei Störung der Knochenmarkfunktion, z. B. durch bestimmte Arzneistoffe, ändert sich der Wert trotz Stimulus nicht oder fällt ab.

Monitoring: Veränderte Retikulozytenzahl

Beurteilung des Erfolges einer Anämietherapie mit Eisen-, Folsäure- oder Vitamin-B_{12}-Präparaten: Anstieg der Retikulozytenzahl nach 5–7 Tagen, Spitzenwert nach 10–14 Tagen, danach Rückkehr zum Basiswert bei gleichzeitiger Normalisierung der Erythrozytenzahl.

Identifikation von **Arzneistoff-induzierten Knochenmarkschädigungen**, z. B. aplastische Anämie durch Chloramphenicol, Diclofenac, Indometacin, Phenylbutazon.

2.5.5 Erythrozytenindices

Die Erythrozytenindices erlauben eine morphologische Klassifizierung von Anämien.

Mittleres Zellvolumen (MCV = mittleres korpuskuläres Volumen)

Der MCV-Wert dient zur Ermittlung des mittleren Erythrozyteneinzelvolumens und wird wie folgt berechnet:

$$\text{MCV (fL)} = \text{Hkt (SI)} \cdot 1000 / \text{Erythroz.zahl} \ (10^{12}/L)$$

Bei **Erhöhung,** z. B. bei Folsäure- oder Vitamin-B_{12}-Mangel, spricht man von einer **makrozytären,** bei **Erniedrigung,** z. B. bei Eisenmangelanämie, von einer **mikrozytären** Anämie. Ein normales MCV kann eine „gemischte" (makrozytäre + mikrozytäre) Anämie anzeigen.

Färbekoeffizient (MCH = mittleres korpuskuläres Hämoglobin)

MCH dient zur Angabe der durchschnittlichen Hämoglobin-Menge im einzelnen Erythrozyten und errechnet sich wie folgt:

$$MCH\,(pg) = Hb\,(g/L)/\text{Erythrozytenzahl}\,(10^{12}/L)$$

Änderungen in der Hämoglobin-Menge des Erythrozyten wirken sich auf die Färbung der Zellen aus. Bei Erniedrigung, z. B. bei Eisenmangel, spricht man daher von einer **hypochromen**, bei Erhöhung, z. B. bei Folsäuremangel oder perniziöser Anämie, von einer **hyperchromen** Anämie.

Mittlere korpuskuläre Hämoglobinkonzentration (MCHC)

MCHC ist eine genauere Bezugsgröße als MCH, denn es wird die Hämoglobinkonzentration des einzelnen Erythrozyten gemessen, die im Gegensatz zu MCH bei Gewicht- bzw. Größenänderung des Erythrozyten konstant bleibt. Sie wird wie folgt ermittelt:

$$MCHC\,(g/L) = Hb\,(g/L)/Hkt\,(SI)$$

MCHC ist erniedrigt bei Eisenmangel und normal bei Vitamin-B_{12}- und Folsäuremangel.

2.5.6 Blutsenkungsgeschwindigkeit (BSG)

Die BSG entspricht der Geschwindigkeit (mm/h), mit der Erythrozyten aus ungerinnbar gemachtem Blut aufgrund der Schwerkraft auf den Boden eines kalibrierten Röhrchens sinken. Plasmaproteine können die Aggregation der Erythrozyten erhöhen und damit die Senkung beschleunigen. Die BSG ist **erhöht** im Alter, in der Schwangerschaft, bei chronisch-entzündlichen Krankheiten, Tumoren, Anämien und nach Einnahme von hormonellen Kontrazeptiva. Sie ist **erniedrigt** z. B. bei Polyzythämie, Sichelzellanämie, und Glucocorticoidtherapie (s. auch Kasten).

Monitoring: Veränderte Blutsenkung

Sehr unspezifischer Marker für Diagnose oder Verlaufsbeurteilung entzündlicher und infektiöser Prozesse; dient bei symptomatischen Patienten eher als Bestätigungstest.

2.5.7 Thrombozytenzahl

Thrombozyten werden überwiegend im Knochenmark, aber auch in der Lunge und anderen Geweben gebildet. Sie schützen die intakten Blutgefäße vor endothelialen Schädigungen durch Mikrotraumen, reparieren intravaskuläre Verletzungen und leiten die Blutgerinnung durch Thrombusbildung ein. Ein Defekt in Zahl oder Funktion führt zu Blutungen, z. B. in Haut, Schleimhaut und an intravenösen Zugängen.

Eine Zunahme der Thrombozytenzahl (**Thrombozytose**) ist oft eine Reaktion auf Stress, z. B. nach Blutverlust, Schock, bei Infektionen, bei chronischen und malignen Erkrankungen, Anämie oder Knochenmarkregeneration. Eine Abnahme der Thrombozytenzahl (**Thrombozytopenie**) beobachtet man entweder bei erhöhtem Verbrauch oder verminderter Bildung von Thrombozyten. Beispiele sind die idiopathische thrombozytopenische Purpura, aplastische Anämie, Leukämie, Tumoren und Virus-Infektionen wie Hepatitis und HIV. Viele **Arzneistoffe** können eine Thrombozytopenie verursachen, wobei entweder knochenmarktoxische oder allergische Reaktionen (Bildung von Antikörpern) eine Rolle spielen.

2.5.8 Leukozytenzahl und Differentialblutbild

Leukozyten ist der Oberbegriff für die weißen Blutkörperchen. Ihre Bestimmung und die des Differentialblutbildes (Untergruppen) ist einer der am häufigsten ausgeführten Labortests. Man unterscheidet zwei Hauptgruppen:

☐ **Granulozyten:** Segmentkernige neutrophile Granulozyten, stabkernige neutrophile Granulozyten, eosinophile und basophile Granulozyten, die aus Stammzellen im Knochenmark gebildet werden, und

☐ **Agranulozyten:** Lymphozyten und Monozyten, die aus Lymphknoten, Thymus und Milz stammen.

Die verschiedenen Leukozyten tragen alle mit individuellen Funktionen zum komplexen Ablauf der Immunabwehr bei. Die bei Infektionen auftretenden Veränderungen ihrer Verteilung sind wichtige Kriterien für Differentialdiagnose, Verlauf und Therapie.

Eine **Leukozytose** findet man bei erhöhter Produktion, z. B. bei Infektionen oder Leukämie,
eine **Leukozytopenie** bei verminderter Produktion, z. B. bei Erkrankungen des Knochenmarks.

Neutrophile Granulozyten

Die neutrophilen Granulozyten bilden den Hauptanteil an zirkulierenden Leukozyten. **Neutrophilie** tritt bei akuten und chronischen Infektionen, entzündlichen Prozessen, Stress, akuten metabolischen Entgleisungen, z. B. beim Coma diabeticum oder hepaticum, und **arzneistoffbedingt**, z. B. nach Gabe von Epinephrin, Glucocorticoiden oder Lithium, auf. Vor allem bei bakteriellen Infektionen erhöht sich die Anzahl der (unreiferen) jugendlichen stabkernigen neutrophilen Granulozyten, um die Aktivität der (reifen) neutrophilen Granulozyten zu erhöhen. Man spricht dann von einer „Linksverschiebung" (weil bei der schriftlichen Wiedergabe des neutrophilen Reifungsprozesses ursprünglich die unreiferen Zellen auf der linken Seite angeordnet waren).

Ursachen für eine **Neutropenie** sind die verminderte Bildung der neutrophilen Granulozyten, z. B. nach Röntgenbestrahlung, Chemotherapie oder immunsuppressiver Therapie, massive bakterielle Infektionen, aber auch viele **Arzneistoffe** mit myelosuppressiven Eigenschaften, z. B. Phenothiazine, Sulfonamide, Cephalosporine, Chloramphenicol, Penicilline, viele Antiphlogistika, Thyreostatika, Zidovudin und Zytostatika.

Eosinophile Granulozyten

Eosinophile Granulozyten spielen vor allem bei der Phagozytose, der Mastzellen-Sekretion und der Verteidigung gegen verschiedene Mikroorganismen und Parasiten eine Rolle. **Eosinophilie** tritt insbesondere bei allergischen Erkrankungen, z. B. Asthma und Hauterkrankungen, und in Verbindung mit allergischen Arzneistoffreaktionen auf. **Eosinopenie** beobachtet man z. B. bei akuten Infekten, Stress oder Corticosteroidtherapie.

Basophile Granulozyten

Diese Granulozyten sind noch wenig erforscht. Ihre Zahl erhöht sich z. B. bei chronischen Inflammationen, Leukämie, Myelofibrose, Polyzythämie.

Monozyten

Die Monozyten reifen nach Entstehung im Knochenmark in den Geweben zu Makrophagen. **Monozytose** beobachtet man z. B. bei akuten Infektionen in Remission, aber auch bei Tuberkulose, Endokarditis oder Malaria.

Lymphozyten

Bei den Lymphozyten unterscheidet man zwischen T-Lymphozyten (aus der Thymusdrüse), die für die zelluläre Immunabwehr, und B-Lymphozyten (aus dem Knochenmark), die für die humorale Immunabwehr verantwortlich sind. Ursache für eine **Lymphozytose** können z. B. virale Infektionen (Röteln, Mumps) sowie Tuberkulose oder chronisch-lymphatische Leukämie sein.

Lymphopenie findet man z. B. bei AIDS oder aplastischer Anämie.

2.5.9 Thromboplastinzeit (Quickwert) und INR

Der Quickwert dient als Suchtest bei Verdacht auf plasmatische Gerinnungsstörungen eines oder mehrerer Blutgerinnungsfaktoren des Prothrombinkomplexes (II, VII, X), Faktor V, Fibrinogen und Dysfibrinogenämien. Er wird auch zum präoperativen Screening auf Hämostasestörungen eingesetzt.

Eine **Erniedrigung** des Quickwerts weist auf eine langsamere Blutgerinnung hin und liegt vor bei:

☐ Vitamin-K-Mangel

☐ Vitamin-K-Resorptionsstörungen

☐ Leberzirrhose

☐ Verbrauchskoagulopathien

☐ Gerinnungsfaktor-Mangel an Faktoren II, V, VII oder X

☐ Lupus erythematodes

Der Quickwert wird durch Antikoagulantien gesenkt und wird deshalb auch zum Monitoring einer Antikoagulantien-Therapie eingesetzt.

Im Zusammenhang mit der Bestimmung des Quickwerts wurde eine internationale Standardisierung der Thromboplastinzeit-Resultate antikoagulierter Patienten eingeführt. Unter Einbeziehung eines Korrekturfaktors für jede Thromboplastin-Charge wird das international normalisierte Verhältnis **INR** (International Normalized Ratio) ermittelt. Eine ausführliche Darstellung der Dosierung von Antikoagulantien anhand des Quick- bzw. INR-Wertes enthält Kap. 14.2.

2.5.10 Transferrin und Eisenbindungskapazität

Mit der Nahrung zugeführtes Eisen wird in zweiwertiger Form aus dem Darm mittels des in der Schleimhaut vorkommenden Ferritins resorbiert.

Eisen wird im Serum an das β_1-Globulin Transferrin gebunden. Das im Serum zirkulierende Transferrin ist in der Regel nicht vollständig mit Eisen gesättigt, d.h. die totale Eisenbindungskapazität (TEBK) ist nicht ausgeschöpft. Dieser nicht beanspruchte Teil wird als latente Eisenbindungskapazität (LEBK) bezeichnet.

Die totale (TEBK) bzw. latente Eisenbindungskapazität (LEBK) dient zur Untersuchung des Eisenstoffwechsels, u.a. zur Diagnose von Anämien.

TEBK und LEBK sind **erhöht** bei

☐ akutem, chronischem Blutverlust

☐ Eisenresorptionsstörung

Sie sind **erniedrigt** bei

☐ chronischer Infektion

☐ Malignom

☐ Nephrose

☐ Leberzirrhose

☐ idiopathischer Hämochromatose

☐ Leberzellzerfall

2.6 Endokrine Parameter

2.6.1 Schilddrüsenfunktionstests

Die Schilddrüsenhormone beeinflussen zahlreiche physiologische Vorgänge in den Zellen. Sie betreffen in erster Linie das Wachstum, die Differenzierung und die Metabolisierung der Nährstoffe. Zur Abklärung der Schilddrüsenfunktion (Eu-, Hyperoder Hypothyreose) werden die Konzentrationen von Thyreoidea-stimulierendem Hormon (TSH), Triiodthyronin (T_3) und Tetraiodthyronin (T_4) bestimmt.

Thyreoidea-stimulierendes Hormon (TSH)

Eine **Erhöhung** der TSH-Konzentration im Serum ist ein diagnostischer Parameter für

☐ Euthyreote Struma (unbehandelt)

☐ Primäre Hypothyreose

☐ Sekundäre Hyperthyreose

Außerdem können **Arzneistoffe**, z.B. Dopamin-Antagonisten wie Metoclopramid, Domperidon zu einer Erhöhung der TSH-Konzentrationen führen.

Eine **Erniedrigung** der TSH-Konzentration ist ein diagnostischer Parameter für

☐ Euthyreote Struma (unter Suppressionstherapie)

☐ Sekundäre Hypothyreose

☐ Primäre Hyperthyreose

Einige **Arzneistoffe**, z.B. Levodopa, Dopamin, Bromocriptin, Glucocorticoide können ebenfalls die TSH-Konzentration senken.

Freies Triiodthyronin (T_3)

Eine **Erhöhung** der T_3-Konzentration ist ein diagnostischer Parameter für:

☐ Primäre Hyperthyreose

☐ Sekundäre Hyperthyreose

Eine **Erniedrigung** der T_3-Konzentration ist ein diagnostischer Parameter für

☐ Primäre Hypothyreose

☐ Sekundäre Hypothyreose

Nach Gabe von **Arzneistoffen**, die entweder die Bildung von T_4 oder die Konversion von T_4 in T_3 verhindern, z.B. Amiodaron, Glucocorticoide, Propranolol, Propylthiouracil ist die T_3-Konzentration ebenfalls erniedrigt.

Freies Tetraiodthyronin (Thyroxin, T_4)

Eine **Erhöhung** der T_4-Konzentration ist ein diagnostischer Parameter für primäre und sekundäre Hyperthyreose und kann durch verschiedene **Arzneistoffe** hervorgerufen werden, z.B. Amiodaron, iodhaltige Arzneistoffe, Amphetamin, Propranolol (hochdosiert) und Oestrogene.

Eine **Erniedrigung** der T_4-Konzentration ist ein diagnostischer Parameter für primäre und sekundäre Hypothyreose und wird nach Gabe von z. B. Lithium, Phenobarbital und Aminogluthetimid beobachtet.

2.7 Lipidparameter

Cholesterin und Triglyceride sind Hauptkomponenten des Fettstoffwechsels im Körper und üben vielfältige Aktivitäten aus. Abnormalitäten der Bestandteile des Fettstoffwechsels spielen eine wesentliche Rolle bei der Entstehung von Hyperlipidämien und Arteriosklerose und stellen damit entscheidende Risikofaktoren für Koronare Herzkrankheit und vaskuläre Erkrankungen dar.

Cholesterin ist ein Strukturelement von Zellmembranen und ein Präkursor bei der Synthese von Steroidhormonen, Gallensäuren und Vitamin D_3. Die Cholesterinkonzentration im Körper wird sowohl von der mit der Nahrung resorbierten als auch von der vor allem in der Leber synthetisierten Menge (überwiegend in der Zeit zwischen Mitternacht und 3 Uhr morgens) bestimmt.

Triglyceride dienen im Körper primär als Fettspeicher für Fettsäuren, die als Brennstoffe für die Energiegewinnung (z. B. bei der Gluconeogenese) notwendig sind. Triglyceride werden entweder in der Leber aus Fettsäuren synthetisiert oder nach Resorption aus dem Dünndarm zur Leber transportiert.

Sowohl Cholesterin als auch Triglyceride werden vor Entsendung in den Blutkreislauf in der Leber in wasserlösliche Partikel umgewandelt. Diese Komplexe, bestehend aus einem inneren lipophilen Kern und einer hydrophilen Hülle aus Phospholipiden und Proteinen, werden **Lipoproteine** genannt. Sie werden nach Fettkonzentration und Dichte der Partikel eingeteilt (s. Tab. 2.1). Je größer der Fettanteil, desto geringer ist die Dichte.

Jedes Lipoproteinmolekül enthält spezifische Proteine auf seiner Oberfläche, die **Apolipoproteine** genannt werden. Deren Funktion liegt sowohl in der Strukturbildung des Lipoproteins, der Bindung an Zellrezeptoren und in der Aktivierung von enzymatischen Prozessen. Abnormalitäten im Apolipoprotein-Metabolismus können zu Problemen im Cholesterintransport, zu Enzymstörungen und damit zu erhöhtem Arteriosklerose-Risiko führen (trotz normaler Cholesterin-Konzentrationen).

Hyperlipoproteinämien können sowohl genetische Ursachen haben (primäre Form) als auch durch andere Faktoren (sekundäre Form) wie Begleiterkrankungen oder Lebensstil bedingt sein. Beispiele dafür sind:

☐ Übermäßige Fettaufnahme (v. a. gesättigter Fette)

☐ Erhöhter Alkoholgenuss

Tab. 2.1: Einteilung der Lipoproteine

Chylomikronen

☐ enthalten **85–95 % Triglyceride**, 3–7 % Cholesterin, 3-6 % Phospholipide
☐ Haupttransportform der Triglyceride vom Magen-Darm-Bereich zur Leber
☐ erkennbar durch Trübung des Serums und cremiges Aufrahmen nach kühler Lagerung

VLDL (Very-Low-Density-Lipoproteine)

☐ enthalten **50–65 % Triglyceride**, 20–30 % Cholesterin, 15–20 % Phospholipide
☐ transportieren endogenes Cholesterin und Triglyceride
☐ große Moleküle; an Arteriosklerose weniger beteiligt

LDL (Low-Density-Lipoproteine)

☐ enthalten 4–8 % Triglyceride, **51–58 % Cholesterin**, 18–24 % Phospholipide
☐ transportieren Cholesterin zu den Zellen, v. a. in koronaren und peripheren Gefäßen
☐ LDL-Cholesterin (LDL-C) ist *wichtigster Risikofaktor* für Arteriosklerose-Entwicklung
☐ LDL-C ist **Hauptangriffspunkt** für lipidsenkende Arzneimittel

HDL (High-Density-Lipoproteine)

☐ enthalten 2–7 % Triglyceride, 18–25 % Cholesterin, 26–32 % Phospholipide
☐ entfernen Cholesterin aus den Zellen und transportieren es zur Leber
☐ hohe Werte **erniedrigen Risiko** für Koronare Herzkrankheit

Grundlagen der Klinischen Pharmazie

□ Adipositas

□ Körperliche Inaktivität

□ Diabetes mellitus, Hypothyreose, Niereninsuffizienz, Hyperurikämie, Cholestase, M. Cushing

□ **Arzneistoffe,** z. B. Amiodaron, Kontrazeptiva, Glucocorticoide, Danazol, Isotretinoin, parenterale Lipide, Tamoxifen, Thiazide, Betablocker (beeinflussen v. a. Triglyceride), Ciclosporin (beeinflusst v. a. Cholesterin)

Zur Früherkennung eines Arteriosklerose-Risikos und als Kontrollparameter für die Therapie mit lipidsenkenden Arzneistoffen werden in der Praxis in der Blutprobe eines nüchternen Patienten meistens Gesamt-Cholesterin, Triglyceride und HDL-C bestimmt. Andere Parameter können wie folgt errechnet werden:

VLDL-C: **Triglyceride/5**

LDL-C:

Gesamt-Cholesterin – (HDL-C + VLDL-C)

□ Näherungsformel!
□ Ungenau bei Triglycerid-Werten > 400 mg/dL (> 4,7 mmol/L)
□ Bestimmung aus Nüchternserum (ohne Chylomikronen)

Gesamt-Cholesterin – (HDL-C + Triglyceride/5) (mg/dL) oder

Gesamt-Cholesterin – (HDL-C + Triglyceride/2.2) (mmol/L)

Das LDL : HDL Verhältnis sollte kleiner als 3 sein. Bei einer Erhöhung der Blutfettwerte, nach Kontrollmessungen und Ausschluss sekundärer Fettstoffwechselstörungen, können weitere Untersuchungen Hinweise auf eventuelle Ursachen der Hyperlipidämie geben. Dazu gehören z. B. die Bestimmung der Lipoproteine oder der spezifischen Apolipoproteine, die in verschiedene Klassen aufgeteilt werden (A-I, A-II, B, C, E).

Referenzbereiche zur Arteriosklerose-Risikoabschätzung (s. Kasten) sind abhängig von Alter und zusätzlichen Risikofaktoren wie z.B. Rauchen oder Hypertonie.

Monitoring: Hypercholesterinämie

< 160–200 mg/dL: kein Risiko
200–250 mg/dL: mäßiges Risiko
> 250 mg/dL: erhöhtes Risiko

Klinische Symptome: Arteriosklerose, Angina pectoris, Myokardinfarkt, Apoplex

Arzneistoffe: Lipidsenker wie Statine, Nicotinsäurederivate, Fibrate, Anionenaustauscher

---

Monitoring: Hypertriglyceridämie

< 200 mg/dL: kein Risiko
200–400 mg/dL: mäßiges Risiko
400–1000 mg/dL: hohes Risiko

Klinische Symptome: Arteriosklerose, Pankreatitis, Xanthome, Arcus lipoides corneae

Arzneistoffe: Lipidsenker wie Statine, Fibrate, Nicotinsäurederivate

---

2.8 Harnanalyse

Die Untersuchung des menschlichen Harns ist eine diagnostische Routinemaßnahme und dient entweder dem Screening verschiedener Körperfunktionen zum Nachweis bestimmter Erkrankungen oder zur Verlaufskontrolle. Sowohl die makroskopische, als auch die mikroskopische und chemische Analyse des Urins können Aufschluss geben über

□ Erkrankungen der Nieren oder der ableitenden Harnwege (z. B. Nierenfunktionsstörungen oder Infektionen)

□ nichtrenale (z. B. endokrine, metabolische oder genetische) Erkrankungen

□ toxikologische Probleme (z. B. Nachweis von Arzneimittelvergiftungen oder Drogenmissbrauch)

Die korrekte Interpretation der Harnanalyse hängt sehr stark von der **ordnungsgemäßen Sammlung und Aufbewahrung** ab, was in der Praxis oftmals nicht der Fall ist und damit leicht Fehlinterpretationen verursachen kann. So führt z.B. ein längeres stehen lassen bei Raumtemperatur zu einer raschen Multiplikation evtl. vorhandener Mikroorganismen, womit der quantitative Nachweis einer Bakteriurie und einer potentiellen Harnwegsinfektion negativ beeinflusst wird. Empfindliche Substanzen wie Bilirubin oder Urobilinogen können durch starke Lichteinwirkung chemisch verändert und damit nicht mehr ordnungsgemäß nachgewiesen werden. Idealerweise sollte deshalb eine Urinprobe entweder sofort untersucht oder vorübergehend im Kühlschrank aufbewahrt werden.

2.8.1 Makroskopische Analyse

Schon am Aussehen des Urins wie auch an seinem Geruch kann man mögliche Probleme erkennen. Normalerweise hat der Urin eine hell- bis dunkelgelbe Farbe, abhängig vom Verdünnungsgrad (z. B. beeinflusst durch Diurese) oder der Konzentration von Pigmenten (wie Urochrom oder Urobilinogen). Er ist klar und relativ geruchlos.

Trübungen des Urins sind relativ unspezifisch; sie werden aber sehr häufig bei Infektionen im Nieren- oder Harnwegsbereich beobachtet und können durch eine erhöhte Bakterien-, Leukozyten- oder Erythrozytenzahl wie auch durch starke Proteinausscheidung entstehen.

Farbänderungen können abgesehen von Krankheitszuständen auch durch Lebensmittel oder Arzneistoffe bedingt sein (s. Tab. 2.2). Vor der Diagnosestellung ist es daher essentiell, die „harmlosen" Ursachen auszuschließen.

2.8.2 Halbquantitative (chemische) Tests

Verschiedene Eigenschaften des Urins (z. B. pH-Wert) oder in den Urin ausgeschiedene Substanzen (z. B. Proteine) können schnell und zuverlässig mittels biochemischer Analyse durch **Teststreifen** bestimmt werden. Diese enthalten chemisch imprägnierte Farbfelder, die nach Urin-Kontakt Farbveränderungen anzeigen können. Ein Vergleich mit Farbtafeln und einem entsprechenden Wertungssystem, erlaubt Rückschlüsse auf bestimmte Substanz-Konzentrationen und damit mögliche Erkrankungen (halbquantitatives Verfahren).

pH-Wert

Der pH-Wert eines frisch produzierten Urins ist normalerweise sauer (ca. 4.5–6), was hauptsächlich durch den Abbau von Aminosäuren aus der Nahrung bedingt ist.

Alkalische pH-Werte treten z. B. auf

☐ bei längerem stehen lassen der Probe, oder wenn unmittelbar nach Mahlzeiten produziert

☐ bei Harnwegsinfektionen mit Harnstoff-spaltenden (Ammoniak-produzierenden) Bakterien wie z. B. Proteus mirabilis

Tab. 2.2: Ursache für Farbänderungen des Urins

Farbe	Ursache	Mögliches Grundproblem/Beispiele
Rot/Orange	Lebensmittel	Blaubeeren, Farbstoffe, Karotten, Rhabarber, Rote Beete
	Hämoglobin	Hämolyse z. B. bei Malaria oder arzneistoffbedingt (Beispiele: Chinidin, Methyldopa, Penicillin, Sulfonamide)
	Porphyrine	Porphyrie, Bleivergiftung, Lebererkrankung
	Myoglobin	Skelettmuskelschädigung (z. B. Quetschungen, Krampfanfälle, Cocain-induzierte Muskelverletzungen)
	Arzneistoffe	Heparin, Phenothiazine, Rifampicin, Hydroxyanthracen-Glykoside aus Sennesfrüchten, Sulfasalazin, Warfarin
Rot/Rosa	Arzneistoffe	Daunorubicin, Doxorubicin, Heparin, Ibuprofen, Phenytoin, Rifampicin, Hydroxyanthracen-Glykoside aus Sennesfrüchten (in saurem Urin)
Blau/Grün	Biliverdin	oxidiertes Bilirubin (nach Lichteinwirkung)
	Arzneimittel	Amitriptylin, Methylenblau, Mitoxantron, Triamteren
	Bakterien	Pseudomonas aeruginosa oder Proteus mirabilis
Braun/Schwarz	Gallenpigmente	Hämolyse, Gewebeblutungen, Lebererkrankungen
	Myoglobin	siehe oben
	Methämoglobin	Methämoglobinämie (z. B. induziert durch Nitrite, Farbstoffe)
	Arzneistoffe	Chinin, Chloroquin, Eisenpräparate, Metronidazol, Nitrofurantoin, Hydroxyanthracen-Glykoside aus Sennesfrüchten (in saurem Urin)

- bei renalen tubulären Defekten mit reduzierter H^+-Sekretion (z. B. tubulärer Azidose)

- bei metabolischer Alkalose (z. B. infolge Hyperventilation, starkem Erbrechen)

- bei vegetarischer Ernährung

- nach Gabe von **Arzneistoffen**, z. B. Bicarbonat, Thiaziden, Citrat- oder Acetat-haltigen Salzen

Saure pH-Werte werden beobachtet

- nach Verzehr von Nahrungsmitteln, z.B. Pflaumen, Backpflaumen, Preiselbeeren

- bei Ketoazidose, z. B. in Zusammenhang mit Diabetes, Unterernährung, hohem Fieber

- bei metabolischer Azidose, z. B. bei Schock (erhöhte Milchsäure-Produktion)

- nach Gabe von **Arzneistoffen**, z. B. Ammoniumchlorid, hohen Dosen Vitamin C

Spezifisches Gewicht und Osmolalität

Das spezifische Gewicht des Urins (1.010–1.025) entspricht dem Gewicht gelöster Teilchen im Urin und wird überwiegend durch Salze des Natriums bestimmt. Es kann Aufschluss über die Konzentrationsfähigkeit der Niere geben und wird vor allem bei Polyurien oder als Test zur Tubulusfunktion bei parenchymatösen Nierenerkrankungen durchgeführt. Es ist jedoch ein ungenauerer Marker als die schwieriger zu bestimmende Osmolalität, die die Anzahl der gelösten Teilchen im Harn anzeigt. Beide Parameter erfassen unterschiedliche Bestandteile im Harn: die Osmolalitätsmessung mehr einwertige Ionen, Harnstoff, Ammoniak; das spezifische Gewicht mehr Phosphate, Carbonate und ggf. Glucose.

Ein **erniedrigtes** spezifisches Gewicht (reduzierte Konzentrationsfähigkeit der Niere) ist z. B. zu beobachten bei

- Chronischen Nierenerkrankungen

- Diabetes insipidus

- Hoher Harnstoffausscheidung

Ein **erhöhtes** spezifisches Gewicht kann bedingt sein durch

- Dehydratation

- Syndrom der inadäquaten ADH-Sekretion

- Diabetes mellitus

- **Arzneistoffe**, z. B. iodhaltige Röntgenkontrastmittel, Dextran, hochdosierte Penicilline (z. B. Penicillin G)

Proteine

Die Proteinbestimmung im Urin ist ein hilfreicher diagnostischer Laborparameter zur Erkennung von glomerulären oder tubulären Nierenerkrankungen. Beim gesunden Menschen beträgt die Proteinausscheidung weniger als 150 mg/Tag. Wichtig ist die Kenntnis des Proteinmusters, da die Menge und Erhöhung der einzelnen Markerproteine im Urin die Proteinurie-Form bzw. die Lokalisation und das Ausmaß der Nierenschädigung anzeigen können. Wichtige Markerproteine sind z. B.:

- **Albumin**; erhöht v. a. bei glomerulärer Proteinurie wie z. B. diabetischer Nephropathie oder nephrotischem Syndrom

- **Mikroglobulin**; erhöht v. a. bei tubulärer Proteinurie, z.B. durch Arzneistoffe induziert (Aminoglykoside, Cephalosporine), oder bei interstitieller Nephritis (Analgetika-induziert)

- **IgG**; oft zusammen mit Albumin erhöht, v. a. bei glomerulärer Proteinurie

Mit dem Streifentest wird vor allem Albumin als Protein erfasst und nachgewiesen. Positive Werte treten bei Mengen > 30 mg/dL auf (z. B. 1 +: 30–100 mg/dL; 2 +: 100–300 mg/dL; 3 +: 300–1000 mg/dL; 4 +: > 1000 mg/dL). Verschiedene Störfaktoren können jedoch das Ergebnis beeinflussen, z. B. kann man falsch negative Ergebnisse mit sehr verdünntem Urin oder hohen Salzkonzentrationen, bzw. bei pH-Werten unter 4 und über 8 sehen; falsch positive Resultate können durch **Arzneistoffe** entstehen, z. B. durch quartäre Ammoniumionen oder Natriumbicarbonat.

Monitoring: Proteinurie

Je nach Menge des ausgeschiedenen Proteins unterscheidet man verschiedene Schweregrade, z.B.

Mild (< 0,5 g/Tag): bei Bluthochdruck, Harnwegsinfektionen, Fieber, starker körperlicher Belastung (Sportausübung), tubulären Erkrankungen

Moderat (0,5–3 g/Tag): bei schwerer Herzinsuffizienz, Pyelonephritis, multiplem Myelom und verschiedenen nephritischen Syndromen (z.B. Streptokokken-induzierte und progressive Glomerulonephritis, IgA-Nephropathie)

Massiv (> 3 g/Tag): bei schwerer diabetischer Nephropathie und verschiedenen nephrotischen Syndromen (z.B. fokale Glomerulosklerose, Membranproliferative Glomerulonephritis)

Bilirubin und Urobilinogen

Erhöhte Mengen von Bilirubin oder Urobilinogen (fehlt normalerweise oder nur Spuren) im Urin können Hinweise v. a. auf Leber- und Bluterkrankungen geben (siehe auch 2.4.10). Da Urobilinogen durch bakterielle Degradierung von konjugiertem Bilirubin im Darm entsteht, können manche Antibiotika (z. B. Tetracycline) die Urobilinogen-Werte fälschlich erniedrigen.

Mögliche Hinweise auf bzw. Ursachen für eine erhöhte Bilirubinausscheidung in den Urin sind

☐ Dunkelgelbe oder braune Urinfarbe (Cave: Ausschluss von anderen färbenden Arzneistoffen; s. Tab. 2.2)

☐ Lebererkrankungen (Gelbsucht)

☐ Innere Blutungen

Der Nachweis von Urobilinogen im Urin deutet auf folgende Erkrankungen hin:

☐ Lebererkrankungen (z. B. Zirrhose, Hepatitis)

☐ Hämolytische Anämie

☐ Herzinsuffizienz mit Leberstauung

☐ **Arzneimittel-induzierte** Lebererkrankungen

Blutbestandteile

Blut und Hämoglobin sollten, außer gelegentlich bei Fieber oder Anstrengung, normalerweise nicht im Urin zu finden sein. Ein positives Ergebnis tritt in der Regel bei >10 Erythrozyten/μL und bei freien Hämoglobinkonzentrationen > 150–300 μg/L auf.

Eine im Streifentest diagnostizierte **Hämaturie** kann verschiedene Ursachen haben und z.B. durch ein Trauma, renale Erkrankungen oder Hämolyse bedingt sein (s. auch 2.8.3).

Myoglobin wird im Streifentest ebenso erfasst, und bei Abwesenheit von Hämaturie ist ein positiver Test ein möglicher Hinweis auf Muskelerkrankungen oder -verletzungen (z. B. Rhabdomyolyse).

Falsch positive Farbreaktionen können durch oxidierende Substanzen (z. B. iod- und chlorhaltige Antiseptika oder Reinigungsmittel), falsch negative durch hohe Ascorbinsäuremengen entstehen.

Leukozyten lassen sich im Streifentest ebenfalls nachweisen **(Leukozyten-Esterase-Test)**. Im Allgemeinen zeigen Leukozytenzahlen > 20/μL ein positives Ergebnis. **Leukozyturie** kann ein Hinweis auf verschiedene entzündliche oder infektiöse Erkrankungen v.a. der Nieren und ableitenden Harnwege oder auf Tumoren im Urogenitaltrakt sein. Dem Test liegt die Erkennung der Leukozyten-Esterase zugrunde, ein Enzym, das von Granulozyten nach Lyse freigesetzt wird.

Nitrite

Der Nachweis von Nitriten im Urin dient primär der Diagnose von Harnwegsinfektionen. Verschiedene gramnegative Bakterien (z. B. E. coli, Proteus mirabilis), aber nicht grampositive Bakterien, sind in der Lage, Nitrate aus der Nahrung zu Nitriten zu reduzieren, deren Präsenz dann mittels eines Azofarbstoffes nachgewiesen werden kann. Falsch negative Ergebnisse können durch hohe Dosen von Vitamin C und durch vorausgegangene Antibiotikatherapie entstehen.

2.8.3 Mikroskopische Analyse

Nach dem Screening des Urins mit Hilfe der beschriebenen Teststreifen können genauere und zeitaufwendigere mikroskopische Untersuchungen durchgeführt werden. Dafür werden entweder der Urin im unzentrifugierten Zustand oder das Urinsediment analysiert.

Im Allgemeinen wird nach folgenden Zellen oder Substanzen gesucht:

☐ Mikroorganismen

☐ Erythrozyten

☐ Zylindern

☐ Kristallen und Harnkonkrementen

Mikroorganismen

Die Definition von signifikanter **Bakteriurie** als Diagnoseparameter bei Harnwegsinfektionen ist abhängig von der Art der Urinprobe (z. B. Mittelstrahlurin, Katheterurin oder Punktionsurin), von dem Geschlecht des Patienten und symptomatischem oder asymptomatischem Verlauf. So ist z. B. bei symptomatischen Patientinnen eine Bakterienzahl von >100 (koloniebildende Einheiten/mL) diagnostisch für Zystitis, während >100 000 als Maßstab für asymptomatische Patientinnen gilt.

Erythrozyten

Selbst eine geringe Zahl von Erythrozyten im Urin kann pathologische Ursachen haben. Je nach Menge bzw. Morphologie der Erythrozyten kann man unterscheiden:

Grundlagen der Klinischen Pharmazie

☐ **Präglomeruläre Hämaturie:** z. B. intravasale Hämolyse bei Erbkrankheiten wie Sichelzellanämie, Glucose-6-Phosphat-Dehydrogenase-Mangel

☐ **Glomeruläre Hämaturie:** z. B. bei Glomerulonephritis

☐ **Postglomeruläre Hämaturie:** z. B. bei Nierensteinen, Zystitis, Tumoren der ableitenden Harnwege

☐ **Arzneimittel-induzierte** Hämaturie: z. B. hämorrhagische Zystitis nach Gabe von Cyclophosphamid oder hämolytische Anämie durch verschiedene Arzneistoffe (s. Tab. 2.2)

Zylinder

Unter bestimmten Bedingungen sind im Urinsediment zylinderförmige Substanzen aus Glykoproteinen nachzuweisen, die in den Nierentubuli mit entsprechender Konfiguration gebildet werden. Ihre Präsenz und der Einschluss von zellulären Bestandteilen hat diagnostische Bedeutung. Man unterscheidet:

☐ **Hyaline Zylinder**, die klar sind und meist nichtrenale Ursachen haben,
z. B. Dehydratation, Herzinsuffizienz, Fieber, starke körperliche Anstrengung oder Proteinurie

☐ **Zelluläre Zylinder**, die v. a. bei renalen Erkrankungen entstehen, z. B.
Erythrozytenzylinder: bei Glomerulonephritis, Niereninfarkt, Endokarditis

Leukozytenzylinder: bei intrarenaler Entzündung/Infektion, z. B. interstitielle Nephropathie, Pyelonephritis
Epithelzylinder: bei Tubulusschäden, z. B. Tubulusnekrose, nach akutem Nierenversagen, Zytomegalie-Virusinfektion, Salicylat- oder Schwermetallvergiftungen

Kristalle und Harnkonkremente

Die Ausscheidung von Kristallen und Harnkonkrementen und die Analyse ihrer charakteristischen Zusammensetzung und Formen hilft bei der Diagnose verschiedener systemischer oder lokaler Erkrankungen (z. B. Harn- oder Nierensteinen).

Faktoren, die das Kristallwachstum fördern und zur Steinbildung führen können, sind z. B. erhöhte Konzentrationen lithogener Substanzen im Urin, pH-Wert-Änderungen, anatomische Abnormalitäten oder Entzündungen der Harnwege.

Harnsäure-Kristalle treten z. B. in saurem Milieu in Zusammenhang mit Hyperurikämie und Gicht auf und lösen sich bei Erwärmung der Probe auf (s. auch 2.9.1).

Magnesiumammoniumphosphat-Kristalle (Struvite) werden bei Harnwegsinfektionen durch Harnstoff-spaltende Bakterien (z. B. Proteus mirabilis) gebildet und durch ein alkalisches Milieu begünstigt.

Andere häufige Kristalle bzw. Steine enthalten z. B. Calciumoxalat oder -phosphat oder Cystin.

2.9 Andere wichtige Laborparameter

2.9.1 Harnsäure

Die Harnsäure ist ein natürliches Endprodukt des Purin-Stoffwechsels. Sie wird unverändert zu ca. 10 % über die Niere ausgeschieden, wobei die tubuläre Funktion maßgebend ist. Alkalisierung des Urins bewirkt durch die stärkere Ionisierung des Harnsäuremoleküls eine erhöhte, Ansäuerung eine erniedrigte Ausscheidung. **Hyperurikämie**, die Erhöhung der Harnsäurekonzentration im Blut (s. auch Kasten), hat folgende Ursachen:

☐ Erhöhte Produktion von Harnsäure, z. B. bei Erkrankungen mit erhöhtem Zellabbau oder übermäßiger Zellzerstörung, z. B. nach Strahlentherapie, bei neoplastischen, myeloproliferativen und hämatologischen Krankheiten sowie bei Psoriasis

☐ Erhöhte Einnahme von Purinen, z. B. bei stark proteinhaltigen, gewichtsreduzierenden Diäten

☐ Reduzierte renale Ausscheidung von Harnsäure bei saurem Harn oder Nierenerkrankungen

☐ Arzneistoffe, die die renale Harnsäureausscheidung vermindern, die Harnsäureproduktion erhöhen oder die nephrotoxisch sind.

> **Monitoring:** Hyperurikämie
>
> **Klinische Symptome:** Gicht, Knötchenbildung in der Haut, Nierensteine, Monarthritis
>
> **Arzneistoffe:** Zytostatika, Urikosurika, z. B. Allopurinol (Harnsäure dient als Monitoring-Parameter für den therapeutischen Effekt von Urikosurika)

2.9.2 C-reaktives Protein

Das C-reaktive Protein ist ein Akut-Phase-Protein, das als aussagekräftiger und rascher Marker für entzündliche und infektiöse Prozesse gilt. Durch Faktoren wie Schwangerschaft, Alter, Hyperglobulinämie oder Anämie wird es im Gegensatz zur Blutkörpersenkungsgeschwindigkeit (s. 2.5.6) nicht beeinflusst.

Eine **Erhöhung** bewirken bakterielle Infektionen, die bereits nach wenigen Stunden angezeigt werden. Serienmäßige Bestimmungen sind empfehlenswert und können bei Infektionen z. B. den Verlauf, das Ansprechen auf die Antibiotikatherapie oder den Zeitpunkt für das Absetzen der Medikamente anzeigen.

2.9.3 Rheumafaktoren (RF)

Rheumafaktoren sind Immunglobuline, die sich als Autoantikörper fälschlicherweise gegen antigene Determinanten körpereigener Immunglobulin-Moleküle (z. B. IgG) richten und als Komplex einen Autoimmunprozess signalisieren. Ein typisches Beispiel ist der IgM-anti-IgG Rheumafaktor, der mittels serologischer Tests (z. B. Latex-Agglutination, Waaler-Rose-Test oder ELISA) im Blut nachgewiesen werden kann und entweder als Titer ($> 1{:}160$) oder Konzentration (> 40 IU/mL) angegeben wird.

Obwohl der RF in 60–70 % der Patienten mit rheumatoider Arthritis positiv ist (Titer $> 1{:}320$), und die Höhe oft prognostische Bedeutung hat (höhere Titer korrelieren mit schwererem Krankheitsverlauf), schließt ein negatives Ergebnis die Erkrankung nicht aus. Der Patient kann sich im Frühstadium befinden, oder andere RF (z. B. IgG RF) können anwesend sein. Umgekehrt kann man positive RF in einigen nicht-rheumatischen Krankheiten finden. Der RF sollte deshalb als diagnostischer Parameter im Zusammenhang mit der klinischen Symptomatik eines Patienten und für die Verlaufsbeurteilung gesehen werden. Beispiele für Situationen mit einem positiven RF sind:

☐ Rheumatische Erkrankungen, z. B. rheumatoide Arthritis, Sjoegren's Syndrom, Lupus erythematodes, Polymyositis

☐ Infektionskrankheiten, z. B. Hepatitis, Mononukleose, bakterielle Endokarditis, Tuberkulose, Syphilis, verschiedene Virusinfektionen

☐ Andere Bedingungen, z. B. Schwangerschaft, Asthma bronchiale, Leberzirrhose, entzündliche Erkrankungen verschiedener Art, regulärer Alterungsprozess

2.9.4 Antinukleäre Antikörper (ANA)

Als weitere Marker für Erkrankungen, die im Zusammenhang mit Autoimmunprozessen stehen, können die Antinukleären Antikörper dienen. Sie bezeichnen die Gesamtheit aller Autoantikörper gegen eine Vielzahl nukleärer Antigene im Zellkern und sind weitgehend organ- und speziesunspezifisch.

Autoantikörperproduktion und Immunkomplexbildung sind die Folge einer abnormalen Immunregulation (z. B. hyperaktive B- und T-Lymphozytenfunktion), die ihrerseits durch den Einfluss von Triggerfaktoren (z. B. Umwelteinflüssen, Infektionen oder Arzneimitteln) auf genetisch prädisponierte Patienten entstehen kann.

In der Praxis werden als ANA diejenigen bezeichnet, die durch klinische Tests (z. B. Immunfluoreszenz, photometrische Verfahren, ELISA) im Serum nachweisbar sind, wobei verschiedene ANA-Muster und Antigene (z. B. Doppelstrang-DNA, RNA oder Histone) unterschieden und bestimmten Krankheitsbildern zugeordnet werden können.

Der ANA-Nachweis dient weitgehend als Screening-Test für Kollagenosen und andere Autoimmunkrankheiten und muss vor dem Hintergrund des Patienten-Alters, der klinischen Symptome und einer Verlaufsuntersuchung gesehen werden. So sind z. B. bei gesunden Patienten über 60 Jahre positive ANA-Werte zu sehen.

Ein positiver ANA-Test wird vor allem beobachtet bei:

☐ Lupus erythematodes

☐ Sklerodermie

☐ Rheumatoider Arthritis, Dermato-/Polymyositis, Polymyalgia rheumatica, Myasthenia gravis

☐ Virushepatitis, Zirrhosen

☐ Autoimmunhämolytische Anämie, Leukämien

☐ Schwangerschaft

☐ **Arzneimittel-induziertem Lupus erythemathodes,** z. B. durch Chlorpromazin, Hydralazin, Isoniazid, Methyldopa, Penicillamin, Procainamid, Chinidin

Literatur

Anderson, P.O., Knoben, J.E., Troutman, W.G. (2002): Handbook of clinical drug data, 10. Aufl., McGraw-Hill Medical Publishing Division, New York

Braun, J., Dormann, A. (1996): Klinikleitfaden Innere Medizin. 6. Aufl., Gustav Fischer Verlag, Stuttgart

Dipiro, J.T. et al. (1999): Pharmacotherapy. A Pathophysiologic Approach. 4. Aufl., Appleton & Lange, Stamford

Hagemann, P., Reimann, I.W. (1992): Arzneimittel und Laborwerte. Wissenschaftliche Verlagsgesellschaft, Stuttgart

Lacy, C.F. et al. (1999): Drug Information Handbook. 7. Aufl., American Pharmaceutical Association, Lexi Comp Inc., Hudson

Pindur, G., Pindur, U. (1991): Klinische Chemie und serologische Laboratoriumsdiagnostik. 2. Aufl., Wissenschaftliche Verlagsgesellschaft mbH, Stuttgart

Pindur, U. (2001): Tabellen der klinischen Chemie. In: Roth, H.J. (Hrsg.): Pharmazeutisches Taschenbuch, Wissenschaftliche Verlagsgesellschaft mbH, Stuttgart

Schneemann, H., Young, L.Y., Koda-Kimble, M.A. (2001): Angewandte Arzneimitteltherapie. Springer Verlag, Berlin

Thomas, L. (1998): Labor und Diagnose. 5. Aufl., TH-Bodes Verlagsgesellschaft mbH, Frankfurt/Main

Traub, S.L. (1996): Basic skills in interpreting laboratory data. 2. Aufl., American Society of Health-System Pharmacists, Inc., Bethesda

3 Therapeutische Äquivalenz

W. Mehnert, Berlin

3.1 Einführung

Mit dem Begriff **therapeutische Äquivalenz** wird die Gleichwertigkeit von Arzneimitteln hinsichtlich der therapeutischen Wirkung beschrieben. Zu unterscheiden ist hierbei zwischen arzneistoffgleichen Arzneimitteln (Generika) und Arzneimitteln mit unterschiedlichen Arzneistoffen, die zur Behandlung der gleichen Erkrankung bestimmt sind.

Die wesentlichsten Anforderungen, die neben der pharmazeutischen Qualität an ein Arzneimittel gestellt werden, sind die therapeutischen Eigenschaften

☐ Wirksamkeit und

☐ Unbedenklichkeit.

Deshalb muss im Rahmen der Zulassung nachgewiesen werden, dass das betreffende Arzneimittel bei bestimmungsgemäßem Gebrauch ausreichende Wirksamkeit und Sicherheit für die beanspruchte Indikation besitzt. So ist in klinischen Studien nachzuweisen, dass ein neuer Arzneistoff im Vergleich zu den bereits in der Therapie der betreffenden Erkrankung eingesetzten Stoffen therapeutisch mindestens gleichwertig ist. Neben der pharmakologischen Wirkung und den toxikologischen Eigenschaften (z. B. Mutagenität, Kanzerogenität, Reproduktionstoxizität) sind bei der Beurteilung eines neuen Arzneimittels auch das Auftreten und die Intensität unerwünschter Wirkungen zu berücksichtigen.

Im Gegensatz zu Präparaten mit neuen Arzneistoffen kann die Zulassung von Arzneimitteln mit bekannten Arzneistoffen nach einem vereinfachten Verfahren (bezugnehmende Zulassung) erfolgen.

Hierbei bezieht sich der Antragsteller auf Ergebnisse der klinischen und toxikologischen Studien des Erstanmelderpräparates (Innovatorprodukt). Dieses vereinfachte Zulassungsverfahren kann jedoch nur dann angewendet werden, wenn die zu vergleichenden Arzneimittel therapeutisch gleichwertig sind. Veränderungen in Wirksamkeit und Toxikologie eines bekannten Arzneistoffs können auf unterschiedliche Art und Zusammensetzung von Arzneiformen zurückgeführt werden, da diese z. B. die Plasmakonzentrationen eines Arzneistoffs beeinflussen können.

Ein Austausch (Substitution) von wirkstoffgleichen Präparaten während einer medikamentösen Therapie sollte nur dann erfolgen, wenn gleich bleibende Wirksamkeit und Unbedenklichkeit gewährleistet werden können. Diese Problematik hat in den letzten Jahren zunehmend an Bedeutung gewonnen, da Generika häufig eine kostengünstigere medikamentöse Therapie ermöglichen. So haben 1998 Zweitanmelderpräparate bereits 68,7 % der Verordnungen von generikafähigen Arzneistoffen (Patentschutz des Originalpräparates ist abgelaufen) erreicht. Der Generikaanteil der Verordnungen beträgt z. B. bei Nifedipin 83,4 %, bei Theophyllin 97,8 %. In einer Vielzahl von Untersuchungen wurde jedoch gezeigt, dass nach einer Substitution deutliche Unterschiede in der Wirksamkeit von Generika auftraten. Als Arzneistoff-Beispiele sind Amitriptylin, Carbamazepin, Chloramphenicolpalmitat, Digoxin, Diltiazem, Glibenclamid, Oxytetracyclin, Phenytoin, Prednison und Tolbutamid zu nennen.

3.2 Definitionen

Der Ausschuss für Arzneispezialitäten der Europäischen Gemeinschaft CPMP (**Committee for Proprietary Medicinal Products**) erlässt Richtlinien, die den Stand der Wissenschaft zur Prüfung von Arzneimitteln und deren Qualität beschreiben. In der Richtlinie „Investigation of Bioavailability and Bioequivalence" wird die therapeutische Äquivalenz wie folgt definiert:

> Ein Arzneimittel ist dann mit einem anderen Präparat **therapeutisch gleichwertig,** wenn es den gleichen Arzneistoff oder wirksamen Bestandteil enthält und klinisch die gleiche Wirksamkeit und Unbedenklichkeit wie das Arzneimittel aufweist, dessen Wirksamkeit und Unbedenklichkeit nachgewiesen sind (CPMP, 1998).

Die Anforderungen an Untersuchungen zur klinischen Wirksamkeit von Arzneimitteln sind sehr hoch (s. Kap. 9 und 10). Sie erfordern einen erheblichen Aufwand und meist den Einschluss einer sehr großen Anzahl an Patienten. Aus diesen Gründen müssen zur Beurteilung wirkstoffgleicher Präparate andere Verfahren herangezogen werden.

Dies berücksichtigt die Definition der **Food and Drug Administration** (FDA, Zulassungsbehörde der USA).

Danach sind zwei Präparate als **therapeutisch äquivalent** anzusehen, wenn die folgenden Voraussetzungen erfüllt sind:

☐ Arzneistoff mit nachgewiesener Wirksamkeit und Unbedenklichkeit

> **Pharmazeutisch äquivalente Präparate** sind Arzneimittel, die den gleichen Arzneistoff in gleicher chemischer Form (Salz, Ester, Komplex) und gleicher Menge enthalten und auch in Arzneiform und Applikationsweg identisch sind. Pharmazeutisch äquivalente Präparate erfüllen zusätzlich die gleichen Anforderungen hinsichtlich Qualität, Identität, Reinheit und Dosierungsgenauigkeit. Unterschiede können jedoch in den verwendeten Hilfsstoffen (einschließlich Farb-, Geschmacks- und Konservierungsstoffe), in Verpackung, Haltbarkeit und in gewissen Grenzen auch hinsichtlich der Kennzeichnung bestehen (CPMP, 1998).

☐ Pharmazeutische Äquivalenz

☐ Bioäquivalenz

☐ vergleichbare Kennzeichnung (Produktinformation)

☐ Herstellung gemäß GMP-Richtlinien.

Von den Arzneimitteln mit gleichem Arzneistoff sind **therapeutisch alternative Arzneimittel** zu unterscheiden. Therapeutisch alternative Arzneimittel enthalten unterschiedliche Arzneistoffe, die einen ähnlichen pharmakologischen Effekt ausüben und damit zur Behandlung der gleichen Erkrankung geeignet sind (z. B. Ibuprofen und Acetylsalicylsäure als Analgetikum). Der Nachweis der therapeutischen Gleichwertigkeit dieser Präparate kann nur in klinischen Studien erbracht werden, in denen die Wirksamkeit der Arzneistoffe am Patienten geprüft wird.

In diesem Kapitel soll lediglich die Beurteilung der Therapeutischen Äquivalenz arzneistoffgleicher Arzneimittel behandelt werden. Deshalb werden im Folgenden die Begriffe Bioverfügbarkeit und Bioäquivalenz (s. Kap. 3.4) ausführlich dargestellt. Vorangestellt werden die Definitionen der Begriffe **pharmazeutisch äquivalente Präparate** und **pharmazeutisch alternative Präparate.** Eine therapeutische Äquivalenz arzneistoffgleicher Präparate ist nur dann zu erwarten, wenn deren pharmazeutische Qualität vergleichbar ist. Hierbei sind Identität und Reinheit des Arzneistoffs, Arzneistoffgehalt und Dosierungsgenauigkeit, Stabilität, Zerfallszeit und Freisetzungsverhalten zu beurteilen. Es wird zwischen pharmazeutisch äquivalenten und pharmazeutisch alternativen Präparaten unterschieden.

> **Pharmazeutisch alternative Präparate** sind Arzneimittel, die den gleichen wirksamen Bestandteil enthalten, aber in chemisch unterschiedlicher Form (Salz oder Ester oder Komplex), z. B. Präparate mit sich entsprechenden Mengen von Tetracyclinphosphat, Tetracyclinhydrochlorid oder Tetracyclin-Base. Arzneimittel, die den gleichen Arzneistoff enthalten, sich aber in Darreichungsform (z. B. Kapseln und Tabletten) oder Dosisstärke unterscheiden, werden ebenfalls als pharmazeutisch alternativ bezeichnet (CPMP, 1998).

3.3 Bedeutung von Darreichungsform und Darreichungsweg

Als Grundlage für die Bestimmung der therapeutischen Äquivalenz wird in der Regel der Plasmakonzentrations-Zeit-Verlauf der wirksamen Substanz herangezogen. Deshalb soll im Folgenden der Einfluss der Darreichungsform und des Darreichungsweges auf die Plasmakonzentrationen eines Arzneistoffes dargestellt werden.

3.3.1 Bedeutung der Darreichungsform

Voraussetzung für die Wirksamkeit von Arzneistoffen ist eine ausreichend hohe Konzentration der wirksamen Substanz am Wirkort (Biophase), die wiederum entscheidend von der im Plasma zur Verfügung stehenden Arzneistoffmenge abhängig ist.

Das Plasmakonzentrations-Zeit-Profil eines Arzneistoffes wird bestimmt durch die

☐ **L**iberation (Freisetzung) aus der Darreichungsform,

☐ **A**bsorption (Resorption),

☐ **D**istribution (Verteilung),

☐ **M**etabolisierung und

☐ **E**xkretion des Arzneistoffes.

Alle Teilprozesse des sog. LADME-Modells, mit dem das Schicksal eines Arzneistoffes im Organismus nach dessen Applikation beschrieben wird, beeinflussen die in der Biophase verfügbare Arzneistoffmenge und damit die Wirkung. Aus diesem Grund ist das LADME-System auch zum LADMER-Modell erweitert worden, in dem die Wirkung (**R**esponse) als Folge der mit dem LADME-Modell beschriebenen Vorgänge aufgenommen wurde. Hiermit wird auch der Zusammenhang zwischen Pharmakokinetik (PK) und Pharmakodynamik (PD) eines Arzneistoffes hergestellt (s. auch Kap. 4.2.5).

Bei den im LADME-Modell beschriebenen Vorgängen ist die **Freisetzung** des Arzneistoffes aus der Darreichungsform in der Regel der langsamste und damit der für den Gesamtvorgang geschwindigkeitsbestimmende Schritt. Nur in wenigen Fällen kann die Resorption zum geschwindigkeitsbestimmenden

Schritt werden, z. B. bei Arzneistoffen mit ausgeprägten hydrophilen Eigenschaften oder bei kapazitätslimitierten Resorptionsvorgängen (aktive, carrier-vermittelte Resorption). Deshalb kann durch die Arzneiform der Plasmakonzentrations-Zeit-Verlauf und damit die Wirkung beeinflusst werden. Dies gilt für alle in fester, halbfester oder flüssiger Form verabreichten Arzneimittel, ausgenommen die Arzneiformen, bei denen der Arzneistoff bereits in gelöster Form vorliegt.

Die Auswahl der Arzneiform und deren Zusammensetzung bestimmen entscheidend die Freisetzung des Arzneistoffs und damit die **Resorptionsgeschwindigkeit**. Da ein Arzneistoff in der Regel in gelöster Form vorliegen muss, um resorbiert werden zu können, werden Arzneistoffe aus wässrigen Lösungen schneller resorbiert als nach Applikation halbfester oder fester Darreichungsformen, bei denen ein Auflösungsvorgang des Arzneistoffes erfolgen muss. Besonders ausgeprägt ist die Bedeutung der Arzneiform bei **Retard-Arzneiformen**, bei denen eine absichtliche Freisetzungsverzögerung zu einer lang anhaltenden Wirkung führen soll. Allerdings kann bei zu langsamer Freisetzung die resorbierte Arzneistoffmenge vermindert sein, weil die Resorption durch die Passagezeit des Arzneimittels durch resorptionsbefähigte Abschnitte des Gastrointestinaltraktes zeitlich begrenzt ist. Dies ist insbesondere bei Arzneistoffen von Bedeutung, die nur in eng begrenzten Bereichen des Gastrointestinaltraktes (Vorliegen eines sog. Resorptionsfensters) resorbiert werden können.

Das in Abb. 3.1 dargestellte Beispiel verdeutlicht die Bedeutung der Resorptionsgeschwindigkeit, die, wie bereits beschrieben, i. Allg. wesentlich durch die Freisetzung des Arzneistoffs aus der Darreichungsform beeinflusst wird, für den Verlauf der Plasmakonzentration. Nach Applikation von vier wirkstoffgleichen Präparaten ist das Ausmaß der Resorption (gleiche AUC-Werte) gleich groß, dennoch sind hinsichtlich Intensität und Eintritt der Wirkung deutliche Unterschiede zu erwarten. So werden bei Präparat 1 vermehrt unerwünschte Wirkungen auftreten, da die minimale toxische Konzentration überschritten wird, bei Präparat 4 hingegen werden lediglich subtherapeutische Konzentrationen erreicht. Die Präparate 2 und 3 werden sich in ihrer Wirkungsdauer unterscheiden. Ziel der Entwicklung einer geeigneten Darreichungsform ist häufig, durch Anpassung

Grundlagen der Klinischen Pharmazie

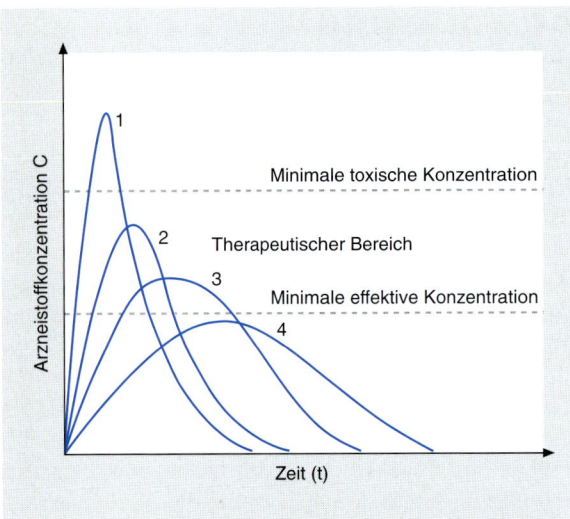

Abb. 3.1: Plasmakonzentrations-Zeit-Kurven von 4 wirkstoffgleichen Arzneimitteln mit gleichem Ausmaß der Resorption (AUC), aber unterschiedlicher Resorptionsgeschwindigkeit (nach Mehnert 1999)

der Freisetzungsgeschwindigkeit die Konzentration des Arzneistoffes im Organismus für einen dem Therapieziel entsprechenden Zeitraum im therapeutischen Konzentrationsbereich zu halten.

Die Freisetzungsgeschwindigkeit beeinflusst die Resorption somit indirekt über die für diesen Vorgang zur Verfügung stehende, gelöste Arzneistoffmenge. In einigen Fällen ist auch eine Veränderung des eigentlichen Resorptionsvorganges durch Hilfsstoffe möglich, die eine Beschleunigung der Resorption bewirken (**Enhancer**, z.B. Cyclodextrine, Tenside). Besondere Verhältnisse liegen bei der dermalen Applikation von Arzneistoffen vor. Neben einer

häufig vorhandenen Eigenwirkung von Salbengrundlagen wird das Eindringen des Arzneistoffes und damit dessen Wirkung durch direkte Wechselwirkung zwischen Bestandteilen der Arzneiform und der Haut beeinflusst.

Insgesamt lässt sich feststellen, dass bei der Auswahl einer für die angestrebte Wirksamkeit optimalen Arzneiform zahlreiche sehr unterschiedliche Gesichtspunkte berücksichtigt werden müssen (Tab. 3.1). Besonders sei darauf hingewiesen, dass die **Compliance** häufig von der Darreichungsform abhängig ist. Die Anwendung komplizierter Arzneiformen (z.B. Dosieraerosol mit Inhalierhilfe) weist im Vergleich zu peroral applizierten Arzneiformen eine geringere Compliance auf, z.B. beträgt die Compliance bei Dosieraerosolen nur 30 %. Das auch von der Arzneiform abhängige Dosierungsintervall und die Applikationszeitpunkte sind ebenfalls für die Einnahmezuverlässigkeit von Bedeutung. Diese Aspekte werden ausführlich in Kap. 16 behandelt.

3.3.2 Bedeutung des Darreichungsweges

Ein und derselbe Arzneistoff kann je nach Darreichungsweg unterschiedlich wirken. Nach intravenöser Injektion ist eine raschere, aber auch über einen kürzeren Zeitraum anhaltende Wirkung zu beobachten, als wenn das Präparat intramuskulär oder peroral bzw. rektal gegeben wird. So wird die Auswahl des Darreichungsweges von dem angestrebten therapeutischen Ziel und der beabsichtigten Wirkungsdauer (z.B. Vorteil der Inhalation bei Asthmabe-

Tab. 3.1: Kriterien zur Auswahl der Darreichungsform und des Darreichungsweges

Eigenschaften des Arzneistoffs
☐ Chemische, physikalische, physikalisch-chemische Eigenschaften (z.B. Löslichkeit, pK_a-Wert, Stabilität in physiologischen Flüssigkeiten, insbesondere in der Gastrointestinal-Flüssigkeit)
☐ Pharmakokinetische Eigenschaften (z.B. k_e, k_a, Verteilungsvolumen)
☐ Pharmakodynamische Eigenschaften (z.B. therapeutische Breite, Toxizität)

Therapieziel
☐ lokale oder systemische Wirkung
☐ Wirkungseintritt, -dauer

Patient
☐ Alter
☐ Krankheitszustand
☐ Compliance

handlung, Notwendigkeit einer schnellen Wirkung in akuten Notfallsituationen oder Anwendung von Retard-Arzneiformen bei längerer Behandlung) bestimmt. Neben den Eigenschaften der ausgewählten Arzneiform ist die Resorptionsgeschwindigkeit auch abhängig von der für die Resorption des Arzneistoffes zur Verfügung stehenden Oberfläche, die durch den Darreichungsweg vorgegeben wird. Arzneistoffe werden rascher von Organen mit großer Oberfläche aufgenommen, wie z. B. der intestinalen Mukosa oder dem Pulmonalepithel.

Der ausgewählte Darreichungsweg kann auch entscheidend die **Verträglichkeit** des Arzneistoffes beeinflussen. So wird nach peroraler Applikation häufig ein günstiger Plasmakonzentrations-Verlauf beobachtet. Durch den erforderlichen Resorptionsvorgang können nach peroraler Applikation therapeutische Plasmakonzentrationen über einen längeren Zeitraum als z. B. nach einmaliger intravenöser Applikation aufrechterhalten werden. Zusätzlich können Schwankungen der Plasmakonzentrationen des Arzneistoffes sowohl in den subtherapeutischen als auch in den toxischen Bereich („Plasmaspitzen") vermieden werden. Eine zusätzliche Verlängerung der Resorptionsphase ist durch Retard-Arzneiformen möglich. Als wesentliche Nachteile des peroralen Darreichungsweges ist der mögliche Abbau des Arzneistoffes sowohl in der Gastrointestinal-Flüssigkeit als auch in der Mukosa des Gastrointestinaltraktes (präsystemische Elimination) und der hepatische First-Pass-Effekt zu nennen, der zu einer ausgeprägten Verringerung der resorbierten Menge des unveränderten Arzneistoffs führt (s. Kap. 4.1.1).

Um nach peroraler Applikation ausreichende Plasmakonzentrationen des unveränderten Arzneistoffs zu erzielen, die denen nach intravenöser Applikation vergleichbar sind, muss häufig eine Dosis per os verabreicht werden, die ein Mehrfaches der entsprechenden intravenösen Dosis beträgt. Gleichzeitig können jedoch durch die Metabolisierung in höherem Ausmaß **pharmakologisch aktive Metaboliten** entstehen. Wird der Arzneistoff vollständig resorbiert, wird die Plasmakonzentration des pharmakologisch aktiven Metaboliten nach peroraler Applikation um ein Vielfaches höher liegen als nach intravenöser Applikation. Eine stärkere pharmakologische Wirkung nach peroraler Applikation, die auf Bildung von aktiven Metaboliten im First-Pass-Metabolismus zurückzuführen ist, wurde beispielsweise für Chinidin berichtet. So sind die minimalen antiarrhythmisch wirkenden Plasmakonzentrationen von Encainid nach intravenöser Gabe 6- bis 9-mal höher als nach peroraler Gabe. Durch den First-Pass-Metabolismus werden höhere Konzentrationen an O-Desmethylencainid gebildet, das im Wesentlichen für die antiarrhythmische Wirkung verantwortlich ist. Erkrankungen wie Leberzirrhose werden so bei Arzneimitteln mit ausgeprägtem First-Pass-Metabolismus in Abhängigkeit vom Darreichungsweg und im Vergleich zu lebergesunden Patienten die Bildung aktiver Metaboliten einschränken.

Eine Umgehung des First-Pass-Effektes ist durch die parenterale, sublinguale, bukkale, nasale oder pulmonale Applikation eines Arzneistoffes möglich.

Die Bedeutung des Darreichungsweges für die **Konzentrations-Wirkungsbeziehung** wird unter 3.4.4 beschrieben.

3.4 Bioverfügbarkeit und Bioäquivalenz

3.4.1 Definitionen und Bedeutung

Ausmaß und Geschwindigkeit, mit der der Arzneistoff im Organismus für den pharmakologischen Effekt zur Verfügung steht, werden als Bioverfügbarkeit des Arzneistoffs bezeichnet. Die allgemein gültige Definition der **Bioverfügbarkeit** lautet:

> Die Bioverfügbarkeit wird als **Geschwindigkeit** (rate) und **Ausmaß** (extent) definiert, mit denen der Arzneistoff oder der wirksame Bestandteil aus einer Darreichungsform resorbiert wird und am Wirkort vorliegt (CPMP, 1998).

Da in den meisten Fällen der Arzneistoff eine systemische Wirkung entfalten soll, kann auch die folgende Definition gegeben werden. Hierbei wird angenommen, dass der Arzneistoff im systemischen Kreislauf mit der Substanz am Wirkort im Austausch steht.

Bioverfügbarkeit bezeichnet das Ausmaß und die Geschwindigkeit, mit denen ein Arzneistoff oder der wirksame Bestandteil aus einer Darreichungsform in den systemischen Kreislauf gelangt (CPMP, 1998).

Die Bestimmung des unveränderten Arzneistoffs ist häufig nicht ausreichend. Der Begriff „wirksamer Bestandteil" schließt deshalb pharmakodynamisch aktive Metaboliten ein, die aus dem nativen Arzneistoff oder aus einem inaktiven Prodrug in der Darmmukosa oder während der ersten Leberpassage gebildet werden können.

Es ist zwischen absoluter und relativer Bioverfügbarkeit zu unterscheiden.

Absolute Bioverfügbarkeit

Die **absolute Bioverfügbarkeit** beschreibt das **Ausmaß**, mit dem der Wirkstoff aus einer Arzneizubereitung im Vergleich zu einer intravenös verabreichten Lösung des Wirkstoffs systemisch verfügbar ist (Berechnung s. Kap. 3.4.2, Gl. 3.1).

Bei der Ermittlung der absoluten Bioverfügbarkeit muss angenommen werden, dass das Verteilungsvolumen und die Gesamtclearance unabhängig vom Applikationsweg sind.

Bestimmend für die absolute Bioverfügbarkeit sind die

☐ Eigenschaften des Arzneistoffs

☐ Eigenschaften der Arzneiform

☐ physiologischen Bedingungen am Resorptionsort.

Neben den physikalisch-chemischen Eigenschaften, die die Auflösung und Resorption aus dem Gastrointestinaltrakt beeinflussen, sind pharmakokinetische Eigenschaften bedeutsam, insbesondere das Ausmaß der Metabolisierung im GI-Trakt und während der ersten Leberpassage (First-Pass-Effekt). So ist die relativ geringe absolute Bioverfügbarkeit von Propranolol von etwa 30 % durch einen ausgeprägten hepatischen First-Pass-Effekt zu erklären. Die in die systemische Zirkulation gelangte Menge des unveränderten Arzneistoffs muss deshalb nicht immer dem insgesamt resorbierten Anteil entsprechen. Die absolute Bioverfügbarkeit ausgewählter Arzneistoffe in Tab. 3.2 zeigt, dass die Werte von < 10 % bis 100 % reichen. Zusätzlich ist eine teilweise sehr große Streuung ersichtlich.

Die absolute Bioverfügbarkeit bestimmt, welche Arzneistoffmengen mit der für die extravasale Applikation vorgesehenen Arzneiform erforderlich sind, um die für die Therapie notwendige Arzneistoffkonzentration erreichen zu können. Eine geringe absolute Bioverfügbarkeit eines Arzneistoffs kann durch die Applikation einer entsprechend höheren Dosis ausgeglichen werden. Allerdings ist dies nur bei Arzneistoffen möglich, deren toxischer Bereich erst bei höheren Plasmakonzentrationen beginnt, wie z. B. Penicilline. Die geringe Bioverfügbarkeit von z. B. Aminoglykosid-Antibiotika kann auf diese Weise nicht ausgeglichen werden, da sie eine sehr geringe therapeutische Breite besitzen und die Gefahr von unerwünschten Wirkungen sehr groß ist (s. Kap. 14.3.5). Diese Arzneistoffe werden üblicherweise parenteral verabreicht.

Tab. 3.2: Absolute Bioverfügbarkeit ausgewählter Arzneistoffe (nach Sietsema 1989).

Arzneistoff	F_{abs} (%)
Acetylsalicylsäure	46 – 68
Aciclovir	15 – 50
Alprenolol	9 ± 6
Amoxicillin	93 ± 10
Amphotericin B	< 10
Ampicillin	62 ± 17
Coffein	100
Diazepam	98 ± 6
Digoxin	68 ± 13
Erythromycin	30 – 65
Isosorbiddinitrat	47 – 58
Ketamin	17
Lidocain	34 ± 12
Lithium	95 ± 5
Metoprolol	50 ± 1
Nifedipin	50 ± 20
Paracetamol	72 ± 11
Penicillin G	15 – 30
Propranolol	2 – 54
Theophyllin	65 – 100
Verapamil	10 – 33

Besonders problematisch sind deshalb solche Arzneistoffe, die neben einer

☐ geringen Bioverfügbarkeit zusätzlich eine

☐ geringe therapeutische Breite und

☐ ausgeprägte intra- und interindividuelle Schwankungen in den Plasmakonzentrationen aufweisen.

Bioverfügbarkeitsstudien werden auch mit bekannten, bereits zugelassenen Arzneistoffen durchgeführt, um insbesondere den Einfluss der Arzneiform in Art und Zusammensetzung auf die Resorption zu untersuchen.

Relative Bioverfügbarkeit

Die **relative Bioverfügbarkeit** beschreibt das Ausmaß und die Geschwindigkeit, mit der der Wirkstoff aus einer Arzneiform im Vergleich zu einer auf gleichem Wege applizierten Referenzzubereitung systemisch verfügbar ist.

Die relative Bioverfügbarkeit ist deshalb bei vergleichbaren physikalisch-chemischen Eigenschaften des Arzneistoffs (z. B. Teilchengröße) allein von den Eigenschaften der Arzneiform abhängig. Als Referenz können je nach Studienziel folgende Zubereitungen eingesetzt werden:

☐ eine wässrige Lösung des betreffenden Arzneistoffs ohne Zusatz resorptionsfördernder Hilfsstoffe

☐ eine Suspension des Arzneistoffs (bei zu geringer Löslichkeit)

☐ ein eingeführtes Arzneimittel, dessen klinische Wirksamkeit und Unbedenklichkeit belegt sein muss.

Nur in diesem Fall kann die Wirksamkeit und Unbedenklichkeit des zu prüfenden Arzneimittels über Bioverfügbarkeitsuntersuchungen abgeschätzt werden.

Bei der Beurteilung der relativen Bioverfügbarkeit ist zu berücksichtigen, dass hiermit keine Aussage über die absolut resorbierten Arzneistoffmengen möglich ist. Verbesserte Eigenschaften des Arzneistoffs (z. B. Teilchengröße) oder der Arzneiform können eine im Vergleich zum Referenzpräparat erhöhte Resorption bewirken. Somit können für die relative Bioverfügbarkeit Werte über 100 % erhalten werden. Der Auswahl der Referenzzubereitung kommt deshalb große Bedeutung zu.

Nach intravenöser Applikation beträgt das Ausmaß der Bioverfügbarkeit definitionsgemäß 100 %, ihre Geschwindigkeitskomponente wird durch die Applikationsgeschwindigkeit bestimmt. Eine vergleichende Untersuchung der Bioverfügbarkeit wirkstoffgleicher Präparate ist auch bei intramuskulär und subkutan anzuwendenden Darreichungsformen nicht erforderlich, wenn der Arzneistoff in einer wässrigen Lösung vorliegt. Zusätzlich darf die Lösung keine Stoffe (z. B. Lösungsvermittler) enthalten, die die Pharmakokinetik des Arzneistoffs beeinflussen können. Bei parenteralen Depotformen und nicht wässrigen Injektionslösungen und -suspensionen zur i.m.- und s.c.-Applikation muss allerdings auch eine Prüfung der Bioverfügbarkeit erfolgen.

Vergleichende Bioverfügbarkeitsuntersuchungen müssen mit Arzneimitteln für solche Indikationen durchgeführt werden, bei denen durch Veränderungen der systemischen Verfügbarkeit des Arzneistoffs eine Gefährdung des Patienten auftreten kann (vitale Indikation, s. Tab. 3.3).

Bioverfügbarkeitsprobleme sind häufig auf bestimmte Eigenschaften des Arzneistoffs zurückzuführen, die in Tab. 3.4 zusammengestellt sind. Beispiele für biopharmazeutische Problemarzneistoffe sind in Tab. 3.5 aufgeführt. Die Art und der Anwendungsort einer Arzneiform können ebenfalls, unabhängig vom enthaltenen Arzneistoff oder von der Indikation, die Bestimmung der Bioverfügbarkeit erfordern (s. Tab. 3.6).

Tab. 3.3: Arzneistoffgruppen, bei denen Bioverfügbarkeitsuntersuchungen erforderlich sind (vitale Indikation) (nach BfArM 1998).

☐ Antiarrhythmika

☐ Antidiabetika

☐ Antiepileptika

☐ Antikoagulantien

☐ Arzneimittel zur antiinfektiösen Therapie
  – Antibiotika
  – Antimykotika
  – Chemotherapeutika
  – Tuberkulostatika
  – Virustatika

☐ Arzneimittel zur Hormonsubstitution

☐ Bronchodilatatoren (inkl. Methylxanthine)

☐ Koronartherapeutika vom Typ der
  – Calciumantagonisten
  – organischen Nitrate

☐ Vasodilatatoren, β-Sympathomimetika

☐ Zytostatika

Tab. 3.4: Arzneistoff-Eigenschaften, die zu Bioverfügbarkeitsproblemen führen können (nach BfArM 1998).

Pharmakodynamische Eigenschaften

☐ Arzneistoffe mit vitaler Indikation (z.B. Antibiotika, Antiepileptika, Antiarrhythmika, Zytostatika)
☐ Enge therapeutische Breite (z.B. Phenytoin, Digoxin, Theophyllin)
☐ Steile Dosis-Wirkungskurve
☐ Risiko schwerer unerwünschter Wirkungen

Pharmakokinetische Eigenschaften

☐ Nichtlineare Pharmakokinetik im therapeutischen Bereich (z.B. Phenytoin)
☐ Hoher First-Pass-Effekt($>70\,\%$, z.B. Nifedipin, Propranolol, Isosorbiddinitrat)
☐ Geringes Ausmaß der Resorption ($<30\,\%$, z.B. Aciclovir, Bisphosphonate)
☐ Resorption nur in eng begrenzten Bereichen des Gastrointestinaltraktes (Vorliegen eines Resorptionsfensters)

Physikalisch-chemische Eigenschaften

☐ Geringe Löslichkeit ($<0,1\,\%$ in Puffer pH 7 oder 0,1 N HCl)
☐ Geringe Lösungsgeschwindigkeit
☐ Schlechte Benetzbarkeit der Substanz
☐ Instabilität im Gastrointestinaltrakt
☐ Metastabile Modifikationen
☐ Stereoisomerie
☐ Kristallmodifikation

Tab. 3.5: Beispiele für Arzneistoffe, bei denen Bioverfügbarkeitsstudien erforderlich sind (nach BfArM 1998).

Acetylsalicylsäure	Hydralazin
Allopurinol	Levodopa
Alprenolol	Lithium
Amitriptylin	Mesalazin
Chloralhydrat	Methyldopa
Chlorpromazin	Metoprolol
Chlortalidon	Nifedipin
Diclofenac	Pentazocin
Diltiazem	Pethidin
Etacrynsäure	Propranolol
Etilefrin	Reserpin
Fendilin	Salicylamid
Fenofibrat	Spironolacton
Flurbiprofen	Triamteren
Furosemid	Verapamil

Tab. 3.6: Arzneiformen, bei denen Bioverfügbarkeitsuntersuchungen erforderlich sind (systemische Wirkung beabsichtigt) (nach BfArM 1998).

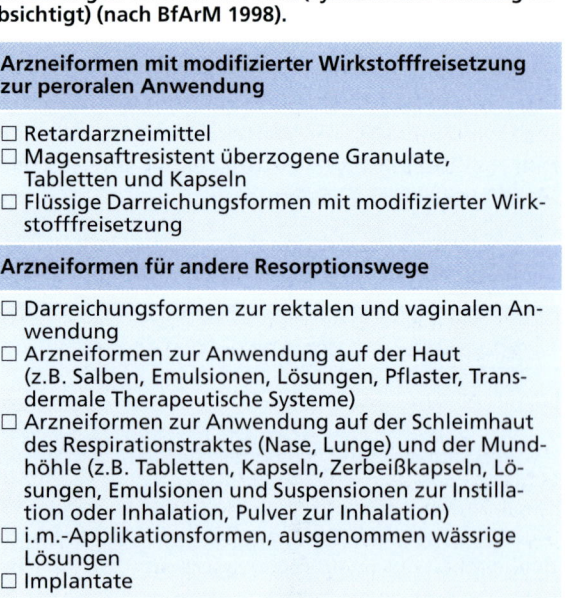

Arzneiformen mit modifizierter Wirkstofffreisetzung zur peroralen Anwendung

☐ Retardarzneimittel
☐ Magensaftresistent überzogene Granulate, Tabletten und Kapseln
☐ Flüssige Darreichungsformen mit modifizierter Wirkstofffreisetzung

Arzneiformen für andere Resorptionswege

☐ Darreichungsformen zur rektalen und vaginalen Anwendung
☐ Arzneiformen zur Anwendung auf der Haut (z.B. Salben, Emulsionen, Lösungen, Pflaster, Transdermale Therapeutische Systeme)
☐ Arzneiformen zur Anwendung auf der Schleimhaut des Respirationstraktes (Nase, Lunge) und der Mundhöhle (z.B. Tabletten, Kapseln, Zerbeißkapseln, Lösungen, Emulsionen und Suspensionen zur Instillation oder Inhalation, Pulver zur Inhalation)
☐ i.m.-Applikationsformen, ausgenommen wässrige Lösungen
☐ Implantate

Bioäquivalenz

Zwei Arzneimittel sind dann **bioäquivalent**, wenn sie pharmazeutisch äquivalent oder pharmazeutisch alternativ sind und wenn sie sich in ihrer Bioverfügbarkeit (Geschwindigkeit und Ausmaß) nach Verabreichung derselben molaren Dosis so gleichen, dass sich im Hinblick auf Wirksamkeit und Unbedenklichkeit im Wesentlichen dieselben Wirkungen ergeben (CPMP, 1998).

Eine wesentliche Voraussetzung für die Bioäquivalenz ist die vergleichbare pharmazeutische Qualität (Identität, Reinheit, Dosierungsgenauigkeit, Freisetzungsgeschwindigkeit, Haltbarkeit), die in In-vitro-Untersuchungen geprüft werden kann. Neben der gleich bleibenden Qualität innerhalb einer Charge eines Produktes (Chargenhomogenität) muss diese auch zwischen unterschiedlichen Chargen (Chargenkonformität) gewährleistet sein.

Mit bioäquivalenten Arzneimitteln sollte deshalb auch während einer laufenden medikamentösen Therapie eine Substitution ohne Veränderung des Dosierungsschemas möglich sein, da sie zu ähnlichen Plasmakonzentrations-Zeit-Verläufen führen. Als annehmbare Akzeptanzgrenzen für das Ausmaß der systemisch verfügbaren Arzneistoffmenge (AUC) gelten i. Allg. 80 und 125 % im Vergleich zum Referenzpräparat, da diese Unterschiede, außer bei steiler Plasmakonzentrations-Wirkungskurve, therapeutisch unbedeutend sind (s. Kap. 3.4.3).

Bioäquivalenz hinsichtlich der Geschwindigkeit kann nicht gegeben sein, wenn bei einem neuen Präparat ein anderer Plasmakonzentrations-Zeit-Verlauf beabsichtigt wird, z. B. bei einer neuen Retardform mit einem bekannten Arzneistoff. Mit einer solchen veränderten Arzneiform muss erneut eine klinische Prüfung durchgeführt werden, die belegt, dass der veränderte Plasmakonzentrations-Verlauf weiterhin Wirksamkeit und Unbedenklichkeit garantiert. Neben der Arzneiform muss bei der vergleichenden Beurteilung von Plasmaprofilen auch die beanspruchte Indikation (z. B. für akute oder chronische Therapie) berücksichtigt werden. Weiterhin können Unterschiede in der Geschwindigkeit akzeptiert werden, wenn für die Wirkung ausreichend hohe Plasmakonzentrationen über den erforderlichen Zeitraum erzielt werden, insbesondere bei Dauermedikation.

3.4.2 Bestimmung der Bioverfügbarkeit

Da die Arzneistoffkonzentration direkt am Wirkort (Biophase) i. d. R. nicht gemessen werden kann, wird zur Bestimmung der Bioverfügbarkeit vorrangig die Konzentration des Arzneistoffs und/oder des aktiven Metaboliten im Plasma ermittelt, wobei

☐ die Plasmakonzentrations-Zeit-Kurve nach Gabe einer Einzeldosis (Single-dose-Design) und/oder

☐ die Plasmakonzentrations-Zeit-Kurve nach Mehrfachapplikation (Multiple-dose-Design).

bestimmt wird.

Bei der Prüfung **schnell freisetzender Zubereitungen** wird i. Allg. die Plasmakonzentrations-Zeit-Kurve nach Einmalapplikation ermittelt. In einigen Fällen kann die Mehrfachgabe des zu prüfenden Arzneimittels erforderlich oder sinnvoll sein. Vorteile des Multiple-dose-Designs liegen in folgenden Punkten:

☐ häufig höhere Arzneistoffkonzentrationen als nach Single-dose-Verabreichung; dadurch wird eine analytische Bestimmung des Arzneistoffs oft erst möglich

☐ geringere Streuung der Messwerte; insbesondere von Bedeutung bei Arzneistoffen mit hoher Variabilität in den Plasmakonzentrationen (z. B. Chlorpromazin, Ciclosporin, Erythromycin, Verapamil)

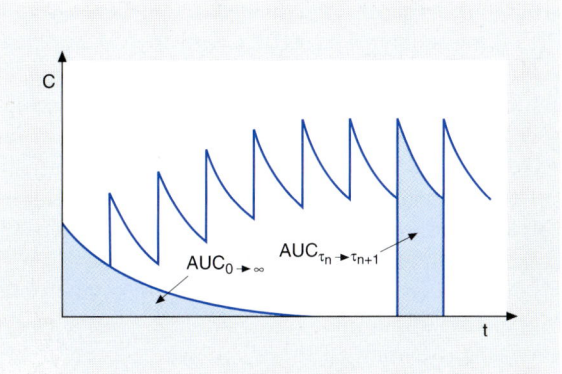

Abb. 3.2: Fläche unter der Plasmakonzentrations-Zeit-Kurve nach Einmal- und Mehrfachapplikation (verändert nach Koch und Ritschel 1986).

☐ Extrapolation zur Bestimmung der Gesamtfläche nicht erforderlich, da die gesamte Fläche unter der Kurve innerhalb eines Dosierungsintervalls durch Messpunkte belegt ist (s. Abb. 3.2).

Bei Arzneimitteln mit **modifizierter Freisetzung** (z. B. magensaftresistente Arzneiformen, Retardarzneimittel) sollten zusätzlich zu den Single-dose-Studien auch Untersuchungen nach Mehrfacheinnahme durchgeführt werden, da diese Präparate vorwiegend über längere Zeiträume angewendet werden.

Weitere Methoden zur Bestimmung der Bioverfügbarkeit sind:

☐ Bestimmung der Arzneistoffkonzentration im Urin in Zeitabhängigkeit

☐ Bestimmung pharmakologischer Effekte

☐ Klinische Beobachtungen.

Falls Plasmakonzentrationen aufgrund zu geringer Konzentration nicht genau bestimmbar sind, kann ersatzweise die mit dem **Urin** ausgeschiedene Menge herangezogen werden (z. B. Clonidin, Griseofulvin). Diese Untersuchungen setzen voraus, dass mindestens 10 % der verabreichten Dosis in den Urin ausgeschieden wird oder ein Metabolit in ausreichender Menge im Urin erscheint.

In wenigen Fällen ist die quantitative Bestimmung des Arzneistoffs jedoch auch im Urin nicht oder nicht mit ausreichender Genauigkeit möglich. In diesen seltenen Fällen kann zur Beurteilung der Bioverfügbarkeit die Messung des akuten **pharmakologischen Effekts** herangezogen werden. Als Beispiele sind Veränderungen des Pupillendurchmessers, der Herzfrequenz, des Blutdrucks, des Augeninnendrucks, des Speichelflusses und im Elektrokardiogramm (EKG) oder Elektroenzephalogramm (EEG) zu nennen. Der Effekt wird in Abhängigkeit von der Zeit gemessen, die Fläche unter der erhaltenen Effekt-Zeit-Kurve ist ein Maß für die Bioverfügbarkeit. Eine wesentliche Voraussetzung besteht darin, dass in dem vorliegenden Konzentrationsbereich ein dosisabhängiger Effekt besteht. Die messbaren Effekte sind häufig nur ein Surrogat (Ersatzgröße) der beabsichtigten klinischen Wirksamkeit. Bioverfügbarkeitsbestimmungen über pharmakokinetische Messungen können durch zusätzliche pharmakodynamische Messungen bestätigt werden. Beispiele sind die simultane Bestimmung der Glibenclamid-, Insulin- und Glucosekonzentration (s. Kap. 10.3.5), die Bestimmung von Clonidin im Urin und die Messung der pharmakodynamischen Parameter Blutdruck sowie Speichelfluss und Sedierung als unerwünschte Effekte.

Nach Applikation einiger Arzneistoffe sind die Plasmakonzentrationen nur sehr gering, und eine Korrelation mit der Wirkung ist nicht gegeben, z. B. bei HMG-CoA-Reduktase-Hemmern (z. B. Lovastatin). Auch in diesen Fällen ist die Bestimmung des pharmakologischen Effekts (z. B. Senkung der Cholesterolkonzentration) sinnvoll.

Nur selten wird zur Beurteilung der Bioverfügbarkeit auf **klinische Beobachtungen** zurückgegriffen, da diese häufig die geringste Objektivität aufweisen. Veränderungen der Wirkungen können vielfältige Ursachen besitzen und nicht nur in der Qualität des Arzneimittels begründet sein, sondern sind häufig vielmehr auf die inter- und intraindividuelle Variabilität der Patienten zurückzuführen (s. Kap. 13, 14).

Zielgrößen bei Vorliegen von Plasmakonzentrationen

Eine Plasmakonzentrationskurve (s. Abb. 3.3) wird in ihrem zeitlichen Verlauf bestimmt durch die

☐ Fläche unter der Plasmakonzentrations-Zeit-Kurve (Area Under the Curve, AUC)

☐ Höhe der maximalen Arzneistoffkonzentration im Plasma (C_{max})

☐ Zeit bis zum Auftreten der maximalen Arzneistoffkonzentration im Plasma (t_{max}).

Diese pharmakokinetischen Größen beschreiben die Resorption eines Arzneistoffs in Ausmaß und Geschwindigkeit.

Fläche unter der Kurve (AUC): Nach dem **Gesetz der korrespondierenden Flächen** von Dost verhält

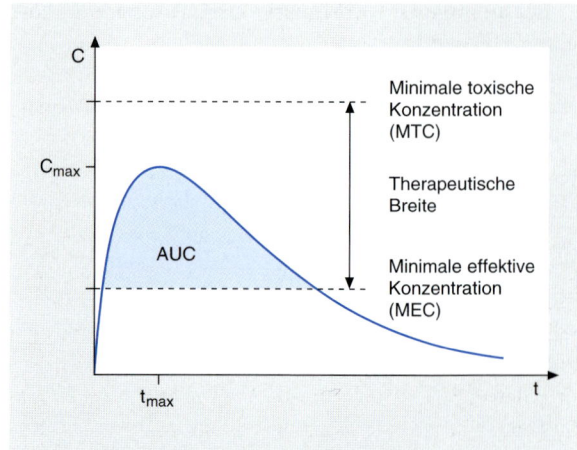

Abb. 3.3: Plasmakonzentrations-Zeit-Kurve nach peroraler Applikation eines Arzneimittels, Zielgrößen zur Beurteilung der Bioverfügbarkeit.

sich die Fläche unter der Kurve proportional zu der in die systemische Zirkulation gelangten Arzneistoffmenge. Damit beschreibt die AUC das Ausmaß der verfügbaren Arzneistoffmenge. Allerdings ist zu beachten, dass eine solche Dosis-Proportionalität nicht für alle Arzneistoffe im gesamten Dosierungsbereich vorhanden ist. Die Ursache liegt i. Allg. in einer Sättigung des metabolisierenden Enzymsystems (z. B. bei Phenytoin, Salicylat) und damit in einer Verlängerung der Eliminationshalbwertszeit (nichtlineare Pharmakokinetik, s. Kap. 4.1.5). Als Folge davon nimmt die AUC bei Dosissteigerung nicht mehr proportional zu, weil ein wesentlich kleinerer Anteil des resorbierten Arzneistoffs in dem betrachteten Zeitraum eliminiert wird.

Die absolute Bioverfügbarkeit (F_{abs}) lässt sich nach folgender Gleichung berechnen:

$$F_{abs}(\%) = \frac{D_{iv} \cdot AUC_{extravasal}}{D_{extravasal} \cdot AUC_{iv}} \cdot 100 \qquad \text{(Gl. 3.1)}$$

Die Berechnung der AUC kann nach unterschiedlichen Methoden erfolgen (Trapezregel, s. Kap. 4.2.1, modellabhängige Datenanalyse, s. Kap. 4.2.2).

Wird bei der intravenösen Applikation eine kleinere Dosis als bei peroraler Applikation gegeben, so muss dies bei der Berechnung der Bioverfügbarkeit berücksichtigt werden. Eine Dosisverringerung kann erforderlich werden, wenn die Wasserlöslichkeit des Arzneistoffs zu gering ist, um eine Lösung mit der p.o. applizierten Arzneistoffmenge herstellen zu können. Ein weiterer Grund kann darin liegen, dass die nach intravenöser Applikation erreichbaren höheren Plasmakonzentrationen vermehrt unerwünschte Wirkungen verursachen können.

Die relative Bioverfügbarkeit (F_{rel}) wird nach folgender Gleichung berechnet:

$$F_{rel}(\%) = \frac{AUC_{Test}}{AUC_{Referenz}} \cdot 100 \qquad \text{(Gl. 3.2)}$$

Höhe der maximalen Arzneistoffkonzentration (C_{max}): Die maximale Arzneistoffkonzentration wird sowohl durch das Ausmaß als auch durch die Geschwindigkeit der Resorption beeinflusst. Liegt eine direkte Plasmakonzentrations-Wirkungs-Beziehung vor, so gibt die Größe von C_{max} einen Hinweis auf die Intensität der Wirkung. Zusätzlich kann beurteilt werden, ob die Plasmakonzentrationen innerhalb des therapeutisch erforderlichen Bereiches liegen. Eine Korrelation zwischen der Höhe der aktuellen Plasmakonzentration und der Intensität des pharmakologischen Effektes konnte jedoch bisher nicht bei allen Arzneistoffen (z. B. Steroide, Spironolacton, Psychopharmaka) nachgewiesen werden. Dies kann auf den Wirkungsmechanismus dieser Arzneistoffe zurückgeführt werden. Bei Arzneistoffen, die eine irreversible Wirkung ausüben, ist die Intensität weniger vom Plasmakonzentrations-Zeit-Verlauf (C_{max}, t_{max}) als von der insgesamt resorbierten Menge (AUC) abhängig. So führte z. B. eine schnelle intravenöse Injektion von Acetylsalicylsäure im Vergleich zu einer Infusion über einen Zeitraum von 30 Minuten zwar zu ca. 180fach höheren Plasmakonzentrationen, jedoch zu einem vergleichbaren Effekt in der Thrombozytenaggregation.

Zeit bis zum Auftreten der maximalen Arzneistoffkonzentration (t_{max}): Die t_{max}-Werte werden durch die Geschwindigkeit der Resorption beeinflusst. Der Vergleich von t_{max}-Werten erlaubt deshalb Aussagen über die Geschwindigkeit, mit der der Arzneistoff im Plasma auftritt und damit über den zu erwartenden Wirkungseintritt.

Sowohl die C_{max}- als auch die t_{max}-Werte werden üblicherweise direkt aus dem ermittelten Plasmakonzentrations-Zeit-Verlauf entnommen. Deshalb müssen im Bereich von C_{max} genügend Messpunkte vorhanden sein.

Zielgrößen bei Vorliegen von Urinausscheidungswerten

Zielgröße für die Bestimmung der Bioverfügbarkeit über die Urinausscheidung eines Arzneistoffs ist die insgesamt **ausgeschiedene Menge** des unveränderten Arzneistoffs oder/und seiner Metaboliten. Sie dient als Maß für die insgesamt resorbierte Arzneistoffmenge. Hierzu sollte der gesamte Urin über mindestens 10 Eliminationshalbwertszeiten des zu

bestimmenden Arzneistoffs gesammelt werden. Als weitere Zielgröße ist die **Urinausscheidungsrate** (ausgeschiedene Menge/Zeiteinheit) zu nennen. Sie gibt einen Hinweis auf die Resorptionsgeschwindigkeit. Die graphische Darstellung der Urinausscheidungsrate zeigt eine dem Plasmakonzentrationsverlauf entsprechende Kurve. Hierzu ist jedoch eine große Anzahl von Urinproben mit ausreichend großem Volumen erforderlich, die in der Praxis nur mit großen Problemen zuverlässig erhalten werden kann.

Zielgrößen für Retard-Arzneimittel

Nach Gabe von Retardpräparaten werden im Wesentlichen zwei therapeutische Ziele angestrebt:

☐ Verlängerung der Wirkdauer und damit verbunden eine geringere Applikationsfrequenz (verbesserte Compliance)

☐ verringerte Fluktuation der Plasmakonzentrationen durch verzögerte Freisetzung. So sollen auch die durch zu hohe Plasmakonzentrationen verursachten unerwünschten Wirkungen vermieden werden.

Diese Ziele müssen auch bei der Beurteilung der Bioverfügbarkeit von Retardpräparaten berücksichtigt werden. Um das Ausmaß der Retardierung bestimmen zu können, ist zusätzlich der Vergleich mit einer per os applizierten Lösung des Arzneistoffs oder einer schnell freisetzenden Formulierung erforderlich. Neben AUC und C_{max} müssen Parameter ermittelt werden, die den Retardcharakter und bei Mehrfachapplikation die Schwankungen der Plasmakonzentrationen zwischen zwei Dosierungen beschreiben (s. Tab. 3.7).

In Single-dose-Studien wird häufig die Halbwertsdauer (half value duration, HVD) zur Charakterisierung der Retardierung herangezogen. Die HVD gibt den Zeitraum an, in dem die Konzentration über der halbmaximalen Konzentration ($^1/_2 C_{max}$) liegt (s. Abb. 3.4). Da die Plasmakonzentrations-Zeit-Kurven häufig sehr flach verlaufen, wird auf eine Bewertung von t_{max} üblicherweise verzichtet.

Bei Mehrfachapplikation (Multiple-dose-Studien) ist die prozentuale Peak-trough-Fluktuation (PTF) ein Maß für die Schwankungen zwischen dem maximalen (C_{max}) und minimalen Wert (C_{min}) der Plasmakonzentrationen:

$$PTF(\%) = \frac{C_{max}^{ss} - C_{min}^{ss}}{C_{av}^{ss}} \cdot 100 \qquad \text{(Gl. 3.3)}$$

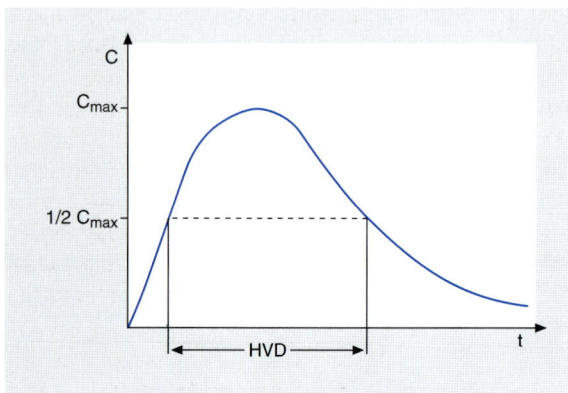

Abb. 3.4: Darstellung der Zielgröße HVD (half value duration) zur Beurteilung von Retard-Arzneimitteln.

Für die Beurteilung von Retardpräparaten sind weitere Zielgrößen vorgeschlagen worden, wobei die Diskussion über die Eignung noch nicht abgeschlossen ist.

3.4.3 Kriterien der Bioäquivalenzentscheidung

Der intraindividuelle Vergleich der nach Gabe des Test- und Referenzpräparates erhaltenen AUC-Werte ($AUC_{Test}/AUC_{Referenz}$) stellt die Grundlage der Bioäquivalenzentscheidung dar. Zusätzlich werden bei der vergleichenden Beurteilung C_{max} und t_{max} berücksichtigt. Bei diesen Zielgrößen muss eine größere Variabilität akzeptiert werden, da die Werte i. Allg. direkt aus dem Plasmakonzentrations-Zeit-Verlauf ermittelt werden.

Bei der Bewertung vorhandener Unterschiede zwischen Test- und Referenzpräparat müssen sowohl

☐ die Eigenschaften des Arzneistoffs als auch

☐ das therapeutische Ziel berücksichtigt werden.

Ist ein rascher Wirkungseintritt (z. B. bei Analgetika, Antidiabetika) erwünscht, können bereits kleine Unterschiede in den t_{max}-Werten therapierelevant sein. Sind Arzneistoffe zur Dauermedikation vorgesehen, so sind kleine Unterschiede in den t_{max}-Werten für die Plasmakonzentrationen ohne Bedeutung.

Für die statistische Auswertung von Bioäquivalenzuntersuchungen werden i. Allg. die logarithmierten Werte von AUC und C_{max} eingesetzt, da damit die an parametrische statistische Verfahren (z. B. Varianzanalyse) geknüpfte Voraussetzung der Normalverteilung erfüllt werden kann. Nach den derzeit anerkannten Kriterien liegt Bioäquivalenz vor, wenn das 90 %-Konfidenzintervall der Mittelwerte der logarithmierten Zielgröße AUC innerhalb des Bereichs von 80 bis 125 % liegt (für nicht log-transformierte Werte: 80 bis 120 %). Ein alternatives Verfahren ist die Anwendung von zwei einseitigen Testverfahren, wobei geprüft wird, ob die Zielgröße des Testpräparates nicht mehr als 20 % unter dem Wert des Referenzpräparates bzw. nicht mehr als 25 % über dem Wert liegt. Bei der Festlegung der Akzeptanzgrenzen werden zunehmend pharmakokinetische und pharmakodynamische Eigenschaften des Arzneistoffs einbezogen (z. B. therapeutische Breite, Indikation). In einigen Fällen wird deshalb der Akzeptanzbereich auf 70 bis 143 % (z. B. Doxycyclin) erweitert, insbesondere für die Zielgrößen C_{max}, HVD und PTF.

Die Unterschiede in den t_{max}-Werten werden i. Allg. lediglich auf ihre therapeutische Relevanz

Tab. 3.7: Zielgrößen zur Beurteilung der Bioverfügbarkeit von Arzneimitteln.

Arzneiformen	Parameter für
Schnell freisetzend	
– AUC – C_{max} – t_{max}	Ausmaß der Resorption Ausmaß und Geschwindigkeit der Resorption Geschwindigkeit der Resorption
Retard	

☐ Single-dose-Verabreichung
  – AUC
  – C_{max}
  – HVD
	
	Ausmaß der Resorption
	Ausmaß und Geschwindigkeit der Resorption
	Retardierung

☐ Multiple-dose-Verabreichung
  – AUC_r
  – Prozentuale Peak-trough-Fluktuation (PTF)
  – C_{max}^{ss}
	
	Ausmaß der Resorption
	Fluktuation
	Ausmaß und Geschwindigkeit der Resorption

untersucht. Eine statistische Bewertung ist nur dann sinnvoll, wenn aus therapeutischen Gründen ein rascher Wirkungseintritt erforderlich ist oder wenn das Auftreten von unerwünschten Wirkungen mit dem Anfluten des Arzneistoffs im Plasma korreliert. Als statistische Verfahren sind für t_{max} verteilungsunabhängige Verfahren einzusetzen (z. B. Wilcoxon-Test).

Das Risiko, dass Bioäquivalenz bei tatsächlich vorliegender Bioinäquivalenz irrtümlich angenommen wird, wird als Fehler 1. Art oder Patientenrisiko bezeichnet. Es darf unabhängig vom angewendeten statistischen Verfahren höchstens 5 % betragen.

3.4.4 Bedeutung der Bioäquivalenz für die therapeutische Äquivalenz

Bei der Interpretation von Bioverfügbarkeitsdaten wird davon ausgegangen, dass Plasmakonzentrationen des Arzneistoffs den therapeutischen Effekt repräsentieren. Hierbei wird angenommen, dass nach erfolgter Resorption des Arzneistoffs in den systemischen Kreislauf die anschließende Verteilung, Metabolisierung und Exkretion ausschließlich durch die pharmakokinetischen und physikalisch-chemischen Eigenschaften des Arzneistoffs beeinflusst werden. Ohne Bedeutung für diese Vorgänge, die die Wirksamkeit insgesamt entscheidend bestimmen, ist die Arzneiform in ihrer Art und Zusammensetzung. Als mögliche Ausnahmen wären neuere Arzneiformen (Liposomen, Mikro- und Nanopartikel) zu nennen, mit denen eine organspezifische Verteilung des Arzneistoffs erzielt werden soll (drug targeting). Ähnliche Plasmakonzentrations-Zeit-Verläufe werden damit in der Regel auch zu vergleichbaren Wirkungen führen. Nach Applikation eines bioäquivalenten Präparates wird deshalb bei Einhaltung der Dosierungsangaben eine gleiche Wirksamkeit und Unbedenklichkeit im Vergleich zum Referenzpräparat erwartet. Bioäquivalenzstudien stellen somit Surrogatstudien dar, die anstelle von klinischen Studien zur Wirksamkeit und Unbedenklichkeit von arzneistoffgleichen Präparaten durchgeführt werden können.

Obwohl die Grenzen der Konfidenzintervalle für eine positive Bioäquivalenz-Entscheidung zwischen 80 und 125 % liegen, beträgt nach Untersuchungen der FDA die durchschnittliche beobachtete Differenz zwischen Erstanmelder-Präparaten und Generika lediglich 3,5 %. Solche geringen Differenzen werden nicht zu **klinisch relevanten** Unterschieden führen. Die FDA publiziert jährlich eine Liste von arzneistoffgleichen Präparaten, die nach den Kriterien der FDA (s. Kap. 3.2) als therapeutisch äquivalent akzeptiert werden (Approved Drug Products with Therapeutic Equivalence Evaluations, häufig als Orange Book bezeichnet). Danach konnten von 8000 beurteilten Generika 7200 Präparate als therapeutisch äquivalent bezeichnet werden. Der FDA ist kein Fall bekannt, in dem ein als bioäquivalent eingestuftes Produkt zu einem Therapieversagen geführt hat.

In Simulationsstudien, die unter den Bedingungen der Akzeptanz der Bioäquivalenz-Kriterien durchgeführt wurden, konnte gezeigt werden, dass bei nachgewiesener Bioäquivalenz eine therapeutische Inäquivalenz sehr unwahrscheinlich ist. Veränderungen in der Bioverfügbarkeit haben danach einen geringeren Einfluss auf die therapeutische Wirksamkeit als die natürliche Variabilität in der Pharmakodynamik innerhalb eines Patientenkollektivs.

Andererseits bedeutet Bioinäquivalenz nicht unbedingt therapeutische Inäquivalenz. So führen hohe Konzentrationen von i. v. verabreichtem Furosemid nicht zu einer entsprechend erhöhten Natriumausscheidung, so dass die natriuretische Wirkung gleichzusetzen ist mit derjenigen einer peroralen Applikationsform mit einer Bioverfügbarkeit von lediglich 50 %. Auch bei Chinidin ist trotz fehlender Bioäquivalenz (relative Bioverfügbarkeit = 70 % nach peroraler Applikation) therapeutische Gleichwertigkeit bezüglich des QT-Intervalls festgestellt worden.

Bei der Beurteilung von Plasmakonzentrationen zur Vorhersage der zu erwartenden Wirkung eines Arzneistoffs müssen deshalb grundsätzlich Besonderheiten der Beziehung zwischen Konzentration und Wirkung berücksichtigt werden.

E_{max}-Modell

Der Zusammenhang zwischen pharmakologischer Wirkung und Arzneistoffkonzentration lässt sich durch pharmakodynamische Modelle beschreiben (s. auch 4.2.5). Ein häufig verwendetes Modell ist das sog. E_{max}-Modell (s. Gl. 3.4). Hierbei geht man davon aus, dass die Wirkungsintensität bei steigender Konzentration zunächst in ausgeprägtem Maß (s. Abb. 3.5 a, Bereich A) zunimmt, jedoch ist bei Überschreiten einer bestimmten Konzentration keine wesentliche Erhöhung der Wirkungsintensität (s. Abb. 3.5 a, Bereich B) möglich. Es muss aber berücksichtigt werden, dass unerwünschte Wirkungen mit zunehmender Konzentration vermehrt auftreten

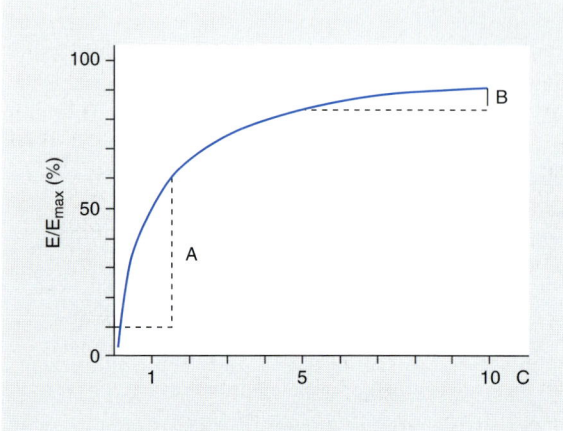

Abb. 3.5a: Hyperbolischer Verlauf der Konzentrations-Wirkungskurve bei linearer Auftragung.

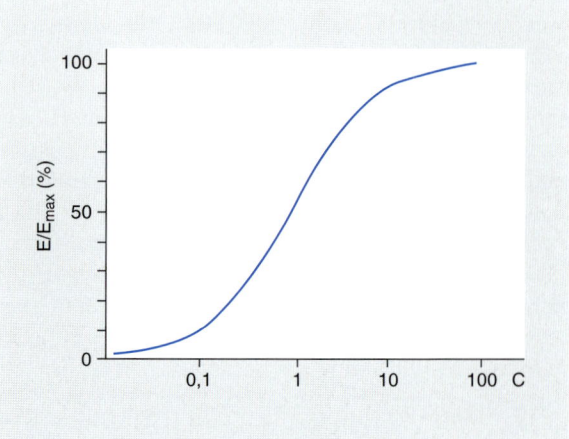

Abb. 3.5b: Sigmoider Verlauf der Konzentrations-Wirkungskurve bei halblogarithmischer Auftragung.

können. Die graphische Darstellung der Wirkungsintensität in Abhängigkeit von der Arzneistoffkonzentration zeigt einen hyperbolischen Verlauf (s. Abb. 3.5a). Die logarithmische Auftragung der Konzentration ergibt eine sigmoide Kurve (s. Abb. 3.5b). Für viele Arzneistoffe liegt hierbei eine annähernd lineare Beziehung zwischen 20 und 80 % der maximal erreichbaren Wirkungsintensität vor.

$$E = E_0 + \frac{E_{max} \cdot C}{EC_{50} + C} \qquad \text{(Gl. 3.4)}$$

E_{max}: maximal erreichbare Wirkungsintensität
EC_{50}: Arzneistoffkonzentration, bei der 50 % der maximalen Wirkungsintensität zu beobachten sind
E_0: Wirkung bei der Arzneistoffkonzentration $C = 0$

In manchen Fällen kann auch bei Abwesenheit des Arzneistoffs eine Wirkung gemessen werden, z. B. Blutdruck, Herzfrequenz, Atemfrequenz. Dies wird in Gl. 3.4 durch die Größe E_0 berücksichtigt.

Das Verhältnis von gemessener Arzneistoffkonzentration C und E_{max} bestimmt die Beziehung zwischen Bioäquivalenz und Wirkung. Für Dosierungen, die im linearen Teil der Konzentrations-Wirkungs-Kurve liegen, werden Konzentrationsänderungen, die auf eine Substitution des Präparates zurückzuführen sind, zu äquivalenten Änderungen der Wirkung führen. Wenn die Arzneistoffkonzentration eine Wirkung von nahezu E_{max} bewirkt, wird die prozentuale Veränderung der Wirkungsintensität wesentlich geringer sein als bei niedrigen Konzentrationen, die im linearen Bereich liegen. Zusätzlich wird bei einer flachen Konzentrations-Wirkungs-Kurve eine Veränderung in der systemischen Verfügbarkeit nur einen kleinen Einfluss auf die Wirkung zeigen, während bei Vorliegen einer steilen Konzentrations-Wirkungs-Kurve die Wirkung in ausgeprägtem Maß verändert wird.

Hysterese

Eine weitere Besonderheit der Konzentrations-Wirkungs-Beziehung liegt vor, wenn bei gleicher Plasmakonzentration zeitabhängig unterschiedlich ausgeprägte Wirkungen auftreten. Werden in diesem Fall Wirkung und Plasmakonzentration in zeitlicher Reihenfolge aufgetragen, so ergeben sich Hysterese-Kurven, die mit oder gegen den Uhrzeigersinn verlaufen können (s. Abb. 3.6). So kann mit abnehmender Plasmakonzentration des Arzneistoffs dessen Wirkung noch zunehmen. Eine gegen den Uhrzeigersinn gerichtete Hysterese-Schleife kann folgende Ursachen haben:

☐ verzögerte Verteilung des Arzneistoffs zwischen Plasma und Biophase (z. B. bei Arzneistoffen mit hydrophilen Eigenschaften und/oder hoher relativer Molmasse)

☐ Entstehung aktiver Metaboliten

☐ Zunahme der Rezeptorempfindlichkeit.

Eine im Uhrzeigersinn verlaufende Hysterese-Kurve kann in einer Toleranzentwicklung begründet sein. Dies bedeutet, dass bei Vorliegen einer solchen schleifenförmigen Konzentrations-Wirkungs-Kurve die Plasmakonzentration nicht zu jedem Zeitpunkt ein Maß für die Wirkungsintensität ist.

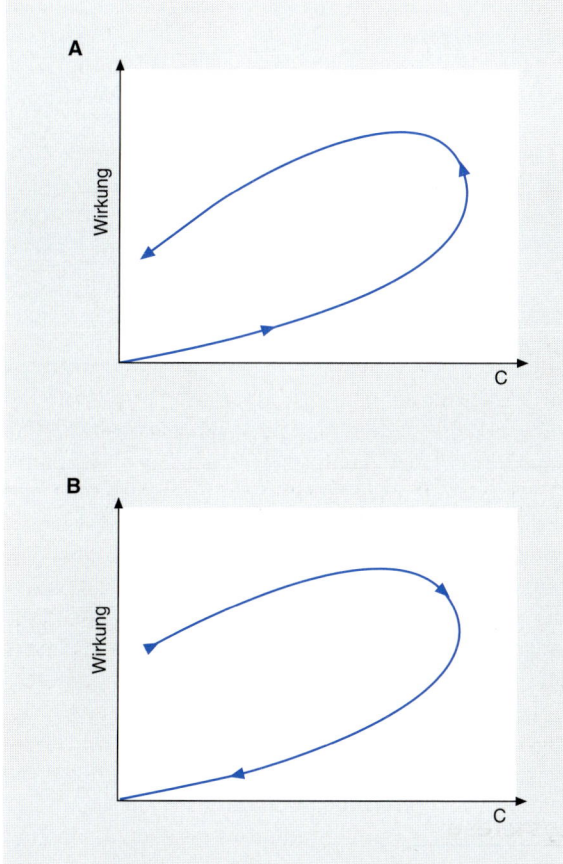

Abb. 3.6: Konzentrations-Wirkungs-Kurven in Form von Hystereseschleifen; a: gegen und b: im Uhrzeigersinn (nach Klotz 1988).

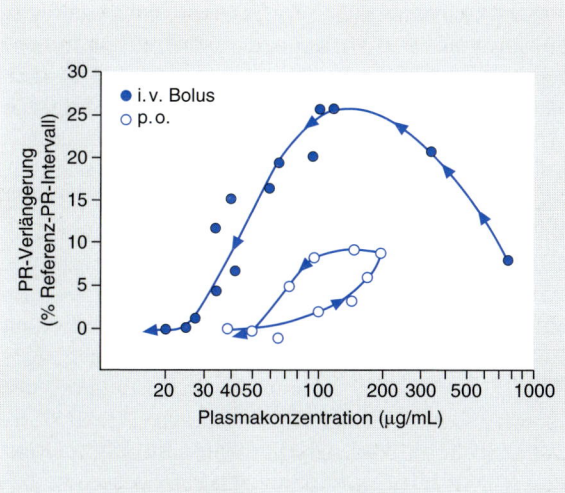

Abb. 3.7: Verlauf der Konzentrations-Wirkungs-Kurve von Verapamil in Abhängigkeit vom Applikationsweg (nach Reiter et al. 1982).

Darreichungsweg

Auch der Darreichungsweg eines Arzneimittels kann die Konzentrations-Wirkungs-Kurve beeinflussen. So kann bei gleicher Plasmakonzentration von Verapamil nach intravenöser Gabe eine größere Zunahme des PR-Intervalls als nach peroraler Gabe festgestellt werden (s. Abb. 3.7). Als Grund dafür konnte ein stereoselektiver First-Pass-Effekt festgestellt werden, der nach peroraler Applikation zu einem schnelleren Abbau des wirksameren S-(–)-Enantiomers führt. Diese Beispiele zeigen, dass besondere Konzentrations-Wirkungs-Beziehungen dazu führen können, dass nicht in jedem Fall aus der Höhe der Plasmakonzentration eines Arzneistoffs die zu erwartende Wirkung abgeschätzt werden kann.

Therapeutische Äquivalenz bedeutet nicht nur ähnliche Wirksamkeit, sondern auch Art und Häufigkeit der unerwünschten Wirkungen müssen bei der Beurteilung berücksichtigt werden. So ist nicht nur die Kenntnis der Konzentrations-Wirkungs-Kurve erforderlich, sondern auch die Beziehung zwischen Konzentration und klinisch relevanten unerwünschten Wirkungen. Auch bei bioäquivalenten Präparaten können innerhalb der Akzeptanzgrenzen liegende Plasmakonzentrationen bereits zu Intoxikationen führen. Dies ist insbesondere bei Arzneistoffen mit enger therapeutischer Breite zu befürchten (z. B. Phenytoin, Digoxin).

Unerwünschte Wirkungen können jedoch auch auf die eingesetzten Hilfsstoffe zurückzuführen sein. Bioäquivalente Präparate unterscheiden sich in der Zusammensetzung der Hilfsstoffe. So traten nach Substitution eines Carbamazepin-haltigen Präparates durch ein Generikum Hautrötungen (Erythema exsudativum multiforme) auf, die nach Absetzen des Präparates wieder verschwanden. Durch eine chemische Verunreinigung von L-Tryptophan-Präparaten trat das Eosinophilie-Myalgie-Syndrom (EMS) auf. Hilfsstoffe können die Arzneistofffreisetzung derart erhöhen, dass durch eine beschleunigte Resorption Intoxikationen auftreten können. So führte das als Lösungsvermittler eingesetzte Diethylenglykol zu einer unbeabsichtigten Resorptionsbeschleunigung von Sulfanilamid. Als deren Folge traten vermehrt Nierenschäden mit teilweise tödlichem Ausgang auf. Der Austausch des in Wasser praktisch unlöslichen und damit freisetzungsverzögernden Calciumsulfats in Diphenylhydantoin-Tabletten führte zu Vergiftungserscheinungen.

Bei der Beurteilung der therapeutischen Äquivalenz über die Bioäquivalenz muss berücksichtigt werden, dass die Bestimmung der Bioverfügbarkeit meist an gesunden Versuchspersonen (Ausnahme:

z. B. Zytostatika) durchgeführt wird und somit einen modellhaften Charakter besitzt. Eine definitive Beurteilung der therapeutischen Eigenschaften kann letztendlich sicher nur in klinischen Studien an Patienten erfolgen.

3.5 Bewertung nicht-systemisch wirkender Arzneimittel

Nicht-systemisch wirkende Arzneimittel sind Präparate, die eine lokale Wirksamkeit entfalten sollen, eine systemische Verfügbarkeit der Wirkstoffe ist hierbei unerwünscht. Beispiele für meist lokal wirksame Arzneimittel sind Dermatika, Inhalationsarzneimittel (Pulver oder Aerosole), Augentropfen, nasale, rektale und vaginale Arzneiformen, aber auch perorale Zubereitungen, die im Gastrointestinaltrakt wirken (z. B. Lokalantibiotika, Antacida, Anthelmintika). Nach Applikation dieser Arzneimittel müssen lokal ausreichend hohe Arzneistoffkonzentrationen erreicht werden. Die Arzneistoffe sollen aber die systemische Zirkulation nicht erreichen, um unerwünschte systemische Wirkungen zu vermeiden. Die allgemein gültige Definition der Bioverfügbarkeit, die eine systemische Verfügbarkeit des Arzneistoffs erfordert, ist deshalb für diese Gruppe von Arzneimitteln nicht anwendbar.

Die FDA (Federal Register 1989) definiert die **Bioverfügbarkeit für lokal wirksame Arzneimittel** wie folgt:

> Für Arzneimittel, die nicht für die Resorption in den Blutstrom bestimmt sind, kann die Bioverfügbarkeit durch Messungen bestimmt werden, die Geschwindigkeit und Ausmaß, mit der der Arzneistoff oder der wirksame Bestandteil am Ort der Wirkung verfügbar wird, widerspiegeln.

Klinische Studien

Klinische Studien zum Nachweis der Bioäquivalenz lokal wirksamer Arzneiformen sind sehr zeitaufwendig und kostenintensiv, aber nach dem heutigen Stand der Wissenschaft die einzig abgesicherte Methode. Allerdings werden insbesondere zur Bioäquivalenzbeurteilung dermaler Zubereitungen folgende alternative Methoden untersucht:

☐ Bestimmung pharmakodynamischer Parameter

☐ Bestimmung pharmakokinetischer Parameter

☐ In-vitro-Methoden.

Bestimmung pharmakodynamischer Parameter

Die Bestimmung pharmakodynamischer Parameter (z. B. UV-Erythemtest oder Abblassungstest bei Glucocorticoiden, Analgesietest bei Lokalanästhetika) gestaltet sich schwierig, weil die Ergebnisse auf subjektiven Beurteilungen beruhen (Score-Listen) und deshalb zur Beurteilung der Bioverfügbarkeit weniger gut geeignet sind. Die Messung der Abblassung der Haut (Blanching) durch Vasokonstriktion bei Behandlung mit Glucocorticoiden kann auch mit Hilfe einer optischen Methode (Chromamometer) erfolgen. Dies führt zu einer Objektivierung und Validierung der Messung. Um den Grad der Bronchodilatation nach Applikation von Arzneiformen zur Inhalation zu vergleichen, werden als pharmakodynamische Größen Lungenfunktionsparameter wie forciertes Exspirationsvolumen (FEV), mittelexspiratorische Atemstromstärke (MEFR) und forcierte Vitalkapazität (FVC) gemessen.

Bestimmung pharmakokinetischer Parameter

Pharmakokinetische Messungen gewinnen auch zur Prüfung von lokal wirksamen Arzneimitteln zunehmend an Bedeutung. So kann nach Anwendung dermaler Arzneizubereitungen die Arzneistoffaufnahme („Uptake") in das Stratum corneum und der Arzneistoffabtransport (Elimination) aus dem Stratum corneum in vivo gemessen werden (Dermatopharmakokinetik, DPK). Die Aufnahme in das Stratum corneum wird bestimmt, indem die Konzentration des Arzneistoffs im Stratum corneum zu verschiedenen Zeitpunkten gemessen wird. Dazu werden Schichten des Stratum corneums mittels eines Klebebandes (Tape Stripping) abgetragen. Nach Beendigung der Uptake-Phase wird die überschüssige Arzneistoffmenge entfernt und anschließend die Elimination des Arzneistoffs aus dem Stratum corneum bestimmt. Zwei Zubereitungen sind nach dieser Untersuchungsmethode dann bioäquivalent, wenn ihre Uptake- und Eliminationskurven innerhalb bestimmter Grenzen identisch sind. Interindividuelle Unterschiede werden ausgeschlossen, indem die Pharmakokinetik des Arzneistoffs aus den zu vergleichenden Formulierungen am selben Probanden zur selben Zeit geprüft wird. Bei Antimykotika erscheint diese Methode sinnvoll, da das Stratum corneum den Wirkort darstellt.

Zur Beurteilung von topisch applizierten Antirheumatika und Antiphlogistika (z. B. Diclofenac) kann die Arzneistoffkonzentration am Wirkort (Synovialflüssigkeit und Synovialgewebe) gemessen werden. Auch bei dieser Methode gilt, dass sie nur dann eine alternative Methode zur Bestimmung der Bioäquivalenz sein kann, wenn sie mit Wirksamkeit und Unbedenklichkeit korrelierbar ist.

In-vitro-Methoden

Mit Hilfe von In-vitro-Methoden wird im Wesentlichen geprüft, ob die Präparate eine ausreichend pharmazeutische Qualität ausweisen, die eine wesentliche Voraussetzung für die Bioverfügbarkeit darstellt. Sie werden klinische Studien bzw. Bioäquivalenzstudien jedoch nicht ersetzen können.

Bei Dermatika wird die Freisetzung und die anschließende Penetration des Arzneistoffs mit künstlichen Membranen oder auch Humanhaut von Leichen oder aus plastischen Operationen geprüft. Als In-vitro-Methode bei Aerosolen ist die aerodynamische Teilchengrößenverteilung in sog. Kaskadenimpaktoren zur Beurteilung der Inhalierbarkeit zu nennen, in denen eine Abscheidung der Teilchen in Abhängigkeit von ihren aerodynamischen Eigenschaften erfolgt. Bei Antacida wird die Säurebindungskapazität untersucht. Gleiche Säurebindungskapazität muss jedoch nicht zwingend therapeutische Äquivalenz bedeuten, weil andere Bestandteile des Arzneimittels an der Wirksamkeit auch beteiligt sein können, z. B. durch Filmbildung an der Schleimhautoberfläche.

Die Ergebnisse dieser Methoden könnten zur Beurteilung der Bioverfügbarkeit eingesetzt werden, wenn eine Korrelation mit dem Ausmaß und der Geschwindigkeit, mit der der Arzneistoff am Wirkort verfügbar wird, nachgewiesen werden kann.

Plasmakonzentrationsbestimmungen dienen bei nicht-systemisch wirkenden Arzneimitteln der Bestimmung der Unbedenklichkeit. So können Plasmakonzentrationsbestimmungen z. B. von Glucocorticoiden oder von Aluminium nach Applikation entsprechender Präparate notwendig sein, um das Risiko einer unbeabsichtigten Resorption über die Haut oder die Schleimhaut des Gastrointestinaltrakts zu bestimmen, da Art und Zusammensetzung der Arzneiform zu unterschiedlichen Penetrations- und Resorptionsraten des Arzneistoffs führen können. So wird bei Aluminium-haltigen Arzneistoffen (z. B. Sucralfat) zwar ein geringer Teil des Aluminiums resorbiert, aber bei normaler Nierenfunktion wieder vollständig ausgeschieden. Hier kann es jedoch erforderlich sein, die Äquivalenz durch Serum-Aluminiumbestimmungen an Patienten mit eingeschränkter Nierentätigkeit aus Sicherheitsgründen zu untersuchen. Ein weiteres Beispiel für die Notwendigkeit der Bestimmung von Plasmakonzentrationen ist die unerwünschte systemische Verfügbarkeit des β-Rezeptorenblockers Timolol nach Applikation von Augentropfen, die zu kardialen Nebenwirkungen führen kann.

Insgesamt muss festgestellt werden, dass zurzeit der Nachweis der Austauschbarkeit von arzneistoffgleichen Präparaten mit lokaler Wirksamkeit mit Hilfe klinischer Studien erbracht werden muss, da die beschriebenen alternativen Methoden noch nicht ausreichend validiert sind. Weiterhin lässt sich eine Korrelation zwischen den mit diesen Verfahren erhaltenen Ergebnissen und der Pharmakodynamik in vielen Fällen bisher noch nicht beweisen. Im Gegensatz zu Arzneimitteln mit systemischer Wirkung (AUC, C_{max}, t_{max}) sind die Zielgrößen, die zur Entscheidung herangezogen werden sollen, noch nicht festgelegt.

Literatur

Approved Drug Products with Therapeutic Equivalence Evaluations („Orange Book"). 16. Aufl., 1996, CCH Incorporated Chicago

BfArM (Bundesinstitut für Arzneimittel und Medizinprodukte), Bundesanzeiger (BAnz.) Nr. 43 vom 4.3.1998. 9. Bekanntmachung gemäß § 26 Abs. 3 des Arzneimittelgesetzes (AMG) über die Zulassung nach § 21 AMG und die Verlängerung der Zulassung von Arzneimitteln nach § 105 AMG (Bioverfügbarkeit/Bioäquivalenz)

Blume, H., Brauer, K.G., Dingermann, Th., Mutschler, E., Zündorf, J. (2002): Gute Substitutionspraxis-GSP. Dtsch. Apoth. Ztg. 142: 1205–1214

Blume, H., Siewert, M., Steinijans, V., Stricker, H. (1989): Bioäquivalenz von per os applizierten Retard-Arzneimitteln. Pharm. Ztg. 134: 2488–2500

Blume, H., Mutschler, E. (Hrsg.) (1989): Bioäquivalenz, Qualitätsbeurteilung wirkstoffgleicher Fertigarzneimittel. Govi-Verlag, Frankfurt am Main

Blume, H. (1990): Bioverfügbarkeit/Bioäquivalenz: Eine Analyse zum gegenwärtigen Stand der Diskussion. Pharm. Ztg. 135: 1645–1657

Blume, H., Walluf-Blume, D. (1991): Bioverfügbarkeit und Bioäquivalenz. In: Nürnberg, E., Surmann, P. (Hrsg.): Hagers Handbuch der pharmazeutischen Praxis, Band 2. 5. Aufl., Springer Verlag, Berlin, Heidelberg, New York. 1118–1133

CPMP (Committee for Proprietary Medicinal Products) (1998). Note for guidance on the investigation of bioavailability and bioequivalence

Grundlagen der Klinischen Pharmazie

Longer, M.A., Schaefer, H.G., Derendorf, H. (1992): Fundamentals of assessing bioequivalence studies. Pharm. Ztg. Wiss. 5: 15–22

Shargel, L., Yu, A.B.C. (1993): Applied biopharmaceutics and pharmacokinetics. 3. Aufl., Appleton & Lange, Norwalk, Connecticut

Internet-Adressen der Behörden, die Richtlinien zur Prüfung der Bioverfügbarkeit, Bioäquivalenz und Therapeutischen Äquivalenz bekanntgeben: Bundesinstitut für Arzneimittel und Medizinprodukte (BfArM): http://www.bfarm.de; EMEA (Arzneimittel-Zulassungsbehörde der EU): http://www.eudra.org/en_home.htm; Food and Drug Administration: http://www.fda.gov/cder/drug/default.htm

4 Klinische Pharmakokinetik

U. Jaehde, Bonn

Die **Pharmakokinetik** beschäftigt sich mit der quantitativen Beschreibung der nach Applikation eines Arzneistoffs im Körper ablaufenden Prozesse (Resorption, Verteilung, Exkretion, Metabolisierung). Dazu werden mit Hilfe geeigneter bioanalytischer Verfahren (s. Kap. 1) die Konzentrationen des Arzneistoffs und evtl. seiner Metaboliten in Plasma, Urin und anderen Körperflüssigkeiten zu ausgewählten Zeitpunkten bestimmt. Mit Hilfe der ermittelten Konzentrations-Zeit-Verläufe lassen sich dann **pharmakokinetische Parameter** berechnen, die die einzelnen Prozesse charakterisieren (pharmakokinetische Datenanalyse). Werden Konzentrations-Zeit-Verläufe am Patienten untersucht, die mit dem Arzneistoff behandelt wurden, spricht man von **Klinischer Pharmakokinetik**.

In der Klinischen Pharmazie spielen Konzepte der Klinischen Pharmakokinetik eine wichtige Rolle bei der **Dosierung** von Arzneistoffen, inbesondere bei der Dosisindividualisierung (s. Kap. 14). Nachfolgend werden deshalb die wichtigsten Konzepte der Klinischen Pharmakokinetik erläutert. Es sei darauf hingewiesen, dass dieses Kapitel ein detailliertes Pharmakokinetik-Lehrbuch nicht ersetzen kann.

Dem interessierten Leser werden deshalb Standardwerke der Pharmakokinetik zur Vertiefung empfohlen (s. Literaturverzeichnis).

4.1 Grundbegriffe

Zu den wichtigsten Grundbegriffen der Klinischen Pharmakokinetik zählen die pharmakokinetischen Parameter **systemisch verfügbare Fraktion** (F), **Verteilungsvolumen** (V), **Clearance** (CL) und **Halbwertszeit** ($t_{1/2}$), deren Definition und Bedeutung in Kap. 4.1.1 bis Kap. 4.1.4 erklärt werden. Zur besseren Veranschaulichung dieser Parameter und den zugrunde liegenden Modellvorstellungen dient Abb. 4.1. Die Abbildung zeigt, dass in pharmakokinetischen Berechnungen die physiologischen Gegebenheiten im Organismus stark vereinfacht werden (müssen), was bei der Interpretation der Parameter zu beachten ist. Deshalb wird in diesem Abschnitt besonderer Wert darauf gelegt, Möglichkeiten und Grenzen der Anwendung der verschiedenen pharmakokinetischen Größen aufzuzeigen. Die besondere Problematik der **nichtlinearen Pharmakokinetik** wird in Kap. 4.1.5 erläutert. Da in den wenigsten Fällen eine einmalige Dosis für einen Therapieerfolg ausreicht, sind insbesondere für die klinische Anwendung pharmakokinetische Gesetzmäßigkeiten nach Mehrfachverabreichung zu berücksichtigen. Die in diesem Zusammenhang wichtigen Begriffe **Kumulation** und **Steady-State** werden in Kap. 4.1.6 behandelt.

Sowohl in diesem Kapitel als auch im gesamten Lehrbuch finden die Abkürzungen der Fachzeitschrift *Clinical Pharmacokinetics* Anwendung, s. Verzeichnis pharmakokinetischer und pharmakodynamischer Symbole S. XXVII.

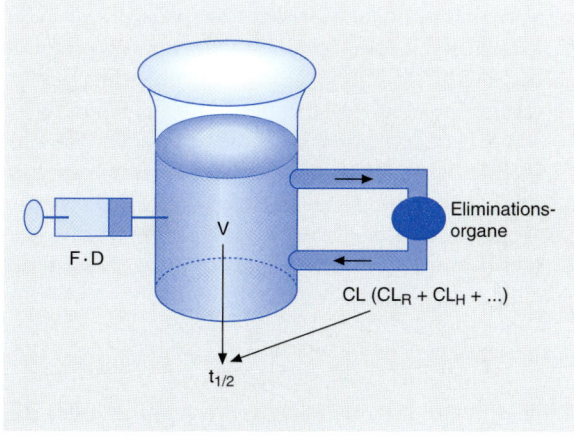

Abb. 4.1: Schematische Darstellung der pharmakokinetischen Parameter F, V, CL und $t_{1/2}$.

4.1.1 Systemisch verfügbare Fraktion

Die **systemische Verfügbarkeit** eines Arzneistoffs ist eine notwendige Voraussetzung für seine systemische Wirkung. Nur wenn der Arzneistoff das Blut erreicht, kann er sich von dort an den Wirkort, z. B. in ein bestimmtes Gewebe, verteilen. Wird ein Arzneistoff intravenös verabreicht, kann davon ausgegangen werden, dass die gesamte Dosis systemisch verfügbar ist. Bei allen extravaskulären Verabreichungsarten (z. B. per os, rektal, intramuskulär) muss die Substanz jedoch zunächst vom Applikationsort ins Blut gelangen (Resorption).

Der Parameter, der das Ausmaß der systemischen Verfügbarkeit nach extravaskulärer Applikation quantititativ beschreibt, ist die **systemisch verfügbare (oder bioverfügbare) Fraktion (F)**, die einen Wert zwischen 0 und 1 (oder 0 bis 100 %) annimmt (s. auch Kasten). Die systemisch verfügbare Menge des Arzneistoffs entspricht dem Produkt aus F und der Dosis (s. Abb. 4.1). Im Wesentlichen können drei Faktoren F beeinflussen:

☐ die **Freisetzung** des Arzneistoffs aus der Arzneiform:
Nur freigesetzter Arzneistoff steht einer Resorption zur Verfügung.

☐ der Übergang des Arzneistoffs in das Blut (eigentlicher **Resorption**svorgang):
Der Übergang kann sowohl transzellulär (durch die Zellen hindurch) als auch parazellulär (durch die Zellzwischenräume) erfolgen.

☐ die präsystemische Elimination:
Wird der Arzneistoff metabolisiert, bevor er das Herz und damit sämtliche Blutgefäße erreicht, spricht man von einem **First-Pass-Effekt.** Präsystemisch metabolisierter Arzneistoff ist nicht systemisch verfügbar. Besonders ausgeprägt ist der First-Pass-Effekt bei der Applikation per os, da die aus dem Gastrointestinaltrakt resorbierten Arzneistoffmoleküle über die Pfortader zunächst in die Leber (dem Hauptmetabolisierungsorgan) und dann zum Herz gelangen. Bei bestimmten Arzneistoffen findet auch eine enzymatische Metabolisierung in der Magen- bzw. Darmwand statt.

Ein niedriges F bedeutet also nicht unbedingt, dass der Arzneistoff schlecht resorbiert wird. Ebenso können eine unvollständige Freisetzung oder ein ausgeprägter First-Pass-Effekt die Ursache sein. Die beobachtete systemisch verfügbare Fraktion (F) setzt sich also aus der freigesetzten Fraktion (F_f), der resorbierten Fraktion (F_a) und der nicht präsystemisch eliminierten Fraktion (F_{npe}) zusammen:

$$F = F_f \cdot F_a \cdot F_{npe} \qquad \text{(Gl. 4.1)}$$

Die systemisch verfügbare Fraktion wird in der Regel als **absolute Bioverfügbarkeit** (s. Kap. 3.4.1) bestimmt, indem die Fläche unter der Plasmakonzentrations-Zeit-Kurve von Null bis Unendlich (AUC_∞) nach extravaskulärer Applikation zur AUC_∞ nach intravenöser Applikation in Beziehung gesetzt wird. Nach Gabe identischer Dosen gilt:

$$F = \frac{AUC_{\infty \text{ extravaskulär}}}{AUC_{\infty \text{ intravenös}}} \qquad \text{(Gl. 4.2)}$$

„Bioverfügbarkeit" und „systemisch verfügbare Fraktion (F)"

In vielen Büchern wird F auch als Bioverfügbarkeit bezeichnet. Es sei jedoch darauf hingewiesen, dass dieser Begriff durch das CPMP und die FDA anders definiert wird (s. Kap. 3.4.1). Der Begriff Bioverfügbarkeit beschreibt dabei das Ausmaß **und** die Geschwindigkeit, mit der der Arzneistoff am Wirkort verfügbar ist. F bezieht sich jedoch nur auf das Ausmaß, in dem der Arzneistoff in der systemischen Zirkulation (Blutkreislauf) verfügbar ist.

4.1.2 Verteilungsvolumen

Das **Verteilungsvolumen** (V) ist eine pharmakokinetische Größe, die die im Körper vorhandene Menge (A) des Arzneistoffs mit der Plasmakonzentration (C) in Beziehung setzt:

$$V = \frac{A}{C} \qquad \text{(Gl. 4.3)}$$

Es sei herausgestellt, dass es sich um ein **scheinbares (apparentes)** Verteilungsvolumen handelt, das nur in den seltensten Fällen mit dem tatsächlichen Verteilungsvolumen übereinstimmt. Die Berechnung des Verteilungsvolumens geht von einem einheitlichen Verteilungsraum aus (s. Abb. 4.1), was der Realität selten entspricht. Vielmehr existieren im Organismus zahlreiche Diffusionsbarrieren und u.U. Bindungsstellen für den Arzneistoff, die zu einer inhomogenen Verteilung führen. Das Verteilungsvolumen kann um ein Vielfaches größer sein als das Körpervolumen. So hat beispielsweise Digoxin ein Verteilungsvolumen von 500–600 L.

Trotzdem kommt dem Verteilungsvolumen in der Pharmakokinetik eine wichtige Bedeutung zu. Einerseits charakterisiert es **das Ausmaß der Lokalisation eines Arzneistoffs außerhalb des Plasmas,**

d. h. bei einem großen Verteilungsvolumen befindet sich nur ein geringer Teil der Arzneistoffmoleküle im Plasma. Andererseits ist es eine wichtige Größe zur **Berechnung der Initialdosis** (s. Kap. 4.3.3) und damit von Bedeutung für die Dosisindividualisierung (s. Kap. 14).

Die Bestimmung des Verteilungsvolumens nach Gl. 4.3 ist beim Patienten nicht möglich, da die im Körper vorhandene Menge des Arzneistoffs nicht bestimmbar ist und das Verteilungsvolumen sich in Abhängigkeit von der Zeit verändern kann. Am einfachsten lässt sich das **Verteilungsvolumen in der terminalen Eliminationsphase (V_Z)** berechnen. Dazu müssen die AUC_∞, die terminale Eliminationsgeschwindigkeitskonstante (λ_z) und F bekannt sein:

$$V_Z = \frac{F \cdot D}{\lambda_z \cdot AUC_\infty} \qquad \text{(Gl. 4.4)}$$

Streng genommen gilt V_Z damit auch nur in der letzten (terminalen) Eliminationsphase. Die Ermittlung von AUC_∞ und λ_z aus Konzentrations-Zeit-Verläufen wird in Kap. 4.2 ausführlich erläutert.

4.1.3 Clearance

Unter **Clearance** versteht man das Volumen, das in einer bestimmten Zeiteinheit vom Arzneistoff befreit wird. Aus dem Körper wird der Arzneistoff in der Regel durch die Eliminationsorgane (z. B. Niere, Leber) entfernt (s. Abb. 4.1). Daher ist die Clearance ein Maß für die **Eliminationsleistung** des gesamten Körpers (Gesamtkörperclearance CL) bzw. eines bestimmten Eliminationsorgans (renale Clearance CL_R, hepatische Clearance CL_H usw.).

Gesamtclearance

Die Clearances sämtlicher Eliminationsorgane addieren sich zur **Gesamtclearance (CL)**:

$$CL = CL_R + CL_H + \dots \qquad \text{(Gl. 4.5)}$$

In der klinischen Praxis spielt die Gesamtclearance eine wichtige Rolle bei der **Ermittlung der Erhaltungsdosis** (s. Kap. 4.3.2). Sie kann als Quotient aus systemisch verfügbarer Arzneistoffmenge und AUC_∞ ermittelt werden (mit F = 1 bei intravaskulärer Applikation):

$$CL = \frac{F \cdot D}{AUC_\infty} \qquad \text{(Gl. 4.6)}$$

Renale Clearance

Sind neben Plasmakonzentrationen auch Urindaten verfügbar, kann über die **insgesamt in den Urin ausgeschiedene Menge des Arzneistoffs (Ae_∞)** und die AUC_∞ die **renale Clearance (CL_R)** als Beitrag der Niere zur Gesamtelimination berechnet werden:

$$CL_R = \frac{Ae_\infty}{AUC} \qquad \text{(Gl. 4.7)}$$

Der Wert der ermittelten renalen Clearance enthält wertvolle Informationen über den renalen Ausscheidungsmechanismus:

☐ Findet eine signifikante **tubuläre Sekretion** statt, ist CL_R deutlich höher als die glomeruläre Filtrationsrate ($\gg 110$–120 mL/min).

☐ Wird der Arzneistoff **tubulär rückresorbiert**, ist CL_R in der Regel deutlich niedriger als die glomeruläre Filtrationsrate ($\ll 110$–120 mL/min).

Hepatische Clearance

Um die Eliminationsleistung der Leber quantitativ zu beschreiben, werden häufig **physiologische Modelle** herangezogen, die physiologische Faktoren mit Einfluss auf die Organclearance berücksichtigen, wie z. B.

☐ den **Blutfluß** durch das Eliminationsorgan (**Q**)

☐ die **intrinsische Clearance (CL_{int})** als Parameter für die maximale Eliminationsleistung des Organs

☐ die **ungebundene Fraktion (f_u)** als Parameter für die Arzneistoffbindung an Blutbestandteile, z. B. Plasmaproteine.

Die Clearance errechnet sich in diesen Modellen als Produkt aus Blutfluss Q (durch das Eliminationsorgan) und dem Extraktionskoeffizienten E, der den Unterschied zwischen arterieller und venöser Konzentration widerspiegelt (s. auch Abb. 4.2):

$$CL = Q \cdot E \qquad \text{(Gl. 4.8)}$$

Der Extraktionskoeffizient nimmt also einen Wert zwischen 0 (keine Extraktion des Arzneistoffs aus dem Blut) und 1 (vollständige Extraktion aus dem Blut) an. E ist von CL_{int}, f_u (nur ungebundener Arzneistoff kann vom Organ eliminiert werden) und Q abhängig:

$$E = \frac{f_u \cdot CL_{int}}{f_u \cdot CL_{int} + Q} \qquad \text{(Gl. 4.9)}$$

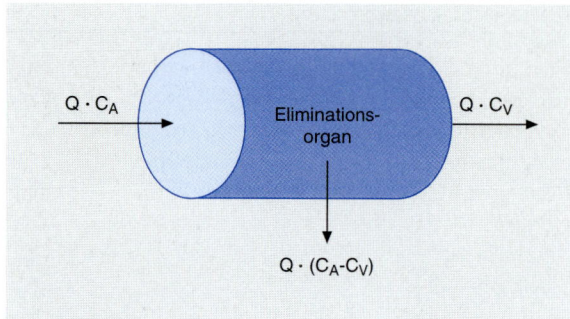

Abb. 4.2: Schematische Darstellung eines physiologischen Modells (C_A: arterielle Konzentration, C_V: venöse Konzentration, Q: Blutfluss).

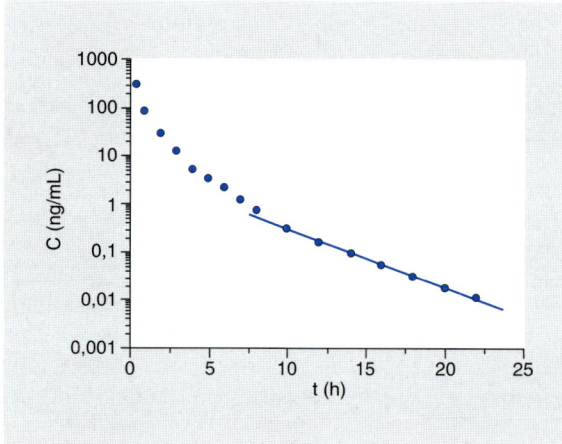

Abb. 4.3: Die terminale Phase eines Plasmakonzentrations-Zeit-Verlaufs.

Dieses Konzept kann für sämtliche Eliminationsorgane und für die extrakorporale Elimination angewandt werden. Für die **hepatische Clearance (CL_H)** ergibt sich nach Einsetzen von Gl. 4.9 in Gl. 4.8:

$$CL_H = \frac{f_u \cdot CL_{int} \cdot Q_H}{f_u \cdot CL_{int} + Q_H} \qquad \text{(Gl. 4.10)}$$

mit Q_H als Leberblutfluss (durchschnittlich 1,5 L/min) und CL_{int} als intrinsischer Clearance der Leber.

Für die Praxis bedeutet Gl. 4.10, dass CL_H je nach physiologischen Gegebenheiten entweder perfusions- oder kapazitätslimitiert ist. Man kann unterscheiden:

□ Arzneistoffe mit $f_u \cdot CL_{int} \gg Q_H$, sog. **High Extraction Drugs**:
In diesem Fall kann im Nenner von Gl. 4.10 Q_H vernachlässigt werden, es ergibt sich $CL_H = Q_H$, d. h. die hepatische Clearance ist überwiegend vom Leberblutfluss abhängig (perfusionslimitierte Clearance).

□ Arzneistoffe mit $f_u \cdot CL_{int} \ll Q_H$, sog. **Low Extraction Drugs**:
In diesem Fall kann im Nenner von Gl. 4.10 $f_u \cdot CL_{int}$ vernachlässigt werden, es ergibt sich $CL_H = f_u \cdot CL_{int}$, d. h. die hepatische Clearance ist überwiegend von intrinsischer Clearance und Proteinbindung abhängig (kapazitätslimitierte Clearance).

Diese Unterscheidung hat erhebliche Konsequenzen für die Dosisanpassung bei pathologischen Veränderungen. Ändern sich Enzymaktivität oder Proteinbindung, muss die Dosis von Low Extraction Drugs angepasst werden. Ist der Blutfluss durch einen Krankheitszustand verändert, hat dieses Konsequenzen für die Dosierung von High Extraction Drugs. Außerdem muss bei High Extraction Drugs mit einem ausgeprägten First-Pass-Effekt mit niedriger systemischer Verfügbarkeit nach p. o.-Applikation gerechnet werden (s. Kap. 4.1.1).

4.1.4 Halbwertszeit

Die **Halbwertszeit** ($t_{1/2}$) ist die Zeitspanne, in der die Konzentration eines Arzneistoffs auf die Hälfte des Ausgangswertes abfällt. Sie ist ein Maß für die **Eliminationsgeschwindigkeit** (zum Vergleich: die Clearance beschreibt die Eliminationsleistung). Die Bestimmung der Halbwertszeit erfolgt über die **Eliminationsgeschwindigkeitskonstante** (k_e), die wiederum als negative Steigung aus dem Konzentrations-Zeit-Verlauf ermittelt werden kann (s. dazu Kap. 4.2.1):

$$t_{1/2} = \frac{\ln 2}{k_e} \qquad \text{(Gl. 4.11)}$$

Häufig weist ein Plasmakonzentrations-Zeit-Verlauf mehrere Phasen, d. h. mehrere Halbwertszeiten, auf (s. auch Kap. 4.2.2). In diesem Fall ist insbesondere die letzte Phase mit der sog. **terminalen Halbwertszeit ($t_{1/2z}$)** von Bedeutung (s. Abb. 4.3), die aus der terminalen Eliminationsgeschwindigkeitskonstante (λ_z) wie folgt berechnet werden kann:

$$t_{1/2z} = \frac{\ln 2}{\lambda_z} \qquad \text{(Gl. 4.12)}$$

Im Gegensatz zur Clearance ist die Halbwertszeit kein reiner Eliminationsparameter, sondern sowohl von Verteilungsvolumen als auch Gesamtclearance, d. h. von Verteilungs- **und** Eliminationsprozessen, abhängig:

$$t_{1/2z} = \frac{\ln 2 \cdot V_z}{CL} \qquad \text{(Gl. 4.13)}$$

Hat ein Arzneistoff eine lange Halbwertszeit, so muss das nicht unbedingt bedeuten, dass die Eliminationsleistung des Körpers für diese Substanz gering ist. Genauso kann ein sehr großes Verteilungsvolumen (s. Kap. 4.1.2) die Ursache für seine lange Halbwertszeit sein. Daraus folgt auch, dass Änderungen des Verteilungsvolumens bei konstanter Clearance immer eine Änderung der Halbwertszeit zur Folge haben!

Die Halbwertszeit ist für die Therapie von großer Bedeutung. Insbesondere das **Dosierungsintervall** wird mit Hilfe der Halbwertszeit festgelegt (s. Kap. 4.3.1).

4.1.5 Nichtlineare Pharmakokinetik

Die in Kap. 4.1.1 bis 4.1.4 vorgestellten pharmakokinetischen Parameter können nur dann uneingeschränkt verwendet werden, wenn Resorptions-, Verteilungs- und Eliminationsprozesse einer Kinetik 1. Ordnung folgen. Ist das nicht der Fall, spricht man von einer **nichtlinearen Pharmakokinetik**, d. h. die im Körper erreichten Konzentrationen (und damit die AUC) steigen mit zunehmender Dosis über- oder unterproportional an (s. Abb. 4.4). Insbesondere bei hohen Dosierungen können solche „Nichtlinearitäten" auftreten, die dazu führen, dass die pharmakokinetischen Parameter (insbesondere CL) sich konzentrations- und zeitabhängig verändern. Mögliche Ursachen für eine nichtlineare Pharmakokinetik sind:

☐ Löslichkeitsprobleme am Resorptionsort

☐ Sättigbare Bindung an Plasma- oder Gewebeproteine

☐ Sättigbare aktive tubuläre Sekretion in der Niere

☐ Enzyminduktion oder -inhibition

☐ Sättigbare Metabolisierung.

In den meisten Fällen kann eine lineare Pharmakokinetik angenommen werden. Zeigt sich jedoch in klinischen Studien, dass eine „Nichtlinearität" bereits bei therapeutisch eingesetzten Dosierungen auftritt, muss sie bei pharmakokinetischen Berechnungen berücksichtigt werden.

Eine sättigbare Elimination von Arzneistoffen lässt sich am besten mit Hilfe der Enzymkinetik nach Michaelis-Menten beschreiben. Nach halblogarithmischer Auftragung ist bei hohen Konzentrationen (Sättigung) häufig eine konvexe Abnahme der Plasmakonzentrations-Kurve zu beobachten, die dann aber mit sinkender Konzentration in eine Ge-

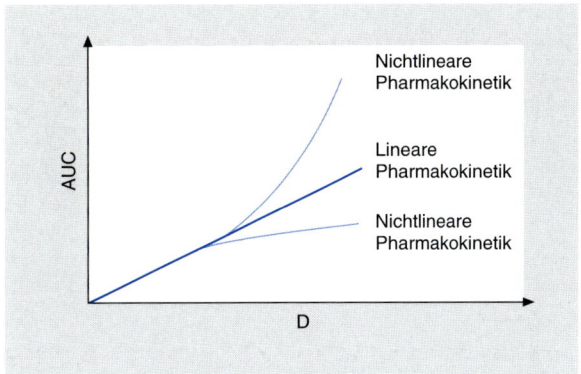

Abb. 4.4: Beziehung zwischen Dosis und AUC bei linearer und nichtlinearer Pharmakokinetik.

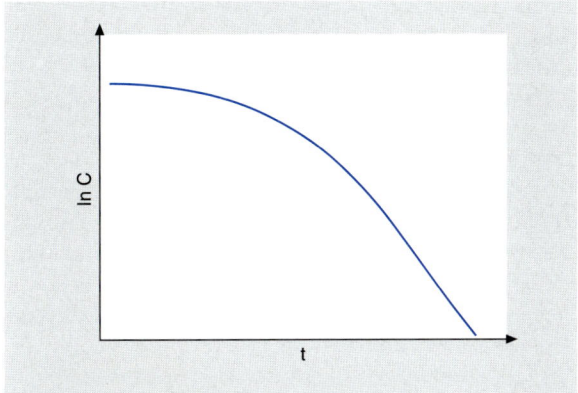

Abb. 4.5: Plasmakonzentrations-Zeit-Verlauf nach intravenöser Verabreichung eines Arzneistoffs mit sättigbarer Elimination

rade übergeht (s. Abb. 4.5). Anstelle der nicht-konstanten Gesamtclearance werden die **Michaelis-Menten-Konstante (k_m)** und die **maximale Eliminationsgeschwindigkeit (V_{max})** als Parameter zur Charakterisierung der Elimination verwendet. k_m entspricht der Plasmakonzentration bei halbmaximaler Eliminationsgeschwindigkeit und ist ein Maß für die Affinität des Arzneistoffs zu den metabolisierenden Enzymen. V_{max} charakterisiert die Aktivität der Enzyme. Ein Beispiel für die Anwendung der Michaelis-Menten-Kinetik im Rahmen von pharmakokinetischen Berechnungen ist das Therapeutische Drug Monitoring von Phenytoin, das in Kap. 14.3.5 beschrieben wird.

4.1.6 Kumulation und Steady-State

In der Praxis werden Arzneistoffe in der Regel mehrfach verabreicht, um ein therapeutisches Ziel zu erreichen. Dabei ist zum Applikationszeitpunkt häufig noch Arzneistoff von vorhergehenden Gaben im Körper. Folglich sind die Konzentrationen dann höher als nach einmaliger Applikation, es kommt zur **Kumulation** des Arzneistoffs. Bei linearer Pharmakokinetik steigen die Konzentrationen an, bis ein Gleichgewichtszustand (**Steady-State**) erreicht wird (s. Abb. 4.6).

Von Bedeutung für die Praxis ist,

☐ wann der Steady-State erreicht wird und

☐ wie hoch die Konzentrationen im Steady-State sind.

Der Zeitpunkt des Erreichens des Steady-States hängt ausschließlich von der Halbwertszeit der Substanz ab. Nach 5 Halbwertszeiten werden ca. 97 % der Steady-State-Konzentrationen erreicht, d. h. ein Patient befindet sich praktisch im Steady-State, und es sind keine weiteren klinisch relevanten Konzentrationsanstiege zu erwarten.

Auf welchem Konzentrationsniveau sich ein Steady-State einstellt, kann berechnet werden, wenn die Pharmakokinetik nach einmaliger Verabreichung bekannt ist. Dazu muss zunächst der Anteil des Arzneistoffs abgeschätzt werden, der während eines **Dosierungsintervalls (τ)** eliminiert wird. Dieses geschieht durch Berechnung des **Verlustfaktors (L):**

$$L = 1 - e^{-k_e \cdot \tau} \qquad \text{(Gl. 4.14)}$$

Den reziproken Wert des Verlustfaktors bezeichnet man als **Kumulationsfaktor (R)**, der das Ausmaß der Kumulation angibt:

$$R = \frac{1}{1 - e^{-k_e \cdot \tau}} \qquad \text{(Gl. 4.15)}$$

Multipliziert man die Konzentrationen nach einmaliger Dosierung mit dem Kumulationsfaktor, so erhält

man die zu erwartenden Konzentrationen im Steady-State. So kann beispielsweise die **Maximalkonzentration im Steady-State (C_{max}^{ss})** aus der Maximalkonzentration nach einmaliger Applikation (C_{max}) wie folgt berechnet werden:

$$C_{max}^{ss} = C_{max} \cdot R \qquad \text{(Gl. 4.16)}$$

Analog lässt sich die **Minimalkonzentration im Steady-State (C_{min}^{ss})** aus der 1. Minimalkonzentration (C_{min}), d. h. der Konzentration zum Zeitpunkt τ nach einmaliger Applikation, abschätzen. Gl. 4.15 zeigt, dass das Ausmaß der Kumulation sowohl von der Halbwertszeit als auch vom Dosierungsintervall abhängt.

Neben den Maximal- und Minimalkonzentrationen wird die Lage des Steady-States durch die **mittlere Steady-State-Konzentration (C_{av}^{ss})** charakterisiert, die direkt aus der Gesamtclearance (CL) berechnet werden kann:

$$C_{av}^{ss} = \frac{F \cdot D}{\tau \cdot CL} \qquad \text{(Gl. 4.17)}$$

Derartige Berechnungen werden beim Therapeutischen Drug Monitoring für **Plasmakonzentrations-Simulationen** eingesetzt. Damit gelingt es einerseits, prospektiv Konzentrations-Zeit-Verläufe bei einzelnen Patienten vorherzusagen, z. B. bei geplanten Dosisanpassungen (s. dazu Kap. 14). Ist die „Dosierungsgeschichte" eines Patienten bekannt, so kann andererseits mit Simulationen retrospektiv analysiert werden, welche Konzentrationen in der Vergangenheit bei einem Patienten erreicht wurden, z. B. um festzustellen, ob ein Patient überdosiert wurde.

Es sei darauf hingewiesen, dass Simulationen von Steady-State-Konzentrationen nur dann zu richtigen

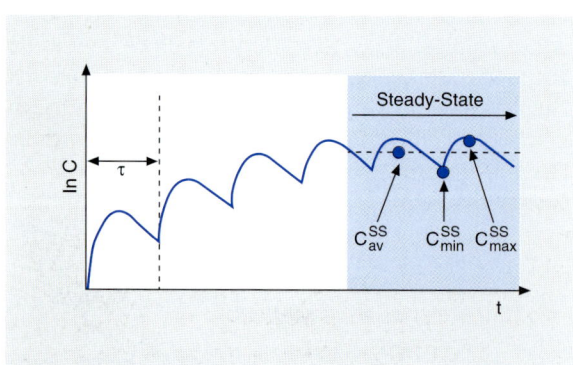

Abb. 4.6: Plasmakonzentrations-Zeit-Verlauf und wichtige pharmakokinetische Größen nach Mehrfachverabreichung.

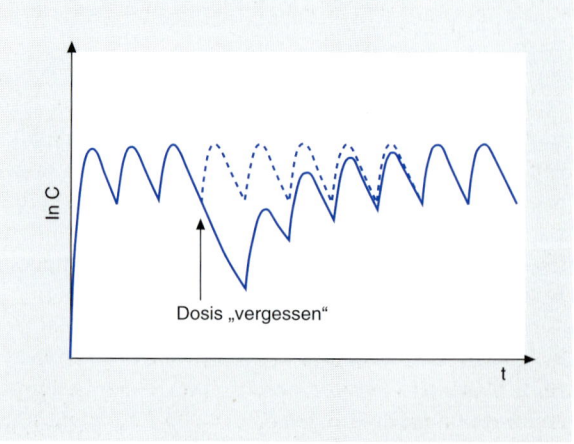

Abb. 4.7: Auswirkung von Non-Compliance (hier: einer „vergessenen" Dosis) auf den Plasmakonzentrations-Zeit-Verlauf (modifiziert nach Koch und Ritschel 1986).

Ergebnissen führen, wenn es unter der Therapie nicht zu Unregelmäßigkeiten bzw. Veränderungen von Dosis, Dosierungsintervall (z. B. durch Non-Compliance) oder Halbwertszeit (z. B. durch Inter-aktionen oder veränderte Nieren- oder Leberfunktion) kommt bzw. gekommen ist. Abb. 4.7 zeigt, wie sich eine „vergessene" Dosis auf den Konzentrations-Zeit-Verlauf auswirkt.

4.2 Pharmakokinetische Datenanalyse

In pharmakokinetischen Untersuchungen an Patienten bzw. gesunden Probanden werden zunächst Proben (Plasma, Urin, Gewebe etc.) gesammelt, die Konzentrationen in den Proben ermittelt und schließlich für jeden Patienten Konzentrations-Zeit-Verläufe erstellt. An dieser Stelle setzt die **pharmakokinetische Datenanalyse** ein. Sie hat die Aufgabe, aus Konzentrations-Zeit-Verläufen die individuellen **pharmakokinetischen Parameter** (F, V, CL, $t_{1/2}$, s. Kap. 4.1) eines Patienten zu bestimmen. Diese können dann für den gewünschten Zweck (z. B. Erarbeitung einer Dosierungsempfehlung) eingesetzt werden.

> **Pharmakokinetische Datenanalyse**
>
> Mathematisch handelt es sich bei der pharmakokinetischen Datenanalyse um eine Datenreduktion: eine Vielzahl von Messwerten wird zu anwendbaren pharmakokinetischen Größen „umgerechnet".

Grundsätzlich können dabei zwei völlig unterschiedliche Wege beschritten werden:

☐ Die terminale Steigung und die Fläche unter der Kurve (AUC_∞) werden aus dem Konzentrations-Zeit-Verlauf direkt ermittelt und aus diesen Größen die pharmakokinetischen Parameter errechnet (**modellunabhängige Datenanalyse**, s. Kap. 4.2.1).

☐ Es wird ein pharmakokinetisches Modell gewählt, und die Konzentrationen werden unter Annahme dieses Modells analysiert (**modellabhängige Datenanalyse**, s. Kap. 4.2.2).

4.2.1 Modellunabhängige Datenanalyse

Die **modellunabhängige** (oder auch kompartimentfreie) Datenanalyse kann prinzipiell eingesetzt werden, wenn eine ausreichende Anzahl von Messwerten (mindestens 6 bis 8) nach Applikation eines Arzneistoffs zur Verfügung steht. Dies ist in der Regel in pharmakokinetischen Untersuchungen der Fall,

aber in der klinischen Praxis eher die Ausnahme. Ein Vorteil der modellunabhängigen Datenanalyse ist die überschaubare Mathematik. Sämtliche Schritte können beispielsweise mit einem Taschenrechner durchgeführt werden:

1. Abschätzung der terminalen Eliminationsgeschwindigkeitskonstante (λ_z) über die terminale Steigung
2. Abschätzung der Fläche unter der Plasmakonzentrations-Zeit-Kurve (AUC_∞) mittels Trapezregel
3. Berechnung der pharmakokinetischen Parameter.

Schritt 1: Abschätzung von λ_z
λ_z ist eine Geschwindigkeitskonstante 1. Ordnung und kann deshalb nur bei linearer Pharmakokinetik bestimmt werden. Zur Abschätzung von λ_z wird zunächst die terminale Phase im Konzentrations-Zeit-Verlauf festgelegt (s. Abb. 4.3). Mit den auf der terminalen Phase liegenden logarithmierten Konzentrationen wird dann eine **lineare Regression** durchgeführt, d. h. eine Geradengleichung vom Typ $y = mx + a$ (mit m als Steigung und a als Ordinatenabschnitt) wird an die Daten angepasst. Die Ausgleichsgerade weist eine minimale Differenz zu den Messwerten auf (minimale Summe der Abweichungsquadrate). Die Steigung dieser Ausgleichsgeraden kann aus den x- und y-Werten (x_i, y_i) wie folgt berechnet werden:

$$m = \frac{n \cdot \sum_{i=1}^{n}(x_i \cdot y_i) - \left(\sum_{i=1}^{n} x_i\right) \cdot \left(\sum_{i=1}^{n} y_i\right)}{n \cdot \sum_{i=1}^{n} x_i^2 - \left(\sum_{i=1}^{n} x_i\right)^2} \quad \text{(Gl. 4.18)}$$

Dabei ist n die Anzahl der Messwerte. Ersetzt man die y-Werte durch die natürlichen Logarithmen der gemessenen Konzentrationen ($\ln C_i$) und die x-Werte durch die dazugehörenden Abnahmezeiten (t_i), erhält man die Steigung des terminalen Konzentrations-Zeit-Verlaufs. In diesem Fall entspricht n der Anzahl der Messwerte in der terminalen Phase. Multipliziert man die Steigung (die einen negativen Wert hat, da es sich um eine abfallende Gerade handelt) mit −1, erhält man die terminale Eliminationsgeschwindigkeitskonstante (λ_z):

$$\lambda_z = \frac{\left(\sum\limits_{i=1}^{n} t_i\right) \cdot \left(\sum\limits_{i=1}^{n} \ln C_i\right) - n \sum\limits_{i=1}^{n} (t_i \cdot \ln C_i)}{\left(\sum\limits_{i=1}^{n} t_i\right)^2 - n \cdot \sum\limits_{i=1}^{n} t_i^2} \quad \text{(Gl. 4.19)}$$

Schritt 2: Abschätzung der AUC_∞

Die AUC_∞ wird mit der linearen Trapezregel abgeschätzt. Dabei wird die Fläche unter der Kurve in einzelne Trapeze eingeteilt, deren Flächen schließlich addiert werden (s. Abb. 4.8). Die AUC von einem Messpunkt (C_1, t_1) zum nächsten (C_2, t_2) kann über die Trapezfläche wie folgt ermittelt werden:

$$AUC_{t_2 - t_1} = \frac{(C_1 + C_2)}{2} \cdot (t_2 - t_1) \quad \text{(Gl. 4.20)}$$

Je mehr Messpunkte zur Verfügung stehen, desto genauer ist die Abschätzung der AUC_∞ mit Hilfe der Trapezregel. Von der letzten gemessenen Konzentration (C_n) muss nach Unendlich extrapoliert werden. Dieses geschieht mit Hilfe von λ_z:

$$AUC_{t_n - \infty} = \frac{C_n}{\lambda_z} \quad \text{(Gl. 4.21)}$$

Für die Gesamt-AUC ergibt sich schließlich:

$$AUC_\infty = \int\limits_0^\infty C \, dt = \sum\limits_{i=1}^{n} \frac{(C_{i-1} + C_i)}{2} \cdot (t_i - t_{i-1}) + \frac{C_n}{\lambda_z}$$

$$\text{(Gl. 4.22)}$$

Für die Genauigkeit der AUC-Bestimmung mittels Trapezregel ist es von großer Bedeutung, dass der extrapolierte Anteil so gering wie möglich ist.

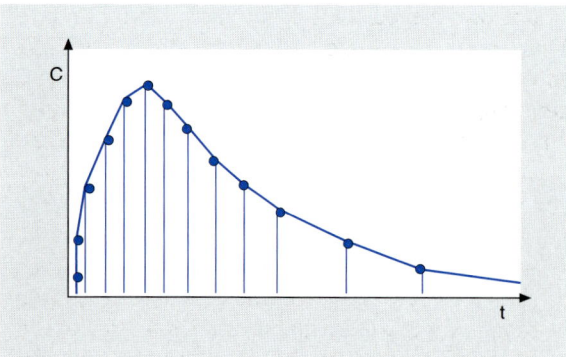

Abb. 4.8: Abschätzung der AUC mittels linearer Trapezregel.

Schritt 3: Berechnung der pharmakokinetischen Parameter

Mit Hilfe von λ_z und AUC_∞ können nun das Verteilungsvolumen in der terminalen Eliminationsphase V_Z (nach Gl. 4.4), die Gesamtclearance CL (nach Gl. 4.6) und die terminale Halbwertszeit $t_{1/2\,z}$ (nach Gl. 4.12) berechnet werden. Bei extravaskulärer Applikation muss außerdem eine verlässliche Abschätzung für die systemisch verfügbare Fraktion F bekannt sein, die der Fachliteratur zu entnehmen ist.

4.2.2 Modellabhängige Datenanalyse

In der Klinischen Pharmakokinetik findet häufig die **modellabhängige Datenanalyse** Anwendung. Insbesondere bei pharmakokinetischen Untersuchungen am schwer kranken Patienten ist es oft nicht möglich, eine genügende Anzahl von Datenpunkten für eine modellunabhängige Auswertung zu erhalten. Darüber hinaus dienen pharmakokinetische Modelle der Vorhersage von Konzentrations-Zeit-Verläufen und können daher zur Dosisanpassung herangezogen werden.

Die modellabhängige Datenanalyse basiert auf **Kompartiment-Modellen**. Dabei wird der Körper in ein System von imaginären Kompartimenten eingeteilt, die miteinander in Beziehung stehen. In jedem Kompartiment verteilt sich der Arzneistoff spontan und gleichmäßig. Man unterscheidet das **zentrale Kompartiment**, in das der Arzneistoff aufgenommen wird und über das er das System verlässt, und **periphere Kompartimente**, in die der Arzneistoff nur über das zentrale Kompartiment gelangen kann. Die Aufnahme in das zentrale Kompartiment (Resorption), der Stoffaustausch zwischen den Kompartimenten (Verteilung) und die Elimination aus dem zentralen Kompartiment werden durch Geschwindigkeitskonstanten charakterisiert. Für pharmakokinetische Berechnungen werden fast ausschließlich das Ein-, Zwei- und Drei-Kompartiment-Modell (s. Abb. 4.9 und Kasten) verwendet. Mit Hilfe der Kompartiment-Modelle können Konzentrations-Zeit-Verläufe im Organismus mathematisch beschrieben werden.

Physiologischer Hintergrund der Kompartiment-Modelle

Durch die starke Vereinfachung der tatsächlichen Verhältnisse im Organismus, der in Wirklichkeit aus Millionen von Kompartimenten besteht, ist eine pharmakokinetische Auswertung der Daten überhaupt erst möglich. Physiologisch kann man die

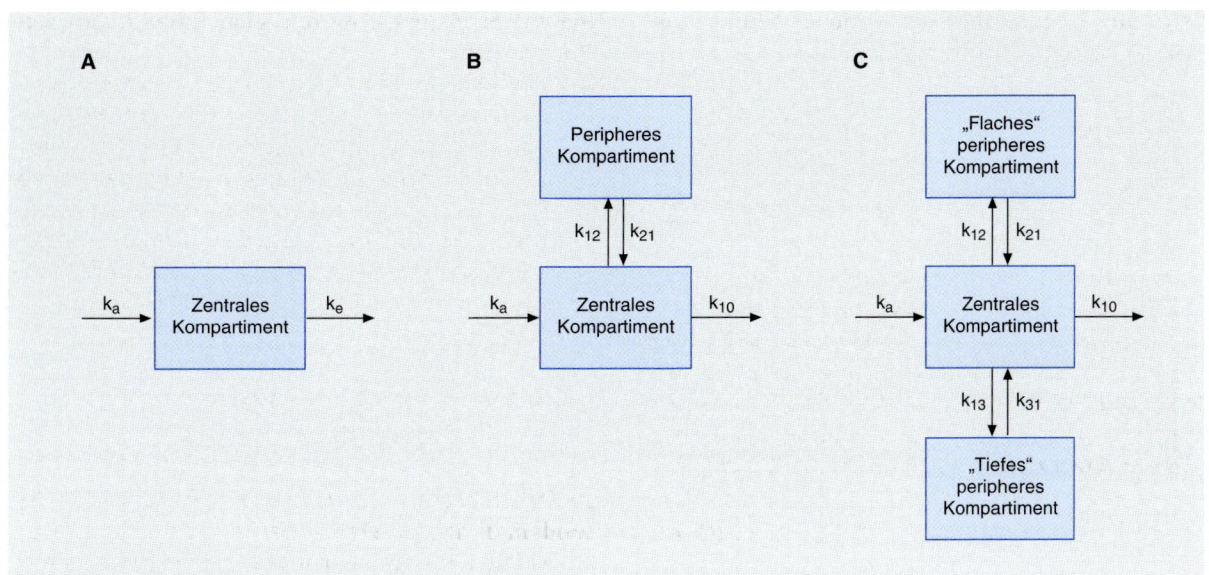

Abb. 4.9: Pharmakokinetische Kompartiment-Modelle.
A: Ein-Kompartiment-Modell; B: Zwei-Kompartiment-Modell; C: Drei-Kompartiment-Modell.

Grundlagen der Klinischen Pharmazie

Kompartimente als Gruppen von Körperregionen (z. B. Geweben) ansehen. Das **zentrale Kompartiment** umfasst das Plasma und gut durchblutete Körperareale (z. B. Gehirn, Leber), die der Arzneistoff ohne messbare Verzögerung erreichen und wieder verlassen kann. Weniger gut durchblutete Körperareale (z. B. Fett, Haut) sind dem **peripheren Kompartiment** zuzurechnen. Das dritte, **„tiefe" periphere Kompartiment** erreicht und verlässt der Arzneistoff nur sehr langsam (z. B. Knochen, Zähne).

Ein pharmakokinetisches Kompartiment-Modell setzt sich prinzipiell aus folgenden Elementen zusammen:

☐ Anzahl der Kompartimente (erkennbar an der Anzahl der Phasen im Plasmakonzentrations-Zeit-Verlauf; s. Abb. 4.10)

☐ Input (definiert durch die Applikation)

☐ Output (definiert durch die Eliminationskinetik)

Die verschiedenen Elemente können beliebig kombiniert werden. Beispiele für Modelle wären ein:

☐ Zwei-Kompartiment-Modell mit Input 0. Ordnung (z. B. intravenöse Kurzinfusion) und Output 1. Ordnung (z. B. renale Elimination)

☐ Drei-Kompartiment-Modell mit Input 1. Ordnung (z. B. gastrointestinale Resorption) und Output nach Michaelis-Menten-Kinetik (z. B. sättigbare Metabolisierung).

Die für jedes Modell zu definierende **Modellgleichung** beschreibt die Abhängigkeit der Plasmakonzentration von der Zeit. Beispielsweise kann der Kurvenverlauf nach intravenöser Bolus-Applikation und einer Elimination 1. Ordnung durch folgende Exponentialgleichung beschrieben werden:

$$C = \sum_{i=1}^{n} C_i \cdot e^{-\lambda_i \cdot t} \qquad \text{(Gl. 4.23)}$$

In diesem Fall steht jeder Exponentialterm für eine Phase im Konzentrations-Zeit-Verlauf und wird durch einen Koeffizienten (C_i) und einen Exponenten (λ_i) charakterisiert. Die Koeffizienten sind dabei fiktive Konzentrationen und die Exponenten Geschwindigkeitskonstanten 1. Ordnung. Die Koeffizienten und Exponenten der Phase mit dem größten Exponenten, also der „steilsten" Phase, werden mit C_1 und λ_1, die der Phase mit dem nächstgrößeren Exponenten mit C_2 und λ_2 usw. und die der terminalen Phase mit C_Z und λ_z bezeichnet. Bei extravaskulärer Applikation muss zusätzlich ein Exponentialterm für den Resorptionsprozess (mit dem Exponenten k_a als Resorptionsgeschwindigkeitskonstante) berücksichtigt werden. Die wichtigsten Modellgleichungen für die intravenöse und extravaskuläre Applikation sind in Tab. 4.1 zusammengestellt.

Die modellabhängige Datenanalyse beinhaltet die optimale Abschätzung der **Modellparameter**, im genannten Beispiel C_i und λ_i, für den zu beschreibenden Konzentrations-Zeit-Verlauf. Im Gegensatz zur modellunabhängigen Datenanalyse kann die Ab-

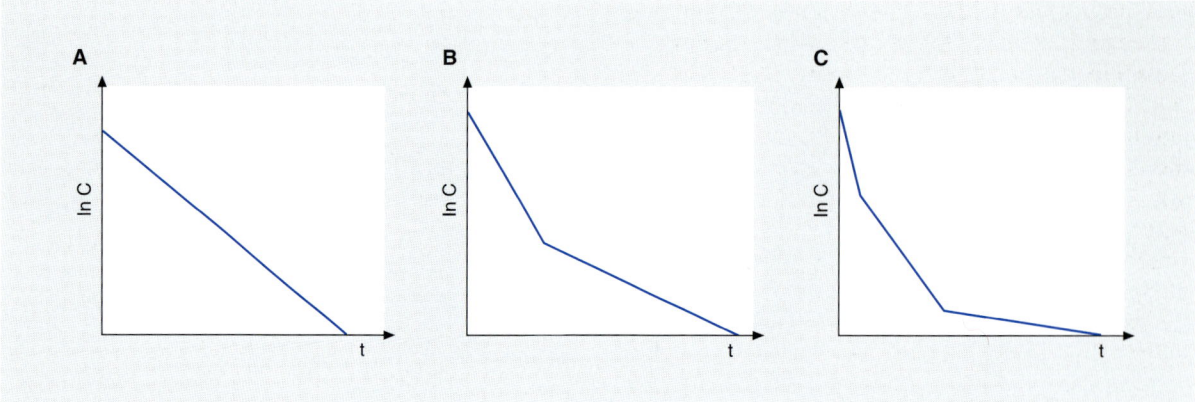

Abb. 4.10: Plasmakonzentrations-Zeit-Verläufe unter Annahme eines Ein-, Zwei- und Drei-Kompartiment-Modells nach intravenöser Verabreichung.

schätzung der Modellparameter nur mit einem Computer durchgeführt werden. Zahlreiche Programme (z. B. Kinetica®, WinNonlin®) stehen dafür zur Verfügung.

Die modellabhängige Datenanalyse läuft in folgenden Schritten ab, die nachfolgend erläutert werden:
1. Auswahl geeigneter Modelle
2. Abschätzung der Initialwerte mit Hilfe des Abschälverfahrens (Peeling)
3. Kurvenanpassung (Curve fitting)
4. Modellvergleich
5. Berechnung der pharmakokinetischen Parameter.

Schritt 1: Auswahl geeigneter Modelle
Zunächst muss festgelegt werden, welche pharmakokinetischen Modelle sich für die Datenanalyse eig-

nen. Dazu müssen Input- und Outputkinetik bekannt sein bzw. angenommen werden. Visuelle Betrachtung des Konzentrations-Zeit-Verlaufs kann als grobe Orientierung dienen, wie viele Phasen bzw. wie viele Kompartimente das Modell aufweisen soll. Meistens kommen verschiedene Modelle in Frage, so dass nach Beendigung der Datenanalyse ein Modellvergleich (Schritt 4) erforderlich ist.

Schritt 2: Abschätzung der Initialwerte
Die modellabhängige Datenanalyse beinhaltet die Anpassung der Modellgleichung an den experimentell ermittelten Konzentrations-Zeit-Verlauf. Voraussetzung für die Durchführung einer Kurvenanpassung (Schritt 3) ist, dass Initialwerte für die Modellparameter (Koeffizienten, Exponenten) vorliegen, d. h. die Größenordnung der abzuschätzenden

Tab. 4.1: Berechnung von Plasmakonzentrations-Zeit-Verlauf und AUC mit Hilfe der Kompartiment-Modelle (Input und Output 1. Ordnung).

Modell	Applikation	Modellgleichung	Berechnung der AUC
Ein-Komp.	i.v.	$C = C_z \cdot e^{-\lambda_z \cdot t}$	$AUC = \dfrac{C_z}{\lambda_z}$
Ein-Komp.	e.v.	$C = C_z \cdot e^{-\lambda_z \cdot t} - C_z \cdot e^{-k_a \cdot t}$	$AUC = \dfrac{C_z}{\lambda_z} - \dfrac{C_z}{k_a}$
Zwei-Komp.	i.v.	$C = C_1 \cdot e^{-\lambda_1 \cdot t} + C_z \cdot e^{-\lambda_z \cdot t}$	$AUC = \dfrac{C_1}{\lambda_1} + \dfrac{C_z}{\lambda_z}$
Zwei-Komp.	e.v.	$C = C_1 \cdot e^{-\lambda_1 \cdot t} + C_z \cdot e^{-\lambda_z \cdot t}$ $- (C_1 + C_z) \cdot e^{-k_a \cdot t}$	$AUC = \dfrac{C_1}{\lambda_1} + \dfrac{C_z}{\lambda_z} - \dfrac{C_1 + C_z}{k_a}$
Drei-Komp.	i.v.	$C = C_1 \cdot e^{-\lambda_1 \cdot t} + C_2 \cdot e^{-\lambda_2 \cdot t} + C_z \cdot e^{-\lambda_z \cdot t}$	$AUC = \dfrac{C_1}{\lambda_1} + \dfrac{C_2}{\lambda_2} + \dfrac{C_z}{\lambda_z}$
Drei-Komp.	e.v.	$C = C_1 \cdot e^{-\lambda_1 \cdot t} + C_2 \cdot e^{-\lambda_2 \cdot t} + C_z \cdot e^{-\lambda_z \cdot t}$ $- (C_1 + C_2 + C_z) \cdot e^{-k_a \cdot t}$	$AUC = \dfrac{C_1}{\lambda_1} + \dfrac{C_2}{\lambda_2} + \dfrac{C_z}{\lambda_z} - \dfrac{C_1 + C_2 + C_z}{k_a}$

i.v. = intravenös; e.v. = extravaskulär

Parameter muss bekannt sein. Bei den meistens verwendeten Exponentialmodellen eignet sich dazu das **Abschälverfahren** (Peeling, Feathering), bei dem sich überlagernde Phasen voneinander getrennt („abgeschält") werden (s. Kasten). Das Verfahren nutzt die Tatsache, dass der terminale Kurvenverlauf nur von C_Z und λ_z abhängt, da die anderen Exponentialterme mit größeren Exponenten (λ_i) eher gegen 0 streben und somit in der terminalen Phase vernachlässigbar sind. Der Ablauf des Abschälverfahrens ist in Abb. 4.11 für das Zwei-Kompartiment-Modell dargestellt.

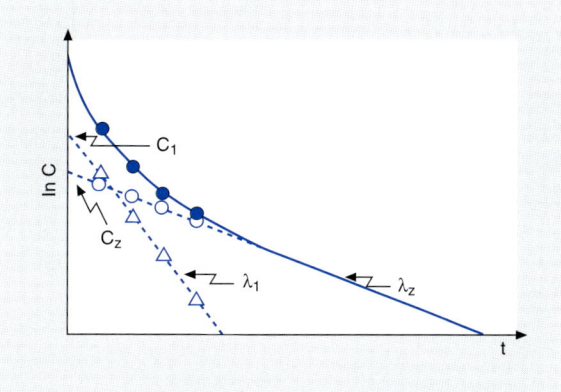

Abb. 4.11: Abschälverfahren zur Initialabschätzung der Parameter eines Zwei-Kompartiment-Modells nach intravenöser Verabreichung (modifiziert nach Koch und Ritschel 1986).
● = tatsächlich gemessene Plasmakonzentrationen
○ = Konzentrationen auf der rückextrapolierten terminalen Geraden
△ = Differenzwerte zwischen tatsächlichen und rückextrapolierten Konzentrationen

---

Das Abschälverfahren

Das Abschälverfahren kann sowohl graphisch als auch rechnerisch ausgeführt werden. Zum besseren Verständnis wird die graphische Bestimmung bei halblogarithmischer Auftragung des Kurvenverlaufs näher erläutert. Zunächst wird die terminale Gerade zur Ordinate rückextrapoliert und C_Z als Ordinatenabschnitt sowie λ_z als Steigung der terminalen Phase abgeschätzt. Im nächsten Schritt werden in der vorletzten Phase (in Abb. 4.11: der ersten Phase) die Differenzen zwischen tatsächlichen Messwerten und korrespondierenden Werten auf der rückextrapolierten Geraden ermittelt und ebenfalls halblogarithmisch aufgetragen. Mit der auf diese Weise entstehenden „Differenzgeraden" wird genauso verfahren wie mit der terminalen Geraden. Liegen weitere Phasen vor, können diese analog „abgeschält" werden.

Schritt 3: Kurvenanpassung

Die Ergebnisse des Abschälverfahrens stellen nur grobe Abschätzungen der Modellparameter dar. Zur Optimierung der Modellparameter wird eine Kurvenanpassung (Curve fitting) durchgeführt. Mathematisch handelt es sich dabei um eine **nichtlineare Regression**, da hinsichtlich der Parameter nichtlineare Modelle zum Einsatz kommen (nicht zu verwechseln mit nichtlinearer Pharmakokinetik!). Die Initialwerte werden dabei schrittweise optimiert, bis eine minimale Abweichung zwischen gemessenen Konzentrationen (C_i) und den über die Modellgleichung berechneten Konzentrationen ($\hat{C}_i$) erreicht wird (s. Abb. 4.12). Die einzelnen Optimierungsschritte (Iterationen) werden durch spezielle Suchalgorithmen gesteuert, wobei die verschiedenen Computerprogramme teilweise sehr unterschiedliche Algorithmen verwenden.

Die **Güte der Kurvenanpassung** kann über die Summe der Abweichungsquadrate (least squares, LS) beurteilt werden, die minimal werden soll:

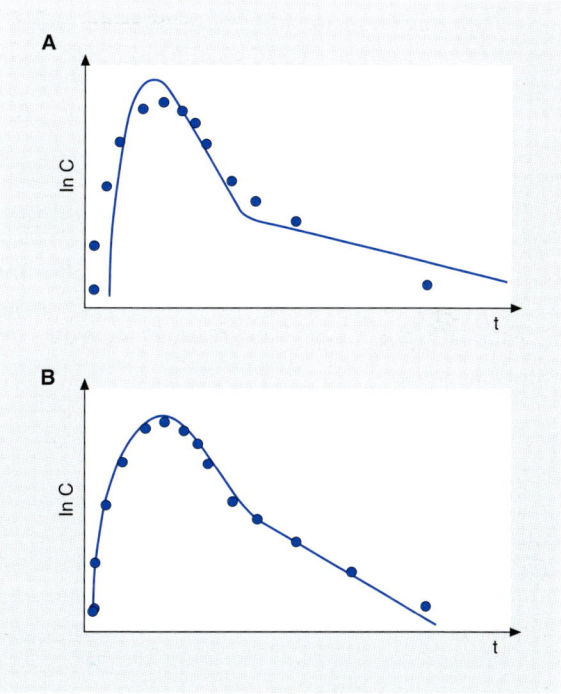

Abb. 4.12: Anpassung eines Zwei-Kompartiment-Modells an einen Plasmakonzentrations-Zeit-Verlauf nach intravenöser Verabreichung.
A: Kurvenverlauf vor Beginn der Kurvenanpassung (unter Verwendung der Initialwerte)
B: Kurvenverlauf nach Beendigung der Kurvenanpassung (unter Verwendung der optimierten Werte).

$$LS = \sum_{i=1}^{n}(C_i - \hat{C}_i)^2 \qquad \text{(Gl. 4.24)}$$

Dabei ist n die Anzahl der Messpunkte. In der Praxis wird oft eine **Wichtung** der Daten vorgenommen, da die absolute Größe des analytischen Bestimmungsfehlers nicht für alle Konzentrationen gleich ist. Hierzu werden die Abweichungsquadrate mit einem Wichtungsfaktor W_i multipliziert (weighted least squares, WLS):

$$WLS = \sum_{i=1}^{n}W_i(C_i - \hat{C}_i)^2 \qquad \text{(Gl. 4.25)}$$

Der Wichtungsfaktor für jede gemessene Konzentration wird meistens über empirische Wichtungsfunktionen ermittelt, die berücksichtigen, dass der analytische Fehler in der Regel von der gemessenen Konzentration abhängig ist. Gebräuchliche Wichtungsfunktionen sind beispielsweise $W_i = 1/C_i$ oder $W_i = 1/C_i^2$.

Die Optimierung ist beendet, wenn Veränderungen der Modellparameter die Güte der Anpassung (LS, WLS) nicht mehr verbessern. Die zu diesem Zeitpunkt erreichten Werte der Modellparameter werden als Ergebnis ausgegeben.

Schritt 4: Modellvergleich
Wurde ein Datensatz mit verschiedenen Modellen analysiert, kann mit Hilfe objektiver **Informationskriterien** entschieden werden, welches Modell das geeignetste ist. Am häufigsten wird das **Akaike-Informationskriterium (AIC)** verwendet, das sowohl die Güte der Anpassung (LS, WLS) als auch die Anzahl der Parameter des Modells (z. B. vier im Zwei-Kompartiment-Modell, i.v. Bolus, Elimination 1. Ordnung: $C_1, \lambda_1, C_2, \lambda_2$) berücksichtigt:

$$AIC = n \cdot \ln WLS + 2k \qquad \text{(Gl. 4.26)}$$

Dabei ist n die Anzahl der Messwerte und k die Anzahl der Modellparameter. Je kleiner der AIC-Wert, desto besser ist das Modell zur mathematischen Beschreibung des Datensatzes geeignet. Daraus ergibt sich, dass immer nur dann ein komplizierteres Modell (mit mehr Parametern bzw. Kompartimenten) geeigneter ist, wenn die Güte der Anpassung dadurch **deutlich** verbessert wird („Prinzip der Sparsamkeit").

Schritt 5: Berechnung der pharmakokinetischen Parameter
Im letzten Schritt können mit Hilfe der abgeschätzten Modellparameter C_i und λ_i die pharmakokinetischen Parameter berechnet werden. Zunächst wird die AUC_∞ ermittelt. Die entsprechenden Gleichungen sind in Tab. 4.1 für die einzelnen Modelle zusammengestellt. Damit liegen alle Größen vor, die zur Berechnung von V_Z (nach Gl. 4.4), CL (nach Gl. 4.6) und $t_{1/2z}$ (nach Gl. 4.12) erforderlich sind. Wie bereits bei der modellunabhängigen Datenanalyse erläutert, muss bei extravaskulärer Applikation auch F bekannt sein.

4.2.3 Modellabhängige Datenanalyse unter Anwendung der Bayes-Methode

Die modellabhängige Datenanalyse kommt zwar mit wesentlich weniger Messpunkten als die modellunabhängige Datenanalyse aus, benötigt jedoch bei Verwendung einfacher Modelle (z. B. Ein-Kompartiment-Modell mit i.v.-Applikation und Elimination 1. Ordnung) mindestens zwei, bei komplizierteren Modellen wesentlich mehr Konzentrationen für eine verlässliche Abschätzung pharmakokinetischer Parameter. In der klinischen Praxis (z. B. beim Therapeutischen Drug Monitoring, s. Kap. 14.3.5) ist eine häufige Probensammlung zu aufwendig. Klinische Pharmakokinetiker haben deshalb nach Wegen gesucht, mit sehr wenigen Plasmakonzentrationen verlässliche Informationen über die individuelle Pharmakokinetik eines Patienten zu erhalten. So ist es zu erklären, dass Verfahren zunehmend an Bedeutung gewinnen, die neben den individuellen Plasmakonzentrationen Erfahrungswerte, sog. **Populationsparameter** (Populationsmittelwert und -varianz), in die Datenanalyse einbeziehen. Die Kombination individueller Beobachtungen und Erfahrungen aus der Patientenpopulation gelingt mit Hilfe des **Bayes-Theorems**, mit dem der wahrscheinlichste Wert für die Modellparameter ermittelt wird (s. Kasten).

Das Bayes-Theorem

Das Bayes-Theorem, benannt nach dem englischen Pastor und Mathematiker Thomas Bayes (1701–1761), basiert auf den Axiomen der Wahrscheinlichkeit. Vor Beginn der Datenanalyse ergibt sich die Wahrscheinlichkeit, dass ein Parameter für ein Individuum einen bestimmten Wert annimmt (**A-priori-Wahrscheinlichkeit**), ausschließlich aus den Erfahrungswerten (Populationsmittelwert und -varianz). Liegen Beobachtungen (Messwerte) an diesem Individuum vor, verändert sich die Wahrscheinlichkeit (**A-posteriori-Wahrscheinlichkeit**): Die tatsächlichen Beobachtungen gehen in die Berechnung der Wahrscheinlichkeit ein. Je mehr Beobachtungen vorliegen, desto geringer ist der Einfluss der Erfahrungswerte auf die A-posteriori-Wahrscheinlichkeit, die nach Abschluss der Datenanalyse zur A-priori-Wahrscheinlichkeit für zukünftige Datenanalysen wird. Diese Vorgehensweise entspricht dem „Lernen durch Erfahrung".

Die modellabhängige Datenanalyse unter Anwendung der Bayes-Methode weicht nur in einem wesentlichen Punkt von der unter Kap. 4.2.2 beschriebenen Vorgehensweise ab: Die Güte der Anpassung wird hier unter Einbeziehung der Populationsparameter (Populationsmittelwerte P_j, Populationsvarianzen σ_j^2) optimiert:

$$\text{WLS}_{\text{Bayes}} = \sum_{i=1}^{n} W_i (C_i - \hat{C}_i)^2 + \sum_{j=1}^{k} \frac{(P_j - \hat{P}_j)^2}{\sigma_j^2}$$

(Gl. 4.27)

$\hat{P}_j$ ist der mit Hilfe des Modells abgeschätzte Parameter für den jeweiligen Patienten und k die Anzahl der Modellparameter. Im Vergleich zur herkömmlichen Ermittlung der Summe der gewichteten Abweichungsquadrate (s. Gl. 4.25) weist Gl. 4.27 also einen zusätzlichen Term auf, der die Summe der Abweichungsquadrate der abgeschätzten Parameter vom Populationsmittelwert darstellt. Gl. 4.27 zeigt auch, dass die Populationsparameter in den Hintergrund treten, je mehr Messwerte verfügbar sind.

Die Anwendung der Bayes-Methode ist immer dann sinnvoll, wenn

☐ nur wenige Plasmakonzentrationen verfügbar sind

☐ gesicherte Populationsmittelwerte und -varianzen vorliegen (s. Kap. 4.2.4)

☐ der Patient eindeutig zu der jeweiligen Population gehört (z. B. sollten die Daten eines Kindes nicht mit Daten aus einer Erwachsenenpopulation ausgewertet werden).

Verschiedene Computerprogramme ermöglichen bereits derartige Kurvenanpassungen unter Einbeziehung der Bayes-Methode für individuelle Patienten (Bayesian fitting). Ein Anwendungsbeispiel ist das Therapeutische Drug Monitoring von Theophyllin (s. Kap. 14.3.5).

4.2.4 Populationspharmakokinetik

Arzneistoffe weisen eine mehr oder weniger ausgeprägte interindividuelle Variabilität in ihrer Pharmakokinetik auf (s. dazu auch Kap. 14). Die bisher vorgestellten Methoden der pharmakokinetischen Da-

tenanalyse beschäftigten sich mit der Ermittlung pharmakokinetischer Parameter eines individuellen Patienten. Die **Populationspharmakokinetik** hingegen charakterisiert die pharmakokinetischen Parameter in einer Patientenpopulation, beispielsweise in der Population von Neugeborenen, Erwachsenen, Rauchern oder Dialysepatienten. Zwei wesentliche Ziele werden damit verfolgt:

☐ Abschätzung von Populationsmittelwert und -varianz:
Gesicherte Populationsparameter sind eine Voraussetzung für die Anwendung der in Kap. 4.2.3 erläuterten Bayes-Methode und zur Erstellung von Dosierungsschemata (s. Kap. 4.3).

☐ Ermittlung patientenspezifischer Faktoren mit Einfluss auf die Pharmakokinetik (sog. **Kovariaten**), z. B. Alter, Geschlecht, Körpergewicht, Kreatininclearance:
Die Kenntnis von Kovariaten stellt eine wichtige Grundlage für die Dosisindividualisierung dar (s. Kap. 14). Abb. 4.13 veranschaulicht, wie mit Hilfe von bekannten Kovariaten die hohe Variabilität in einer großen Population durch die Aufteilung in Subpopulationen reduziert werden kann. Die Vorhersage von individuellen Plasmakonzentrations-Zeit-Verläufen wird dadurch erheblich verbessert.

In der Praxis finden zwei völlig unterschiedliche Konzepte Anwendung: die Zwei-Stufen-Methode und die populationspharmakokinetische Datenanalyse.

Zwei-Stufen-Methode (Two-stage method)

Hinter diesem Namen verbirgt sich die traditionelle Ermittlung von Populationsmittelwerten und -varianzen. In der 1. Stufe werden die individuellen pharmakokinetischen Parameter modellabhängig oder -unabhängig abgeschätzt. In der 2. Stufe werden daraus Mittelwerte und Varianzen berechnet, die dann als Populationsparameter verwendet werden können. Anschließend können die Daten auf Beziehungen zwischen patientenspezifischen Faktoren (Kovariaten) und pharmakokinetischen Parametern hin untersucht werden, z. B. durch Regressionsanalyse (s. dazu auch Kap. 14.1.2).

Populationspharmakokinetische Datenanalyse

Im Gegensatz zur Zwei-Stufen-Methode werden hierbei sämtliche gemessenen Konzentrationen aus

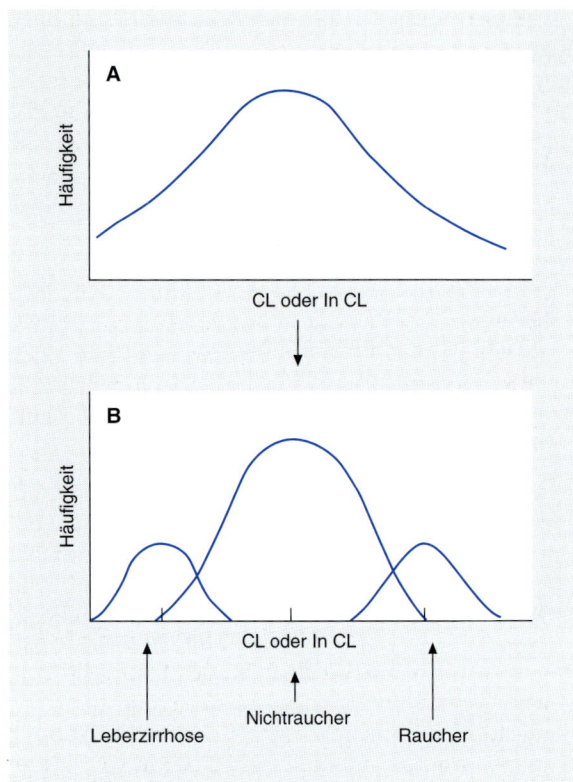

Abb. 4.13: Verteilung der Gesamtclearance eines Arznei-stoffs (nach Peck et al. 1992).
A: in der Gesamtpopulation (Erwachsene)
B: in drei Subpopulationen (Raucher, Nichtraucher, Patienten mit Lebererkrankungen)

☐ Fixed-Effect-Parameter:
– Populationsmittelwerte, z. B. für CL, V
– Patientenspezifische Faktoren (Kovariaten)

☐ Random-Effect-Parameter:
– interindividuell: Populationsvarianzen, z. B. für CL, V
– intraindividuell: Restvariabilität, z. B. durch tageszeitliche Schwankungen, Bioinäquivalenz von Arzneiformen, Messfehler.

Mit Hilfe dieser Methode kann also neben den Populationsmittelwerten und -varianzen für die wichtigsten pharmakokinetischen Parameter auch der quantitative Einfluss von Kovariaten abgeschätzt und eine quantitative Information über die Restvariabilität erhalten werden.

Inzwischen stehen weitere Programme für populationspharmakokinetische Datenanalysen zur Verfügung (z. B. Kinetica®, WinNonmix®), die sich teilweise in ihrem methodischen Ansatz von NONMEM unterscheiden.

Die Anwendbarkeit der populationspharmakokinetischen Datenanalyse auf klinische Routinedaten hat wesentlich zu ihrer hohen Attraktivität beigetragen. Die Abschätzung von Populationsparametern bei Patientenkollektiven, denen häufige Blutabnahmen nicht zugemutet werden können, z. B. Früh- und Neugeborenen, Intensiv- oder Tumorpatienten, wurde durch diese Methodik überhaupt erst ermöglicht. Darüber hinaus können mit populationspharmakokinetischen Methoden bereits in Phase III der klinischen Prüfung über die Ermittlung von Kovariaten Patientensubpopulationen identifiziert werden, bei denen wegen stark abweichender Pharmakokinetik andere Dosierungen eingesetzt werden müssen (vgl. Abb. 4.13).

4.2.5 PK/PD-Modeling

Ziel der pharmakokinetischen Datenanalyse ist es unter anderem, Informationen zu erhalten, mit denen die Arzneimitteltherapie – insbesondere hinsichtlich der Dosierung – rationaler gestaltet werden kann. Dabei geht es vor allem darum, erwünschte und unerwünschte pharmakologische Wirkungen besser vorhersagen bzw. kontrollieren zu können. Aus diesem Grund wird heute nicht nur der Pharmakokinetik, sondern auch der **Pharmakodynamik** der Substanzen zunehmend Aufmerksamkeit geschenkt (s. dazu auch Kap. 14) und versucht, pharmakodynamische Parameter in die pharmakokinetische Datenanalyse einzubeziehen.

der Population **simultan** einer Datenanalyse unterzogen, d. h. die Population wird in ihrer Gesamtheit analysiert. Daraus folgt, dass eine enorme Rechenleistung notwendig ist.

Ein wesentlicher Vorteil dieser Vorgehensweise ist, dass im Gegensatz zur Zwei-Stufen-Methode Daten aus der klinischen Routine analysiert werden können, da keine individuellen Parameter abgeschätzt werden. Es spielt keine Rolle, wie viele Messpunkte pro Patient und welche Abnahmezeiten bei einem Patienten vorliegen. Die Abnahmezeiten müssen allerdings genau dokumentiert sein. Je mehr Patienten analysiert werden, desto genauer ist die Abschätzung der Populationsparameter.

Die erste und immer noch am häufigsten eingesetzte Methode ist das „**NON**linear **M**ixed **E**ffect **M**odel", das von Sheiner et al. (1977) entwickelt wurde und als Computerprogramm NONMEM verfügbar ist. Die Methode differenziert zwischen Populationsparametern, die feste Effekte (**fixed effects**) und solchen, die Zufallseffekte (**random effects**) beschreiben:

Dieses Vorgehen wird auch als **PK/PD-Modeling** bezeichnet. Dabei handelt es sich um eine integrierte pharmakokinetische/pharmakodynamische Datenanalyse, die bereits von einer Reihe von Softwarepaketen (z. B. WinNonlin®) angeboten wird. Mit dem PK/PD-Modeling kann nicht nur der zeitliche Verlauf der Konzentrationen, sondern auch der Verlauf der daraus resultierenden Wirkungen beschrieben und vorhergesagt werden.

Modellbildung

Ein einfaches PK/PD-Modell besteht aus drei integrierten Komponenten, die die Beziehung zwischen Dosis, Plasmakonzentration, Konzentration am Wirkort und der Wirkung beschreiben (s. Abb. 4.14):

☐ dem pharmakokinetischen Modell,

☐ dem pharmakodynamischen Modell und

☐ der Verknüpfung zwischen Pharmakokinetik und Pharmakodynamik (Link).

Mit Hilfe **pharmakokinetischer Modelle** wird der Plasmakonzentrations-Zeit-Verlauf beschrieben. Dazu eignen sich in der Regel die in 4.2.2 beschriebenen Kompartiment-Modelle.

Pharmakodynamische Modelle charakterisieren die Beziehung zwischen der Konzentration am Wirkort und der Wirkungsintensität. Im Rahmen eines PK/PD-Modeling finden folgende Modelle Anwendung:

☐ Lineares Modell
In seltenen Fällen sind Wirkungsintensität (E) und die Konzentration am Wirkort (C_e) direkt proportional, so dass ein lineares Modell mit der Steigung S und dem y-Achsenabschnitt I angewendet werden kann:

$$E = S \cdot C_e + I \qquad \text{(Gl. 4.28)}$$

☐ Log-Lineares Modell
Hängt die Wirkungsintensität (E) vom Logarithmus der Konzentration ($\log C_e$) ab, kann ein log-lineares Modell gewählt werden:

$$E = S \cdot \log C_e + I \qquad \text{(Gl. 4.29)}$$

☐ E_{max}-Modell
In der Regel, z. B. bei Rezeptor-vermittelten Wirkungen, wird jedoch eine maximal erreichbare Wirkungsintensität (E_{max}) beobachtet. Eine weitere Konzentrationserhöhung führt dann nicht mehr zu einer stärkeren Wirkung. In diesem Fall eignet sich das E_{max}-Modell:

$$E = \frac{E_{max} \cdot C_e}{EC_{50} + C_e} \qquad \text{(Gl. 4.30)}$$

EC_{50} stellt die Arzneistoffkonzentration dar, bei der 50 % der maximalen Wirkungsintensität beobachtet werden. Die EC_{50} charakterisiert die Wirkpotenz des Arzneistoffs bzw. die Sensitivität eines Organs oder Gewebes in Bezug auf den Arzneistoff. Eine ausführlichere Besprechung und graphische Darstellung des E_{max}-Modells ist in Kap. 3.4.4 (Abb. 3.5) zu finden.

☐ Sigmoides E_{max}-Modell
Dieses Modell stellt die Erweiterung des E_{max}-Modells um den sog. Hill-Koeffizient (Sigmoiditätsfaktor) n dar, der die Steilheit der Kurve charakterisiert:

$$E = \frac{E_{max} \cdot C_e^n}{EC_{50}^n + C_e^n} \qquad \text{(Gl. 4.31)}$$

Die Einführung des Hill-Koeffizienten erlaubt in vielen Fällen eine bessere Kurvenanpassung als das einfache E_{max}-Modell. Gl. 4.31 wird auch als **Hill-Gleichung** bezeichnet.

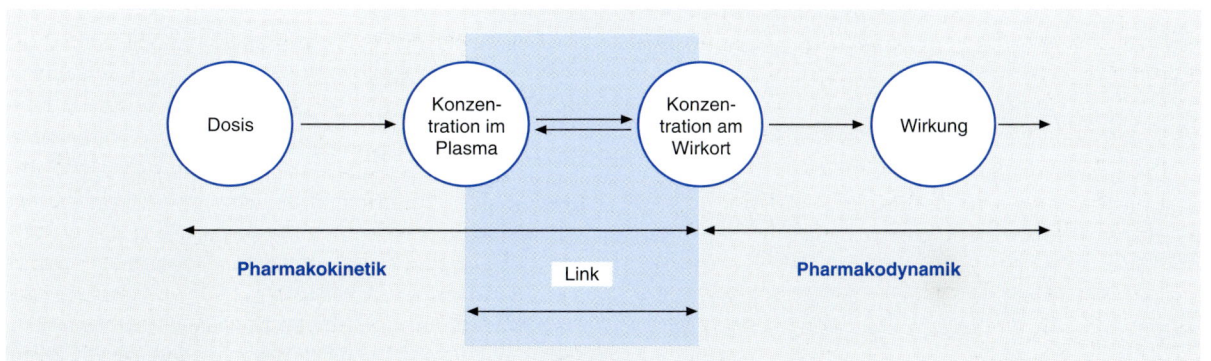

Abb. 4.14: Beziehung zwischen Dosis, Plasmakonzentration, Konzentration am Wirkort und Wirkungsintensität (modifiziert nach Gabrielsson und Weiner 1997).

Um ein PK/PD-Modeling durchführen zu können, müssen nicht nur ein pharmakokinetisches und ein pharmakodynamisches Modell ausgewählt, sondern auch die **Verknüpfung** (Link) zwischen beiden charakterisiert werden. Abhängig davon, in welcher Beziehung die Konzentration am Wirkort und die Plasmakonzentration stehen, wird eine direkte oder indirekte Verknüpfung hergestellt:

☐ Eine **direkte Verknüpfung** kann gewählt werden, wenn die Konzentrationen am Wirkort und die Plasmakonzentrationen direkt proportional sind. In diesem Fall entspricht der Zeitpunkt der maximalen Wirkungsintensität dem Zeitpunkt der maximalen Plasmakonzentration. Bei der Modellbildung geht man davon aus, dass der Wirkort Bestandteil des zentralen Kompartiments ist. In einigen Fällen kann der Verlauf der Wirkung auch mit Hilfe der Konzentrationen im peripheren Kompartiment beschrieben werden.

☐ Eine **indirekte Verknüpfung** wird gewählt, wenn die Konzentrationen am Wirkort und die Plasmakonzentrationen (bzw. die Konzentrationen im peripheren Kompartiment) nicht direkt proportional sind. Dies ist z.B. der Fall, wenn der Arzneistoff sich nur langsam an den Wirkort verteilt, die Wirkung nur langsam eintritt oder erst aktive Metaboliten gebildet werden müssen, die für die Wirkung verantwortlich sind. Die Wirkung tritt dann im Vergleich zur Plasmakonzentration zeitverzögert auf (s. Abb. 4.15). In diesem Fall wird ein hypothetisches **Effekt-Kompartiment** eingeführt. Der Konzentrations-Zeit-Verlauf in diesem Effekt-Kompartiment soll den Konzentrations-Zeit-Verlauf am Wirkort widerspiegeln.

Ein Beispiel für jeweils ein PK/PD-Modell mit direkter und indirekter Verknüpfung zeigt Abb. 4.16.

Neben den aus der Pharmakokinetik bekannten Geschwindigkeitskonstanten k_a, k_{12}, k_{21} und k_{10} enthält das Modell mit indirekter Verknüpfung mit k_{1e} eine Konstante, die die Beziehung zwischen Plasmakonzentration und Wirkungsintensität angibt und mit k_{e0} eine Konstante, die das Abklingen der Wirkung beschreibt.

Anwendung

Um ein PK/PD-Modeling im Rahmen klinischer Studien anwenden zu können, ist es notwendig, die Wirkungsintensität des betreffenden Arzneistoffs am Probanden bzw. am Patienten wiederholt und verlässlich messen zu können. Für eine Vielzahl von Arzneistoffen wurden bereits Parameter etabliert, mit denen der zeitliche Verlauf der pharmakologischen Wirkung (**Effektkinetik**) charakterisiert werden kann. Beispiele sind die Blutdruckmessung nach Gabe von Antihypertonika, die Leukozytenzahl nach Gabe von Glucocorticoiden und EEG-Messungen nach Gabe zentral wirksamer Arzneistoffe. Die ausgewählten Messparameter stellen in den meisten Fällen **Surrogat-Parameter** dar, von denen zunehmend gefordert wird, dass sie mit der Wirksamkeit oder der Toxizität des Arzneistoffs im Zusammenhang stehen.

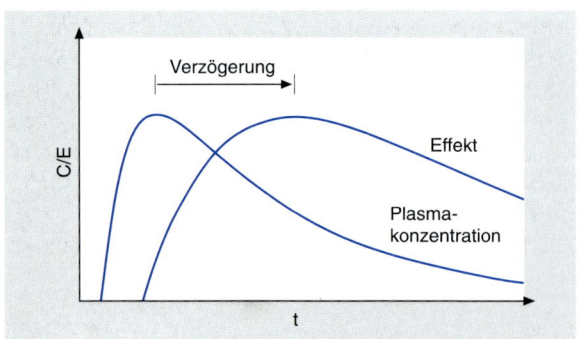

Abb. 4.15: Zeitlicher Verlauf von Plasmakonzentration und Wirkung bei langsamer Verteilung des Arzneistoffs an den Wirkort (modifiziert nach Lalonde 1995).

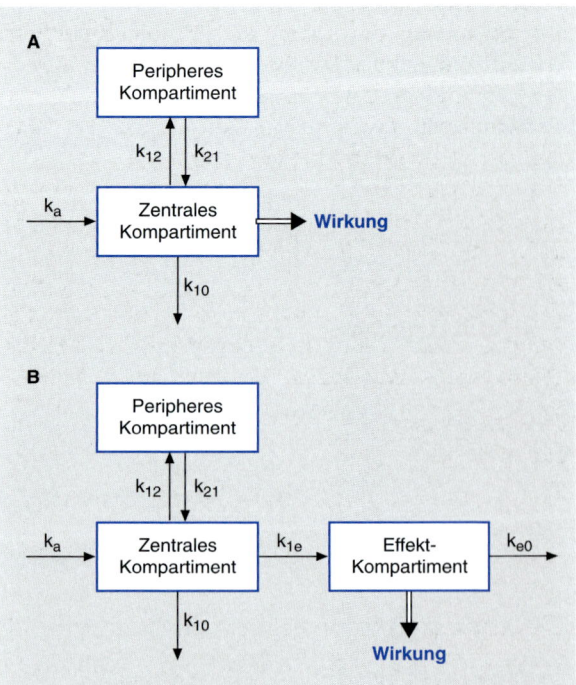

Abb. 4.16: Beispiele für PK/PD-Modelle auf der Grundlage eines pharmakokinetischen Zwei-Kompartiment-Modells nach extravaskulärer Applikation; A: mit direkter Verknüpfung, B: mit indirekter Verknüpfung (Erklärung der Geschwindigkeitskonstanten, s. Text).

Bereits in Phase I und II der **klinischen Prüfung** spielen PK/PD-Untersuchungen eine wichtige Rolle (s. Kap. 9.2.3). Dabei versucht man, sowohl den zeitlichen Verlauf der erwünschten und/oder unerwünschten Wirkung(en) mit Hilfe eines PK/PD-Modeling zu beschreiben. Gelingt die Etablierung eines PK/PD-Modells, so kann der zeitliche Verlauf der Wirkungen bei Anwendung anderer Dosierungsschemata vorhergesagt werden. Die Modelle können damit wertvolle Hinweise zur Dosierung in späteren Studien geben und dazu beitragen, diese zielgerichteter zu planen. Außerdem kann ein PK/PD-Modell helfen, klinische Beobachtungen in späteren Phasen der klinischen Prüfung besser zu interpretieren (s. auch Derendorf et al. 2000).

In der Phase III der klinischen Prüfung werden zunehmend Untersuchungen zur Populationspharmakokinetik mit einem PK/PD-Modeling kombiniert (**Populationspharmakokinetik/-pharmakodynamik**). Damit werden die intra- und interindividuelle Variabilität der Wirkung beschrieben und individuelle Faktoren mit Einfluss auf die Wirkung ermittelt (vgl. 4.2.4). Anhand der Ergebnisse dieser Untersuchungen können die pharmakodynamischen Parameter verschiedener Patientenpopulationen verglichen und Populationen mit besonderen Risiken, z. B. ältere Patienten mit veränderter Rezeptorempfindlichkeit, identifiziert werden.

Grundlagen der Klinischen Pharmazie

4.3 Erstellung eines Dosierungsschemas

Die optimale Dosierung von Arzneistoffen ist eine der zentralen Aufgaben der Klinischen Pharmazie. Sowohl bei der Erarbeitung von Dosierungsempfehlungen in der klinischen Prüfung als auch bei der individuellen Dosierungsoptimierung müssen pharmakokinetische Daten so aufgearbeitet werden, dass schließlich ein praxisgerechtes **Dosierungsschema** zur Verfügung steht. In diesem Abschnitt soll erläutert werden, wie aus pharmakokinetischen Parametern ein konkretes Dosierungsschema für die **Mehrfachverabreichung** errechnet werden kann.

Die Berechnungen basieren auf dem Konzept des **therapeutischen Bereichs**. Ziel ist es, dass der Bereich zwischen minimal effektiver und minimal toxischer Konzentration unter der Therapie zu keinem Zeitpunkt verlassen wird. Daraus ergibt sich, dass derartige Berechnungen insbesondere bei Substanzen mit enger therapeutischer Breite relevant sind.

Ein Dosierungsschema besteht prinzipiell aus drei Komponenten:

☐ dem Dosierungsintervall (τ) (s. Kap. 4.3.1)

☐ der Erhaltungsdosis (Maintenance dose; MD), (s. Kap. 4.3.2)

☐ der Initialdosis (Loading dose; LD) (s. Kap. 4.3.3).

Tab. 4.2 zeigt, welche pharmakokinetischen Parameter für welche Komponente des Dosierungsschemas von besonderer Bedeutung sind.

Tab. 4.2: Beziehung zwischen Pharmakokinetik und Dosierung.

Pharmakokinetischer Parameter	Bedeutung für die Dosierung
F	Initial- und Erhaltungsdosis
V	Initialdosis
CL	Erhaltungsdosis
$t_{1/2}$	Dosierungsintervall

4.3.1 Dosierungsintervall

Von den drei genannten Komponenten eines Dosierungsschemas muss zunächst das **Dosierungsintervall** festgelegt werden. Wichtigster pharmakokinetischer Parameter zur Berechnung eines optimalen Dosierungsintervalls ist die Eliminationsgeschwindigkeitskonstante bzw. Halbwertszeit des Arzneistoffs. Bei intravenöser Bolus-Applikation unter Annahme eines Ein-Kompartiment-Modells gilt dann, dass jede beliebige Konzentration C_1 mit einer im zeitlichen Abstand t darauf folgenden Konzentration C_2 in folgender Beziehung steht:

$$C_2 = C_1 \cdot e^{-k_e \cdot t} \qquad \text{(Gl. 4.32)}$$

Setzt man für C_1 und C_2 die Grenzen des therapeutischen Bereichs ein (C_1 = minimal toxische Konzentration, C_2 = minimal effektive Konzentration), dann entspricht t der Zeit, in der der therapeutische Bereich von oben nach unten durchschritten wird. Da der therapeutische Bereich unter der Therapie nicht verlassen werden soll, kann t als maximales Dosierungsintervall (τ_{max}) angesehen werden. Ersetzt man in Gl. 4.32 C_1 durch C_{max}^{ss}, C_2 durch C_{min}^{ss} und t durch τ_{max} ergibt sich:

$$C_{min} = C_{max} \cdot e^{-k_e \cdot \tau_{max}} \qquad \text{(Gl. 4.33)}$$

Aufgelöst nach τ_{max} erhält man:

$$\tau_{max} = \frac{\ln C_{max}^{ss} - \ln C_{min}^{ss}}{k_e} \qquad \text{(Gl. 4.34)}$$

Es sei betont, dass mit Hilfe von Gl. 4.34 ein Dosierungsintervall berechnet wird, mit dem die Konzentrationen gerade noch in den Grenzen des therapeutischen Bereichs bleiben. Ein größeres τ kann nicht gewählt werden, da sonst der therapeutische Bereich (unabhängig von der noch festzulegenden Dosis) teilweise verlassen wird. Ein kleineres τ reduziert jedoch die Differenz zwischen C_{max}^{ss} und C_{min}^{ss} (Fluktuation) und erhöht damit die Therapiesicherheit.

Gl. 4.34 ist streng nur für die intravenöse Bolus-Applikation unter Annahme eines Ein-Kompartiment-Modells gültig. Bei einer intravenösen Kurzinfusion muss die Infusionszeit T mitberücksichtigt und die Gleichung entsprechend modifiziert werden (s. Kap. 14.3.5: Therapeutisches Drug Monitoring von Aminoglykosiden). Bei extravaskulärer Applikation kann die Zeit bis zum Erreichen der Maximalkonzentration (t_{max}) hinzuaddiert werden:

$$\tau_{max} = \frac{\ln C_{max}^{ss} - \ln C_{min}^{ss}}{k_e} + t_{max} \qquad \text{(Gl. 4.35)}$$

Grundsätzlich sind also nach extravaskulärer Applikation längere Dosierungsintervalle möglich. Infolge des langsameren Konzentrationsanstiegs kommt es zu einer geringeren Schwankung (Fluktuation) der Plasmakonzentrationen im Vergleich zur Bolus-Injektion.

Das mit Hilfe der Gl. 4.34 und 4.35 berechnete maximale Dosierungsintervall wird nur in den seltensten Fällen **praxisgerecht** sein. Es ist deshalb unbedingt notwendig, auf der Grundlage dieser Berechnung ein praxisgerechtes Dosierungsintervall zu wählen. Wichtig ist dabei, dass die Tageszeit der Applikation sich nicht von Tag zu Tag ändert. Praxisgerecht sind also vor allem die Intervalle 12 und 24 Stunden, aber auch 8, 6 und 4 Stunden. In der Regel wird man, ausgehend von τ_{max}, das nächstkürzere praxisgerechte Intervall wählen.

Bei Substanzen mit sehr kurzer Halbwertszeit (< 3 h) **und** enger therapeutischer Breite sollte man

eine **intravenöse Dauerinfusion** (entspricht $\tau = 0$) in Erwägung ziehen. In diesem Fall kann die Infusionsgeschwindigkeit (R_0) als Produkt von gewünschter Steady-State-Konzentration (C^{ss}) und Gesamtclearance (CL) des Arzneistoffs berechnet werden:

$$R_0 = C^{ss} \cdot CL \qquad \text{(Gl. 4.36)}$$

4.3.2 Erhaltungsdosis

Nachdem das optimale und praxisgerechte Dosierungsintervall ermittelt wurde, kann die **Erhaltungsdosis (MD)** berechnet werden. Darunter wird die Dosis verstanden, mit der eine bestimmte Plasmakonzentration bzw. ein bestimmter Plasmakonzentrationsbereich aufrechterhalten werden kann. Mit der Erhaltungsdosis wird also die Arzneistoffmenge ersetzt, die während des Dosierungsintervalls eliminiert wird. Daher ist die Erhaltungsdosis primär von der Gesamtclearance des Arzneistoffs abhängig. Bei extravaskulärer Applikation geht außerdem die systemisch verfügbare Fraktion in die Berechnung ein. Zunächst kann über die Grenzen des therapeutischen Bereichs (C_{max}^{ss} und C_{min}^{ss}) die angestrebte mittlere Konzentration im Steady-State C_{av}^{ss} berechnet werden:

$$C_{av}^{ss} = \frac{C_{max}^{ss} - C_{min}^{ss}}{\ln C_{max}^{ss} - \ln C_{min}^{ss}} \qquad \text{(Gl. 4.37)}$$

Im nächsten Schritt kann die optimale Erhaltungsdosis (MD) berechnet werden, indem Gl. 4.17 nach D aufgelöst wird:

$$MD = \frac{C_{av}^{ss} \cdot CL \cdot \tau}{F} \qquad \text{(Gl. 4.38)}$$

Es sei betont, dass hier unbedingt das gewählte praxisgerechte Dosierungsintervall (nicht das berechnete τ_{max}) einzusetzen ist.

Auch die berechnete Erhaltungsdosis muss auf ihre Praktikabilität hin überprüft werden. Im Gegensatz zu Injektions- oder Infusionslösungen sind beispielsweise Tabletten, Kapseln und Suppositorien nicht oder nur bedingt teilbar. Darüber hinaus muss die Compliance des Patienten berücksichtigt werden. Die berechnete Erhaltungsdosis muss dann ggf. praxisgerecht modifiziert werden.

4.3.3 Initialdosis

In akuten Fällen, insbesondere in der Intensiv- oder Notfallmedizin, soll ein Arzneistoff möglichst schnell nach der Applikation wirken. Um dieses Ziel

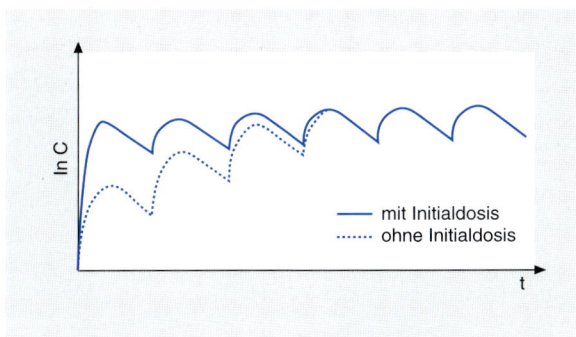

Abb. 4.17: Plasmakonzentrations-Zeit-Verlauf mit und ohne Gabe einer Initialdosis.

zu erreichen, sollte die Konzentration des Arzneistoffs sofort und nicht erst nach fünf Halbwertszeiten im therapeutischen Bereich liegen (Abb. 4.17). Die dafür benötigte Arzneistoffmenge wird als **Initialdosis (LD)** bezeichnet. Die Höhe der Initialdosis hängt vor allem vom scheinbaren Verteilungsvolumen ab, da dieses die Beziehung zwischen applizierter Dosis und Plasmakonzentration angibt (s. Kap. 4.1.2). Bei extravaskulärer Applikation muss die Initialdosis um die systemisch verfügbare Fraktion F korrigiert werden. Um eine gewünschte Plasmakonzentration (C_{gew}) zu erreichen, kann LD wie folgt berechnet werden:

$$LD = \frac{C_{gew} \cdot V}{F} \qquad \text{(Gl. 4.39)}$$

Wird eine Dauertherapie mit Mehrfachapplikation begonnen, kann eine angemessene Initialdosis auch über die bereits festgelegte Erhaltungsdosis (s. Kap. 4.3.2) berechnet werden. Insbesondere bei **Substanzen mit langer Halbwertszeit**, z.B. herzwirksamen Glykosiden, bei denen Tage bis Wochen vergehen können, bis ein Steady-State erreicht ist, kann man die langsam erfolgende Kumulation durch eine Initialdosis vorwegnehmen. Der Steady-State wird sofort erreicht, wenn die Initialdosis um den Kumulationsfaktor R (s. Kap. 4.1.6) höher als die Erhaltungsdosis gewählt wird (s. Abb. 4.17):

$$LD = \frac{MD}{1 - e^{-k_e \cdot \tau}} \qquad \text{(Gl. 4.40)}$$

Bei der Initialdosis ist ebenso auf Praktikabilität zu achten wie bei Dosierungsintervall und Erhaltungsdosis.

Abschließend sei noch darauf hingewiesen, dass es sich bei der hier erläuterten Methodik zur Erstellung von Dosierungsschemata um eine prinzipielle, verallgemeinerte Vorgehensweise handelt, die nicht für jeden Arzneistoff sinnvoll sein muss. Es ist unbedingt notwendig, pharmakokinetische und therapeutische Besonderheiten des betreffenden Arzneistoffs zu berücksichtigen und die Berechnungen ggf. zu modifizieren. Drei Anwendungsbeispiele zur Dosisindividualisierung (Aminoglykoside, Theophyllin, Phenytoin) werden in Kap. 14.3.5 ausführlich erläutert.

Literatur

Derendorf, H., Gramatté, Th., Schäfer, H.G. (2002): Pharmakokinetik – Einführung in die Theorie und Relevanz für die Arzneimitteltherapie. 2. Aufl., Wissenschaftliche Verlagsgesellschaft mbH, Stuttgart

Derendorf, H., Hochhaus, G. (1995): Handbook of pharmacokinetic/pharmacodynamic correlation. CRC Press LLC, Boca Raton

Derendorf, H., Lesko, L.J., Chaikin, P., Colburn, W.A., Lee, P., Miller, R., Powell, R., Rhodes, G., Stanski, D., Venitz, J. (2000): Pharmacokinetic/pharmacodynamic modeling in drug research and development. J. Clin. Pharmacol. 40: 1399–1418

Gabrielsson, J., Weiner, D. (2001): Pharmacokinetic and pharmacodynamic data analysis. 3. Aufl., Swedish Pharmaceutical Press, Stockholm

Gugeler, N., Klotz, U. (2000). Einführung in die Pharmakokinetik. 2. Aufl., Govi-Verlag, Eschborn

Pfeifer, S., Pflegel, P., Borchert, H.H. (1995): Biopharmazie: Pharmakokinetik – Bioverfügbarkeit – Biotransformation. 3. Aufl., Ullstein/Mosby GmbH & Co. KG, Berlin/Wiesbaden

Rowland, M., Tozer, T.N. (1995): Clinical pharmacokinetics: concepts and applications. 3. Aufl., Lea & Febiger, Philadelphia

Shargel, L., Yu, A.B.C. (1999): Applied biopharmaceutics and pharmacokinetics. 4. Aufl., Appleton & Lange, Norwalk

Sheiner, L.B., Rosenberg, R., Marathe, V.V. (1977): Estimation of population characteristics of pharmacokinetic parameters from routine clinical data. J. Pharmacokinet. Biopharm. 5: 445–479

Wagner, J.G. (1993): Pharmacokinetics for the pharmaceutical scientist. Technomic Publishing Company, Lancaster

Weiss, M. (1990): Theoretische Pharmakokinetik: Modellierung, Datenanalyse, Dosierungsoptimierung. Verlag Gesundheit GmbH, Berlin

Winter, M.E. (1994): Basic clinical pharmacokinetics. 3. Aufl., Applied Therapeutics, Inc., Vancouver

Grundlagen der Klinischen Pharmazie

Grundlagen der Klinischen Pharmazie

5 Klinische Toxikologie

P.J. Meier-Abt, CH-Zürich

5.1 Einführung

Die Klinische Toxikologie beschäftigt sich im weitesten Sinne mit akuten und chronischen Vergiftungen durch körperfremde Substanzen (Xenobiotika) beim Menschen. Quantitativ im Vordergrund stehen dabei **akute Vergiftungen**, welche zumeist durch Einnahme von zu hohen Dosen eines Fremdstoffes ausgelöst werden. **Chronische Vergiftungen** können sich als Folge einer Langzeiteinwirkung eines chemischen Stoffes infolge beruflicher Kontakte oder Dauerimmissionen bzw. langfristiger Aufnahme von kontaminierten Lebensmitteln ereignen. Sie können lange Zeit latent, d. h. ohne oder nur mit geringen klinischen Beschwerden verlaufen. Nach genügend hoher Akkumulation eines Giftstoffes im Körper können latente chronische Vergiftungen aber plötzlich exazerbieren und sich als akute Vergiftung mit bedrohlichem Charakter zeigen.

Bei allen Vergiftungspatienten gilt es, durch rasche und effektive therapeutische Interventionen einen möglichst günstigen Krankheitsverlauf und das Überleben ohne Spätfolgen sicherzustellen. Gleichzeitig sollen die Patienten nicht durch ungerechtfertigte Maßnahmen mit möglichen Komplikationen dem Risiko einer zusätzlichen iatrogenen Schädigung ausgesetzt werden. Angesichts des Mangels an aussagekräftigen kontrollierten Therapiestudien ist es in der Klinischen Toxikologie oft sehr schwierig, den richtigen Weg zwischen therapeutischem Nihilismus und einer von Unsicherheit geprägten Überreaktion zu finden. Es ist deshalb wichtig, möglichst frühzeitig die involvierte Noxe zu identifizieren und den zu erwartenden Schweregrad des Vergiftungsverlaufes (Risikoabschätzung) abzuschätzen.

5.2 Epidemiologie akuter Vergiftungen

In der Jahresstatistik 1999 des Schweizerischen Toxikologischen Informationszentrums ereigneten sich die meisten akuten Vergiftungen durch Arzneimittel (36,6 %), gefolgt von Haushaltsprodukten (24,0 %), Giftpflanzen (10,7 %), technischen und gewerblichen Produkten (6,9 %), Körperpflegemitteln und Kosmetika (4,6 %), Alkohol und anderen Drogen (3,7 %), Nahrungsmitteln und Getränken (3,7 %), Produkten der Landwirtschaft (3,3 %), Gifttieren (2,2 %) und Pilzen (1,4 %). Während bei Erwachsenen die suizidalen Arzneimittelüberdosierungen im Vordergrund standen (16,1 % aller Vergiftungen), dominierten bei den Kindern die akzidentellen Vergiftungen in Haus und Garten (60,7 %). Bei den Erwachsenen verliefen die Vergiftungen in 13,3 % der

Fälle ohne Symptome, in 59,8 % mit leichten (nicht behandlungsbedürftigen) und in 17,6 % mit mittleren Beschwerden. Schwere Vergiftungen wurden in 8,7 % und letale Vergiftungsverläufe in 0,6 % der Fälle beobachtet. Die meisten schweren und tödlichen Vergiftungen wurden mit Arzneimitteln (9 Todesfälle) beobachtet, gefolgt von Alkohol und Drogen (3 Todesfälle) und den Landwirtschaftsprodukten (4 Todesfälle). Bei den Kindern verlief der Giftkontakt in 53,8 % der Fälle ohne Symptome. 38,0 % der Vergiftungsverläufe waren leicht, 6,4 % mittelschwer, 1,7 % schwer und 0,1 % tödlich.

Diese Zahlen stimmen gut mit den internationalen Erfahrungen überein. Sie zeigen, dass schwere und letale Vergiftungen insgesamt einen relativ geringen

Anteil aller Vergiftungen ausmachen und vor allem durch suizidale Überdosierungen von Arzneimitteln und Drogen bedingt sind. Neben der spezifischen Therapieberatung gehört es deshalb zu den wichtigsten Aufgaben der klinisch-toxikologischen Beratungsstellen, möglichst verlässliche Kriterien zur Risikoabschätzung von Vergiftungsverläufen zu erarbeiten, d. h., es gilt, unnötige ärztliche Behandlungen und Hospitalisationen zu vermeiden und damit einen Beitrag zur Kostensenkung im Gesundheitswesen zu leisten.

5.3 Erkennen und Risikoabschätzung von akuten Vergiftungen

Eine Vergiftung kann sich als schädliche Wirkung an der Eintrittspforte (z. B. Reizgase, Ätzstoffe), als vorübergehende Beeinträchtigung von Organfunktionen (z. B. Bewusstseinsverlust durch Hypnotika, Blutdruckabfall durch Herz-Kreislauf-Pharmaka, Krämpfe z. B. durch Krampfgifte) oder als Schädigung bis zum Untergang von Zellen in Zielorganen (z. B. Multiorganversagen durch Colchicin, Lebernekrose durch Paracetamol) auswirken. Da die meisten Gifte mehrere Organsysteme gleichzeitig angreifen, verursachen sie neben spezifischen meist auch zahlreiche unspezifische Symptome. Bei ansprechbaren Patienten hilft meist eine sorgfältige Notfallanamnese (Welche und wie viel Fremdsubstanz wurde zu welchem Zeitpunkt eingenommen?) weiter. Sind Patienten nicht auskunftswillig oder nicht ansprechbar, so muss eine Vergiftung in all den Fällen vermutet werden, in denen bei Gesunden akute Krankheitssymptome auftreten bzw. sich bei chronisch Kranken Patienten der Krankheitszustand unerwartet verschlechtert. Hier können Leitsymptome oder eine charakteristische Kombination von Symptomen (= Syndrom) wie zum Beispiel ein anticholinerges Syndrom (Mydriasis, Mundtrockenheit, Tachykardie, Obstipation/Ileus, Harnverhaltung, Hyperthermie) oder ein cholinerges Syndrom (Miosis, Salivation, Rhinorrhoe, gesteigerte Bronchialsekretion, Bradykardie, Diarrhoe, Harninkontinenz) wichtige Hinweise zu Art und Menge der eingenommenen Noxe(n) liefern (s. Tab. 5.1). In unsicheren Fällen können analytisch-chemische Suchtests im Blut und/oder Urin weiterhelfen.

Für die Abschätzung des Schweregrades eines Vergiftungsverlaufes (Risikoabschätzung) ist es wichtig,

Tab. 5.1: Beispiele von Leitsymptomen bei akuten Vergiftungen.

Symptom	Mögliche Ursachen
Koma	Sedativa/Hypnotika, Opioide, Antihistaminika, Kohlenmonoxid (CO), Kohlenwasserstoffe, Ethanol, Methanol, Ethylenglykol, Gamma-Hydroxybuttersäure
Krämpfe	Trizyklische Antidepressiva, Lithium, Neuroleptika, Carbamazepin, Antihistaminika, Theophyllin, Mefenaminsäure, Salicylate, Cholinesterasehemmer, Cyanide, Kohlenwasserstoffe
Delirien	Neuroleptika, Atropin, halluzinogene Drogen
Extrapyramidale Reaktionen	Neuroleptika
Anticholinerges Syndrom	Antidepressiva, Neuroleptika, Atropin, Antihistaminika
Cholinerges Syndrom	Cholinesterasehemmer, Überdosierung von Cholinergika, gewisse Pilzvergiftungen
Miosis	Opioide, Cholinesterasehemmer
Leberzellnekrose	Paracetamol, Schwermetalle, Knollenblätterpilze (Amanita phalloides)
Metabolische Azidose	Salicylate, Mefenaminsäure, Kohlenmonoxid (CO), Cyanide, Säuren, Methanol, Ethylenglykol

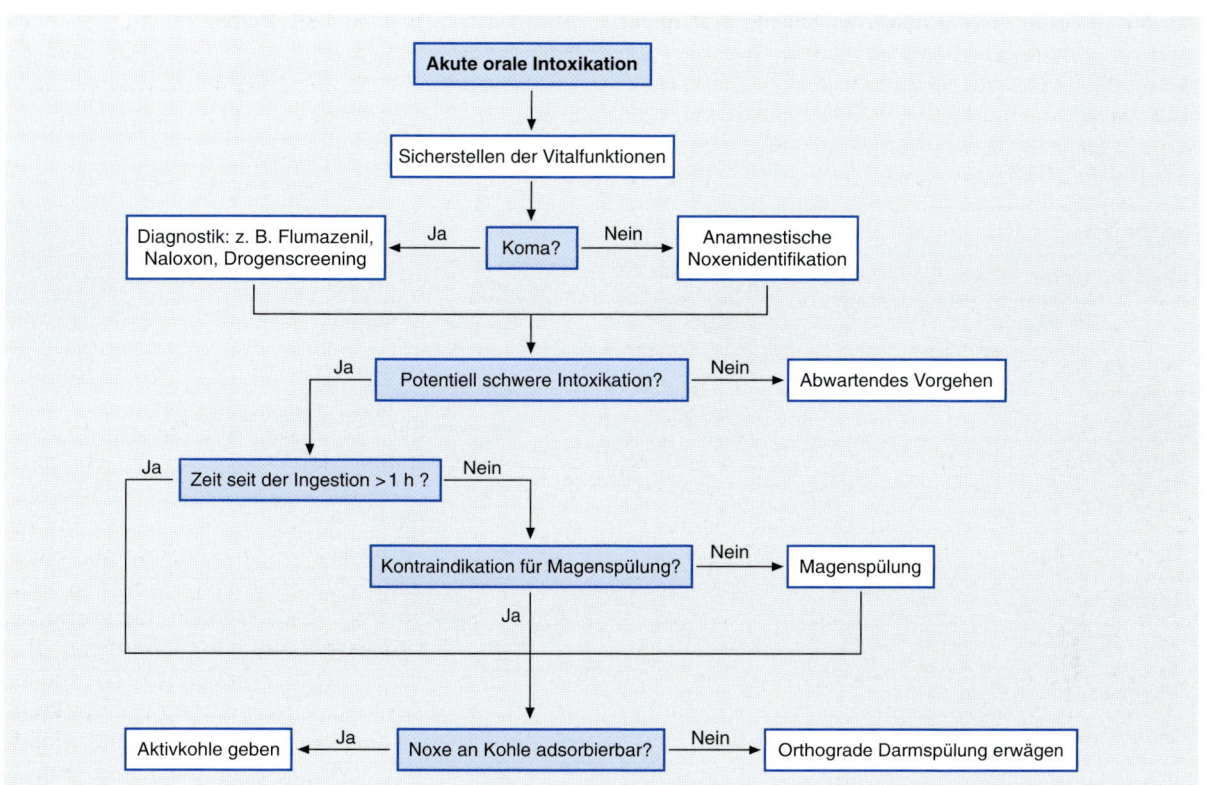

Abb. 5.1: Algorithmus für Notfallmaßnahmen und primäre Dekontamination bei akuten peroralen Vergiftungen.

□ die Art und Menge der eingenommenen Noxe,

□ die Latenzzeit zwischen Noxeneinnahme und Behandlungsbeginn,

□ die pharmako- und toxikokinetischen Eigenschaften der Noxe und

□ potentielle Risikofaktoren des Patienten (z. B. Alkohol- und Drogenabusus, vorbestehende Organschäden wie Leber- und Niereninsuffizienz, pharmakogenetische Polymorphismen)
zu kennen.

Zudem muss eine gesicherte (positiver Nachweis der Noxe in Körperflüssigkeiten und/oder Organgewebe) oder zumindest eine wahrscheinliche (Art und zeitliches Auftreten der Symptome passen zur Noxe, keine andere plausible Krankheitsursache nachweisbar) Kausalität zwischen Symptomen und Noxeneinnahme bestehen. Die Schweregradklassifizierung erfolgt am besten nach den Richtlinien der „European Association of Poison Centers and Clinical Toxicologists (EAPCCT)", welche leichte, mittlere und schwere Vergiftungsgrade unterscheidet:

□ leichte Symptome sind mild, vorübergehend, bessern sich spontan und eine Therapie ist im Allgemeinen nicht notwendig;

□ mittelschwere Symptome sind deutlich und/oder länger anhaltend und eine Therapie ist im Allgemeinen nötig;

□ schwere Symptome sind oft lebensbedrohlich und eine Therapie ist immer nötig.

Für eine Reihe von Arzneistoffen sind heute relativ zuverlässige Grenzdosen bekannt, die für schwere Vergiftungsverläufe prädisponieren (Tab. 5.2). Bei Arzneistoffen mit bekannter Beziehung zwischen Plasmakonzentrationen und Toxizität gilt es, möglichst frühzeitig entsprechende Laboranalysen zu veranlassen, um eine rationale Indikationsstellung der Therapiemaßnahmen zu gewährleisten. In naher Zukunft werden die Fortschritte in der pharmako- und toxikogenomischen Forschung zweifellos auch weitere Verbesserungen in der individuellen Risikoabschätzung akuter Vergiftungen bringen.

Tab. 5.2: Grenzdosen für schwere Symptome bei einigen ausgewählten Arzneimittelintoxikationen. *

Arzneistoffe	Grenzdosen	Schwere Symptome
Alprazolam	>0,06 g	Koma
Amitriptylin	>0,56 g	Koma, Kardiotoxizität Krämpfe, Ateminsuffizienz
Astemizol	>0,2 g	Arrhythmien, Synkopen
Carbamazepin	>3,0 g	Koma, Krämpfe, Ateminsuffizienz
Dextromethorphan	>10 mg/kg	Koma
Diazepam	>0,2 g	Koma
Digoxin	>0,0025 g	Herzrhythmusstörungen
Fluoxetin	>1,8 g	Krämpfe
Fluvoxamin	>1,5 g	Koma, Krämpfe
Levomepromazin	>2,5 g	Koma
Lorazepam	>0,02 g	Koma
Maprotilin	>0,375 g	Krämpfe, Koma, Kardiotoxizität
Mefenaminsäure	>3,5 g	Koma, Krämpfe, Azidose
Midazolam	>0,15 g	Koma
Paracetamol	>7,5 g (150 mg/kg)	Leberinsuffizienz
Phenytoin	>4,0 g	Koma, Krämpfe
Salicylsäure	>300 mg/kg	Säure-Basen-Störungen, Hyperthermie, Koma
Verapamil	>0,7 g	Herz-Kreislauf-Insuffizienz

* Die Angaben beziehen sich auf Monointoxikationen bei Patienten ohne Risikofaktoren. Die Dosisangaben basieren auf retrospektiven Analysen der Fallkasuistik des Schweiz. Toxikologischen Informationszentrums und auf Erfahrungswerten aus der Literatur.

5.4 Notfallmaßnahmen bei akuten Vergiftungen

Bei akuten Vergiftungen muss rasch gehandelt werden, um die toxische Gewebsschädigung der Noxe(n) auf ein Minimum zu beschränken. Erste Sofortmaßnahmen sollten deshalb bereits am Vergiftungsort durch Laien oder durch rasch verfügbare Sanitäter durchgeführt werden.

Offizinapotheker haben eine wichtige Funktion in der Instruktion von Laien und Sanitätspersonal in Erste-Hilfe-Maßnahmen, weshalb sie auch über die Möglichkeiten der Laienhilfe bei Vergiftungen Bescheid wissen müssen. Sie können zudem eine adäquate Ausrüstung von Haus- und Betriebsapotheken sicherstellen und damit die Durchführbarkeit von adäquaten Sofortmaßnahmen am Vergiftungsort wesentlich beeinflussen.

Krankenhausapotheker sind für das lokal verfügbare Antidot-Sortiment verantwortlich und unterstützen die Ärzte in der Antidottherapie spezieller Vergiftungen.

Die wichtigsten therapeutischen Prinzipien bei akuten Vergiftungen sind in Tab. 5.3 zusammengefasst. Bei Unsicherheiten über die beste Vorgehensweise in einer speziellen Vergiftungssituation sollte ein klinisch-toxikologisches Informationszentrum zu Rate gezogen werden (s. Kasten). Diese Zentren verfügen über große Noxen- und Vergiftungsdateien und haben langjährige Erfahrung in der klinisch-toxikologischen Therapieberatung und in der noxenspezifischen Risikobeurteilung von Vergiftungspatienten.

Ausgewählte Toxikologische Informationszentren im deutschsprachigen Raum
In Deutschland gilt die allgemeine Gitfnotruf-Nummer **19240** (ohne Vorwahl).

Deutschland: Beratungsstelle bei Vergiftungserscheinungen
Pulsstraße 3–7
D-14059 Berlin
Tel: (+49) 30 / 19240,
Fax: (+49) 30 / 34307021

Klinische Toxikologie
Beratungsstelle bei Vergiftungen
II. Med. Universitäts-Klinik
Langenbeckstraße 1
D-55131 Mainz
Tel.: (+49) 6131 / 19240,
Fax: (+49) 6131 / 232469

Giftnotruf, Klinikum rechts der Isar
Ismaningerstraße 22
D-81675 München
Tel. (+49) 89 / 19240,
Fax: (+49) 89 / 41402467

Österreich: Vergiftungsinformationszentrale
Allgemeines Krankenhaus
Erweiterungsbau Ost, Ebene 6 O
Währinger Gürtel 18–20
A-1090 Wien
Tel: (+43) 222 / 4064343,
Fax: (+43) 222 / 404004225

Schweiz: Schweizerisches Toxikologisches
Informationszentrum
Freiestraße 16
CH-8028 Zürich
Tel: (+41) 1 / 2515151,
Fax: (+41) 1 / 2528833

Wichtiger Hinweis:
Die Faxnummern dienen nicht der Beantwortung von akuten Problemstellungen, sondern stehen für generelle Fragestellungen zur Verfügung! In einem Notfall ist stets die Telefonnummer anzurufen!

Tab. 5.3: Beispiele für Sofortmaßnahmen bei Vergiftungen.

Kontaktort	Zu ergreifende Maßnahmen
Kontakt mit Ätzstoffen (z.B. Säuren und Laugen)	
Haut	Rasches Entfernen der kontaminierten Kleidung. Waschen der Haut mit viel Wasser mind. 10 min lang (nach Möglichkeit Handschuhe tragen).
Auge	Sofort mind. 10 min lang unter Offenhalten der Lider mit Wasser spülen.
Einnahme per os	Verdünnung der Noxe durch Trinken von Wasser oder Milch (Erwachsene 200–300 mL; Kinder ca. 100 mL) innerhalb der ersten 10 bis max. 30 min. **Kontraindiziert ist die Induktion von Erbrechen!**
Kontakt mit nicht ätzenden Stoffen	
Haut	Rasches Entfernen der kontaminierten Kleidung. Waschen der Haut mit viel Wasser mind. 10 min lang (nach Möglichkeit Handschuhe tragen).
Auge	Sofort mind. 10 min lang unter Offenhalten der Lider mit Wasser spülen.
Einnahme per os	**Induzierte Emesis** als Frühmaßnahme (< 30 min nach Gifteinnahme) bei Kleinkindern, wenn keine Aktivkohle verabreicht werden kann, und nach Einnahme von Noxen, die schlecht an Aktivkohle adsorbieren. Maßnahme: Verabreichung von **Ipecacuanha-Sirup 0,3 %** (Kinder < 1 Jahre 5 mL; 2–5 Jahre 7–10 mL; 10–15 Jahre 10–15 mL; Erwachsene 15 mL). Kontraindikationen: Einnahme von Ätzstoffen, schäumenden Produkten (Aspirationsgefahr), Krampfgiften und kleineren Mengen von Kohlenwasserstoffen (Aspirationsgefahr), Bewusstseinstrübung, Bewusstlosigkeit, Krampfgefahr, Kreislaufschock, Ateminsuffizienz. **Binden des Giftstoffes** an **Aktivkohle**: Innerhalb von 60 min nach Gifteinnahme, sofern die Noxe an Kohle bindet. Dosierung: Kinder 1–2 g/kg KG als Medizinalkohle-Hydrogel. Erwachsene 30–100 g Aktivkohle als Suspension. Kontraindikationen: Nicht an Aktivkohle adsorbierende Substanzen (s. Text), rezidivierendes Erbrechen, fehlende Darmgeräusche, intestinale Obstruktion oder Perforation, gastrointestinale Blutungen, Intoxikationen mit Ätzstoffen und aliphatischen Kohlenwasserstoffen. Komplikationen: Erbrechen, Aspiration, selten Obstipation.

Grundlagen der Klinischen Pharmazie

5.4.1 Sofortmaßnahmen am Vergiftungsort

Wie bei allen Notfällen gilt es, auch bei akuten Vergiftungen Ruhe und Übersicht zu bewahren, um den Patienten nicht zusätzlich zu schädigen und/oder die Durchführbarkeit von späteren medizinischen Maßnahmen zu erschweren. Primäres Ziel der Sofortmaßnahmen am Vergiftungsort ist es, durch rasche Verdünnung der Giftsubstanz am Wirkort (z. B. Auge) oder durch Verhinderung seiner Aufnahme in den Körper die toxische Gewebsschädigung auf ein Minimum zu reduzieren.

Erste Aufgabe ist jedoch in allen Fällen die **Aufrechterhaltung der Vitalfunktionen** wie Atmung (z. B. Seitenlagerung bei Erbrechen, Freihalten der Atemwege, ggf. Mund-zu-Mund- oder Mund-zu-Nase-Beatmung) und Kreislauf (z. B. Schocklagerung, ggf. Herzmassage). Bei Krämpfen oder Delirien muss eine Selbstschädigung des Patienten verhindert werden. Bewusstlosen Patienten darf nichts per os verabreicht werden. Nach Einnahme von fettlöslichen Giften ist die Gabe von Milch wegen der Beschleunigung der intestinalen Giftresorption kontraindiziert.

Weitere am Vergiftungsort allenfalls angezeigte Sofortmaßnahmen richten sich nach Art und Aufnahmeweg der Noxe(n) (s. Tab. 5.3). Die beste Maßnahme zur Verhinderung der gastrointestinalen Giftabsorption ist die **Verabreichung von Aktivkohle** als Suspension innerhalb der ersten Stunde nach Gifteinnahme. Aktivkohle ist billig, wirkt sofort und führt selten zu Komplikationen (z. B. Erbrechen). Grundsätzlich ist die Verabreichung von Aktivkohle auch durch Laien möglich. Allerdings müssen dabei einige Vorsichtsmaßnahmen und Kontraindikationen eingehalten werden, so dass, wenn möglich, ein Arztes hinzugezogen und/oder zumindest die Beratung durch ein klinisch-toxikologisches Informationszentrum in Anspruch genommen werden sollten. Da die allermeisten Vergiftungen auch ohne Aktivkohle lediglich zu leichten Beschwerden führen, sollte nur bei potentiell schweren Vergiftungen (d. h. hohen Einnahmedosen) Aktivkohle verabreicht werden. Aktivkohle darf zudem nur wachen Patienten mit normalen Schluckreflexen gegeben werden. Bewusstseinsgetrübte Patienten müssen intubiert, und die Aktivkohle mittels Magensonde appliziert werden, was in der Regel eine Krankenhauseinweisung notwendig macht. Es muss zudem bedacht werden, dass nicht alle Substanzen an Aktivkohle binden. Dies gilt zum Beispiel für Alkohole (Ethanol, Methanol), Ethylenglykol, Schwermetalle, Lithium, organische Lösungsmittel sowie starke Säuren und Laugen. Schließlich müssen die Kontraindikationen für eine Verabreichung von Aktivkohle strikt eingehalten werden (s. Tab. 5.3). Sie schließen insbesondere verschiedene Magen-Darm-Komplikationen ein, welche nach Verabreichung von Aktivkohle entweder verschlimmert oder nicht mehr endoskopisch abgeklärt werden können. Im Zweifelsfall ist eine rasche Einweisung in ein Krankenhaus einer zu wenig überlegten Verabreichung von Aktivkohle unbedingt vorzuziehen, auch wenn damit ein gewisser Zeitverlust in Kauf genommen werden muss.

Das **induzierte Erbrechen** ist nur innerhalb einer kurzen Zeitspanne nach peroraler Gifteinnahme wirksam. Ipecacuanha-Sirup wirkt zudem erst nach ca. 20–30 min und ruft oft repetitives Erbrechen über 2–3 Stunden hervor, was zu einer Verzögerung der Verabreichung von Aktivkohle und zu Aspirationsgefahr führt. Ipecacuanha-induziertes Erbrechen ist deshalb vor allem noch bei Kleinkindern indiziert, wenn keine Aktivkohle verabreicht werden kann. Apomorphin als rasch wirkendes Emetikum ist obsolet.

5.4.2 Medizinische Maßnahmen

Unabdingbare Grundlage jeder rationalen Therapie ist die richtige Diagnose. Bei wachen Patienten schließt dies die anamnestische Identifikation der Noxe und bei komatösen Patienten das Finden der Komaursache ein. Bei Koma unklarer Genese gilt es, ein hypo- bzw. hyperglykämisches (Blutglucose-Bestimmung) oder ein urämisches (Serumkreatinin-Bestimmung) Koma auszuschließen. Toxische Komaursachen können durch Bestimmung der Blutalkoholkonzentration und die diagnostische Verabreichung von Naloxon 0,4–2,0 mg i.v. (Opiatintoxikation) und Flumazenil 0,3–2,0 mg i.v. (Intoxikationen mit Benzodiazepinen, Zopiclon, Zolpidem) differenziert werden. Differentialdiagnostisch weiterhelfen können auch auffällige Gerüche (z. B. Bittermandelgeruch bei Cyanid-Intoxikation). Klinisch-chemische Notfallanalysen liefern Hinweise auf Störungen des Elektrolyt- und/oder Säure-Basenhaushaltes (z. B. Anionenlücke bei Vergiftungen mit organischen Säuren) sowie auf Organschäden wie zum Beispiel Lebernekrosen (Transaminasen), Niereninsuffizienz (Serumkreatinin) und Rhabdomyolyse (Kreatinkinase). Ein Algorithmus für das diagnostische und initial-therapeutische Vorgehen bei akuten peroralen Vergiftungen ist in Abb. 5.1 dargestellt.

Neben den allgemeinmedizinischen Notfallmaßnahmen umfasst die Therapie von Vergiftungspatienten in erster Linie die Maßnahmen zur primären und sekundären Dekontamination sowie die Antidot-Therapien, die im Folgenden erläutert werden. Tab. 5.4 gibt eine Übersicht über wichtige therapeutische Prinzipien bei akuten Vergiftungen.

Primäre Dekontamination

Die primäre Dekontamination umfasst alle Maßnahmen zur **Verminderung der Giftaufnahme in den Körper**, also induziertes Erbrechen, Aktivkohle per os, Magen- und Darmspülung. Indikationen und Kontraindikationen von induziertem Erbrechen und der Verabreichung von Aktivkohle wurden bereits unter 5.4.1 erwähnt. Die **Magenspülung** hat hinsichtlich der Giftentfernung aus dem Magen nur eine limitierte Wirksamkeit. Sie ist deshalb nur noch innerhalb einer Stunde nach Einnahme großer Noxenmengen bei bewusstseinsgetrübten Patienten (vor allem älteren Kindern, Jugendlichen, Erwachsenen) nach vorheriger Intubation indiziert. Bei Ingestion von großen Tabletten oder Bildung von Tablettenklumpen im Magen („Bezoarbildung") muss die Tablettenentfernung gastroskopisch erfolgen. Nach Magenspülung mit oder ohne Gastroskopie sollte immer Aktivkohle verabreicht werden (Ausnahme: nicht an Kohle adsorbierende Noxen). Ein Zusatz von Laxantien zur Aktivkohle wird heute nicht mehr empfohlen. Kontraindikationen für eine Magenspülung sind:

☐ längere Latenzzeit zwischen Gifteinnahme und ärztlicher Behandlung,

☐ gastrointestinale Blutungen,

☐ Vergiftungen mit Ätzstoffen, flüchtigen Kohlenwasserstoffen und Krampfgiften,

☐ drohende oder manifeste Konvulsionen,

☐ ZNS-Depression,

☐ Kreislaufinsuffizienz und

☐ vorbestehende Herzrhythmusstörungen.

Seit die Wirksamkeit der Magenspülung vor ca. 10 Jahren zum ersten Male deutlich in Frage gestellt wurde, haben viele Notfallstationen und Kranken-

Tab. 5.4: Wichtige therapeutische Prinzipien bei akuten Vergiftungen.

„General Supportive Care"	
Ziele:	Unmittelbares Überleben Sicherstellen der Vitalfunktionen
Maßnahmen:	Sofortmaßnahmen durch Laien und Ärzte Stabilisierung von Atmung, Kreislauf, Leber- und Nierenfunktion
Primäre Dekontamination	
Ziel:	Verhinderung bzw. Verlangsamung der Aufnahme einer Noxe in den Körper (=Maßnahmen vor der Resorption)
Maßnahmen:	Frühzeitige Dekontamination der Gifteintrittspforten (z.B. Spülen von Haut und Auge, gastrointestinale Dekontamination) Emesis Aktivkohle Magenspülung Darmspülung
Sekundäre Dekontamination	
Ziel:	Beschleunigung der Elimination einer Noxe aus dem Körper (= Maßnahmen nach der Resorption)
Maßnahmen:	Repetitive Gabe von Aktivkohle Forcierte Diurese Hämoperfusion Hämodialyse
Antidote	
Ziel:	Spezifische Antagonisierung der toxischen Wirkung(en) einer Noxe im Körper
Maßnahmen:	Verabreichung von noxenspezifischen Antidoten

häuser die Magenspülung als primäre Dekontaminationsmaßnahme gänzlich abgeschafft, ohne dabei einen Anstieg der Vergiftungsmortalität festzustellen. Obwohl diese empirischen Erfahrungen noch durch kontrollierte multizentrische Studien zu belegen sind, so unterstützen sie doch die relative Wirkungslosigkeit der Magenspülung und rechtfertigen ihre Beschränkung auf die Frühphase von schweren Vergiftungsfällen.

Die wirksamste, aber auch aufwendigste, primäre Dekontaminationsmaßnahme ist die **orthograde Darmspülung** („whole bowel irrigation"). Sie hat den Vorteil, dass alle Darmabschnitte von der Noxe gereinigt werden. Die Wirksamkeit ist also auch noch vorhanden, wenn sich die Noxe bereits im Dünndarm befindet. Als Indikationen gelten:

☐ schwere orale Vergiftungen mit nicht an Aktivkohle adsorbierbaren Metallionen (z. B. Eisen, Zink, Blei, Arsen) oder mit langsam resorbierten Retardpräparaten,

☐ „Spätfälle", in denen sich die Noxe bereits im Dünndarm befindet und

☐ massive orale Vergiftungen mit sehr hohen Dosen.

Die orthograde Darmspülung erfolgt mit „Fordtran-Lösung" (Zusammensetzung: Na_2SO_4 12,8 g/L, NaCl 1,4 g/L, KCl 0,75 g/L, $NaHCO_3$ 1,7 g/L, Polyethylenglykol 4000 59,0 g/L) entweder per os oder via nasaler Magensonde, bis als Darmentleerung klares Wasser erscheint. Die „Fordtran-Lösung" wird wie folgt dosiert: Kinder < 5 Jahre erhalten 40 mL/kg KG/h; Kinder > 5 Jahre, Jugendliche und Erwachsene erhalten 1–2 L/h.

Kontraindikationen für die orthograde Darmspülung sind

☐ Erbrechen,

☐ Magen-Darm-Blutungen,

☐ Darmperforation,

☐ Darmobstruktion/Ileus,

☐ Peritonitis,

☐ ungeschützte Atemwege und

☐ hämodynamische Instabilität.

Komplikationen wie Nausea, Erbrechen, Bauchkrämpfe und Aspirationen sind bei sorgfältiger Indikationsstellung selten.

Sekundäre Dekontamination

Die sekundäre Dekontamination umfasst alle Maßnahmen zur **Beschleunigung der Elimination einer Noxe aus dem Körper**. Sie umfasst insbesondere die repetitive Kohlegabe, die forcierte Diurese, die Hämoperfusion und die Hämodialyse.

Die **repetitive Gabe von Aktivkohle** ist die wichtigste sekundäre Dekontaminationsmaßnahme. Sie ist risikoarm und äußerst wirksam. Ihre Wirksamkeit beruht auf der Unterbrechung des enterohepatischen Kreislaufes und der kontinuierlichen Adsorption der aktiv und passiv in das Darmlumen sezernierten Noxen. Für gewisse Substanzen (z. B. Carbamazepin, Ciclosporin, Diazepam, Digoxin) kann eine Verkürzung der Eliminationshalbwertszeit um bis zu > 60 % erreicht werden. Erwachsene erhalten 20–50 g Aktivkohle als Suspension alle 4–6 Stunden, Kinder 0,5 g/kg KG alle 2–6 Stunden (jedoch nicht mehr als 50 g). Osmotische Laxantien sollen nicht routinemäßig mitverabreicht werden. Komplikationen und Kontraindikationen entsprechen weitgehend jenen der Einzelgabe von Aktivkohle (s. Kap. 5.4.1).

Die **forcierte Diurese** soll die renale Elimination einer Noxe beschleunigen und kann deshalb nur bei Giftstoffen wirksam sein, die unverändert oder als toxische Metaboliten in wesentlichem Ausmaß über die Nieren ausgeschieden werden. Sie ist nur noch bei wenigen Intoxikationen (z. B. Barbiturate, Salicylate) indiziert und sollte mit einer gleichzeitigen Alkalisierung des Urins verbunden werden. Ziele sind eine Diurese von etwa 500 mL/h und ein Urin-pH-Wert zwischen 7,5 und 8,5. Bei dieser Maßnahme wird bei dem Patienten zunächst durch Infusion von physiologischer NaCl-Lösung eine ausreichende Hydrierung als Voraussetzung für die nachfolgende Diurese erreicht. Anschließend wird ein Blasenkatheters gelegt und 1 L 5 %ige Glukose-Lösung infundiert, der 90 mmol $NaHCO_3$ und 30 mmol $KHCO_3$ zugesetzt sind. Die Infusionsgeschwindigkeit sollte ungefähr 1 mmol HCO_3^- pro kg und Stunde betragen. Als Komplikationen können Elektrolytstörungen und eine Überwässerung mit Lungen- und Hirnödem auftreten.

Die extrakorporalen Eliminationsverfahren **Hämoperfusion** und **Hämodialyse** haben in den letzten Jahren als universelle sekundäre Dekontaminationsmaßnahmen bei akuten Vergiftungen an Bedeutung verloren. Spezielle Indikationen bestehen noch bei schweren Intoxikationen mit Barbituraten, Lithium, Methanol und Ethylenglykol, Salicylaten und Theophyllin (s. Tab. 5.5).

Antidote

Das Ziel der Antidottherapie ist die **gezielte Antagonisierung der Giftwirkung im Körper**, sei es durch Inaktivierung der Giftsubstanz oder durch ihre

Tab. 5.5: Indikationen von Hämoperfusion (HP) und/oder Hämodialyse (HD) als sekundäre Dekontaminationsmaßnahmen bei Vergiftungen.

Noxen	Maßnahme	Indikationen
Barbiturate	HP	Komagrad IV oder fortschreitende klinische Verschlechterung, Patienten mit Leberzirrhose und/oder Niereninsuffizienz; Plasmakonzentrationen: Phenobarbital > 430 µmol/L, kurz- und mittellang wirksame Barbiturate > 200 µmol/L
Ethylenglykol	HD	Schwere metabolische Azidose (pH $< 7,2$), Kristallurie, Niereninsuffizienz; Plasmakonzentration > 8 mmol/L
Lithium	HD	Schwere klinische Intoxikationszeichen; Plasmakonzentration > 4 mmol/L
Methanol	HD	Schwere metabolische Azidose (pH $< 7,2$), Sehstörungen, Niereninsuffizienz; Plasmakonzentration > 16 mmol/L
Salicylate	HD	Plasmakonzentration $> 3,5$ mmol/L und schwere Azidose (pH $< 7,34$), therapierefraktäre Azidurie, keine klinische Besserung unter optimaler konservativer Therapie, Niereninsuffizienz
Theophyllin	HP	Plasmakonzentrationen: akute Intoxikation > 440 µmol/L, chronische Intoxikation > 330 µmol/L, chronische Intoxikation bei über 60-jährigen Patienten mit Herz- oder Leberinsuffizienz

Grundlagen der Klinischen Pharmazie

Verdrängung vom Wirkort (Rezeptor). Einige der gebräuchlichen Antidote und ihre Indikationen sind in Tab. 5.6 zusammengestellt.

Eine Antidottherapie soll grundsätzlich nur **bei lebensbedrohlichen Vergiftungen** erfolgen. Dies gilt vor allem für Vergiftungen mit Organophosphat-Insektiziden (Behandlung mit Atropin, Obidoxim), Cyaniden (mit Amylnitrit, 4-DMAP, Natriumthiosulfat), Eisen (mit Deferoxamin), Blei (mit DMSA) und anderen Schwermetallen (mit DMSA, DMPS).

Unter den Arzneimittelvergiftungen ist vor allem die **Überdosierung von Paracetamol** zu erwähnen. Hier kann die drohende Lebernekrose durch frühzeitige Gabe von N-Acetylcystein sehr zuverlässig verhindert werden. Es ist deshalb empfehlenswert, die N-Acetylcystein-Therapie (intravenöse Bolus-Applikation von N-Acetylcystein in einer Dosierung von 140 mg/kg KG über 15 Minuten, gefolgt von 12×70 mg/kg KG über eine Stunde im 4 h-Intervall) bei Verdacht auf eine Paracetamolvergiftung zu initiieren. Gleichzeitig kann das Risiko einer Leberschädigung durch Bestimmung der Plasmakonzentration von Paracetamol abgeschätzt werden. Mit einer Leberschädigung muss gerechnet werden, falls die Plasmakonzentration von Paracetamol oberhalb einer Linie liegt, die 200 mg/L (1320 µmol/L bei 4 Stunden und 50 mg/L (330 µmol/L) bei 12 Stunden nach Ingestion verbindet. Sofern die Plasmakonzentration von Paracetamol im unbedenklichen Bereich liegt, kann die N-Acetylcystein-Therapie jederzeit wieder abgebrochen werden. Dieses Vorgehen hat sich in der Klinik bewährt und hilft, Paracetamol-induzierte schwere Leberschädigungen weitgehend zu vermeiden, sofern man früh genug an eine Paracetamolintoxikation denkt.

Andere Antidottherapien (z. B. der Einsatz von Digitalis-Fab Antikörpern) sind komplexer und ihre genauen Modalitäten müssen der speziellen Literatur zur Behandlung von Vergiftungen entnommen werden. Schließlich gibt es Antidote, die auf Grund von Fallbeschreibungen in der Klinik zwar routinemäßig angewendet werden (z. B. Silibinin bei Pilzvergiftungen mit Amanita phalloides), deren Wirksamkeit und Notwendigkeit des Einsatzes aber nicht zweifelsfrei nachgewiesen ist. Die Antidottherapie bei speziellen schweren Vergiftungen ist somit eine Spezialdomäne, die eine sorgfältige Abwägung benötigt und stets in interdisziplinärer Absprache zwischen Pharmazeuten (Verfügbarkeit des Antidots, Kosten), klinischen Toxikologen (Indikation, Dosierung) und Notfall- bzw. Intensivmedizinern (Applikation, Verlaufskontrollen, Wirksamkeit) erfolgen sollte.

Literatur

American Academy of Clinical Toxicology, European Association of Poisons Centres and Clinical Toxicologists (1997): Position statement: Ipecac syrup. J. Toxicol. Clin. Toxicol. 35, 699–709.

American Academy of Clinical Toxicology, European Association of Poisons Centres and Clinical Toxicologists (1997): Position statement: Gastric Lavage. J. Toxicol. Clin. Toxicol. 35, 711–719.

Tab. 5.6: Wichtige Antidote zur Therapie spezifischer Vergiftungen.

Antidote	Indikationen
Amylnitrit	Soforthilfe bei Cyanidvergiftung
Atropin	Organophosphatvergiftung
CaNa$_2$-EDTA	Blei- und andere Schwermetallvergiftungen
Deferoxamin	Eisenvergiftung
Digitalis-Antitoxin	Digoxinvergiftung
Dimethylaminophenol (4-DMAP)	Cyanidvergiftung
2,3-Dimercaptopropan-1-sulfonat (DMPS)	Quecksilber- und andere Schwermetallvergiftungen
2,3-Dimercaptosuccinat (DMSA)	Blei- und andere Schwermetallvergiftungen
Ethanol	Methanol- und Ethylenglykolvergiftungen
Flumazenil	Intoxikationen mit Benzodiazepinen, Zolpidem, Zopiclon
Glucagon	Vergiftungen mit Betablockern
Magnesium	QT-Verlängerungen im EKG, Torsades de pointes
N-Acetylcystein	Paracetamolintoxikation
Naloxon	Vergiftung mit Opiaten und Opioiden
Natriumbicarbonat	Vergiftung mit trizyklischen Antidepressiva bei kardiotoxischen Symptomen (Alkalisierung des Blutes)
Natriumthiosulfat	Cyanidvergiftung
Obidoxim	Organophosphatvergiftung
Phentolamin	Cocainintoxikation
Physostigmin	Zentrales anticholinerges Syndrom
Silibinin	Pilzvergiftung mit Amanita phalloides (Knollenblätterpilz)

American Academy of Clinical Toxicology, European Association of Poisons Centres and Clinical Toxicologists (1997): Position statement: Single-dose activated charcoal. J. Toxicol. Clin. Toxicol. 35, 721–741.

American Academy of Clinical Toxicology, European Association of Poisons Centres and Clinical Toxicologists (1997): Position statement: Cathartics. J. Toxicol. Clin. Toxicol. 35, 743–752.

American Academy of Clinical Toxicology, European Association of Poisons Centres and Clinical Toxicologists (1997): Position statement: Whole bowel irrigation. J. Toxicol. Clin. Toxicol. 35, 753–762.

American Academy of Clinical Toxicology, European Association of Poisons Centres and Clinical Toxicologists (1999): Position statement and practice guidelines on the use of multi-dose activated charcoal in the treatment of acute poisoning. J. Toxicol. Clin. Toxicol. 37, 731–751.

Jones, A.L. (1998): Mechanism of action and value of N-acetylcysteine in the treatment of early and late acetaminophen poisoning: A critical review. J. Toxicol. Clin. Toxicol. 36, 277–285.

Meier-Abt, P.J., Kupferschmidt H. (1999). Akute Vergiftungen. In: Gyr, N.E., Schoenenberger, R.A., Haefeli W.E. (Hrsg.): Internistische Notfälle. Georg Thieme Verlag, Stuttgart: 391–423.

6 Pharmakogenetik

W. Jäger, A-Wien

6.1 Einführung

Bereits Anfang dieses Jahrhunderts wies Garrod, der Begründer der modernen Genetik, darauf hin, dass erblich bedingte Unterschiede bestimmter biochemischer Prozesse Ursache für unerwartete Wirkungen nach Einnahme von Arzneimitteln sein könnten. Jedoch erst 50 Jahre, nachdem Garrod diese Hypothese formuliert hatte, konnte deren Richtigkeit belegt werden. In den fünfziger Jahren gelang der Nachweis, dass es bei einigen Patienten, die mit Suxamethonium behandelt wurden, zu einer deutlich verlängerten Wirkung infolge eines genetischen Defektes des Enzyms Cholinesterase kam. Ebenso kam es bei Patienten mit genetisch erworbenem Glucose-6-phosphatdehydrogenase-Mangel in den Erythrozyten nach Gabe verschiedener Antimalariamittel, insbesonders nach Applikation von Primaquin und Dapson, zur Ausbildung einer hämolytischen Anämie.

Für diese erblich bedingten interindividuellen Unterschiede der Arzneimittelwirkungen prägte der Heidelberger Genetiker Vogel Ende der fünfziger Jahre den Begriff **„Pharmakogenetik"**. Mit dieser Bezeichnung beschreibt man klinisch bedeutsame, erblich bedingte Unterschiede in der Wirkung von Arzneistoffen, deren Ursache ein **genetischer Polymorphismus** in den betreffenden Patienten ist. Ein genetischer Polymorphismus ist ein monogen vererbtes Merkmal, das in der Bevölkerung in mindestens zwei Phänotypen und damit in mindestens zwei Genotypen auftritt, von denen keiner mit einer Häufigkeit von weniger als 1 % vorkommt. Unter Phänotyp versteht man die im Patienten sichtbare Ausprägung des Genotyps. Interindividuelle Unterschiede in den Plasmakonzentrationen, Halbwertszeiten und damit auch bei der therapeutischen Wirksamkeit wurden nicht nur für Suxamethonium, sondern auch bei einer Reihe weiterer Arzneistoffe beobachtet und konnten trotz patientengerechter Dosierung, die Körpergewicht, Alter, Geschlecht und

Funktion von Leber und Niere berücksichtigten, nicht behoben werden. Erste Hinweise, dass diese beobachteten Effekte auf interindividuelle Unterschiede in der metabolischen Aktivität von Phase-I- und Phase-II-Enzymen zurückzuführen sind, zeigten Jahre später pharmakokinetische Untersuchungen mit den Antiarrhythmika Spartein und Debrisoquin, mit dem Antikonvulsivum Mephenytoin sowie mit dem Tuberkulostatikum Isoniazid. Während diese Arzneistoffe in den meisten Probanden mit normaler Geschwindigkeit metabolisiert wurden, zeigte ein geringer Prozentsatz, als **langsame (poor) Metabolisierer** – im Gegensatz zu den **schnellen (extensive) Metabolisierern** – bezeichnete Patienten, eine ausgeprägte Abnahme der Biotransformation, verbunden mit einer Verringerung der Gesamtclearance.

Erst Untersuchungsmethoden wie die Polymerasekettenreaktion (PCR; s. Kap. 6.6), konnten zeigen, dass diese Verringerung der enzymatischen Aktivität oder das vollständige Fehlen dieses Enzyms auf eine oder mehrere Mutationen des dafür codierenden Gens zurückzuführen ist. Nicht jeder genetische Defekt führt jedoch automatisch zur Codierung eines in der Aktivität deutlich veränderten Enzyms und damit zur Ausbildung eines Phänotyps. Dies kann damit erklärt werden, dass nur bestimmte Mutationen im Gen die Codierung des Enzyms völlig verhindern oder die Aminosäuresequenz des Proteins so verändern, dass eine Wechselwirkung mit dem Arzneistoff erschwert wird. Darüber hinaus hängt die Ausbildung eines Phänotyps von der Bedeutung des durch eine Mutation veränderten Enzyms für die Biotransformation des betreffenden Arzneistoffes ab. Nur wenn dieses Enzym den Hauptmetabolisierungsweg eines Arzneistoffes katalysiert, kann es in Patienten zu den für langsame Metabolisierer charakteristischen erhöhten Plasmakonzentrationen mit dem Auftreten unerwünschter Wirkungen kommen.

6.2 Genetischer Polymorphismus der Spartein/Debrisoquin-Metabolisierung

Die weitaus größte Bedeutung für die oxidative Biotransformation von Arzneistoffen besitzt das System von **Cytochrom P450**. Hierbei handelt es sich nicht um ein Enzym, sondern um eine Gruppe von Proteinen, die zwar von der Grundfunktion gleich sind, sich aber in ihrer Substratspezifität und hinsichtlich ihrer variablen Expression erheblich unterscheiden. Diese Enzyme finden sich außer in den Erythrozyten und in der Skelettmuskulatur in jedem menschlichen Gewebe, wobei die Leber die höchste Konzentration und Enzymaktivität aufweist. Der Name P450 rührt daher, dass diese Enzyme nach Bindung von Kohlenmonoxid an das Eisen der Hämgruppe ein charakteristisches Absorptionsmaximum bei 450 nm zeigen. Um eine sichere Zuordnung dieser **Isoenzyme** zu ermöglichen – allein in der menschlichen Leber wurden bisher mehr als 25 verschiedene Isoenzyme charakterisiert –, wurde eine Nomenklatur entwickelt, die die Enzyme auf der Basis der Homologien der Aminosäuresequenz in Familien und Unterfamilien untergliedert. Die für die Biotransformation von Arzneistoffen wichtigsten Isoenzyme gehören den Familien 1 bis 3 an.

CYP2D6 bezeichnet ein Isoenzym von Cytochrom P450 der Unterfamilie D aus der Familie 2. Die klinische Relevanz des genetischen Polymorphismus von CYP2D6 wurde 1975 zufällig im Rahmen einer pharmakokinetischen Studie mit Spartein entdeckt. Während bei allen anderen Probanden bei gleicher Dosierung die Gabe des Klasse-I-Antiarrhythmikums keine nennenswerten Nebenwirkungen verursachte, zeigte ein Patient Nausea und Diplopie. Die Auswertung der pharmakokinetischen Daten ergab, dass die Gesamtclearance dieses Probanden nur 20 % des Wertes der anderen Patienten betrug und Spartein nahezu unverändert im Harn ausgeschieden wurde. Eine ähnliche Beobachtung konnte bei Debrisoquin gemacht werden. Wieder traten bei einem Teil der Probanden schwere Nebenwirkungen auf, wobei die Plasmakonzentrationen ebenfalls stark erhöht waren. Enzymkinetische Untersuchungen zeigten, dass sowohl die Debrisoquin- als auch die Spartein-Oxidation von CYP2D6 katalysiert wird. Die Enzymdefekte, die den Phänotyp des langsamen Metabolisierers hervorrufen, beruhen auf Punktmutationen, Verlust einzelner Basen oder, in seltenen Fällen, auf dem Verlust des gesamten im humanen Chromosom 22 lokalisierten Gens. Es finden sich auch Personen, die Substrate von CYP2D6 extrem schnell metabolisieren. Bei diesen seltenen ultraschnellen Metabolisierern wurde eine vererbbare Vervielfachung des CYP2D6 Gens nachgewiesen, die bis zu 12 Kopien beträgt.

Klinische Bedeutung

Patienten mit eingeschränkter Metabolisierungsrate für Debrisoquin und Spartein, dies sind 3–10 % der europäischen und nordamerikanischen Bevölkerung, können auch viele der in Tab. 6.1 angeführten Arzneistoffe, an deren Metabolisierung CYP2D6 beteiligt ist, oftmals nur verlangsamt ausscheiden. Das kann zu unerwünscht verlängerten Eliminationshalbwertszeiten und damit verbunden zu einem Anstieg der Plasmakonzentrationen und einem vermehrten Auftreten von unerwünschten Wirkungen führen.

Propafenon, wie Aprindin, Encainid, Flecainid, Mexiletin und Spartein ein Klasse-I-Antiarrhythmikum, wird in der Leber vornehmlich zu 5-Hydroxypropafenon und N-Desalkylpropafenon me-

Tab. 6.1: Arzneistoffe, die durch CYP2D6 metabolisiert werden.

Ajmalin	Hydrocodon
Alprenolol	Ibogain
Amiflamin	Imipramin
Amphetamin	Indoramin
Aprindin	Maprotilin
Azelastin	Mequitazin
Brofaromin	Methoxyphenamin
Bufuralol	Metoprolol
Bunitrolol	Mexiletin
Bupranolol	Mianserin
Captopril	Minaprin
Chlorpheniramin	Nortriptylin
Chlorpromazin	Ondansetron
Cinnarizin	Oxycodon
Citalopram	Paroxetin
Codein	Perhexilin
Debrisoquin	Perphenazin
Desipramin	Phenformin
Dexfenfluramin	Promethazin
Dextromethorphan	Propafenon
Dihydrocodein	Propranolol
Diprafenon	Remoxiprid
Dolasetron	Spartein
Encainid	Thioridazin
Ethylmorphin	Timolol
Flecainid	Tomoxetin
Flunarizin	Tramadol
Fluoxetin	Trifluperidol
Fluperlapin	Trimipramin
Fluphenazin	Tropisetron
Fluvoxamin	Venlafaxin
Guanoxan	Zuclopenthixol
Haloperidol	

Tab. 6.2: **Pharmakokinetische Parameter von Propafenon (2 x tgl. 300 mg p.o.) in langsamen und schnellen Metabolisierern (nach Siddoway et al. 1987).**

Pharmakokinetischer Parameter	PM*	EM**
Plasmakonzentration C_{min}^{ss} [ng/mL]	1333 ± 63	257 ± 78
Halbwertzeit $t_{1/2}$ [h]	17,2 ± 8,0	1,1 ± 0,6
Gesamtclearance [mL/min]	264 ± 48	1115 ± 1238

*   langsame Metabolisierer
** schnelle Metabolisierer

tabolisiert, wobei sowohl die hohen Unterschiede in den Plasmakonzentrationen als auch in den Halbwertszeiten und in der Gesamtclearance der Patienten mit der durch CYP2D6 verursachten 5-Hydroxylierung dieses Arzneistoffes in Zusammenhang gebracht werden (s. Tab. 6.2).

Im Hinblick auf die geringe therapeutische Breite dieser Substanzklasse ist davon auszugehen, dass genetisch bedingte Unterschiede in den Plasmakonzentrationen einen wesentlichen Faktor für Nebenwirkungen darstellen können. Eine gefürchtete Nebenwirkung der Antiarrhythmika ist deren proarrhythmogene Wirkung. Es gibt Hinweise dafür, dass Plasmakonzentrationen oberhalb des therapeutischen Bereiches einen Manifestationsfaktor für die Auslö-

sung dieser Nebenwirkung darstellen. Mit den von den Herstellern empfohlenen Standarddosierungen wird bei 3–10 % der Patienten, die Träger des Metabolisierungsdefektes sind, eine viel zu hohe Dosis eingesetzt. Der Metabolismus einiger β-Rezeptorenblocker wie Propranolol, Metoprolol und Timolol zeigt ebenfalls eine Abhängigkeit vom Phänotyp. Während die durch CYP2D6 verursachte Hydroxylierung von Propranolol nur eine untergeordnete Bedeutung einnimmt und daher keine signifikanten Unterschiede zwischen langsamen und extensiven Metabolisierern bestehen, zeigt Metoprolol eine ausgeprägte phänotypabhängige Pharmakokinetik (s. Abb. 6.1). Langsame Metabolisierer weisen bei gleicher Dosierung viel höhere Plasmakonzentrationen

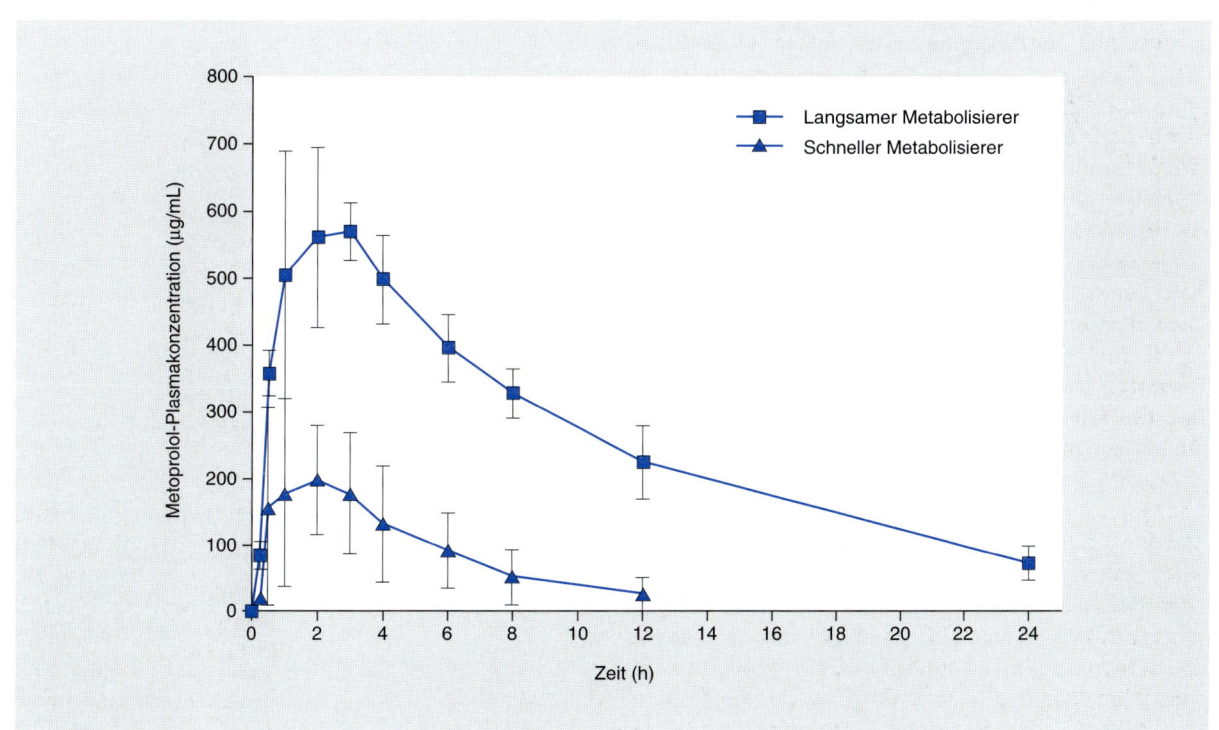

Abb. 6.1: **Plasmakonzentration von Metoprolol in langsamen und schnellen Metabolisierern nach p.o.-Gabe von 200 mg Metoprolol (modifiziert nach Lennard et al. 1982).**

dieses Arzneistoffes auf als Patienten ohne Enzymdefekt.

Wie in Tab. 6.1 weiter ersichtlich, werden auch Neuroleptika und Antidepressiva von CYP2D6 metabolisiert, wobei eine eingeschränkte Enzymaktivität aufgrund der geringen therapeutischen Breite besonders in der letztgenannten Substanzgruppe zu toxischen Plasmakonzentrationen führen kann (s. auch Kap. 14.4). Interessant ist, dass langsame Metabolisierer nicht in ausreichendem Umfang zur Demethylierung von Codein befähigt sind, so dass bei diesen Personen mit Codein keine ausreichende analgetische Wirkung erzielt werden kann. Jede zukünftige therapeutische Anwendung von Arzneistoffen, die CYP2D6 abhängig biotransformiert werden, sollte den Phänotyp der Patienten vermehrt berücksichtigen und somit wesentlich zur Arzneimittelsicherheit beitragen.

6.3 Genetischer Polymorphismus der Mephenytoin-Metabolisierung

Mephenytoin wird bei Epilepsie schon seit mehr als 50 Jahren als Antikonvulsivum therapeutisch verabreicht, wobei in der Arzneiform razemisches, also R-(–)- und S-(+)-Mephenytoin, eingesetzt wird. Während die meisten Patienten im Rahmen einer pharmakokinetischen Untersuchung nach Gabe von Mephenytoin schnell und stereoselektiv S-Mephenytoin zum unwirksamen Hauptmetabolisierungsprodukt 4-Hydroxy-Mephenytoin biotransformieren konnten, wies ein Proband eine fehlende enzymatische Aktivität auf. Weitere Studien zeigten, dass dieser Enzymdefekt vererbbar ist, in Familien gehäuft auftritt und in den einzelnen Rassen verschieden stark ausgeprägt ist. Während nur 3–5 % der Europäer und Nordamerikaner ein Fehlen dieses Biotransfomationsproduktes aufweisen, zeigen bis zu 23 % der Japaner diesen Defekt. Langsame und schnelle Metabolisierer können hingegen S- und R-Mephenytoin in gleichem Ausmaß zu 3-Desmethyl-Mephenytoin demethylieren (s. Abb. 6.2), ein Metabolit, der früher unter dem Namen Nirvanol® zur Behandlung der Chorea bei Kindern verwendet wurde. Wie Mephenytoin zeigt 3-Desmethyl-Mephenytoin ebenfalls antikonvulsive Eigenschaften, wird jedoch im Gegensatz zu Mephenytoin mit einer Halbwertszeit von mehreren Tagen viel langsamer weitermetabolisiert. Dies erklärt die Häufigkeit toxischer Nebenwirkungen wie Anämien, Erytheme und Leberschäden in der Gruppe der „poor metabolizer".

Mitte der achtziger Jahre konnte mittels spezifischer Antikörper bewiesen werden, dass Mephenytoin durch ein Isoenzym aus der Cytochrom-P450-2C-Unterfamilie der Leber metabolisiert wird. Neben CYP2C8 und 2C9 besteht diese Subfamilie noch aus CYP2C18 und **CYP2C19**, wobei nur das letztgenannte Enzym eine ausgeprägte Mephenytoinhydroxylaseaktivität besitzt. Isolierung und Vergleich des CYP2C19 Gens von langsamen und schnellen Metabolisierern zeigten in der erstgenannten Gruppe zwei mögliche Mutationen als Ursache für die Ausbildung dieses Phänotyps. Während die Mutation 1 (CYP2C19$_{m1}$) Exon 5 des Gens betrifft, ist von Mutation 2 (CYP2C19$_{m2}$) Exon 4 betroffen. Untersuchungen von Morais 1995 an einem amerikanisch/schweizerischen sowie einem japanischen Kollektiv von Probanden zeigten, dass Mutation m1 in beiden Gruppen, m2 hingegen nur zu rund 26 % in der japanischen Bevölkerungsgruppe anzutreffen war. Eine dritte seltene Mutation (CYP2C19$_{m3}$) wird diskutiert und könnte ebenfalls zum Fehlen einer Enzymexpression führen.

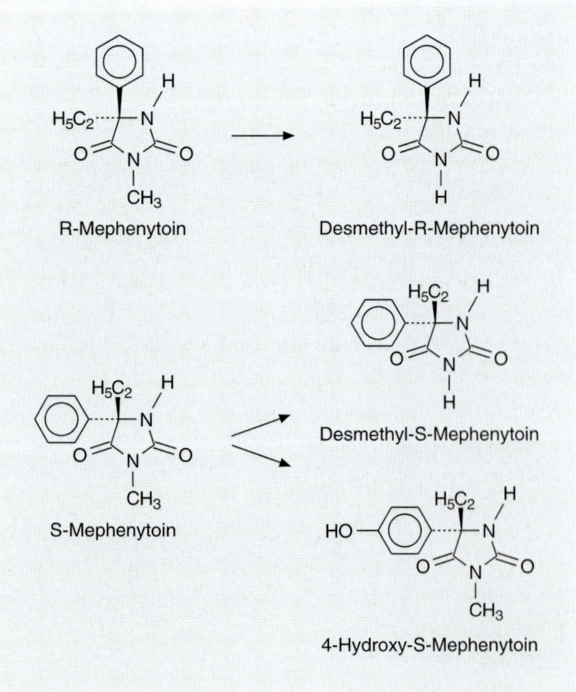

Abb. 6.2: Metabolismus von R- und S-Mephenytoin.

Klinische Bedeutung

Neben Mephenytoin können auch alle anderen Arzneistoffe, an deren Biotransformation CYP2C19 beteiligt ist, von diesem Polymorphismus betroffen sein. Tab. 6.3 gibt eine Übersicht über die bisher bekannten Arzneistoffe, die von diesem Enzym biotransformiert werden. Das Antimalariamittel Proguanil wird durch CYP2C19 zum eigentlich wirksamen Cycloguanil bioaktiviert, wobei langsame Metabolisierer im Harn ein signifikant höheres Verhältnis von Proguanil zu Cycloguanil aufweisen.

Neben Imipramin ist auch die Gesamtclearance von Propranolol und Diazepam in der Gruppe der langsamen Metabolisierer signifikant reduziert. Gerade die Tatsache, dass Benzodiazepine häufig verschriebene Arzneistoffe sind, zeigt die Wichtigkeit, über mögliche genetisch bedingte interindividuelle Unterschiede der Plasmakonzentrationen von Arzneistoffen dieser Substanzklasse Bescheid zu wissen.

Tab. 6.3: Arzneistoffe, die durch CYP2C19 metabolisiert werden.

Adinazolam	Indometacin
Amitriptylin	Lansoprazol
Bufuralol	S-Mephenytoin
Citalopram	Moclobemid
Clomipramin	Omeprazol
Clozapin	Pantoprazol
Cyclophosphamid	Phenobarbital
Diazepam	Progesteron
Flunitrazepam	Proguanil
Hexobarbital	Propofol
Ifosfamid	Sertralin
Imipramin	Venlafaxin

6.4 Genetischer Polymorphismus der N-Acetylierung

Die Acetylierung stellt einen wichtigen Weg für die Biotransformation von Arzneistoffen mit Arylamin- und Hydrazinteilstrukturen dar, wobei die Acetylgruppe als Acetyl-Coenzym A durch das Enzym N-Acetyltransferase übertragen wird. Obwohl N-Acetylierungen hauptsächlich in den v. Kupffer'schen Zellen der Leber stattfinden, können auch reticuloendotheliale Zellen von Milz, Lunge und Darmschleimhaut diesen Biotransformationsschritt durchführen.

Interindividuelle Unterschiede im Ausmaß der Acetylierung wurden erstmals in den fünfziger Jahren anhand des Tuberkulostatikums Isoniazid beschrieben. Wie bei Debrisoquin und Mephenytoin konnten Patienten als langsame und schnelle Metabolisierer eingestuft werden. Der Prozentsatz an langsamen Metabolisierern in der Bevölkerung variiert je nach ethnischem und geographischem Ursprung stark. Während nur 5 % der Eskimos in Kanada und 10–20 % der Chinesen und Japaner der Gruppe der langsamen Metabolisierer angehören, steigt dieser Wert auf 40–70 % bei Europäern und Nordamerikanern und betrifft über 80 % der Ägypter und Marokkaner.

Derzeit sind zwei Gene bekannt, die für die Codierung der Proteine **NAT1** und **NAT2** verantwortlich sind. Die Gene NAT1 als auch NAT2 sind im Chromosom 8 lokalisiert. Während NAT1 eine hohe Affinität zu p-Aminobenzoesäure und p-Aminosalicylsäure besitzt, zeigt NAT2 eine deutlich höhere metabolische Aktivität für Sulfamethazin. Für beide Gene wurde ein Polymorphismus nachgewiesen: Punktmutationen am NAT2-Gen führen dazu, dass sich die Enzyme nur in einer Aminosäure unterscheiden.

Wie in Tab. 6.4 ersichtlich, kommen die Mutationen M1 und M2 sowohl in der europäischen als auch in der nordamerikanischen Bevölkerungsgruppe vor, während die Mutation M3 ausschließlich bei Chinesen und Japanern nachgewiesen wurde. Beide Mutationen, M1 und M3, dürften daher in gleichem Ausmaß zur Ausbildung des „slow acetylator"-Phänotyps beitragen.

Bisher wurden 4 Mutationen in allen drei Regionen des NAT1-Gens nachgewiesen (NAT1*4, NAT1*10, NAT1*11 und NAT1*16), wobei NAT1*11 ausschließlich bei Europäern, Nordamerikanern und Indern und NAT1*16 nur bei Japanern und Chinesen auftritt. Auch hier dürfte das Vorliegen sowohl des Genotyps NAT*11 als auch das des NAT*16 die Ursache für die beobachtete geringere Enzymaktivität sein.

Klinische Bedeutung

Wie in Tab. 6.5 ersichtlich, werden zahlreiche Arzneistoffe, abhängig vom Phänotyp, in unterschiedlichem Ausmaß acetyliert. Neben den Antihypertensiva wie Hydralazin und Prizidilol finden sich auch das Antiarrhythmikum Procainamid, das Tuberkulostatikum Isoniazid, einige wichtige Sulfonamide sowie Nitrazepam und Phenelzin. Acetylderivate der

Tab. 6.4: Ethnische Unterschiede in der Häufigkeit des Wildtyps und der drei Mutationen des NAT2-Gens (nach Jeffery 1993).

NAT2-Gen	Europäer / Nordamerikaner* (%)	Japaner** (%)
Wildtyp	34,0	68,6
M1	39,5	0,0
M2	26,5	24,4
M3	0,0	7,0

*   PCR-Untersuchung von 81 Probanden
** PCR-Untersuchung von 86 Probanden

Tab. 6.5: N-Acetylierung von Arzneistoffen.

Acebutolol*	Nitrazepam*
p-Aminobenzoesäure	Oxcarbazepin
Aminoglutethimid	Phenelzin
p-Aminosalicylsäure	Prizidilol
Amrinon	Procainamid
Benzocain	Sulfadiazin
Coffein	Sulfadimidin
Cilastatin	Sulfamethazin
Dapson	Sulfapyridin
Histamin	Sulfasalazin*
Hydralazin	Viloxazin
Isoniazid	

* durch vorangehende Metabolisierung einer N-Acetylierung zugänglich gemacht

Sulfonamide besitzen im normalerweise sauren pH des Urins eine schlechte Löslichkeit. Trotz der besseren Löslichkeit modernerer Sulfonamide mit geringerer Acetylierungsrate kann es durch die in den Tubuli erfolgende Harnkonzentrierung bei nicht ausreichender Flüssigkeitszufuhr zur Ausfällung von Kristallen in den Nierenkanälchen und in den Nierenbecken kommen. Acebutolol, Coffein, Nitrazepam und Sulfasalazin werden nicht als native Arzneistoffe, sondern erst nach vorangehender Metabolisierung zu den entsprechenden Aminen N-acetyliert.

Daneben sind auch karzinogene Arylamine wie Aminofluoren, Benzidine und β-Naphthylamin von einem möglichen Polymorphismus betroffen. Ein höheres Risiko von langsamen Acetylierern bei der Entstehung von bestimmten Erkrankungen wie Blasenkrebs durch diese Umweltgifte wird diskutiert, was auf die langsamere Metabolisierung zu geringer toxischen Verbindungen in dieser Bevölkerungsgruppe zurückgeführt werden könnte.

6.5 Genetischer Polymorphismus weiterer Enzyme

6.5.1 Epoxidhydrolase

Unter den vielen Reaktionen, die durch Isoenzyme von Cytochrom P450 katalysiert werden, ist auch die Oxidation von Olefinen und aromatischen Verbindungen unter Ausbildung eines **Epoxids**. Epoxide (Oxirane) stellen nicht nur reaktive Metaboliten von Arzneistoffen (s. Tab. 6.6), sondern auch von endogenen Verbindungen wie Arachidonsäure, Hormone sowie von Umweltgiften aus der Reihe der aromatischen Amine und der polyzyklischen aromatischen Kohlenwasserstoffe dar.

Nach deren Bildung können Epoxide entweder direkt ausgeschieden, nichtenzymatisch zu Phenolen umgelagert werden, irreversible Bindungen mit Nukleinsäuren und Proteinen eingehen oder weiter durch Glutathiontransferase mit Glutathion konjugiert werden. Ein wichtiges Enzym für den Abbau von Epoxid stellt das mikrosomale Enzym **Epoxidhydrolase** (mEH) dar. Bisher wurden vier katalytisch und immunochemisch verschiedene humane

Tab. 6.6: Arzneistoffe als Substrate für die Epoxidhydrolase.

Allobarbital	Methaqualon
Carbamazepin	Norethisteron
Chinin	Noreximid
Cyproheptadin	Phensuximid
Diethylstilbestrol	Phenytoin
Ethinylestradiol	Protriptylin
Hexobarbital	Rapamycin
Imipramin	Secobarbital
Lorazepam	Tamoxifen

* vorangehende Metabolisierung zum Epoxid

Epoxidhydrolasen beschrieben, wobei nur die mEH toxikologische Signifikanz besitzt. Sie kommt in beinahe jedem Gewebe vor, mit der höchsten Konzentration in der Leber, und katalysiert die Addition von Wasser an die Epoxidgruppe unter Ausbildung eines trans-Diols. Untersuchungen mittels Polymerasekettenreaktion (PCR; s. Kap. 6.6) zeigten einen genetischen Polymorphismus, der Mutationen in der codierenden und 5'-flankierenden Region des Gens betrifft. Bekannte substantielle interindividuelle Unterschiede in der Enzymaktivität dieses Enzyms, und damit in der möglichen Toxizität der in Tab. 6.6 aufgelisteten Arzneistoffe, könnten damit erklärt werden.

6.5.2 CYP2C9

CYP2C9, ein weiteres Isoenzym von Cytochrom P450, ist an der Biotransformation zahlreicher Arzneistoffe beteiligt. Wie Tab. 6.7 zeigt, sind nicht nur das orale Antidiabetikum Tolbutamid und das Antiepileptikum Phenytoin, sondern auch viele Vertreter aus der Gruppe der nichtsteroidalen Antiphlogistika wie Diclofenac, Ibuprofen, Indometacin, und Acetylsalicylsäure Substrate dieses Proteins.

Jüngste PCR-Untersuchungen des CYP2C9-Gens in einem Kollektiv nordamerikanischer und asiatischer Probanden zeigten verschiedene Mutationen, die zur Codierung von in den Aminosäuresequenzen nur gering unterschiedlichen Enzymen führen. Durch Expression dieses Gens in Hefezellen wurde bestätigt, dass vor allem der Austausch der Aminosäure 359 Isoleucin durch Leucin zu einem signifikanten Aktivitätsverlust der 7-Hydroxylierung von S-Warfarin führte und somit größtenteils für die Ausbildung des „slow metabolizer"-Phänotyps verantwortlich ist. Afrikaner und Taiwanesen wiesen gegenüber dem nordamerikanischen Kollektiv eine

geringfügig höhere Rate dieser Mutation im Gen auf. Eine erste Schätzung ergab, dass, unabhängig vom ethnischen Ursprung, 0,3 % der Menschen diese polymorphe Form aufweisen, und damit höhere Plasmakonzentrationen für CYP2C9-Substrate mit deutlich höherem Risiko von Nebenwirkungen zu erwarten sind.

6.5.3 Sulfotransferasen

Sulfatierungen stellen einen Hauptmetabolisierungsweg für Phenole und in geringerem Ausmaß auch für Amine dar. Wie bei allen Konjugationen ist auch hier ein energiereicher Donor – in diesem Fall 3'-Phosphoadenosin-5'-phosphosulfat (PAPS) – für die Übertragung notwendig. Die eigentliche Sulfatierung geschieht durch Interaktion des Arzneistoffes mit PAPS in Gegenwart des zytosolischen Enzyms Sulfatase. Neben zahlreichen Arzneistoffen (s. Tab. 6.8) sind auch endogene Hormone, Neurotransmitter sowie Gallensäuren Substrate der Sulfatase. Eine Sulfatierung von Arzneistoffen ist im Allgemeinen mit einem Verlust der biologischen Aktivität verbunden. Das gilt nicht für Minoxidil. Eine Sulfatierung ist sowohl für die antihypertensive als auch für die haarwuchsfördernde Eigenschaft verantwortlich.

Tab. 6.8: Sulfat-Konjugation von Arzneistoffen.

Androsteron	Levodopa
Benzamidin	Loratadin
Bornaprin	Meclatonin
Chloramphenicol	Methyldopa
Chlorpheniramin	Minoxidil
Chlorpromazin	Morphin
Cibenzolin	Mycophenolsäure
Cicletanin	Naproxen
Cimoxaton	Norepinephrin
Cisaprid	Norgestrel
Clenbuterol	Olsalazin
Codein	Oxazepam
Dapson	Phenacetin
Dehydroepiandrosteron	Paracetamol
Desogestrel	Phenelzin
Diflunisal	Pregnenolon
Dopamin	Progesteron
Epinephrin	Propafenon
Estradiol	Propranolol
Estron	Ritodrin
Ethinylestradiol	Salicylamid
Fenebdazol	Salicylsäure
Fenoldopam	Sulfanilamid
Flunisolid	Terbutalin
Fluoxetin	Testosteron
Flupentixol	Thiobendazol
Fluphenazin	Thymoxamin
Gentasimid	Triamteren
Haloperidol	Trapidil
Ibopamin	Trovafloxacin
Irinotecan	Warfarin
Letostein	

Tab. 6.7: Arzneistoffe, die durch CYP2C9 metabolisiert werden.

Carvedilol	Methadon
Cyclophosphamid	Naproxen
Desogestrel	Phenytoin
Diazepam	Piroxicam
Diclofenac	Progesteron
Fluoxetin	Sulfadiazin
Fluvastatin	Sulfamethoxazol
Hexobarbital	Suprofen
Ibuprofen	S-Warfarin
Ifosphamid	Tenoxicam
Indometacin	Tetrahydrocannabinol
Irbesartan	Tolbutamid
Lornoxicam	Torasemid
Losartan	Trimethoprim
Mefenaminsäure	Valproinsäure
Meloxicam	Verapamil

Für die Konjugationsreaktionen von Arzneistoffen wurden bisher 5 Isoformen der Sulfotransferasen nachgewiesen, die alle eine geringe Substratspezifität aufweisen, so dass jeweils verschiedene Isoformen an der Biotransformation eines Arzneistoffes beteiligt sein dürften. Als typische Substrate der Isoformen SULT1A1, SULT1A2 und SULT1A3 gelten p-Nitrophenol und Dopamin, während SULT1E und SULT2A1 eine hohe katalytische Aktivität für die Sulfatierung von Estron und Dehydroepiandrosteron aufweisen. SULT1A1 zeigt in Probanden bis zu 50fache Unterschiede in der Aktivität, wobei jene Probanden mit geringer Aktivität gehäuft die Allel-Variante SULT1A1*2 aufwiesen. Auch für SULT1A3 wurden zwei Gene gefunden, die sich in der 5'-flankierenden Region unterscheiden und möglicherweise auch unterschiedliche Sulfatierungsraten aufweisen. Da SULT1A1 wie SULT1A2 und SULT1A3 nicht nur in Leber, Lunge, Niere, Gehirn und Dünndarm sondern auch in Thrombozyten exprimiert wird, können diese Blutzellen leicht für pharmakogenetische Untersuchungen herangezogen werden.

6.6 Genotypisierung

Die Genotypisierung erlaubt die Kategorisierung der Patienten in langsame oder schnelle Metabolisierer. Als eigentlicher Durchbruch für eine genaue und schnelle Screeningmethode eines Genotyps eines polymorphen arzneistoffmetabolisierenden Enzyms gilt die **Polymerasekettenreaktion (PCR)**. Die PCR ist eine In-vitro-Technik, mit der man gezielt DNA-Abschnitte, die von zwei bekannten DNA-Sequenzen eingerahmt werden, vervielfältigen kann. Um auf eine mögliche Mutation eines Gens prüfen zu können, muss in einem ersten Schritt DNA des Probanden gewonnen werden. In den meisten Fällen wird eine geringe Menge Vollblut abgenommen, die Leukozytenfraktion durch Zentrifugation isoliert, die DNA mit z. B. nichtionischen Detergentien wie Triton X100 und Tween 20 herausextrahiert und bestimmte Genabschnitte vollautomatisch mit so genannten „Thermocyclern" vervielfacht (amplifiziert). Für die PCR wird eine DNA-Matrize benötigt, deren Frequenz am 5′- und am 3′-Ende annähernd bekannt ist, damit zwei Oligonucleotide (Primer) abgeleitet werden können. Bei den Primern handelt es sich um kurze, einzelsträngige DNA-Moleküle, die komplementär zu dem Ende einer definierten Sequenz der DNA-Matrize sind. Die PCR gliedert sich in drei Schritte (s. Abb. 6.3): Denaturierung der doppelsträngigen DNA-Matrize, Annealing (Inkubation bei ca. 50 °C) der DNA mit den Primern und Verlängerung (Extension).

Diese Schritte werden in zahlreichen aufeinander folgenden Zyklen alternierend durchlaufen. Das PCR-Produkt ist eine doppelsträngige DNA. Zur Extension wird eine DNA-Polymerase verwendet, die unter den richtigen Reaktionsbedingungen und in Gegenwart von Desoxynucleosidtriphosphaten die Primer entlang der einzelsträngigen denaturierten DNA-Matrize verlängert und so neue DNA-Stränge, deren Sequenz komplementär zur Matrize ist, synthetisiert. Für eine Wiederholung der Synthese muss man deshalb die doppelsträngige DNA durch Hitze aufschmelzen und dann nach Kühlung der Mischung die Primer wieder binden lassen. Sobald die richtige Temperatur für die Enzymreaktion erreicht ist, verlängert die DNA-Polymerase die Primer. Die unterschiedlichsten Primer und eine Vielzahl hitzestabiler DNA-Polymerasen werden kommerziell angeboten. Da sich nach jeder Runde die Anzahl der DNA-Kopien verdoppelt, haben sich nach den benötigten 20–40 Zyklen die „Ziel"-Sequenzen exponentiell vervielfacht (2^{20}–2^{40}). Nach Zusatz von Restriktionsenzymen werden die erhaltenen DNA-Bruchstücke mittels Gelelektrophorese aufgetrennt und auf bekannte und auch unbekannte Mutationen, durch Vergleich mit der DNA eines schnellen Metabolisierers, untersucht.

Eine Genotypisierung mittels PCR erfasst immer nur die codierende DNA-Sequenz, die Enzymfunktion jedoch kann mit diesem Verfahren nicht festgestellt werden. Es besteht daher die Möglichkeit, dass das Gen eines Patienten eine Mutation aufweist, die bisher nicht beschrieben wurde oder die mittels etabliertem PCR-Verfahren nicht erfasst wird und somit ein falscher Genotyp zugeordnet wird.

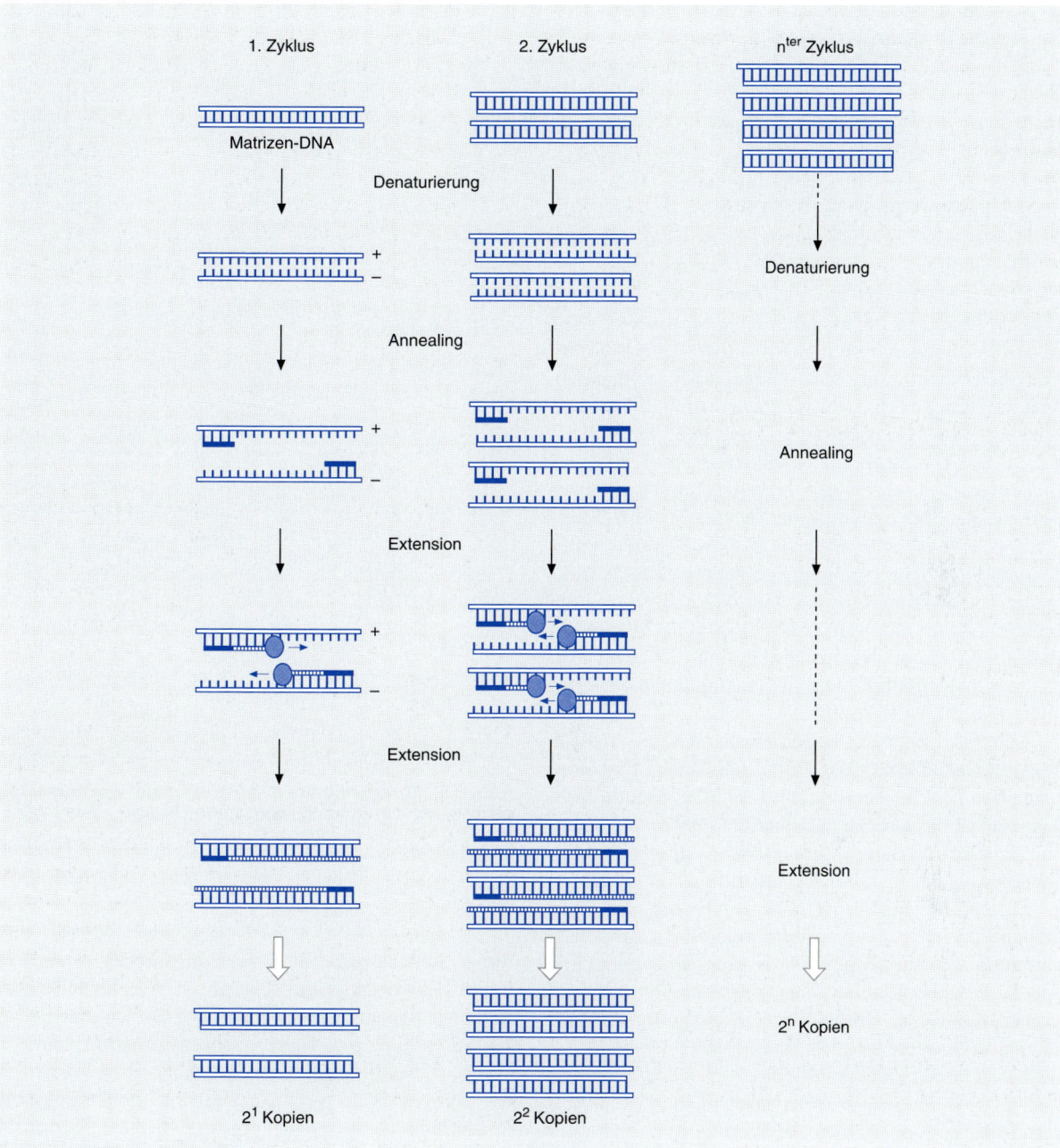

Abb. 6.3: Übersichtsschema zur PCR.
Weiße Balken = Matrizen-DNA; blaue Balken = Primer; schraffierte Balken = neu synthetisierte DNA; gepunktetes Oval = DNA-Polymerase (nach Bertram und Gassen 1991).

Grundlagen der
Klinischen Pharmazie

6.7 Phänotypisierung

Im Gegensatz zur Genotypisierung ermöglicht die Phänotypisierung eine direkte Bestimmung der Aktivität eines Enzyms in einem Probanden und somit die leichte Zuordnung zu einem „poor metabolizer" Phänotyp. Als Grundlage dient das Ausmaß der Biotransformation enzymspezifischer Substrate im Vergleich zu literaturbekannten Daten einer Kontrollgruppe. Dieser „Enzymstatus" lässt sich sowohl mit In-vitro- als auch mit In-vivo-Assays durchführen. Für die Bestimmung der Arzneistoffe und deren Metaboliten bieten sich in erster Linie die Hochleistungs-Flüssigkeitschromatographie (HPLC, s. Kap. 1.2.3), die Gaschromatographie (s. Kap. 1.2.2) und in den letzten Jahren verstärkt die Kapillarelektrophorese an. Bei der invasiven Methode wird Biopsiegewebe aus der Leber, z. B. im Rahmen einer notwendigen Untersuchung, gewonnen, durch fraktionierte Zentrifugation die Mikrosomenfraktion erhalten, diese mit enzymspezifischen Substraten (s. Tab. 6.9) wie Dextromethorphan für CYP2D6 (s. Abb. 6.4) inkubiert und die entstandenen Metaboliten quantitativ bestimmt.

Abb. 6.5 zeigt die chromatographische Analyse von humanen Leberproben eines langsamen und eines schnellen Metabolisierers von CYP2D6. Deutlich erkennbar ist das nahezu vollständige Fehlen des Metaboliten Dextrorphan in Leberprobe A, die das Vorliegen eines „poor metabolizer" Phänotyps bestätigt.

Eine nichtinvasive Methode zur Bestimmung des Phänotyps stellt die p.o.-Verabreichung einer pharmakologisch wirksamen Dosis eines enzymspezifischen Arzneistoffes dar. Zur Charakterisierung wird das metabolische Verhältnis (metabolic ratio, MR), d. h. der Quotient der im Urin (Sammelperiode: 0–12 h) ausgeschiedenen Menge an unverändertem Arzneistoff und seines enzymspezifischen Metaboliten, herangezogen. Ein hoher Wert zeigt an, dass nur geringe Mengen an Metabolit im Verhältnis zum Arzneistoff im Urin ausgeschieden wurden; dieser Wert wird mit Zunahme der Metabolitenausschei-

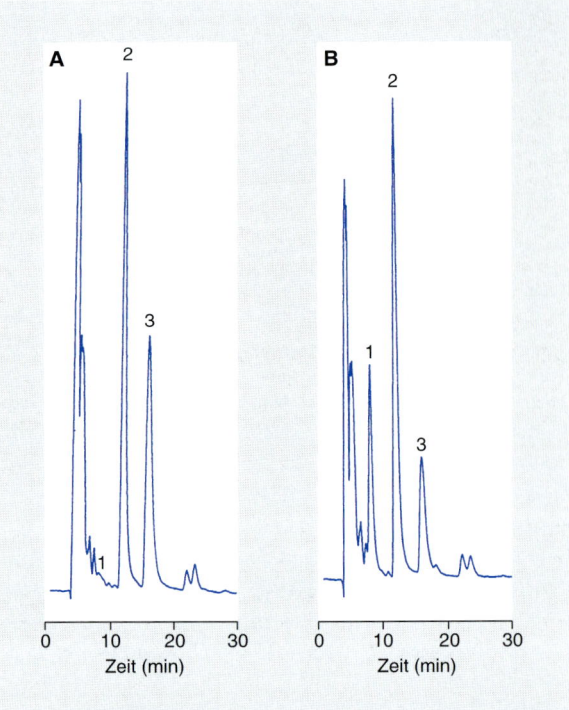

Abb. 6.5: Chromatogramm einer Analyse von humanen Lebermikrosomen eines langsamen (A) und eines schnellen (B) Metabolisierers von Dextromethorphan. Peaks: 1 = Dextrorphan; 2 = Levallorphan als interner Standard; 3 = Dextromethorphan (modifiziert nach Vielnascher et al. 1995).

dung kleiner und stellt damit ein Maß für die individuelle Enzymaktivität dar. Abb. 6.6 zeigt anschaulich das Ergebnis einer Phänotyp-Bestimmung von Patienten nach p.o.-Gabe von Dextromethorphan.

Das Verhältnis Dextromethorphan zum oxidierten Metabolit Dextrorphan korreliert mit der individuellen Fähigkeit, diesen Arzneistoff zu biotransformieren. Langsame Metabolisierer weisen im Harn im Verhältnis zum Metabolisierungsprodukt eine hohe Konzentration an nativem Arzneistoff auf, während bei schnellen Metabolisierern nur eine geringe Arzneistoffmenge und eine hohe Konzentration an Dextrorphan gefunden wird. Einige literaturbekannte Arzneistoffe für eine In-vivo-Phänotypisierung von Patienten sind in Tab. 6.9 aufgelistet.

Dem Vorteil der individuellen Aktivitätsbestimmung stehen zwei Nachteile gegenüber. Zum einen erfordert dieses Verfahren die Gabe einer pharmakologisch aktiven Substanz, was immer zum Auftreten von unerwünschten Nebenwirkungen führen kann.

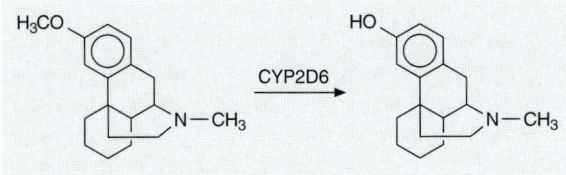

Abb. 6.4: Metabolismus von Dextromethorphan zu Dextrorphan durch CYP2D6.

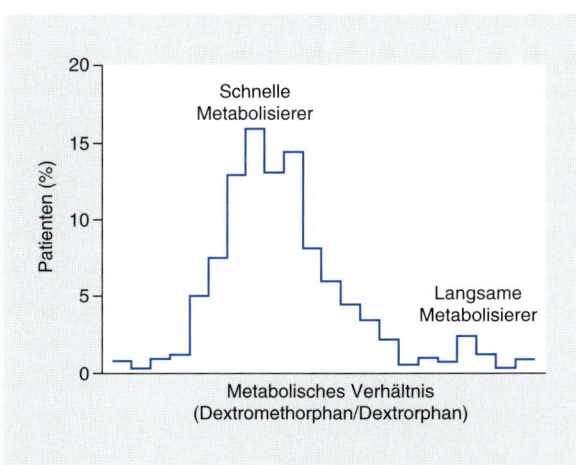

Abb. 6.6: Metabolisches Verhältnis von Dextromethorphan und Dextrorphan im Harn von Patienten nach p.o. Gabe von 25 mg Dextromethorphan (modifiziert nach Guengerich 1993).

Tab. 6.9: Substrate zur In-vivo-Bestimmung polymorpher Enzyme.

Enzym	Substrat
CYP2C9	Tolbutamid
CYP2C19	Mephenytoin
CYP2D6	Debrisoquin Dextromethorphan Spartein
N-Acetylase (NAT1)	p-Aminobenzoesäure Bentiromid
N-Acetylase (NAT2)	Coffein Dapson Isoniazid Sulfadimidin
Epoxidhydrolase	n.b.
Sulfotransferase	n.b.

n.b: noch keine geeigneten Substrate in der Literatur beschrieben

Zum anderen kann das Ergebnis der Phänotypisierung dadurch verfälscht werden, dass andere vom Patienten eingenommene Arzneimittel entweder ebenfalls von dem zu untersuchenden Enzym metabolisiert werden oder dieses hemmen beziehungsweise induzieren. In den ersten beiden Fällen würde fälschlicherweise der Phänotyp eines langsamen Metabolisierers angenommen werden, im letzten Fall würde eine Enzyminduktion einen „extensive metabolizer" vortäuschen.

6.8 Zukunftsperspektiven

Die Entdeckung eines möglichen genetischen Polymorphismus arzneistoffmetabolisierender Enzyme hat entscheidend zu einem besseren Verständnis der interindividuellen Unterschiede in den Plasmakonzentrationen vieler Arzneistoffe in Patienten beigetragen. Gerade Patienten mit einer deutlich geringeren metabolischen Aktivität weisen oft vielfach höhere Plasmakonzentrationen auf als schnelle Metabolisierer. Daneben sind auch Unterschiede in der Bioverfügbarkeit insbesondere bei Arzneistoffen mit hohem First-Pass-Effekt zu berücksichtigen. Erst nach erfolgter Geno- bzw. Phänotypisierung dieser Patienten kann die Dosis, insbesondere von Arzneistoffen mit geringer therapeutischer Breite, an den Enzymstatus des jeweiligen Patienten angepasst, die Nebenwirkungen aufgrund zu hoher Plasmakonzentrationen vermieden und so der gewünschte Therapieerfolg sichergestellt werden. Die Bestimmung des Phänotyps für polymorphe Enzyme ist heute mittels Genotypisierung sowie Phänotypisierung routinemäßig ohne großen Zeitaufwand durchführbar und sollte daher analog zu anderen Laborparametern eine breite Anwendung im Hinblick auf eine verbesserte Arzneimittelsicherheit finden. Welches Verfahren letztlich angewendet wird, muss durch Abwägung der jeweiligen Vor- und Nachteile entschieden werden, wobei eine Kombination beider Methoden die höchste Verlässlichkeit in der Aussage gewährleistet.

Für die Wirkung und Toxizität eines Arzneistoffes können jedoch nicht nur arzneistoffmetabolisierende Enzyme, sondern auch genetische Variationen und Mutationen in zellulären Transportern, Rezeptoren und Effektor-Proteinen verantwortlich sein. Die wissenschaftliche Disziplin, die sich mit dem genetischen Hintergrund der individuellen Variation (Polymorphismen) von Arzneimittelwirkungen beschäftigt, wird als **Pharmakogenomik** bezeichnet. Sie könnte es in Zukunft ermöglichen, die Arzneimitteldosierung noch patientenorientierter und effektiver zu gestalten. Mittels gebräuchlicher PCR-Methoden für die Genotypisierung gibt es bereits Versuche, für

Mutationsuntersuchungen auch DNA-Chip-Technologien einzusetzen. Nach Isolierung der DNA aus Blutproben von Patienten können in parallel verlaufenden Arbeitsschritten bis zu einige tausend Gene auf mögliche Mutationen untersucht werden. Neben neuen und erweiterten pharmakogenetischen Untersuchungen im Labor schließt der Begriff Pharmakogenomik jedoch auch die Erstellung von genetischen Datenbanken von Patientengruppen ein, die auf ein bestimmtes Arzneimittel nicht ansprechen (Non-Responder) im Vergleich zu denen, die auf dasselbe Arzneimittel ansprechen (Responder). Auf ähnliche Weise könnte man auch versuchen, schwerwiegende Nebenwirkungen von Arzneistoffen in bestimmten Patientengruppen dadurch zu erklären, dass man genetische Mutationen als Ursache feststellt und damit mögliche Risikopatienten aufgrund eines geänderten Genprofils von einer Behandlung ausschließt. Pharmakogenomik könnte somit die Sicherheit und Effizienz einer ärztlichen Verschreibung deutlich steigern, die Häufigkeit von Nebenwirkungen senken und dadurch mithelfen, die Kosten im Gesundheitswesen zu senken.

Literatur

Gassen, H.G., Schrimpf, G. (1999): Gentechnische Methoden. Eine Sammlung von Arbeitsanleitungen für das molekularbiologische Labor. Spektrum Akademischer Verlag, Heidelberg

Gibson, G.G., Skett, P. (2001): Introduction to drug metabolism. 3. Aufl., Nelson Thornes, Gloucester

Guengerich, F.P. (1993): Cytochrom P450 enzymes. Am. Scientist 81: 440–447

Hitzenberger, G. (1994): Therapeutisches Drug Monitoring. Blackwell-MZV, Wien

Jeffery, E.H. (1993): Human drug metabolism. From molecular biology to man. CRS Press, Boca Raton

Spatzenegger, M., Jaeger, W. (1995): Clinical importance of hepatic cytochrome P450 in drug metabolism. Drug. Metabol. Rev. 27: 397–417

7 Arzneimittelinformation

J. Brüggmann, Berlin und M. Hartig, Reinbek

J. Brüggmann, Berlin und M. Hartig, Reinbek

7.1 Einführung

Eine eigentlich traditionelle, aber dennoch ausbaufähige Funktion des Apothekers ist die Aufarbeitung und Weitergabe objektiver und unabhängiger Information an medizinisches Personal über alle das Arzneimittel betreffenden Fragen. Durch die erhebliche Ausweitung des Informationsangebotes und die Einführung neuer, insbesondere EDV-gestützter Medien hat sich dieses Tätigkeitsfeld des Apothekers bereits jetzt deutlich erweitert. Als Beschaffer und Empfänger von Informationen hat der Apotheker die Aufgabe der Sammlung, Sichtung, Wertung und Nutzbarmachung von Daten (s. Kasten). Bei der Vermittlung von Arzneimittelinformationen kann sich der Apotheker in einer passiven oder auch aktiven Situation befinden. Zum einen werden gezielt Anfragen an die Apotheke als Arzneimittelinformationsstelle gerichtet, zum anderen kann der Apotheker aktiv, beispielsweise über die Aussendung von Abstracts, Warnhinweisen, Therapieschemata oder auch einer eigenen Informationsschrift, Ärzte und Patienten informieren.

Ausführliche Informationsquellen allein garantieren dabei jedoch noch keine gute Arzneimittelinformation. Erst durch eine adäquate und effiziente Informationsaufbereitung und -weitergabe kann die optimale Nutzung der Information durch den Anfragenden erreicht werden.

Die Bedeutung des klinisch tätigen Pharmazeuten als Vermittler von pharmazeutisch-pharmakologischen Informationen muss sich in jedem Fall in der Eigenschaft einer sachgerechten und kritischen Auswahl von klinisch relevanten Daten widerspiegeln.

Hierfür sind detaillierte Kenntnisse über das ärztliche und pflegerische Handeln und damit ein enger institutionalisierter persönlicher Kontakt sinnvoll und notwendig.

Arzneimittelinformation durch den Apotheker

In Deutschland hat mit der Apothekenbetriebsordnung vom 9. Februar 1987 gegenüber der Fassung von 1968 eine Normierung der Informations- und Beratungspflicht des Apothekers stattgefunden. Nach § 20 (1) hat der Apotheker sowohl Kunden als auch Ärzte über Arzneimittel zu beraten. Das Gleiche gilt für den Krankenhausapotheker gegenüber den Ärzten seines Hauses. Im Übrigen ist die Mitgliedschaft des Krankenhausapothekers in der Arzneimittelkommission gesetzlich vorgeschrieben. Der Verpflichtung zur Information und Beratung wird auch dadurch Rechnung getragen, dass in § 3 (4) der Apothekenbetriebsordnung diese als „pharmazeutische Tätigkeit" gewertet wird und § 5 das Vorhandensein von wissenschaftlichen Hilfsmitteln zur Information und Beratung fordert. In der amtlichen Begründung wird hierzu ausgeführt, dass auch Aufzeichnungen auf Bild- oder Datenträgern als Informationsquellen zulässig sind, sofern diese unverzüglich lesbar gemacht werden können. Über Art, Umfang und Qualität der erforderlichen wissenschaftlichen Hilfsmittel werden in der Apothekenbetriebsordnung selbst nur sehr unspezifische Angaben gemacht, so dass an dieser Stelle ein gewisser Freiraum bleibt, den es gilt, sinnvoll zu nutzen. Die meisten Landesapothekerkammern haben selbst oder über Kooperationspartner regionale Arzneimittelinformationsstellen eingerichtet, die spezielle Fragestellungen in der Regel innerhalb von 2 Tagen beantworten.

Grundlagen der Klinischen Pharmazie

7.2 Informationsquellen

Grundsätzlich lässt sich wissenschaftliche Literatur, unabhängig davon wie die Informationen technisch aufgearbeitet sind (Printmedien oder Non-Printmedien), in **Primär-, Sekundär-** und **Tertiärliteratur** einteilen.

7.2.1 Primärliteratur

Die Veröffentlichung der Ergebnisse aus Forschung und Entwicklung in Form von **Originalarbeiten** wird als Primärliteratur bezeichnet. Dabei ist im Klinikbereich die Darstellung von Studienergebnissen zum Einsatz von Arzneistoffen und anderen therapeutischen und diagnostischen Maßnahmen von besonderer Bedeutung. Die Veröffentlichung der Studienresultate von multizentrisch durchgeführten Studien an großen Patientenzahlen kann wesentlich zur Meinungsbildung im Klinikalltag beitragen. Für den Nutzer solcher Originalarbeiten stellt sich dabei das Problem der Qualitätsbeurteilung und Validität der dargestellten Ergebnisse. Hilfreich ist in diesem Zusammenhang die Nutzung von renommierten Zeitschriften, die eine Beurteilung der eingereichten Arbeiten durch Experten aus dem jeweiligen Themenbereich vornehmen (peer review). Dabei wird sowohl die Wahl der angewendeten klinischen und statistischen Methoden als auch die wissenschaftliche Relevanz und Originalität der Studie geprüft.

Zur schnelleren Sichtung von veröffentlichten Originalarbeiten können Literatur- und Referatedienste herangezogen werden, die eine Übersicht der in einem bestimmten Zeitraum erschienenen Arbeiten ermöglichen sowie in einigen Fällen auch Abstracts anbieten (s. Kap. 7.4.5). Exemplarisch hierfür können Current Contents Clinical Medicine und Current Contents Life Sciences genannt werden, die auch eine gewisse Gewähr dafür bieten, dass die aufgenommenen Periodika zu den Zeitschriften gehören, die eine objektive Qualitätsbeurteilung vornehmen. Neben den Literatur- und Referatediensten ist durch die zunehmende Verbreitung von Off- und Online-Datenbanken der Zugriff auf Primärliteratur für einen deutlich größeren Nutzerkreis auch unter Praxisbedingungen möglich geworden (s. Kap. 7.4). Eine Auswahl klinisch-pharmazeutischer Zeitschriften, die Originalarbeiten enthalten, sind im folgenden aufgeführt (s. Kasten).

Primärliteratur mit klinisch-pharmazeutischen Inhalten
The Annals of Pharmacotherapy
Bundesgesundheitsblatt
Clinical Pharmacokinetics
Clinical Pharmacology and Therapeutics
Drugs
E.H.P. European Hospital Pharmacy
American Journal of Health-System Pharmacy (vormals American Journal of Hospital Pharmacy)
Krankenhauspharmazie
The Lancet
New England Journal of Medicine
Pharmacy World & Science
Die Pharmazie
Pharmazie in unserer Zeit

7.2.2 Sekundärliteratur

Die Sekundärliteratur fasst Originalarbeiten themenbezogen in Form von **Übersichten** und **Monographien** zusammen. Dabei findet eine Auswahl und Interpretation der Primärliteratur durch entsprechende Experten statt. Die Bedeutung dieser Informationsquellen liegt insbesondere darin, dass ein Themenbereich für den Nutzer umfassend und übersichtlich dargestellt und auch bewertet wird, so dass die Frage nach der Relevanz für den eigenen Bereich leichter beantwortet werden kann. Andererseits besteht durch die Auswahl, Zusammenfassung und Interpretation von Primärliteratur auch die Gefahr, dass ein Thema unzureichend, einseitig oder verzerrt dargestellt wird, so dass auch hierbei immer auf die zitierte Originalliteratur sowie auf die Kompetenz der Autoren geachtet werden muss. Der Zugriff auf Sekundärliteratur ist dabei nicht nur über Printmedien möglich, sondern insbesondere auch durch monographisch aufgebaute Faktendatenbanken wie die ABDA-Datenbank, die A.T.I. Arzneimittel-Datenbank oder das DRUGDEX®-Arzneimittelinformationssystem (s. Kap. 7.4). Eine Auswahl von klinisch-pharmazeutischen Zeitschriften, die Übersichtsartikel und Monographien enthalten, werden im nachfolgenden Kasten aufgeführt.

Sekundärliteratur mit klinisch-pharmazeutischen Inhalten

Arzneimittelbrief
Arzneimitteltherapie
Arzneitelegramm
Medizinische Monatszeitschrift für Pharmazeuten
PZ Prisma

7.2.3 Tertiärliteratur

In der Tertiärliteratur werden die Ergebnisse aus den Originalarbeiten in Form von **Lehrbüchern, Stan-**dard- und Nachschlagewerken kompakt und systematisch aufgearbeitet und dargestellt. Damit sind diese Informationsquellen relativ unabhängig von der Tagesaktualität. Sie müssen die Themenbereiche daher aufgrund gesicherter Erkenntnisse beschreiben. Tertiärliteratur stellt somit die Basis für die Arzneimittelinformation dar, die es gilt, durch aussagekräftige Primär- und Sekundärliteratur zu ergänzen. Eine Auswahl von Büchern aus dem Bereich der Tertiärliteratur ist im nachfolgenden Abschnitt aufgeführt.

7.3 Printmedien

Insbesondere im Bereich der Sekundär- und Tertiärliteratur stellen Bücher nach wie vor eine unverzichtbare Informationsquelle für die klinisch-pharmazeutische Informationsvermittlung dar (s. Kasten).

Wichtige Printmedien für die Klinische Pharmazie

Ammon: Arzneimittelneben- und -wechselwirkungen. Wissenschaftliche Verlagsgesellschaft, Stuttgart.

Arzneistoff-Profile. Govi-Verlag, Frankfurt/Main.

Arzneiverordnungen. Deutscher Ärzte-Verlag, Köln.

Forth, Henschler, Rummel, Starke: Allgemeine und spezielle Pharmakologie und Toxikologie. Spektrum Akademischer Verlag GmbH, Heidelberg.

Frölich, Kirch: Praktische Arzneitherapie. Gustav Fischer Verlag, Stuttgart.

Gebler: Tabellen für die Pharmazeutische Praxis, Govi-Verlag, Frankfurt/Main.

Goodman, Gilman: Pharmakologische Grundlagen der Arzneimitteltherapie. McGraw-Hill, London.

Hagers Handbuch der pharmazeutischen Praxis. Springer-Verlag, Berlin.

Helwig, Otto: Arzneimittel, Ein Handbuch für Ärzte und Apotheker. Wissenschaftliche Verlagsgesellschaft Stuttgart.

Hunnius: Pharmazeutisches Wörterbuch. De Gruyter Verlag, Berlin.

Kircher, Wolfgang: Arzneiformen richtig anwenden. Deutscher Apotheker Verlag, Stuttgart.

Knoben, Anderson: Handbook of Clinical Drug Data. Drug Intelligence Publications, Inc. Hamilton, Illinois, USA.

Laurence, Bennett: Clinical Pharmacology. Churchill Livingstone, Edinburgh.

Martindale: The Extra Pharmacopoeia. Pharmaceutical Press, London.

Meyler's Side Effects of Drugs. Elsevier, Amsterdam.

MSD-Manual der Diagnostik und Therapie. Urban und Schwarzenberg, München.

Mutschler: Arzneimittelwirkungen, Wissenschaftliche Verlagsgesellschaft, Stuttgart.

Müller-Oerlinghausen et al.: Handbuch der unerwünschten Arzneimittelwirkungen. Urban und Fischer Verlag, München Jena.

Pharmazeutische Stoffliste. Werbe- und Vertriebsgesellschaft Deutscher Apotheker, Frankfurt.

Pschyrembel: Klinisches Wörterbuch. De Gruyter Verlag, Berlin.

Saller, Berger, Ulmer, Hellenbrecht: Praktische Pharmakologie, Schattauer Verlag, Stuttgart.

Schneemann, Young, Koda-Kimble: Angewandte Arzneimitteltherapie. Springer-Verlag, Berlin Heidelberg New York.

Scholz: Arzneimittelwechselwirkungen. Georg Thieme Verlag, Stuttgart.

The Merck Index. Merck & Co. Inc., Rahway N. J., USA.

Wissenschaftliche Tabellen Geigy. Ciba-Geigy AG, Basel.

Grundlagen der Klinischen Pharmazie

7.4 Non-Printmedien

7.4.1 Technische Voraussetzungen

Der Begriff „Non-Printmedien" umfasst alle Bereiche der Arzneimittelinformation, in denen die Informationen auf elektronischen Datenträgern abgelegt und abgerufen werden können. Als elektronische Datenträger kommen CD-ROM, DVD, Diskette, Festplatte und Online-Datenbanken in Frage.

Für diesen Bereich der Informationsbeschaffung sollten ein leistungsfähiger Personalcomputer mit ausreichender Speicherkapazität und ein schnelles Modem zur Verfügung stehen.

In Tab. 7.1 werden die wichtigsten Vor- und Nachteile von CD-ROM-, DVD- und Online-Datenbanken genannt.

7.4.2 Internet

Das Internet entwickelt sich in rasantem Tempo (vor allem das WWW = World Wide Web), weil zunehmend kommerzielle Anbieter dieses Medium für ihre Zwecke in Anspruch nehmen (Werbung, Home-Banking, Online-Bestellungen etc.).

Zu diesem Thema gibt es an jedem Zeitschriften-Kiosk umfangreiche Literatur, so dass hier auf eine umfassende Darstellung verzichtet werden kann.

Allerdings sollten folgende Punkte bei der Internet-Nutzung bedacht und berücksichtigt werden:

☐ Virengefahr und mangelnde Datensicherheit zwingen zu äußerster Vorsicht.

☐ Bei der Suche nach relevanten und qualifizierten Fachinformationen sollte man sich auf wenige und gut bekannte Datenquellen beschränken.

☐ Die Erstellung einer eigenen Homepage ist zwar relativ leicht zu bewerkstelligen, allerdings muss für Pflege und Aktualisierung der Daten viel Zeit investiert werden, so dass man sich die Unterhaltung einer eigenen WWW-Visitenkarte gründlich überlegen sollte.

☐ Die E-Mail-Komponente stellt für viele Nutzer wohl die wichtigste Funktion dar, weil hierdurch Zeichen und Dateien kostengünstig, schnell und entfernungsunabhängig ausgetauscht werden können. Der zunehmende Kontakt mit ausländischen Kolleginnen und Kollegen und die Möglichkeit der Besprechung von Fachproblemen in diversen Diskussionsforen stellen für den Pharmazeuten eine wertvolle und wichtige Bereicherung dar.

☐ Der „Informations-Highway" wird auch von vielen medizinischen Laien genutzt und diverse Datenbankangebote werden nicht nur exklusiv für Fachkreise angeboten, so dass in den kommenden Jahren das relative Informationsmonopol bestimmter Berufsgruppen in Frage gestellt wird.

☐ Im Internet sind viele Patientenberatungsgruppen vertreten, die für Schulungen und patientenspezifische Beratungssituationen wertvolle Hilfe leisten können.

☐ Fachinformationen können relevante Fehler enthalten, für die in der Regel keine Haftung übernommen wird. Die Überprüfung der Qualität der Informationsquellen ist teilweise schwierig bis unmöglich!

Tab. 7.1: Vergleich der CD-ROM- und Online-Datenbanken.

CD-ROM	Online
Unbegrenzte Nutzungsmöglichkeit innerhalb des Lizenz-Zeitraums	Kosten von der Häufigkeit der Recherchen abhängig: Telefonkosten + Kosten für Datenbankanbieter („host") + Lizenzkosten für die Datenbank(en)
Nutzung schnell erlernbar	Nutzung setzt gute Schulung voraus
Anwender muss sich aus Kostengründen auf wenige Datenbanken beschränken	Anwender kann viele Datenbanken parallel nutzen, schnelle Aktualisierung
Investition sinnvoll, wenn Anwender zeitunabhängig eine Recherche durchführen wollen.	Investition sinnvoll, wenn schnelle, breite und qualitativ hochwertige Recherche-Ergebnisse gefordert werden.

☐ Gute Suchmaschinen erschließen nur 10–15 % des Webinhaltes! Informationen, die sich in geschlossenen Benutzergruppen (z. B. Datenbanken mit Passwort-Abfrage) befinden, können von den Suchmaschinen nicht gefunden werden. Ferner können Inhalte so manipuliert werden, dass sie vorrangig vor anderen Informationen in den Suchmaschinen gefunden werden. Schließlich werden Aktualisierungen von den Suchmaschinen teilweise nur mit erheblichen Zeitverzögerungen erfasst.

☐ Inzwischen gibt es auch im Internet die Tendenz, wichtige Informationen kostenpflichtig zu gestalten, indem man sie z. B. über gebührenpflichtige „Web-Portale" anbietet.

☐ Der professionelle und geübte Umgang mit dem Medium „Internet" und die kritische Überprüfung der Informations-Qualität kann auch heute noch dem Pharmazeuten einen wichtigen Informationsvorteil verschaffen.

7.4.3 DIMDI

DIMDI (= Deutsches Institut für Medizinische Dokumentation und Information) befindet sich in Köln und ist ein Institut im Geschäftsbereich des Bundesministers für Gesundheit mit der Aufgabe, den Zugriff auf Datenbanken über das Gesamtgebiet der Medizin und ihrer Randgebiete (Biowissenschaften) für die „fachlich interessierte Öffentlichkeit" auf Kostendeckungsbasis zu ermöglichen.

Im Bereich der Online-Recherchen stellt DIMDI in Deutschland die wichtigste Adresse dar, weil der Datenbankanbieter (= Host) DIMDI inzwischen über 100 verschiedene Datenbanken mit über 60 Millionen Informationseinheiten verfügt. Jedes Jahr kommen etwa 4 Millionen neue Dokumente hinzu.

Für eine jährliche Grundgebühr bekommt man Zugang zu allen Datenbanken, die dann entweder mit der speziellen Kommandosprache „GRIPS" (general relation based information processing system) oder mit einer Benutzerführung, die keine Vorkenntnisse erfordert, abgefragt werden können.

Der große Vorteil von DIMDI besteht in der so genannten „Superbase-Funktion"; d. h., dass mehrere beliebig zusammenstellbare Datenbankgruppen (z. B. Medline®, Embase® und Biosis®) zu einer bestimmten Fragestellung parallel abgefragt werden können. Hierdurch wird ein besonders hochwertiges Recherche-Ergebnis erzielt!

7.4.4 Faktendatenbanken

Für die Erstellung von Faktendatenbanken wird von Experten Literatur gesichtet, und daraus werden Daten zu einem bestimmten Thema in Form einer Monographie zusammengestellt: Eine objektive Beurteilung der publizierten Primärliteratur sollte gewährleistet sein, da jeder Autor Spezialist auf seinem Fachgebiet ist.

Datenbanken der Firma Micromedex

Das Medizinische Informationssystem der amerikanischen Firma Micromedex stellt eine Sammlung von Faktendatenbanken aus den Bereichen Pharmakologie, Toxikologie und Notfallmedizin dar (s. Kasten).

> **Wichtige Micromedex Datenbanken**
> **(alle mit vierteljährlicher Aktualisierung)**
>
> **DRUGDEX®:** Ca. 1800 Arzneistoffmonographien zu bereits etablierten oder noch in der Forschung befindlichen Arzneistoffen mit detaillierten Angaben zur Pharmakodynamik und Pharmakokinetik. Umfang je Monographie: 10–220 Seiten.
>
> **Martindale®:** Die elektronische Version des pharmakologischen Standardwerkes „Martindale – The Extra Pharmakopoeia" bietet 4700 Kompaktmonographien mit diversen Vorteilen gegenüber dem Printmedium: Vierteljährliche Aktualisierung – Ausdruck und „Downloading" beliebiger Textpassagen – Freitextsuche.
>
> **Drug-Reax®:** Datenbank zum Suchen nach Arzneimittelinteraktionen oder Wechselwirkungen mit Nahrungsmitteln. Bis zu 20 Arzneistoffe können simultan getestet werden. Es werden Angaben zum Mechanismus, der Relevanz sowie zur Substitution geliefert.
>
> **Index Nominum®:** Internationales Arzneistoff- und Arzneimittelverzeichnis.
>
> **Poisindex®:** Toxikologische Datenbank mit ausführlichen Beschreibungen zu 750.000 pharmazeutischen und biologischen Substanzen sowie Haushalts-Chemikalien. In allen Vergiftungszentralen der USA sowie den großen Zentren in Deutschland im Einsatz.

7.4.5 Literaturdatenbanken

Für Literaturdatenbanken werden Zeitschriften, Kongress- und Forschungsberichte gesichtet und die für die jeweilige Datenbank relevant erscheinenden Artikel ohne weitere Aufarbeitung oder Wertung gesammelt. In den Datenbanken werden diese Artikel mit Schlagworten und allgemeinen bibliographi-

Grundlagen der Klinischen Pharmazie

schen Angaben wie Autor und Zeitschrift einge-
bracht. Eine Kurzzusammenfassung (**Abstract**) gibt
eine Übersicht über die wichtigsten Aussagen des
Artikels und hilft bei der Sichtung der Datenbank-
Informationen für die spätere Bestellung der Origi-
nalarbeit bei einer Staatsbibliothek. Literaturdatenbanken verfügen nur über reine Primärliteratur, so
dass die Suche in den meist umfangreichen Datenbe-
ständen gut geplant werden muss, damit das Ergebnis eine relevante Aussage besitzt.

Große Literaturdatenbanken wie Embase® und
Medline® entstanden Ende der 60er/Anfang der 70er
Jahre und enthalten heute zwischen 9–12 Millionen
Dokumente. Zur Erzielung eines sicheren Recherche-
Ergebnisses werden alle implementierten Artikel zu-
sätzlich vom Datenbankhersteller mit ausgewählten
„Thesaurus-Begriffen" beschlagwortet, mit denen
dann eine Suchstrategie aufgebaut werden kann.

Leider gibt es keine einheitliche Verfahrensweise
bei den einzelnen Datenbankproduzenten, so dass
bei einer datenbankübergreifenden „Cross-Recher-
che" die Suchstrategie bei jeder Datenbank überprüft
und unter Umständen umformuliert werden muss.
Daher kann eine datenbankübergreifende Recherche
mit wenigen Stichworten (so wird dies häufig im Internet angeboten) zwar zu einer hohen Trefferquote,
aber nur in Ausnahmefällen zu einem brauchbaren
Recherche-Ergebnis führen!

Einen Ausweg aus diesem Dilemma stellen die
immer häufiger von Datenbankanbietern wie DIMDI
angebotenen „Benutzerführungen" dar, die den Anwender über einen umfangreichen Dialog zu einem
sicheren und guten Recherche-Ergebnis führen.
Dieser Weg ist in der Regel zeitaufwendiger als eine
Recherche-Formulierung im „Experten-Modus";
allerdings erspart man sich hiermit aufwendige
Schulungen in der Anfangsphase. Nachfolgend werden interessante DIMDI-Literaturdatenbanken genannt und erläutert (s. Kasten).

Die Datenbank Medline® ist inzwischen auch im
Internet bei verschiedenen Anbietern kostenfrei zugänglich (z.B. Healthgate, Pubmed), doch unterscheiden sich die Zugriffsmöglichkeiten teilweise erheblich (u.a. Datenbankbestand, Suchfunktionen, Zeitraum, Aktualität der Einträge, Thesaurus-Zugriff).

Pharmazeutisch interessante Literaturdatenbanken

BfArM-AMIS-Öffentlicher Teil ist ein nationales Informationssystem über Arzneimittel und Arzneistoffe. Nachgewiesen werden Angaben, die gemäß
§ 34 des Arzneimittelgesetzes der Bundesrepublik
Deutschland im Bundesanzeiger zu veröffentlichen
sind, und ergänzend hierzu Daten, die öffentlich
zugänglich und zur eindeutigen Identifizierung ei-

nes Arzneimittels notwendig sind, z.B. Arzneimit-
telname, Zulassungsstatus, Zulassungs- oder Regis-
triernummer (auch EG-Zulassungsnummer), Datum
der Erteilung, der Verlängerung oder des Erlö-
schens einer Zulassung, Name und Anschrift der
pharmazeutischen Unternehmer, Darreichungsform, Anwendungsgebiete, arzneilich wirksame
Bestandteile nach Art und Menge und weitere
Bestandteile ohne Mengenangaben. Die Aktualisierung erfolgt täglich. Hersteller des Informations-
systems sind die in der Bundesrepublik Deutschland
für die Zulassung von Arzneimitteln zuständigen
Bundesoberbehörden: Bundesinstitut für Arzneimittel und Medizinprodukte (BfArM), Bundesinstitut für gesundheitlichen Verbraucherschutz und
Veterinärmedizin (BgVV) und das Paul-Ehrlich-Insti-
tut – Bundesinstitut für Sera und Impfstoffe (PEI).

BGI-Pressedienste enthält die vollständigen Texte
der Pressemitteilungen des ehemaligen Bundesge-
sundheitsamtes (BGA) und dessen Nachfolgeinstitu-
ten: Bundesinstitut für Arzneimittel und Medizinprodukte (BfArM), Bundesinstitut für gesundheitlichen Verbraucherschutz und Veterinärmedizin
(BgVV), Robert-Koch-Institut (RKI) – Bundesinstitut
für Infektionskrankheiten und nichtübertragbare
Krankheiten. Nachgewiesen wird die vollständige
Pressemitteilung (Titel, Text, laufende Nummer,
Publikationsdatum).

BMG-Pressemitteilungen enthält die vollständigen
Texte der Pressemitteilungen des Bundesministeri-
ums für Gesundheit (BMG) der Bundesrepublik
Deutschland.

Derwent Drug File ist eine englischsprachige Literaturdatenbank. Fachgebiete: Arzneimittel und pharmazeutische Wissenschaften, z.B. Pharmakologie,
pharmazeutische Technologie, Pharmakokinetik,
Metabolismus, Toxikologie, therapeutische Anwendung, unerwünschte Wirkungen, Synthese, Analyse
und Struktur-Wirkungsbeziehungen von Arzneimitteln. Nachgewiesen werden bibliographische
Angaben, inhaltsbeschreibende Schlüsselwörter
und Abstracts.

EMBASE® (Excerpta Medica Data BASE) entspricht
inhaltlich den Excerpta Medica Referatzeitschriften
und zusätzlicher Literatur. Fachgebiete: Humanmedizin und Randgebiete einschließlich biologische
Grundlagenwissenschaften. Besonderer Schwerpunkt: Arzneimittel und Wirkstoffe. Ferner: Gesundheitsökonomie und Krankenhauswesen, Um-
weltmedizin und Umweltschutz, forensische Wissenschaften, Drogenprobleme. Nachgewiesen werden u.a. Autor(en), Titel, bibliographische Angaben, Schlagwörter, Abstracts.

EMBASE Alert® ist eine schnelle „Vorab"-Daten-
bank zu EMBASE. Sie enthält die aktuellsten Dokumente, die wenige Wochen später als vollständig
indizierte Dokumente in EMBASE enthalten sind.
EMBASE Alert ist extrem schnell und umfasst nur
Dokumente der letzten acht Kalenderwochen.

HECLINET® (Health Care Literature Information
NETwork) entspricht inhaltlich dem Referateorgan

Informationsdienst Krankenhauswesen/Health Care Information Service. Fachgebiete: Nicht-klinische Aspekte des Krankenhaus- und Gesundheitswesens; Gesundheitsökonomie; Krankenhausbau, -betrieb, -finanzierung, -hygiene, -politik, -verwaltung; Regionalplanung und -struktur; Personal- und Ausbildungsfragen; Gesetze, Vorschriften, Rechtsprechung. Nachgewiesen werden u.a. Autor, Architekt, Titel und sonstige bibliographische Daten, Schlagwörter, geographische Bezeichnungen, graphische Beigaben, Abstracts.

IPA (International Pharmaceutical Abstracts) ist eine Literaturdatenbank auf dem Gebiet der Pharmazie. Sie entspricht dem gleichnamigen Referateorgan. Nachgewiesen werden bibliographische Angaben, inhaltsbeschreibende Schlüsselwörter und Abstracts.

MEDLINE® entspricht inhaltlich dem Index Medicus und einigen anderen gedruckten Bibliographien. Fachgebiete: Gesamte Medizin einschl. Zahn- und

Veterinärmedizin. Außerdem Randgebiete wie z.B. Biologie, Biochemie, Biophysik und Psychologie. Nachgewiesen werden u.a. Autor(en), Titel und sonstige bibliographische Angaben, Schlagwörter, Abstracts.

SEDBASE® (Side Effects of Drugs Database) ist eine Volltextdatenbank von Elsevier Science Publishers, die verlässlich und kritisch bewertete Übersichten über relevante Arzneistoffnebenwirkungen und Arzneistoffinteraktionen enthält. Sie entspricht inhaltlich den Buchserien ‚Meyler's Side Effects of Drugs' und ‚Side Effects of Drugs Annuals'.

TOXLINE® enthält den toxikologisch relevanten Teil von MEDLINE und den Gesamtbestand spezieller Datensammlungen. Deshalb können einzelne Literaturstellen mehrfach in der Datenbank vorhanden sein. Fachgebiete: Toxikologie, Analytik toxischer Substanzen, chemischer Arbeitsschutz, Umwelttoxikologie.

7.5 Informationssammlung

7.5.1 Archivierung von eigenen Informationen

Im Berufsalltag wird der Pharmazeut tagtäglich mit vielen verschiedenartigen Informationen konfrontiert:

- Briefe und Werbematerial der pharmazeutischen Industrie

- Veröffentlichungen der allgemein zugänglichen Medien (Radio, TV und Zeitung)

- Aussagen von Kunden und Patienten

- Protokollierte Informationen von besuchten Fort- und Weiterbildungsveranstaltungen und andere Informationen.

Hier beginnt jetzt ein „Informations-Management", das in seiner Gestalt von mehreren Faktoren abhängig ist, so zum Beispiel:

- Wer soll wann welche Informationen nutzen (können)?

- Welche Form der Datenablage wird gewählt? (EDV, Hängeregister, Ordner, Regal)

- Wer betreibt die Datenpflege?

- Wer kontrolliert die Datenqualität?

- Wer legt die einheitliche und qualifizierte Nutzung der Datenmaterialien fest?
  Beispiel: In verschiedenen Krankenhausapotheken gibt es Richtlinien, welche Literatur und welche Informationen zu einer bestimmten Art der Anfrage abzuarbeiten sind.

Bei der Ablage der Informationen können nun wiederum verschiedenartige Systeme gewählt und zum Einsatz gebracht werden:

- Ablage nach Art der Information: Fachinformation, Standardinformation für Krankenhausapotheker, wissenschaftliche Broschüre des Herstellers

- Ablage nach Klassifizierungssystemen: Indikationsgruppen der Roten Liste, ATC-Code u. a.

- Ablage nach Firmen

- Ablage nach Eingangsdatum mit fortlaufender Nummerierung. Ein Computerprogramm kann dabei im Hintergrund die Dokumentation, Datenpflege und Auffindbarkeit der einzelnen Informationen gewährleisten.

- Ablage und Verwaltung mit handelsüblichen PC-Literaturverwaltungsprogrammen

- Ablage und Verwaltung mit PC-Programmen zur Tabellenkalkulation oder zur Erstellung von Datenbanken.

Zur Überprüfung der Qualität der eigenen Dokumentation kann man sich folgende Testfragen stellen:

☐ Wie dokumentiere und archiviere ich die Informationen von der letzten Fortbildungsveranstaltung?

☐ Sind meine Kollegen/Kolleginnen in der Lage, persönlich abgelegte Informationen zu finden und zu verstehen?

☐ Werden Informationen von Fortbildungsveranstaltungen innerhalb der Apotheke mündlich und/oder schriftlich weitergeleitet und ausgewertet?

7.5.2 Literaturdokumentationen

Die zeitaufwendige Erstellung einer Literaturdokumentation zur schnellen Suche und Verwaltung von geeigneten Literaturzitaten für eine bestimmte fachliche Fragestellung wird heutzutage durch verschiedene käufliche Software-Produkte übernommen (Beispiele s. Kasten).

Beispiele für Literaturdokumentationen

Pharminfo (Herausgeber: Firma APM). Pharminfo stellt ein elektronisches Inhaltsregister der wichtigsten deutschsprachigen pharmazeutischen und medizinischen Fachzeitschriften dar. Durch Eingabe eines Suchbegriffes werden alle Artikel gefunden, die diesen Suchbegriff enthalten und die dazugehörigen Literaturzitate angezeigt.

Pharma-Script (Herausgeber: P. Tussing und E. Strehl, Freiburg). Pharma-Script ist in einer gedruckten und in einer EDV-Version verfügbar und referiert selektiv einzelne ausgewählte Artikel durch selbsterstellte Abstracts. Im Gegensatz zu Pharminfo werden hier die Zeitschriften nicht „cover-to-cover" von der ersten bis zur letzten Seite erfasst, sondern die Mitglieder der Arbeitsgruppe wählen aus internationalen Fachzeitschriften einzelne Artikel aus und ordnen diese einer internen Fachgebietsgruppe zu.

7.6 Informationsaufbereitung und -weitergabe

Objektive und ausführliche Informationsquellen allein garantieren noch keine gute Arzneimittelinformation. Erst durch eine adäquate und effiziente Informationsaufbereitung und -weitergabe kann eine optimale Nutzung der Information durch den Anfragenden erreicht werden. Dabei muss sich die Aufbereitung von Arzneimittelinformationen eng an den Bedürfnissen und der konkreten Fragestellung der Zielgruppe orientieren. Die Informationsweitergabe muss organisiert und strukturiert werden, damit die richtige Information zum richtigen Zeitpunkt an den richtigen Nutzer gelangt. Die Organisation muss sich dabei im Wesentlichen an der **Zielgruppe und deren möglichen Fragestellungen**, der **Dringlichkeit** der benötigten Information, den **Möglichkeiten der Informationsweitergabe** und der **Art und dem Umfang der vorhandenen Informationsquellen** orientieren.

Nachfolgend ist eine Übersicht von möglichen Fragestellungen, die im Rahmen der Arzneimittelinformation auftreten können, dargestellt:

☐ Pharmakokinetische Daten und Zusammenhänge

☐ Arzneimittel-Arzneimittel-Interaktionen

☐ Arzneimittel-Nahrungsmittel-Interaktionen

☐ Arzneimittel-Laborwert-Interaktionen

☐ Arzneimittelnebenwirkungen und -kontraindikationen

☐ Verfügbarkeit, Zulassungsstatus und andere arzneimittelrelevante amtliche Mitteilungen

☐ Dosierung

☐ Vergleichende Bewertung von Arzneistoffen

☐ Ausländische Arzneimittel

☐ Neue Arzneimittel

☐ Applikationsbedingungen

☐ Vorhandensein von Therapieleitlinien.

Prinzipiell können die Anfragen dabei sowohl speziell auf einen Patienten zugeschnitten als auch unabhängig vom aktuellen Fall arzneimittel- und/oder therapiebezogen sein.

7.6.1 Fallbezogene Informationen

Beispiele für patientenbezogene und damit in der Regel dringliche Anfragen an den klinisch tätigen Pharmazeuten sind

Erfassbogen zur telefonischen Arzneimittelinformation

Station: Gesprächspartner: Datum:

Patient Frau/Herr:

zurückrufen unter: bei:

Arzneimittel:

Frage nach:
  ○ Nebenwirkung   ○ Interaktion   ○ Wirkungsweise
  ○ Dosierung   ○ Intoxikation   ○ therapeutische Alternativen
  ○ Sonstiges:

Weitere Medikation:

Zustand des Patienten: ○ niereninsuffizient   ○ leberinsuffizient
                            ○ Raucher

Dringlichkeit: ○ Notfall
                  ○ akut, patientenspezifisch   bis:
                  ○ prinzipielle Frage   bis:

Erster Ansprechpartner in der Apotheke:

Zur Bearbeitung weitergegeben an:

Abschließend bearbeitet am: von:
                      ○ telefonisch an:
                      ○ schriftlich
                      ○ Anamnese erstellt

Ergebnisse:

Hilfsmittel: ○ Drugdex   ○ Medline
            ○ ABDA-Datenbank
            ○ Literatur:

Zeitaufwand:

Verantwortlicher Apotheker: Datum:

Grundlagen der Klinischen Pharmazie

Abb. 7.1: Formblatt zur Entgegennahme, Beantwortung und Dokumentation einer telefonischen Akutanfrage in der Apotheke.

☐ die telefonische Akutanfrage zu den oben dargestellten Themenkreisen

☐ die Arzneimittelanamnese (s. Kap. 15.4.1)

☐ das Therapeutische Drug Monitoring (s. Kap. 14.3.5).

Insbesondere bei der telefonischen Akutanfrage muss darauf geachtet werden, dass die für die an-schließende Bearbeitung der Anfrage notwendigen fallbezogenen Informationen auch mitgeteilt werden. Hierfür eignet sich ein Formblatt (Abb. 7.1), das hilft, die für die Beantwortung wichtigen Informationen abzufragen. Das Formblatt dient dabei gleichzeitig als Antwortbogen und wird auch für die Dokumentation herangezogen. Abb. 7.2 skizziert die mögliche Vorgehensweise bei patientenbezogenen

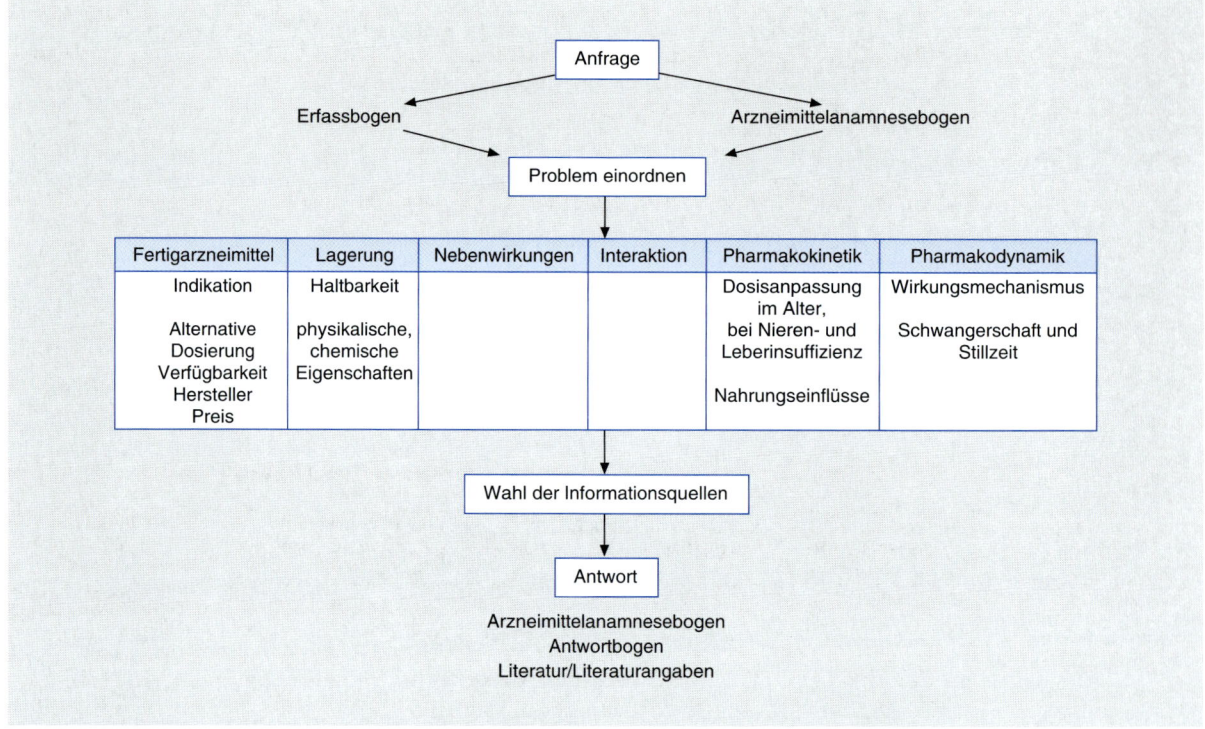

Abb. 7.2: Mögliche Vorgehensweise bei Anfragen von medizinischem Personal an die Apotheke.

Anfragen von medizinischem Personal an den klinischen Pharmazeuten. Für die Durchführung des Therapeutischen Drug Monitorings sind ebenfalls genaue patientenbezogene Angaben Voraussetzung, um valide Berechnungen vornehmen zu können. Abb. 7.3 zeigt exemplarisch einen Anamnesebogen am Beispiel des Therapeutischen Drug Monitoring von Gentamicin.

Prinzipiell sollte die Beantwortung von Anfragen schriftlich erfolgen, wobei die verwendeten Quellen als Originalarbeiten oder als Zitate beizufügen sind. Aus rechtlichen Gründen ist der ebenfalls schriftlich anzufügende Hinweis „Dosisangaben ohne Gewähr" sinnvoll, da der Informierende ansonsten für diese Daten haftungsrechtlich belangt werden kann. Dieses gilt auch dann, wenn Kopien oder Ausdrucke verwendet werden.

7.6.2 Fallunabhängige Informationen

Die Bereitstellung von fallunabhängigen Informationen bezieht sich insbesondere auf arzneimittel- und therapiebezogene Informationen sowie auf pharmakoökonomische Daten im Rahmen der Analyse von Therapiekosten.

Im Folgenden sind mögliche fallunabhängige Informationsleistungen des klinisch tätigen Pharmazeuten aufgeführt:

☐ Regelmäßige Aussendung von Arzneimittelinformationen in Form von „Arzneimittelbriefen" oder „Hauszeitungen"

☐ Mitarbeit bei der redaktionellen und inhaltlichen Bearbeitung von Therapieleitlinien, z. B. für Antibiotika, Infusionslösungen, Laxantien, Antiemetika

☐ Bereitstellung von pharmazeutisch-pharmakologischen Informationen für Ärzte und/oder die Arzneimittelkommission der Klinik

☐ Kritische Durchsicht und Bewertung von Informationsmaterial/Studien der pharmazeutischen Industrie

☐ Bereitstellung und Bewertung von pharmakoökonomischen Daten.

Die in jedem Krankenhaus nach klinischen, pharmakologischen, pharmazeutischen und ökonomischen Kriterien erstellte Arzneimittelliste (Positivliste) stellt dabei die Basis der fallunabhängigen Informationen durch die Klinikapotheke dar. Diese Basisinformation für das medizinische Personal muss in

---

Arzneimittelinformationsstelle der Apotheke   Tel.
                                                      Ruf
                                                      Fax

TDM GENTAMICIN

Pharmakokinetische Auswertung von Serumspiegelbestimmungen

Patientenetikett

Körpergröße: _____ cm

Körpergewicht: _____ kg

Serumkreatinin (mg/dL): _____ am _____

○ steigend   ○ fallend   ○ gleich bleibend

> **Bitte beachten!!** Die genaue Angabe der exakten Abnahme- bzw. Infusionszeiten ist entscheidend für die Auswertung und wesentlich wichtiger als die Abnahme am idealen Zeitpunkt.

Dosis: _____ mg   (alle _____ h)

Prädosisspiegel: _____ (Datum, Uhrzeit)   _____ mg/L

Infusionsbeginn: _____ (Datum, Uhrzeit)

Infusionsende: _____ (Datum, Uhrzeit)

1. Postinfusionsspiegel: _____ (Datum, Uhrzeit)   _____ mg/L
(ideal .... h nach Infusionsende)

2. Postinfusionsspiegel: _____ (Datum, Uhrzeit)   _____ mg/L
(ideal .... h nach Infusionsende)

Zeitpunkte der Blutabnahme:

Prädosisspiegel: Vor Beginn der Infusion.

1. Postdosisspiegel: Etwa eine Stunde nach Infusionsende. Bei stark eingeschränkter Nierenfunktion ausnahmsweise etwa 2 Stunden nach Infusionsende.

2. Postdosisspiegel: Wenn möglich 1,5 Halbwertszeiten nach Infusionsende. Näherungsweise etwa 3-6 Stunden nach Infusionsende bei Nierengesunden, 12-24 Stunden bei stark Niereninsuffizienten.

Ausgefüllten Bogen bitte an die Arzneimittelinformationsstelle der Apotheke schicken.
Die Messwerte erhalten wir direkt vom Zentrallabor.

Abb. 7.3: Anamnesebogen zur pharmakokinetischen Auswertung von Plasmakonzentrationen am Beispiel von Gentamicin.

Form und Inhalt übersichtlich und eindeutig gestaltet und auf die Informationsbedürfnisse der Klinik abgestimmt sein, damit die vom Nutzer wirklich benötigten Informationen auch leicht zugänglich sind. Inhaltlich ist es zunehmend von Bedeutung, neben der Auflistung der in der Arzneimittelkommission ausgewählten Arzneimittel auch für die Klinik allgemeingültige Therapieleitlinien als Information aufzunehmen. Hierdurch wird die Funktion der Arzneimittelliste als Therapieleitfaden für den Arzt deutlich unterstützt.

Literatur

Elsner, H.-P., Förg, W. (1996): Datenbankübergreifende Literaturrecherchen – Superbase bei DIMDI. PZ Prisma 3: 188–194

Feuerhelm, K. (1998): Internet für Pharmazeuten. Deutscher Apotheker Verlag, Stuttgart

Michel, N. (2002): Internet Guide Pharmazie, 2. Aufl., Wissenschaftliche Verlagsgesellschaft, Stuttgart

Schütze, W. (1995): Informationssysteme im Internet: Nutzwert, Zugriff und Technik. Pharm. Ztg. 140: 1391–1402

Schütze, W., Schütze, W. (1996): Newsgroups und Mailing-lists für die Pharmazie. Pharm. Ztg. 141: 2850–2851

Walther, M. (1995): Internet und Krankenhauspharmazie. Krankenhauspharmazie 11: 466–469

Weinzierl, S. (2002): Praxis der Arzneimittelinformation. Govi-Verlag, Eschborn

Klinische Arzneimittel-
entwicklung

8 Ethische und rechtliche Gesichtspunkte klinischer Studien

C. Surber, CH-Basel

8.1 Einführung

Die Erforschung wirksamer Arzneimittel kann auf eine lange Tradition zurückblicken. Bis heute wird in der ganzen Welt nach neuen (und alten) Mitteln und Wegen gesucht, um Leiden zu lindern und Krankheiten zu heilen. Dabei konnte die medizinische Wissenschaft immer dann Erfolge aufweisen, wenn sie zuverlässige Regeln entwickelt hatte. Diese Zuverlässigkeit wird theoretisch, viel häufiger und wichtiger aber in **Studien** gewonnen. Ein wichtiger Schritt war die Einführung kontrollierter, randomisierter (Doppel-)Blindstudien mit Placebo-Kontrolle (Kienle et al. 1996).

Die biomedizinische Forschung bildet einen wesentlichen Teil des Gesundheitswesens, das vom Staat beaufsichtigt wird. Dieser öffentlichen Verantwortung trägt der Staat durch Gesetze und Verordnungen Rechnung und ergänzt damit internationale und nationale Richtlinien und ethische Selbstverpflichtungstexte (siehe Originaltext der **Revidierten Deklaration von Helsinki, Edinburgh, Schottland, Oktober 2000,** s. Anhang B). Alle diese Vorschriften heben das persönliche Ethos des Arztes nicht auf. Im Gegenteil: Besonders der in der klinischen Forschung tätige Arzt steht unter starken ethischen Verpflichtungen. Es reicht nicht, nur Gesetze zu befolgen und nach bestem Wissen zu handeln, sondern er muss auch nach bestem Gewissen forschen. Außerdem steht der klinisch forschende Arzt heute nicht nur unter erhöhtem gesellschaftlichem Druck, zum Erkenntniszuwachs in der Medizin beizutragen, sondern ist auch der „Kontrolle" durch Arzneimittelhersteller und Massenmedien ausgesetzt. Um so dramatischer gestaltet sich mitunter der Weg zwischen Sorge um den einzelnen Patienten und der Notwendigkeit, neue Erkenntnisse für die Heilung oder Prävention von Krankenheiten zu gewinnen.

In diesem Geflecht handlungsbestimmender Einflüsse nimmt schließlich auch der Proband bzw. Patient in entscheidender Weise seine Interessen wahr. Da Patienten von den Erfahrungen des klinisch forschenden Arztes mit früheren Probanden bzw. Patienten profitieren, scheint es für jeden Menschen, der Patient ist oder wird, ethisch geboten, auch selbst für spätere Generationen zum Fortschritt in der Medizin beizutragen. Diese einst selbstverständliche Mithilfe von kranken und gesunden Menschen wird mittlerweile so nicht immer praktiziert.

8.2 Ethik und Recht

Die Rechtsordnung ebenso wie die ethischen Regeln wollen menschliches Verhalten beeinflussen. Beide verpflichten den Menschen zu einem Tun oder dessen Unterlassen. Dennoch sind Recht und Ethik deutlich verschieden. Das **Recht** betrachtet sich als verbindliche Ordnung und erzwingt seine Beachtung durch eine Reihe von Sanktionen. Angesichts der möglichen Schärfe der Sanktionen wohnt dem Recht eine gewisse Schwerfälligkeit inne. Die Rechtsbildung, von der Setzung des Rechts durch das Parlament bis zur Bildung des Gewohnheitsrechts, stellt erhebliche Anforderungen. Einmal gesetzte Rechtsregeln sind schwer zu ändern oder abzuschaffen.

Im Gegensatz zum Recht bewegt sich die Ethik im informellen Bereich. **Ethische Regeln** beruhen auf der Überzeugung der Gemeinschaft von der Notwendigkeit eines bestimmten Verhaltens. Ethische Regeln bedürfen also nicht der Anerkennung durch das Parlament oder eines schwerfälligen Rechtsbildungsprozesses. Vielmehr entstehen sie unmittelbar aus der Überzeugung ihrer Notwendigkeit und sind grundsätzlich nicht sanktioniert. Gelegentlich werden sie in Standesrichtlinien aufgenommen oder fließen in juristische Generalklauseln, wie „Treu und Glauben" und „gute Sitten", ein. Bei klinischen Prüfungen von Arzneimitteln wirken ethische und rechtliche Voraussetzungen zusammen. In der internationalen Zusammenarbeit wurden hauptsächlich ethische Regeln entwickelt, wie etwa in der Revidierten Deklaration von Helsinki, s. Originaltext im Anhang B. Im nationalen Bereich dominieren rechtliche Regeln. Beide wirken jedoch in erfreulicher Harmonie zusammen und ergänzen sich bezüglich Zulässigkeit und Grenzen der klinischen Prüfung, die ein wesentlicher Teil der biomedizinischen Forschung am Menschen ist.

8.3 Humanexperiment, Heilversuch und Behandlung

Unter Versuch wird ein Verfahren verstanden, das auf Erkenntnisgewinn zielt. Sein Ausgang ist offen. Der Versuch wird zum Experiment, wenn er unter kontrollierten Bedingungen abläuft, d. h. Reduktion und Standardisierung der Kontext-Variablen, systematische Variation der intervenierenden Variablen und Wiederholung. Wichtige Techniken sind die Kontrolle von zusätzlichen Einflüssen durch Randomisierung und von subjektiven Einflüssen durch Blind-Anordnungen einschließlich der Gabe von Placebo. Ist der Gegenstand eines solchen Versuchs der Mensch, spricht man von **Humanexperiment**. Ist sein Ziel die Behandlung des unmittelbar beteiligten kranken Menschen, dann liegt ein **Heilversuch** vor.

Das **Humanexperiment** verfolgt rein wissenschaftliche Fragestellungen, und der einbezogene Proband/Patient hat selbst keinen Vorteil davon. Hier sind klinische Arzneimittelprüfungen der Phase I zu nennen, d. h. erstmalige Anwendungen eines neuen Arzneimittels am Menschen, um dessen Eigenschaften und Verträglichkeit kennen zu lernen. Aber auch wenn ein Versuch dem Erkenntniszuwachs über eine Behandlung dient, z. B. ob ein Arzneimittel bei Nierenkranken anders als bei Gesunden ausgeschieden wird, bleibt es ein Humanexperiment, sofern eine therapeutische Beeinflussung der Nierenkrankheit durch das Arzneimittel nicht zu erwarten ist.

Dem gegenüber steht die Auswertung von Beobachtungen und Erfahrungen, die der Arzt bei der **Behandlung** eines Patienten gewinnt. Da sich die Behandlung ausschließlich am Interesse des einzelnen Patienten orientiert, handelt es sich in der Regel um eine etablierte Therapie. Die meist unsystematisch erhobenen Daten werden retrospektiv ausgewertet, d. h. die erst ex posteriori entwickelte Fragestellung beeinflusst die Therapie selbst nicht. Dieser älteste Typ der Therapie-Forschung ist nur von begrenzter Zuverlässigkeit und dient vor allem der Hypothesengenerierung.

Zwischen Humanexperiment und Behandlung steht der **Heilversuch**, der sowohl der Behandlung des aktuellen Patienten als auch derjenigen von zukünftigen Patienten dient. Mit seiner Hilfe wird versucht, ein bekanntes Behandlungsverfahren zu verbessern oder ein neues zu entwickeln. Dabei kann der Akzent einmal mehr auf der versuchsweise neuartigen Behandlung eines einzelnen Patienten liegen, so etwa bei einer „Neuland"-Operation, die dann auch vielen nachfolgenden Patienten zur Verfügung steht. Hilfe für viele Patienten aber ist erklärtes Ziel, wenn die Wirksamkeit und Sicherheit eines neuen Arzneimittels in der heute üblichen Form des hypothesenprüfenden, kontrollierten klinischen Versuches, des wichtigsten Typs klinischer Therapie-Forschung, geprüft wird, ohne dass dabei der an diesem Heilversuch teilnehmende Patient unbehandelt bleibt. Die Variationsbreite des Heilversuches reicht also von einer „innovativen" Variation einer Standard-Behandlung oder einer erstmaligen Anwendung einer neuen Behandlung bis zur systematisch-wissenschaftlichen Überprüfung ihrer Wirksamkeit, z. B. in Phase-II- und -III-Studien. Dazwischen gibt es viele Übergänge.

8.4 Die Arzneimittelprüfung

Arzneimittelprüfungen dienen dem Ziel, die Wirksamkeit und Sicherheit von Arzneimitteln festzustellen und damit die Arzneimitteltherapie zu verbessern. Die Arzneimittelprüfung soll wissenschaftlich kontrollierte empirische und quantitative Grundlagen für eine begründete Abschätzung des Nutzen-

Risiko-Verhältnisses eines Arzneimittels liefern, anhand derer die zuständige Behörde über die **Zulassung des Arzneimittels** zum Markt entscheidet. Zudem soll sie den verschreibenden Ärzten als Grundlage zum adäquaten klinischen Einsatz des Arzneimittels dienen, indem sie Daten zur Dosierung, Indikation, Kontraindikation etc. liefert. Die Methodik der Arzneimittelprüfung hat sich in den letzten 50 Jahren so umfangreich und differenziert entwickelt, dass kompetente Untersuchungspläne heute nur noch aus der Zusammenarbeit von Pharmakologen, Toxikologen, Pharmazeuten, Biometrikern, Juristen, behandelnden Ärzten, Pflegepersonal u. a. m. zu erwarten sind. Wie in Kap. 9 dargelegt, läuft die Arzneimittelprüfung in mehreren Phasen ab. Wenn auch die Grenzen zwischen den Phasen nicht immer ganz scharf sind und einzelne Phasen sich hinsichtlich mancher Aspekte überlappen, so markieren sie doch Entscheidungspunkte. Vor jedem Eintritt in eine neue Phase der Arzneimittelprüfung steht die Nutzen-Risiko-Abschätzung des Arzneimittelherstellers, um gesundheitliche und ökonomische Risiken so kontrollierbar und vertretbar wie möglich zu halten. Die klinische Arzneimittelprüfung umfasst somit Aspekte des Humanexperimentes wie auch des Heilversuchs.

Die Aussagen der klinischen Arzneimittelprüfung zu Art und Ausmaß von therapeutischer Wirksamkeit und Sicherheit basieren auf Vergleichen, z. B.

☐ dem **intraindividuellen Vergleich** des Zustandes während der Anwendung des potentiellen Arzneimittels mit dem Zustand davor und/oder danach oder

☐ dem **interindividuellen Vergleich** zwischen zwei oder mehreren Gruppen, die untereinander hinsichtlich verschiedener Kenngrößen vergleichbar sein sollen bis auf den Unterschied, dass eine Gruppe (Index-Gruppe) das zu prüfende Arzneimittel, eine andere (Kontroll-Gruppe) eine Standardtherapie, Placebo oder gar keine Therapie/Arzneimittel erhält. So gewonnene Aussagen müssen gegen Fehlbeurteilungen gesichert werden.

Die Anforderungen an die Planung, Durchführung und Auswertung klinischer Studien werden ausführlich in Kap. 10 erläutert.

8.4.1 Ethische Regeln

Als Spezialfall der medizinischen Forschung am/mit Menschen unterliegt die Arzneimittelprüfung den dafür entwickelten ethischen Regeln. Die Formulierung „am/mit" deutet das Spannungsfeld sich im Einzelfall entgegenstehender ethischer Prinzipien an, in dem der klinisch forschende/prüfende Arzt tätig wird. Denn der auf die Erkenntnis überindividueller Regelhaftigkeit angelegte wissenschaftliche Versuch „am" Menschen muss die Individualität des Probanden/Patienten zwangsläufig reduzieren, ihn dadurch mehr oder weniger zum Objekt machen. Dieses Risiko der gesellschaftlich legitimierten ethischen **Forderung nach wissenschaftlich begründetem Erkenntniszuwachs** kann nur dann getragen werden, wenn die zweite ethische Forderung erfüllt wird, einen wissenschaflichen Versuch bzw. eine Arzneimittelprüfung nur im Einverständnis „mit" dem aufgeklärten Probanden/Patienten durchzuführen, und somit seine **persönliche Entscheidungsfreiheit (Autonomie)** unangetastet zu lassen. Um durch Abwägung dieser beiden Prinzipien miteinander zu ethisch vertretbaren Lösungen zu kommen, bedarf es eines dritten ethischen Prinzips, nämlich der **ärztlichen Verantwortung**. Sie wird darin deutlich, dass der prüfende Arzt **Nutzen und Risiko** für jede Arzneimittelprüfung im Hinblick auf die Spezifikation des Versuchsplanes sowie für jeden einzelnen Probanden/Patienten individuell abwägt. Er kann sich also nicht einfach auf allgemeine Regeln oder auf das beratende Votum einer Ethikkommission berufen, sondern muss selbst seine Abwägungen begründen können. Kriterien der Risiko-Abschätzung sind die physische und psychische Integrität des Probanden/Patienten, seine Rechte und seine Würde. Besonders schwierig ist die Einschätzung der Einwilligungsfähigkeit des Patienten oder Probanden. Oft bleibt dem Arzt unbekannt, ob Gefühle der Hoffnung, der Skepsis, der Abhängigkeit oder die Aussicht auf Geldverdienst die Urteilsfähigkeit eines Patienten/Probanden einschränken oder trüben.

Die Umsetzung aller dieser Abwägungen zur Aufklärung des Patienten/Probanden ist in zweierlei Hinsicht schwierig. Einerseits kann der Arzt in der hippokratischen Tradition der wohlmeinenden Verantwortungsübernahme und Entscheidung für den Patienten dessen Autonomie einschränken. Andererseits kann sich der gute Charakter eines Arzt-Patienten-Verhältnisses verflüchtigen, wenn es nur noch als reines Vertragsverhältnis praktiziert wird. Deutlich wird dieses Dilemma in der Aufklärung über spezielle Erfordernisse wie Randomisierung und Blind- bzw. Placebo-Techniken. Üblicherweise vermittelt der Arzt dem Patienten die Sicherheit, dass er ihm die bestmögliche Therapie vorschlägt, wohingegen er den Vorschlag, an einem Heilversuch teilzunehmen, gerade damit begründen muss, dass die Standardtherapie verbesserungswürdig sei. Wenn dies im Kern auch der juristischen Forderung nach Aufklärung über Risiken und Alternativen vor jeder Therapie entspricht, so kann die Aufklärung des Patienten über Details einer Versuchsanordnung in Blind- oder Placebo-Technik seine subjektiven Leiden vermehren wie auch dem Zweck der Untersuchung entgegenlaufen. Obwohl dies noch debattiert wird, ist heute der Patient vor kontrollierten klinischen Versuchen mit Placebo in der Regel darüber aufgeklärt, wie groß sein Risiko bzw. seine Chance ist, ein Placebo zu erhalten.

Übergeordnet sollte die ebenfalls erforderliche Einschätzung der **Erfolgsaussichten der Arzneimittelprüfung** liegen. Sie ist nur dann ethisch vertretbar, wenn der Versuchsplan potentiell geeignet ist, die gestellte Frage wissenschaftlich einwandfrei zu beantworten. Wie nötig hier eine sehr genaue Abwägung und wie schwierig die Suche nach ethisch und gleichermaßen wissenschaftlich vertretbaren Lösungen werden kann, wird deutlich, wenn z. B. auf das Versuchsplan-spezifische Erfordernis der **Placebo-Anwendung** mit der ethischen Argumentation verzichtet werden sollte, dass das Placebo dem Patienten eine wirksamere Therapie vorenthalten und somit dem Auftrag des Arztes, alles zum Wohle seines Patienten zu tun, entgegenstehen könnte. Verzicht auf Placebo im Rahmen einer Arzneimittelprüfung könnte jedoch die Antwort auf die Frage nach der Wirksamkeit, wenn sie anders nicht zu beantworten ist, wissenschaftlich entwerten. Damit wäre nicht nur die Arzneimittelprüfung selbst ethisch fragwürdig, sondern ein so möglicherweise unzutreffend als wirksam beurteiltes Arzneimittel könnte auf den Markt kommen und viele Kranke davon abhalten, tatsächlich wirksame Arzneimittel zu nehmen (CAST-Studie). Das bedeutet, dass der Verzicht auf ein Placebo in der Arzneimittelprüfung dazu führen könnte, dass ein Arzneimittel auf den Markt gelangt, das nicht mehr als ein Placebo ist!

Unter ethischen und rechtlichen Gesichtspunkten sind jedoch auch wesentliche **Einschränkungen** in der Anwendung des Placebo-Verfahrens geboten. Ein Placebo-Versuch ist nicht vertretbar, wenn durch den Entzug einer bekannten, wirksamen Therapie mit vertretbarem Nutzen-Risiko-Verhältnis eine Verschlechterung des Leidens, erst recht eine Lebensbedrohung oder auch nur eine wesentliche Verzögerung hinsichtlich Besserung oder Heilung zu befürchten ist. Damit schränkt sich die Anwendung des Placebo-Verfahrens auf zwei Gruppen ein: Patienten mit **leichteren Krankheitserscheinungen** einerseits und solche, für die **keine anerkannt wirk-**same Therapie verfügbar** ist. Die jeweilige Grenzziehung muss angesichts der ständigen Weiterentwicklung therapeutischer Verfahren Gegenstand immer neuer ethischer Reflexion sein.

Will ein Prüfarzt diesen ethischen Forderungen unserer Gesellschaft gerecht werden, dann muss er die **Qualifikation** haben, einen Versuchsplan auf Eignung zu prüfen, eine Nutzen-Risiko-Abwägung umfassend zu begründen und die Gültigkeit einer Einwilligung nach Aufklärung angemessen zu beurteilen. Vertrauen in den Prüfarzt ist deshalb eine notwendige, öffentliche Rahmenbedingung für Arzneimittelprüfungen, welche die ethische und gesetzliche Forderung nach Verbesserung der Arzneimitteltherapie erfüllen. Diese Forderung ist nicht nur durch den großen und ungedeckten Behandlungsbedarf von bisher nicht befriedigend beeinflussbaren Krankheitsbildern, sondern auch dadurch begründet, dass es ethisch fragwürdig erscheint, Arzneimittel ohne nachgewiesene Wirksamkeit und ohne Ausschluss wesentlicher Toxizität in den Verkehr zu bringen und Kranken wirksame Therapien vorzuenthalten bzw. gefährliche Arzneimittel zu verabreichen.

8.4.2 Gesetzliche Regeln

Die Arzneimittelprüfung ist in den meisten Ländern gesetzlich geregelt. Der gesetzliche Rahmen stellt eine ausreichende, wenn auch nicht immer vollständige Rechtsgrundlage dar. Im Folgenden sollen einige Regelungen skizziert werden, die für Phase-I-bis -III-Studien gelten, welche vor der Zulassung liegen.

Zum Schutz der Würde und des Selbstbestimmungsrechts der Probanden/Patienten ist im Wesentlichen Folgendes zu beachten:

☐ Es muss eine angemessene Relation zwischen dem **Risiko** für den Probanden/Patienten und dem erwarteten **Nutzen** für den Patienten bzw. die Heilkunde bestehen.

☐ Es bedarf der **Aufklärung** des geschäfts- und einsichtsfähigen Probanden/Patienten über Wesen, Bedeutung und Tragweite der Prüfung insgesamt und seiner persönlichen, schriftlichen Einwilligung; diese Einwilligung kann jederzeit widerrufen werden.

☐ Die Aufklärung muss bei Blind- und Doppelblindstudien die Präparate der Test- und der Kontrollgruppen (inkl. Placebo) umfassen, und die **Einwilligung** muss sich alternativ auf beide beziehen.

☐ Weitere Voraussetzungen sind ferner die Leitung durch einen **erfahrenen Arzt,** die Vorlage eines durch eine **Ethikkommission** bewilligten Prüfplans sowie der Abschluss einer **Probandenversicherung.**

Das Gesetz geht von der freiwilligen, selbstbestimmten Mitwirkung der Probanden bzw. Patienten aus. Deshalb ist es ausdrücklich verboten, Arzneimittelprüfungen an Personen durchzuführen, bei denen diese Voraussetzungen fehlen (z. B. Anstaltsverwahrte). Auch an Geschäftsunfähigen (unter 18 Jahren oder entmündigte Personen) sowie an jenen, die trotz Volljährigkeit und formeller Geschäftsfähigkeit zu einer einsichtigen, verständigen Einwilligung nicht in der Lage sind, ist eine Arzneimittelprüfung ausgeschlossen. Eine Einwilligung durch gesetzliche Vertreter kommt nur bei Heilversuchen in Betracht.

Minderjährige dürfen in eine Arzneimittelprüfung nur einbezogen werden, wenn das Mittel zur Anwendung an Minderjährigen bestimmt ist und die Prüfung an Erwachsenen keine ausreichenden Ergebnisse erwarten lässt (z. B. Impfstoffprüfung gegen Kinderkrankheiten). Nur bei der Durchführung eines Heilversuchs wird beim Aufklärungsgebot eine Ausnahme zugelassen, nämlich dann, wenn die Aufklärung den Behandlungserfolg gefährdet und ein entgegenstehender Wille des Kranken nicht erkennbar ist.

Zurzeit wird im englischen Sprachraum diskutiert, ob der Begriff **Einwilligung** (consent) zur Teilnahme an einem klinischen Versuch durch den Begriff **eigenständige Ermächtigung** (autonomous authorization) des Arztes durch den Patienten ersetzt werden soll.

8.5 Ethikkommissionen

Im Zusammenhang mit der Teilnahme an einer klinischen Prüfung muss eine unabhängige Bürgschaft zum Schutz von Patienten/Probanden durch die Einbeziehung einer Ethikkommission gegeben sein. Diese Kommissionen haben vorrangig zu beurteilen, ob die vorgelegten Projektpläne **Probanden-Interessen** verletzen; sie sind jedoch nicht dafür verantwortlich, die praktische Durchführung zu überwachen. Ebenso wenig können sie Forschungsfälschungen verhindern.

Obwohl z.T. gesetzlich vorgesehen, bleibt es heute unklar, inwieweit eine Ethikkommission beurteilen kann oder muss, ob aus den Versuchen neue Erkenntnisse gewonnen oder Erkenntnisse erweitert werden können, die auf andere Patienten extrapolierbar sind oder ob die personellen, materiellen und technischen Voraussetzungen dem Versuch angepasst sind und der geforderten wissenschaftlichen Qualität entsprechen. Die Beurteilung der **Relevanz von Forschungsprojekten** und ihre globalen Risiken sind nicht Sache einer Ethikkommission (z. B. Rippe 1995). Dieser letztgenannten Aufgabe, die bei zunehmender Schwere und Komplexität möglicher Folgen immer schwieriger wird, versucht man mit einer Art Beratung durch Experten gerecht zu werden.

Die **Größe** und Zusammensetzung einer Ethikkommission richtet sich nach örtlichen Gegebenheiten und nach den gestellten Aufgaben. Eine Ethikkommission muss in der Regel mindestens 6 (optimal 9–12) Mitglieder umfassen, etwa zur Hälfte Mediziner, von denen mindestens einer persönliche Erfahrung mit Forschungsuntersuchungen am Menschen besitzt, und etwa zur Hälfte Nichtmediziner mit Erfahrung im ethischen, juristischen und sozialen Bereich.

Beide Geschlechter müssen vertreten sein. In Kommissionen für Kliniken und Institute sollten externe, an der Forschung nicht beteiligte Ärzte vertreten sein.

Oft nicht ganz klar geregelt ist die **Wahl** der Mitglieder der Ethikkommission. Die Wahl der Mitglieder sollte durch die vorgesetzte oder überwachende Instanz erfolgen, d. h. beispielsweise im Falle von Ethikkommissionen mit Zuständigkeit für universitäre Bereiche durch die medizinische Fakultät, im Falle von öffentlichen oder privaten Kliniken durch die vorgesetzte Stelle der Klinikleitung oder durch die lokale Ärztegesellschaft. Diese Unklarheiten werden zzt. debattiert.

Klinische Arzneimittelentwicklung

8.6 Die Rolle des Pharmazeuten bei klinischen Studien

Der rechtliche (und ethische) Rahmen klinischer Versuche wird weitgehend durch die Good-Clinical-Practice-(GCP-)Richtlinien geregelt. Darin ist festgelegt, dass der Prüfarzt für die Dauer eines Versuchs ärztlich für Probanden/Patienten sowie für die Personen, die für die Durchführung des Versuchs unter seiner Obhut stehen, verantwortlich ist. Die GCP-Richtlinien weisen auch dem Pharmazeuten Tätigkeitsfelder zu, wo sein Fachwissen gefragt ist. In einer informativen Broschüre für Prüfer zur Durchführung klinischer Versuche der Schweizerischen Gesellschaft für Chemische Industrie wird auch wiederholt auf die Rolle von Krankenhausapotheken bei klinischen Versuchen hingewiesen (Lattmann et al. 1995). Wichtige pharmazeutische Tätigkeiten, die zum Erfolg von klinischen Studien beitragen können, sind:

☐ die Betreuung aller **logistischen Aspekte** einer klinischen Studie (Beschaffung, Lagerung, Distribution und Rückgabe von Prüfsubstanz/-material). Dabei kommt der korrekten Lagerung der Studienmedikation besondere Bedeutung zu.

☐ die zentrale **Lagerung aller Studien relevanten Informationen**, die für alle Berechtigten jederzeit (24 h/Tag) zugänglich sein müssen (z. B. Studien-Schlüssel).

☐ **Herstellung** oder Beratung bei der korrekten Herstellung von ad-hoc-Zubereitungen von Arzneimitteln (z. B. richtiges Auflösen oder Mischen).

Vielerorts haben auch größere Krankenhausapotheken die Herstellung oder Konfektionierung von klinischen Prüfpräparaten übernommen und beraten Sponsor, Monitor und Prüfer bei speziellen Fragen zur Logistik, Kommunikation und Qualitätssicherung. Eine Mitarbeit in der Ethikkommission ist ebenfalls sinnvoll, da die Kommission nach den gesetzlichen Bestimmungen einzelner Länder überprüfen muss, ob alle Voraussetzungen dem Versuch angepasst sind und den Anforderungen an die wissenschaftliche Qualität entsprechen.

Literatur

Breddin, H.K., Deutsch, E., Ellermann, R., Jesdinsky, H.J. (1987): Rechtliche und ethische Probleme bei klinischen Untersuchungen am Menschen. Springer-Verlag, Berlin

Cardiac Arrhythmia Suppression Trial (CAST) (1989): Effect of encainide and flecainide on mortality in a randomized trial of arrhythmia suppression after myocardial infarction. New Engl. J. Med. 321: 406-412

Eser, A., von Lutterotti, M., Sporken, P., Illhardt, F.J., Koch, H.-G. (1989): Darf die Medizin, was sie kann? (Lexikon: Medizin, Ethik, Recht). Herder Verlag, Freiburg, Basel

Feiden, K. (2001): Arzneimittelprüfrichtlinien. Eine Sammlung nationaler und internationaler Richtlinien. Wissenschaftliche Verlagsgesellschaft, Stuttgart

Irrgang, B. (1995): Grundriß der medizinischen Ethik. Ernst Reinhardt Verlag, München, Basel

Kienle, G., Kiene, H. (1996): Placeboeffekt und Placebokonzept – eine kritische methodologische und konzeptionelle Analyse von Angaben zum Ausmaß des Placeboeffekts. Forsch. Komplementärmed. 3: 121–138

Lattmann, P., Schneider, A. (1995): Informationen für den Prüfer zur Durchführung klinischer Versuche mit Heilmitteln in der Schweiz. Schweizerische Gesellschaft für Chemische Industrie, Nordstr. 15, Postfach, CH-8035 Zürich, Schweiz

Rippe, K.P. (1995): The God Committees. In: DIE ZEIT Magazin: ZEIT-Punkte. Zeitverlag, Hamburg. Nr. 2, 94–96

Sander, A., Epp, A. (1998): Durchführung von klinischen Arzneimittelprüfungen und Anwendungsbeobachtungen in der Bundesrepublik Deutschland. Editio Cantor, Aulendorf

Schwarz, J.A. (2000): Klinische Prüfungen von Arzneimitteln und Medizinprodukten (Leitfaden). Editio Cantor, Aulendorf

Spilker, B. (1996): Guide to clinical trials. Lippincott-Raven, Philadelphia

Walter-Sack, J., Haefeli, W.E. (2002): Rahmenbedingungen ärztlicher Forschung am Menschen – Algorithmen zur Planung und Organisation. Dtsch. Med. Wochenschr. 127: 627–633

World Medical Association Declaration of Helsinki. (2000): The World Medical Association, Inc., B.P. 63, F-01212 Ferney-Voltaire Cedex, France

9 Klinische Prüfung von Arzneimitteln

M. Hildebrand, Berlin

9.1 Einführung

Die Entwicklung neuer Arzneimittel ist ein zunehmend zeit- und kostenintensiver Prozess. Aufgrund des steten Fortschritts der wissenschaftlichen Erkenntnis und der Optimierung vorhandener Untersuchungsmethoden werden immer vielfältigere Fragen aufgeworfen. Bei der Suche nach neuen therapeutisch nutzbaren Substanzen wird aus einer Vielzahl chemisch-synthetischer oder biotechnologisch hergestellter Verbindungen durch ein geeignetes pharmakologisches Screening-Verfahren unter Einbeziehung verschiedener In-vitro- und In-vivo-Modelle ein erfolgversprechender Entwicklungskandidat ausgesucht. Nachdem in weiteren sicherheitspharmakologischen, toxikologischen und pharmakokinetischen Studien die neue Substanz umfassend tierexperimentell charakterisiert wurde, beginnt die Phase der Anwendung am Menschen. Ziel ist es, die Wirksamkeit, Sicherheit und Unbedenklichkeit der Anwendung eines neuen Wirkstoffes und die Qualität der Darreichungsform beim Menschen zu zeigen.

Diese klinische Testphase gliedert sich in einen pharmakologisch und einen therapeutisch orientierten Teil. Die umfassende tierexperimentelle Testung liefert dabei für die Erstanwendung am Menschen entscheidende Vorinformationen, die auch weltweit durch entsprechende arzneimittelrechtliche Vorschriften gefordert werden. Bei der Festlegung der Dosis für die erste Verabreichung beim Menschen wird auf die Ergebnisse der toxikologischen Studien zurückgegriffen und im Allgemeinen in einem Bereich von 1/200 bzw. 1/600 der LD_{50} (dosis letalis für 50 % der Tiere) der empfindlichsten Tierspezies begonnen. Darüber hinaus spielt auch der Kenntnisstand zur Pharmakodynamik beim Tier eine wichtige Rolle, d.h. mit welcher Dosis bei einer geeigneten Tierart die gewünschte Wirkung erzielt wurde. Sofern es die beabsichtigte Indikation des neuen Arzneistoffes zulässt, wird die erste Verträglichkeitsprüfung am Probanden vorgenommen. Ausnahmen davon gibt es, wenn das Anwendungsgebiet bzw. die Wirkqualitäten ein ethisch nicht vertretbares Risiko für diese Personengruppe darstellen (z.B. bei Zytostatika).

Bei aller Vorsicht und dem Versuch, eine optimale Sicherheit für die Erstanwendung zu gewährleisten, bleibt jedoch das Risiko der Übertragbarkeit der tierexperimentellen Befunde auf den Menschen. Es kann niemals mit absoluter Sicherheit angenommen werden, dass die zur pharmako- und toxikologischen Charakterisierung eingesetzten Tierarten alle unerwünschten Wirkungen der neuen Substanz gezeigt haben. Vor der Erstanwendung werden daher unter Beteiligung von Pharmakologen, Toxikologen, Pharmakokinetikern und Medizinern die vorliegenden Resultate interdisziplinär bewertet, und es wird eine Risikoabschätzung vorgenommen. Alle bekannten Befunde werden, entsprechend den jeweiligen landesspezifischen Rechtsvorschriften, der zuständigen Arzneimittelüberwachungsbehörde zur Kenntnis gebracht. Die Erstanwendung wird u.a. in einigen europäischen Ländern (z.B. Großbritannien) und in den USA von der Arzneimittelüberwachungsbehörde genehmigt. Darüber hinaus muss natürlich – wie bei allen Arzneimittelprüfungen – eine Ethikkommission der Prüfung zustimmen.

Die Erstanwendung eines Therapieprinzips am Menschen stellt den Startpunkt einer mehrjährigen klinischen Testung zuerst an Probanden und dann an Patienten des beabsichtigten Indikationsgebietes dar. Am Schluss dieser Untersuchungen soll der gesicherte Beweis stehen, dass das neue Arzneimittel wirksam und bei hinreichender Verträglichkeit für die breite pharmakotherapeutische Anwendung geeignet ist.

Abb. 9.1 gibt eine Übersicht über die Phasen der klinischen Arzneimittelentwicklung, die nachfolgend ausführlich erläutert werden.

Klinische Arzneimittelentwicklung

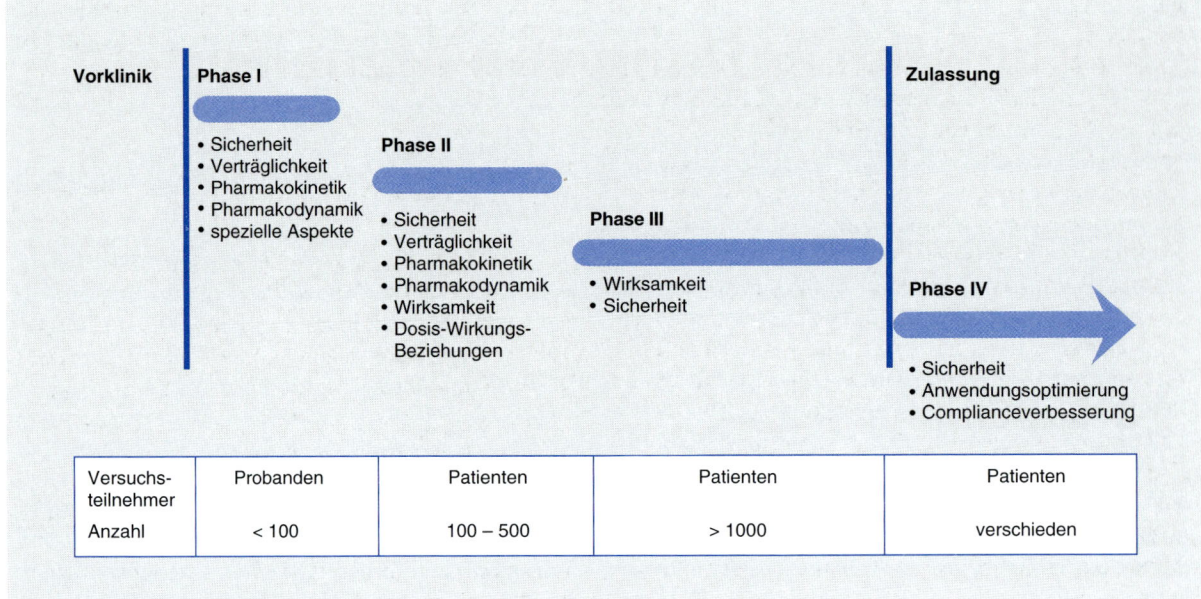

Abb. 9.1: Phasen der klinischen Entwicklung und deren Hauptziele.

9.2 Klinische Prüfungen der Phase I

Ziel der ersten Untersuchungen eines neuen Wirkstoffes am Menschen ist es, die Ergebnisse des präklinischen Teils der Arzneimittelentwicklung zu prüfen. Besonderes Augenmerk gilt der **Verträglichkeit** und, wenn möglich, den therapeutischen Effekten der neuen Substanz. In erster Linie werden diese Studien ohne therapeutische Zielsetzung durchgeführt. Die Versuchsteilnehmer können keine Vorteile von diesen Untersuchungen erwarten und haben deswegen Anspruch auf eine finanzielle Entschädigung (Probandenhonorar). Besonders strenge Kriterien gelten daher auch für die Risikobewertung und die Probandeninformation zu Inhalt und Risiken der Studien. Sofern es ethisch vertretbar ist, werden diese Erstanwendungen an gesunden, meist jungen **Probanden** (Alter: ca. 18–40 Jahre) vorgenommen. Ausnahmen davon gibt es, wenn der Wirkmechanismus eine nachhaltige Schädigung der Versuchspersonen erwarten lässt. Dann werden auch die frühen Untersuchungen an Patienten mit dem entsprechenden Krankheitsbild durchgeführt. In Probandenstudien werden häufig männliche Versuchspersonen einbezogen, da in dieser Phase der Arzneistofftestung das vollständige reproduktionstoxikologische Profil des Arzneistoffes noch nicht untersucht ist. Weibliche Versuchspersonen im gebärfähigen

Alter sind daher einem besonderen Risiko ausgesetzt. Dies gilt natürlich nicht für Präparate, die ausschließlich zur Anwendung bei Frauen vorgesehen sind (z. B. Kontrazeptiva).

Da es sich bei der Phase I um ein frühes experimentelles Entwicklungsstadium handelt, die Anforderungen an eine individuelle Dosisanpassung meist ausgeprägter sind und die **Pharmakokinetik beim Menschen** noch nicht bekannt ist, wird häufig mit „einfachen" galenischen Formulierungen (z. B. Lösung, Suspension, schnell-freisetzende Tablette) gearbeitet. Auf der Grundlage der Ergebnisse dieser Studien können dann pharmazeutisch-technologische Optimierungsarbeiten vorgenommen werden (z. B. Entwicklung einer Darreichungsform mit modifizierter Arzneistofffreigabe).

Insgesamt umfasst die Phase I mehrere klinische Studien, die zuerst nach einmaliger, später meist auch nach wiederholter Verabreichung über mehrere Tage durchgeführt werden. Ein festes Programm über Anzahl der Studien der Phase I und Anzahl der Versuchsteilnehmer kann nicht aufgestellt werden. Die Anforderungen werden durch das Krankheitsbild, die beabsichtigte Therapiedauer und die Innovativität der neuen Substanz maßgeblich beeinflusst. Die Anzahl der Versuchsteilnehmer in dieser

Phase liegt im Normfall im Bereich von 30–100 Personen.

Phase-I-Prüfungen werden in der Regel an **spezialisierten Prüfeinrichtungen** durchgeführt. In größeren Unternehmen der pharmazeutischen Industrie gibt es eigene Abteilungen, die über die entsprechende Ausstattung verfügen, um Probanden zu betreuen. Darüber hinaus haben sich verschiedene Auftragsforschungsinstitute auf die Durchführung solcher Prüfungen spezialisiert. Das Besondere an dieser klinischen Prüfphase ist, dass – ohne die Aufgabenstellungen eines normalen Krankenhauses – sehr fokussiert und unter strenger Beachtung der im Versuchsplan definierten Bedingungen die Testung beim Probanden erfolgt. Mit größter Sorgfalt können alle pharmakodynamischen und pharmakokinetischen Fragestellungen untersucht werden, da die zusätzlichen Aufgaben der Patientenversorgung im Rahmen des normalen Klinikalltags keine Rolle spielen.

Aus dem Phase-I-Versuchsprogramm soll abschließend die hinreichende Sicherheit und Verträglichkeit des neuen Arzneistoffes bei der Gabe am Menschen bewertet werden und damit eine Basis für die Testung der Wirksamkeit beim Patienten erhalten werden. Ohne Kenntnis des Dosisbereiches, bei dem unerwünschte Wirkungen auftreten, sollten Patienten nicht dem Risiko einer Behandlung mit einem neuen Arzneistoff ausgesetzt werden.

Auch im weiteren Verlauf der Arzneimittelentwicklung, parallel zu den Untersuchungen der Phasen II, III und IV, gibt es spezifische Fragestellungen, die vorwiegend an Probanden untersucht werden (z. B. Bioäquivalenzprüfungen).

9.2.1 Pharmakodynamik

Ein Ziel der Testung am Probanden ist es, die **erwünschten und unerwünschten Wirkungen** des neuen Arzneistoffes unter **exakt standardisierten Bedingungen** genau und umfassend zu charakterisieren und einen Dosisbereich zu beschreiben, in dem nicht mit dem Auftreten schwerer unerwünschter Wirkungen zu rechnen ist.

Sicherheits- und Verträglichkeitsprüfungen

Aufgrund der Komplexität der physiologischen Regulationsmechanismen im Organismus ist es extrem unwahrscheinlich, dass ein Arzneistoff nur die gewünschten Wirkungen entfaltet. Deshalb wird bei der Sicherheits- und Verträglichkeitsprüfung unabhängig von der Indikation eines neuen Wirkstoffes eine Vielzahl von Effekten auf die Körperfunktion getestet.

In Abb. 9.2 ist ein Dosistitrationsschema für eine Erstanwendung beim Menschen beispielhaft dargestellt. Es werden 8 Behandlungsgruppen gebildet. Von einer sehr niedrig gewählten Anfangsdosis erfolgt bei Verträglichkeit jeweils eine entsprechende

Klinische Arzneimittelentwicklung

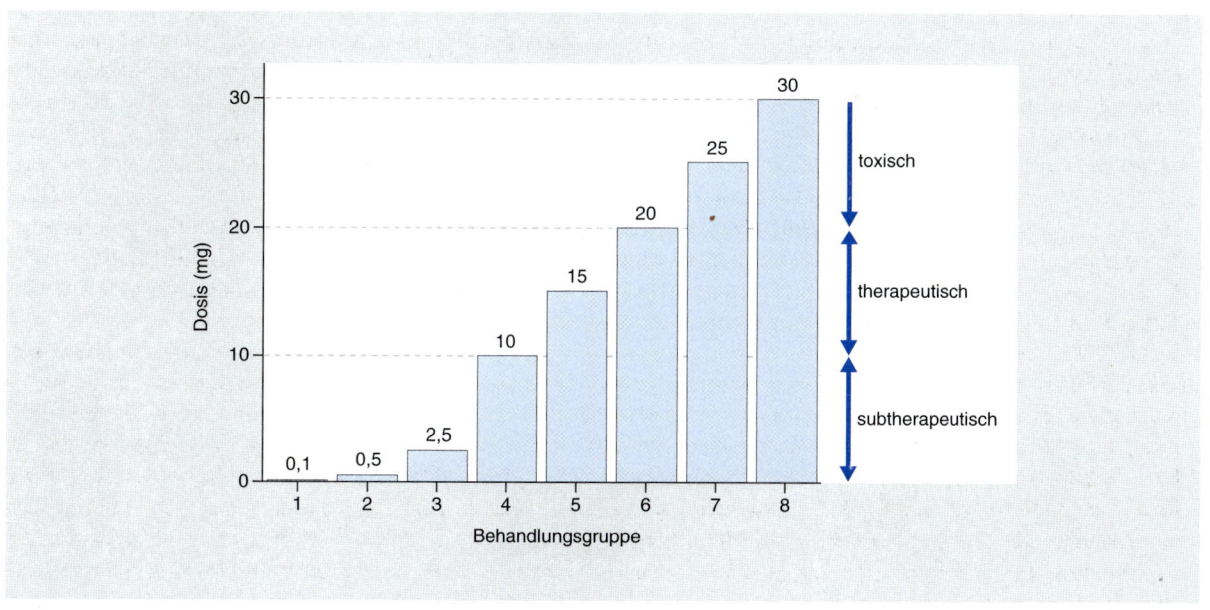

Abb. 9.2: Dosistitration bei der Erstanwendung am Menschen.

Tab. 9.1: Allgemeine Verträglichkeitsparameter im Rahmen von klinischen Prüfungen.

Verträglichkeits-/ Sicherheitsparameter	Beispiele
Laborchemie	Enzyme (GOT-AST, GPT-ALT, alkalische Phosphatase), Kalium, Natrium, Gesamt-protein, Albumin, γ-Globuline
Hämatologie	Anzahl von Thrombozyten, Leukozyten und Erythrozyten, Hämatokrit-Wert
Urin	Proteine, Ketone, Glucose, pH-Wert
Kardiovaskuläres System	Blutdruck, Herzfrequenz, EKG
ZNS	Motorik
Gastrointestinal-Trakt	Übelkeit, Erbrechen (kann auch ZNS-bedingt sein)
Haut	Allergische Reaktion
Sonstiges	Körpertemperatur, Kopfschmerz

Dosissteigerung, anfangs um Faktoren 5 und 4 später dann um 1,3–1,2. Entsprechend der Dosis-Wirkungsbeziehung werden im subtherapeutischen und im therapeutischen Bereich keine Verträglichkeitsprobleme auftreten. Erst oberhalb des therapeutischen Bereiches sollten unerwünschte Wirkungen deutlich ausgeprägt sein. Bei der Erstanwendung am Menschen wird die Dosissteigerung nach einem solchen Design sequentiell in kleinen Behandlungsgruppen bis zum Auftreten von noch tolerierbaren, aber deutlich ausgeprägten unerwünschten Wirkungen fortgesetzt.

Eine Auswahl von speziellen Verträglichkeitsparametern ist in Tab. 9.1 zusammengestellt. In einem engen Zeitraster nach der Substanzgabe werden zu diesen Untersuchungsgrößen entweder durch Befragung des Probanden (z. B. beim Auftreten von Kopfschmerzen) oder durch Messung (z. B. Blutdruck) Daten erhoben, die in Effekt-Zeit-Profile umgesetzt werden können (s. Abb. 9.3). Bei der Einordnung subjektiver Befunde (Kopfschmerz) wird eine willkürliche Bewertungsskala mit Stufen von 0 (=keine), 1 (=schwach), 2 (=mittel), 3 (=stark) und 4 (=nicht tolerierbar) benutzt. Für andere direkt

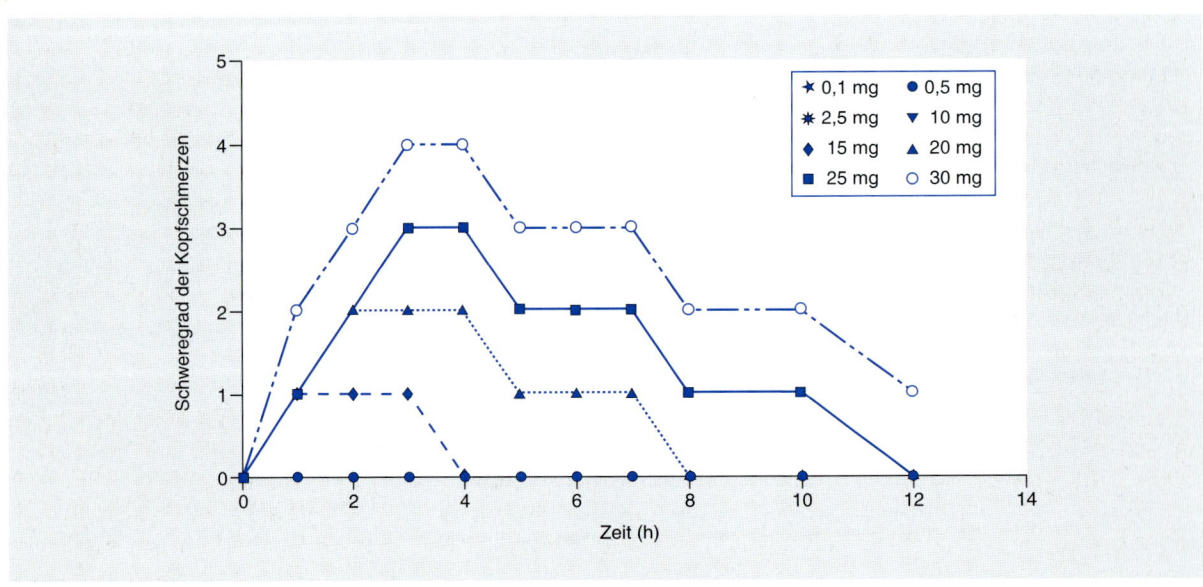

Abb. 9.3: Dosisabhängigkeit des Auftretens von Kopfschmerzen beim Probanden. Die Dosisstufen bis 10 mg haben zu keinen Beschwerden geführt (Skala s. Text).

in Messwerten erfasste Wirkungen (Blutdruckveränderung) können die objektiven Daten zur Bewertung dienen.

Wirksamkeitsprüfungen

Der gesicherte Nachweis der Wirksamkeit einer neuen Substanz wird in keinem Fall im Rahmen von Phase-I-Studien am Probanden erbracht. Definitionsgemäß werden Probanden in die Untersuchung einbezogen, die im Rahmen der Ein- und Ausschlussbedingungen der Studien als gesund gelten. Da aber das Vorliegen entsprechender Krankheitssymptome für die Bewertung der Wirksamkeit ausschlaggebend ist, kann dies beim Gesunden nicht getestet werden. Für einzelne pharmakodynamische Effekte (u. a. Blutdrucksenkung) kann auch beim Probanden evtl. eine entsprechende Wirkung beobachtet werden. Die Aussagekraft dieser Befunde für den Hypertoniker ist jedoch fragwürdig, weil die pathophysiologischen Mechanismen der Erkrankung und deren pharmakodynamische Beeinflussung sehr verschieden sein können.

Im Forschungsgebiet der **Klinischen Pharmakologie**, das sich mit der pharmakologischen Charakterisierung von Arzneistoffen beim Menschen (Probanden und Patienten) befasst, wird intensiv nach geeigneten Modellen gesucht, um Arzneimittelwirkungen auch frühzeitig zu testen. Bei einigen Erkrankungen gibt es die Möglichkeit, Probanden durch geeignete Vorbehandlung in einen krankheitsähnlichen Zustand zu versetzen. So können durch die Erzeugung eines lokal begrenzten Erythems mittels UV-Bestrahlung und nachfolgende Testung einer topischen Darreichungsform zur Behandlung Anhaltspunkte für einen therapeutischen Effekt erhalten werden. Sollte dies möglich sein, wird man bei allen Phase-I-Studien – ähnlich wie zuvor für Verträglichkeits- und Sicherheitsparameter beschrieben – für die entsprechende Wirkung durch geeignete Messgrößen (z. B. Größe des Erythems) ein Dosis-Effekt- bzw. Effekt-Zeit-Profil aufstellen. Das Probandenkollektiv kann aber auch gezielt Personen einschließen, die gewisse Symptome wie Schlaflosigkeit oder Akne aufweisen. Die Beeinflussung des Krankheitsbildes ohne das Ziel des endgültigen therapeutischen Erfolges kann bei diesen sog. symptomatischen Probanden in der frühen klinischen Phase gut untersucht werden.

Zwei Klassen von neuen Arzneistoffen können im Rahmen von Probandenstudien wesentlich besser charakterisiert werden: Diagnostika (wie Röntgen-, Ultraschall- und NMR-Kontrastmittel) und synthetische Sexualsteroide in der Indikation Fertilitätskontrolle. Die Qualität der Kontrastmitteldarstellung von Organen und Geweben ist auch beim gesunden Probanden gut bewertbar. Die Erkennung spezifischer pathophysiologischer Veränderungen bleibt allerdings auch hier den Patientenstudien vorbehalten. Bei der Entwicklung von Kontrazeptiva wird kein therapeutischer, sondern ein präventiver Effekt angestrebt. Die Effekte derartiger Präparate auf den weiblichen Zyklus können auch im Rahmen früher Phase-I-Studien sehr gut untersucht werden.

9.2.2 Pharmakokinetik

Im Verlauf der Phase-I-Studien werden die pharmakokinetischen Kenndaten des neuen Arzneistoffes beim Menschen erstmals erhoben. Die Pharmakokinetik untersucht das Schicksal des Arzneistoffs im Organismus. Nach der Freisetzung aus einer Darreichungsform (**Liberation**) gelangt die Substanz, u. a. bei peroraler Gabe über den Magen-Darm-Trakt, in den Blutkreislauf (**Resorption**) und wird mit dem Blut in Organe und Gewebe verteilt (**Distribution**). Im Organismus wird der Arzneistoff metabolisiert (**Metabolismus**) und entweder direkt oder in metabolisierter Form ausgeschieden (**Exkretion**). Eine detaillierte Beschreibung der pharmakokinetischen Parameter, die zur Charakterisierung des Schicksals eines Arzneistoffes verwendet werden, findet sich in Kap. 4.1.

Voraussetzung für die Bestimmung pharmakokinetischer Parameter ist das Vorliegen einer **validierten analytischen Methode**, die mit hinreichender Sensitivität und Spezifität zumindest den Arzneistoff (ggf. auch dessen Abbauprodukte) in verschiedenen biologischen Matrices (vor allem Plasma oder Serum aber auch Urin und Faezes) detektiert. Basierend auf Konzentrations-Zeit-Profilen bzw. der Bestimmung der ausgeschiedenen Dosisanteile können dann die Parameter berechnet werden (s. Tab. 9.2).

Als Minimalprofil der Phase I sollten diejenigen pharmakokinetischen Kenndaten erhoben werden, die beim beabsichtigten Verabreichungsweg relevant sind. Nach intravasaler Gabe sind dies z. B. maximale oder Steady-State-Plasmakonzentrationen, Halbwertszeiten, Gesamtclearance, Verteilungsvolumina und AUC-Werte. Frühzeitig sollte auch das Ausmaß der Plasmaproteinbindung bestimmt werden. Dies kann entweder in vitro in geeigneten Modellen oder realitätsnäher während einer Phase-I-Prüfung ex vivo erfolgen. Soll eine Substanz nur per os angewendet werden, sind maximale Plasmakon-

Tab. 9.2: Pharmakokinetische Fragestellungen während der klinischen Entwicklung eines neuen Arzneistoffes bzw. Arzneimittels.

	Messgrößen/-methoden	Versuchspersonen
Basiskinetik		
Resorption, Bioverfügbarkeit	AUC_∞*, Ae_∞*, AUC_∞, Ae_∞	Pr, Pa
Dispositionsparameter	CL, MRT, $t_{1/2}$, V, k_e, C_{max}, t_{max}	Pr, Pa
Wege/Geschwindigkeiten der Ausscheidung	Ae_∞, Af_∞, $t_{1/2}$, MRT, CL_R, CL_{NR}	Pr, Pa
Metabolisierung	Metabolitenspektren	Pr, (Pa)
Spezielle Fragestellungen		
Linearität der Pharmakokinetik	C_{max}, AUC_∞, Ae_∞, CL, $t_{1/2}$, MRT	Pr, Pa
Kumulation	C_{max}, AUC_∞, CL	Pr, Pa
Bioäquivalenz	C_{max}, t_{max}, AUC_∞	Pr, (Pa)
Metabolitenkinetik (aktive Metaboliten)	C_{max}, AUC_∞, Ae_∞, Af_∞, $t_{1/2}$, MRT	Pr, (Pa)
Abhängigkeit der Pharmakokinetik von		
– Alter		(Pr), Pa
– Geschlecht		Pr, Pa
– Nahrungsaufnahme		Pr, Pa
– Leberfunktionsstörungen		Pa
– Nierenfunktionsstörungen		Pa
– Komedikation		Pr, Pa

Abkürzungen:
Pr: Probanden; Pa: Patienten; ( ): Studien werden nicht unbedingt an dieser Personengruppe durchgeführt; * nach Gabe der radioaktiv markierten Substanz, pharmakokinetische Symbole siehe S. XXI

zentrationen, der Zeitpunkt ihres Auftretens, Halbwertszeiten und AUC-Werte wichtige Parameter. Es ist trotzdem zu überlegen, ob im Rahmen der Phase I eine i.v.-Verabreichung durchgeführt wird, um beim Menschen die absolute Bioverfügbarkeit zu bestimmen. Die Bioverfügbarkeit nach intravenöser Gabe beträgt definitionsgemäß 100 % (s. Kap. 3.4.1). Bei allen anderen Verabreichungswegen kann durch nicht vollständige Resorption oder hohes Ausmaß der Metabolisierung, z.B. bei der ersten Leberpassage (First-pass-Effekt), nur ein vergleichsweise geringer Dosisanteil systemisch verfügbar werden und damit die Bioverfügbarkeit < 100 % sein. Die Kenntnis der Bioverfügbarkeit einer Substanz und ihrer Variabilität kann für die späteren Therapiestudien von zentraler Bedeutung sein.

Die Erstanwendung ist im Normfall eine Dosistitrationsstudie, in der der neue Arzneistoff in einer geeigneten Formulierung – am einfachsten dosierbar sind Lösungen – verabreicht wird. In den verschiedenen Behandlungsgruppen werden meist begleitend die systemischen Arzneistoffkonzentrationen und ggf. die Urinausscheidung bestimmt. Aus diesen Untersuchungen können erste Anhaltspunkte für die Linearität der Pharmakokinetik erhalten werden. Sollte ein Teilprozess, wie die Resorption oder die Metabolisierung, eine Sättigungscharakteristik aufweisen (z.B. Sättigung von metabolisierenden Enzymen), kommt es ab einer bestimmten Dosis zu einem überproportionalen Anstieg der Plasmakonzentrationen (vgl. höchste Dosis in Abb. 9.4).

Nach der Ermittlung einer verträglichen Dosis wird diese wiederholt bei Probanden verabreicht und die Reproduzierbarkeit der Pharmakokinetik getestet. Bei wiederholter Gabe kann ein geeignetes Dosierungsintervall ermittelt werden, bei dem entweder jede Art der Kumulation des Arzneistoffes vermieden oder die Verabreichung so gesteuert wird, dass der Arzneistoff im Organismus zu einem definierten Zeitpunkt ein Gleichgewicht (Steady-State) erreicht. Die Festlegung des Dosierungsintervalls erfolgt auf der Basis der Halbwertszeit des Arzneistoffes

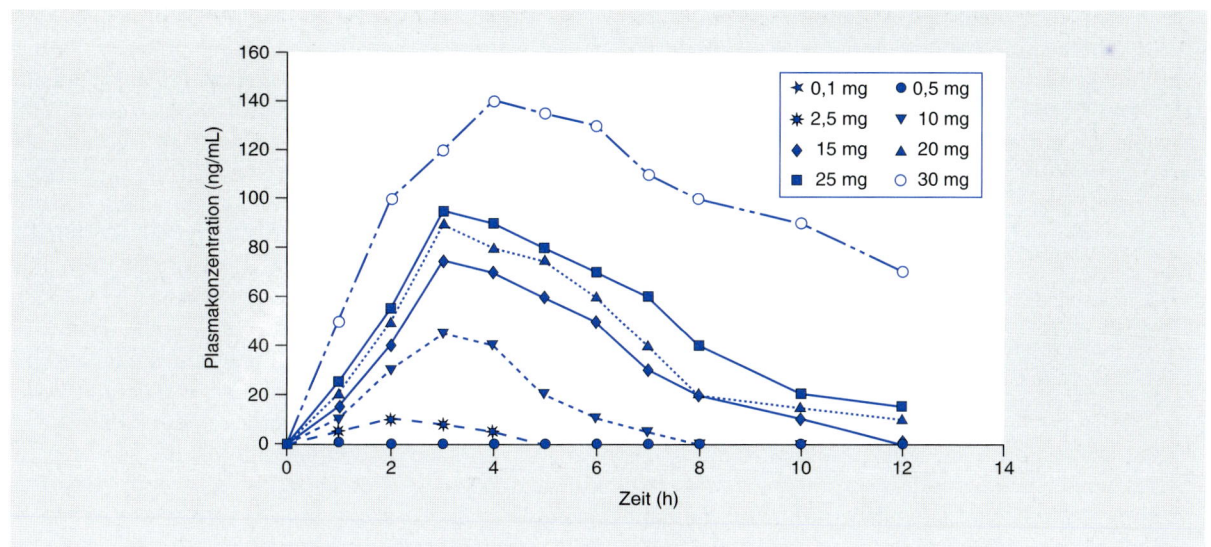

Abb. 9.4: Plasmakonzentrationen nach Dosistitration beim Probanden.

(s. Kap. 4.3.1). Ob kontinuierliche Arzneistoffkonzentrationen oder auch Zeiten ohne systemische Arzneistoffbelastung aufrechterhalten werden sollen, hängt vom Therapiefeld und der Wirkweise des Arzneistoffs ab.

Es gibt eine spezielle Phase-I-Studie, die im Normfall ausschließlich der umfassenden Charakterisierung der pharmakokinetischen Eigenschaften einer neuen Substanz dient. Bei dieser Studie wird eine Dosis des radioaktiv markierten Arzneistoffes verabreicht. Die Substanz wird an einer geeigneten Stelle des Moleküls mit ³H- (Tritium) oder ¹⁴C-Atomen substituiert. Eine solche Markierung liegt meist schon aus der präklinischen Entwicklungsphase vor. Nach der Substanzgabe werden in gewohnter Weise biologische Proben gesammelt (s. Kasten).

Probennahme bei radioaktiv markierten Substanzen

Beispiel für die Probennahme in einer pharmakokinetischen Studie nach Gabe einer radioaktiv markierten Verbindung:

Blut/Plasma (ca. 2 ml):
0, 5, 10, 15, 30 min, 1, 1,5, 2, 3, 4, 6, 8, 10, 12, 24, 36, 48, 72, 96, 120 h nach Verabreichung

Urin (Gesamtvolumen):
0–4, 4–8, 8–12, 12–24, 24–48, 48–72, 72–96, 96–120 h (evtl. weiter bis 14 Tage) nach Verabreichung

Faezes:
täglich über mindestens 7–14 Tage nach Verabreichung

In allen biologischen Proben (Blut, Plasma, Urin und Faezes) wird dann zuerst der Anteil der Gesamtradioaktivität bestimmt. Aus den Daten von Urin und Faezes können Geschwindigkeit und Vollständigkeit der Ausscheidung sowie das Ausmaß der renalen und der biliären Exkretion bestimmt werden. In allen Proben können daneben durch geeignete Analysenverfahren (z. B. HPLC) die Ausgangsverbindung und deren Abbauprodukte quantitativ bestimmt werden. Hierzu eignet sich neben einer evtl. konventionellen Detektion (UV oder Fluoreszenz) vor allem die Bestimmung der Radioaktivität während der Chromatographie. Alle im Radiochromatogramm neben der Ausgangsverbindung auftretenden Peaks müssen Abbauprodukte sein, da es keine endogenen Substanzen mit der entsprechenden radioaktiven Markierung gibt. Das Problem von Interferenzen (Störpeaks), die durch physiologische oder alimentäre Bestandteile in den biologischen Matrices verursacht werden, kann so vermieden werden. Darüber hinaus können die Proben dieser Studie auch als Ausgangsmaterial für die Isolierung und Identifizierung bislang unbekannter Metaboliten dienen.

Für derartige Studien ist ein umfangreiches behördliches Genehmigungsprozedere zwingend. Neben der Zustimmung der Ethikkommission ist in Deutschland beispielsweise ein strahlenschutzrechtliches Gutachten (Einhaltung der Bestimmungen der Strahlenschutzverordnung) und ein behördliches Bedürfnisgutachten vorgeschrieben. Außerdem dürfen diese Prüfungen nur in speziellen, der Überwachungsbehörde angezeigten Räumlichkeiten durch Ärzte mit entsprechender Zusatzqualifikation durchgeführt werden. Diesem Aufwand gegenüber steht eine wissenschaftlich exakte Datenbasis als Ergebnis der Studie, mit der vor allem vollständige Informationen zur Resorption, Biotransformation und Exkretion beschrieben werden können.

9.2.3 Spezifische Pharmakodynamik und Pharmakokinetik

In der ersten Phase der Arzneimittelanwendung am Menschen werden besonders sorgfältig sowohl pharmakodynamische als auch pharmakokinetische Parameter bestimmt. Daher liegt es nahe, beide Größen durch sinnvolle Modellbildung zu korrelieren (**PK-PD-Modelling**). In vielen Fällen besteht ein Zusammenhang zwischen Intensität und Dauer eines pharmakodynamischen Effektes und der Höhe der Plasmakonzentration bzw. der gesamten systemischen Arzneistoffbelastung, die durch die Fläche unter der Plasmakonzentrations-Zeit-Kurve (AUC) beschrieben wird. Im einfachsten Fall kann eine Korrelation zwischen dem Zeitpunkt der maximalen Wirkung und dem Zeitpunkt der maximalen Plasmakonzentration aufgestellt werden. Ähnlich wie bei der AUC-Berechnung in der Pharmakokinetik, kann auch für eine pharmakodynamische Größe (z. B. Blutdrucksenkung oder Kopfschmerz) das Tagesprofil durch einen Wert für das Integral der Kurve beschrieben und können beide Parameter korreliert werden. Andere mathematische Modelle erlauben eine Vorhersage des Ausmaßes einer Wirkung in Abhängigkeit von Dosis bzw. Plasmakonzentration. Derartige PK-PD-Analysen können auch auf Grundlage der in späteren klinischen Untersuchungsphasen gewonnenen Erkenntnisse vorgenommen werden. Bei der Interpretation solcher Modelle ist allerdings besonderes Augenmerk auf die intra- und interindividuelle Variabilität von Pharmakokinetik und Pharmakodynamik zu legen.

Eine therapeutisch relevante Fragestellung, die durch frühe Untersuchungen beantwortet werden kann, ist der **Einfluss einer gleichzeitigen Nahrungsaufnahme** auf die Pharmakokinetik und ggf. -dynamik. Grundsätzlich kann die Nahrungsaufnahme die Bioverfügbarkeit (also das Ausmaß und die Geschwindigkeit der Aufnahme) eines per os verabreichten Arzneistoffes in unterschiedlicher Weise beeinflussen. Neben der Indifferenz gibt es Beispiele für die Erhöhung und die Reduzierung der Biover-

fügbarkeit. Gleichzeitige Nahrungsaufnahme kann also je nach Arzneistoff zu deutlich höheren Plasmakonzentrationen (evtl. verbunden mit ausgeprägten Nebenwirkungen) oder zu deutlich niedrigeren (evtl. unwirksamen) Plasmakonzentrationen führen. Die Effekte hängen stark von der Zusammensetzung der Nahrung (Fette/Proteine/Kohlenhydrate) ab. Im Rahmen einer Phase-I-Studie kann an Probanden mittels definierter Standardmahlzeiten im intraindividuellen Vergleich (Crossover-Design, s. Kap. 10.2.3) dieser Effekt untersucht werden. Damit ist für die erstmalige Anwendung am Patienten bekannt, ob das Arzneimittel besser nüchtern oder mit Nahrung verabreicht werden sollte. Diese Information ist auch eine Grundlage für die Aussage zur Einnahme des Arzneimittels auf dem Beipackzettel.

Der **Einfluss des Alters bzw. des Geschlechts** auf die Pharmakokinetik einer Substanz kann – wenn nötig – frühzeitig in einer Probandenstudie mit älteren Versuchspersonen bzw. männlichen und weiblichen Probanden getestet werden. Zum Vergleich stehen die Daten aus den ersten Studien an jüngeren gesunden Versuchsteilnehmern zur Verfügung. Häufig werden diese Fragen aber erst in späteren klinischen Prüfphasen am Patienten getestet.

Ein spezieller physiologischer Aspekt, der für Pharmakodynamik und Pharmakokinetik Bedeutung haben kann, sind erblich bedingte Unterschiede arzneistoffmetabolisierender Enzyme beim Menschen (**Pharmakogenetik**). Für einige wichtige Monooxidasen der Cytochrom-P450-Familie konnte gezeigt werden, dass es Personen gibt, die im Vergleich zu anderen nur über eine sehr geringe oder keine Enzymaktivität verfügen. Diese Individuen metabolisieren bestimmte Arzneistoffe nicht oder nur in geringem Ausmaß. Anhand einiger gut untersuchter Modellverbindungen kann man langsame und schnelle Metabolisierer definieren. Die Substrateigenschaften von neuen Arzneistoffen für die polymorphen Enzyme können frühzeitig in geeigneten In-vitro-Modellen getestet werden. Die In-vivo-Relevanz der Ergebnisse kann jedoch nur nach Substanzgabe bei Versuchspersonen beider Metabolisierertypen geprüft werden. In einem Gruppenvergleich werden pharmakokinetische Kenndaten für Arzneistoff und Metaboliten bestimmt und die Verträglichkeit getestet. Wenn der genetische Polymorphismus für Pharmakokinetik und -dynamik relevant ist, muss dies in den weiteren klinischen Studien durch Dosisanpassung und pharmakogenetische Typisierung der Patienten berücksichtigt werden (s. Kap. 6).

9.3 Klinische Prüfungen der Phase II und III

Diese beiden Phasen der klinischen Entwicklung dienen der Testung des neuen Arzneistoffes am Patienten in Normfall im Rahmen einer klinischen Behandlung. In der **Phase II** wird das Arzneimittel an einigen sorgfältig ausgewählten Patienten mit folgenden Zielen untersucht:

☐ Sicherheit und Verträglichkeit

☐ Pharmakokinetik

☐ Wirksamkeit

☐ Dosis-Wirkungs-Beziehung.

Für die Studien der Phase II werden im Normfall ca. 100–500 Patienten rekrutiert. Anzahl und Umfang der Studien werden maßgeblich von der Innovativität des neuen Arzneistoffes, der Vielfältigkeit seines pharmakodynamischen Profils und der intra- und interindividuellen Varianz der Effekte beeinflusst. Die Ergebnisse der Phase II werden für die Planung der Studien der nächsten klinischen Entwicklungsphase verwendet und müssen daher mit hinreichender Sicherheit die Festlegung von Dosierungen und Anwendungsintervallen ermöglichen.

Die Untersuchungen der **Phase III** sollen an einer großen Patientenzahl den therapeutischen Effekt im Vergleich zu Placebo oder zu einer etablierten Standardtherapie belegen und das Profil der unerwünschten Wirkungen umfassend aufzeigen. Dazu werden große, meist multizentrische und multinationale, klinische Studien mit insgesamt mehreren tausend Patienten im therapeutisch anvisierten Krankheitsbild durchgeführt. Mit den Befunden dieser Prüfungen kann eine **Nutzen-Risiko-Bewertung** der therapeutischen Anwendung des neuen Arzneistoffes erfolgen, die Grundlage für die Zulassung durch die Arzneimittelüberwachungsbehörden ist.

9.3.1 Verträglichkeit und Wirksamkeit

Die Frage der Verträglichkeit wird analog zum Vorgehen in der Phase I durch Erfassung von subjektiv empfundenen oder objektiv erfassbaren unerwünschten Wirkungen in Abhängigkeit von Dosis und Dosierungsintervall bearbeitet. Als Ergebnis der Phase II soll eine sichere **Dosierungsempfehlung**

für Patienten vorliegen. Aufgrund der vergleichsweise geringen Anzahl der in dieser Phase behandelten Patienten ist es nicht ungewöhnlich, dass bestimmte selten auftretende unerwünschte Wirkungen erst bei den großen Studien der Phase III beobachtet werden können.

Der **Nachweis der Wirksamkeit** beim Patienten ist die entscheidende Aufgabe der klinischen Prüfung. Theoretisch vermeintlich einfach, verbirgt sich hinter diesem Ziel ein komplexer Inhalt. Im Idealfall gibt es einen eindeutigen klinischen Endpunkt, der als Therapieerfolg definiert werden kann, objektiv messbar und allgemein akzeptiert ist. Im Falle des akuten Herzinfarktes können nach pharmakotherapeutischer Intervention die Überlebenschance bzw. die Häufigkeit des Auftretens eines erneuten Infarktes solche Endpunkte sein. Bei anderen Krankheitsbildern werden häufig sog. Surrogat-(Ersatz-)Endpunkte definiert, die nur ein indirektes Maß für einen therapeutischen Effekt sind. Letztendlich gibt es den Parameter Lebensqualität („quality of life"), der als Bewertungsmaßstab herangezogen werden kann (s. Kap. 32). Bei den Studienteilnehmern werden, während der Behandlung und ggf. in einer Nachbeobachtungsphase (Fortdauer des Behandlungserfolges), Daten zu den vorab festgelegten Zielgrößen erhoben. Die für den Behandlungserfolg wichtigste wird als primäre, andere als sekundäre Zielvariable definiert und in den verschiedenen Behandlungsgruppen statistisch getestet. Es wird dann z. B. die Hypothese geprüft, dass das neue Arzneimittel wirksamer als das Placebo ist.

In der **Phase II** wird an einer kleinen Patientenpopulation untersucht, ob die erwartete Wirkung eintritt und welches die minimal effektive und die maximal verträgliche Dosis ist. Bei Substanzen, die für eine Langzeitbehandlung vorgesehen sind, können evtl. auch nur gesicherte Anhaltspunkte für den Wirkeintritt erhalten werden. In den ersten Studien (Phase IIa) wird dabei besonderer Wert auf die exakte Erhebung einer Vielzahl pharmakodynamischer Kenndaten am Patienten – ähnlich wie in Phase I am Probanden – gelegt (klinisch-pharmakologische Prüfung am Patienten), um die Sicherheit und Wirksamkeit im therapeutischen Versuch aufzuzeigen. Dazu wird eine Gruppe von ca. 100–200 Patienten ausgewählt, die besonders homogen im Hinblick auf Krankheitsbild, Krankheitsstadium, Altersstruktur und Anamnese ist. Kann dabei der therapeutische Vorteil und die sichere Anwendung gezeigt werden,

Klinische Arzneimittelentwicklung

wird in Phase IIb versucht, an einem größeren Patientenkollektiv die Ergebnisse biometrisch abzusichern und das Sicherheitsprofil umfassender zu beschreiben. Am Ende der Phase II kann der therapeutische Stellenwert eines neuen Arzneistoffes bewertet werden.

Die **Phase III** hat zum Ziel, an einer großen Anzahl von Patienten den therapeutischen Effekt zu bestätigen und Begleiterscheinungen oder unerwünschte Wirkungen, die mit geringer Häufigkeit auftreten, zu erfassen. In wenigen umfangreichen Studien (Langzeitbeobachtung) wird schwerpunktmäßig dieser Effekt anhand der Zielvariablen untersucht. Diese Studien werden als „pivotal studies" (Haupt- bzw. Entscheidungsstudien) bezeichnet.

Das sequentielle Vorgehen bei der klinischen Prüfung ist unter ethischen und auch unter ökonomischen Aspekten zwingend. Sollte der Nachweis der Wirksamkeit an einer kleinen, sorgfältig begleiteten Gruppe von Patienten in Phase II nicht gelingen, wird die Arzneimittelentwicklung in dieser Indikation eingestellt. Allerdings bietet die phasenorientierte Arzneimittelprüfung keine Gewähr dafür, dass ein in Phase II beobachteter therapeutischer Effekt in jedem Fall in den großen Phase-III-Untersuchungen mit hinreichender statistischer Sicherheit an einer großen Patientenpopulation belegt werden kann.

9.3.2 Spezielle Pharmakokinetik

In den ersten Studien der Phase II wird die Pharmakokinetik der neuen Substanz beim Patienten charakterisiert. Aus Plasmakonzentrations-Zeit-Verläufen und ggf. Ausscheidungsmessungen werden entsprechende pharmakokinetische Parameter berechnet. Durch Vergleich mit den Daten von Probanden wird sichergestellt, dass Aussagen zur Dosis und zum Dosierungsintervall, die basierend auf den Ergebnissen der Phase-I-Studien festgelegt wurden, auch beim Patienten Gültigkeit behalten. Im Gegensatz zum gesunden Probanden kann es beim Patienten aus verschiedenen Gründen zu einer Veränderung der Pharmakokinetik kommen: **Erkrankungen** können zu veränderten Resorptionsbedingungen im Gastrointestinaltrakt und/oder zu einer veränderten Durchblutung von Organen und Geweben führen. Das Alter der Patienten (im Vergleich zu jungen Probanden) kann auch eine wichtige Einflussgröße sein, da bei vielen Arzneistoffen eine **Altersabhängigkeit** der Pharmakokinetik gezeigt werden kann. Durch eine Änderung der Clearance (Leber-/Nierenleistung) bzw. der Fett- und Wasseranteile im Organismus (und damit der Verteilungsräume) ist dieser

Unterschied zu erklären. Ein eventueller Unterschied kann entweder durch die Analyse von pharmakokinetischen Kenndaten bei älteren Patienten verifiziert oder im Rahmen einer separaten Studie an älteren Probanden untersucht werden.

Ein weites Feld für pharmakokinetische Untersuchungen öffnet sich durch die gebräuchliche komedikative Verabreichung anderer Arzneimittel im Rahmen der klinischen Therapie. Die Behandlung mit einem einzigen Arzneimittel stellt eher eine Ausnahme dar, da die Patienten häufig multimorbid sind, d. h. neben ihrer Grunderkrankung weitere therapiebedürftige Krankheitserscheinungen aufweisen. Mögliche pharmakokinetische **Interaktionen** werden in Kap. 15 behandelt. Derartige Interaktionen können am geeignetsten in Probandenstudien getestet werden, da eine sorgfältige Probengewinnung für die exakte Beschreibung der Pharmakokinetik wichtig ist. Es sollte stets der Einfluss beider evtl. interagierender Pharmaka getestet werden, so dass es 3 Studienteile gibt:

☐ Verabreichung der Substanz A

☐ Verabreichung der Substanz B

☐ gleichzeitige Verabreichung beider Substanzen.

Die so ermittelten pharmakokinetischen Kenndaten bilden eine valide Basis zur Beschreibung der Interaktion und können auch als Grundlage für mögliche Dosisanpassungen dienen.

Bezieht man die Frage der Interaktionen auf einige kleinere Phase-II-Studien, so ist die Anzahl der komedikativ eingesetzten Pharmaka im Einzelfall noch überschaubar. Bei großen Phase-III-Studien, die z.T. weltweit durchgeführt werden, führen nationale Unterschiede in der Behandlung von Grund- und Begleiterkrankungen leicht zu einer Vielzahl möglicher Interaktionspartner. Vor diesem Hintergrund wird man Interaktionsstudien nur dann gezielt initiieren, wenn es entweder durch die klinische Erfahrung oder die Kenntnisse zur Pharmakokinetik der Substanzen eindeutige Anhaltspunkte für eine Beeinflussung gibt.

Alternativ können **populationspharmakokinetische Untersuchungen** (s. Kap. 4.2.4) im Rahmen großer klinischer Studien Anhaltspunkte für Interaktionen liefern. Dabei werden bei einer Vielzahl von Patienten (mehrere Hundert) wenige Plasma- oder Serumproben im Verlauf einer Langzeittherapie gewonnen. Besonders wichtig ist die exakte Dokumentation des Zeitpunktes der Probennahme nach Arzneimittelgabe sowie die Kenntnis aller Individualdaten des Patienten (Alter, Geschlecht, Funktionsfähigkeit von Leber und Niere, Komedikation, ...).

Die Bestimmung von Arzneistoff- und/oder Metabolitenkonzentrationen in diesen Proben dient dann als Grundlage, um mittels geeigneter Computerprogramme das pharmakokinetische Verhalten in der untersuchten Patientenpopulation zu beschreiben. Gleichzeitig kann getestet werden, ob bestimmte Faktoren (Alter, Komedikation, Leber- oder Nierenfunktionsstörung) zu einer veränderten Pharmakokinetik führen. Nach dem Auffinden derartiger Einflussgrößen wird ihre Bedeutung ggf. in einer spezifischen Studie (an Patienten oder Probanden) untersucht.

9.4 Klinische Prüfungen der Phase IV

Die klinische Entwicklung der Phasen I–III dient vor allem dem Nachweis von Wirksamkeit, Sicherheit und Qualität des neuen Arzneimittels. Basierend auf diesen Ergebnissen wird das Arzneimittel in definierten Indikationen mit entsprechenden Dosisempfehlungen und Verabreichungswegen von den Überwachungsbehörden zugelassen. Aber auch nach der Markteinführung gibt es aufgrund der breiteren Anwendung bei vielen Patienten wissenschaftliche Fragestellungen, die in klinischen Prüfungen untersucht werden. Alle derartigen Untersuchungen, die im Rahmen des zugelassenen Indikationsspektrums stattfinden, werden als Phase IV bezeichnet. In diesen Studien können neue Daten zur **Nutzen-Risiko-Bewertung** des Arzneimittels, zur Kombination mehrerer Pharmaka und zur Optimierung der Arzneimittelanwendung im Hinblick auf Dosierung und Anwendungshäufigkeit erhalten werden.

Im Vergleich zu den klinischen Prüfphasen vor der Zulassung, in denen maximal einige tausend Patienten behandelt wurden, führt die weltweite Anwendung eines neuen Arzneimittels evtl. zum Auftreten extrem seltener unerwünschter Wirkungen. Auch solche Befunde können Anlass für große epidemiologische Studien nach der Markteinführung sein (s. auch Kap. 11.4.1). Die Erweiterung des Indikationsgebietes eines Arzneistoffs ist allerdings nicht Gegenstand von Phase-IV-Prüfungen, sondern setzt neue klinische Entwicklungsaktivitäten der Phasen II und III voraus.

9.5 Klinische Prüfungen von Arzneistoffen in der Krebstherapie

In der Onkologie nehmen viele Arzneistoffe im Rahmen der klinischen Prüfung aufgrund ihres Wirkmechanismus eine besondere Stellung ein. Für die Tumortherapie werden Substanzen entwickelt, die zytostatisch bzw. zytotoxisch wirken. Aufgrund dieser Wirkung ist eine Anwendung dieser Substanzen an Probanden ausgeschlossen, da schwere Gesundheitsschäden zu erwarten sind. Sämtliche Studien mit diesen Arzneistoffen werden an Patienten durchgeführt. Ausgenommen von dieser Betrachtung sind onkologische Arzneistoffe mit anderen Wirkmechanismen (z. B. Antihormone für hormonabhängige Tumore).

Schon sehr früh bei der Anwendung am Menschen werden neben der Verträglichkeit auch erste Anhaltspunkte für eine therapeutische Wirksamkeit erhalten. Viele Fragestellungen, die bei anderen Indikationen in den Phasen I und II untersucht werden, werden in einer geringeren Anzahl von Studien direkt am Patienten beantwortet. Die Schwere der Erkrankungen bringt es mit sich, dass eine besonders sorgfältige Abwägung zwischen der Notwendigkeit der Therapie und den Bedürfnissen der Entwicklung neuer Arzneimittel erfolgen muss, so dass placebokontrollierte Studien selten sind.

9.6 Klinische Prüfungen von Biologicals und Gentherapeutika

Ein neues Feld und eine geänderte Fragestellung für klinische Prüfungen öffnet sich durch die zunehmende Bedeutung **biotechnologisch gewonnener** **Arzneistoffe (Biologicals).** Die Palette dieser Pharmaka reicht von kleinen Molekülen bis zu hoch komplexen Strukturen, die entweder vollständig

Klinische Arzneimittelentwicklung

identisch mit der endogen vom Menschen produzierten physiologischen Substanz sind oder strukturelle Unterschiede aufweisen.

Bei der klinischen Testung gewinnen andere Parameter zusätzliche Bedeutung. Das Biological selbst muss dem endogenen Substrat so ähneln, dass es nicht zur Bildung evtl. inaktivierender Antikörper kommt. Auch Beiprodukte aus der biotechnologischen Produktion können verschiedenste unerwünschte Effekte (Antigenität) auslösen. Die Testung am Probanden kann – je nach Indikation des Biologicals und bedingt durch die evtl. Gefährdung von gesunden Personen – ausgeschlossen sein.

Für die pharmakokinetische Charakterisierung solcher Arzneistoffe ergeben sich vielfältige neue Herausforderungen. Es werden vorrangig immunologische Bestimmungsverfahren (Radio-, Enzym-, Fluoreszenzimmunoassay) eingesetzt, die noch am ehesten die extreme Empfindlichkeit gewährleisten, um die niedrigen therapeutisch bedingten systemischen Konzentrationen (z.T. im fmol-Bereich) zu messen (s. Kap. 1.5). Die Beschreibung des metabolischen Abbaus gewinnt eine andere Bedeutung, weil beispielsweise Aminosäurekomponenten von Proteinen in den endogenen Stoffwechsel eingehen. Die Abbauprodukte können somit längerfristig im physiologischen Kreislauf erhalten bleiben und/oder zusammen mit physiologisch oder alimentär bedingten Metaboliten ausgeschieden werden.

In naher Zukunft wird die **Gentherapie** zusätzlich vielfältige neue Fragestellungen für den bislang etablierten Ablauf der klinischen Arzneimitteltestung aufwerfen. Die Option, einzelne Krankheiten kausal durch Ersatz der falschen, pathogenen Erbinformation zu behandeln, wird den Umfang und die Inhalte der Prüfung therapeutischer Prinzipien maßgeblich verändern.

Literatur

De la Haye, R., Herbold, M. (Hrsg.) (2000): Anwendungsbeobachtungen – Leitfaden für die praktische Durchführung. Editio Cantor Verlag, Aulendorf

Dixon, J.R. jr. (1998): The International Conference on Harmonization Good Clinical Practice guideline. Qual. Assur., 6(2), 65–74

Feiden, K. (2002): Arzneimittelprüfrichtlinien. Wissenschaftliche Verlagsgesellschaft, Stuttgart

Hildebrand, M. (1994): Pharmakokinetik und Arzneimittelentwicklung. Dtsch. Apoth. Ztg. 134: 269–278

Kümmerle, H.-P. (1984): Einführung in die Grundlagen der klinisch-pharmakologischen und klinisch-therapeutischen Forschung. In: Kümmerle, H.-P. (Hrsg.): Klinische Pharmakologie. III-1.1. Ecomed Verlagsgesellschaft, Landsberg, München

Lange, L., Jäger, H., Seifert, W., Klingmann, I. (1993): Pharmakodynamische Modelle für die Arzneimittelentwicklung. Springer-Verlag, Berlin, Heidelberg, New York

Rowland, M., Tozer, T.N. (Hrsg.) (1999): Clinical Pharmacokinetics: Concepts and Applications Lea & Febiger Press, Philadelphia

Stapff, M. (Hrsg.) (1998): Arzneimittelstudien. W. Zuckschwerdt Verlag, München

Van Peer, A., Snoeck, E., Juang, M.I., Heykants, J. (1993): Pharmacokinetic-pharmacodynamic relationships on Phase I/Phase II of drug development. Eur. J. Drug Metab. Pharmacokin. 18: 49–59

Weiner, M. (1986): Clinical evaluation of the significance of data generated in Phase I study of a new drug. In: Kümmerle, H.-P. (Hrsg.): Klinische Pharmakologie. III-1.6. Ecomed Verlagsgesellschaft, Landsberg, München

10 Planung, Durchführung und Auswertung klinischer Studien

D. Mazur, Hamburg, B. Schug, Oberursel, M. Elze, Köln und H. Blume, Oberursel

10.1 Einführung

Aufgrund der besonderen ethischen Problematik, die aus der Durchführung von experimentellen Untersuchungen an Menschen resultiert, unterliegen klinische Prüfungen von Arzneimitteln oder Therapieformen höchsten Anforderungen an den Schutz der an solchen Studien teilnehmenden Personen (s. Kap. 8). Klinische Studien sollten daher so geplant werden, dass die jeweilige Fragestellung möglichst effizient untersucht wird, d.h. mit einer möglichst geringen Belastung für die Studienteilnehmer und einer möglichst optimalen Aussagekraft bezogen auf die zugrunde liegende Fragestellung.

Vor diesem Hintergrund werden die Anforderungen an die inhaltliche und biometrische Planung, die Sicherheitsmaßnahmen für die Studienteilnehmer, die optimale Durchführung und Dokumentation wie auch nach aktuellem Stand von Wissenschaft und Technik ausgewählte Auswertungsverfahren definiert. Das konzeptionelle Grundprinzip dieses Vorgehens wird in den „Good Clinical Practice"-(GCP-) Anforderungen dargelegt. In Deutschland sind diese mit der Arzneimittelprüfrichtlinie 91/507/EWG seit 1994 bindend und bilden zusammen mit dem Arzneimittelgesetz (AMG) den rechtlichen Hintergrund für klinische Prüfungen. In Österreich sind diese Richtlinien in der AMG-Novelle von 1994 und in der Schweiz im Reglement über Heilmittel umgesetzt, die ebenfalls weitgehend identisch mit den EG-GCP-Anforderungen sind.

In den letzten Jahren gibt es verstärkt Bemühungen um eine internationale Harmonisierung der Anforderungen und Richtlinien bei der Durchführung und Dokumentation klinischer Studien mit dem Ziel einer Beschleunigung der Zulassung neuer Arzneimittel. Im Rahmen der Internationalen Harmonisierungskonferenz von technischen Zulassungsanforderungen für Humanarzneimittel, der „International Conference on Harmonisation" (ICH), wurden um-fassende Leitlinien zu allen Aspekten der Arzneimittelprüfung für die drei Regionen USA, Japan und Europäische Union verabschiedet. In diesem Zusammenhang wurden auch die GCP-Standards international einheitlich festgelegt.

10.1.1 Voraussetzungen für die Durchführung klinischer Studien

Untersuchungen im Rahmen der Arzneimittelentwicklung werden grundsätzlich unterteilt in präklinische und klinische Studien, wobei die Ergebnisse präklinischer Studien für die Abschätzung des Risikos in der klinischen Prüfung herangezogen werden. Aus diesem Grund werden Mindestanforderungen an die präklinische Dokumentation vor Beginn der jeweiligen klinischen Phase gestellt.

Ziel der **präklinischen Untersuchungen** ist neben der Untersuchung der Pharmakologie die Erfassung der Genotoxizität/Mutagenität, Kanzerogenität, Toxikologie bei akuter und chronischer Anwendung, Reproduktionstoxizität sowie möglicher lokaler Unverträglichkeiten und Sensibilisierung in verschiedenen Tiermodellen und infolge die prospektive Übertragung dieser Ergebnisse auf den Menschen. Erst in Kenntnis dieser Daten kann eine Abschätzung des potentiellen Risikos für die Studienteilnehmer und damit die Freigabe der Prüfmedikation für die klinische Prüfung am Menschen erfolgen. In Abhängigkeit von der vorgesehenen Belastungsdauer beim Menschen (EEC-Guideline) bzw. der vorgesehenen Prüfungsphase (US-FDA-Guidelines, CFR) sind unterschiedliche Toxizitätsprüfungen vorgeschrieben.

Das anhand der präklinischen Daten zu erstellende **Freigabezertifikat** für klinische Studien am

Menschen ist die Bestätigung des für die pharmakologische und toxikologische Prüfung verantwortlichen Wissenschaftlers sowie des für die klinische Prüfung im Unternehmen verantwortlichen Arztes, dass der Beginn der klinischen Prüfung mit dem Arzneistoff gerechtfertigt ist. Dieses Freigabezertifikat ist somit die aus der Dokumentation zur Substanz resultierende grundsätzliche Nutzen-Risiko-Abwägung für die Medikation. In der direkten und unmittelbaren Verantwortlichkeit des Leiters der klinischen Prüfung liegt dann die abschließende Nutzen-Risiko-Abwägung für die jeweilige klinische Studie unter Berücksichtigung des Studiendesigns.

Da bei der Zulassung eines Arzneimittels auf alle im Rahmen des klinischen Entwicklungsplanes erhobenen Daten zu Wirksamkeit und Verträglichkeit eines Arzneistoffes Bezug genommen wird, ist die Gewährleistung einer ausreichenden und konstanten **Bioverfügbarkeit** aus der verabreichten Darreichungsform von herausragender Bedeutung für die Konsistenz des Zulassungsdossiers. Demzufolge sind alle im Laufe der klinischen Prüfung eines Arzneimittels durchgeführten, gemäß den internationalen Richtlinien als für die Bioverfügbarkeit relevant einzustufenden Änderungen der Formulierung oder des Herstellungsprozesses, also so genannte „Major Changes", durch entsprechende Bioäquivalenzuntersuchungen zu charakterisieren.

Selbstverständlich sind bei klinischen Prüfungen die Sicherheitsinteressen der Studienteilnehmer (Patienten bzw. Probanden) zu berücksichtigen. Dabei sind die Information (Aufklärung) der Teilnehmer und deren schriftliches Einverständnis gesetzlich vorgeschrieben (§ 40 Abs. 1 AMG). Ebenfalls der Sicherheit des Patienten/Probanden dient die Anforderung, dass eine den gesetzlichen Regelungen entsprechende Versicherung für den Fall abgeschlossen worden ist, dass bei der Durchführung der klinischen Prüfung ein Mensch zu Schaden kommt. In diesem Sinne ist auch die Anforderung zu verstehen, dass der als Leiter der klinischen Prüfung fungierende Arzt eine mindestens zweijährige Erfahrung in klinischen Prüfungen mit Arzneimitteln nachweisen kann und für die spezielle Studie über die aktuellen Ergebnisse der pharmakologisch-toxikologischen und klinischen Prüfungen des Arzneistoffes und die mit der Studie verbundenen Risiken für die Studienteilnehmer informiert ist (s. Kap. 10.3.1).

Aufgrund der besonderen ethischen Problematik von Arzneimitteluntersuchungen am Menschen sind behördlicherseits **Zustimmungs- bzw. Meldepflichten** für klinische Studien vorgeschrieben. Grundlage für jeden Zustimmungs- bzw. Meldeschritt ist u. a. der Prüfplan, in dem die Anforderungen an die Durchführung der klinischen Studie im Detail festgehalten werden (s. Kap. 10.2.1). Erst nach Begutachtung der klinischen Studie durch eine Ethikkommission und Vorliegen eines Votums kann mit der Prüfung begonnen werden.

Als zusätzliche Maßgabe ist jede klinische Prüfung bei der zuständigen Kontrollbehörde (BfArM, Regierungspräsidium, Bezirksregierung oder Gesundheitsamt) anzumelden. Besondere über die o. g. Maßgaben hinausgehende Voraussetzungen sind für klinische Prüfungen an Minderjährigen oder an Personen, die an einer Krankheit leiden, zu deren Behandlung das zu prüfende Arzneimittel angewendet werden soll, in den entsprechenden nationalen Arzneimittelgesetzen festgelegt. Für den Fall, dass eine klinische Studie entweder vollständig in einem anderen Land als der Bundesrepublik Deutschland oder multinational durchgeführt werden soll, sind die jeweiligen nationalen Anforderungen zu beachten.

Detaillierte Bestimmungen sind der Arzneimittelprüfrichtlinie 91/507 der Europäischen Union sowie der Notice to Applicants III/5944/94 und den darüber hinausgehenden Vorschriften zu entnehmen.

10.1.2 Aufgaben und Verantwortlichkeiten des Auftraggebers

Der Auftraggeber oder **Sponsor** einer klinischen Prüfung, meist ein pharmazeutisches Unternehmen, ist für die vollständige Durchführung einschließlich Planung, Organisation, Dokumentation, Überwachung und Auswertung sowie die Finanzierung des Gesamtprojektes verantwortlich. Diese Aufgaben und Verantwortlichkeiten können ganz oder teilweise einem Auftragsforschungsinstitut (Contract Research Organisation, CRO) übertragen werden. Eine eindeutige und schriftliche Festlegung der Übertragung von Aufgaben und Verantwortlichkeiten ist hierbei Grundvoraussetzung für eine sichere Abwicklung. Unabhängig davon sollte jedoch festgehalten werden, dass die endgültige Verantwortlichkeit für die aufgeführten Pflichten grundsätzlich beim Sponsor der klinischen Prüfung verbleibt.

Klinische Prüfungen müssen gemäß GCP und der europäischen Arzneimittelprüfrichtlinie 91/507/EWG unter standardisierten Bedingungen durchgeführt werden. Dazu sind im Einklang mit den GCP-Anforderungen ergänzend zu den Vorgaben des Prüfplanes entsprechende **Standard Operating Procedures (SOPs)** zu erstellen. Diese systematischen, schriftlich niedergelegten Arbeitsanweisungen beinhalten praktisch alle wesentlichen Aspekte einer klinischen Prüfung.

In der Zuständigkeit des Auftraggebers einer klinischen Arzneimittelprüfung liegt vorrangig die Aufarbeitung der im Vorfeld klinischer Prüfungen zu erhebenden Informationen, die Gewährleistung der angemessenen Qualität der Prüfmedikation und, im eigentlichen Verlauf der klinischen Studie, die Überwachung und Kontrolle der Qualität der Durchführung. Dies bedeutet, dass der Sponsor zusätzlich zu den bereits genannten präklinischen Prüfungen der Arzneisubstanz und der damit in Verbindung stehenden Freigabe der Prüfmedikation durch die in der Firma Verantwortlichen (Herstellungsleiter, Kontrollleiter, Vertriebsleiter, verantwortlicher Wissenschaftler und Arzt) die GMP-konforme Herstellung der Prüfmedikation gewährleisten muss. Die Prüfmedikation kann nur freigegeben werden, wenn eine positive Nutzen-Risiko-Abwägung auf der Grundlage der präklinischen toxikologischen und pharmakologischen Untersuchungen erfolgte und damit die Risiken für die Studienteilnehmer gemessen an der voraussichtlichen Bedeutung des Arzneimittels für die Heilkunde ärztlich vertretbar sind.

Die Überwachungs- und Kontrollfunktion des Sponsors während der Durchführung der klinischen Studie beinhaltet das GCP-konforme Monitoring bzw. ggf. das Auditing der Studie (s. Kap. 10.3.9). Des Weiteren obliegt dem Auftraggeber einer klinischen Studie aufgrund seiner Verantwortlichkeit als pharmazeutischer Hersteller die Bewertung bzw. Weiterleitung von im Zusammenhang mit der Verabreichung des betreffenden Arzneimittels bei klinischen Studien aufgetretenen unerwünschten Ereignissen sowie ggf. die Anzeige durch den Stufenplanbeauftragten bzw. den Beauftragten für Arzneimittelsicherheit (Pharmakovigilanz-Beauftragter). Als selbstverständlich ist anzusehen, dass die Ergebnisse der klinischen Studie in das wissenschaftliche Informationsmaterial zu dem Arzneimittel eingearbeitet werden, um bei nachfolgenden Projekten, z. B. bei der Nutzen-Risiko-Abwägung, Berücksichtigung zu finden. Ein geeignetes und angemessenes Projektmanagement mit professioneller Zeitplanung und dem Projekt entsprechender Budgetierung ist notwendig und im Eigeninteresse des Sponsors wahrzunehmen.

10.2 Planung klinischer Studien

Erster Schritt bei der Planung einer klinischen Studie nach Festlegung des Studienzieles ist die Auswahl eines geeigneten **Leiters der klinischen Prüfung** bzw. geeigneter Prüfärzte für das Projekt. Unter Einbeziehung des Leiters der klinischen Prüfung sowie aller weiteren an dem Projekt beteiligten Wissenschaftler erfolgt dann eine detaillierte Ausführung aller im Zusammenhang mit der klinischen Studie zu absolvierenden Tätigkeiten in einem **Prüfplan** bzw. Prüfprotokoll. Ferner werden hier sämtliche im Rahmen der Studie durchzuführenden Qualitätssicherungsmaßnahmen gemäß GCP eindeutig definiert. Im Prüfplan sind die für die Studie zu erstellenden CRFs (Case Report Forms = Prüfbögen, s. Kap. 10.2.9) und die Patienteninformation bzw. Einverständniserklärung als Appendices integriert.

Der Prüfplan stellt somit die Zusammenfassung aller wissenschaftlichen, medizinischen und formalen planerischen Aktivitäten dar und ist als essentielles Kerndokument der klinischen Prüfung zu erachten. Er muss von allen verantwortlich Beteiligten zur Kenntnis genommen und abgezeichnet werden. Zusätzlich stellt er das zentrale Dokument zur Einreichung bei der Ethikkommission bzw. den Kontroll- und Aufsichtsbehörden dar.

10.2.1 Prüfplan

Eine Listung der in einem Prüfplan zu erfassenden Punkte bietet der Anhang 6 der GCP-Richtlinien der europäischen Gemeinschaft. Ein wesentlicher Aspekt ist hierbei zunächst die Definition des Studienziels und die der klinischen Prüfung zugrunde liegende wissenschaftliche, medizinische bzw. zulassungsorientierte Rationale. Nachfolgend werden die im Rahmen der Studie durchzuführenden Tätigkeiten und Aufgaben beschrieben. Dabei ist jedoch zu beachten, dass in Abhängigkeit von der individuellen Studienkonzeption einzelne Punkte keine Anwendung finden bzw. einer besonders detaillierten Ausarbeitung bedürfen. Hierzu gehört z. B. bei Studien zur Pharmakokinetik bzw. Bioverfügbarkeit von Arzneistoffen eine genaue Aufführung der anzuwendenden analytischen Methoden und der zugehörigen Qualitätssicherungsmaßnahmen entsprechend internationaler Richtlinien. Des Weiteren ist z. B. die pharmazeutische Charakterisierung in Studien, die der Beschreibung der Eigenschaften einer Arzneiform dienen (Studien zur relativen Bioverfügbarkeit bzw. Bioäquivalenz), von herausragender Bedeutung und sollte ein eigenes Kapitel einnehmen.

Da der Prüfplan einer klinischen Studie die jeweiligen Verantwortlichkeiten und Aktivitäten definiert, sind sämtliche Änderungen des Prüfplanes (so genannte „**Amendments**") von allen verantwortlich betroffenen Beteiligten abzuzeichnen. Sofern diese Änderungen nicht nur technischer bzw. administrativer Art sind, sondern durch eine Änderung des Nutzen-Risiko-Verhältnisses die Gesundheitsinteressen der Studienteilnehmer berühren, erfordern diese ein erneutes Votum der zuständigen Ethikkommission und eine erneute schriftliche Einwilligung der Studienteilnehmer.

10.2.2 Biometrische Planung

Im Rahmen der interdisziplinären Vorbereitung einer klinischen Studie spielen biometrische Aspekte eine große Rolle, die nachfolgend näher erläutert werden. Dazu gehören:

☐ Auswahl eines geeigneten Studiendesigns

☐ Festlegung der Art der Fragestellung

☐ Festlegung und Definition der Zielgrößen

☐ Festlegung des dem Studienziel adäquaten primären Vergleiches (Nachweis von Überlegenheit oder Äquivalenz)

☐ Auswahl geeigneter statistischer Auswertungsmethoden

☐ Fallzahlplanung

☐ Definition der Auswertungskollektive (Full-Analysis-Set, Per-Protocol-Set)

☐ Festlegung der Methoden des Datenmanagements und der Dokumentation.

Grundgesamtheit, Stichprobe, Irrtumswahrscheinlichkeiten

Ziel einer Therapiestudie ist es, eine allgemein gültige Aussage zur Wirksamkeit und Verträglichkeit einer neuen Therapie zu treffen, d.h. eine Aussage, die für alle Patienten der Zielindikation, die jemals mit der neuen Therapie behandelt werden (**Grundgesamtheit**), gelten soll. Diese Aussage wird auf der Basis der Untersuchung eines repräsentativen Teiles

der Grundgesamtheit, d.h. der an der Studie teilnehmenden Patienten (**Stichprobe**), gewonnen. Die Methoden der Statistik ermöglichen den Schluss von Ergebnissen der Stichprobe auf die Grundgesamtheit. Dabei erlauben diese Methoden insbesondere eine Quantifizierung der Sicherheit der Aussage zum primären Studienziel, im Weiteren Wirksamkeitsaussage genannt.

Bei Angaben zur Sicherheit der Wirksamkeitsaussage sind die folgenden zwei Aspekte zu unterscheiden:

☐ **Risiko 1. Art** (Risiko des Patienten): Die Wirksamkeit der zu prüfenden Therapie konnte in der Therapiestudie gezeigt werden, in Wirklichkeit, d.h. gültig für die Grundgesamtheit, ist sie jedoch nicht wirksam.
Die Wahrscheinlichkeit für diesen Irrtum zuungunsten des Patienten wird mit α bezeichnet und im Allgemeinen mit $\alpha \leq 0{,}05$ (5%) angenommen. Die Höhe der Irrtumswahrscheinlichkeit α wird bei der Bewertung von Studien z.B. von den Behörden kontrolliert.

☐ **Risiko 2. Art** (Risiko des Produzenten): Die Wirksamkeit der zu prüfenden Therapie konnte in der Therapiestudie nicht gezeigt werden, in Wirklichkeit (d.h. gültig für die Grundgesamtheit) ist sie jedoch wirksam.
Die Wahrscheinlichkeit für diesen Irrtum zuungunsten des pharmazeutischen Herstellers wird mit β bezeichnet und im Allgemeinen mit $\beta \leq 0{,}10$ (10%) oder $\beta \leq 0{,}20$ (20%) angenommen. Es liegt im Interesse des Produzenten, im Allgemeinen des Auftraggebers der klinischen Studie, die Irrtumswahrscheinlichkeit β so gering wie möglich zu halten.

Deskriptive und konfirmatorische Studien

Deskriptive (explorative) Studien dienen der Beschreibung eines Effektes, Zustandes oder Vorganges. Dazu werden z.B. statistische Größen wie das arithmetische Mittel und die Standardabweichung berechnet. Ziel **konfirmatorischer Studien** ist es, den Schluss von Ergebnissen der Stichprobe auf eine Aussage für die Grundgesamtheit (unter Angabe der Irrtumswahrscheinlichkeiten) zu ermöglichen. Als statistische Methoden werden Tests wie z.B. der t-Test nach Student genutzt. Der Nachweis der Wirksamkeit einer Therapie erfolgt stets in einer konfirmatorischen Studie. Rein deskriptive Studien werden häufig im Vorfeld konfirmatorischer Studien durchgeführt. Eine konfirmatorische Studie enthält neben konfirmatorischen auch deskriptive Aspekte. Im Prüfprotokoll muss klar formuliert werden, welche Aspekte dem konfirmatorischen Nachweis (der Wirksamkeit) und welche Größen deskriptiv z. B. der Erklärung und Untermauerung dessen dienen.

Zielgrößen aus statistischer Sicht

Alle im Zusammenhang mit einer klinischen Studie erhobenen Parameter werden als **Zielgrößen** bezeichnet. Bei der Planung und Auswertung konfirmatorischer Studien mit deskriptiven Aspekten werden primäre und sekundäre Zielgrößen wie folgt unterschieden:

☐ Primäre Zielgröße (Hauptzielgröße):
Die primäre Zielgröße stellt als wichtigster Effektparameter das Kriterium des Studienziels dar (z. B. Gesamt-Cholesterinkonzentration im Falle der Prüfung eines lipidsenkenden Präparates). Sie wird einer konfirmatorischen statistischen Datenanalyse unterzogen. Der Effekt der zu prüfenden Therapie kann auch durch zwei oder mehrere Hauptzielgrößen reflektiert werden.

☐ Sekundäre Zielgrößen (Begleitvariablen):
Sekundäre Zielgrößen sind alle weiteren Größen, die deskriptiv ausgewertet werden (z. B. LDL-Cholesterin- und HDL-Cholesterin-Konzentration im Falle der Prüfung eines lipidsenkenden Präparates, Verträglichkeitsparameter).

Primäre und sekundäre Zielgrößen sind im Prüfprotokoll zu definieren.

Test auf Unterschied – Test auf Äquivalenz

Ein wesentlicher Punkt bei der Planung einer kontrollierten Therapiestudie ist die Festlegung einer adäquaten Vergleichstherapie (Kontrollgruppe) und der daraus resultierende Typ der Hauptzielstellung. Soll die Wirksamkeit einer neuen Therapie nachgewiesen werden (z. B. für Zulassungszwecke), so können zwei verschiedene Konzepte verfolgt werden, die wiederum mit verschiedenen statistischen Methoden der Auswertung und Fallzahlplanung verknüpft sind (s. Abb. 10.1):

☐ Nachweis der Überlegenheit der neuen Therapie im Vergleich zu Placebo, d. h. Test des Unterschiedes der Wirksamkeit (gemessen durch die Hauptzielgröße) zwischen neuer Therapie und Placebo

☐ Nachweis vergleichbarer Effekte der neuen Therapie im Vergleich zur Standardtherapie, d. h. Test der Äquivalenz der Wirksamkeit (gemessen

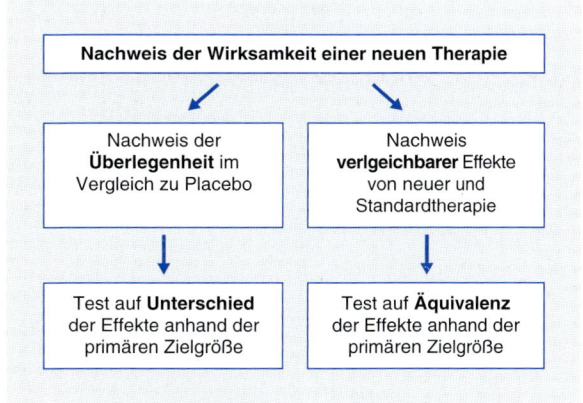

Abb. 10.1: Grundkonzepte zum Nachweis der Wirksamkeit einer neuen Therapie.

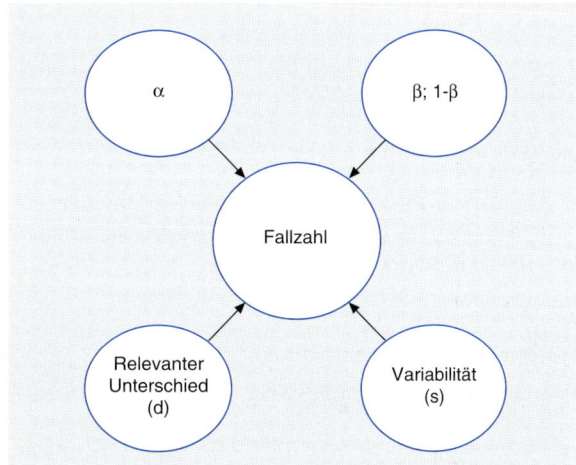

Abb. 10.2: Fallzahlplanung für den Nachweis des Unterschiedes zwischen zwei Behandlungen: schematische Darstellung aller einfließenden Größen
(α: Irrtumswahrscheinlichkeit 1. Art, β: Irrtumswahrscheinlichkeit 2. Art, $1-\beta$: statistische Power, s: Standardabweichung).

durch die Hauptzielgröße) von neuer und etablierter Therapie.

Fallzahlplanung

Bei der Planung der Fallzahl (Zahl der Patienten oder Probanden) sind sowohl medizinisch-wissenschaftliche als auch biometrische Aspekte zu berücksichtigen. In Abb. 10.2 sind alle Größen, die in die Fallzahlberechnung für die Testung auf Unterschied einfließen, zusammengefasst (s. auch Kasten).

Mittels spezieller Tabellen oder Computerprogramme kann man über die folgenden Schritte die notwendige Fallzahl statistisch schätzen:

Klinische Arzneimittelentwicklung

☐ Festlegung der Irrtumswahrscheinlichkeit α (Risiko des Patienten): α = 0,05

☐ Festlegung der Irrtumswahrscheinlichkeit β (Risiko des Herstellers): β = 0,20 oder β = 0,10
Aus dem Risiko 2. Art β ergibt sich die statistische Power 1–β, d.h. die Wahrscheinlichkeit, mit der die postulierte Wirksamkeit der zu prüfenden Therapie in der Studie nachgewiesen werden kann (Definition des Risikos 2. Art β). Bei einer Irrtumswahrscheinlichkeit β von 0,20 (20 %) beträgt die Power 0,80, d.h. ein wirklicher Effekt der zu prüfenden Therapie kann mit einer Wahrscheinlichkeit von 80 % gezeigt werden.

☐ Festlegung des medizinisch relevanten Unterschiedes d:
Unter dem aus therapeutischer Sicht relevanten Unterschied versteht man die Mindestdifferenz zwischen den Behandlungen bezüglich der Hauptzielgröße, die in der Studie statistisch nachgewiesen werden soll.

☐ Abschätzung der zu erwartenden Variabilität der Hauptzielgröße:
Daten von Pilotstudien, aus der Literatur oder anderen vergleichbaren Studien werden herangezogen, um A-priori-Informationen zur Variabilität der Hauptzielgröße ermitteln zu können.

Beispiel einer Fallzahlplanung

In einer Parallelgruppenstudie soll bei Typ-II-Diabetikern die Senkung der Blutglucose nach Gabe von Glibenclamid im Vergleich zu Placebo (Gabe unmittelbar vor dem Frühstück) nachgewiesen werden. Eine Differenz der Glucosewerte von 15 mg/dL zwischen der Glibenclamid- und der Placebogruppe zwei Stunden nach Einnahme wird als therapeutisch relevant angesehen. Ausgehend von Literaturdaten kann die zu erwartende Standardabweichung der Glucosewerte auf 17 mg/dL geschätzt werden. Die Fallzahl kann dann auf der Basis der folgenden Voraussetzungen mittels Tabellen oder Computerprogrammen berechnet werden:

☐ α = 0,05

☐ β = 0,20 (⇒ Power = 1 – β = 0,80)

☐ d = 15

☐ s = 17

⇒ Fallzahl = 21 Patienten pro Gruppe.

Full-Analysis-Set und Per-Protocol-Set

Der **Full-Analysis-Set** wird nach dem Intention-to-treat-Prinzip gebildet. Er umfasst alle für die Studie randomisierten Patienten/Probanden, die wenigstens eine Dosis der Studienmedikation erhalten haben bzw. eine Behandlung erfahren haben und für die ein Mindestmaß an Daten nach der Randomisierung verfügbar ist.

Der **Per-Protocol-Set** setzt sich lediglich aus denjenigen Studienteilnehmern zusammen, für die gilt:

☐ Die Patienten/Probanden haben ein im Prüfplan festgelegtes Minimum der geplanten Behandlung erhalten.

☐ Es liegen Daten der primären Zielgröße(n) zu einem im Prüfplan festgelegten Zeitpunkt vor.

☐ Es traten keine wesentlichen Abweichungen vom Prüfplan auf (insbesondere bzgl. der Ein- und Ausschlusskriterien, s. Kap. 10.2.4).

In einer konfirmatorischen Studie werden grundsätzlich beide Kollektive hinsichtlich der primären Zielgröße(n) statistisch analysiert. Dabei werden die Hauptaussagen der Studie aus den Ergebnissen der Analyse des Full-Analysis-Set gewonnen. Die Gegenüberstellung der Ergebnisse von Full-Analysis und Per-Protocol-Analysis kann für die Beurteilung der Qualität einer klinischen Studie herangezogen werden.

Datenmanagement und Dokumentation

Im Rahmen der Beurteilung der Vertrauenswürdigkeit von Ergebnissen klinischer Studien nimmt der Komplex Datenmanagement und Dokumentation einen wesentlichen Platz ein. Zum Datenmanagement gehören Eingabe, Speicherung, Verifizierung, Korrektur sowie Sicherung der Daten. Die Dateneingabe kann z.B. manuell aus dem in schriftlicher Form vorliegenden CRF erfolgen. Effektivere Methoden nutzen die direkte Eingabe in den elektronischen CRF (z.B. Laptop, Terminal, PC) oder Online-Datenübertragungen z.B. aus Laborsystemen. Zur Speicherung der Daten werden Datenbanken angelegt, i.Allg. unter Nutzung kommerzieller relationaler Datenbanksysteme, die die Basis der biometrischen Auswertungen bilden. Ein wichtiger Schritt vor der Freigabe der Datenbanken zur statistischen Analyse besteht in der Datenverifizierung, die die Durchführung einer Vielzahl von Plausibilitätskontrollen erforderlich macht. Angaben zu Medikation, Diagnose und unerwünschten Ereignissen werden nach international üblichen Codiersystemen verschlüsselt, so dass studienübergreifende Analysen erleichtert werden. Alle Schritte des Datenmanagements und der biometrischen Auswertung müssen durch eine detaillierte Dokumentation transparent gemacht werden. Computersysteme und Software sollten bereits im Prüfplan angegeben werden.

10.2.3 Studiendesign

In der Planungsphase einer klinischen Prüfung sollten die im Folgenden aufgeführten wesentlichen Designcharakteristika diskutiert und festgelegt werden:

☐ Parallelgruppen-/Crossover-/faktorielles Design

☐ Kontrolliert/nicht-kontrolliert

☐ Verblindung

☐ Randomisierung

☐ Mono-/multizentrische Studie.

Im **Parallelgruppen-Design** wird jedem Patienten/Probanden einer Gruppe eine bestimmte Behandlung zugeordnet (s. Abb. 10.3), wobei unter „Behandlung" eine medizinische Maßnahme, z. B. die Verabreichung eines Arzneimittels, zu verstehen ist. Der Vergleich der Behandlungen erfolgt als Vergleich zwischen den Gruppen, d. h. als interindividueller Vergleich. Das Parallelgruppen-Design ist ein häufig gewähltes Design bei Phase-III-Studien, die z. B. den Nachweis von Wirksamkeit und Verträglichkeit einer neuen Therapie im Vergleich zu Placebo zum Ziel haben.

Die Grundstruktur des **Crossover-Designs** ist in Abb. 10.4 verdeutlicht. Im Unterschied zum Parallelgruppen-Design erhält jeder Patient zwei oder mehr Behandlungen, die in verschiedenen Sequenzen appliziert werden, so dass jede Behandlung in jeder Periode gleich oft berücksichtigt wird. Der Vorteil des Crossover-Designs gegenüber dem Parallelgruppen-Design liegt im intraindividuellen Vergleich der Behandlungen. Da im Allgemeinen die Variabilität eines Parameters innerhalb eines Individuums geringer ist als zwischen den Individuen, resultieren im Crossover-Design meist geringere Fallzahlen als im Parallelgruppen-Design.

Die Wahl des Crossover-Designs erfordert jedoch eine sorgfältige Prüfung der Anwendbarkeit dieses Designs. Zum einen sind die Patienten/Probanden durch die längere Studiendauer (Dauer aller Behandlungen einschließlich Wash-out-Phasen) und die häufigere Anwendung jeder vorgesehenen Therapie einem erhöhten „Behandlungsstress" ausgesetzt. Zum anderen muss gesichert sein, dass zu Beginn jeder Behandlungsperiode vergleichbare Bedingungen sowohl bzgl. des Zustandes des Patienten/Probanden als auch der Studiendurchführung vorliegen. Das bedeutet, dass zwischen den verschiedenen Behandlungsperioden in den meisten Fällen ausreichend lange Wash-out-Phasen eingeplant werden müssen, um so genannte „Carry-over-Effekte" zu vermeiden. Weiterhin sollte der physiologische bzw. pathophy-

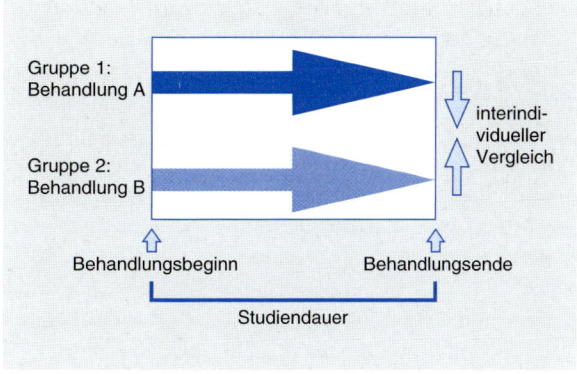

Abb. 10.3: Grundstruktur des Parallelgruppen-Designs.

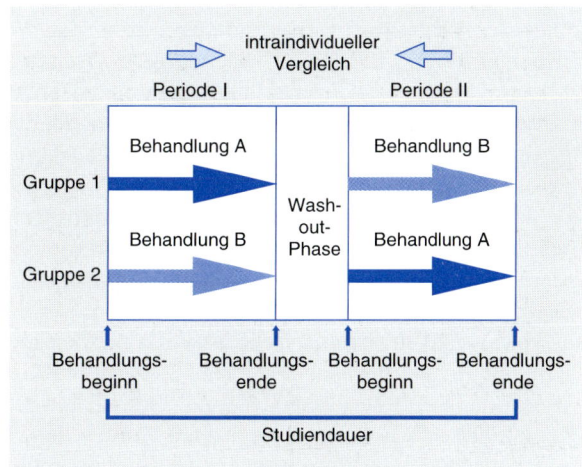

Abb. 10.4: Grundstruktur des 2-Perioden-Crossover-Designs.

siologische Grundzustand des Patienten/Probanden über die Dauer der Studie möglichst konstant sein (chronische und stabile Grunderkrankung), und die Effekte der Behandlungen sollten sich schnell entwickeln sowie reversibel sein.

Eine **kontrollierte klinische Therapiestudie** umfasst neben den zu prüfenden Therapien eine Vergleichstherapie, d. h. eine Placebo-Applikation oder eine Standardtherapie (Referenztherapie). Wird jedoch der Einfluss der Eigenschaften eines Kollektivs geprüft, wird die gleiche Medikation/therapeutische Maßnahme an einem zu prüfenden Kollektiv und einem definierten Referenzkollektiv (Kontrollgruppe) untersucht. Ein Beispiel hierfür sind kinetische Untersuchungen an nieren- oder leberinsuffizienten Patienten im Vergleich zu Gesunden. Der Prä-post-Vergleich einer Therapie ohne Vergleichsbehandlung gilt als **nicht-kontrollierte Studie** und kann zur Gewinnung von Informationen zur Planung einer kontrollierten Studie genutzt werden.

Klinische Arzneimittelentwicklung

Die **Verblindung** von Prüfmustern beugt unbewusster (und bewusster) Einflussnahme auf das Studienergebnis vor. Man unterscheidet zwischen doppelblinden (weder Arzt noch Patient wissen, welche Behandlung Anwendung findet) und einfachblinden (der Arzt kennt die Behandlung, der Patient jedoch nicht) Studien. In offenen Studien hingegen sind die jeweiligen Behandlungen dem Arzt und auch dem Patienten bekannt. Voraussetzung für eine Verblindung ist ein gleicher organoleptischer Eindruck (Aussehen, Geschmack, Geruch etc.) der Prüfmuster aller Behandlungen einschließlich des Placebos.

Unter **Randomisierung** versteht man die zufällige Zuteilung der die Ein- und Ausschlusskriterien erfüllenden Patienten/Probanden (s. Kap. 10.2.4) zu einer der vorgesehenen Behandlungen. Ziel ist die Bildung von homogenen Gruppen, d.h. die Ausschaltung von bekannten und unbekannten systematischen Fehlern. In einer nicht-randomisierten Studie werden die Kollektive aus im Prüfprotokoll festgelegten Populationen gebildet. Ein Beispiel ist hier wieder die Charakterisierung der Bioverfügbarkeit und Pharmakokinetik eines Arzneistoffes bei nieren- oder leberinsuffizienten Patienten im Vergleich zu Gesunden.

Mono- und **multizentrische Studien** werden anhand der Anzahl der einbezogenen Prüfzentren (Kliniken oder Prüfärzte) unterschieden. Gründe für die Konzipierung einer multizentrischen Studie liegen in der Erhöhung der Repräsentanz des Studienergebnisses sowie in dem pragmatischen Ziel, eine ausreichende Anzahl von Patienten der Zielindikation innerhalb einer vorgegebenen Zeitspanne einzuschließen. Um systematische Unterschiede zwischen den Zentren zu vermeiden, ist darauf zu achten, dass in den einzelnen Zentren vergleichbare Prüfbedingungen herrschen. In diesem Zusammenhang spielen Schulungen des Prüfpersonals aller Zentren eine wichtige Rolle. Von Bedeutung ist auch die Standardisierung der verwendeten (analytischen) Methoden, wenn nicht ein so genanntes Zentrallabor z.B. für alle klinisch-chemischen Untersuchungen der in allen Zentren einbezogenen Patienten festgelegt wird. Jede Behandlung wird jeweils in jedem Zentrum untersucht, wobei in etwa gleiche Fallzahlen pro Zentrum sowie gleiche Verteilungen der Patientencharakteristika (z.B. Altersverteilung) in den Behandlungsgruppen angestrebt werden sollten. Eine statistische Auswertung möglicher Unterschiede zwischen den Zentren, so genannte „Zentrumseffekte", sollte prospektiv festgelegt werden (s. auch Kap. 10.4.1).

10.2.4 Auswahl der Studienpopulation

Die zu untersuchende Population muss genau spezifiziert werden hinsichtlich für die Studie relevanter demographischer (Geschlecht, Alter, Gewicht, ethnische Herkunft, pharmakogenetische Besonderheiten) und diagnostischer Kriterien. Diese Auswahlkriterien werden als **Einschlusskriterien** bezeichnet. In den **Ausschlusskriterien** wiederum sind die Kriterien aufgeführt, die zunächst die Einbeziehung einer Person in die Studie oder im Laufe der Studie deren weitere Teilnahme ausschließen. Dazu gehören z.B. Kontraindikationen (hinsichtlich der Prüfmedikation), Bedingungen, die die Validität der Studienergebnisse beeinträchtigen könnten (bestimmte Begleiterkrankungen, Begleitmedikationen, Verhaltensweisen), Sicherheitsaspekte und juristisch relevante Umstände, wie z.B. eingeschränkte Urteilsfähigkeit eines Patienten. Bei der Festlegung der „erlaubten" medikamentösen Begleittherapie ist zu berücksichtigen, dass eine Beeinflussung durch pharmakokinetische Interaktionen oder ein direkter Effekt auf Zielgrößen ausgeschlossen sein muss.

Als Beispiel für die Auswirkungen bestimmter Eigenschaften der Studienpopulation auf das Ergebnis einer klinischen Untersuchung ist der Einfluss des Alters auf den antikoagulativen Effekt von Phenprocoumon in Abb. 10.5 dargestellt. Nach 20tägiger Phenprocoumongabe zur Einstellung eines therapeutischen INR-Wertes (International Normalized Ratio) von >2 nach einer Herzklappenoperation war

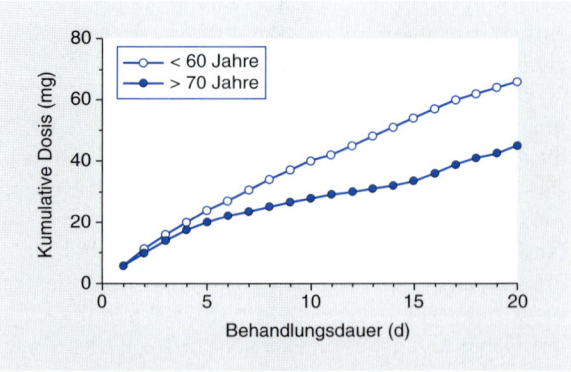

Abb. 10.5: Mittlere kumulative Dosis während der ersten 20 Tage Behandlung mit Phenprocoumon zur Einstellung eines therapeutischen INR-Wertes (>2) nach Herzklappen-Operation bei jeweils 19 Patienten <60 und >70 Jahre. Die INR-Werte der älteren und jüngeren Patienten unterschieden sich bei Studienende nicht signifikant (Mittelwert$\pm$SD): $2{,}38\pm0{,}58$ vs. $2{,}22\pm0{,}45$ (nach Russmann et al. 1997).

die erforderliche mittlere kumulative Dosis bei älteren Patienten (> 70 Jahre) signifikant geringer als bei jüngeren Patienten (< 60 Jahre).

10.2.5 Behandlung

Die für alle Studiengruppen (Behandlungsgruppen) und Perioden geplante Behandlung muss prospektiv festgelegt und detailliert beschrieben werden. Dazu gehören bei Studien zur klinischen Prüfung von Arzneimitteln neben der Definition und Beschreibung der Prüfmedikation (s. Kap. 10.3.5) die Standardisierung der Applikationsbedingungen, die Festlegung der Dosis und z. B. die Randomisierung. Auch der Zeitpunkt der Applikation (Tageszeit, Abstand zu Mahlzeiten) kann bedeutend sein, insbesondere wenn für den Arzneistoff bzw. die Arzneiform ein ausgeprägter chronopharmakologischer Effekt oder eine Nahrungsmittelinteraktion angenommen werden muss.

Ein prägnantes Beispiel für die Bedeutung der Standardisierung von Applikationsbedingungen ist in Abb. 10.6 dargestellt. Das Ausmaß der Bioverfügbarkeit des schlecht löslichen Erythromycinstearats (aus einer schnell freisetzenden Tablette) hängt in hohem Maße vom gleichzeitig verabreichten Flüssigkeitsvolumen ab. Die Standardisierung der gesamten Behandlung trägt folglich zur Verringerung der Gesamtvariabilität der Zielgröße bei.

Ein weiterer wichtiger Aspekt ist die Compliance der Studienteilnehmer bezüglich der in der Studie zu untersuchenden Medikation. Die Maßnahmen zur

Erhöhung und Kontrolle der Compliance, wie z. B. die Applikation unter Aufsicht, die Dokumentation der Prüfmusterausgabe an die Studienteilnehmer und die Rücknahme der leeren Behältnisse einschließlich unverbrauchter Prüfmedikation (Drug accountability), das Führen von Tagebüchern, die Konzentrationsbestimmung in Körperflüssigkeiten und andere Monitoringverfahren sind im Prüfplan festzulegen und zu beschreiben.

Die Durchführung von Studien mit verblindeter Zuordnung erfordert eine entsprechende Herstellung, Konfektionierung, Beschriftung, Logistik und Applikation der Prüfmuster. In jedem Fall muss das Brechen des Verblindungscodes für den betreffenden Patienten aus Sicherheitsgründen schnellstens möglich sein (Notfallcouverts).

10.2.6 Auswahl der Zielgrößen

Im Rahmen einer klinischen Prüfung werden die Zielgrößen mit eindeutiger Definition als primäre oder sekundäre Endpunkte zur Charakterisierung von Wirksamkeit und Verträglichkeit bzw. der Pharmakokinetik des zu untersuchenden Arzneimittels prospektiv im Prüfplan festgelegt. Als Zielgrößen werden Parameter nach medizinischen Gesichtspunkten ausgewählt, von denen erwartet wird, dass sie diskriminierend für den Effekt der Behandlung sind. Nach Möglichkeit sollten in Therapiestudien Zielgrößen mit gesicherter klinischer Relevanz definiert werden, wie z. B. Mortalität oder Morbiditätsvariablen. Bei Verwendung von so genannten **Surrogatparametern,** das sind Parameter, die ersatzweise für die meist aufwendige Untersuchung von Morbiditäts- oder Mortalitätsvariablen erhoben werden, sollte deren klinische Relevanz charakterisiert sein, wie z. B. Serumlipidkonzentration bei Herz-Kreislauferkrankungen oder Blutglucosekonzentration bei Diabetes mellitus. In der modernen Arzneimittelforschung finden vermehrt gerade in den frühen Phasen der Arzneistoffentwicklung so genannte **Biomarker** Verwendung bei der Identifikation geeigneter Zielgrößen. Diese werden so ausgewählt, dass sie einerseits eine möglichst rasche und hinsichtlich des Verfahrens möglichst präzise Effektmessung bei geringer Variabilität erlauben, andererseits aber einen belegten Kausalzusammenhang zur Grunderkrankung bzw. zum Therapieziel aufweisen. Ziel ist hierbei eine möglichst frühzeitige Identifikation Erfolg versprechender Arzneistoffe.

Neben den klinisch-therapeutischen Aspekten spielt die Variabilität der primären Zielgrößen eine

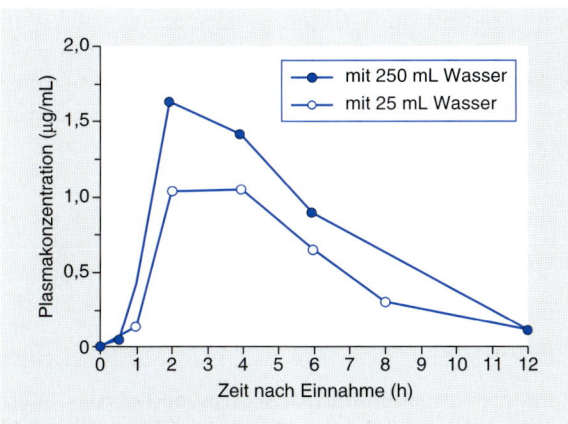

Abb. 10.6: Mittlere Plasmakonzentrations-Zeitkurven von Erythromycin nach Gabe von 500 mg Erythromycinstearat (feste perorale Darreichungsform) mit 25 mL und 250 mL Wasser unter Nüchternbedingungen, n = 10 (nach Welling et al. 1979).

bedeutende Rolle, da diese sich in der für die Studie erforderlichen Fallzahl niederschlägt. Die verwendeten Methoden zur Erfassung der Zielgrößen müssen detailliert beschrieben werden, einschließlich der Zeitpunkte der Erfassung in den jeweiligen Behandlungsperioden.

Zunehmend wird bereits während der Entwicklungsphase von Arzneimitteln übergreifend der medizinische, ökonomische und soziale Nutzen analysiert (Efficiency studies). Dabei werden die zu erwartenden direkten Kosten (z. B. für ambulante und stationäre Behandlung) und indirekten Kosten (z. B. durch Erwerbsunfähigkeit, Rezidive, Behandlung von Nebenwirkungen, Lebensqualität) bei der Anwendung eines Arzneimittels miterfasst.

10.2.7 Auswahl der Prüfärzte

Die Auswahl geeigneter Prüfzentren und Prüfärzte ist von entscheidender Bedeutung für die Qualität und den zeitlichen Ablauf einer klinischen Prüfung. Die Auswahl sollte sich an den Erfordernissen des geplanten Studienablaufs und den sich daraus ergebenden Anforderungen an das Patientenklientel, an den Qualifikationen und Erfahrungen potentieller Prüfärzte sowie an den apparativen und personellen Ausstattungen des Prüfzentrums orientieren.

Eine erste Vorab-Auswahl von geeigneten Ärzten für eine bestimmte klinische Prüfung wird meist aufgrund von Erfahrungen aus bereits gemeinsam realisierten Studien oder anhand entsprechender Publikationen zum betreffenden Indikationsgebiet vorgenommen. Ein weiteres Hilfsmittel ist die von der FDA erstellte Listung aller klinischen Studien für die in den USA zugelassenen Medikamente mit den Namen und Adressen der beteiligten Prüfärzte (Summary Basis of Approval, FDA Clinical and Statistical Officer's Review). Verwiesen sei auch auf entsprechende Listen der FDA oder der Fachgesellschaft der Ärzte in der Pharmazeutischen Industrie (FÄPI) in Deutschland, in denen als wenig geeignet bewertete Prüfärzte aufgeführt werden. Über die individuelle Eignung des Prüfarztes und damit seine Einbeziehung in die Studie sollte dann bei einem persönlichen Prüfarztselektionsbesuch entschieden werden. Bei einem Erstkontakt mit einem potentiellen Prüfarzt sind die folgenden Punkte zu klären:

☐ Prinzipielles Interesse an Studienmitarbeit

☐ Zahl möglicher Patienten für Studienteilnahme (Indikation) in dem vorgesehenen Zeitraum

☐ Personelle und apparative Ausstattung sowie diagnostische und therapeutische Möglichkeiten

☐ Erfahrungen mit der Prüfmedikation oder analogen Substanzen, mit klinischen Studien und GCP.

Die zwischen Auftraggeber und Prüfärzten vereinbarten Rechte und Pflichten beider Seiten sollten in einem entsprechend detaillierten Vertrag fixiert werden.

10.2.8 Prüfarztinformation (Investigator's Brochure)

Anhand der in der **Prüfarztinformation** zusammengefassten Daten soll sich der Prüfarzt über alle wesentlichen Aspekte des Prüfpräparates informieren können. Dazu gehören Angaben zur Chemie (z. B. Struktur und Stabilität), zur pharmazeutischen Qualität, Daten zur Toxikologie und Pharmakologie der Prüfmedikation, eine Zusammenfassung des aktuellen Standes der bisher durchgeführten klinischen Prüfungen, Indikationen, übliche Dosierungen und Applikationsschemata der Prüfmedikation sowie das bekannte Verträglichkeitsprofil (mit unerwünschten Arzneimittelwirkungen, Risiken und Maßnahmen bei Überdosierung und Intoxikation).

Inhalt und Struktur der Investigator's Brochure sollten sich orientieren an der „Guideline for the Investigator's Brochure (EWG E6)" der ICH (siehe z. B. Schwarz 1995) sowie dem Aufbau eines Zulassungsdossiers (91/507/EEC/Arzneimittelprüfrichtlinie und Notice to Applicants der EWG). Die Prüfarztinformation ist zu datieren und zur Dokumentation der inhaltlichen Richtigkeit und Vollständigkeit vom Verantwortlichen des pharmazeutischen Herstellers zu signieren. Ergeben sich im Laufe einer klinischen Studie relevante neue Erkenntnisse, muss die Investigator's Brochure zeitnah aktualisiert werden.

10.2.9 Informations- und Dokumentationsmaterial

Prüfbogen

In den Prüfbögen oder Case Report Forms (CRFs) werden alle fallbezogenen Daten der einzelnen Studienteilnehmer dokumentiert. CRFs sollten möglichst verständlich und selbsterklärend (ohne erneutes Lesen des Prüfplans), Prüfplan-konsistent, praktikabel, übersichtlich und optisch ansprechend sein.

Nach den EG-GCP-Regeln sind als Mindestanforderungen die im Kasten genannten Inhalte in Prüfbögen zu dokumentieren.

Mindestanforderungen an Prüfbögen nach EG-GCP

☐ Ort, Datum und eindeutige Bezeichnung der Studie (z. B. Studien-Nr.)

☐ Anonymisierte, aber eindeutige Bezeichnung des Studienteilnehmers (Probanden- bzw. Patienten-Nr., Initialen etc.)

☐ Demographische Daten

☐ Studienbezogene Diagnose; Indikation für die Studienmedikation und bisherige Dauer der Grunderkrankung

☐ Über die studienbezogene Diagnose hinausgehende, in der Anamnese zu erhebende klinische Charakteristika (Begleitdiagnosen, Vorerkrankungen und -behandlungen, Rauchgewohnheiten, spezielle Diät, Schwangerschaft etc.)

☐ Abfrage der Ein- und Ausschlusskriterien

☐ Dosis, Dosierschema und Applikationsform der Studienmedikation; Compliancekontrollen

☐ Behandlungs- und Beobachtungsdauer

☐ Begleittherapie (Arzneimittel, weitere Begleittherapie)

☐ Einzuhaltende und zu überwachende Diät und Ernährung

☐ Aufzeichnung der Wirksamkeitsparameter (einschließlich Zeitpunkt und Unterschrift des Untersuchers)

☐ Weitere Untersuchungsparameter (einschließlich die der Vor- und Nachuntersuchung)

☐ Unerwünschte Ereignisse (Art, Dauer und Klassifikation)

☐ Gründe für einen eventuellen Studienabbruch.

Korrekturen und nachträgliche Ergänzungen sind vom Prüfarzt so durchzuführen, dass der ursprüngliche Eintrag lesbar bleibt, sie werden begründet, datiert und signiert. Nach Abschluss der Studie folgt eine Überprüfung des jeweiligen CRFs auf Vollständigkeit, Richtigkeit (Übereinstimmung mit den Originaldaten), Plausibilität und Vorhandensein aller erforderlichen Unterschriften durch den **klinischen Monitor** (s. Kap. 10.3.9). Das Original-CRF geht an den Auftraggeber der Studie, eine Kopie bzw. ein Durchschreibesatz verbleibt beim Prüfarzt.

Tagebuch

Studienbezogene Maßnahmen bzw. Parameter, die der Studienteilnehmer außerhalb der Klinik durchführt bzw. erfasst, werden in so genannten Patienten- bzw. Probandentagebüchern dokumentiert. Für sie gelten prinzipiell die gleichen formalen Anforderungen wie für CRFs, jedoch sollten alle Ausführungen besonders leicht verständlich dargestellt sein. Neben der Erfassung zusätzlicher Maßnahmen und Parameter bieten solche Tagebücher einerseits eine zusätzliche Möglichkeit zur Kontrolle und sind andererseits ein psychologisch begründetes Mittel zur Verbesserung der Compliance.

Prüfarztordner

Zur Dokumentation aller regulatorischen und studienspezifischen Unterlagen sollte den Prüfärzten ein Prüfarztordner (Trial Master File) durch den Auftraggeber einer klinischen Prüfung vor Studienbeginn zur Verfügung gestellt werden. Neben der besseren Übersicht über die notwendigen Unterlagen wird so eine Kontrolle der Aktualität und Vollständigkeit der Dokumentation während des Monitoring oder bei Audits erleichtert. Der jeweilige Inhalt wird durch Design und Ablauf der Studie bestimmt, die im Kasten genannten Unterlagen sollten jedoch in jedem Fall enthalten sein.

Obligatorische Unterlagen im Prüfarztordner

☐ Prüfplan mit Anhängen und Amendments

☐ Fachinformation, Investigator's Brochure

☐ Lebensläufe der beteiligen Prüfärzte und sonstiger verantwortlich Beteiligter

☐ Ethikvotum

☐ Dokumentation der Vorlage der Prüfungsunterlagen bei den zuständigen Überwachungsbehörden

☐ Unterlagen zur Prüfmedikation (Freigabe- und ggf. Analysenzertifikat, Angaben zu Handhabung und Ausgabe, Notfallcouverts bei Doppelblindstudien etc.)

☐ Labor-Normwerttabellen und aktuelle Ringversuchszertifikate

☐ Patienten-/Probandenidentifikationsliste, Repräsentativ-/Einschlussliste

☐ Unterschriebene Originale der Informationen/Einverständniserklärungen

☐ Dokumentation schwer wiegender unerwünschter Ereignisse

☐ Studienbezogene Korrespondenz

☐ Prüfarztvertrag, Unterlagen zur Honorierung von Studienteilnehmern.

10.3 Durchführung klinischer Studien

Bei der Durchführung einer klinischen Prüfung ist auf Seiten des Auftraggebers ein professionelles Projektmanagement zur Planung, eine bedarfsgerechte Bereitstellung von Kapazitäten und Budgets, eine kontinuierliche Überwachung des Verlaufs sowie vor allem die Koordination aller erforderlichen Aktivitäten essentiell. Letztere betrifft alle in die Projektentwicklung involvierten Stellen beim pharmazeutischen Hersteller, wie Synthese und Galenik, präklinische und klinische Forschung, Zulassung und Marketing sowie externe Stellen, wie Lizenzpartner, Auftragsforschungsinstitute, Prüfärzte, Laboratorien, Zulassungsbehörden und Kommissionen.

10.3.1 Prüfärzte

Der als Leiter der klinischen Prüfung oder Prüfungsleiter benannte approbierte Arzt muss in Deutschland gemäß den Anforderungen des AMG § 40 eine mindestens zweijährige Erfahrung in der klinischen Prüfung von Arzneimitteln aufweisen. In der Schweiz und Österreich gelten ähnliche Anforderungen. Er hat bei der Studiendurchführung eine besondere Verantwortung und übernimmt üblicherweise die leitende Koordinierungsfunktion für die klinische Durchführung. Neben dem Leiter der klinischen Prüfung kann ein koordinierender Studienleiter benannt werden. Jeder approbierte, zur ärztlichen Berufsausübung berechtigte Arzt kommt auch als potentieller Prüfarzt in Frage, jedoch sollten Prüfärzte neben einer gewissen Erfahrung mit klinischen Studien wissenschaftliches Interesse an der Arzneimittelforschung mitbringen und über ausreichende Erfahrung in dem Indikationsgebiet verfügen (s. Kap. 10.2.7).

Die Verantwortlichkeiten des Leiters der klinischen Prüfung bzw. des Prüfarztes sind gesetzlich im Arzneimittelgesetz der Bundesrepublik Deutschland (AMG) festgehalten. Jeder Prüfarzt ist demnach zur GCP-konformen Durchführung der klinischen Studie und zur vollständigen Beachtung des bei der Ethikkommission eingereichten Prüfplanes verpflichtet. Der Prüfarzt ist ebenfalls dafür verantwortlich, dass die Teilnahme eines Patienten bzw. Probanden an einer klinischen Studie mit der notwendigen Vertraulichkeit unter Berücksichtigung des gesetzlichen Datenschutzes gehandhabt wird.

Aus medizinischer Sicht müssen Prüfarzt bzw. Leiter der klinischen Prüfung gewährleisten, dass zum Schutze des Probanden bzw. Patienten eine angemessene medizinische Ausstattung (z. B. Wiederbelebungsausrüstung) vorhanden ist. Sie tragen die Verantwortung für die Überwachung, Therapie, Dokumentation und Weiterleitung von im Laufe der klinischen Studie auftretenden unerwünschten Ereignissen. Daraus resultiert die Entscheidungskompetenz für den Ausschluss einzelner Studienteilnehmer und ggf. für den Abbruch der Studie, falls die Sicherheitsinteressen der Patienten/Probanden dies erfordern. Neben den ethischen bzw. medizinischen Verantwortlichkeiten muss der Leiter der klinischen Prüfung eine angemessene Dokumentation der Studienunterlagen über die gesetzlich vorgeschriebene Aufbewahrung von 15 Jahren gewährleisten (s. Kap. 10.4.3).

10.3.2 Ethikvotum

Vor Beginn einer klinischen Studie muss ein zustimmendes Votum der zuständigen (in der Bundesrepublik Deutschland nach Landesrecht gebildeten), kompetenten und unabhängigen **Ethikkommission** vorliegen (§ 40 Abs. 1 (8) AMG, Berufsordnung der Landesärztekammern, s. Kap. 8.5). Falls kein uneingeschränkt positives Votum der zuständigen Ethikkommission vorgelegt werden kann, ist die Studie bei der zuständigen Bundesoberbehörde einzureichen und darf erst nach Ablauf einer Einspruchsfrist von 60 Tagen begonnen werden.

Nach EG-GCP und der Deklaration von Helsinki sind für das Einholen des Ethikvotums sowohl der Auftraggeber als auch der Prüfarzt verantwortlich. Bei monozentrischen Studien ist die zuständige Kommission des Leiters der klinischen Prüfung anzurufen. Bei multizentrischen Studien empfiehlt es sich, zusätzlich für möglichst alle Prüfzentren ein positives Votum einzuholen.

Gemäß der international gültigen GCP-Richtlinien müssen die im Kasten genannten Unterlagen als Bestandteile eines Ethikantrages eingereicht werden.

Unterlagen eines Ethikantrages

☐ Antragsformular (Zusammenfassung des Prüfvorhabens)

☐ Prüfplan und Amendments, Prüfplansynopsis, Flow Chart, Muster-Prüfbogen

☐ Prüfarztinformation/Investigator's Brochure, weitere Literatur zur Prüfmedikation

☐ Patienten-/Probandeninformation, Einverständniserklärung

☐ Bestätigung der Patienten-/Probandenversicherung, Nachweis der Berufshaftpflicht

☐ Lebenslauf des Prüfungsleiters und der beteiligten Prüfärzte, Qualifikationsnachweis des Prüfungsleiters

☐ GMP-Zertifikat der Studienmedikation

☐ Bereits vorliegende Voten anderer Ethikkommissionen (falls vorhanden).

Grundsätzlich umfasst die Funktion der Ethikkommission die Begutachtung der Studie nicht nur vor Beginn, sondern auch während (Bewertung von Prüfplan-Amendments und schwer wiegenden unerwünschten Ereignissen) und nach der Durchführung (anhand des vorgelegten Abschlussberichtes).

Größere multizentrische Studien sollten zusätzlich durch beratende Kommissionen (Steering Committees, Peer Review Committees, Safety Committes u. a.) begleitet werden. Die Aufgabe dieser Kommissionen aus Sachverständigen besteht in der Beratung des Auftraggebers in allen Phasen der Planung, Durchführung und Auswertung einer klinischen Prüfung (EG-GCP). Die Kosten dieser Kommissionen werden vom Auftraggeber getragen.

10.3.3 Aufklärung und Einwilligung der Studienteilnehmer

Die zur Teilnahme an einer klinischen Prüfung vorgesehenen Personen sind umfassend in mündlicher und schriftlicher Form über Ziele, Nutzen und Risiken, Unannehmlichkeiten und Ablauf der klinischen Prüfung aufzuklären. Die Inhalte der Patienten-/Probanden-Information vor der Einwilligung zur Studienteilnahme sind durch die nationalen Arzneimittelgesetze, die aktuelle Version der Deklaration von Helsinki (s. Anhang B), die EG-GCP-Richtlinien sowie in den entsprechenden Publikationen des „Code of Federal Regulations" (USA) vorgeschrieben. Die im Kasten aufgelisteten Informationen sollten danach in dem Aufklärungsmaterial und der schriftlichen Einverständniserklärung (Einwilligungserklärung) enthalten sein.

Die Einverständniserklärung zur Teilnahme an einer klinischen Prüfung ist vor Studienbeginn (vor der Einschlussuntersuchung) einzuholen. Den potentiellen Teilnehmern muss für ihre Entscheidung zur

Checkliste Einverständniserklärung

☐ eine Beschreibung des Studienziels und der erforderlichen Untersuchungen bzw. Behandlungen

☐ der Hinweis auf die Freiwilligkeit der Teilnahme und auf die Möglichkeit, jederzeit (auch ohne Begründung) die Einwilligung zurückzuziehen (ohne nachteilige Folgen für die weitere ärztliche Behandlung oder das Vertrauensverhältnis zum behandelnden Arzt)

☐ die Zuordnung/Randomisierung zu Behandlungsgruppen/-perioden

☐ die Nennung der üblichen Standardtherapie als Alternative und deren mögliche Nebenwirkungen

☐ zu erwartende Vorteile der Prüfmedikation und mögliche Nebenwirkungen

☐ eine Beeinflussung von Schwangerschaft und ungeborenem Kind, falls zutreffend

☐ Warnhinweis zur Teilnahme am Straßenverkehr und zur Bedienung gefährlicher Maschinen

☐ der bestehende Versicherungsschutz

☐ der Hinweis auf die Vorschrift, sich außer in Notfällen einer anderen medizinischen Behandlung nur mit Einverständnis des Prüfarztes zu unterziehen und bei Verdacht auf Gesundheitsschäden den Prüfarzt sofort zu informieren

☐ die Information, dass die Studie durch Monitore oder andere, durch den Auftraggeber der Studie beauftragte Personen und durch Aufsichtsbehörden überwacht wird

☐ der Hinweis auf die Möglichkeit des Abbruches der Studie durch den Prüfarzt unter verantwortlicher Abwägung des Nutzen-Risiko-Verhältnisses

☐ die Gewährleistung des Datenschutzes.

Studienteilnahme ausreichend Zeit eingeräumt werden. Gemäß der Gesetzgebung zum Datenschutz muss mit der Einverständniserklärung auch die schriftliche Zustimmung des Studienteilnehmers eingeholt werden, dass dieser mit der Weitergabe seiner anonymisierten Krankheitsdaten sowie mit der Einsichtnahme in seine nicht-anonymisierten Daten einverstanden ist. Berechtigt hierzu sind mit dem Monitoring beauftragte Personen (s. Kap. 10.3.9) und die zuständigen Aufsichtsbehörden.

Die schriftliche Einverständniserklärung ist vom Prüfarzt und vom Studienteilnehmer eigenhändig zu datieren und zu unterschreiben. Der Studienteilnehmer bekommt eine Kopie bzw. ein Duplikat beider Dokumente. Bei Einschränkungen der Fähigkeit eines Patienten, Wesen, Bedeutung und Tragweite einer klinischen Prüfung zu verstehen, gelten abweichende Bestimmungen (§ 41 AMG). In besonderen Situationen kann auch ein bei der Aufklärung des Patienten anwesener Zeuge anstelle des Patienten gegenzeichnen.

10.3.4 Datenschutz

Der Datenschutz bei klinischen Prüfungen wird in den GCP-Richtlinien und den entsprechenden nationalen Gesetzen und Bestimmungen geregelt, z.B. in Deutschland im AMG, dem Bundesdatenschutzgesetz (BDSG) und der Berufsordnung für Deutsche Ärzte. Letztere schreibt ganz allgemein vor, vertraulich zu behandeln, was in der Eigenschaft als Arzt anvertraut wurde oder bekannt geworden ist (§ 3 Abs. 1). Die Weitergabe von Daten muss durch die Einwilligung gedeckt sein und darf nur unter Berücksichtigung der Wahrung der Anonymität des Betroffenen erfolgen (§ 3 Abs. 4, 5, 7).

Die Datenüberprüfung durch Einsichtnahme in Originalunterlagen durch Monitore und Überwachungsbehörden und die Übergabe studienbezogener, anonymisierter Daten an den Auftraggeber einer klinischen Studie ist mit der vorherigen Zustimmung rechtlich unbedenklich. Zum Inhalt der Einwilligungserklärung hinsichtlich Datenschutz s. Kap. 10.3.3.

10.3.5 Qualität klinischer Prüfmuster

Hinsichtlich der regulativen Anforderungen an die Herstellung und Qualität klinischer Prüfmuster gelten zunächst analoge Anforderungen wie beim Vertrieb von zugelassenen Arzneimitteln. Dies bedeutet, dass die in einer Studie verwendeten Prüfpräparate gemäß der Pharmazeutischen Inspektions Convention (PIC) und dem Leitfaden der guten Herstellungspraxis (GMP) hergestellt worden sein müssen. Diese Qualität wird u.a. in dem den Prüfärzten zur Verfügung gestellten Freigabezertifikat des Herstellers bzw. pharmazeutischen Unternehmers, der für die Studie verantwortlich ist, gewährleistet. Alle für eine klinische Studie vorgesehenen Prüfmedikationen müssen gemäß den nationalen Arzneimittelgesetzen (z.B. in Deutschland § 10 AMG) etikettiert worden sein. Bei Prüfmedikationen darf noch kein Warenzeichen verwendet werden. Diese gesetzliche Regelung definiert Mindestanforderungen an die Prüfmusterbeschriftung hinsichtlich

☐ der Angaben zu der klinischen Studie

☐ dem Patienten/Probanden

☐ dem Prüfzentrum

☐ dem Arzneistoff, seiner Dosierung und der Darreichungsform

☐ der Art der Anwendung und Lagerung

☐ der Chargenbezeichnung

☐ dem Haltbarkeitsdatum

☐ dem Hersteller.

Aus pharmazeutischer Sicht kommt der Arzneiform eine besondere Bedeutung zu, da ihr Einfluss auf die Wirksamkeit und Sicherheit eines Arzneimittels von hoher Relevanz sein kann. Eigenschaften wie z.B. die Geschwindigkeit des Wirkungseintritts, die Wirkdauer und die Intensität der Wirkung bzw. möglicher unerwünschter Arzneimittelwirkungen sind in hohem Maße abhängig von der Galenik des Arzneimittels.

Ein prägnantes Beispiel verdeutlicht in den Abbildungen 10.7 bis 10.9 den Einfluss der pharmazeutischen Eigenschaften der Arzneiform auf die Bioverfügbarkeit und auf relevante pharmakodynamische Parameter. Verschiedene, auf dem deutschen Markt verfügbare, schnell-freisetzende Glibenclamid-Darreichungsformen zeigten relevant voneinander abweichende In-vitro-Freisetzungsprofile (s. Abb. 10.7 a). In einer vergleichenden Bioverfügbarkeitsuntersuchung wurden die 6 Präparate (A-D, F, G) und ein Placebo (Präparat E) in einem 7fachen Crossover-Design gesunden Probanden als Einzeldosen appliziert. Dabei zeigten sich deutliche Unterschiede im Konzentrations-Zeitverlauf zwischen den Produkten. Die in vitro am stärksten voneinander abweichenden Präparate B und D wiesen auch in vivo die deutlichsten Unterschiede im Konzentrations-Zeitverlauf auf (s. Abb. 10.7 b). Auch die als pharmakodynamische Parameter zur Charakterisierung der Wirkung mitbestimmten Insulin- und Glucosekonzentrationen zeigten nach Applikation der Produkte B und D deutliche Unterschiede (Abb. 10.8 a und 10.8 b). Als therapeutisch relevante Zielgröße wurde die Fläche unter der Konzentrations-Zeitkurve von Glibenclamid während der ersten drei Stunden nach Applikation berechnet, da anhand der Glucose- und Insulinkonzentrationen gezeigt werden konnte, dass der Einfluss der Medikation auf diese beiden pharmakodynamischen Parameter nach drei Stunden als abgeschlossen angesehen werden kann. Die Größe dieses pharmakokinetischen Parameters

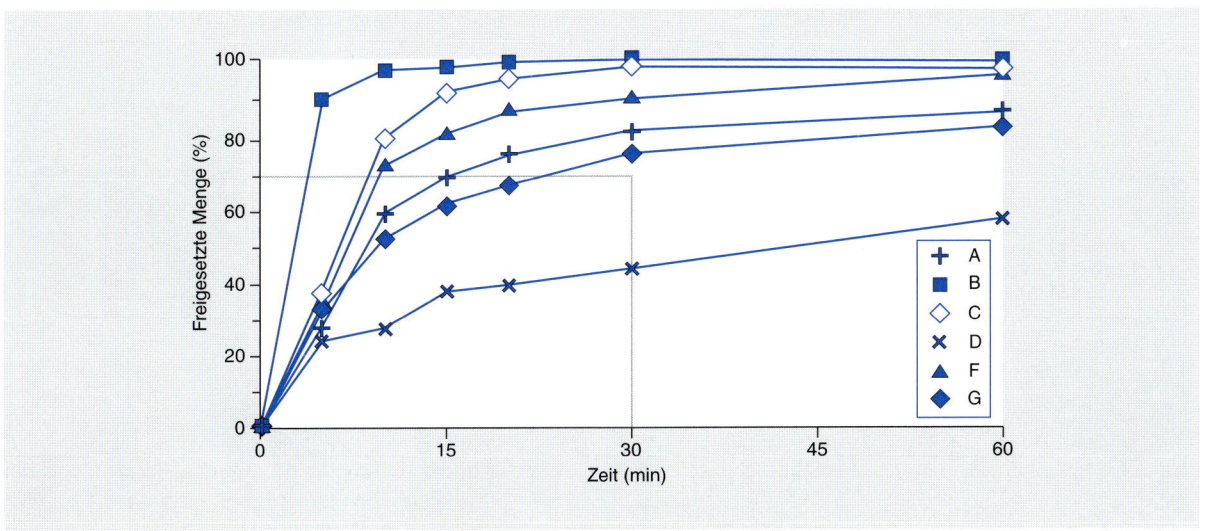

Abb. 10.7 a: In-vitro-Freisetzung sechs handelsüblicher Glibenclamid-Fertigarzneimittel (Präparate A, B, C, D, F, G). USP-Paddle-Methode, 900 mL Puffer pH 7,4, 75 U/min, UV-Messung bei 227 nm (nach Blume et al. 1985 a).

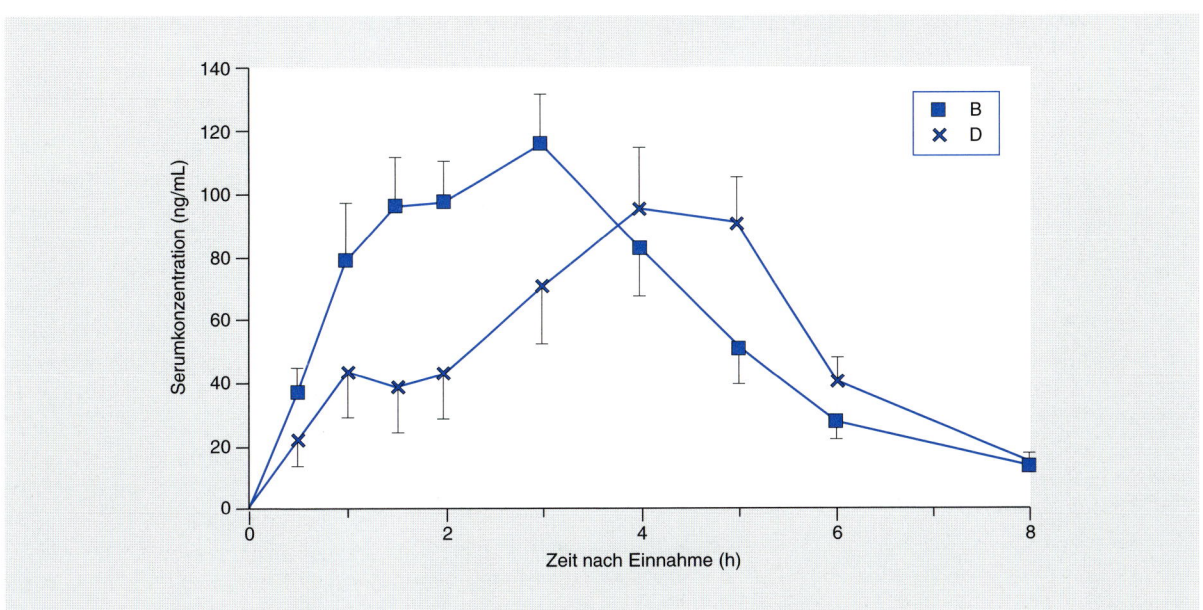

Abb. 10.7 b: Serumkonzentrations-Zeitkurven von Glibenclamid (Mittelwert ± SEM, n = 7 Probanden) nach Einnahme der Präparate B und D (Dosis jeweils 3,5 mg Glibenclamid) (nach Blume et al. 1985 a).

korrelierte linear mit dem in vitro innerhalb der ersten 10 min aus der Darreichungsform freigesetzen Glibenclamidanteil   (In-vivo-/In-vitro-Korrelation, s. Abb. 10.9). Der Nachweis des Zusammenhangs beider Größen bestätigte somit die prädiktive Potenz der In-vitro-Untersuchung sowie deren therapeutische Relevanz.

Im Vorfeld zu klinischen Prüfungen muss die Arzneimittelqualität hinsichtlich Identität und Reinheit, Arzneistoffgehalt, Dosierungsgenauigkeit (Gleichförmigkeit der Masse) sowie Stabilität von Arzneistoff und Arzneiform geprüft werden. Hinzu kommt die Untersuchung der Zerfallsgeschwindigkeit der Arzneiform und der In-vitro-Freisetzung der Arzneistoffe zur Beurteilung der biopharmazeutischen Qualität. Dabei sind Chargenhomogenität und Chargenkonformität von hoher Bedeutung für die konstante Produktqualität. Bei diesen Kriterien han-

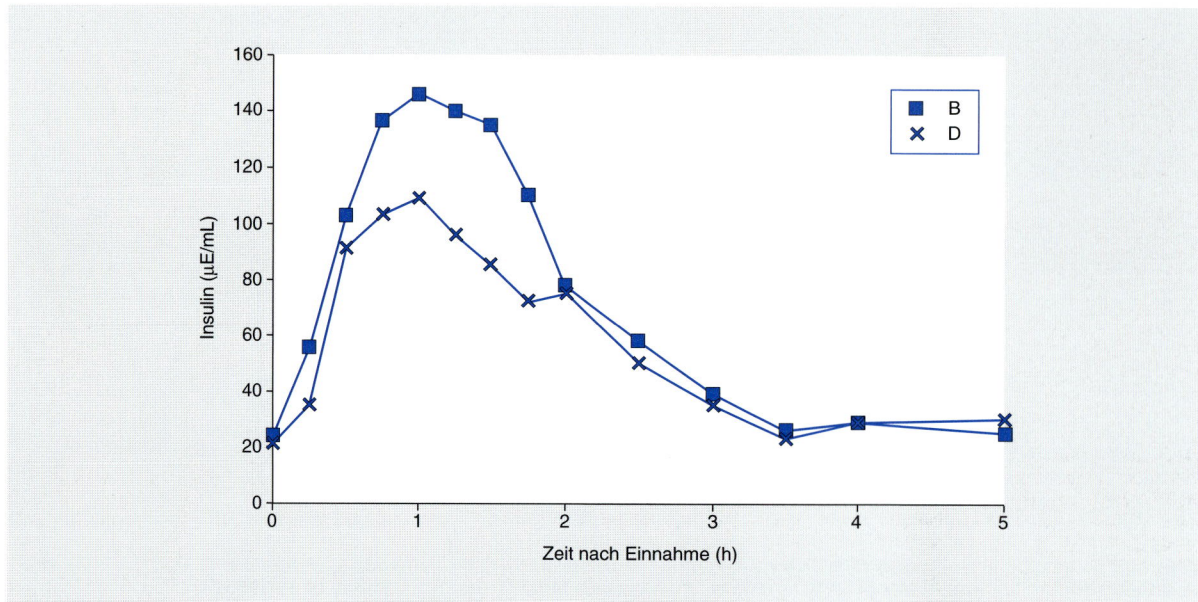

Abb. 10.8 a: Mittlere Serumkonzentrations-Zeitkurven von Insulin (n = 7 Probanden) nach Einnahme der Präparate B und D (Dosis jeweils 3,5 mg Glibenclamid). Unmittelbar nach Applikation wurden standardisierte Mahlzeiten gereicht (nach Blume et al. 1985 b).

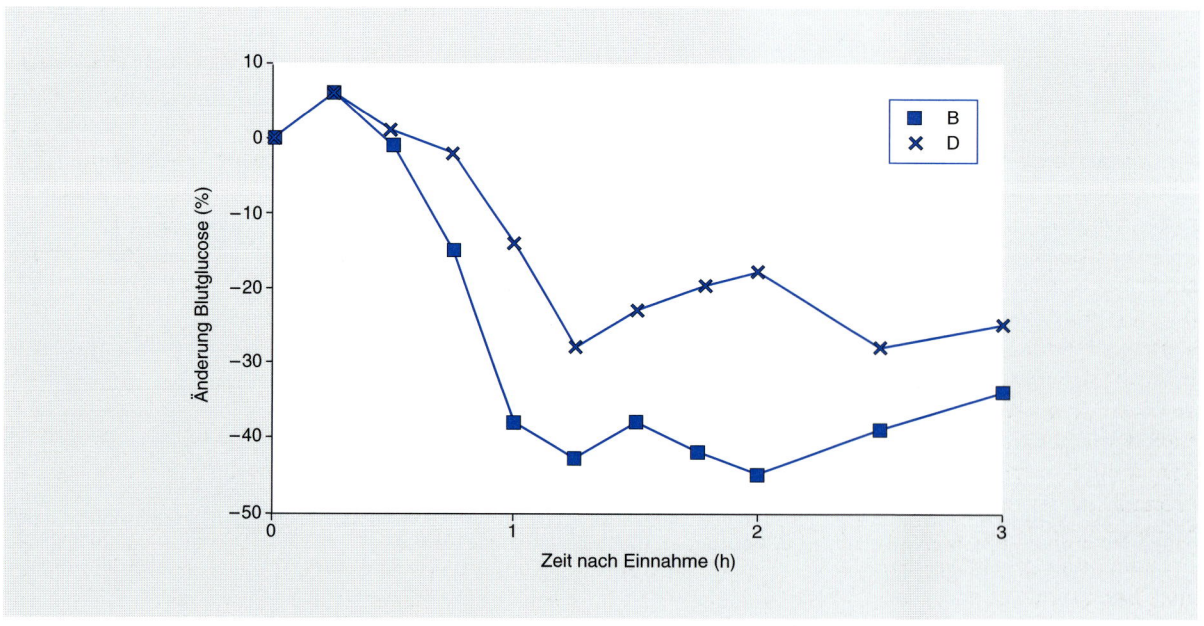

Abb. 10.8 b: Mittlere Änderung der Glucosekonzentration (n = 7 Probanden) nach Einnahme der Präparate B und D (Dosis jeweils 3,5 mg Glibenclamid) im Vergleich zu Placebo. Unmittelbar nach Applikation wurden standardisierte Mahlzeiten gereicht (nach Blume et al. 1985 b).

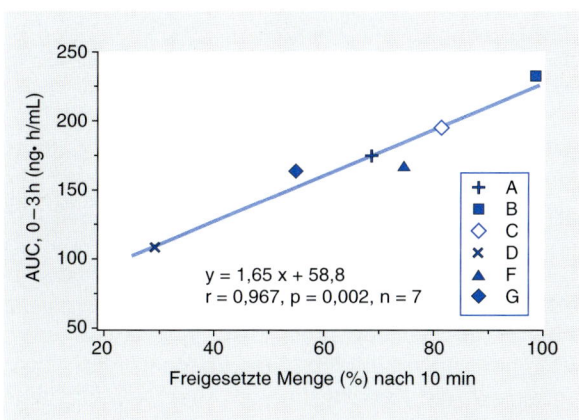

Abb. 10.9: Korrelation der in vitro freigesetzten Gliben-clamidmengen nach 10 min mit den mittleren AUC_{0-3h}-Teilflächen unter den Serumkonzentrations-Zeitkurven von Glibenclamid, n = 7 Probanden (nach Blume et al. 1985 a).

delt es sich um Grundanforderungen an die pharmazeutische Qualität von Arzneimitteln, die natürlich auch bei Arzneimitteln für die klinische Prüfung geltend gemacht werden.

Die in eine Studie eingehenden Darreichungsformen sollten möglichst aus einem Fertigungsprozess mit produktionsrelevanter Ansatzgröße stammen, um relevante Veränderungen der Eigenschaften des Arzneimittels durch ein später erforderliches Vergrößern der Produktionscharge (scale-up) auszuschließen. Allerdings ist in den frühen Phasen der Arzneimittelentwicklung die endgültige Art der Darreichungsform für das zur Zulassung kommende Arzneimittel häufig noch nicht festgelegt. Oftmals sind auch die entsprechenden Validierungsprozesse der Herstellungs- und Prüfverfahren noch nicht vollständig abgeschlossen, so dass die Qualitäts- und Freigabekriterien für das betreffende Arzneimittel durch den pharmazeutischen Hersteller nur vorläufig nach dem aktuellen Stand des Wissens definiert werden können. Eine analoge Problematik ergibt sich hinsichtlich der Anforderungen an die vorliegenden Stabilitätsuntersuchungen für das Produkt.

Eine besondere Bedeutung der Untersuchungen zur pharmazeutischen Qualität ergibt sich für die in Bioäquivalenzuntersuchungen mit dem Ziel der bezugnehmenden Zulassung von Generika einzubeziehenden Darreichungsformen (s. Kap. 3). Hier muss im Vorfeld der klinischen Prüfung eine umfassende In-vitro-Charakterisierung sowohl des Test- als auch des Referenzproduktes vorgenommen werden, um zunächst anhand der In-vitro-Ergebnisse einen ersten Eindruck davon zu erhalten, ob eine Untersuchung am Menschen mit dem Ziel des Nachweises der Bioäquivalenz zweier Darreichungsformen über-

haupt Aussicht auf Erfolg hat und demzufolge unter ethischen Gesichtspunkten gerechtfertigt werden kann. Essentielle Grundvoraussetzung für die Bezugnahme ist ferner, dass die in die Studie einbezogenen Chargen von Test- und Referenzprodukt repräsentativ für das zuzulassende Generikum und das auf dem Markt befindliche Produkt des Originalanbieters sind. Demzufolge kommt dem Nachweis der Chargenkonformität in entsprechend konzipierten und umfassenden In-vitro-Freisetzungsuntersuchungen, d. h. unter unterschiedlichen und hinsichtlich der diskriminierenden Eigenschaften optimierten Bedingungen, besondere Bedeutung zu.

Eine bisher aus wissenschaftlicher und medizinischer Sicht ungelöste Problematik stellt in diesem Zusammenhang das Verfahren des „Mutual Recognition" im Rahmen der Vereinheitlichung des Zulassungsprocederes im Europäischen Raum dar. Dieses sieht vor, eine Studie mit positivem Bioäquivalenznachweis zu einem in dem jeweiligen Land auf dem Markt befindlichen Referenzprodukt des Originalanbieters für die gleichzeitige Zulassung in den übrigen Ländern der Europäischen Union zu nutzen. Hierbei bleibt jedoch unbeachtet, dass sich in vielen Fällen die in den unterschiedlichen europäischen Ländern vertriebenen Produkte des Originalanbieters in ihren pharmazeutischen Eigenschaften unterscheiden. Entsprechende Untersuchungen sowohl in vitro als auch in vivo belegen diesen Aspekt. Dies kann für die therapeutische Praxis im Einzelfall bedeuten, dass trotz der Zulassung und dem in diesem Zusammenhang erbrachten positiven Bioäquivalenznachweis keine Austauschbarkeit mit dem in anderen Ländern auf dem Markt befindlichen Produkt des Originalanbieters gewährleistet ist.

10.3.6 Labor- und Spezialuntersuchungen

Die im Rahmen einer klinischen Studie zu untersuchenden Laborparameter dienen bei Studieneinschluss eines Patienten der Bestätigung der als Einschlusskriterium definierten Diagnose oder Indikation. Analog wird bei gesunden Probanden in Phase-I-Prüfungen das Kriterium „gesund" überprüft. Während oder nach Beendigung der Behandlung sollen eventuelle Veränderungen erfasst werden, um die Verträglichkeit der Studienmedikation bewerten zu können.

Bereits während der Projektentwicklung sollten Laborärzte bzw. potentiell involvierte Laboratorien in die Planung aller Aspekte der Laboruntersuchun-

Klinische Arzneimittelentwicklung

gen einbezogen werden. Dazu gehören neben der Auswahl geeigneter Laborparameter und -methoden u. a. die Standardisierung der Probennahme, die Anforderungen an die Validität der Analysenmethoden, die Logistik (Zentrallabor oder lokale Laboratorien bei multizentrischen Prüfungen, Probenlagerung und -transport, Übermittlung der Analysenergebnisse), einheitliche medizinische Bewertungskriterien für die Ergebnisse, die Dokumentation und die Qualitätskontrolle.

In multizentrischen Studien sollten Labor- und Spezialuntersuchungen, die als Zielparameter definiert wurden oder die nicht zu den Routineuntersuchungen gehören, möglichst zentral durchgeführt und bewertet werden. Von jedem Labor sind vor Studienbeginn Referenzbereiche und Analysenmethoden der zu untersuchenden Parameter zur Verfügung zu stellen. Die beteiligten Laboratorien müssen definierten Qualitätsanforderungen genügen (s. Kap. 1.5). In Deutschland erfolgt die Qualitätssicherung der Laboreinrichtungen vor allem durch externe Ringversuche nach den Richtlinien der Bundesärztekammer, dokumentiert durch Ringversuchszertifikate.

Für die Arzneistoff- und Metaboliten-Analytik, z. B. als Compliance-Kontrolle, besonders aber bei Studien zur Untersuchung von Pharmakokinetik und Metabolismus, gibt es spezielle Anforderungen hinsichtlich der Validität der analytischen Methoden (Shah et al. 1992).

10.3.7 Unerwünschte Ereignisse in klinischen Studien

Voraussetzung für die Bewertung des Nutzen-Risiko-Verhältnisses eines Arzneimittels ist neben dem gesicherten Nachweis der Wirksamkeit die Untersuchung der Verträglichkeit und Unbedenklichkeit. Zu Beginn der Erprobung neuer Arzneimittel ist das Risikoprofil unbekannt. Bei der Prüfung von Arzneimitteln in klinischen Studien sind daher entsprechende Verträglichkeitsparameter mitzuerfassen. Nach der Zulassung werden Daten zur Verträglichkeit eines Arzneimittels systematisch gesammelt, um eine aktuelle Bewertung von Nutzen und Risiko vornehmen zu können.

Ein Kernelement ist dabei die Erfassung und Bewertung „unerwünschter Ereignisse" (Adverse Events).

> Unter **unerwünschten Ereignissen** werden alle Befindlichkeitsstörungen, subjektive und objektive Krankheitssymptome (einschließlich Laborwertver-

> änderungen) sowie interkurrente Krankheiten und Unfälle, die einer in eine klinische Prüfung einbezogenen Person widerfahren, zusammengefasst.

Hierbei ist zu beachten, dass der Begriff des unerwünschten Ereignisses vollkommen unabhängig von einem möglichen ursächlichen Zusammenhang mit der Studienmedikation gebraucht wird.

Unerwünschte Ereignisse werden grundsätzlich danach eingeteilt, ob sie schwer wiegend, nicht schwer wiegend oder unerwartet sind. Als schwer wiegende unerwünschte Ereignisse werden Tod, Ereignisse, die lebensbedrohlich sind, eine Hospitalisation erfordern oder verlängern, einen Dauerschaden bewirken sowie kongenitale Anomalien bezeichnet. Bei verblindeten klinischen Prüfungen muss die Randomisierung von Studienteilnehmern mit schwer wiegenden unerwünschten Ereignissen (mit zumindest möglichem Kausalzusammenhang zur Prüfmedikation) entblindet werden. Ein unerwartetes unerwünschtes Ereignis liegt vor, wenn es bezogen auf den untersuchten Arzneistoff in Art, Schweregrad oder Häufigkeit des Auftretens weder in Prüfarztinformation, Prüfplan noch an anderer Stelle berichtet wurde.

Die Kriterien zur Bewertung des Kausalzusammenhanges zwischen Arzneimittelgabe und unerwünschtem Ereignis sind der zeitliche Zusammenhang, einschließlich Rückbildung nach Absetzen und erneutes Auftreten nach Reexposition sowie das Vorliegen anderer möglicher Ursachen. Wird ein Kausalzusammenhang als zumindest möglich bewertet, wird aus dem unerwünschten Ereignis der begründete Verdacht einer Nebenwirkung.

> **Unerwünschte Arzneimittelwirkungen** (Adverse Drug Reactions) oder Nebenwirkungen sind unerwünschte Ereignisse, die durch Arzneimittel zumindest mitverursacht werden, einschließlich Interaktionen, Folgen von Überdosierung sowie Missbrauch und Abhängigkeitsentwicklung.

Meldung unerwünschter Ereignisse sind besonderen Bestimmungen unterworfen (Notice to Applicants, 2. Adverse Reaction Reporting (NTA); Expedited/Alert Reporting; nationale Arzneimittelgesetze). Die jeweils erforderliche formale Vorgehensweise hängt vom Zulassungsstatus des betreffenden Arzneimittels ab. Für die Meldung schwer wiegender unerwünschter Ereignisse gelten besondere Bestimmungen hinsichtlich der zu informierenden Institutionen (Behörden, Ethikkommissionen, Auftraggeber) und der Meldefristen (siehe hierzu z. B. Weidmann 1995, Schwarz 1995). Die Meldung an Ethikkommissionen und Behörden sollte vom Auftraggeber der klinischen Prüfung erfolgen. In doppelblinden Studien erfolgt bei Auftreten eines schwer wiegenden unerwünschten Ereignisses die Entblindung für den betreffenden Patienten/Probanden (Öffnung des Notfallcouverts), wenn das weitere Vorgehen des Arztes von der Kenntnis der Medikation abhängt.

10.3.8 Studiendauer

Die Dauer für die Studie insgesamt sowie für den einzelnen Studienteilnehmer sollte im Prüfplan festgelegt sein. Wenn möglich, sollten Abbruchkriterien im Prüfplan vorgegeben werden. Die geplante Dauer der individuellen Behandlungs- und Beobachtungsphase ergibt sich aus Studienziel, Indikation und Studiendesign. Eine wichtige Rolle spielt dabei die Etablierung und Umsetzung entsprechender SOPs (s. Kap. 10.1.2), in denen Anweisungen zur Planung, Organisation, Durchführung, Überwachung und Dokumentation einer klinischen Studie, zur Validierung und Verarbeitung der Daten, zum Erstellen des Abschlussberichtes und zur Archivierung gegeben werden. Dabei sollte die Beobachtungsphase eine hinreichende Zeit nach Abschluss der Behandlungsphase umfassen, um den Verlauf von Wirksamkeits-, aber vor allem von Sicherheitsparametern bis zur vollständigen Ausscheidung der Testsubstanz aus dem Körper und dem Abklingen möglicher Effekte erfassen zu können. Bei andauernden Nebenwirkungen muss eine Nachbeobachtung des jeweiligen Studienteilnehmers erfolgen, möglichst bis zur Normalisierung des entsprechenden Befundes.

10.3.9 Qualitätssicherung

Qualitätssicherung bedeutet die Etablierung von Systemen und Vorgehensvorschriften, die die Durchführung einer klinischen Prüfung und die Erhebung und Dokumentation der Daten in Übereinstimmung mit den GCP-Richtlinien sowie den jeweils gültigen Vorschriften gewährleisten. Durch ein geeignetes System der Qualitätssicherung muss die Einhaltung ethischer, rechtlicher und wissenschaftlicher Grundsätze bei der Durchführung klinischer Studien abgesichert werden. Dabei ist zu unterscheiden zwischen der internen Qualitätssicherung durch das Studienpersonal, der Qualitätskontrolle durch **Monitore** und der unabhängigen Qualitätsüberwachung durch **Auditoren** und **Inspektoren** staatlicher Überwachungsbehörden.

Während das Studienpersonal direkt in die Studiendurchführung und damit auch in die Qualitätssicherung eingebunden ist, stellen die Monitore das Bindeglied zwischen Studienpersonal und Auftraggeber dar. Dahingegen sind Auditoren und Inspektoren nicht in die Studiendurchführung eingebunden, sondern übernehmen ausschließlich qualitätsüberwachende Aufgaben. Entsprechend der zeitlichen und organisatorischen Einbindung dieser Maßnahmen wird zwischen In-Prozess- und Post-Prozess-Qualitätssicherung unterschieden.

Monitoring

Das **Monitoring** bedeutet die Kontrolle des Ablaufs einer klinischen Studie durch regelmäßige Besuche und telefonische Kontakte mit den Prüfzentren.

Eine wichtige Aufgabe ist dabei die Überprüfung der korrekten Aufzeichnung und Weiterleitung von Daten und die Kontrolle der gesamten Studiendokumentation. Das Monitoring ist von kontinuierlich fortgebildeten Monitoren mit entsprechender Qualifikation und Erfahrung durchzuführen.

Bei den Monitoringbesuchen (vor, während und nach einer Studie) stehen folgende Aufgaben im Vordergrund:

☐ Kontrolle der Voraussetzungen für die Studiendurchführung (s. Kap. 10.2.9)

☐ Übergabe entsprechender Unterlagen und Materialien (Prüfarztordner, Medikation etc.)

☐ Unterweisung in studienspezifische Abläufe (Medikation; Labor; Gewinnung, Umgang und Lagerung der Proben)

☐ Überprüfung des Patienten-/Probandenstatus und der Aufklärung

☐ Kontrolle des Ablaufs gemäß Prüfplan

☐ Überprüfung des Umgangs mit der Prüfmedikation und den biologische Proben

☐ Kontrolle der Dokumentation (CRFs, unerwünschte Ereignisse) und der Vollständigkeit und Korrektheit der Daten.

Auditing

Das **Auditing** beinhaltet die systematische und unabhängige Überprüfung von Verfahren, Abläufen und Dokumentationen einer klinischen Studie.

Klinische Arzneimittelentwicklung

Die Auditoren (meist tätig in einer Qualitätssicherungseinheit) sind somit u. a. verantwortlich für die Überwachung der Qualität sowie die Einhaltung der GCP-Richtlinien und der gesetzlichen Bestimmungen bei der Durchführung klinischer Studien. Ein Auditor muss fachlich qualifiziert und unabhängig sein von dem in die Studie involvierten Personal.

Audits können vor, während und nach einer Studie sowie zusätzlich bei Auffälligkeiten durchgeführt werden. Es werden verschiedene Audit-Typen unterschieden:

☐ System-Audit: Überprüfung der Standard Operating Procedures, der (dokumentierten) Qualifikation und Fortbildung aller Beteiligten, der Computersysteme (Validierung, Sicherung etc.), des Labors und der Analytik (Standardisierung, Validierung) sowie der Archivierung

☐ Studien-Audit (internes Audit beim Auftraggeber der Studie, externes Audit, z. B. beim Prüfarzt): Realisierbarkeit einer Studie, Qualifikation der Beteiligten, räumliche und apparative Voraussetzungen, beteiligte Laboratorien, Patientenklientel, Studiendokumentation, Prüfmedikation und Archivierung

☐ Audit zu Studienberichten und Sachverständigengutachten: Datenkonsistenz (Vollständigkeit, inhaltliche Richtigkeit, Plausibilität) und Interpretation der Ergebnisse.

Im Anschluss an ein Auditing wird ein (interner) Audit-Bericht geschrieben, in welchem von den Anforderungen abweichende Befunde und Empfehlungen dargestellt werden. Über das durchgeführte Auditing wird ein Zertifikat erstellt.

10.4 Auswertung klinischer Studien

10.4.1 Biometrische Auswertung

Nach Abschluss der Datenverifizierung wird die statistische Auswertung gemäß Prüfprotokoll vorgenommen. Darüber hinaus können innerhalb der Gruppe von Patienten/Probanden, die die Ein- und Ausschlusskriterien erfüllen, Untergruppen definiert und analysiert werden, wie z. B. Studienteilnehmer in einem bestimmten Alter oder Patienten in einem spezifischen Stadium der Grunderkrankung. Mit Hilfe solcher Subgruppenanalysen können u. U. zusätzliche Fragen beantwortet und Hypothesen für zukünftige Studien gewonnen werden. Weiterhin besteht die Möglichkeit und/oder Notwendigkeit, im Prüfplan nicht vorgesehene Auswertungsmethoden anzuwenden, wenn z. B. in der Zeit zwischen Prüfplanerstellung und Auswertung der Studie neue Verfahren entwickelt wurden oder die den geplanten Methoden zugrunde liegenden Annahmen in der Praxis nicht erfüllt wurden.

Die Datenanalyse multizentrischer Studien umfasst neben dem Vergleich der untersuchten Behandlungsgruppen und der zentrumsspezifischen Darstellung der Ergebnisse die Prüfung von Unterschieden zwischen den Zentren, d. h. der Abweichungen von der Homogenität der Ergebnisse in allen Zentren. Im Abschlussbericht sind alle Analysen detailliert und reproduzierbar zu beschreiben. Dabei sind die geplanten und tatsächlich durchgeführten Auswertungen zu verdeutlichen. Abweichungen von der vorgesehenen Auswertung müssen explizit angegeben und begründet werden.

10.4.2 Studienbericht

Die Berichterstellung zu klinischen Prüfungen hat, unabhängig davon, ob die Studie prüfplangemäß abgeschlossen oder vorzeitig beendet wurde, unter Berücksichtigung der im Prüfplan definierten Vorgaben, der realisierten Abläufe während der klinischen Durchführung sowie der dabei erzielten Ergebnisse und statistischen Auswertungen zu erfolgen. Üblicherweise wird hierbei ein integrierter Abschlussbericht erstellt, der nach heutigem Stand entsprechend der ICH-Empfehlungen aufgebaut sein sollte. In dieser ICH-Richtlinie werden sowohl die Struktur des Berichtes als auch die maßgeblichen Inhalte vorgegeben. Hierbei gilt, ebenso wie bei der Erstellung des Prüfplanes, dass in Abhängigkeit von der Art der Studie und der vorgegebenen Zielsetzung adäquate Modifikationen vorgenommen werden können.

Der integrierte Bericht soll zusammen mit den Appendices die vollständige Bewertung der Studie ermöglichen. Bei der Dokumentation und Berichterstellung einer klinischen Studie hat die Aufarbeitung von Abweichungen vom Prüfplan bei der Durchführung der Studie ein besonderes Gewicht. Zur detaillierten Ausarbeitung sei hierbei auf die o. g. ICH-Richtlinie verwiesen. Aus Gründen der Vereinheitlichung und Übersichtlichkeit wird empfohlen, alle wesentlichen Ergebnisse in einer Studiensynopsis zusammenzufassen.

Die medizinische Bewertung der Ergebnisse einer klinischen Studie im Abschlussbericht obliegt zunächst dem Leiter der klinischen Prüfung. Dieser ist verantwortlich für die wissenschaftlich angemessene Darstellung und Interpretation der Studienergebnisse unter Berücksichtigung möglicher Problempunkte wie z. B. der Frage, ob die Randomisierung für alle Behandlungen eine repräsentative Auswahl der Studienteilnehmer gewährleistet hat und ob durch die Verblindung z. B. psychologische oder andere Einflüsse (Bias) ausgeschlossen werden konnten.

Des Weiteren hat eine Bewertung der Ergebnisse der statistischen Auswertung zu erfolgen, z. B. hinsichtlich Zentrumseffekten bei multizentrischen Studien, geschlechtsspezifischen Unterschieden bei gemischt-geschlechtlichen Studien oder der Frage, ob aufgrund der Studienanlage eine Verallgemeinerung der Studienergebnisse für ein Gesamtkollektiv zulässig ist. In Einzelfällen, insbesondere dann, wenn die Studienrationale weniger die Charakterisierung von Wirksamkeit und Unbedenklichkeit sondern z. B. die der Pharmakokinetik bzw. Bioverfügbarkeit eines Arzneimittels umfasst, werden die Bewertungen anderer spezialisierter Wissenschaftler, wie z. B. an der Studienkonzeption beteiligter Pharmakokinetiker, in der Diskussion vorrangig berücksichtigt.

Der Studienabschlussbericht wird durch Unterschrift des Leiters der klinischen Prüfung sowie aller weiterer verantwortlich beteiligten Wissenschaftler abgeschlossen.

10.4.3 Archivierung und Dokumentation

Während des Ablaufes einer klinischen Studie werden alle studienrelevanten Daten und Dokumente bei dem Prüfarzt/Leiter der klinischen Prüfung in einem Prüfarztordner (Trial Master File = TMF) zusammengeführt und archiviert.

Üblicherweise wird dieser TMF vom Auftraggeber der Studie zu Beginn bereitgestellt und von dem betreffenden Prüfarzt über den Verlauf der Studie ergänzt (s. Kap. 10.2.9). In analoger Form wird ein Trial Master File beim Sponsor des Projektes geführt, jedoch aus Gründen des Datenschutzes ohne diejenigen Dokumente, anhand derer die Identifikation des individuellen Studienteilnehmers erfolgen könnte.

Die Archivierungsdauer der Studienunterlagen ist in den GCP-Richtlinien festgelegt. Die Unterlagen sind den Behörden auf Verlangen vorzulegen.

10.5 Kriterien zur Bewertung von Studienunterlagen

Grundlage für die Bewertung von klinischen Studien ist der vollständige Abschlussbericht, der alle Angaben zu Studienziel, Methoden, Durchführung und Ergebnissen enthält. Unabhängig von der Art der klinischen Studie sollten sich Struktur und Inhalt an den Vorgaben von ICH E3 (Structure and Content of Clinical Study Reports, 1995) orientieren.

In Tab. 10.1 sind relevante Kriterien für die Bewertung von Studienberichten aufgeführt, anhand derer eine individuelle Checkliste für das jeweilige Projekt zusammengestellt werden kann.

Literatur

Berufsordnung für die deutschen Ärzte in der Fassung der Beschlüsse des 98. Deutschen Ärztetages in Stuttgart. Deutsches Ärzteblatt 93, Heft 7 vom 16.02.96, Seite A-407 [BEKANNTGABEN DER HERAUSGEBER: Bundesärztekammer] – www.aerzteblatt.de

Bortz, J., Lienert, G.A. (1998): Kurzgefasste Statistik für die klinische Forschung. Springer-Verlag, Berlin, Heidelberg

Bundesbeauftragten für den Datenschutz (Hrsg.) (1998): BfD-INFO 1 – www.bfd.bund.de/information/infos.html

Bundesdatenschutzgesetz (BDSG) (Artikel 1 des Gesetzes zur Fortentwicklung der Datenverarbeitung und des Datenschutzes vom 20. Dezember 1990, BGBl. I S. 2954, 2955, zuletzt geändert durch das Gesetz zur Neuordnung des Postwesens und der Telekommunikation vom 14. September 1994, BGBl. I S. 2325) – www.bfd.bund.de/information/bdsg_hinweis.html

Klinische Arzneimittelentwicklung

European Commission (1998): The rules governing medicinal products in the European Community. Vol. 3A–C. Guidelines – medicinal products for human use – www.pharmacos.eudra.org/F2/eudralex/download.htm

FDA-Guidelines. CFR – Code of Federal Regulation – www.fda.gov

Gesetz über den Verkehr mit Arzneimitteln (AMG) vom 24. August 1976 (BGBl I, 2445, 2448) in der Fassung der Bekanntmachung vom 11.12.1998 (BGBl I, 3586); Änderung durch Art. 2 § 10 G v. 20.7.2000 (BGBl I, 1045) – www.jurcom5.juris.de/bundesrecht/amg_1976/index.html

Günther, J. (2001): Anleitung zur Bewertung klinischer Studien. Deutscher Apotheker Verlag, Stuttgart

ICH-guideline E3. Structure and Content of Clinical Study Reports. CPMP/ICH/137/95 – www.ifpma.org

ICH-guideline E6. Good Clinical Practice. CPMP/ICH/135/95/Step5 – www.ifpma.org

ICH-guideline E9. Statistical Principles for Clinical Trials CPMP/ICH/363/96 – www.ifpma.org

Schwarz, J.A. (1995): Leitfaden Klinische Prüfungen: Planung, Organisation, Durchführung, Dokumentation und Überwachung. Editio Cantor-Verlag, Aulendorf

Shah, V.P., Midha, K.K., Findlay, J.W.A., Hill, H.M., Hulse, J.D., McGilveray, I.J., McKay, G., Miller, K.J., Patnaik, R.N., Powell, M.L., Tonelli, A., Viswanathan, C.T., Yacobi, A. S. (2000): Bioanalytical Method Validation – A Revisit with a Decade of Progress. Pharm. Res. 17: 1551–1557

Spilker, B. (1996): Guide to Clinical Trials. Lippincott-Raven, Philadelphia

Weidmann, E. (1995): Unerwünschte Ereignisse in klinischen Prüfungen – Dokumentation, Bewertung, Meldepflicht. In: Witte, P.U., Schenk, J., Schwarz, J.A., Kori-Lindner, C. (Hrsg.): Ordnungsgemäße klinische Prüfung. E. Habrich Verlag, Berlin.

Tab. 10.1: Kriterien zur Bewertung von klinischen Studien anhand der Studiendokumentation im Abschlussbericht.

Bewertungskriterium	Erläuterung
Ethische Aspekte	Übereinstimmung mit GCP-Richtlinien, der nationalen Gesetzgebung und der Deklaration von Helsinki in ihrer aktuell gültigen Fassung; Angabe der zuständigen Ethikkommission und des Datums des befürwortenden Votums (vor Studienbeginn); Erläuterungen zur Information der Patienten/Probanden und der Einverständniserklärung
Zuständigkeiten und Verantwortlichkeiten	Eindeutige Zuordnung der im Zusammenhang mit der Studie durchgeführten Tätigkeiten zu Institutionen und Individuen (z.B. Leiter der klinischen Prüfung, beteiligte Laboreinrichtungen, Autor des Abschlussberichtes sowie des verantwortlichen Analytikers/Statistikers)
Studienziel	Klare Definition des Studienziels sowohl aus inhaltlicher als auch aus statistischer Sicht; Definition der primären und sekundären Zielparameter
Studienrationale	Begründung des Studiendesigns und der gewählten Behandlungen
Methoden und Studienplan	– Studiendesign (Crossover-, Parallelgruppen-Design, faktorielles Design) – Definition der Behandlungen (Arzneimittel, Dosis, Applikationsbedingungen) – Nennung der Referenzbehandlung/-gruppe (z.B. Placebo, Standardtherapie) – Verblindungsgrad (offen, einfachblind, doppelblind) – Anzahl der Zentren – Anzahl der einzubeziehenden Patienten/Probanden und Definition der Studienpopulation über Einschluss- und Ausschlusskriterien – Methoden der Verblindung – Art der Zuordnung der Medikation/Behandlung (z.B. Randomisierung) – Definition der im Rahmen der Studie zu erhebenden Parameter (Sicherheitsparameter, Wirksamkeitsparameter, pharmakokinetische Zielgrößen etc.) – Beschreibung eventueller Zwischenauswertungen
Prüfmedikation/ Behandlungen	– Studienmedikation: Eindeutige Identifikation der Prüfmedikation (Darreichungsform, Stärke, Chargenbezeichnung); Charakterisierung der pharmazeutischen Qualität zur Gewährleistung einer ausreichenden Bioverfügbarkeit; Angaben zur Haltbarkeit, Lagerungsbedingungen – Behandlungen: Eindeutige Definition der in der Studie zu überprüfenden therapeutischen Maßnahmen – Auswahl der Dosis für jeden individuellen Patienten (Randomisierung, ggf. Dosistitration etc.) – Zeitpunkt der Applikation/Dosierungsintervall/Gesamtdosis für jeden Studienteilnehmer
Studienablauf	Eindeutige zeitliche Zuordnung der durchzuführenden Maßnahmen (ggf. in einem Flow-Chart)
Compliance-Kontrolle	Maßnahmen zur Absicherung und Kontrolle der Behandlungs-Compliance (Applikation durch das Studienpersonal, Patienten-/Probanden-Tagebuch, Compliance-Überprüfung durch Arzneistoffbestimmungen in Körperflüssigkeiten)

Tab. 10.1: Kriterien zur Bewertung von klinischen Studien anhand der Studiendokumentation im Abschlussbericht (Fortsetzung)

Bewertungskriterium	Erläuterung
Komedikation / -Therapie	Definition erlaubter Behandlungen vor und während der Studie bzw. Ausschluss bestimmter Behandlungen
Drop-outs	Bedingungen für den Ausschluss von Studienteilnehmern (Drop-outs), deren nachfolgende medizinische Überwachung sowie die Angabe, ob und wie Drop-outs ersetzt werden sollten
Analytische Verfahren	Definition und Beschreibung der verwendeten analytischen Verfahren (z.B. zur Bestimmung von Arzneistoffen in Körperflüssigkeiten) inklusive der Qualitätssicherungsmaßnahmen
Biometrische Planung	– Beschreibung des zugrunde liegenden biometrischen Designs – Angabe zum Typ der Studie (konfirmatorisch oder deskriptiv, Pilotstudie), Beschreibung der konfirmatorischen und deskriptiven Aspekte der Studie – Definition der Parameter als primäre und sekundäre Zielgrößen – Angabe zum Typ des primären Vergleiches (Unterschied, Äquivalenz) – Angabe der Irrtumswahrscheinlichkeit α (konfirmatorische Fragestellungen) – Darstellung der Fallzahlplanung (Methodik, zugrunde liegende Daten) – Methode der Randomisierung – Darstellung der geplanten Auswertungsmethoden – Beschreibung der Kriterien zur Bildung des Full-Analysis-Set und des Per-Protocol-Set – Geplante Zwischenauswertungen sowie Subgruppenanalysen – Erläuterung des Umganges mit Daten von Drop-outs und fehlenden Werten – Methoden des Datenmanagements und der Dokumentation (Kodiersysteme für unerwünschte Ereignisse, Diagnose, Medikation, Art der Datenübertragung und/oder -eingabe, Software, Archivierung)
Prüfplanabweichungen	Nennung und Begründung der während der Studie aufgetretenen Prüfplanverstöße und Diskussion der resultierenden Auswirkungen für das Studienergebnis bzw. Stellungnahme, dass keine Prüfplanabweichungen auftraten
Studienpopulation	– Listung der Initialen sowie der demographischen Daten (Alter, Geschlecht, Körpergewicht, Körpergröße usw.) und weiterer relevanter Parameter für die Einbeziehung in die Studie (z.B. renale Clearance bei Studien mit niereninsuffizienten Patienten) – Diagnosen, Behandlungsindikation (Einschlusskriterien) – Listung der aus der Studie ausgeschlossenen Patienten/Probanden mit den zugehörigen demographischen Daten – Listung aller für jeden Patienten erhobenen Individualdaten – Multizentrische Studien: Listung der Daten nach Zentren – Listung der Individualdaten der primären und sekundären Zielgrößen
Biometrische Auswertung	– Prüfplangemäße Auswertung der primären und sekundären Zielgrößen – Full-Analysis und Per-Protocol-Analysis, Zwischenauswertungen, Subgruppenanalysen – Zusatzauswertungen/Modifikationen der geplanten Auswertung – Multizentrische Studien: Prüfung auf Zentrumseffekte – Darstellung der Abweichungen von der im Prüfplan vorgesehenen Auswertung – Beurteilung der Aussagefähigkeit der Studie aus biometrischer Sicht
Qualitätssicherungsmaßnahmen	Beschreibung der Qualitätssicherungsmaßnahmen bezüglich Studiendurchführung und Datensicherheit; Auditzertifikat; Unterschrift des Monitors
Bewertung, Zusammenfassung	Wertende Zusammenfassung der Resultate unter Berücksichtigung des Studienzieles, ggf. mit Einordnung in den aktuellen Kenntnisstand

Klinische Arzneimittelentwicklung

11 Arzneimittelsicherheit

K. Hartmann, CH-Küsnacht

11.1 Einführung

Die Voraussetzung für die Marktzulassung eines neuen Arzneimittels oder eines neuen Medizinproduktes ist der Nachweis seiner Wirksamkeit, Qualität und Unbedenklichkeit bei therapeutischem Einsatz. Die Zulassungsbehörden verlangen keinen Nachweis der Sicherheit im Sinne der absoluten Unschädlichkeit. Die Grundlage der Zulassung ist der Nachweis einer positiven Nutzen-Risiko-Bilanz, welcher sich auf die Daten aus den präklinischen und klinischen Studien der Phasen I bis III stützt.

In der Wahrnehmung der Öffentlichkeit wird ein sicheres Arzneimittel irrtümlicherweise gleichgesetzt mit einem Arzneimittel ohne Risiken. Bei der Beurteilung der Arzneimittelsicherheit geht es aber darum, das Risiko von unerwünschten und schädigenden Wirkungen des Arzneimittels im Vergleich zu dessen Nutzen für die Gesamtbevölkerung einzuschätzen und mit einem Nutzen-Risiko-Quotienten zu beziffern (s. Kap. 12). In der Arzneimittelsicherheit wird mit dem Begriff **Sicherheit** die Akzeptanz des Risikos beurteilt, mit dem Begriff **Risiko** die Wahrscheinlichkeit ausgedrückt, mit der ein unerwünschtes Ereignis auftritt (s. Kap. 12.4). Die Bewertung der Sicherheit von Arzneimitteln erfordert einerseits das Berechnen des Risikos, das auf einem objektiven Ansatz beruht und mit Mitteln der Wahrscheinlichkeitstheorie erfolgt und andererseits die Beurteilung der Akzeptanz des Risikos, die eine persönliche und/oder gesellschaftliche Wertung ist.

Zum Zeitpunkt der Zulassung eines neuen Arzneimittels sind erst einige Tausend Patienten damit behandelt worden; die Informationen zu seiner Sicherheit sind daher noch sehr begrenzt. Unerwünschte, Arzneimittel-bedingte Ereignisse ahmen Symptome von natürlich vorkommenden und spontan auftretenden Krankheiten nach. Je häufiger das Krankheitssymptom in der Bevölkerung vorkommt, umso größer muss die Zahl der behandelten Patienten sein, um eine Assoziation zwischen dem involvierten Arzneimittel und dem Symptom herstellen zu können. Als Faustregel gilt die so genannte **Dreier-Regel** („rule of three"), die besagt, dass zur Entdeckung einer bisher unbekannten unerwünschten Arzneimittelwirkung (UAW), die mit einer bestimmten Häufigkeit auftritt (z. B. 1:1000), die dreifache Anzahl Personen (3000 Patienten) behandelt werden müssen, als aufgrund der geschätzten Häufigkeit erforderlich ist.

Die Wahrscheinlichkeit, unerwünschte Nebenwirkungen zu finden, hängt aber nicht allein von der Häufigkeit ihres Auftretens ab; auch schwere und häufige UAW können nicht in klinischen Studien gefunden werden, wenn zu deren Auffinden die geeigneten Detektionsmechanismen fehlen.

> **Beispiel: Herzklappenveränderungen nach Dexfenfluramin**
>
> Aufgrund der vermuteten Inzidenz hätte man das Auftreten von Herzklappenveränderungen während der Dexfenfluramin-Therapie kaum verpassen können, wenn in den klinischen Studien routinemäßig eine Echokardiografie durchgeführt worden wäre. Da aber diese Untersuchung im Studiendesign nicht vorgesehen war, blieben diese Herzklappenveränderungen über Jahre unentdeckt und wurden erst erfasst, als lebensbedrohliche Herzklappenveränderungen im Rahmen der Spontanerfassung und aufgrund von Literaturberichten bekannt wurden. In der Folge wurde das Arzneimittel aus Sicherheitsgründen vom Markt zurückgezogen.

Die Daten zur Sicherheit neu zugelassener Arzneimittel stammen aus der **Prämarketing-Überwachung**. Prämarketing-Studien sind aber keine Sicherheitsstudien; das Ziel dieser Studien ist es vielmehr, die häufigsten unerwünschten, dosisabhängigen Effekte des neuen Arzneistoffs zu ermitteln. Nicht systematisch aufgefunden werden können vor allem die Reaktionen aus dem allergischen und idio-synkratischen Formenkreis sowie Reaktionen mit einer langen Latenzzeit. In den klinischen Studien wird die neue Substanz unter standardisierten Bedingungen geprüft, die nicht dem medizinischen Alltag entsprechen. Nach der Marktzulassung aber wird das neue Arzneimittel Tausenden von Patienten unter unterschiedlichsten klinischen Bedingungen verabreicht. Das therapeutische Einsatzgebiet wird auf Patientengruppen ausgedehnt, die aufgrund des Studiendesigns von der Studie ausgeschlossen waren. Ferner entwickeln sich aus dem klinischen Alltag neue Indikationen, für die das Arzneimittel nicht geprüft wurde. Die insgesamt limitierte Möglichkeit der klinischen Studien der Phasen I bis III, UAW aufzufinden, macht offensichtlich, dass Arzneimittel nach ihrer Markteinführung kontinuierlich beobachtet werden müssen. Dabei hat die Überwachung einerseits im nationalen Kontext zu erfolgen, da große Unterschiede in der medizinischen Tradition, im Ge-

sundheitswesen, in der Verschreibungsweise der Ärzte bestehen. Andererseits muss wegen der statistischen Aussagekraft und der Tatsache, dass die Unterschiede im Einsatz und in der Verwendung relevant für die Sicherheit des Arzneimittels sein können, die Überwachung grenzüberschreitend und international erfolgen.

Die Entwicklung der systematischen Arzneimittelüberwachung wurde weitgehend gesteuert durch das Auftreten von Arzneimittel-Katastrophen, die auch große Aufmerksamkeit in der Laienpresse fanden. Die Antwort auf diese Zwischenfälle war die Einführung von Überwachungssystemen, die laufende Anpassung an die Erfordernisse auf nationaler und internationaler Ebene sowie Revisionen der Zulassungsvorschriften für neue Arzneimittel in den einzelnen Ländern. Tab. 11.1 zeigt die Meilensteine und die daraus erfolgten Maßnahmen zur Überwachung auf.

Tab. 11.1: Meilensteine in der Pharmakovigilanz.

Jahr	Ereignis / Maßnahmen
1937	**Sulfanilamid-Elixir:** Als Lösungsmittel 72 % Diethylenglykol verwendet – 105 Todesfälle (inkl. 34 Kinder) wegen Nierenversagens **Maßnahmen:** Verbesserung der pharmazeutischen Regulationen (Toxizitätsstudien verlangt)
1950	**Chloramphenicol:** aplastische Anämie **Maßnahmen:** Einführung von Registern; 1952 erstes offizielles Register hämatologischer UAW
1961	**Thalidomid:** Embryotoxizität – Phocomelie **Maßnahmen:** Einführung von nationalen und internationalen Erfassungssysteme für UAW
1969	**Clioquinol:** Neues klinisches Syndrom aus Japan (SMON) **Maßnahmen:** Beachtung der ethnischen Empfänglichkeit für UAW; erste Arbeiten in Pharmakogenetik
1975	**Practolol:** Okulo-mukokutanes Syndrom **Maßnahmen:** Einführung des „Prescription Event Monitoring" und des „Monitored Release", Erfassung aller unerwünschten Ereignisse in klinischen Studien
ab 1980	**Nicht-steroidale Entzündungshemmer:** Blutdyskrasien / gastro-intestinale Blutungen **Maßnahmen:** Einführung von epidemiologischen Methoden; Beginn der Pharmakoepidemiologie
1988	**Rapid Alert System RAS** in einzelnen europäischen Staaten eingeführt; Notwendigkeit des raschen Austauschs von Informationen zu UAW unter den Zulassungsbehörden erkannt
ab 1990	Zunehmende gemeinsame europäische und internationale Anstrengungen zur **Harmonisierung der Pharmakovigilanz**
1996	**European Medicines Evaluation Agency EMEA** nimmt ihre Tätigkeit auf: Verbindliche Pharmakovigilanz-Richtlinien für EU-Mitgliedstaaten
1997	**Orale Kontrazeptiva der 3. Generation:** Verdacht eines erhöhten Risikos thrombo-embolischer Komplikationen – unterschiedliche nationale Maßnahmen **Maßnahmen:** Beachtung einer guten Kommunikationspraxis und Diskussionen über Evidenz in der Pharmakovigilanz

11.2 Pharmakovigilanz

11.2.1 Definition

Für die umfassende und kontinuierliche Überwachung der Sicherheit aller Arzneimittel und Medizinalprodukte hat sich der Begriff **Pharmakovigilanz** durchgesetzt. Dabei handelt es sich um eine beobachtungsorientierte Wissenschaft. Die Wissenserkenntnis in dieser Disziplin beruht primär auf dem ständigen Zusammentragen von Daten und Informationen aus verschiedenen Quellen und deren Analyse und Interpretation im Hinblick auf die Sicherheit und Überprüfung der Nutzen-Risiko-Bewertung des Arzneimittels. Sicherheitsrelevante Daten aus unterschiedlichen Erhebungskontexten (s. Tab. 11.2) werden zusammengefasst und in einen konzeptionellen Gesamtrahmen integriert („framework of pharmacovigilance"). Die Pharmakovigilanz erfordert verlässliche Angaben zum Ausmaß der Arzneimittelexposition als auch zu den Charakteristika der exponierten Population. Die Daten aus den verschiedenen Quellen und Erhebungskontexten unterscheiden sich stark in ihrer Aussagekraft, Konsistenz, Signifikanz und Qualität und führen gelegentlich zu widersprüchlichen Aussagen. Bei der Analyse solcher sicherheitsrelevanter Daten ist der Kontext, in dem die Daten erhoben wurden, außerordentlich wichtig und muss unbedingt berücksichtigt werden.

Das Ziel der Pharmakovigilanz ist das kontinuierliche Sammeln von umfassenden Erkenntnissen zur Arzneimittelsicherheit, zur richtigen Indikation und zur sicheren Applikation von Arzneimitteln und Medizinalprodukten vom Zeitpunkt der Synthese einer Substanz bis zum Rückzug des Arzneimittels. Die Pharmakovigilanz dient Arzt und Apotheker zum optimalen Einsatz eines Arzneimittels und zum Minimieren des Risikos für den Patienten, also der Patientensicherheit.

11.2.2 Pharmakovigilanz-Regulierungen und Richtlinien

Die meisten industrialisierten Länder haben – oft auf Initiative der Heilberufe – Überwachungssysteme im Rahmen ihrer eigenen Standesorganisationen eingeführt. Da große Unterschiede im Verständnis und in der Definition von Begriffen sowie in der Art und Weise bestanden, wie Informationen über UAW gesammelt und ausgewertet werden, wurde eine internationale Harmonisierung der Anforderungen und Richtlinien für die Überwachung der Arzneimittelsicherheit notwendig. Im Rahmen der **ICH (International Conference on Harmonisation)** der technischen Zulassungsanforderungen für Humanarzneimittel wurden 1991 umfassende Leitlinien auch zu allen Aspekten der Arzneimittelsicherheit für die drei Regionen Nordamerika, Japan und Europa ausgearbeitet. Die EU hat 1995 mit der Einführung der zentralen Arzneimittel-Zulassungsbehörde **EMEA (European Agency for the Evaluation of Medicinal Products)** den Rahmen für die Pharmakovigilanz für alle Mitgliedstaaten verbindlich festgelegt.

Tab. 11.2: Datenquellen mit Sicherheitsdaten zu Arzneimitteln, welche in der Pharmakovigilanz verwendet werden.

Präklinische Studien	
Klinische Studien	– Prämarketing-Studien (Phasen I–III) – Postmarketing-Studien (Phase IV)
Berichte aus Spontanerfassungssystemen	– aus nationalen Systemen – aus internationalen Systemen (WHO)
Fallberichte aus medizinischer Literatur	
Epidemiologische Studien	– Fall-Kontrollstudien – Kohortenstudien
Datensammlungen mit medizinischen Daten, deren routinemäßige Erhebung nicht unmittelbar im Zusammenhang mit dem Arzneimittel steht	– Krankheitsregister – Mortalitätsregister – Missbildungsregister – Datensammlungen zum Arzneimittelverbrauch – Datensammlungen von Sozialversicherungen

Klinische Arzneimittelentwicklung

Jeder Mitgliedstaat wurde verpflichtet, ein nationales Pharmakovigilanz-System für das Sammeln und die Evaluation von Informationen zu Arzneimitteln zu führen, speziell im Hinblick auf das Erfassen ihrer unerwünschten Wirkungen. In der Schweiz ist 2001 ein neues eidgenössisches Heilmittelgesetz in Kraft getreten. Im Hinblick auf die Pharmakovigilanz ist dieses Gesetz mit den europäischen Regulationen und Richtlinien kompatibel.

Die EU-Mitgliedstaaten werden angehalten, alle geeigneten Maßnahmen zu ergreifen, um Ärzte und Apotheker zur Meldung von vermuteten UAW aufzufordern und die Hersteller- und Vertriebsfirmen (Marketing Authorisation Holder = MAH) zu verpflichten, systematisch Informationen zu Sicherheitsrisiken ihrer Produkte zu sammeln und den verantwortlichen Behörden weiterzuleiten. Für die MAH wurden vom verantwortlichen Organ der EMEA für die Pharmakovigilanz, der CPMP, verbindliche Richtlinien erlassen. Um die Zulassungsbehörden der Mitgliedstaaten über ein Sicherheitsproblem, das zum Schutz der Patient/Konsumenten rasche Maßnahmen erfordert, unverzüglich informieren zu können, wurde 1996 das „rapid-alert" System (RAS) verbindlich eingeführt. Bereits 1988 haben einzelne EU-Staaten ein RAS initiiert und aufgebaut. Diese Regulierungen und Richtlinien werden ständig den neuen Entwicklungen angepasst.

11.3 Unerwünschte Arzneimittelwirkungen

11.3.1 Definitionen und Einteilungen

Es besteht eine Vielzahl von unterschiedlichen Bezeichnungen und Begriffen im Bereich der Arzneimittelsicherheit bzw. Pharmakovigilanz. Den verschiedenen internationalen Organisationen (WHO, CIOMS, ICH) kommt das Verdienst zu, diese auf internationaler Ebene zum Teil standardisiert zu haben.

Unerwünschtes Ereignis UE („adverse event" oder „adverse experience" AE)

Ein unerwünschtes Ereignis muss nicht notwendigerweise einen kausalen Zusammenhang mit einer Arzneimitteltherapie aufweisen. Der Ausdruck UE sollte nur dann verwendet werden, wenn im Kontext von Studien alle UE gesammelt werden, unabhängig davon, ob ein Zusammenhang mit dem Arzneimittel vermutet wird oder nicht.

Unerwünschte Arzneimittelwirkung UAW („adverse drug reaction" ADR / „adverse reaction")

Im Kontext der Pharmakovigilanz werden die Begriffe unerwünschte Reaktion, vermutete unerwünschte Arzneimittelwirkung und UAW synonym verwendet. Eine UAW ist eine schädliche und unbeabsichtigte, durch ein Arzneimittel ausgelöste Reaktion, die in Dosierungen auftritt, welche beim Menschen zur Prophylaxe, Diagnose, Behandlung einer Erkrankung oder Modifikation von physiologischen Funktionen üblich sind. **Die UAW ist dadurch charakterisiert, dass ein kausaler Zusammenhang zwischen dem Arzneimittel und dem unerwünschten Ereignis vermutet wird.** Bei einer spontan gemeldeten Reaktion durch einen Angehörigen der Heilberufe wird eine positive Beurteilung des Kausalzusammenhangs impliziert, es sei denn, sie wird von der meldenden Person ausdrücklich verneint.

Schweregrad einer unerwünschten Reaktion („seriousness")

Diese Einteilung ist von Bedeutung, da sich daraus für die Hersteller-/Vertriebsfirma (MAH) eine gesetzlich verbindliche Meldepflicht ergibt.

Schwerwiegende Reaktion: Als schwerwiegende Reaktion gilt, wenn die UAW folgende Konsequenzen hat:

☐ Tod

☐ Lebensbedrohlichkeit (beim Patienten bestand zum Zeitpunkt des Ereignisses ein letales Risiko)

☐ bleibende und/oder signifikante Behinderung

☐ kongenitale Schädigung

☐ Krankenhauseinweisung erforderlich oder verlängert

☐ medizinisch bedeutsame Reaktion (alle unerwünschten Reaktionen, die eine medizinische Intervention erfordern, um eine der oben erwähnten Kriterien zu verhindern).

Nicht-schwerwiegende Reaktion: Alle übrigen Reaktionen.

Stärke einer unerwünschten Reaktion („severity")

Beinhaltet eine Quantifizierung der unerwünschten Reaktion in Bezug auf das Ausmaß der Beschwerden. Die Einteilung erfolgt in

☐ leicht (Patient fühlt sich gestört),

☐ moderat (Patient fühlt sich beeinträchtigt) und

☐ stark (Patient fühlt sich behindert).

Unerwartetes unerwünschtes Ereignis

Darunter werden unerwünschte Reaktionen oder ihr Ausmaß und Schweregrad verstanden, welche nicht ausdrücklich in der Produktbeschreibung (Summary of Product Characteristics = SPC) aufgeführt sind. Diese Reaktionen sind für den Hersteller meldepflichtig.

Häufigkeit einer UAW

Bei der Häufigkeit einer UAW muss unterschieden werden zwischen den Angaben, wie häufig ein bestimmtes Arzneimittel eine UAW auslöst und wie häufig eine Krankheit durch ein Arzneimittel ausgelöst werden kann. Die Klassifikation der Häufigkeit einer UAW ist recht variabel. Es ist ein inhärentes Merkmal der Pharmakovigilanz, dass sie im Gegensatz zur Pharmakoepidemiologie keine exakten Angaben zur Häufigkeit einer UAW machen kann. Es ist lediglich eine Abschätzung der Häufigkeit möglich. Die CIOMS Working Group III hat 1995 folgende Häufigkeitskategorien empfohlen:

☐ sehr häufig: $> 10\%$

☐ häufig: $> 1\%$ und $\leq 10\%$

☐ gelegentlich $> 0{,}1\%$ und $\leq 1\%$

☐ selten: $> 0{,}01\%$ und $\leq 0{,}1\%$ und

☐ sehr selten $\leq 0{,}01\%$.

Pharmakologische Einteilung

UE und UAW können auf verschiedene Weise pharmakologisch eingeteilt werden. In der Pharmakovigilanz hat sich aufgrund der Praktikabilität und der weiten Verbreitung die Einteilung nach Rawlins in vorhersehbare und nichtvorhersehbare Reaktionen durchgesetzt (Tab. 11.3):

Tab. 11.3: Ursachen und Eigenschaften von vorhersehbaren und unvorhersehbaren unerwünschten Arzneimittelreaktionen.

Vorhersehbare Reaktion	Unvorhersehbare Reaktion
Toxizität des Arzneimittels	Zufälliges Auftreten
Pharmakologische Nebenwirkung	Intoleranzreaktion
Arzneimittel-Interaktion	Echte Allergie
Interaktion zwischen Arzneimittel und Krankheitszustand bzw. Arzneimittel und Umwelt	Pseudoallergie
Genetische Faktoren (erkannt)	Genetische Faktoren (bisher nicht erkannt)

☐ Typ-A-Reaktionen (A = „augmented/accentuated"): Diese Reaktionen treten im Rahmen der pharmakologischen Wirkungsweise des Arzneistoffes auf. Sie sind vorhersehbar und sind meist vor der Markteinführung bekannt.

☐ Typ-B-Reaktionen (B = „bizarre"): Diese Reaktionen treten im Rahmen einer Hypersensitivitätsreaktion (Allergie, Pseudoallergie, Idiosynkrasie) auf das Arzneimittel (Arzneistoff oder Hilfsstoffe) auf. Sie sind nicht vorhersehbar und werden meist erst nach der Markteinführung bekannt.

☐ Typ C-Reaktionen (C = „chronic"): unerwünschten Langzeitnebenwirkungen, Gewöhnung und Absetzphänomene

☐ Typ D-Reaktionen (D = „delayed"): kanzerogene, teratogene und unerwünschte fetale und neonatale Reaktionen verwendet.

Die Bezeichnungen Typ-C- und Typ-D-Reaktionen werden wesentlich seltener verwendet.

11.3.2 Ursachen

Probleme bei der Arzneimittelsicherheit können auf eine ganze Reihe von unterschiedlichen Ursachen zurückgeführt werden. Allgemein lassen sich Arzneimittelrisiken in vier Kategorien einteilen (Abb. 11.1):

☐ Qualitätsmängel des Produkts

☐ Vermeidbare und unvermeidbare bekannte UAW

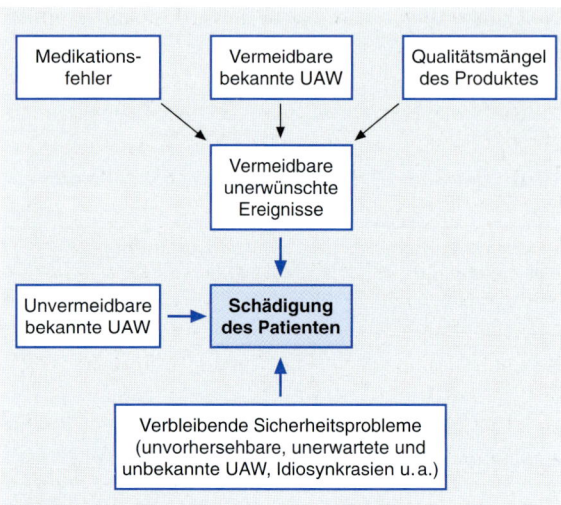

Abb. 11.1: Ursachen von Arzneimittelrisiken, die zur Schädigung des Patienten führen können.

☐ Medikationsfehler

☐ Verbleibende Sicherheitsprobleme.

Qualitätsmängel der Arzneimittel

Qualitätsmängel eines Arzneimittels waren aus historischer Sicht eine der wichtigsten Quellen für mangelnde Sicherheit. Internationale Überwachung und Harmonisierung der Herstellungsprozesse gemäß GMP-Richtlinien tragen dazu bei, dieses Risiko minimal zu halten und beim Auftreten eines Problems rasch zu reagieren.

Vermeidbare und unvermeidbare UAW

Die **vermeidbaren und unvermeidbaren bekannten UAW** bilden heute das größte Problem in der Arzneimittelsicherheit: Ein großer Teil (60–70 %) der bekannten UAW ist vorhersehbar und daher bei Beachtung der Arzneistoff- und Patientencharakteristika vermeidbar. Häufige Ursache für das Auftreten solcher vermeidbaren Sicherheitsprobleme sind fehlende Dosisanpassung im Alter oder bei Ausscheidungsstörungen, falsche Therapie für das Grundleiden, mangelhafte Individualisierung der Dosierung und mangelhafte Überwachung des Patienten auf toxische Reaktionen.

In vielen Fällen führen UAW zu Krankenhauseinweisungen: Eine 1997 durchgeführte Metaanalyse – basierend auf 25 Originalstudien aus sechs Ländern – zeigte, dass zwischen 4,2 % und 6,0 % (Median 5,8 %) aller Krankenhauseinweisungen wegen

einer UAW erfolgten (Mühlberger 1997). Eine prospektive Fall-Kontroll-Studie bei hospitalisierten Patienten aus den USA ergab, dass UAW in 2,3 % der Fälle zu Komplikationen führten, eine Mortalität von 3,5 % zeigten, eine Zunahme der Hospitalisationsdauer um 175 % verursachten und die Durchschnittskosten der Hospitalisation verdoppelten; zudem wären 50 % dieser UAW potenziell vermeidbar gewesen (Classen 1997).

Medikationsfehler

Unter einem **Medikationsfehler** wird die falsche Anwendung eines Arzneimittels verstanden. Meist handelt es sich um eine unbeabsichtigte Verwechslung des verschriebenen Präparates wegen der Ähnlichkeit des Namens oder der Verpackung, um eine falsche Dosierung oder einen falschen Applikationsweg des richtigen Arzneimittels. Solche Medikationsfehler können im Einzelfall letale Folgen haben und sorgen immer wieder für Aufmerksamkeit in den Medien. Im Allgemeinen sind solche Fehler meist das Resultat von mangelhaften Sicherheitsvorkehrungen oder Systemfehlern. Solche Risiken sind nicht vollständig vermeidbar, können aber weitgehend durch geeignete Maßnahmen reduziert werden. In verschiedenen Ländern sind Bestrebungen im Gange, spezielle Datenbanken für Medikationsfehler aufzubauen.

Verbleibende Sicherheitsprobleme

Nach der Zulassung eines neuen Arzneimittels bleiben Risiken bestehen, die während der präklinischen und klinischen Studien der Phasen I bis III nicht aufgedeckt werden konnten. Es können auch unerwartete Langzeitrisiken bei kurzfristig, zur Behandlung akuter Erkrankungen eingesetzten Arzneimitteln auftreten.

11.3.3 Mechanismen

Typ-A-Reaktionen treten im Rahmen der pharmakologischen Wirkungsweise des Arzneistoffes auf und sind damit erklärbar. Weitaus die meisten UAW sind auf Typ-A-Reaktionen zurückzuführen; sie sind für 60–80% – je nach untersuchtem Patientenkollektiv – aller UAW verantwortlich. Typ-A-Reaktionen treten auf, wenn die verabreichte Dosis für den einzelnen Patienten zu hoch ist, sei dies, weil das Zielorgan übermäßig empfindlich auf eine therapeutische Konzentration des Arzneistoffs reagiert (pharmakodynamische Ursachen) oder weil die Eliminationsmechanismen beeinträchtigt sind (pharmakokinetische Ursachen). Die Typ-A-Reaktionen sind bei Kenntnis der Pharmakokinetik und der Pharmakodynamik des Arzneistoffes und unter Berücksichtigung der individuellen Patientenfaktoren in vielen Fällen vermeidbar.

Typ-B-Reaktionen lassen sich nicht von der pharmakologischen Wirkungsweise des Arzneistoffes ableiten und sind daher nicht vorhersehbar und deshalb meist auch nicht vermeidbar. Im Gegensatz zu den Typ-A-Reaktionen können sowohl Arzneistoffe als auch Hilfsstoffe Typ-B-Reaktionen auslösen. Typ-B-Reaktionen sind weitaus seltener; je nach Studienpopulation variiert die Häufigkeit zwischen 10 und 20 % aller UAW. Der Mechanismus ist in vielen Fällen unklar. Ein immunologischer Zusammenhang wird oftmals vermutet, kann aber nur in wenigen Fällen eindeutig nachgewiesen werden. UAW aus dem allergischen Formenkreis ohne eindeutigen allergologischen Nachweis werden als Hypersensitivitätsreaktionen bezeichnet. Echte allergische Reaktionen vom Typ I–IV wie auch pseudoallergische Reaktionen sind möglich. Die pseudoallergischen Reaktionen ahmen echte allergische Reaktionen nach, meist die anaphylaktischen. Die Auslösung dieser Reaktionen erfolgt weitgehend über eine direkte Freisetzung von Mediatoren, über eine direkte Komplementaktivierung, über Interaktionen mit dem Arachidonsäure-Stoffwechsel und über Interaktionen mit Immunmodulatoren. Sie können bereits nach der ersten Exposition ohne vorhergehende

Sensibilisierung auftreten und werden als anaphylaktoide Reaktionen bezeichnet (Tab. 11.4).

Genetische Faktoren können wichtige Ursachen für eine UAW sein. Bei vererbten Stoffwechseldefekten wie Glucose-6-Phosphat-Dehydrogenase-Mangel (G6PD), hepatischer Porphyrie und Methämoglobin-Reduktase-Mangel sowie bei maligner Hyperthermie treten ungewöhnlich schwere und bei Unkenntnis des Defektes unerwartete schwere UAW auf. Auch vererbte Defekte mit Einfluss auf den Arzneistoffmetabolismus – z.B. der Polymorphismus der N-Acetyltransferase bei „Langsam-Acetylierern", der Cytochrom P450-Polymorphismus, der Thiopurin-Methyltransferase-Polymorphismus oder die seltene Variation der Serum-Cholinesterase bei der Succinylcholin-Überempfindlichkeit (Pseudocholinesterase) – können zu schweren UAW führen. Die Bedeutung der Pharmakogenetik im Hinblick auf UAW wird in den kommenden Jahren mit der Zunahme der Forschungsergebnisse auf diesem Gebiet ansteigen (s. Kap. 6).

11.3.4 Risikofaktoren

Alter

Insgesamt zeigen ältere Patienten häufiger UAW. Untersuchungen haben gezeigt, dass die UAW-Inzidenz bei Patienten über 60 Jahre dreimal höher ist als bei Patienten unter 30 Jahre. Wird jedoch der Arzneimittelverbrauch in Relation zur UAW-Inzidenz gesetzt, so ist das Alter an sich bei korrekter und individuell adäquater Dosierung kein Risikofaktor für das Auftreten von UAW.

Geschlecht

Bei Frauen scheinen häufiger UAW aufzutreten. Pharmakokinetische Faktoren, beeinflusst durch geringere Körpergröße, andere Fettverteilung, geschlechtsabhängige Polymorphismen und hormonelle Einflüsse, werden als Ursachen dafür genannt.

Polymedikation

Es besteht ein direkter Zusammenhang zwischen der Anzahl eingenommener Arzneimittel und dem UAW-Risiko: Bei einer Polymedikation ist immer mit einem höheren UAW-Risiko zu rechnen.

Tab. 11.4: Beispiele von Arzneistoffen und Hilfsstoffen, die pseudoallergische Reaktionen auslösen können.

Arzneistoffe

ACE-Hemmer
Acetylsalicylsäure und nicht-steroidale Antiphlogistika (Cyclooxygenase-Hemmer)
Antiinfektiva, z.B. Penicilline, Sulfonamide, Vancomycin
Injektionsanästhetika, z.B. Thiopental
Immunglobuline
Muskelrelaxantien, z.B. Succinylcholin
Opiate, z.B. Morphin, Pethidin, Codein
Protamin
Röntgenkontrastmittel
SH-enthaltende Substanzen, z.B. Captopril, Dimercaprol, D-Penicillamin
Streptokinase
Volumenersatzmittel, z.B. Dextrane, Hydroxyethylstärke, Gelatine

Hilfsstoffe

Benzylalkohol
Farbstoffe
Mizellbildner (Cremophor EL)
p-Hydroxybenzoesäureester (Parabene)
Sulfite

Klinische Arzneimittelentwicklung

Ausscheidungsstörungen

Bei Typ-A-Reaktionen ist meist auch eine direkte Beziehung zwischen der Dosis und dem UAW-Risiko vorhanden. Erkrankungen der Ausscheidungsorgane wie auch kardiale Erkrankungen stellen immer ein Risiko für Typ-A-Reaktionen dar.

Allergien

Prädispositionen für Arzneimittelallergien oder Typ-B-Reaktionen sind Atopien, Asthma, Nasenpolypen, bekannte Überempfindlichkeit auf Acetylsalicylsäure oder Allergien in der Anamnese. Eine gut bekannte Prädisposition ist die Vidalsche Trias (Nasenpolypen, Asthma, Acetylsalicylsäure-Intoleranz). Eine Atopie an sich ist kein Risikofaktor für eine UAW im Allgemeinen oder für allergische UAW; hingegen treten bestimmte UAW wie beispielsweise anaphylaktoide Reaktionen nach Verabreichung von Röntgenkontrastmitteln, nach Einnahme von Acetylsalicylsäure oder nicht-steroidalen Entzündungshemmern häufiger bei atopischen Patienten auf. Bei HIV-Infektionen und gewissen Autoimmunerkrankungen wie beim Sjögren-Syndrom besteht eine erhöhte Häufigkeit von Arzneimittelallergien.

Genetische, ethnische und Umweltfaktoren

Diese sind als UAW-Risikofaktoren ebenfalls in Betracht zu ziehen. Gut bekannt ist die subakute myelooptische Neuropathie SMON, die nur in Japan beobachtet wurde (s. Kasten).

> **Subakute myelooptische Neuropathie**
>
> Diese außergewöhnliche neurologische Erkrankung, auch Myelitis japonica genannt, wurde 1952 in Japan beobachtet. Die Ätiologie blieb lange Zeit ungeklärt, bis dieses Krankheitsbild 1969 mit den halogenierten Hydroxychinolonen in Verbindung gebracht wurde. Das neue Syndrom zeigte ein saisonales Muster, so dass vorerst eine infektiöse Ätiologie vermutet wurde. Epidemiologische Untersuchungen mit Hilfe von Krankheitsregistern konnten zeigen, dass die betroffenen Patienten häufig vor dem Auftreten der Erkrankung hohe Hydroxychinolin-Dosen eingenommen hatten. Das saisonale Muster konnte mit dem saisonal gehäuften Auftreten der Gastroenteritis, der Indikation von Hydroxychinolonen erklärt werden. Die Inzidenz des Syndroms korrelierte eng mit den Verkaufsdaten des Arzneimittels. Nach dem Rückzug des Arzneimittels in Japan verschwand dieses Syndrom weitgehend. Im Tiermodell konnte diese Neuropathie mit den halogenierten Hydroxychinolonen reproduziert werden.

11.4 Systeme zur Überwachung der Arzneimittelsicherheit

Zur systematischen Überwachung der Arzneimittelsicherheit stehen verschiedene methodische Instrumente mit einem **analytischen** und einem **deskriptiven Studienansatz** (Abb. 11.2 / Tab. 11.5) zur Verfügung. Für bestimmte Fragen zu Arzneimittel bedingter Morbidität und Mortalität geben Krankheitsregister wie Missbildungsregister, Krebsregister, Register medizinischer Fachdisziplinen wie der Ophthalmologie und der Hämatologie und Sterberegister wichtige Informationen.

11.4.1 Analytische Studien

Zur Bestimmung des Risikos eines Arzneimittels ist ein analytischer Studienansatz erforderlich. Dabei werden die Methoden der **Pharmakoepidemiologie** eingesetzt (s. Kap. 30). Diese werden hier nur insofern berücksichtigt, als sie direkt für die Arzneimittelüberwachung verwendet werden.

Tab. 11.5: Studienansätze in der Pharmakovigilanz.

Analytische Studien
☐ Experimentelle randomisierte klinische Studien
☐ Nicht-experimentelle, nicht-randomisierte Studien – Fall-Kontroll-Studien – Kohortenstudien mit Kontrollgruppe – Populationsorientiert – Intensives Krankenhaus Drug Monitoring (z. B. CHDM, SAS) – Medical Record Linkage – Arzneimittelorientiert – PEM (Prescription Event Monitoring)
Deskriptive Studien
Spontanberichte (Einzelfallberichte)
Fallserien
Kohortenstudien ohne Kontrollgruppe

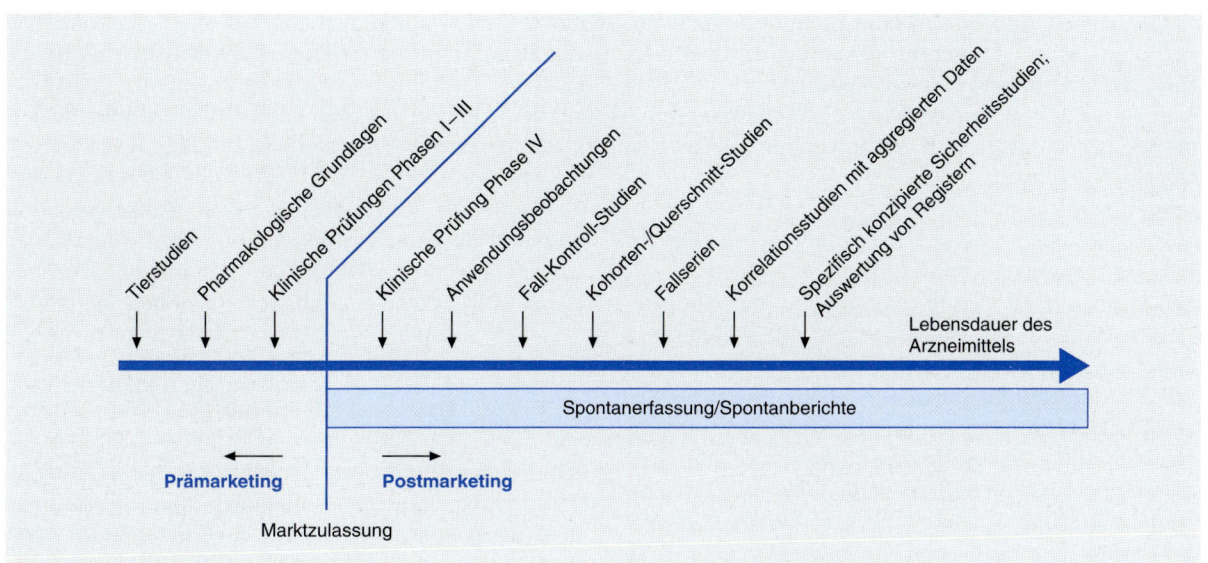

Abb. 11.2: Methodische Instrumente zur Gewinnung von sicherheitsrelevanten Daten in der Pharmakovigilanz.

Klinische Prüfungen der Phase IV

Bei den experimentellen, randomisierten, klinischen Studien handelt es sich im Wesentlichen um **Klinische Prüfungen der Phase IV**. Diese Studien mit standardisiertem Design ergeben aufgrund ihrer validierten Daten prüfstatistisch abgesicherte Aussagen zu den untersuchten Fragestellungen und lassen quantitative Aussagen zur Häufigkeit unerwünschter Wirkungen zu. Sie haben den Nachteil, dass UAW mit einer Häufigkeit von $< 0,2\,\%$ nicht aufgefunden werden können. Die Probandenzahl ist zu klein, die Beobachtungsdauer zu kurz und die Studienbedingungen entsprechen nicht dem klinischen Alltag, da die Patienten selektioniert sind, sei es in Bezug auf die Indikation, auf die Komedikation und Sekundärkrankheiten oder in Bezug auf das Alter und Geschlecht.

Beispiel: Mibefradil

1997 wurde der neu eingeführte Calcium-Antagonist Mibefradil wegen seines hohen Interaktionspotenzials bereits 1998 von der Herstellerfirma vom Markt zurückgezogen: erst nach der Markteinführung zeigte Mibefradil sein klinisch relevantes Interaktionspotenzial mit einer Vielzahl von Arzneistoffen, die über das Arzneimittel abbauende Enzym Cytochrom P450 metabolisiert werden. In Kombination mit Beta-Blockern kam es zu lebensbedrohlichen Situationen mit Herzstillstand, mit HMG-CoA-Reduktase-Hemmern zu massiver Rhabdomyolyse und mit Ciclosporin zu Transplantationsabstoßungsreaktionen.

Neben den Wechselwirkungen mit anderen Arzneistoffen bestehen auch Interferenzen des neuen Arzneistoffes mit medizinischen, kulturellen oder ernährungsbedingten Faktoren, welche in klinischen Studien nicht oder nicht repräsentativ berücksichtigt wurden, was nach der Markteinführung zu einem unterschiedlichen Nebenwirkungsprofil führen kann. Wird beim Erstellen eines Studienprotokolls eine unerwünschte Wirkung nicht vermutet und daher nicht spezifisch untersucht, oder kann sie mit den in der Studie verwendeten Standarduntersuchungen nicht lokalisiert werden, bleibt die UAW unentdeckt (z. B. Herzklappenveränderungen unter Dexfenfluramin). Demgegenüber sind verschiedentlich in Tierversuchen beobachtete Nebenwirkungen später in klinischen Studien beim Menschen und in der Postmarketing-Phase nicht bestätigt worden:

Beispiel: Fluorchinolone

Die im Tierversuch durch Fluorchinolone verursachten degenerativen Arthropathien und erosiven Knorpelveränderungen der Belastungsgelenke, insbesondere während der Wachstumsphasen konnten in den klinischen Studien beim Menschen nicht bestätigt werden. Hingegen wurde erst in der Postmarketing-Phase das Auftreten von Tendinopathien unter diesen Chinolonen beobachtet.

Nicht-experimentelle, nicht-randomisierte Studien

Die in der Pharmakovigilanz eingesetzten nicht-experimentellen, nicht-randomisierten Studien wie Fall-Kontrollstudien, Kohorten- und Querschnittsstudien werden systematisch in Kapitel 30 besprochen.

Klinische Arzneimittelentwicklung

Oftmals werden **Beobachtungsstudien** angewendet, die auch als **Anwendungsbeobachtungen** oder **Postmarketing-Surveillance-Studien** bezeichnet werden. In diesen Studien wird ohne eine Intervention des Untersuchers (d.h. keine studienspezifischen Vorgaben für den behandelnden Arzt) das neue Arzneimittel im klinischen Alltag systematisch beobachtet. Sie orientieren sich in der Anlage und Durchführung an einer Kohortenstudie (s. Kap. 30.2.2) und können ohne Vergleichsgruppe arzneimittelspezifisch oder mit zwei oder mehr zu vergleichenden Gruppen auch indikationsorientiert angelegt sein. Solche Studien geben weiteren Aufschluss zum Nutzen/Risiko-Verhältnis bei breiter Anwendung im klinischen Alltag, sei es im stationären oder ambulanten Bereich, führen zu Erkenntnisgewinnen über die Arzneimittel-Anwendung (Verordnungsverhalten, Beachtung der Fach- und Gebrauchsinformationen sowie der Zulassungsauflagen, Akzeptanz, Compliance usw.), erweitern die Erkenntnisse zur Wirksamkeit und führen zur Nutzung der Erfahrungen von Arzt und Patient in der Anwendung neuer Arzneimittel.

Bei den populationsorientierten Kohortenstudien mit Kontrollgruppe sind die **intensiven Krankenhausüberwachungssysteme** von Bedeutung. Sie leiten sich historisch vom 1962 gegründeten „Boston Collaborative Drug Surveillance Program" (BCDSP) ab. In der Schweiz wurde 1974 das „Comprehensive Hospital Drug Monitoring" (CHDM) eingeführt, das 1996 in die Stiftung für Arzneimittelsicherheit (SAS) übergeführt wurde. In Deutschland wird seit 1979 im Rahmen des AMÜP (Arzneimittelüberwachung in der Psychiatrie) und dem heutigen AMSP-System die Arzneimittelsicherheit in der Psychiatrie überwacht, und in Bremen besteht an den vier Zentralkrankenhäusern seit 1985 ein Pharmakovigilanz-System.

Eine arzneimittelorientierte Kohortenstudie stellt das in England 1980 eingeführte **„Prescription Event Monitoring" (PEM)** dar. In diesem Überwachungssystem werden mittels Fragebögen Ärzte, die die zu überwachenden Arzneimittel verschrieben haben (im Allgemeinen sind es die neu zugelassenen), systematisch nach dem Auftreten von unerwünschten Ereignissen befragt. Mit dieser Methode lassen sich Arzneimittelexpositionen in einer großen Population untersuchen. Sie hat jedoch ihre Grenzen: einerseits birgt sie logistische Schwierigkeiten in sich, andererseits erfordert sie die mühsame Bearbeitung von Tausenden von Rezeptkopien und Fragebögen. Erfolg versprechend sind Korrelationsstudien mit aggregierten Daten (**„Medical Record Linkage"**) für bestimmte Fragestellungen: Durch das Zusammenführen von medizinisch relevanten, personenbezogenen Daten aus großen Datenbanken von Krankenkassen und Sozialversicherungen und nachfolgender Analyse können Fragen wie beispielsweise „Werden Herpesviren durch Impfungen reaktiviert?" angegangen werden. Diese Methode hat jedoch den Nachteil, dass die verwendeten Datenbanken im Hinblick auf die Patientenpopulation Verzerrungen aufweisen und die aggregierten, sicherheitsrelevanten Daten oftmals eine ungenügende Qualität zeigen.

11.4.2 Deskriptive Studien

Kohortenstudien ohne Kontrollgruppen (Anwendungsbeobachtungen), **Fallserien** und **Spontanerfassungssysteme** sind die in der Pharmakovigilanz eingesetzten deskriptiven Methoden. Die Spontanerfassungssysteme bilden nach wie vor das Rückgrat der Pharmakovigilanz und damit auch der Arzneimittelsicherheit.

Das Spontanerfassungssystem

Durch die Thalidomid-Katastrophe wurde 1961 einer breiten Öffentlichkeit bewusst, dass moderne Arzneimittel unerwartet Patienten schädigen können. Weltweit hat diese Katastrophe die Initialzündung gegeben, in systematischer Weise das Auftreten von vermuteten UAW zu dokumentieren und zu sammeln. **Die Erfassungsmethode beruht auf der spontanen, freiwilligen Berichterstattung durch Angehörige der Heilberufe**, insbesondere durch Ärzte, aber auch durch Krankenhaus- und Offizinapotheker an eine zentrale, nationale Meldestelle.

Entwicklung von Spontanerfassungssystemen

In Deutschland wurde bereits 1958 die Arzneimittelkommission der deutschen Ärzteschaft (AkdÄ) mit dem Ziel gegründet, Arzneimittelrisiken zu erfassen. Die spontane Berichterstattung kam aber erst ab 1962 als Folge der Thalidomid-Katastrophe in Gang. 1968 beschlossen 10 Länder in Europa, Nordamerika und Australien, ihre nationalen Datensammlungen zusammenzufassen und im Rahmen der WHO ein internationales Drug Monitoring aufzubauen. Heute umfasst das „WHO International Drug Monitoring Program" 57 Länder. In der Schweiz wurde das Spontanerfassungssystem, die Schweizerische Arzneimittel-Nebenwirkungs-Zentrale (SANZ), erst 1981 auf Initiative der Schweizer Ärzteschaft und der schweizerischen Gesellschaft für chemische Industrie eingeführt. Mittlerweile finden sich in praktisch allen industrialisierten Ländern Spontanerfassungszentren, meist integriert in die nationale Zulassungsbehörde. In einzelnen Ländern erfolgt die Spontanerfassung im Rahmen einer privaten Organisation, wie beispielsweise LAREB in Holland, unter Aufsicht und Führung von Angehörigen der Heilberufe (LAREB wurde auf Initiative der Apotheker gegründet) oder an Universitätskliniken im Rahmen ihrer Aufgabe als Arzneimittelinformationsstelle mit einem gesetzlichen Auftrag (z. B. in Frankreich).

Spontanerfassungssysteme gelten als wichtiger Pfeiler in der Erfassungsstrategie von neuen, unbekannten, unerwarteten und seltenen UAW, von Spätreaktionen, von Interaktionen sowie von Patientengruppen mit besonderen Arzneimittelrisiken. Sie sind keine Messsysteme für unerwünschte Ereignisse, sondern vielmehr Detektionssysteme und primär dafür geeignet, **Signale** von möglichen UAW zu generieren oder auf eine Erhöhung eines bereits bekannten Arzneimittelrisikos hinzuweisen. Sie erlauben es, **Hypothesen** zu **generieren**. Zur Überprüfung dieser Hypothesen, zur Abschätzung der Inzidenz, des relativen bzw. des Zusatzrisikos wie auch zur Auffindung des zugrunde liegenden Mechanismus und zur Bestimmung von Risikopatienten sind weitere Schritte erforderlich. Zur Überprüfung der so generierten Hypothesen werden häufig pharmakoepidemiologische Methoden herangezogen (s. Kap. 30.2).

Meldungen von vermuteten UAW durch Ärzte oder Apotheker werden als **Spontanberichte** bezeichnet. Sie erfolgen in den meisten Ländern freiwillig. Nur Frankreich, Österreich, Schweden und Norwegen kennen eine Meldepflicht bei schwerwiegenden UAW. In der Schweiz sieht das neue Heilmittelgesetz eine solche Meldepflicht vor. Bei diesen Einzelfallberichten handelt es sich nicht nur um Meldungen unerwünschter Ereignisse, sondern aufgrund der klinischen Situation wird ein Zusammenhang zwischen dem beobachteten unerwünschten Ereignis und einem oder mehreren verabreichten Arzneimitteln vermutet. Spontanmeldungen sind daher immer **Verdachtsmeldungen.** Die positive Beurteilung des Kausalzusammenhangs wird bei Spontanberichten impliziert, es sei denn, dies werde vom Melder ausdrücklich verneint. Die Diagnose einer Arzneimittel induzierten Erkrankung oder einer UAW ist immer eine **Ausschlussdiagnose.** Da UAW Symptome von natürlich vorkommenden Krankheiten nachahmen, muss bei der Evaluation und Beurteilung eines Spontanberichts differentialdiagnostisch eine Erkrankung von einem Arzneimittel induzierten Symptom abgegrenzt werden. Ein einzelner Faktor allein ist für den Verdacht, dass ein Arzneimittel die Ursache des unerwünschten Ereignisses sein könnte, nicht Ausschlag gebend. Je mehr Faktoren allerdings zutreffen, desto größer wird der Verdacht (Tab. 11.6). In der Spontanerfassung ist vor allem die Kenntnis der exakten zeitlichen Zusammenhänge zwischen den Therapiedaten des Arzneimittels und dem zeitlichen Verlauf des unerwünschten Ereignisses sehr wichtig. Die in Tab. 11.8 aufgeführten Datenelemente sind auch für die Meldung einer UAW an eine Meldestelle von zentraler Bedeutung. Als minimale Anforderungen an eine Meldung gelten: identifizierbarer meldender Arzt oder Apotheker, identifizierbarer Patient, unerwünschtes Ereignis und ein Arzneimittel.

Stärken der Spontanerfassungssysteme: Spontanerfassungssysteme haben den wesentlichen Vorteil gegenüber allen anderen Methoden der Nebenwirkungserfassung, potenziell das volle Spektrum der medizinischen Behandlung abzudecken, sowohl im Krankenhaus als auch in der ambulanten Praxis. Die Erfassung erstreckt sich auf die gesamte Patien-

Tab. 11.6: Gründe für die Annahme, dass ein unerwünschtes Symptom Arzneimittel induziert ist.

Zeitlicher Zusammenhang	Plausibles zeitliches Verhältnis zwischen der Einnahme des Arzneimittels und dem Auftreten des unerwünschten Symptoms
Absetzversuch (Dechallenge)	Zusammenhang zwischen dem Absetzen des Arzneimittels und dem Nachlassen des unerwünschten Symptoms
Reexposition (Rechallenge)	Wiederauftreten des unerwünschten Symptoms nach dem Wiedereinsetzen des Arzneimittels
Dosis-Wirkungs-Beziehung	Zusammenhang zwischen der Dosis und dem Ausmaß des unerwünschten Symptoms
Wirkungsmechanismus	Pharmakologische oder toxikologische Erklärung für das unerwünschte Symptom
Klasseneffekt	ähnliche unerwünschte Ereignisse bekannt bei pharmazeutisch-chemisch oder pharmakologisch-therapeutisch ähnlichen Arzneistoffen
Fehlen von alternativen Ursachen	Fehlen von anderen Ursachen wie beispielsweise andere Arzneimittel oder Krankheiten, die das Symptom erklären könnten

Klinische
Arzneimittelentwicklung

tenpopulation ohne Einschränkungen im Hinblick auf Alter, Geschlecht, Herkunft, genetische Disposition, Grundkrankheit, Sekundärkrankheiten, Schweregrad der Krankheit, Indikation für das Arzneimittel oder Komedikationen. Es werden alle Arzneimittel bereits bei ihrer Einführung und während ihrer gesamten Lebensdauer erfasst. Die Überwachung erfolgt kontinuierlich, und der medizinische Alltag wird bezüglich der Verschreibungspraxis nicht beeinflusst. Zudem arbeiten diese Erfassungssysteme sehr kostengünstig und sind daher aus der Sicht der Kosten/Nutzen-Rechnung die effizientesten Systeme zur Erfassung neuer UAW, die selten und meist in Risikogruppen oder in Kombination mit anderen Arzneimitteln auftreten. Aufgrund der starken Signalfunktion von Spontanberichten liegt eine wesentliche Stärke dieser Systeme in der **Frühwarnfunktion.**

Grenzen der Spontanerfassungssysteme: Wesentliche Einschränkungen dieser Spontanerfassungssysteme bestehen vor allem im Fehlen von Kontrollgruppen und in der unsystematischen Datenerfassung durch freiwillige und spontane Meldung der UAW. Dies führt zu einer uneinheitlichen Melderate. Außerdem sind die Daten aufgrund systematischer Verzerrungen („bias") oder zufälliger Störgrößen („confounders") nicht repräsentativ und enthalten überdies teilweise ungenügende klinische Informationen. Spontanerfassungssysteme lassen anhand der gemeldeten UAW **keine Aussagen zur Häufigkeit oder zur Inzidenz** zu (Abb. 11.3). In der Spontanerfassung ist nur die Zahl der gemeldeten Fälle bekannt; eine Extrapolation auf die gesamte exponierte Bevölkerung ist wissenschaftlich nicht zulässig. Die Melderate von UAW zeigt oftmals unvorhergesehene Fluktuationen. Gut bekannt ist das so genannte **„Under-Reporting":** Auch wenn eine UAW vermutet wird, wird sie oftmals nicht gemeldet. Inman, ein Pionier auf dem Gebiet der Arzneimittelsicherheit und Gründer des Spontanerfassungssystems in England („yellow card system") hat die häufigsten Gründe, welche zum Nichtmelden einer UAW führen, als „the seven deadly sins" bezeichnet (Tab. 11.7).

Aufgrund von langjährigen Erfahrungen mit Spontanerfassungssystemen und von Studien zum Meldeverhalten von Ärzten und Apothekern weiß man, dass ein selektives Under-Reporting besteht: Schwerwiegende, lebensbedrohliche oder potenziell schwerwiegende Fälle sowie UAW, welche die Lebensqualität beeinflussen, werden häufiger gemeldet. Ebenso werden UAW von neuen Arzneimitteln wie auch UAW von Arzneimitteln, die in der ambulanten Praxis breit verwendet werden, bevorzugt gemeldet.

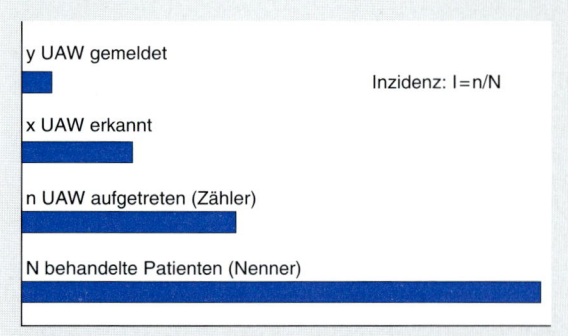

Abb. 11.3: Angaben zur Inzidenz sind im Spontanerfassungssystem nicht möglich, da weder N (Anzahl behandelter Patienten/Nenner) noch n (Anzahl aufgetretener UAW/Zähler) bekannt sind. Nur der Anteil der gemeldeten UAW (y) ist bekannt. Mit Hilfe von Daten zum Arzneimittelverbrauch kann die Häufigkeit einer UAW geschätzt werden.

Beispiel für ein selektives Under-Reporting

Husten ist ein weit verbreitetes Symptom und tritt als Klasseneffekt unter den ACE-Hemmern auf. Heute wird – je nach Studie – die Häufigkeit von ACE-Hemmer-induziertem Husten mit 10–15 % angegeben. Angioödeme treten als Klasseneffekt ebenfalls unter den ACE-Hemmern auf, sind aber bedeutend seltener als Husten. Ihre Häufigkeit wird mit ca. 0,1 bis 0,5 % angegeben. Das hereditäre Angioödem ist in der Bevölkerung eine seltene Erkrankung. Deshalb ist das Under-Reporting für das ACE-Hemmer-induzierte Angioödem bedeutend kleiner als für den ACE-Hemmer-induzierten Husten. Abb. 11.4 mit den Spontanmeldungen von Husten und Angioödemen nach Gabe von ACE-Hemmern an die SANZ illustriert dies deutlich: In 11 % aller ACE-Hemmer-Berichte wurde Husten gemeldet, hingegen in 20 % aller Berichte ein Angioödem.

Tab. 11.7: Gründe, weshalb UAW nicht gemeldet werden („The seven deadly sins" nach Inman 1986).

Die irrtümliche Meinung, dass nur sichere Arzneimittel auf dem Markt sind („complacency")
Angst vor gerichtlichen Folgen („litigation")
Schuldgefühle gegenüber dem Patienten, da er durch eine ärztliche Behandlung geschädigt wurde („guilt")
Wissenschaftlicher Ehrgeiz, Publikation des Berichts in Fachzeitschriften („ambition")
Unkenntnis darüber, wo und was zu melden ist („ignorance")
Zurückhaltung aus Angst, sich bei einer Verdachtsmeldung unwissend zu zeigen oder sich lächerlich zu machen („diffidence")
Lethargie; Mischung aus mangelndem Interesse, mangelnder Zeit, fehlendem Meldeformular, Nachlässigkeit u.a. („lethargy")

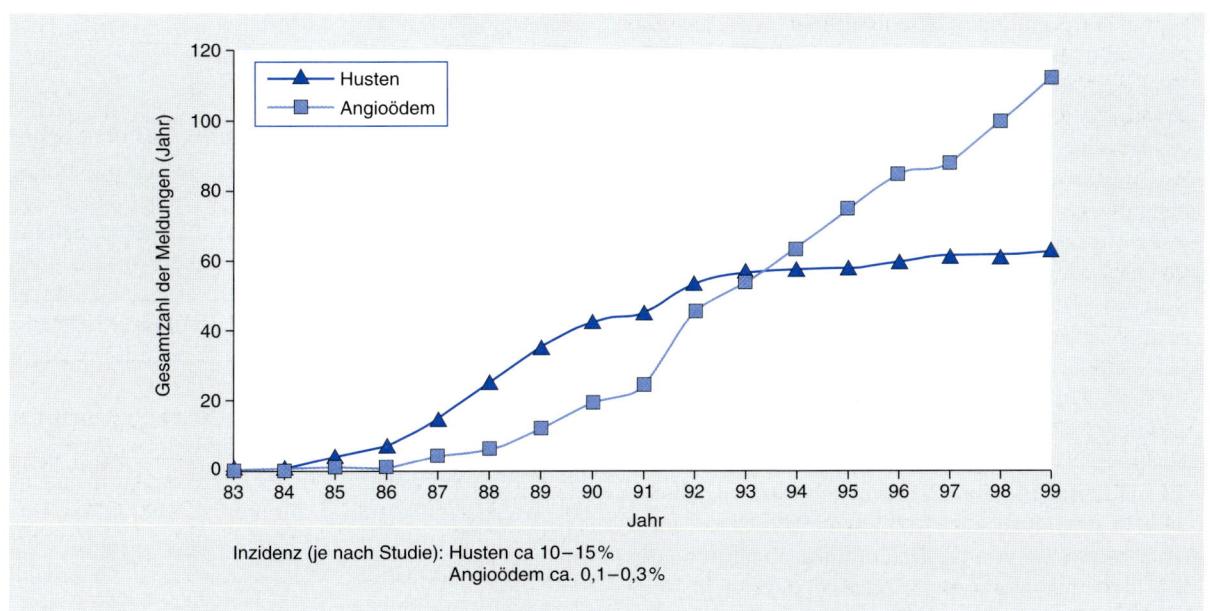

Abb. 11.4: Spontanmeldungen von Husten und Angioödemen nach Gabe von ACE-Hemmern (Meldungen an die SANZ aus den Jahren 1983–1999).

Es werden oftmals selbst schwerwiegende und den Patienten schädigende unerwünschte Wirkungen eines Arzneimittels nicht gemeldet, wenn diese zur Behandlung eines schweren Krankheitsbildes eingesetzt werden. Aus der Praxis werden beispielsweise im Vergleich zur Häufigkeit ihres tatsächlichen Auftretens wenige Fälle von UAW zu Zytostatika oder HIV-Therapeutika spontan gemeldet. Die Melderate für Spontanberichte variiert während der Lebenszeit eines Arzneimittels: die meisten UAW werden innerhalb der ersten fünf bis sieben Jahre gemeldet.

Bei einzelnen Arzneimitteln können das öffentliche Interesse und die entsprechende Publizität in den Medien das Meldeverhalten beeinflussen und als sog. **„reporting bias"** eine selektive Zunahme von Meldungen auslösen. Diese einschränkenden Faktoren machen vergleichende Nutzen/Risiko-Analysen auf der Basis von Daten aus der Spontanerfassung problematisch. Deren Resultate sind mit Vorsicht zu interpretieren. In Kenntnis der Verbrauchsdaten können jedoch Abschätzungen gemacht werden.

11.5 Identifizierung von Sicherheitsproblemen und Kausalitätsbewertung

11.5.1 Signalgeneration

Sicherheitsprobleme von Arzneimitteln können grundsätzlich während ihrer ganzen Marktlaufzeit auftreten. Die meisten Probleme werden jedoch mit hoher Wahrscheinlichkeit innerhalb der ersten Jahre nach Marktzulassung entdeckt. Seltene, nur bei bestimmten Patientenrisikogruppen auftretende UAW oder das Zusatzrisiko einer bereits bekannten UAW können aber auch erst Jahre nach der Zulassung bekannt werden (z. B. die QT-Verlängerung nach Terfenadin oder Cisaprid in Verbindung mit enzym-

hemmenden Substanzen wie Cimetidin, Ketoconazol, Makrolid-Antibiotika u. a.). Zum Zeitpunkt des ersten Hinweises auf ein mögliches Arzneimittelrisiko besteht in den meisten Fällen keine klare Beurteilungsgrundlage. Diese ersten Hinweise auf ein Sicherheitsproblem werden daher als **Signale** oder **„alerts"** bezeichnet. Die Signale können von unterschiedlicher Stärke und Bedeutung sein.

Die Signalgeneration kann als die Entstehung von neuer Information – ausgehend von einer Informationsquelle mit Sicherheitsdaten – definiert werden. Diese neue Information weist auf noch nicht bekannte Risiken eines Arzneimittels oder auf eine Erhöhung des bisher bekannten Risikos, sei es in Bezug auf die Häufigkeit des Auftretens oder in Bezug auf den Schweregrad hin, wie auch in Bezug auf ein ungünstigeres Nutzen/Risiko-Verhältnis als bisher angenommen und hat entsprechende Maßnahmen zur Risikosenkung zur Folge. Die Signale selbst müssen nach der Erkennung auf ihre Evidenz für die Zuverlässigkeit der Information und auf ihre Relevanz für die Arzneimittelsicherheit ausgewertet werden. Das Generieren von Signalen muss sowohl auf internationaler Ebene innerhalb des WHO Adverse Drug Monitoring Programms als auch auf nationaler Ebene erfolgen.

Spontanerfassungssysteme (s. Kap. 11.4.2) sind die klassischen Signalgenerationssysteme. Immer mehr werden aber auch andere Methoden und Informationsquellen von publizierten und nichtpublizierten Sicherheitsdaten zur Signalgeneration herangezogen: Krankheitsregister wie auch Datenbanken von Krankenkassen und Sozialversicherungen können bei entsprechender Datenqualität zur selektiven Signalgeneration verwendet werden. Keine Signalgenerations-Methode für sich allein ist in der Lage, alle Sicherheitsprobleme frühzeitig zu orten und damit alle UAW zu identifizieren. Andererseits besteht immer auch die Gefahr, dass falsche Signale generiert werden.

Die Signalgeneration kann auf verschiedene Weise systematisch angegangen werden:

☐ Am häufigsten werden Signale bei der Auswertung eines oder meist mehrerer ähnlich gut dokumentierter **Spontanberichte** von aufmerksamen und motivierten Angehörigen der Heilberufe generiert. Diese Einzelfallberichte zusammen mit dem Wissen und der Intuition des Beurteilers können zu einem Signal und damit zur Identifikation einer potenziellen UAW führen.

☐ Manche selten vorkommende und meist schwere Erkrankungen wie Agranulozytose, aplastische Anämie, anaphylaktischer Schock, Myasthenia gravis oder die schweren Hautkrankheiten wie Stevens Johnson-Syndrom oder toxische epidermale Nekrolyse sind oftmals Arzneimittel induziert. Ein regelmäßiges **systematisches Screening** der benutzten Datenbanken nach ähnlichen Fällen kann zur gezielten Signalgeneration eingesetzt werden.

☐ Für die Signalgeneration zunehmend an Bedeutung gewinnen Vergleichsmethoden, basierend auf der Melderate von Spontanberichten (**proportionale Melderaten** oder „proportional reporting ratio" (PRR)). Dabei werden die Meldungen, welche ein Organsystem betreffen, mit allen Meldungen zum Arzneimittel verglichen.

Seltener kommen Signale aus klinischen oder epidemiologischen Studien, da diese Studien meist primär als Wirksamkeitsstudien angelegt sind und oftmals für die Generation von Signalen zu langsam, zeitaufwendig, arbeitsintensiv und zu teuer sind. Signale aus Studien tendieren dahin, stärker zu sein als Signale aus der Spontanerfassung, da das strenge Studiendesign und die Analyse eine bessere Beurteilung der Kausalität und der Häufigkeit der UAW ermöglichen. Doch oftmals liegen bei der initialen Erfassung und Beurteilung eines Sicherheitsproblems nur wenige Studien vor, die eine klare Aussage zum Problem erlauben. Auch in Studien stellt sich das Problem von systematischen Verzerrungen und Störgrößen (Bias und Confounder, s. Kap. 30.2.3). Signale aus epidemiologischen Studien haben denn auch verschiedentlich zu falsch positiven Signalen geführt, z.B. die Assoziation einer erhöhten Mortalität von Selegilin, ein erhöhtes Krebsrisiko im Kindesalter nach neonataler Gabe von Vitamin K und die Erhöhung des Myokardinfarktrisikos durch Calcium-Antagonisten.

Der letzte und entscheidende Schritt ist die Frage, was mit dem generierten Signal gemacht werden soll: Zu warten, bis weitere Evidenz vorhanden ist, oder proaktiv vorgehen. Diese Entscheidung muss unter Berücksichtigung der vorhandenen Evidenz des Sicherheitsproblems und dessen möglichen Einflusses auf die Nutzen/Risiko-Bewertung gefällt werden. Der erfolgreiche Umgang mit einem Sicherheitsproblem hängt aber nicht nur von den richtigen Entscheidungen ab, sondern auch von den Maßnahmen, welche den Patienten und Angehörige der Heilberufe verständlich gemacht werden müssen (s. auch Kasten).

Beispiel: „Pillenangst"

Die so genannte „Pillenangst" 1997 kann als Beispiel dienen, wie eine rasche regulatorische Maßnahme der Zulassungsbehörde basierend auf ersten Erkenntnissen eines möglichen Sicherheitsproblems zur Unsicherheit der Bevölkerung mit negativen Auswirkungen führte: 1997 ergab eine Studie eine kleine, aber absolute Zunahme des Risikos einer thromboembolischen Komplikation mit Todesfolge unter den neuen peroralen Kontrazeptiva der dritten Generation im Vergleich zu den Kontrazeptiva der zweiten Generation. Diese Beobachtung veranlasste die Behörden verschiedener Länder zu Maßnahmen. Aus Angst vor thromboembolischen Komplikationen setzten in England viele Frauen das Kontrazeptivum ab, worauf es in der Folge zu einer

massiven Zunahme unerwünschter Schwanger-
schaften und Schwangerschaftsabbrüchen kam.
Weitere groß angelegte epidemiologische Studien
und eine Reevaluation und Analyse der Daten mit
Berücksichtigung der methodischen Verzerrungen
zeigten, dass kein Unterschied im thromboembolischen Risiko zwischen den oralen Kontrazeptiva
der zweiten und dritten Generation bestand.

11.5.2 Kausalitätsbewertung

Das **Ziel einer Kausalitätsanalyse** ist zu entscheiden, ob ein kausaler Zusammenhang zwischen einem unerwünschten Ereignis und der Arzneimittelanwendung besteht. Dabei ist zu unterscheiden zwischen der kausalen Beurteilung eines Einzelfalles,
die in diesem Kapitel erläutert wird, und der Kausalitätsbeurteilung in der Pharmakoepidemiologie, die
sich für die Spezifität eines Ereignisses und das Maß
der Assoziation zwischen Ursache und Wirkung interessiert. Die in der Epidemiologie verwendeten
Methoden zur Kausalitätsbewertung werden in Kap.
30.2.2 behandelt.

Fragenkomplexe in der Kausalitäts-
bewertung

Bei der Kausalitätsanalyse eines unerwünschten Ereignisses sind im Wesentlichen drei Fragenkomplexe anzugehen:

☐ **Zeitliche Zusammenhänge,**

☐ **Ausschluss alternativer Ursachen (Differentialdiagnose) und**

☐ **Pharmakologische Plausibilität.**

Um eine dieser Fragen beantworten zu können und
um letztlich die Wahrscheinlichkeit eines kausalen
Zusammenhangs zwischen dem verdächtigen Arzneimittel und der unerwünschten Reaktion abschätzen zu können, müssen die in Tab. 11.8 aufgeführten
Informationen vorhanden sein.

Zeitliche Zusammenhänge: Die positive Beurteilung einer Kausalität zwischen Arzneimittel und Ereignis setzt voraus, dass zwischen der Einnahme des
Arzneimittels und dem Auftreten des unerwünschten
Ereignisses ein adäquater und plausibler zeitlicher
Zusammenhang besteht. Diese Voraussetzung ist jedoch nicht hinreichend. Ein weiteres wichtiges Argument in der Kausalitätsbeurteilung ist der **Absetz-
versuch (Dechallenge):** Das Verschwinden des unerwünschten Ereignisses nach dem Absetzen des
Arzneimittels wird als starkes Argument für ein Arzneimittel induziertes Ereignis erachtet. Zusammen
mit dem positiven Dechallenge ist die positive
Reexposition (Rechallenge) ein wichtiges Argument für einen kausalen Zusammenhang: Kann das
unerwünschte Ereignis nach dem Wiedereinsetzen
des verdächtigten Arzneimittels neu ausgelöst werden, ist ein kausaler Zusammenhang sehr wahrscheinlich. Es muss aber beachtet werden, dass ge-

Tab. 11.8: Benötigte Datenelemente zur umfassenden Beurteilung einer UAW.

Informationen zum Patienten

☐ Identifizierbarer Patient mit Angaben zum Alter / Geschlecht und weiteren Angaben zu Gewicht, Größe, ethnischer
Zugehörigkeit
☐ Informationen zu seiner Krankengeschichte: Grunderkrankung, Risikofaktoren, Ausscheidungsstörungen, Komor-
bidität, Arzneimittel und Allergien in der Anamnese, Schwangerschaft, Rauch- und Trinkgewohnheiten, Lebensumstände

Informationen zum verdächtigen Arzneimittel / zu den verdächtigen Arzneimitteln

☐ Therapiedaten
☐ Dauer der Behandlung bis zum Auftreten des Ereignisses (Latenzzeit)
☐ Dosierung und Applikation
☐ Indikation für das verdächtigte Arzneimittel

Informationen zur Komedikation / zu den nicht verdächtigten Arzneimitteln

Informationen zur klinischen Beobachtung der/des unerwünschten Ereignisse(s)

☐ Beschreibung der beobachteten Symptome
☐ Beginn des Auftretens
☐ Verlauf der Reaktion („outcome")
☐ Resultat eines Absetzversuchs („dechallenge")
☐ Resultat einer Reexposition („rechallenge")
☐ Relevante Zusatzinformationen (Plasmakonzentrationsmessungen, Labordaten, Resultate einer Biopsie/Autopsie
u. a.)

Klinische
Arzneimittelentwicklung

rade bei subjektiven Symptomen wie Kopfschmerzen, Schwindel und Übelkeit eine positive Reexposition auch einen Placeboeffekt darstellen kann. Bei den seltenen, schweren und lebensbedrohlichen Typ-B-Reaktionen, bei denen wenig Informationen verfügbar sind und eine Reexposition wertvollen Aufschluss über die Kausalität geben könnte, ist sie medizinisch und ethisch nicht vertretbar.

Ausschluss alternativer Ursachen: Die klinische Differentialdiagnose mit einem weitgehenden Ausschluss alternativer Ursachen ist der zweite wichtige Faktor in der ganzheitlichen Beurteilung. Dabei stellen sich folgende Fragen:

☐ Steht das unerwünschte Ereignis im Zusammenhang mit der zu behandelnden Grunderkrankung?

☐ Hat ein anderes Arzneimittel das unerwünschte Ereignis hervorgerufen?

☐ Handelt es sich um ein Symptom einer (neuen) Sekundärerkrankung?

☐ Steht das unerwünschte Ereignis zufällig in zeitlichem Zusammenhang mit der Arzneimittelaufnahme?

Pharmakologische Plausibilität: Die Beurteilung der pharmakologischen Plausibilität und des Bekanntheitsgrades der UAW ist der dritte Faktor in der Kausalitätsanalyse. Dabei stellen sich folgende Fragen:

☐ Wurde diese UAW bereits beobachtet und umfassend und detailliert beschrieben?

☐ Finden sich in der Literatur anekdotische Einzelfallberichte?

☐ Ist die UAW biologisch zu erwarten?

☐ Ist eine ähnliche Reaktion mit analogen Arzneimitteln oder Hilfsstoffen bekannt?

☐ Passt das unerwünschte Ereignis zum pharmakologischen Wirkungsspektrum des verdächtigen Arzneimittels oder zu analogen Arzneimitteln aus der gleichen Stoffklasse?

☐ Ist bei Typ-A-Reaktionen die vermutete Arzneistoffkonzentration zum Zeitpunkt und am Ort des Auftretens des unerwünschten Ereignisses ausreichend für die Erklärung einer pharmakologischen Ursache?

Verfahren der Kausalitätsbewertung

Als Ergebnis der Analyse aller Fragenkomplexe wird beurteilt, ob die Wahrscheinlichkeit einer arzneimittelbedingten Ursache für das unerwünschte Ereignis größer ist als die Wahrscheinlichkeit einer alternativen Ursache. In der Kausalitätsbewertung sind folgende Faktoren zu gewichten:

☐ Stärke der Assoziation

☐ Beziehung zwischen verabreichter Dosis und Auftreten einer UAW

☐ zeitliche Zusammenhänge / Chronologie / Reversibilität der UAW

☐ Konsistenz / Qualität der Daten

☐ Plausibilität

Die Kausalitätsbeurteilung gründete sich lange Zeit auf der Expertenmeinung der Ärzte und klinischen Pharmakologen als auf einer systematisch strukturierten Bewertungsmethode. Im Laufe der weltweiten Harmonisierungen in der Arzneimittelüberwachung wurde mit Hilfe von systematisch strukturierten Verfahren versucht, die Kausalitätsbewertung zu standardisieren. Mittlerweile sind in der Literatur rund 40 verschiedene Verfahren beschrieben. Bis heute hat sich jedoch keine allgemein anerkannte Bewertungsmethode international durchgesetzt. Die verschiedenen Methoden können im Wesentlichen in drei Gruppen eingeteilt werden:

1. Algorithmen, welche die UAW in verschiedene **Kausalitätsklassen** einteilen:
   Die Einteilung des Einzelfalls erfolgt über eine Analyse anhand eines Entscheidungsbaums (Abb. 11.5). Das Produkt der Kausalitätsbewertung ist eine Einteilung in eine Kausalitätsklasse, die die Wahrscheinlichkeit des kausalen Zusammenhangs in sprachlichen Wertausdrücken festhält: sicher („certain"), gesichert („definite"), höchst wahrscheinlich („highly probable"), wahrscheinlich („probable"), möglich („possible"), unwahrscheinlich („unlikely"), nicht auszuschließen („remote"), nicht im Zusammenhang („not related", „no association"), freibleibend/unbewertet („conditional/unclassified"), nicht beurteilbar („not assessable", „unassessable/unclassifiable"). Der Wertausdruck „sicher" bezeichnet nicht eine 100 %-ige Sicherheit im mathematischen Sinn, sondern vielmehr eine „mit an Sicherheit grenzende Wahrscheinlichkeit".

2. Algorithmen, welche eine **numerische Klassifikation** vornehmen:

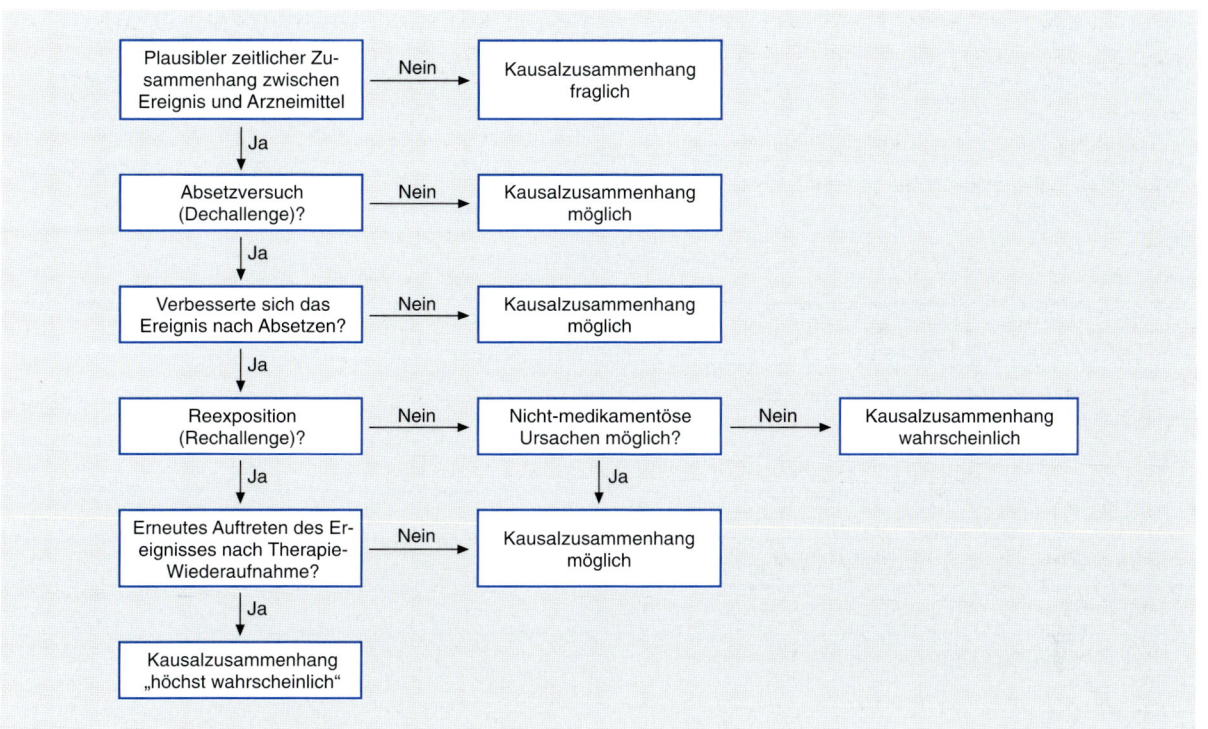

Abb. 11.5: Beispiel eines Algorithmus zur Kausalitätsbewertung unerwünschter Ereignisse mit Einteilung in verschiedene Kausalitätsklassen (nach Karch und Lasagna 1977).

Hier wird über eine numerische Gewichtung der einzelnen Faktoren das Ausmaß eines kausalen Zusammenhang bewertet. Diese Analysenmethode kombiniert die chronologischen mit den semiologischen Kriterien zu einer globalen Bewertung (Tab. 11.9). Eine modifizierte und erweiterte Form dieser Methode entspricht der offiziellen und verbindlichen Bewertungsmethode der französischen Pharmakovigilanz-Zentren („methode d'imputabilité").

3. Ansatz aus der Wahrscheinlichkeitstheorie nach dem **Bayes-Theorem** (s. auch Kap. 4.2.3):
Diese Methode kommt der idealen Kausalitätsbewertung am nächsten, da eine quantitative Bestimmung des Kausalzusammenhangs möglich wird. Berechnet wird die Wahrscheinlichkeit, mit der ein Arzneimittel die unerwünschte Wirkung verursacht hat und verglichen mit der Wahr-

scheinlichkeit einer nicht-medikamentösen Ursache. Diese komplexe Methode wird jedoch aus Praktikabilitätsgründen in der Spontanerfassung nur selten eingesetzt. Zudem fehlen oftmals verlässliche Angaben zur Grundinzidenz eines unerwünschten Ereignisses in den entsprechenden Populationsgruppen.

Solche Algorithmen dürfen nicht darüber hinwegtäuschen, dass nach wie vor in den verschiedenen Methoden subjektive Entscheidungskriterien enthalten sind und dass die Beurteilbarkeit eines Falles im Wesentlichen mit der Qualität seiner Dokumentation zusammenhängt. Die Algorithmen können eine ungenügende Qualität der Daten nicht kompensieren, tragen aber dazu bei, genügend relevante Daten zusammenzutragen, um eine umfassende Beurteilung zu ermöglichen.

Klinische Arzneimittelentwicklung

Tab. 11.9: Beispiel eines bewertenden Algorithmus mit numerischer Klassifikation (nach Naranjo et al. 1981).

Frage	Ja	Nein	Nicht bekannt
UAW in der Literatur bereits beschrieben?	+1	0	0
Auftreten des unerwünschten Ereignisses nach Einnahme des Medikaments?	+2	−1	0
Verbesserte sich das unerwünschte Ereignis nach Absetzen des Medikaments?	+1	0	0
Erneutes Auftreten des unerwünschten Ereignisses nach Wiedereinnahme des Medikaments?	+2	−1	0
Nicht-medikamentöse Ursache für das unerwünschte Ereignis möglich?	−1	0	0
Auftreten des unerwünschten Ereignisses nach Placebo?	−1	+1	0
Plasmaspiegel des Arzneimittels im toxischen Bereich?	+1	0	0
Ist das unerwünschte Ereignis dosisabhängig?	+1	0	0
Ähnliches Ereignis bereits bei früherer Exposition aufgetreten?	+1	0	0
Lässt sich das unerwünschte Ereignis objektivieren?	+1	0	0

Auswertung:
≥ 9 Punkte: Unerwünschtes Ereignis arzneimittelbedingt
8–5 Punkte: UAW wahrscheinlich
4–1 Punkt(e): UAW möglich
≤ 0 Punkte: UAW unwahrscheinlich

11.6 Pharmakovigilanz der Zukunft

Die Pharmakovigilanz, eine Disziplin, die sich in den letzten Jahren kontinuierlich entwickelt und erweitert hat und deren Wissenserkenntnisse auf fortdauerndem Sammeln und Analysieren von sicherheitsrelevanten Daten beruht, muss in Zukunft auch die globalen und elektronischen Einflussfaktoren berücksichtigen. In den letzten 10 Jahren wurden große Fortschritte in der **Harmonisierung und Umsetzung von sicherheitsrelevanten Entscheidungen** erzielt. Die wissenschaftlichen Grundlagen der Pharmakovigilanz sind mittlerweile weitgehend harmonisiert (ICH, WHO, CIOMS; EU/EMEA). Doch Fragen im Umgang mit Sicherheitsproblemen, Fragen der Haftung und unterschiedliche Nutzen/Risiko-Bewertungen der verschiedenen Zulassungsbehörden sind trotz der Globalisierung des Arzneimittelmarktes bei weitem noch nicht harmonisiert. Die Beantwortung dieser Fragen durch die Zulassungsbehörden hängt oft nicht so sehr vom Erkenntnisstand des Risikopotenzials des verdächtigten Arzneimittels ab, als von der generellen Akzeptanz von Risiken und insbesondere von Arzneimitteln in der Gesellschaft.

Eine ganz wesentliche Aufgabe des Apothekers, welcher in Zukunft noch mehr Bedeutung zukommen muss, ist das **Informationswesen in der Arzneimittelsicherheit.** Die Kommunikation ist in der Arzneimittelsicherheit ein zentraler Faktor. Die inhärente Unsicherheit der Risiken und des Nutzens von Arzneimitteln muss akzeptiert, erklärt und vermittelt werden. Fakten müssen von Hypothesen und Spekulationen klar getrennt werden. Ein professioneller Umgang mit Fragen der Arzneimittelsicherheit ist künftig notwendiger denn je: Zahlreiche Publikationen haben den hohen Anteil von Krankenhauseinweisungen mit entsprechenden Kostenfolgen aufgezeigt, welche auf UAW zurückzuführen waren und oftmals vermeidbar gewesen wären. Betrachtet man diese Publikationen in chronologischer Weise, so fällt auf, dass dieses kostenträchtige Problem auch in hoch entwickelten Gesundheitswesen nicht abnimmt. Die Gründe dafür sind vielfältig. Einerseits ist die demografische Entwicklung nicht zu übersehen: Der Anteil der geriatrischen Altersgruppen mit Mehrfachmedikationen steigt in den industrialisierten Ländern stark an, was das Arzneimittelrisiko bei inadäquater Berücksichtigung ansteigen lässt. Andererseits liegt ein weiterer Grund auch darin, dass der Arzneischatz mit sehr spezifisch wirksamen Substanzen stark zugenommen hat, und neue Arzneimittel durch die Globalisierung des Marktes rasch verfügbar sind und sofort breit eingesetzt werden. Auf dem neuen, innovativen Gebiet der biotechnologisch hergestellten Arzneimittel ist die Pharmakovigilanz und damit auch die engmaschige Überwachung der Patienten für die frühzeitige Erfassung von bisher nicht bekannten unerwünschten Symptomen und Syndromen unabdingbar.

In Zukunft gilt es auch den Entwicklungen in der Genetik, dem menschlichen Genom-Projekt, im Hinblick auf die Pharmakogenetik Beachtung zu schenken. Die zunehmenden Erkenntnisse über genetische Unterschiede müssen mit unserem Wissen von UAW und insbesondere von idiosynkratischen UAW verknüpft werden, um Fragen der Arzneimittelsicherheit beim Patienten beantworten zu können.

Ein großer Teil der Probleme mit vermeidbaren UAW weist einen Zusammenhang mit der **Ausbildung in Arzneimittelsicherheit**, der **Arbeitsorganisation** und der **Qualitätssicherung in der Arzneimitteltherapie** auf. Falsche Diagnosen, falsche Verschreibungs- und Abgabepraxis von Arzneimitteln wie auch mangelnde Überwachung einer Arzneimitteltherapie sind die häufigsten, vermeidbaren Ursachen für eine UAW. Umso mehr muss in der Ausbildung und in der Fort- und Weiterbildung der Arzneimittelsicherheit genügend Platz eingeräumt werden. Gerade im Umgang mit der Sicherheit von Arzneimitteln wie auch in der Pharmakovigilanz eröffnet sich ein großes Einsatzgebiet mit zunehmender Bedeutung für die Klinische Pharmazie, sei es im Krankenhaus oder in der Offizin. Durch den Einbezug der Apotheker in die Pharmakovigilanz und eine enge Zusammenarbeit mit den verschreibenden Ärzten lässt sich die Arzneimittelsicherheit optimieren. Periphere Anlaufstellen mit niedrigen Eintrittsbarrieren für Meldungen haben ein hohes Potenzial, mögliche Hinweise zu Sicherheitsproblemen rasch zu erfassen. Da auch die Informationstechnologie das Gesundheitswesen zunehmend beeinflusst, sei es durch das rasche Verbreiten von Angaben zu Nutzen und Risiken neuer Arzneimittel an Angehörige der Heilberufe und an Patienten bzw. Anwender, sei es durch den direkten Verkauf von Arzneimitteln an Patienten und Konsumenten, muss sich auch die Pharmakovigilanz der neuen Technologien bedienen. Dies erfordert zunehmend **Arzneimittelinformationsstellen und Beratungsmöglichkeiten** wie auch **Meldestellen über vermutete UAW** für Patienten und Anwender. Für den Apotheker in der Offizin bedeutet diese neue Entwicklung eine Herausforderung, sich für die sichere Anwendung von Arzneimitteln beim Patienten einzusetzen.

Immer häufiger wird versucht, mit Hilfe der modernen Informationstechnologien, mit „data mining", mit dem Einsatz von „Multi-purpose"-Datenbanken aus dem Bereich des Gesundheitswesen möglichst relevante Signale zu finden, um frühzeitig Sicherheitsprobleme aufzudecken. Doch mehr Daten sind in der Pharmakovigilanz nicht immer gleichbedeutend mit besserer Information. Deshalb bleibt trotz aller neuen Methoden zur Aufdeckung von Sicherheitsproblemen und zur Überwachung der Sicherheit die Beurteilung einer UAW durch eine klinische Differentialdiagnose. Die gute klinische Beobachtung, frühzeitiges und professionelles Erfassen, rasche und kritische Analyse und Beurteilung von sicherheitsrelevanten Ereignissen und Informationen, sowie die Datenpflege bilden wichtige Voraussetzungen für eine effektive und effiziente Kommunikation über Sicherheitsprobleme von Arzneimitteln zwischen allen Beteiligten im Gesundheitswesen.

Literatur

Amery, W.K. (1999): Signal Generation from Spontaneous Adverse Event Reports. Pharmacoepidemiol. Drug Safety 8: 147–150

Bertelsmann, A. (1993): Pharmako-Epidemiologie. Englisch-deutsches Wörterbuch. Springer-Verlag, Berlin, Heidelberg

Elwood, J.M. (1988): Causal Relationships in Medicine. Oxford University Press, Oxford

Hartzema, A.G., Porta, M., Tilson, H.H. (1998): Pharmacoepidemiology: An Introduction. 3. Aufl., Harvey Whitney Books, Cincinnati

Kohn, L.T., Corrigan, J.M., Donaldson, M.S. (1999): To Err is Human. National Academy Press, Washington D.C.

Müller-Oerlinghausen, B., Lasek, R., Düppenbecker, H., Munter, K.-H. (1999): Handbuch der unerwünschten Arzneimittelwirkungen. Urban & Fischer Verlag, München, Jena

Report to the FDA Commissioner from the Task Force on Risk Management (1999): Managing the Risks from Medical Product Use: Creating a Risk Management Framework. U.S. Department of Health and Human Services, FDA, Washington D.C.

Stephens, M.D.B., Talbot, J.C.C., Routledge, P.A. (1998): Detection of New Adverse Drug Reactions. 4. Aufl., Macmillan Reference LTD, London

Strom, B.L. (2000): Pharmacoepidemiology. 3. Aufl., John Wiley & Sons, Chichester

Waller, P.C., Lee, E.H. (1999): Responding to Drug Safety Issues. Pharmacoepidemiol. Drug Safety 8: 535–552

Klinische Arzneimittelentwicklung

12 Nutzen-Risiko-Bewertung der Arzneimitteltherapie

L. Pientka, Herne

12.1 Einführung

Aus ethischer und ökonomischer Sicht setzt die medikamentöse Behandlung von Patienten Wissen um den Nutzen und das Risiko der jeweiligen Therapie voraus. Diese an sich banale Forderung wird dann schwierig umzusetzen, wenn die Anforderungen an den „Grad der Sicherheit" steigen. Aus medizinhistorischer Perspektive lässt sich eine Reihe von Beispielen anführen, in denen diese Forderung auf aus heutiger Sicht eher unkonventionelle Art (z. B. Selbstversuche) umgesetzt wurde. Das Beispiel der medikamentösen Behandlung der Hypertonie zeigt deutlich, in welche Richtung die Ansprüche an den Nachweis des Nutzens und des Risikos gewachsen sind. Wurden in den ersten klinischen Studien vor allem Hochrisikopatienten behandelt, für die aus damals vorliegender klinischer Erfahrung Komplikationen in naher Zukunft sehr wahrscheinlich waren, so ist das Anspruchsniveau durch den Erfolg der ersten Studien schrittweise gestiegen. Dabei spielen zwei Parameter eine wesentliche Rolle. Die Definition von Nutzen und die zeitliche Perspektive zwischen Behandlung und Vermeidung oder Hinauszögern von Krankheitsverläufen. Aus historischer Perspektive spielt die Frage der prinzipiellen Behandlungsfähigkeit einer Krankheit eine wichtige Rolle. Zu Zeiten mit wenigen (medikamentösen) Behandlungsalternativen und klarer Kenntnis des natürlichen Krankheitsverlaufes war es relativ einfach, Nutzen-Risiko-Überlegungen anzustellen (z. B. Tuberkulose). Mit der Zunahme von Behandlungsop-

tionen und der für die Mehrzahl der Krankheiten zu beobachtenden Tendenz, dass neue Arzneimittel nur einen geringfügig größeren klinischen Nutzen aufweisen als bereits vorhandene, nimmt das Problem der Quantifizierung von Nutzen-Risiko-Abwägung zu. Zusätzlich zwingt der in allen westlichen Wohlfahrtsstaaten zu beobachtende Trend der Priorisierung auch aus ökonomischer Perspektive dazu, den Prozess der Nutzen-Risiko-Abwägung so transparent und wissenschaftlich wie möglich zu vollziehen. Zu diesem Trend haben auch Patientenbewegung und Sozialrechtsprechung beigetragen. Vor diesem Hintergrund soll im Weiteren gezeigt werden, welche Probleme und Lösungsmöglichkeiten für diesen Abwägungsprozess derzeit diskutiert werden. Als grober paradigmatischer Rahmen mag dabei der Ansatz der „Evidenz-basierten Medizin (EbM)" gelten, die aus praktischer Sicht den derzeit rationalsten Zugang zur Welt der Daten in der Medizin liefert. Dabei werden die folgenden Aspekte diskutiert:

- ☐ Nutzen   (Patient-Arzt-Apotheker-Krankenkasse-Gesellschaft)
- ☐ Risiko   (Patient-Arzt-Apotheker-Krankenkasse-Gesellschaft)
- ☐ Definition von Endpunkten
- ☐ Studiendesign
- ☐ Patientenpräferenzen
- ☐ Wissenschaft versus klinischer Alltag.

12.2 Was ist Evidenz-basierte Medizin (EbM)?

Die stetig zunehmende Informationsbasis für Entscheidungen im Gesundheitssystem stellt alle Beteiligten vor das Problem, die ethische Forderung nach optimaler Behandlung des einzelnen Patienten unter

Nutzung des gegenwärtigen Wissens praktisch umzusetzen. Eine Reihe von Studien hat gezeigt, dass die Bedeutung wissenschaftlicher Ergebnisse für die individuelle Entscheidungsfindung häufig überschätzt wird. Diese fehlende Rationalität hat eine Reihe von Ursachen, auf die hier im Einzelnen nicht eingegangen werden kann. Der zunehmende, auch häufig ökonomisch begründete Zwang, eine rationale Medizin zu betreiben, stellt alle Entscheidungsträger vor das Problem, Ethik, Ressourcen und Evidenz optimal zu verknüpfen. Vor diesem Hintergrund stellt die Evidenz-basierte Medizin den Versuch dar, diesen Verknüpfungsprozess transparent zu machen. Die Definition von Sackett et al. (1996) bringt diese Forderung auf den Punkt.

> **Evidenz-basierte Medizin (EbM)** ist der gewissenhafte, ausdrückliche und vernünftige Gebrauch wissenschaftlicher Evidenz für Entscheidungen in der medizinischen Versorgung individueller Patienten. Die Praxis der EbM bedeutet die Integration individueller klinischer Erfahrung mit der bestmöglichen externen Evidenz aus systematischer Forschung.

Die Umsetzung dieser Definition bedeutet die Abnahme des Stellenwertes autoritär vertretener Meinungen, die ein mehr oder weniger nach systematischen Kriterien erworbenes Fachwissen mit klinischer Erfahrung kombinieren. Demgegenüber wird ein Entscheidungsprozess gefördert, der in wesentlichen Teilschritten versucht, die Ergebnisse wissenschaftlicher Forschung in den Entscheidungsprozess zu integrieren.

Das Vorgehen in der EbM gliedert sich in fünf Schritte:

☐ Problemdefinition / -beschreibung
☐ Formulierung einer beantwortbaren Frage
☐ Literaturrecherche
☐ Literaturbewertung
☐ Umsetzung auf das Problem.

Aus der jeweiligen Situation muss ein Problem so präzise definiert werden, dass eine beantwortbare Frage formuliert werden kann. Diese Frage wird in eine Suchstrategie für eine Literaturrecherche umgesetzt. Der nächste wesentliche Schritt ist die kritische Literaturwürdigung, in der die Wertigkeit der jeweils getroffenen Aussagen und Erkenntnisse in den Publikationen bewertet wird. Abschließend erfolgt die Anwendung der nun auf systematischer Literaturauswertung bestehenden Erkenntnisse auf das eigentliche individuelle Problem. Um den Nutzen medikamentöser Behandlung anhand wissenschaftlicher Untersuchungen zu beantworten, muss die Frage zumindest grob beantwortet werden, ob das richtige Studiendesign für die jeweilige Fragestellung gewählt worden ist und ob es sich um eine gute oder schlechte Untersuchung handelt. Vor allem für die Arzneimitteltherapie stellt die randomisierte kontrollierte Studie den Goldstandard dar. Randomisierung und Verblindung sind insofern von Bedeutung, als Selektionseffekte (Bias) vermieden werden. Andere Studientypen wie Kohortenstudien oder Fall-Kontroll-Studien dienen eher der Untersuchung seltener Ereignisse wie z.B. unerwünschter Arzneimittelwirkungen (s. Kap. 30.2.2). Fallbeobachtungen oder -serien können aus methodischer Sicht nur in den seltensten Fällen zur Beantwortung von Fragen herangezogen werden (s. Tab. 12.1).

Insgesamt müssen bei der **Bewertung der Datenqualität wissenschaftlicher Studien** folgende Fragen im Vordergrund stehen:

☐ Wurde die richtige Fragestellung für das genannte Problem gewählt und diese Frage durch die Studie auch wirklich beantwortet?

☐ Sind die notwendigen Verfahren adäquat durchgeführt worden, d.h. wurde ordnungsgemäß verblindet bzw. war das Verfahren zur Bildung der Kontrollgruppe korrekt?

☐ Ist das Ergebnis (statistisch) signifikant und (klinisch) relevant?

Anhand einer sogenannten Evidenz-Hierarchie (s. Tab. 12.2) lässt sich dann schnell feststellen, auf welcher wissenschaftlichen Evidenz die Fragen nach Nutzen und Risiken einer Arzneimitteltherapie basieren. Diese schematische, vereinfachende Darstellung des EbM-Ansatzes erscheint zwar intuitiv einfach zu sein, jedoch ist man bei der konkreten Anwendung einer Reihe von Problemen ausgesetzt, auf die zumindest überblicksweise eingegangen werden soll.

12.3 Was ist „Nutzen"?

Der Nutzen einer medikamentösen oder einer anderen Behandlung lässt sich auf verschiedenen Dimensionen abbilden (s. Tab. 12.3; Casparie 1997; Tugwell und Bombardier 1982).

Tab. 12.1: Vor- und Nachteile unterschiedlicher Studiendesigns zur Beantwortung von Fragen im Rahmen der EbM (nach Strom 1994).

Studiendesign	Vorteile	Nachteile
Randomisierte klinische Studie (experimentelle Studie)	Überzeugendstes Design Einziges Design, das unbekannte und nicht messbare Störvariablen kontrolliert	Sehr teuer Künstliche Umgebung Logistisch sehr anspruchsvoll Ethisch häufig problematisch
Kohortenstudie (prospektiv/retrospektiv)	Mögliche Berücksichtigung mehrerer Ergebnisvariablen Mögliche Berücksichtigung seltener Expositionsvariablen Selektionsbias wenig wahrscheinlich Expositionsvariablen ohne Bias Inzidenzdaten	Möglicher Bias bei der Erhebung der Ergebnisvariablen teuer prospektive Untersuchungen dauern sehr lange
Fall-Kontroll-Studien	Gleichzeitige Berücksichtigung mehrerer Expositionsvariablen Mögliche Berücksichtigung seltener Krankheiten Logistisch einfacher und schneller Preiswert	Auswahl der Kontrollen problematisch Möglicher Bias bei den Expositionsvariablen
Trendanalysen	Schnelle Antwort	Keine Kontrolle von Störvariablen
Fallserien	Leichte Berechnung von Inzidenzen	Keine Kontrollgruppe, daher keine Überprüfung von Hypothesen
Fallberichte	Preiswerte und einfache Methode zur Hypothesengenerierung	Keine Überprüfung von Hypothesen

Tab. 12.2: Evidenz-Hierarchie.

Grad A

1a – Evidenz aus mehreren randomisiert-klinischen Studien (Megatrials) oder systematischen Reviews
1b – Evidenz aus hochwertigen Kohortenstudien
1c – Evidenz aus einer mittelgroßen randomisiert-klinischen Studie
1d – Evidenz aus einer randomisiert-klinischen Studie

Grad B

2 – Mindestens eine gute Kohortenstudie
3 – Mindestens eine gute Fall-Kontroll-Studie
4 – Mindestens eine gute Fallbeschreibungsserie

Grad C

5 – Reine Expertenmeinung

Die Forschung zur Abbildung des Nutzens medizinischer Maßnahmen aus Patientensicht lässt sich relativ einheitlich in fünf Bereiche gliedern:

☐ so lang wie möglich zu leben

☐ normal zu funktionieren

☐ frei von Schmerzen und anderen physischen, psychischen oder sozialen Symptomen zu sein

☐ frei von iatrogenen Problemen einer Behandlung zu sein

Tab. 12.3: Dimensionen des Nutzens einer medikamentösen Therapie.

Klinische und physiologische Endpunkte

☐ Klinische Ereignisse: z.B. Schlaganfall

☐ Physiologische und metabolische Werte: z.B. Blutdruck, Cholesterinkonzentration

☐ Mortalität: z.B. ursachenspezifische Mortalität (Letalität) oder Gesamtmortalität

Ökonomische Endpunkte

☐ Direkte Kosten: z.B. Krankenhauskosten

☐ Indirekte Kosten: z.B. Arbeitsunfähigkeitskosten

„Humanistische" Endpunkte

☐ Lebensqualität (z.B. physische, kognitive, emotionale, soziale Dimension)

☐ Patientenzufriedenheit

☐ Funktionalität

☐ Symptome

☐ finanziell „gesund zu bleiben", trotz Ausgaben für die Gesundheitsversorgung.

Je nach Perspektive (Patient, Kostenträger, Arzt, Apotheker, Gesellschaft, Angehörige) stehen eine oder mehrere dieser Dimensionen im Vordergrund. Eine alleinige Ausrichtung, z.B. an Mortalität oder

Klinische Arzneimittelentwicklung

Kosten, wie sie in vielen Studien anzutreffen ist, bildet die Komplexität des Entscheidungsprozesses bezüglich der Bestimmung eines Nutzens nicht ausreichend ab (s. Abb. 12.1).

Ein weiteres Problem stellt die **„Härte" des End-punktes** dar. Dabei lassen sich 3 Kategorien von Endpunkten unterscheiden (Blue u. Colburn 1996; Hardorn et al. 1994):

☐ Ein **Surrogat-Endpunkt** misst nicht direkt einen klinischen Nutzen für den Patienten, sondern verspricht nur prognostisch einen (vermeintlich) relevanten Nutzen bezüglich einer Reduktion von Mortalität oder Morbidität.

☐ Ein **gemischter Surrogat-/(klinischer) Nutzen-Endpunkt** misst direkt einen relevanten Nutzen für den Patienten und verspricht prognostisch einen noch relevanteren Nutzen bezüglich einer Reduktion von Mortalität oder Morbidität.

☐ Ein **(klinischer) Nutzen** misst direkt einen relevanten Nutzen für den Patienten wie Heilung, Reduktion von Mortalität und Morbidität oder eine relevant verbesserte Lebensdauer oder -verlängerung.

In Analogie zum kardiovaskulären Risikofaktorenmodell wird in einer Vielzahl von Studien statt mit harten Endpunkten, wie z. B. Mortalität, mit sogenannten Surrogatparametern, d. h. klinischen Risikofaktoren für den harten Endpunkt, gearbeitet (s. auch Kap. 10.2.6). Als Beispiel mag die Osteoporose gelten, bei der die Knochendichte als Surrogatparameter prognostisch für den Eintritt von Frakturen in klinischen Studien untersucht wird. Ein ähnliches Beispiel stellen die Hypertoniestudien dar, die mit Blutdruckwerten als Surrogatparameter für Schlaganfall oder Myokardinfarkt als harten End-

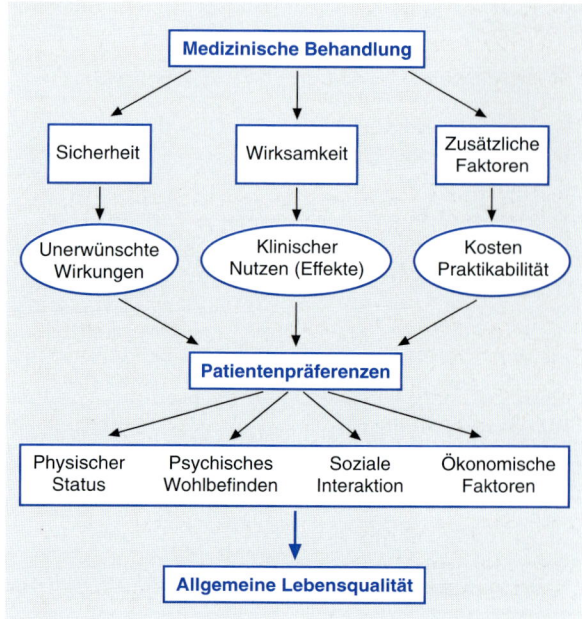

Abb. 12.1: Zusammenhang von Nutzen, Risiken, Patientenpräferenzen und Lebensqualität (nach Spilker 1996).

punkten arbeiten. Die Fragwürdigkeit eines Surrogatparameters als Endpunkt verdeutlicht die CAST-Studie, in der eine Verbesserung in Bezug auf den Surrogatparameter mit einer Erhöhung der Mortalität einherging (Echt et al. 1991).

Eine adäquate Bestimmung des Nutzens setzt also eine konkrete Vorstellung des jeweiligen Entscheidungskontextes voraus. Der „Nutzen" einer medikamentösen Intervention lässt sich nur für eine bestimmte Fragestellung bestimmen, nicht absolut. Wesentlich ist die Unterscheidung zwischen (statistischer) Signifikanz und (klinischer) Relevanz.

12.4 Was sind „Risiken"?

Wenn über Nutzen und Risiken einer Arzneimitteltherapie gesprochen wird, lassen sich zumindest vier verschiedene Effekte unterscheiden:

☐ erwartete erwünschte (nützliche) Effekte

☐ unerwartete erwünschte (nützliche) Effekte

☐ erwartete unerwünschte (schädliche) Effekte (Typ-A-Reaktion, s. Kap. 11.3.1)

☐ unerwartete unerwünschte (schädliche) Effekte (Typ-B-Reaktion, s. Kap. 11.3.1).

Beispiel: Hormonersatztherapie

Als Beispiel mag eine Hormonersatztherapie aufgrund von Symptomen bei postmenopausalen Frauen gelten. Während die erwartete Wirkung (Nutzen) vor allem an der Beeinflussung der Symptome gemessen wird, können die Effekte z.B. auf den Lipid- und Knochenstoffwechsel sowie auf die Erkrankungshäufigkeit bezüglich gynäkologischer Tumoren, Gallenblasenerkrankungen, kardiovaskulärer Ereignisse und Frakturen je nach Sichtweise den anderen drei oben genannten Effektgruppen zugeordnet werden.

Die Studien von Leape et al. (1995) sowie Bates et al. (1995) zeigen, welche Größenordnung unerwünschte Arzneimittelwirkungen (UAW) aus epidemiologischer Sicht haben. In der Studie von Lazarou et al. (1998) werden diese Effekte als 4.–6.-häufigste Todesursache aufgeführt.

12.5 Woher können die Informationen zur Beurteilung von Nutzen und Risiken kommen?

Wesentlich für die Beurteilung der Evidenz aus Studien ist die Kenntnis der Vor- und Nachteile der verschiedenen Studiendesigns für die spezielle Fragestellung. Dabei sind für die Beurteilung vor allem die Begriffe **Wirksamkeit (efficacy)** und **Effektivität (effectiveness)** zu unterscheiden:

☐ Die **Wirksamkeit** von Arzneimitteln wird meistens in Studien unter Idealbedingungen (z.B. vollständige Compliance, keine Interaktion mit anderen Arzneimitteln oder Krankheiten), meistens randomisierten klinischen Studien, untersucht.

☐ Die **Effektivität** unter Alltagsbedingungen wird dagegen häufig unter nicht-experimentellen Studienbedingungen oder in so genannten „pragmatischen" Studien untersucht.

Der Zusammenhang zwischen Wirksamkeit in randomisiert-kontrollierten Studien und Effektivität im Alltag ist begrenzt und sehr variabel, da neben dem konkreten Nutzen eine Fülle anderer Faktoren die Behandlungsentscheidung von Arzt und Patient beeinflusst. Dazu gehören z.B. der Kenntnisstand des Arztes, ökonomische Faktoren oder Erwartungen und Compliance der Patienten.

Diese Faktoren werden vor allem in sog. „Outcome"-Studien untersucht (s. Tab. 12.4).

Daher setzt eine fundierte Abwägung von Nutzen und Risiken einer Therapie (quantitative) Kenntnisse sowohl der Wirksamkeit und der Risiken unter Kenntnis der Qualität der Evidenz-Basis als auch der Umstände, unter denen diese Evidenz gewonnen wurde, voraus. Vor allem die Daten aus randomisiert-kontrollierten Studien, die heute als Goldstandard dargestellt werden, sollten nicht kritiklos in die Praxis übernommen werden. Die Schwierigkeiten mit randomisiert-kontrollierten Studien hat Earl-Slater (1998) in 10 Punkten zusammengefasst (s. Tab. 12.5).

Aus diesen Gründen muss in jeder Einzelfrage entschieden werden, welches Studiendesign und welche methodischen und inhaltlichen Vorgaben für die Beantwortung in Frage kommen. Beispiele sind

Tab. 12.4: Vergleich von Studien unter Ideal- und Alltagsbedingungen

Kriterium	Wirksamkeitsstudie (efficacy)	(Alltags-)Effektivitätsstudien (effectiveness)
Studiendesign	Randomisierungsprotokoll mit gut definierter Kontrollgruppe	Beobachtung oder nach Protokoll
Patientengruppe	Homogen	Heterogen
Patientenrekrutierung	Stark kontrolliert	Konsekutiv
Zustimmung der Teilnehmer	Ja	(Meistens) nicht
Intervention	Vergleich mit Placebo oder anderer Intervention	Vergleich mit „normaler" Versorgung
Anbieter	Erfahrene Forscher, Universitätskliniken	„Normale" Versorgung
Ergebnisvariablen	Meistens Surrogatparameter	Direkte patientenbezogene Endpunkte
Übertragbarkeit (Generalisierbarkeit)	Begrenzt	Breit

Klinische Arzneimittelentwicklung

Tab. 12.5: Probleme randomisiert-kontrollierter Studien (nach Earl-Slater 1998)

☐ Studienpatienten sind nicht repräsentativ für den Alltagspatienten.

☐ Studienpatienten sind sorgfältig ausgewählt.

☐ Studien benutzen strikte Ein-/Ausschlusskriterien.

☐ Die Intensität und Qualität der Interventionen in Studien spiegelt nicht die Wirklichkeit wider.

☐ Ärzte handeln unter Studienbedingungen anders.

☐ Das Informations- und Datenmanagement während der Studien unterscheidet sich von der Alltagssituation.

☐ Placebokontrollierte Studien stellen in vielen Fällen keine realistische oder durchführbare Praxis im ärztlichen Alltag dar.

☐ Die Ergebnisse sind so nicht in der Realität erzielbar.

☐ Statistische Signifikanz bedeutet nicht klinische Relevanz.

☐ Die Studiendauer ist im Allgemeinen kurz.

vor allem Studien ohne Placebogruppe aus ethischen Gründen und Äquivalenzstudien (Sutherland et al. 1994, Vickers und de Craen 2000).

Auf die spezifischen methodischen Probleme von Studien zur Beurteilung von Risiken und Kausalität wird in den Kap. 11.5.2 und 30.2.2 eingegangen.

12.6 Wie lassen sich die verfügbaren Informationen zusammenfassen?

Unabhängig von der jeweiligen Situation müssen die vorhandenen Informationen in ein entscheidungsrelevantes und -fähiges Format gebracht werden. Dieses kann in Analogie zur Evidenz-Hierarchie von einer eher persönlichen Meinungsäußerung bis zu einem formalisierten Entscheidungsbaum reichen. Einen Mittelweg bieten die Konzepte, die in der EbM entwickelt worden sind. Dieser Ansatz soll an einem Beispiel zur Nutzen-Risiko-Abwägung einer Arzneimitteltherapie veranschaulicht werden.

Grundlage der Beantwortung einer Frage z. B. zu einem neuen Arzneimittel in einer Arzneimittelkommissionssitzung oder bei der Patientenberatung in der Apotheke ist die Kenntnis der entsprechenden Studien. Die **Validität der Daten** sollte mit folgenden Fragen geprüft werden (nach Sackett et al. 1999):

☐ Erfolgte die Zuordnung von Patienten zur Behandlung randomisiert, und wurde die Randomisierungsliste geheimgehalten?

☐ Wurden bei der Gesamtbeurteilung der Studie alle darin aufgenommenen Patienten berücksichtigt, und wurden die Patienten in den Gruppen analysiert, denen sie randomisiert zugeordnet waren?

☐ Waren Patienten und Ärzte gegenüber der durchgeführten Behandlung verblindet?

☐ Wurden die Gruppen, abgesehen von der experimentellen Behandlung, gleich behandelt?

☐ Waren die Gruppen zu Beginn der Studie einander ähnlich?

Die Beantwortung der ersten beiden Fragen ist wesentlich für die Entscheidung, ob die vorliegende Studie eine valide Basis für die Beurteilung des Nutzens liefert. Randomisierung und die sog. „intention-to-treat"-Analyse sind Grundvoraussetzungen für die Validität der Daten. Die Verwendung von nicht-randomisierten Studien kann allerdings notwendig werden, wenn solche nicht vorhanden sind oder, in Ausnahmefällen, die Behandlungswirkung so überzeugend ist, dass auf randomisiert-kontrollierte Studien verzichtet werden kann oder aus ethischen Gründen verzichtet werden muss.

Ein ähnliches Vorgehen sollte auch bei der **Beurteilung der Risiken** einer Therapie angewendet werden. Wesentliche Fragen an die Studien sind (nach Sackett et al. 1999):

☐ Waren die Patientengruppen klar definiert und einander in allen wichtigen Aspekten (abgesehen von der Behandlung) ähnlich?

□ Wurde in beiden Gruppen das gleiche Verfahren angewandt, um Exposition und klinische Endpunkte zu messen?

□ War die Nachbeobachtung der untersuchten Patienten vollständig und zeitlich ausreichend?

□ Halten die Ergebnisse einem „diagnostischen Kausalitätstest" stand?

□ Ist es sicher, dass die Behandlung dem Auftreten des Endpunktes vorausgeht?

□ Gibt es eine Beziehung zwischen Dosis und Wirkung?

□ Besteht die Assoziation gleichbleibend von Studie zu Studie?

□ Macht die Assoziation biologisch gesehen Sinn?

Auch hier gilt, dass die Daten aus randomisiert-kontrollierten Studien die höchste Validität aufweisen. Allerdings ist die Häufigkeit vieler UAWs so selten, dass solche Risiken nur in sehr großen Studien nachzuweisen wären. Aus diesem Grund stammen die wertvollsten Hinweise zu Nebenwirkungen meistens aus nicht-randomisierten Studien, z.B. Kohortenoder Fall-Kontroll-Studien (s. Tab. 12.1).

Neben der Überprüfung der methodischen Qualität einer Studie sollten die Ergebnisse auch in einen sinnvollen Entscheidungszusammenhang gebracht werden, um Ausmaß von potentiellem Nutzen und potentiellen Risiken z.B. im Vergleich zu anderen Therapieoptionen abschätzen zu können. Eine Hilfe dazu bietet das Konzept der „Number needed to treat/harm". Dabei wird berechnet, wie viele Patienten behandelt werden müssen, um eine erwünschte Wirkung oder eine unerwünschte Wirkung zu beobachten.

Im ersten Schritt ist es notwendig, den quantitativen Effekt der Therapie zu berechnen.

Zur Auswertung der Daten sind folgende Maßzahlen notwendig:

□ Ereignisrate in der Kontrollgruppe (Control event rate, CER)

□ Ereignisrate in der Interventionsgruppe (Exposure event rate, EER)

□ Relative Risikoreduktion (RRR):

$$RRR = \frac{CER - EER}{CER} \qquad \text{(Gl. 12.1)}$$

□ Absolute Risikoreduktion (ARR):

$$ARR = CER - EER \qquad \text{(Gl. 12.2)}$$

□ Zahl der Patienten, die behandelt werden müssen, um ein negatives Ergebnis zu verhindern (number needed to treat, NNT):

$$NNT = \frac{1}{ARR} \qquad \text{(Gl. 12.3)}$$

□ Zahl der Patienten, die behandelt werden müssen, um ein unerwünschtes Ereignis herbeizuführen (number needed to harm, NNH):

$$NNH = \frac{1}{ARR} \qquad \text{(Gl. 12.4)}$$

In Studien so zusammengefasste Daten bieten die Möglichkeit, sowohl anhand der Originaldaten der Studie (CER, EER, ARR, RRR) als auch aus den daraus abgeleiteten Maßzahlen (NNT, NNH) entscheidungsrelevante Parameter zu gewinnen. NNTs und NNHs bieten zwar die Möglichkeit, klinische Relevanz auch über unterschiedliche Therapieoptionen oder unterschiedliche Krankheiten zu vergleichen, doch sollten ohne Kenntnis der Originaldaten (Art des Endpunktes, Dauer der Behandlung, Repräsentativität der Studienpopulation, etc.) und des Entscheidungsumfeldes keine „Hitlisten" erstellt werden (Black u. Crocitto 1998; Dowie 1998).

12.7 Zusammenfassung

Für Nutzen-Risiko-Abwägungen einer Arzneimitteltherapie stehen auf den verschiedenen Ebenen des Gesundheitssystems unterschiedliche Analyseverfahren zur Verfügung. Als Basis der Abwägungen stehen aber immer wissenschaftliche Daten im Mittelpunkt. Die Evaluation und Aufbereitung dieser Daten kann mit unterschiedlichen Analyseinstrumenten erfolgen. Je nach Perspektive (Patient, Arzt, Industrie, Apotheker, Kostenträger, Gesellschaft) kommt dabei den verschiedenen Definitionen und Operationalisierungen

von Nutzen und Risiko eine unterschiedliche Bedeutung zu. Derzeit gibt es kein allseits anerkanntes Bewertungssystem, um alle Perspektiven in einer einzigen Maßzahl auszudrücken. Um den Entscheidungsprozess so offen und transparent wie möglich zu gestalten und die Voraussetzungen für ein möglichst rationales Vorgehen zu schaffen, eignet sich das Konzept der EbM als Bezugssystem. Durch die zumindest programmatische Verbindung von Evidenz, Werten und Ressourcen erscheint es gut geeignet, die

Voraussetzung für einen rationalen Dialog zwischen den beteiligten Akteuren im Gesundheitssystem zu schaffen. Dabei soll allerdings nicht verschwiegen werden, dass vor einer weitreichenden Umsetzung dieses Konzepts sowohl national wie auch international eine Reihe von praktischen und theoretischen Fragen zu lösen ist. So sind die effektivsten Strategien für die Verbreitung und Implementation von Nutzen-Risiko-Abwägungen und die Umsetzung von Daten z. B. aus randomisiert-kontrollierten Studien in praktisches Handeln für „Normalpatienten" noch nicht hinreichend bekannt.

Literatur

Bates, D.W., Cullen, D.J., Laird, N. et al. (1995): Incidence of adverse drug events and potential adverse drug events: implications for prevention. J. Am. Med. Assoc. 274: 29–34

Black, H.R., Crocitto, M.T. (1998): Number needed to treat: solid science or a path to pernicious rationing? Am. J. Hypertens. 11 (Suppl.): 128S–134S

Blue, J.W., Colburn, W.A. (1996): Efficacy measures: surrogates or clinical outcomes? J. Clin. Pharmacol. 36: 767–770

Casparie, A. F. (1997): The use of outcomes assessment: The clinicians' concerns. Int. J. Health Plann. Managem. 12: 15–27

Cook, R.J., Sackett, D.L. (1995): The number needed to treat: a clinically useful measure of treatment. Br. Med. J. 310: 452–454

Dans, A.L., Dans, L.F., Guyatt, G. H. (1998): Users' guides to the medical literature - XIV. How to decide on the applicability of clinical trial results to your patient. J. Am. Med. Assoc. 279: 545–549

Dowie, J. (1998): The number needed to treat and the adjusted NNT in health care decision-making. J. Health Serv. Res. Policy 3: 44–49

Earl-Slater, A. (1998): The elderly, medicines and robust evidence from randomised control trials. J. Clin. Effect 3: 105–111

Echt, D.S., Liebson, P.R., Mitchell, L.B., Peters, R.W., Obias-Manno, D., Barker, A.H., Arensberg, D., Baker, A., Friedman, L., Greene, H.L. et al. (1991): Mortality and morbidity in patients receiving encainide, flecainide, or placebo. The Cardiac Arrhythmia Suppression Trial. N. Engl. J. Med. 324: 781–788

Fahey, T. (1998): Applying the results of clinical trials to patients in general practice: perceived problems, strengths, assumptions, and challenges for the future. Br. J. Gen. Pract. 48: 1173–1178

Fisher, L.D. (1999): Advances in clinical trials in the twentieth century. Ann. Rev. Public Health 20: 109-124

Glasziou, P. P., Irwig, L.M. (1995): An evidence based approach to individualising treatment. Br. Med. J. 311: 1356–1359

Hardorn, D.C., Baker, D., Dracup, K., Pitt, B. (1994): Making judgement about treatment effectiveness based on health outcomes: theoretical and practical issues. Jt. Comm. J. Qual. Improv. 20: 547–554

Lauritzen, T., Mainz, J., Lassen, J.F. (1999): From science to everyday clinical practice. Need for systematic evaluation of research findings. Scand. J. Primary Health Care 17: 6–10

Lazarou, J., Pomeranz, B.H., Corey, P.N. (1998): Incidence of adverse drug reactions in hospitalized patients - A meta-analysis of prospective studies. J. Am. Med. Assoc. 279: 1200–1205

Leape, L.L., Bates, D.W., Cullen, D.J. et al. (1995): Systems analysis of adverse drug events. J. Am. Med. Assoc. 274: 35–43

Mant, D. (1999): Can randomised trials inform clinical decisions about individual patients? Lancet 353: 743-746

Pientka, L., Friedrich, C. (2000): Evidenz-basierte Medizin - Probleme und Anwendung in der Geriatrie. Z. Gerontol. Geriatr. 33: 102–110

Rajkumar, S.V., Sampathkumar, P., Gustafson, A.B. (1996): Number needed to treat is a simple measure of treatment efficacy for clinicians. J. Gen. Int. Med. 11: 357–359

Rothwell, P.M. (1995): Can overall results of clinical trials be applied to all patients? Lancet 345: 1616-1619

Sackett, D.L., Rosenberg, W.M.C., Gray, J.A.M., Haynes, R.B., Richardson, W. S. (1996): Evidence based medicine: what it is and what it isn't - it's about integrating clinical expertise and the best external evidence. Br. Med. J. 312: 71–72

Sackett, D.L., Richardson, W.S., Rosenberg, W., Haynes, R.B (1999). Evidenzbasierte Medizin. Zuckschwerdt-Verlag, München

Schulz, K.F. (1998): Randomized controlled trials. Clin. Obstet. Gynecol. 41: 245–256

Spilker, B. (1996): Quality of life and pharmacoeconomics in clinical trials. 2. Aufl., Lippincott-Raven, Philadelphia

Strom, B.L. (2000): Pharmacoepidemiology. 3. Aufl., John Wiley & Sons Ltd., Chichester: 449–468

Sutherland, H.J., Meslin, E.M., Till, J.E. (1994): What's missing from current clinical trial guidelines? A framework for integrating science, ethics, and the community context. J. Clin. Ethics. 5: 297–303

Tugwell, P., Bombardier, C. (1982): A methodologic framework for developing and selecting endpoints in clinical trials. J. Rheumatol. 9: 758–762

Vickers, A.J., de Craen, A.J.M. (2000): Why use placebos in clinical trials? - A narrative review of the methodological literature. J. Clin. Epidemiol. 53: 157–161

Individuelle Arzneimitteltherapie

13 Variabilität der Arzneimitteltherapie

S. Krähenbühl, CH-Basel und S. Mühlebach, CH-Aarau

Ein Hauptanliegen der Klinischen Pharmazie ist die Durchführung einer **rationalen** Arzneimitteltherapie. Darunter versteht man, dass das richtige Arzneimittel zur richtigen Zeit, in der richtigen Dosierung und zu vernünftigen Kosten dem Patienten verabreicht wird (s. Einführung). Um diese Forderungen zu erfüllen, muss u. a. berücksichtigt werden, dass nicht alle Patienten in gleicher Weise auf Arzneimittel ansprechen bzw. reagieren. So können Pharmakokinetik und Pharmakodynamik eines Arzneimittels inter- und intraindividuell sehr verschieden sein. Die interindividuelle **Variabilität** kann beispielsweise anhand der Variabilität der Plasmakonzentrationen von Nortriptylin gezeigt werden (s. Abb. 13.1). Daraus folgt, dass eine rationale Arzneimitteltherapie immer eine **individuelle**, d. h. auf den Patienten und seine besonderen Erfordernisse zugeschnittene Arzneimitteltherapie ist.

Eine individuelle Arzneimitteltherapie ist nur möglich, wenn die Ursachen für die beobachtete Variabilität von Arzneimittelwirkungen bekannt sind. Die wichtigsten Ursachen sind in Tab. 13.1 aufgeführt. Sie werden nachfolgend kurz erläutert. Für die Tätigkeit des klinisch tätigen Apothekers besonders wichtige Kenntnisse auf dem Gebiet der individuellen Arzneimitteltherapie werden in den Kap. 14 bis 24 ausführlich abgehandelt.

Compliance

Eine der häufigsten Ursachen für die Variabilität der Arzneimittelwirkung ist eine schlechte Compliance des Patienten (der Patient nimmt seine Arzneimittel nicht so, wie der Arzt es für seine Therapie vorgesehen hat). Vor allem **Langzeittherapien**, wie z. B. die Therapie der arteriellen Hypertonie, sind problematisch, weil sie dem Patienten keinen akut spürbaren Nutzen bringen, sondern sogar noch Nebenwirkungen verursachen. Dem Patienten fehlt oft das Bewusstsein für die Notwendigkeit seiner Therapie. Hier muss sich der Arzt Zeit nehmen für eine detaillierte Aufklärung über Krankheit und Komplikationen. Der Apotheker kann mithelfen und sowohl im

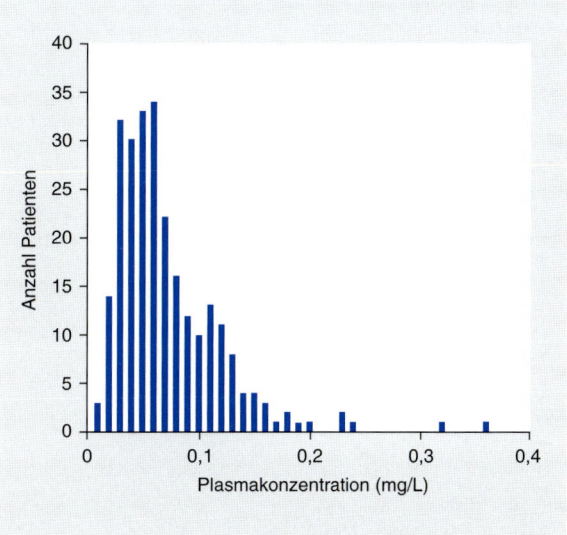

Abb. 13.1: Variabilität der Pharmakokinetik des Antidepressivums Nortriptylin: Verteilung der Plasmakonzentration von Nortriptylin bei 263 Probanden nach chronischer Einnahme von 75 mg p.o. pro Tag. Es resultiert eine linksschiefe Verteilung mit einem Mittelwert von 0,0645 mg/L und Extremwerten von <0,01 und 0,35 mg/L (nach Sjoquist et al. 1976).

Krankenhaus als auch in der Apotheke seinen Beitrag zur Verbesserung der Patientenmitarbeit leisten. Die Problematik der Compliance wird in Kap. 16 näher behandelt.

Toxische Substanzen

Toxische Substanzen können den Arzneistoffmetabolismus durch Enzyminduktion bzw. -inhibition beeinflussen. Besonders hervorzuheben sind hier das **Rauchen** und die übermäßige Zufuhr von Alkohol. Die im Rauch enthaltenen polyzyklischen Kohlenwasserstoffe führen zu einer Induktion des Cytochrom-P450-Enzymsystems (CYP), die auch nach Aufgeben des Rauchens noch nach Monaten nachweisbar bleibt. Besonders betroffen ist der Metabolismus des Theophyllins, welcher bei Rauchern in

Tab. 13.1: Gründe für die intra- und interindividuelle Variabilität von Arzneimittelwirkungen.

Faktor	Bemerkungen
Compliance	Eine der bedeutendsten Ursachen für die Variabilität der Arzneimittelwirkung. Wichtige Faktoren: gute Information des Patienten, keine Polypharmazie
Toxische Substanzen	Rauchen, das Verzehren von gegrilltem Fleisch und Alkoholkonsum beschleunigen den hepatischen Arzneimittelmetabolismus durch Induktion spezifischer Cytochrom-P450-Isoenzyme der Leber
Arzneiform	In der Regel steigt die Variabilität mit Abnahme der Bioverfügbarkeit
Zusammensetzung der Nahrung	Fett kann die Resorption von lipidlöslichen, ein hoher Proteingehalt den oxidativen Metabolismus von verschiedenen Arzneistoffen erhöhen
Ernährungszustand und Körperzusammensetzung	Adipositas und Malnutrition können die Kinetik verschiedener Arzneistoffe beeinflussen
Arzneimittelinteraktionen	Interaktionen können sowohl durch pharmakokinetische wie pharmakodynamische Veränderungen hervorgerufen werden
Vorbestehende Krankheiten	Veränderung der Verteilung und Ausscheidung (Adipositas, Dehydratation), Beeinträchtigung der Eliminationsorgane (Niere und Leber), Veränderung der Resorption (Erkrankungen des Gastrointestinaltraktes)
Genetische Faktoren	Polymorphismen der für den Arzneistoffmetabolismus verantwortlichen Enzymsysteme sowie der Transportsysteme
Lebensalter und Schwangerschaft	Kindheit, Schwangerschaft und Alter verlangen andere Dosierungen als bei jungen Erwachsenen üblich

der Regel beschleunigt ist. Über den gleichen Mechanismus kann auch der Verzehr von gegrilltem Fleisch zu einer Induktion des Cytochrom-P450-Enzymsystems führen.

Auch die chronische Zufuhr von **Alkohol** kann zu einer Enzyminduktion in der Leber führen. Bekannt ist die Tatsache, dass die chronische Zufuhr von Alkohol CYP2E1 induziert, das für die Bildung des hepatotoxischen Metaboliten von Paracetamol verantwortlich ist. Bei chronischen Alkoholtrinkern kann deshalb ein fulminantes Leberversagen unter Paracetamol schon unter Tagesdosen auftreten, die normalerweise nicht hepatotoxisch sind. Auf die Konsequenzen einer Leberzirrhose für die Arzneimitteltherapie, die bei chronisch erhöhter Alkoholzufuhr entstehen kann, wird in Kap. 23.3 näher eingegangen.

Arzneiform

Die Arzneiform kann für den Verlauf der Plasmakonzentration und damit auch für die pharmakologische Wirkung entscheidend sein. Eine geeignete Arzneiform kann mithelfen, die inter- und intraindividuellen Unterschiede der Pharmakokinetik eines Arzneimittels zu vermindern. Als Beispiel kann die Herstellung einer Mikroemulsion zur Einnahme von Ciclosporin per os genannt werden. Im Vergleich zur früher verwendeten Emulsion konnte durch eine neue Formulierung die Bioverfügbarkeit leicht erhöht, vor allem aber die intraindividuelle Variabilität der Plasmakonzentrationen gesenkt werden, was für Arzneistoffe mit geringer therapeutischer Breite wie z. B. Ciclosporin von großem Wert ist.

Zusammensetzung der Nahrung

Der Einfluss der Ernährung und des Ernährungszustandes auf die Pharmakokinetik von Arzneistoffen ist vielfältig. Die **Einnahme von Fett** kann zu einer Erhöhung der Resorption von gleichzeitig eingenommenen lipophilen Arzneistoffen führen. Dies gilt insbesondere für lipophile Arzneistoffe mit schlechter Löslichkeit im Darminhalt. Lipophile Arzneistoffe können den systemischen Kreislauf über die Lymphe (z. B. Vitamin A und Derivate, z. T. auch Ciclosporin) oder über das Portalvenensystem und die Leber erreichen (z. B. Griseofulvin, Halofantrin, Mefenaminsäure und Saquinavir). Der positive Effekt von Fett auf die Bioverfügbarkeit von lymphatisch resorbierbaren Arzneistoffen ist klar belegt. Dasselbe gilt auch für einige portal aufgenommene lipophile Arzneistoffe, insbesondere für solche, die im intestinalen Milieu schlecht löslich sind. So kann die gleichzeitige Einnahme einer fetthaltigen Mahlzeit die Resorption eines schlecht löslichen Mefenaminsäurepräparates um einen Faktor drei erhöhen, während die Resorption eines gut löslichen Mefenaminsäurepräparates von der gleichzeitigen Einnahme von Fett unabhängig ist.

Der **Gehalt an Proteinen und Kohlenhydraten** in der Nahrung spielt eine Rolle für die Aktivität des hepatischen Arzneimittelmetabolismus. In Untersuchungen an Versuchstieren konnte gezeigt werden, dass bestimmte Cytochrom-P450-Isoenzyme der Leber durch einen hohen Proteingehalt der Nahrung induziert und durch einen hohen Kohlenhydratanteil gehemmt werden. Entsprechend werden beim Menschen Phenazon und Theophyllin (verstoffwechselt durch Cytochrom-P450-Isoenzyme der Familien 1A und 3A) sowie Propranolol (verstoffwechselt durch die Familie CYP2C) nach einer proteinreichen Diät schneller metabolisiert als nach kohlenhydratreicher Ernährung.

Ernährungszustand und Körperzusammensetzung

Im Gegensatz zu den oben geschilderten Einflüssen der Nahrungszusammensetzung ist das **Fasten** aufgrund älterer Studien beim Menschen in der Regel nicht mit Veränderungen der Pharmakokinetik verbunden. So haben Studien bei fastenden Menschen in Bezug auf die Kinetik von Phenazon und Tolbutamid (oxidativer Abbau in der Leber), von Sulfafurazon und Isoniazid (Acetylierung in der Leber) und von Procain (Hydrolyse durch Pseudocholinesterase) keine Änderung im Vergleich zum nicht gefasteten Zustand gezeigt. Es ist aber anzunehmen, dass beim Fasten der Wegfall der Nahrungsfette zu einer verminderten Resorption von stark lipophilen Arzneistoffen führt.

Der Einfluss einer **Mangelernährung**, beispielsweise bei Tumorpatienten oder Anorexia nervosa, auf den Arzneistoffmetabolismus ist ebenfalls multifaktoriell. Betroffen sind insbesondere Proteinbindung und Verteilung, oxidativer Metabolismus, Konjugation sowie die gastrointestinale Resorption. Die erniedrigte Serumalbuminkonzentration führt zu einer erhöhten freien Fraktion von stark albumingebundenen Arzneistoffen. Bei richtiger Dosierung wird die freie Konzentration konstant im therapeutischen Bereich gehalten, was bedeutet, dass die proteingebundene und die totale Plasmakonzentration im Vergleich zu Probanden mit normaler Serumalbuminkonzentration erniedrigt sind. Dies muss bei der Interpretation von Plasmakonzentrationen von stark proteingebundenen Arzneistoffen bei mangelernährten Patienten berücksichtigt werden, um Überdosierungen zu vermeiden. Abb. 13.2 verdeutlicht diesen Sachverhalt.

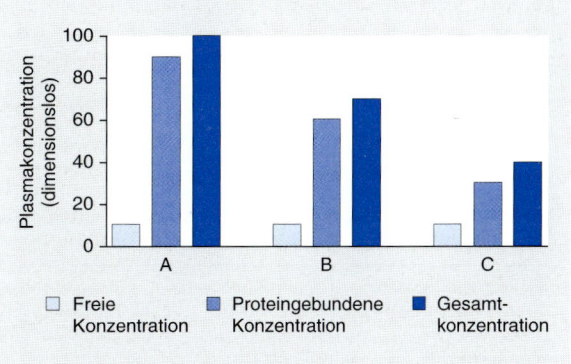

Abb. 13.2: Einfluss der Proteinbindungskapazität auf die Gesamtplasmakonzentration eines Arzneistoffs.
A: Unter normalen Bedingungen hat der Arzneistoff eine Proteinbindung von 90 % und liegt zu 10 % frei vor. Die Gesamtkonzentration beträgt 100.
B: Die Kapazität der Proteinbindung ist gegenüber A um ein Drittel gesunken. Nach Erreichen des Steady-State ist die freie Konzentration unverändert bei 10, die freie Fraktion ist auf 14 % gestiegen und die proteingebundene Fraktion auf 86 % gesunken. Die Gesamtkonzentration beträgt 70.
C: Die Kapazität der Proteinbindung ist gegenüber A um zwei Drittel gesunken. Nach Erreichen des Steady-State ist die freie Konzentration unverändert bei 10, die freie Fraktion ist auf 25 % gestiegen und die proteingebundene Fraktion auf 75 % gesunken. Die Gesamtkonzentration beträgt 40.

Bei Patienten mit **Protein-Kalorien-Malnutrition** (Kap. 17.1.1) ist die Kapazität des hepatischen, oxidativen Metabolismus vermindert. So fand man bei Patientinnen mit Anorexia nervosa einen im Vergleich zu normal ernährten Personen erniedrigten Metabolismus von Phenazon, der sich nach Erhöhung der Zufuhr von Proteinen und Kalorien normalisierte. Interessanterweise scheinen Patientinnen mit Anorexia nervosa für die hepatotoxische Wirkung von Paracetamol weniger empfindlich zu sein, was möglicherweise ebenfalls Ausdruck des eingeschränkten oxidativen Metabolismus der Leber ist. Die Protein-Kalorien-Malnutrition muss für länger als 2 Wochen anhalten, bis eine Verminderung des oxidativen Stoffwechsels der Leber auftritt. Zusätzlich kann bei mangelernährten Personen auch die Resorptionsfähigkeit des Gastrointestinaltraktes eingeschränkt sein, was zu einer Verminderung der Bioverfügbarkeit von Nahrungsstoffen (Fett, Proteine, Vitamine) wie auch von Arzneistoffen (z. B. Tetracycline, Chloramphenicol, Rifampicin) führen kann.

Adipositas (Fettsucht) ist definiert als Erhöhung des Body Mass Index (BMI):

$$BMI = \frac{Körpergewicht \ [kg]}{(Körpergröße \ [m])^2} \qquad (Gl. \ 13.1)$$

Tab. 13.2: Veränderungen der Pharmakokinetik bei Adipositas.

Pathophysiologische Veränderung	Konsequenzen für die Pharmakokinetik
Fettanteil an der Körpermasse ↑	Verteilungsvolumen von lipophilen Arzneistoffen ↑, Eliminationsgeschwindigkeit ↓ Initialdosis auf Körpergewicht beziehen, Erhaltungsdosen vermindern
Fettfreier Anteil an Körpermasse ↓	Verteilungsvolumen von hydrophilen Arzneistoffen ↓ Initialdosis auf Idealgewicht beziehen
Nierendurchblutung ↑ Glomeruläre Filtration ↑	Clearance von renal eliminierten (hydrophilen) Arzneistoffen ↑ Dosierung je nach klinischer Situation und/oder Plasmakonzentration nach oben angleichen

Bei Werten über 30 liegt eine Adipositas vor (s. Kap 17.1.3). Wie in Tab. 13.2 aufgeführt, hat das Vorliegen einer Adipositas tief greifende pharmakokinetische Konsequenzen. Der Fettanteil an der Körpermasse ist erhöht, entsprechend ist der relative Anteil an fettarmen oder freien Geweben (insbesondere Muskulatur, Haut und Knochen) erniedrigt. Das Blutvolumen und die Förderleistung des Herzens nehmen zu, um die Versorgung des zusätzlichen Gewebes zu gewährleisten. Dadurch steigt die Durchblutung der Niere, was bei einer gesunden Niere zu einer Erhöhung der glomerulären Filtration führt. Die Leber zeigt bei adipösen Patienten oft eine Verfettung, allerdings meist bei erhaltener Funktion. Entsprechend diesen Störungen kann bei adipösen Patienten die Pharmakokinetik bestimmter Arzneistoffe verändert sein. Stark lipidlösliche Arzneistoffe wie Benzodiazepine, Antidepressiva und Neuroleptika haben ein erhöhtes Verteilungsvolumen (V), was bei konstanter Clearance (CL) zu einer Verlangsamung der Eliminationsgeschwindigkeit (s. Kap. 4.1.4) führt. Falls ein schneller Wirkungseintritt erwünscht ist, muss deshalb die Initialdosis dieser Arzneistoffe auf das Gesamtgewicht bezogen werden. Wegen der verlangsamten Elimination sollte das Dosierungsintervall verlängert oder die Erhaltungsdosen im unteren Dosierungsbereich gewählt werden, mit langsamer Titration bis zur optimalen Dosierung. Im Gegensatz zu den lipophilen Arzneistoffen sollten initiale Dosen von hydrophilen Arzneistoffen mit einem kleinen Verteilungsvolumen (z. B. Aminoglykoside, Vancomycin, Penicilline und Cephalosporine) auf das Idealgewicht bezogen werden, um Überdosierungen zu vermeiden. Die renale Elimination dieser Arzneistoffe ist in der Regel bei adipösen Patienten erhöht, was bei der Wahl der Erhaltungsdosen berücksichtigt werden sollte.

Auch Veränderungen im **Wassergehalt** des Körpers müssen bei der initialen Dosierung von Arzneistoffen mitberücksichtigt werden. Bei Dehydratationszuständen (z. B. bei geriatrischen Patienten, insbesondere unter einer diuretischen Therapie) oder auch nach starkem Schwitzen kann der Gehalt an Körperwasser so stark eingeschränkt sein, dass die Initialdosen von z. B. Aminoglykosiden und Phenytoin nach unten korrigiert werden sollten.

Arzneimittelinteraktionen

Wichtige Risikofaktoren für das Auftreten von unerwünschten Arzneimittelwirkungen (UAW) sind die Anzahl verschiedener Krankheiten eines Patienten sowie die Zahl der verschiedenen Medikamente, mit denen er behandelt wird. Bestimmte Arzneimittelinteraktionen können zu UAW führen, welche vermieden werden können und sollten. Eine der wichtigsten Maßnahmen besteht oft in der Reduktion der Zahl der Arzneimittel, was eine gute Zusammenarbeit zwischen Arzt und Apotheker bedingt und meistens auch mit einer Verbesserung der Compliance verbunden ist. Auf die Arzneimittelinteraktionen wird in Kap. 15 näher eingegangen.

Vorbestehende Erkrankungen

Die Einflüsse von Adipositas und Dehydratation wurden bereits in diesem Kapitel diskutiert. Besonderheiten in der Therapie onkologischer Patienten behandelt Kap. 19. Veränderungen bei Störungen der Herz-, Leber- und Nierenfunktion sowie des Gastrointestinaltrakts werden detailliert in Kap. 23 beschrieben.

Genetische Faktoren

Zu den genetischen Faktoren zählen vor allem die Polymorphismen der für die Metabolisierung verantwortlichen Enzymsysteme. Für einige Enzymsysteme können **schnelle und langsame Metabolisierer** unterschieden werden, was für die Dosierung von großer Bedeutung ist. Eine Übersicht gibt Kap. 6. Vor kurzem sind auch Polymorphismen bei Arzneistofftransportsystemen beschrieben worden, welche z. B. für Digoxin klinisch bedeutsam sein können.

Lebensalter

Besonderheiten mit Konsequenzen für die Pharmakotherapie sind vor allem bei Früh- und Neugeborenen sowie geriatrischen Patienten zu beachten. Diese werden in den Kap. 21 und 22 behandelt.

Literatur

Anderson, K.E. (1988): Influences of diet and nutrition on clinical pharmacokinetics. Clin. Pharmacokinet. 14: 325–346

Beers, M.H., Ouslander J.G. (1989): Risk factors in geriatric drug prescribing. A practical guide to avoiding problems. Drugs 37: 105–112

Blouin, R.A., Kolpek, J.H., Mann, H.J. (1987): Influence of obesity on drug disposition. Clin. Pharm. 6: 706–714

Campell, T.C., Hayes, T.R. (1974): Role of nutrition in the drug-metabolizing enzyme system. Pharmacol. Rev. 26: 171–197

Cheymol, G. (1993): Clinical pharmacokinetics of drugs in obesity. Clin. Pharmacokinet. 25: 103–114

Hamberg, O., Ovesen, L., Dorfeldt, A., Loft, S., Sonne, J. (1990): The effect of dietary energy and protein deficiency on drug metabolism. Eur. J. Clin. Pharmacol. 38: 567–570

Hoffmeyer, S., Burk, O., von Richter, O., Arnold, H.P., Brockmöller, J., Johne, A., Cascorbi, I., Gerloff, T., Roots, I., Eichelbaum, M., Brinkmann, U. (2000): Functional polymorphisms of the human multidrug-resistance gene: multiple sequence variations and correlation of one allele with P-glycoprotein expression and activity in vivo. Proc. Nat. Acad Sci. USA. 97: 34 73–3478

Rowland, M., Sheiner, L.B., Steimer, J.L. (1985): Variability in drug therapy. Description, estimation, and control. Raven Press, New York

Zhi, J., Rakhit, A., Patel, I.H. (1995): Effects of dietary fat on drug absorption. Clin. Pharmacol. Ther. 58: 487–491

Individuelle Arzneimitteltherapie

14 Dosisindividualisierung

C. Kloft, Berlin und U. Jaehde, Bonn

Dosisindividualisierung bedeutet die Gabe einer maßgeschneiderten Dosierung an jeden einzelnen Patienten aufgrund einer **messbaren Größe**. Diese muss mit den Wirkungen in einem bekannten Zusammenhang stehen.

Das Ziel jeder Arzneimitteltherapie ist eine effektive und sichere Behandlung. Verabreicht man allerdings eine **Standarddosis** eines Arzneimittels, so sprechen häufig nicht alle Patienten optimal an. Der Grund sind zahlreiche individuelle Einflussfaktoren, die diese Variabilität bedingen (s. Kap. 13). Diese lässt sich in eine

☐ **interindividuelle Variabilität**, d. h. Unterschiede zwischen verschiedenen Patienten (z. B. altersbedingt), und

☐ **intraindividuelle Variabilität**, d. h. Unterschiede bei einem einzelnen Patienten (z. B. sein sich ändernder Krankheitszustand), unterteilen.

Die Bedeutung der Variabilität lässt sich veranschaulichen, wenn man die Häufigkeit, mit der erwünschte und unerwünschte Wirkungen auftreten, in Abhängigkeit von der applizierten Dosis betrachtet. Allgemein treten erwünschte und unerwünschte Wirkungen mit steigender Dosis häufiger in Erscheinung (s. Abb. 14.1). Von großer Bedeutung ist allerdings das Verhältnis zwischen erwünschten und unerwünschten Wirkungen, das im Folgenden anhand von drei Beispielen erläutert wird:

☐ Fall A: Im ersten Fall führt eine ausreichend hohe Arzneistoffdosis bei allen Patienten zu erwünschten und nur in Ausnahmefällen zu unerwünschten Effekten.

☐ Fall B: Es werden zunehmend unerwünschte Effekte relevant; bei mittlerer Dosis zeigen z. B. nur ca. 70 % einen erwünschten Effekt, gleichzeitig aber auch ca. 20 % unerwünschte Wirkungen.

☐ Fall C: Im Extremfall, wie z. B. für Zytostatika, „überholen" ab einer bestimmten Arzneistoffmenge die unerwünschten Wirkungen die erwünschten

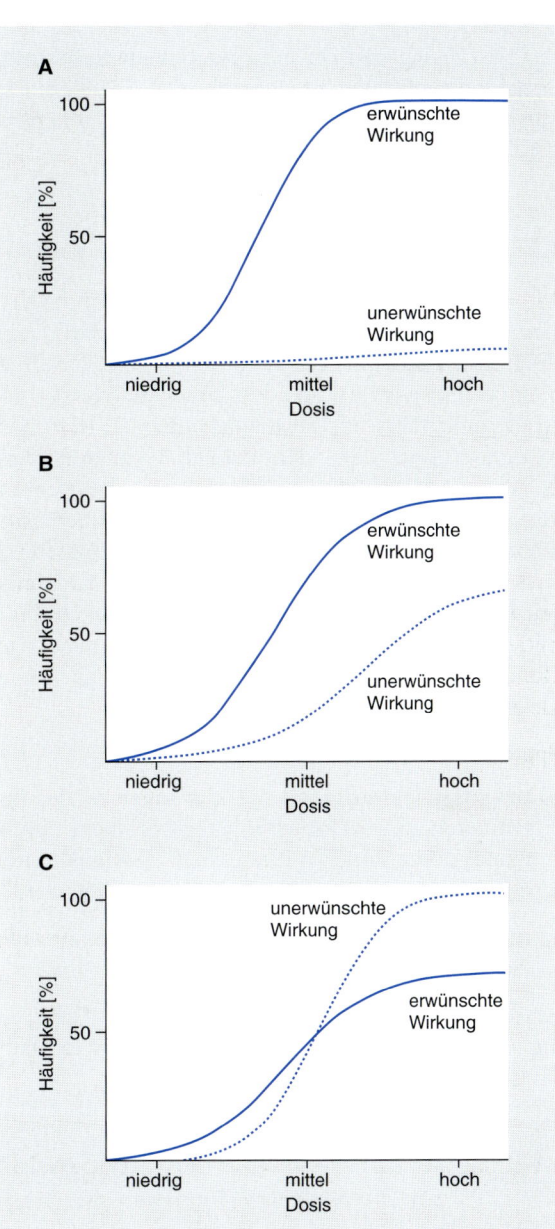

Abb. 14.1: Abhängigkeit der Patientenanzahl mit erwünschten und/oder unerwünschten Wirkungen von der Dosis.

Individuelle Arzneimitteltherapie

in ihrer Häufigkeit. Gleichzeitig bleibt ein hoher Anteil an Patienten ohne Therapieerfolg.

Eine Dosisindividualisierung zur Verringerung der Variabilität, d. h. die Häufigkeit der erwünschten Wirkungen zu erhöhen und gleichzeitig die der uner-

wünschten Wirkungen zu senken, ist demnach für die dargestellten Fälle B und C, nicht oder nur unter bestimmten Umständen für A (z. B. hohe Arzneimittelkosten), sinnvoll. Auf diese Weise kann bei möglichst vielen Patienten ein Therapieerfolg mit akzeptablen unerwünschten Wirkungen erreicht werden.

14.1 Dosierungsstrategien

Zur Festlegung von Dosierungsschemata lassen sich verschiedene Strategien unterscheiden. In jedem Fall muss zuerst ein dem Patienten individuell angepasstes Therapieziel definiert werden.

14.1.1 Empirische Dosierung

Die einfachste und im klinischen Alltag am häufigsten eingesetzte Methode ist die empirische Dosierung. Sie gründet sich auf Empfehlungen, der allgemeinen und persönlichen klinischen Erfahrung des Arztes und führt zur Festlegung eines Dosierungsschemas, nach dem der Patient behandelt wird (s. Abb. 14.2, A). Quellen für Dosierungsempfehlungen sind unter anderem die Arzneimittelfachinformationen oder Dosierungstabellen. Zu beachten ist, dass diese Empfehlungen größtenteils auf Ergebnissen klinischer Phase-I- und -II-Studien der Arzneimittelentwicklung basieren und daher in der Regel Durchschnittswerte aus Untersuchungen an einem kleineren, homogenen Kollektiv darstellen.

Spätere Dosisänderungen können entweder

☐ **pragmatisch** aufgrund des klinischen Bildes des Patienten, z. B. Dosiserhöhung bei nicht-eintretender erwünschter Wirkung bzw. Dosisreduktion nach Auftreten unerwünschter Wirkungen, oder

☐ **individuell** mit Hilfe von Feedback-Kontrollen (s. Kap. 14.1.3) erfolgen.

Empirische Dosierung und pragmatische Therapieanpassung bezeichnet man daher **nicht** als Dosisindividualisierung.

14.1.2 Adaptive Dosierung aufgrund patientenspezifischer Faktoren

Die adaptive Dosierungsstrategie aufgrund patientenspezifischer Faktoren kann angewendet werden, wenn eine bekannte Korrelation zwischen einer be-

stimmten **Zielgröße** (z. B. Arzneistoffkonzentration im Blut, messbarer pharmakodynamischer Parameter) und einer erwünschten und/oder unerwünschten Wirkung besteht. Gleichzeitig werden **patientenspezifische Faktoren** (z. B. das Lebensalter) zur Dosisberechnung berücksichtigt, die diese Zielgröße beeinflussen. Adaptive Dosierung bedeutet, zuerst den gewünschten Wert für die Zielgröße festzulegen, bei dem sich eine bestimmte Wirkung einstellen soll. Danach muss der patientenspezifische Einfluss auf die Zielgröße quantifiziert werden, um ein dem einzelnen Patienten angepasstes Dosierungsschema zu erstellen (s. Abb. 14.2, B).

> **Beispiel: Adaptive Dosierung aufgrund der Leberfunktion**
>
> Zur Prophylaxe epileptischer Anfälle (erwünschte Wirkung) wird eine bestimmte Plasmakonzentration eines Antikonvulsivums (Zielgröße) benötigt, die durch Leberfunktionseinschränkungen (patientenspezifischer Faktor) beeinflusst wird. Die adaptive Dosierung berücksichtigt die verminderte Elimination, so dass die erwünschte Plasmakonzentration erreicht wird, die epileptische Anfälle unterdrückt.

14.1.3 Adaptive Dosierung mittels Feedback-Kontrolle

Die anspruchsvollste Dosierungsstrategie führt mit Hilfe von **Feedback-Kontrollen** zu individuellen Dosierungsschemata. Die erste Dosierung kann hierbei entweder empirisch (s. Kap. 14.1.1) oder adaptiv aufgrund patientenspezifischer Faktoren (s. Kap. 14.1.2) festgelegt werden. In beiden Fällen wird nach Gabe der ersten Dosis bzw. mehrerer Dosen anhand eines festgelegten Probenentnahmeschemas der individuelle Wert für die Zielgröße (tatsächlicher Wert der Zielgröße) ermittelt. Differieren tatsächlicher und erwünschter Wert für die Zielgröße, wird das Dosierungsschema angepasst (s. Abb. 14.2, C). Dieser Regelkreis mit Rückkopplung kann so lange fortgesetzt

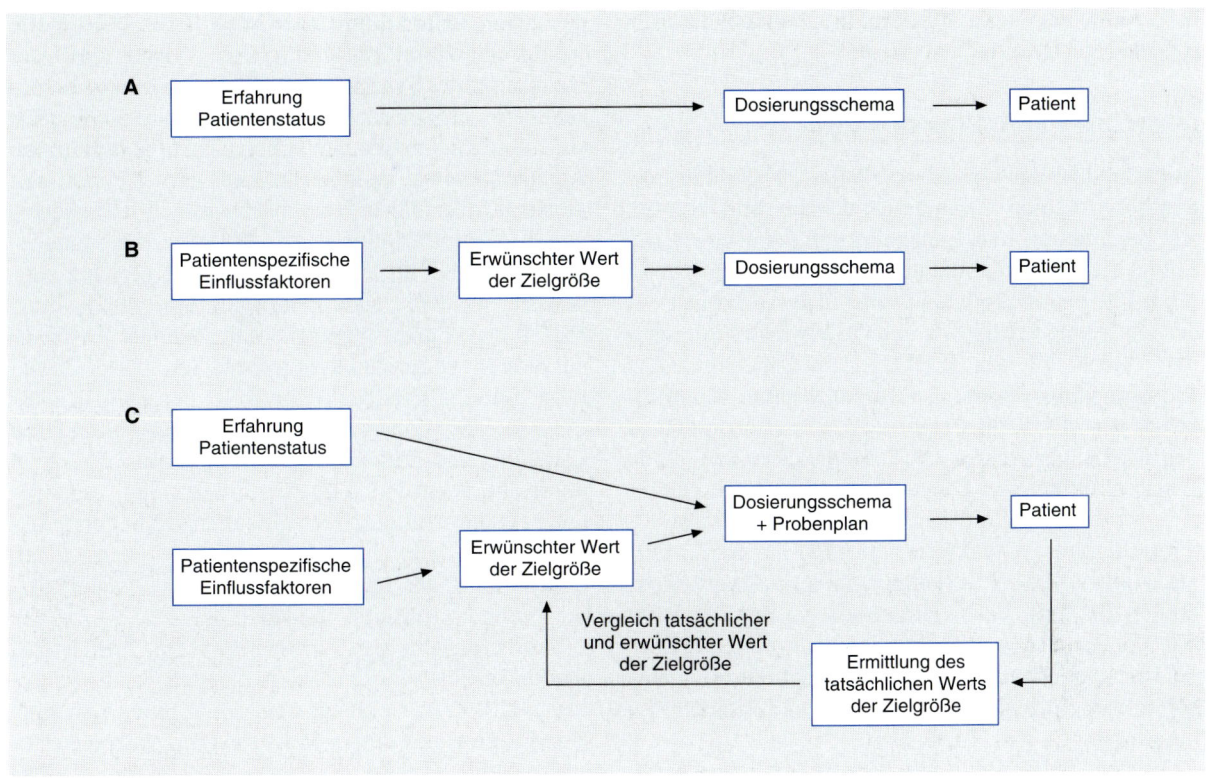

Abb. 14.2: Dosierungsstrategien. A: Empirische Dosierung. B: Adaptive Dosierung aufgrund patientenspezifischer Faktoren. C: Adaptive Dosierung mittels Feedback-Kontrolle.

werden, bis der erwünschte Wert für die Zielgröße erreicht ist. Das Potential dieser ausgereiften Strategie für eine maßgeschneiderte Patientendosierung wird in der Praxis häufig unterschätzt (s. Kap. 14.3.5).

Zielgrößen können pharmakodynamischer (z. B. Blutdruck) oder pharmakokinetischer (z. B. Plasma-konzentration) Natur sein, was in den folgenden Abschnitten näher erläutert werden soll. Großen Einfluss kann auch die genetische Disposition haben, die im Kap. 14.4 beschrieben wird.

14.2 Pharmakodynamische Dosisindividualisierung

Zur pharmakodynamischen Dosisindividualisierung muss sich die auftretende Wirkung in einer **messbaren Größe**, z. B. einem biochemischen Parameter, niederschlagen, für die als Zielgröße ein erwünschter Wert festgelegt werden kann. Mit Hilfe dieser Größe kann adaptiv aufgrund patientenspezifischer Faktoren (s. Kap. 14.1.2) und mittels Feedback-Kontrollen (s. Kap. 14.1.3) dosiert werden.

Voraussetzungen für eine Dosierung nach diesem Prinzip sind:

☐ Die Dosis steht mit der auftretenden Wirkung in einer bekannten Beziehung.

☐ Es darf keine Latenzphase zwischen dem Eintritt der Wirkung und der Messgröße existieren.

☐ Die Zielgröße muss quantifizierbar und für den Einsatz in der Praxis routinemäßig messbar sein.

Da bei der Dosierung nach pharmakodynamischer Zielgröße eine **direkte** Korrelation zwischen Dosis und Wirkung ausgenutzt wird, ist sie zur Dosisindividualisierung am besten geeignet. Momentan gibt es jedoch nur wenige Möglichkeiten, eine adäquate pharmakodynamische Zielgröße zu definieren und klinisch zu nutzen. Beispiele finden sich in folgenden Arzneistoffklassen (Zielgröße in Klammern): Antidiabetika (Blutglucosekonzentrati-

Individuelle
Arzneimitteltherapie

on), Antihypertonika (Blutdruck), Antikoagulantien (Quickwert, INR).

Dosierung von Antikoagulantien

Antikoagulantien hemmen die Vitamin-K-abhängige Synthese einiger Gerinnungsfaktoren und werden zur Behandlung und Langzeitprophylaxe gegen die Entwicklung und Ausdehnung von Thromben eingesetzt. Die pharmakodynamische Zielgröße, nach der die Dosierung erfolgt, ist der **Quickwert** in Prozent bzw. seine auf das WHO-Thromboplastinreagenz standardisierte Größe, die **International Normalized Ratio** (**INR**, dimensionslos), die zunehmend in der Praxis verwendet wird. Häufig werden beide Werte ermittelt. Der Quick- bzw. INR-Wert charakterisiert die aktuelle Gerinnungsfähigkeit des Blutes (Normbereich: Quickwert 70–120 % bzw. INR 1,25–0,9; s. 2.5.9). Je kleiner der Quickwert, bzw. größer die INR, desto langsamer gerinnt das Blut. Für jede Indikation wird nun ein bestimmter Zielbereich angestrebt, um das Risiko einer Thromboembolie, aber auch gleichzeitig das von Blutungen zu minimieren (s. Tab. 14.1).

Vor der Behandlung wird der tatsächliche Quick- bzw. INR-Wert und seine Differenz zum erwünschten festgestellt. Als Einflussfaktoren auf die Antikoagulantienwirkung gelten Alter, Nieren- und Leberfunktion sowie Gesundheitszustand, d. h. bei älteren, niereninsuffizienten, geschwächten oder Leberzirrhose-Patienten muss die Dosis gesenkt werden. Die angestrebte prozentuale Verminderung und Einbeziehung von Einflussfaktoren begründen die individuelle Initialdosis für die ersten Tage. Diese wird heute nicht mehr so hoch gewählt, um das Risiko von (zerebralen) Blutungen zu senken und damit ein abruptes Absetzen oder eine drastische Dosisreduktion zu umgehen. Es ist zu beachten, dass innerhalb

der ersten Behandlungstage Quick- bzw. INR-Werte wenig aussagekräftig sind, da die Wirkung auf der Hemmung der Synthese von Gerinnungsfaktoren beruht, die zu Beginn der Therapie noch vorhanden sind und mit unterschiedlicher Geschwindigkeit im Körper abgebaut werden. Deshalb wird zur weiteren Dosisoptimierung erst der nach einigen Therapietagen bestimmte Quick- bzw. INR-Wert herangezogen. Mit Hilfe der täglichen, nach erfolgreicher Einstellung wöchentlichen Ermittlung von Quick- bzw. INR-Wert können gegebenenfalls weitere Dosisanpassungen vorgenommen werden (adaptive Dosierung mittels Feedback-Kontrolle, s. 14.1.3). Auf diese Weise können auch Interaktionen mit anderen komedizierten Arzneistoffen und deren Absetzen kontrolliert werden. Dafür empfiehlt sich eine genaue Dokumentation in einem Antikoagulations-Journal, in dem die angestrebten und gemessenen Quick- und/oder INR-Werte sowie die Arzneistoffdosierung eingetragen werden.

Patienten, die von einem Team aus Ärzten und Apothekern geschult wurden, können ihren Quick- bzw. INR-Wert zu Hause oder sogar unterwegs (aus Kapillarblut) mit einem Messgerät in kurzer Zeit bestimmen. Wie Studien zeigten, liegen ihre Quick- bzw. INR-Werte deutlich häufiger im gewünschten Zielbereich. Zudem mussten geschulte Patienten seltener wegen thromboembolischer Komplikationen im Krankenhaus behandelt werden.

Beispiel: Dosierung von Phenprocoumon

Ein 45 Jahre alter, nieren- und lebergesunder Patient soll wegen rezidivierenden tiefen Venenthrombosen (Zielbereich: Quickwert 24–38 % bzw. INR von 2,5 bis 3,5) mit Phenprocoumon behandelt werden. Vor Therapiebeginn beträgt sein Quickwert 80 %. Aus der Differenz zwischen gemessenem und angestrebtem Quickwert und den Einflussfaktoren ergibt sich eine Dosis von täglich 9 mg

---

Tab. 14.1: Therapeutische International Normalized Ratios (INR) für verschiedene Indikationen.

Indikation	INR-Bereich
Prophylaxe tiefer venöser Thrombosen	2,0–2,5
Hüftchirurgie und Operationen von Femurfraktionen (bei längerer Immobilisation)	2,0–3,0
Therapie tiefer venöser Thrombosen, Lungenembolien und TIA (transitorische ischämische Attacken)	2,0–3,0
Prophylaxe und/oder Behandlung der Thromboembolie mit Vorhofflimmern und künstlichen biologischen Herzklappen	2,0–3,0
Rezidivierende tiefe Venenthrombosen, Lungenembolien, arterielle Erkrankungen einschließlich Myokardinfarkt, arterieller Bypass, künstliche mechanische Herzklappen	2,5–3,5

Phenprocoumon für die ersten 2 bis 3 Tage. Weitere Dosisanpassungen hängen vom jeweiligen Quick-wert ab: liegt dieser innerhalb des Zielbereichs, so werden 3 mg Phenprocoumon täglich verabreicht. Ist der Zielbereich noch nicht erreicht, beträgt die tägliche Dosis 4,5 mg, bzw. ist der gemessene Quickwert bereits kleiner als der angestrebte Ziel-bereich, sind es 1,5 mg.

Dosierung von Antidiabetika

Antidiabetika werden bei Patienten mit Typ-1- (ab-soluter Insulinmangel) oder Typ-2-Diabetes mellitus (relativer Insulinmangel) eingesetzt. Ziel ist, die Blutglucosekonzentration trotz absoluten oder relati-ven Insulinmangels auf den physiologischen Wert eines Gesunden einzustellen, d. h. sowohl Hypo- als auch Hyperglykämien zu vermindern und diabetes-assoziierte Spätkomplikationen, wie Mikro-, Makro-angiopathie und Polyneuropathie, zu verhindern (s. Kap. 27). Die im Folgenden vorgestellten Prinzipien gelten für Antidiabetika allgemein, sollen aber zur Verdeutlichung am Beispiel von **Insulin** dargestellt werden.

Pharmakodynamische Zielgröße ist die **Blutgluco-sekonzentration**. Sie ist für diesen Zweck ein nahezu idealer Parameter, da sie schnell, einfach und zuver-lässig bestimmbar ist und im Zusammenhang mit den auftretenden Wirkungen steht (für Insulin u. a. verbes-serte Aufnahme von Glucose in die Zellen, erhöhter Umbau zu Glykogen; für andere Antidiabetika z. B. Verminderung der Glucosekonzentration in der Le-ber; gesteigerte Insulinausschüttung aus Pankreaszel-len). Als zusätzliche Zielgrößen für die Therapie wer-den auch der HbA$_{1c}$-Wert oder die Uringlucosekon-zentration herangezogen. Im Folgenden soll im Detail auf die Blutglucosekonzentration als pharmakodyna-mische Zielgröße eingegangen werden.

Der erhaltene Glucosemesswert kann direkt für eine individuelle Dosierung genutzt werden (s. In-tensivierte Konventionelle Insulintherapie). Mit den auftretenden Wirkungen und den Spätkomplikatio-nen werden Glucosekonzentrationen zu verschiede-nen Messzeitpunkten in Zusammenhang gebracht: nüchtern, nach Mahlzeiten bzw. vor dem Schlafen-gehen. Die angestrebten Zielgrößen/-bereiche sind in Tab. 14.2 aufgeführt. Die Nüchtern-Blutglucose-konzentration ist die in der Praxis am häufigsten be-nutzte und am leichtesten zu bestimmende Messgrö-ße. Es ist dabei zu beachten, dass Nüchternheit als eine Zeitdauer ohne Nahrungsaufnahme von 8 Stun-den definiert ist. Hohe Nüchtern-Blutglucosekon-zentrationen werden mit einem erhöhten Risiko, eine Mikroangiopathie zu entwickeln, in Verbindung ge-bracht, d. h. es besteht eine signifikant höhere Gefahr zu einer Retinopathie und Nephropathie. Aktuelle Studien legen nahe, dass die postprandiale maximale Blutglucosekonzentration für die Langzeitprognose (Risiko kardiovaskulärer Erkrankungen) ebenfalls ein aussagekräftiger Parameter ist. Allerdings gibt es hier noch keinen allgemein gültigen Standard für den Zeitpunkt nach Beginn oder Ende einer Haupt-mahlzeit, an dem die Messung vorgenommen wer-den soll.

Ein häufig vernachlässigter Aspekt in der Bewer-tung der Messergebnisse ist die Matrix der Glucose-bestimmung. Im Allgemeinen wird von der Messung der Blutglucosekonzentration gesprochen, ohne ge-naue Angabe der Probenmatrix. In arteriellen Gefä-ßen ist die Glucosekonzentration generell höher als in venösen Gefäßen, da Glucose in der Peripherie in die Zellen aufgenommen wird. Die Differenz ist v. a. von der Glucosekonzentration abhängig, d. h. vom zeitlichen Abstand zur Nahrungsaufnahme. Im Fol-genden werden die alleinigen Begriffe „Blut" bzw. „Plasma" mit venösem Blut bzw. venösem Plasma gleichgesetzt, da rein arteriell gewonnenes Blut bzw. Plasma selten zur Glucosebestimmung heran-gezogen wird.

Die Plasmakonzentration beträgt bei Erwachse-nen mit normalen Hämatokritwerten von 45–55 % etwa das 1,15fache der Blutkonzentration. Eine Glucosekonzentration von 126 mg/dL im Plasma entspricht also 110 mg/dL im Blut. Untersuchun-gen von gleichzeitig in Blut und Plasma gemesse-nen Glucosekonzentrationen bestätigen diese Diffe-renz (s. auch Kasten).

Tab. 14.2: Zielgrößen/-bereiche in der Diabetestherapie.

Nüchtern-Blutglucosekonzentration:	110 mg/dL (6,1 mmol/L) bzw. 90–120 mg/dL (5,0–6,7 mmol/L)
Postprandiale Blutglucosekonzentration:	130–180 mg/dL (7,2–10,0 mmol/L)
Blutglucosekonzentration vor dem Schlafengehen:	110–140 mg/dL (6,1–7,8 mmol/L)

Unterschiede zwischen der Blut- und Plasmaglucosekonzentration

Ursache für die Unterschiede sind die unterschiedlichen Verteilungsräume für Glucose in den Matrices. Glucose verteilt sich nahezu vollständig im gesamten Plasmavolumen, im Blut aber nur im wässrigen Anteil, d.h. im Plasma und im wässrigen Anteil der Zellen. Im Blut existiert also ein Raum, in dem sich Glucose nicht verteilt. Das Konzentrationsmessergebnis eines bestimmten Blutvolumens, das die homogene Verteilung einer Substanz zugrunde legt, nimmt also ‚fälschlicherweise‘ ein zu hohes Volumen an und liefert damit zu ‚niedrige‘ Werte. Daher muss beim direkten Vergleich der Messwerte beider Matrices die Glucosekonzentration um den oben beschriebenen Faktor von 15% korrigiert werden.

Bei Glucosebestimmungen in **Kapillarblut**, einer Mischung aus arteriellem und venösem Blut, sind die Verhältnisse noch komplexer, da hier, wie beschrieben, der zeitliche Abstand zur Nahrungsaufnahme eine große Rolle spielt. Folgende Faustregeln in Abhängigkeit von der jeweiligen Glucosekonzentration haben sich in der Praxis bewährt: Die Glucosekonzentration in Kapillarblut entspricht im Nüchternzustand in etwa der im (venösen) Blut bzw. liegt ca. 15% unter der im (venösen) Plasma. Postprandial bis 5 Stunden entspricht sie in etwa der im (venösen) Plasma bzw. liegt ca. 15% über der im (venösen) Blut.

Die einzelnen Insulindosen für einen Patienten richten sich nach den Ergebnissen der Glucose-Bestimmungen sowie danach, was an körperlicher Aktivität und Kohlenhydrataufnahme geplant ist. Besonderes Augenmerk ist auf Reisen mit Langstreckenflügen und Anpassungen an Zeitverschiebungen zu legen. Hier muss die Blutglucosekonzentration noch häufiger kontrolliert werden (mindestens alle 3 Stunden) und danach individuell dosiert werden.

Exemplarisch wird die pharmakodynamische Dosisindividualisierung am Beispiel der **Intensivierten Konventionellen Insulintherapie (ICT)** vorgestellt, die sich am physiologischen Insulinsekretionsverlauf eines Nicht-Diabetikers orientiert. Bei diesem physiologischen Therapieansatz ist die Insulindosis variabel und wird an den individuellen Bedarf angepasst. In den meisten Fällen wird die ICT nach dem Basal-Bolus-Konzept durchgeführt. Dabei werden zur Abdeckung des Basalbedarfs ein- bis zweimal täglich Verzögerungsinsulin und nach Bedarf Normalinsulin als Bolus vor oder zu den Hauptmahlzeiten, abhängig vom Insulintyp, verabreicht (s. Abb. 14.3). Insgesamt werden somit die Insulindosen den jeweiligen Mahlzeiten und Verhältnissen angepasst und nicht umgekehrt wie bei der Konventionellen Therapie (CT). Bei der ICT wird der prandiale vom basalen Insulinbedarf abgekoppelt, so dass schnell auf wechselnden Insulinbedarf reagiert werden kann. Folgende Voraussetzungen müssen gegeben sein:

☐ Motivierter, optimal geschulter Patient

☐ Blutglucose-Selbstkontrolle mit einem geeigneten Messgerät

☐ Kontinuierliche Betreuung (s. Kap. 27).

Die Einstellung erfolgt folgendermaßen: Der individuelle Insulin-**Basalbedarf** wird durch einen Fastentag, der **Bolusbedarf** durch eine individuelle Insulinsensivitätsbestimmung ermittelt.

1. Ermittlung des Insulin-Basalbedarfs: Der Patient erhält nur eine Dosis Basalinsulin nach folgender Faustregel:
– neu einzustellender Patient: Insulindosis = 0,28 · kg KG,
– bereits nach CT behandelter Patient: Insulindosis = 0,35 · Gesamtdosis Insulin der CT.
Innerhalb der nächsten 24 h darf der Patient keine kalorische Nahrung zu sich nehmen. Tritt in dieser Zeit keine Hypoglykämie auf, ist die Basaldosis richtig gewählt. Die Basaldosis sollte 50% der gesamten täglich zu applizierenden Insulindosis nicht überschreiten, um schleichend eintretende protrahierte Hypoglykämien zu vermeiden.

2. Ermittlung des Insulin-Bolusbedarfs: Dafür muss zunächst die individuelle Insulinsensitivität (Einflussfaktor) festgestellt werden. Dabei wird zu verschiedenen Tageszeiten ermittelt, um wie viel mg/dL die Blutglucosekonzentration durch 1 I.E. gesenkt wird (üblicher Bereich: 30 bis 50 mg/dL

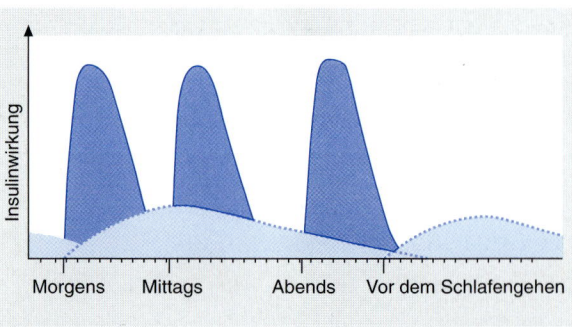

Abb. 14.3: Intensivierte Konventionelle Insulintherapie (ICT): Dosierungsschema mit zweimal täglich appliziertem Verzögerungsinsulin (Basal, - - -) und – nach Bedarfsermittlung – dreimal täglich appliziertem Normalinsulin (Bolus; —)

bzw. 1,7 bis 2,8 mmol/L). Die Insulindosis in I.E. ergibt sich aus der Differenz aus aktueller präprandialer Blutglucosekonzentration, geplantem Bedarf und dem Zielwert. Dabei ist zu beachten, dass die lineare Beziehung zwischen Senkung der Blutglucosekonzentration und den I.E. nur bis zu einem Wert von 300 mg/dL (16,7 mmol/L) gilt. Die Blutglucosekonzentration sollte viermal täglich kontrolliert werden: vor den Hauptmahlzeiten und spätabends. Gerade zu Beginn einer Therapie kann sich die Insulinsensitivität ändern. Daher sollten alle 2–3 Monate der HbA$_{1c}$-Wert und zu folgenden Zeiten die Blutglucosekonzentration bestimmt werden: morgens nüchtern, 60–90 min nach dem Frühstück sowie vor und 60–90 min nach dem Abendessen.

Besonders gut lässt sich das Prinzip der ICT mit **Insulinpumpen** umsetzen (s. Kasten).

Insulinpumpen
Die derzeit verfügbaren Insulinpumpen (zur Funktionsweise s. Kap. 27.4.1) werden nach dem Prinzip der ICT programmiert. Derzeit muss allerdings noch die Basal- und Bolus-Insulindosis vorgegeben werden. Bereits in der Entwicklung sind „intelligente" Pumpensysteme, bei denen automatisch eine Dosierung mittels Feedback-Kontrolle erfolgt: Blutglucosemessung, Vergleich mit dem Zielwert sowie Berechnung und Verabreichung der notwendigen Insulindosis werden automatisch in einem Regelkreis durchgeführt.
Bislang wird (auch in Insulinpumpen) die Blutglucosekonzentration in Abständen von mehreren Stunden gemessen. Für eine optimale Dosierung und Kontrolle wäre eine kontinuierliche Konzentrationsbestimmung erforderlich. Erste Ansätze existieren bereits über die Messung in der Interstitialflüssigkeit, da die dortigen Glucosekonzentrationen mit denen im Blut korrelieren. Allerdings sind die Ergebnisse dieser Methode (noch) nicht präzise genug, um darauf aufbauend eine individuelle Dosierung vorzunehmen, die das Risiko von diabetesassoziierten Komplikationen deutlich senkt.

14.3 Pharmakokinetische Dosisindividualisierung

In vielen Fällen steht **keine** routinemäßig messbare pharmakodynamische Zielgröße zur Verfügung. Besteht aber eine Beziehung zwischen Pharmakokinetik und Pharmakodynamik einer Substanz, kann der angestrebte therapeutische Effekt über eine definierte **pharmakokinetische Zielgröße** (z. B. C$_{max}$, AUC) als **Surrogat** (Ersatzgröße) gesteuert werden. Das zugrunde liegende Konzept läßt sich folgendermaßen veranschaulichen:

Wird eine einheitliche Dosis an alle Patienten verabreicht, beobachtet man aufgrund der intra- und interindividuellen Variabilität von Resorptions-, Verteilungs- und Eliminationsprozessen sehr unterschiedliche Plasmakonzentrations-Zeit-Profile. Für die pharmakodynamische Variabilität sind jedoch neben den pharmakokinetischen Prozessen weitere Faktoren (z. B. Verteilung an den Wirkort, Rezeptorendichte und -empfindlichkeit) von Bedeutung, so dass diese höher ist als die pharmakokinetische Variabilität (s. Abb. 14.4, A).

Kennt man aber

☐ die individuellen Einflüsse des Patienten auf die pharmakokinetische Größe und

☐ die Beziehung zwischen pharmakokinetischer Größe und Effekt quantitativ,

kann der pharmakokinetische Parameter als messbare **Zielgröße** festgelegt und seine Variabilität minimiert werden. Nach diesem Prinzip erhält jeder Patient eine auf ihn zugeschnittene Dosis, mit der sich auch die pharmakodynamische Variabilität deutlich vermindert. Die auftretenden erwünschten und/oder unerwünschten Wirkungen werden somit besser kontrolliert (s. Abb. 14.4, B).

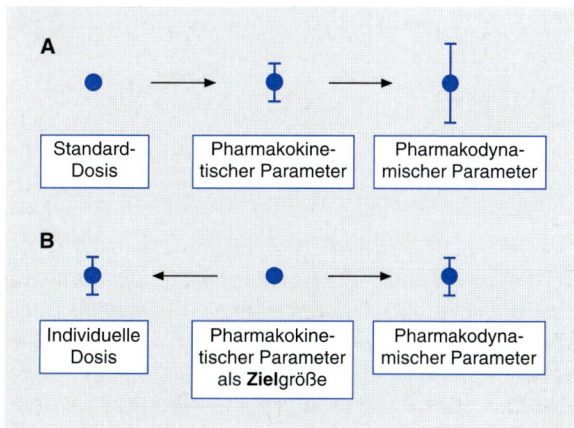

Abb. 14.4: A: Pharmakodynamische Variabilität nach Gabe einer Standarddosis, B: Herabsetzung der pharmakodynamischen Variabilität durch pharmakokinetische Dosisindividualisierung.

Individuelle Arzneimitteltherapie

Oftmals genügt eine Dosisanpassung unter Einbeziehung eines einzelnen Einflussfaktors (z. B. Körpergewicht) nicht. Vielmehr müssen möglichst viele individuelle Faktoren und deren quantitativer Einfluss auf die pharmakokinetische Zielgröße ermittelt werden (s. Kap. 4.2.4). Es gibt zahlreiche Konzepte zur pharmakokinetischen Dosisindividualisierung. Im Folgenden werden ausgewählte Strategien näher erläutert.

14.3.1 Dosierung nach Körpergewicht und Körperoberfläche

Die Individualisierung eines Dosierungsschemas wird häufig auf der Grundlage von Körpergewicht (KG) oder Körperoberfläche (KOF) vorgenommen. In diesem Kapitel werden die in der Praxis häufig verwendeten Bestimmungsmethoden dieser patientenspezifischen Faktoren und deren Auswirkungen auf pharmakokinetische Parameter und individuelle Dosierungen beschrieben.

Individuelle Dosierungen auf der Grundlage des **Körpergewichtes** werden entweder mit Hilfe des tatsächlichen Körpergewichtes (KG) oder des Idealkörpergewichtes (IKG) vorgenommen, wenn das Gewicht einen großen Einfluss auf Verteilung bzw. Elimination von Arzneistoffen hat. Das IKG bezeichnet dasjenige Körpergewicht, das bei Fettleibigen den überschüssigen Fettanteil außer Acht lässt. Zur Abschätzung des IKG aus der Körpergröße existieren mehrere empirische Gleichungen, da das Ausmaß des individuellen Übergewichts in Bezug auf einen „Normalgewichtigen" seines Alters, Geschlechts, seiner Körpergröße und Statur schwierig zu ermitteln ist. Am häufigsten werden die Formeln nach Devine benutzt (1974, umgerechnet auf metrisches Maß):

$$\text{Frauen: IKG [kg]} = 45{,}5 \text{ kg} + 0{,}91 \text{ kg/cm} \cdot$$
$$(\text{Körpergröße [cm]} - 152 \text{ cm}) \quad \text{(Gl. 14.1)}$$

$$\text{Männer: IKG [kg]} = 50 \text{ kg} + 0{,}91 \text{ kg/cm} \cdot$$
$$(\text{Körpergröße [cm]} - 152 \text{ cm}) \quad \text{(Gl. 14.2)}$$

Bei Patienten normaler Konstitution erhöht sich mit zunehmendem KG das Verteilungsvolumen (V) eines Arzneistoffs mit geringer Bindung an endogene Strukturen. Da sich jedoch gleichzeitig die Wasser-, Muskel- und Fettgewichtsanteile verschieben, besteht kein linearer Zusammenhang zwischen KG und V. Folglich muss bei fettleibigen Patienten mit Änderungen des auf das KG standardisierten Verteilungsvolumens (d. h. V in L/kg KG) gerechnet werden.

Beispiel: Dosierung bei Fettleibigkeit

Die Dosierungsprinzipien bei Fettleibigkeit sollen anhand des lipophilen Arzneistoffs Diazepam konkretisiert werden.

Durch seine bevorzugte Verteilung ins Fettgewebe nimmt bei stark Übergewichtigen das absolute Verteilungsvolumen (V in L) um den Faktor 3,2, das relative (V in L/kg KG) um den Faktor 2,1 zu. Eine Standarddosis in Milligramm bzw. eine Dosisindividualisierung über IKG ließe die Verteilung ins zusätzliche Körperfett außer Acht. Diazepam wäre demnach zu niedrig dosiert. Die Dosis muss folglich auf der Grundlage des tatsächlichen KG (d. h. Dosis in mg/kg KG) berechnet werden.

Ein weiteres Beispiel für die Berücksichtigung der Fettverteilung bei der Dosierung sind Aminoglykoside. Die Vorgehensweise bei dieser Arzneistoffgruppe wird in Kap. 14.3.5 erläutert.

Für Dosierungen anhand der individuellen **Körperoberfläche** werden fast ausschließlich die nach der Du Bois-Formel konstruierten Nomogramme zur KOF-Abschätzung benutzt (Du Bois und Du Bois 1916). Diese Formel basiert allerdings auf Untersuchungen an lediglich neun Erwachsenen zu Beginn des 20. Jahrhunderts (s. Abb. 14.5):

$$\text{KOF [m}^2] = \text{KG [kg]}^{0{,}425} \cdot \text{Körpergröße [cm]}^{0{,}725} \cdot$$
$$0{,}007184 \text{ [m}^2\text{/kg/cm]} \quad \text{(Gl. 14.3)}$$

Diese Beziehung, die sowohl das Körpergewicht als auch die Körpergröße berücksichtigt, errechnet eine Durchschnitts-KOF für Erwachsene von 1,73 m². Da Kinder andere Proportionen und deshalb eine im Verhältnis größere KOF aufweisen (s. auch Kap. 21), existieren andere Gleichungen.

Hintergrund für die Dosierung mit Hilfe der KOF sind empirische Beobachtungen, dass die KOF mit vielen physiologischen Parametern, wie Grundumsatz, Organgröße und -leistung, korreliert (z. B. Herzleistung und damit Organdurchblutung). Daraus wird gefolgert, dass die Gesamtclearance (CL) mit der KOF in Beziehung steht, was bis heute für viele Arzneistoffe nicht belegt werden konnte. Obwohl dieses Vorgehen von vielen kritisiert wird bzw. gegenteilige Ergebnisse zum Zusammenhang zwischen KOF und CL vorliegen, ist die KOF-bezogene Dosierung von Zytostatika derzeit Standard.

Insgesamt bieten diese Methoden, die wegen der einfachen Bestimmungsmöglichkeiten im klinischen Alltag sehr populär sind, nur einen groben Anhaltspunkt für individuelle Dosierungen. Andere patientenspezifische Faktoren (s. Kap. 13) müssen **zusätzlich** in Betracht gezogen werden, um die Variabilität der pharmakokinetischen Parameter zu senken.

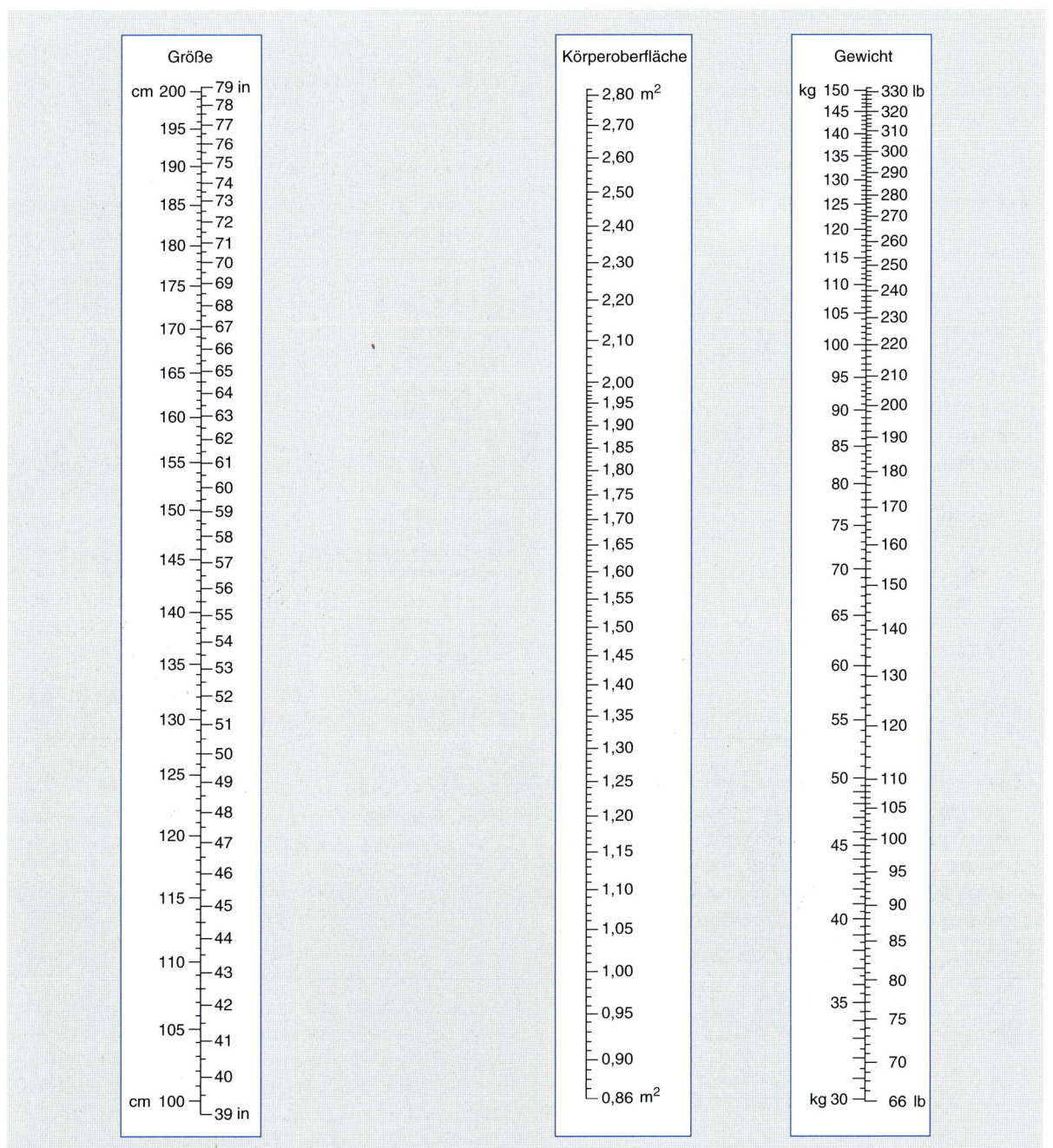

Abb. 14.5: Nomogramm zur Abschätzung der Körperoberfläche nach Du Bois und Du Bois (1916): eine Gerade wird von der Körpergröße in der linken Skala zum Körpergewicht in der rechte Skala gezogen, der Schnittpunkt mit der mittleren Skala ergibt eine Abschätzung der Körperoberfläche.

14.3.2 Dosierung nach Organfunktion

Einschränkungen einer Organleistung (z. B. Herz, Niere, Leber) können Änderungen in pharmakokinetischen Teilprozessen zur Folge haben. Detaillierte Beschreibungen zu den klinischen Konsequenzen einer Funktionsreduktion finden sich im Kap. 23. Da bei einer **Nierenfunktionseinschränkung** konkrete individuelle Dosierungsstrategien existieren, werden diese im Folgenden ausführlich erläutert.

Für Arzneistoffe, die vorwiegend unverändert renal eliminiert werden, bestimmt der Grad der Nierenfunktionseinschränkung (patientenspezifischer Einflussfaktor) die individuelle Dosierung. Die Ausscheidungsgeschwindigkeit wird verlangsamt. Bei wiederholter Gabe einer Standarddosis des Arzneistoffes besteht durch Kumulation die Gefahr einer Überdosierung. Die Dosis bzw. das Dosierungsschema können durch Berechnung eines individuellen Korrekturfaktors (Q') angepasst werden.

Herleitung des individuellen Korrekturfaktors Q'

Verschiedene Gleichungen wurden entwickelt, die auf folgenden Grundlagen basieren:

Der individuelle Korrekturfaktor (Q') beschreibt das Verhältnis der Gesamteliminationsgeschwindigkeitskonstanten des Nierenkranken (k'_e) zu der des Nierengesunden (k_e)

$$Q' = \frac{k'_e}{k_e} \qquad \text{(Gl. 14.4)}$$

☐ k'_e setzt sich aus der nichtrenalen (k_{nr}) und der renalen Eliminationsgeschwindigkeitskonstanten (k_r) zusammen:

$$k'_e = k_{nr} + k_r \qquad \text{(Gl. 14.5)}$$

☐ Die nichtrenale Elimination (k_{nr}) bleibt bei Niereninsuffizienz unverändert.

☐ Die renale Elimination (k_r) steht über eine Proportionalitätskonstante α in linearem Zusammenhang mit der **g**lomerulären **F**iltrations**r**ate (GFR). In der Praxis wird die GFR des Patienten häufig über seine Kreatininclearance (CL_{CR}, zur Bestimmung s. Kap. 23.2.3) abgeschätzt.

Daraus folgt für die Gesamtelimination k'_e:

$$k'_e = k_{nr} + \alpha \cdot CL_{CR} \qquad \text{(Gl. 14.6)}$$

und für den individuellen Korrekturfaktor aus Gl. 14.4:

$$Q' = \frac{k_{nr}}{k_e} + \frac{\alpha \cdot CL_{CR}}{k_e} \qquad \text{(Gl. 14.7)}$$

Darüber hinaus wird das Verhältnis von k_{nr} zu k_e als Q_0 definiert. Q_0 entspricht dem Anteil, den Anuriker noch ausscheiden können. Somit ergibt sich für Q':

$$Q' = Q_0 + \frac{\alpha}{k_e} \cdot CL_{CR} \qquad \text{(Gl. 14.8)}$$

Rechnerische Bestimmung von Q'

Um Gl. 14.8 anzuwenden, werden benötigt:

☐ der nichtrenal ausgeschiedene Anteil Q_0 (aus Tabellen)

☐ der Proportionalitätsfaktor α (in Studien ermittelt)

☐ die Gesamteliminationsgeschwindigkeitskonstante (k_e) von Nierengesunden. Häufig ist die Eliminationshalbwertszeit tabelliert (z. B. Forth et al. 1996), aus der sich k_e errechnen lässt ($k_e = \ln 2/t_{1/2}$).

☐ die Kreatininclearance des Patienten.

Graphische Bestimmung von Q'

Im klinischen Alltag werden Nomogramme nach Dettli (1983) verwendet (s. Abb. 14.6). Nach Bestimmung der Kreatininclearance des Patienten wird eine vertikale Linie bis zur für jeden Arzneistoff charakteristischen Geraden gezogen (y-Abschnitt $= Q_0$; Steigung $= \alpha/k_e$). Von diesem Schnittpunkt aus bildet man eine Waagerechte zur Ordinate und kann dort den individuellen Korrekturfaktor Q' ablesen.

Individuelle Dosierung mit Hilfe von Q'

Die Dosis und/oder das Dosierungsintervall können mit dem Korrekturfaktor Q' individuell berechnet werden:

☐ Dosisreduktion bei gleich bleibendem Dosierungsintervall durch Multiplikation der Dosis eines Nierengesunden mit Q'

☐ Verlängerung des Dosierungsintervalls bei gleich bleibender Dosis durch Division von τ eines Nierengesunden durch Q'.

Im weiteren Therapieverlauf sollte u. U. die Plasmakonzentration überwacht und die Dosis ggf. ange-

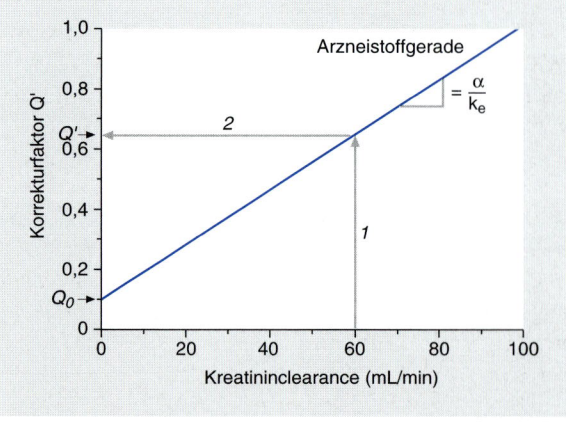

Abb. 14.6: Nomogramm zur Ermittlung des individuellen Korrekturfaktors Q' bei Niereninsuffizienz (nach Dettli 1983).

passt werden (adaptive Dosierung mittels Feedback-Kontrolle, s. Kap. 14.1.3).

Um die Gleichungen und Graphiken zur Bestimmung von Q' anzuwenden, müssen bestimmte Voraussetzungen erfüllt sein, z. B.:

☐ Der Arzneistoffkonzentrations-Zeit-Verlauf lässt sich durch ein Ein-Kompartiment-Modell beschreiben.

☐ Die Elimination folgt einer Kinetik erster Ordnung.

☐ Andere Prozesse wie systemische Verfügbarkeit, Proteinbindung und Verteilung bleiben durch die Nierenerkrankung unverändert.

In den meisten Fällen können diese Annahmen gemacht werden. Weichen die Verhältnisse jedoch stark ab, müssen u. U. komplexere Gleichungen herangezogen werden (Rowland und Tozer 1995).

14.3.3 Dosierung bei extrakorporaler Elimination

Bei Patienten, die aufgrund eines Nierenversagens selbst nicht mehr in der Lage sind, Stoffwechselendprodukte in ausreichendem Maße auszuscheiden, müssen zusätzliche Maßnahmen zur Elimination ergriffen werden, z. B. eine Hämodialyse. Dies geschieht durch künstlichen Abtransport von gelösten Substanzen durch eine semipermeable Membran außerhalb des Körpers. In diesem Kapitel sollen nur die Auswirkungen der Hämodialyse auf die Dosierung – im Folgenden Dialyse genannt – erläutert werden. Auf die Hämodialyse allgemein sowie andere Nierenersatzverfahren wird in Kap. 23.2.4 eingegangen.

Die Gesamtclearance während der Dialyse (CL_{+D}) setzt sich aus der körpereigenen Gesamtclearance (CL) und der (künstlichen) Dialyseclearance (CL_D) zusammen:

$$CL_{+D} = CL + CL_D \qquad \text{(Gl. 14.9)}$$

Wird ein Arzneistoff während der Dialyse über den Dialysator ausgeschieden ($CL_D > 0$), muss ggf. nach der Dialyse eine **Substitutionsdosis (SD)** verabreicht werden, um einen zuvor festgelegten Wert einer pharmakokinetischen Zielgröße, z. B. C^{ss}, zu erreichen.

Diese Substitutionsdosis wird durch die Dialyseeffizienz bestimmt, die von vielfältigen Faktoren (s. Kap. 23.2.4) abhängt. Zur Charakterisierung der Dialyseeffizienz muss die individuelle Dialyseclea-

rance (CL_D) ermittelt werden. Von den verschiedenen Methoden sind solche vorzuziehen, die eine Konzentrationsbestimmung im Dialysat einschließen, z. B.:

$$CL_D = \frac{Q_D \cdot C_{D\,post}}{C_{a\,mid}} \qquad \text{(Gl. 14.10)}$$

wobei Q_D die Dialysatfließgeschwindigkeit, $C_{D\,post}$ die Konzentration im Dialysat nach Abschluss der Dialyse und $C_{a\,mid}$ die arterielle Plasmakonzentration zur Halbzeit der Dialyse darstellen.

Daraus errechnet sich die Eliminationsgeschwindigkeitskonstante während der Dialyse (k_{e+D}):

$$k_{e+D} = \frac{CL + CL_D}{V} \qquad \text{(Gl. 14.11)}$$

Zu beachten ist, dass k_{e+D} von der körpereigenen **und** der Dialyseclearance abhängig ist und nicht nur die Dialyse-Eliminationsgeschwindigkeitskonstante selbst darstellt.

Dem Patienten muss nach Ende der Dialyse nur **die** Menge zugeführt werden, die neben seiner körpereigenen Elimination durch die Dialyse zusätzlich ausgeschieden wird. Die Substitutionsdosis (SD) wird mit Hilfe folgender Gleichung ermittelt:

$$SD = C_{p\,prä} \cdot V \cdot \left(e^{-k_e \cdot t_D} - e^{-k_{e+D} \cdot t_D}\right) \qquad \text{(Gl. 14.12)}$$

Darin bedeuten $C_{p\,prä}$ die Plasmakonzentration vor der Dialyse und t_D die Dialysedauer. Voraussetzung für die Anwendung dieser Methode ist ein monoexponentieller Konzentrations-Zeit-Verlauf während der Dialyse.

14.3.4 Dosierung nach Ziel-AUC

Für einige Arzneistoffe (z. B. Zytostatika) konnte gezeigt werden, dass der auftretende Effekt eines Arzneistoffes besser mit der im Körper über den gesamten Zeitraum anwesenden Menge (d. h. Exposition, AUC) in Beziehung steht als mit der Konzentration zu einem bestimmten Zeitpunkt (z. B. C_{max}). Aus der Verknüpfung von patientenspezifischen Faktoren und dem Erreichen bzw. Verhindern einer bestimmten Wirkung, die in Beziehung mit der Arzneistoff-Exposition steht, ist das Konzept der **Ziel-AUC** (Target AUC) entstanden. Diese „optimale" AUC beinhaltet also größtmögliche Wirksamkeit bei vertretbarer Toxizität und resultiert in einer individuellen Dosierung.

Für das Zytostatikum Carboplatin ist es beispielsweise gelungen, aufgrund von patientenspezifischen Einflussfaktoren und pharmakokinetischen Eigenschaften adaptive Dosierungsrichtlinien

Individuelle
Arzneimitteltherapie

zu erstellen. Für die Substanz wurden Korrelationen zwischen AUC und dosislimitierender Toxizität (Myelosuppression, insbesondere Thrombozytopenie) gefunden. Folgende patientenspezifische Faktoren werden bei der Dosisfindung berücksichtigt:

☐ **Glomeruläre Filtrationsrate (GFR).** Da die Substanz vorwiegend renal ausgeschieden wird, ist die Gesamtclearance (und damit die AUC) eng mit der GFR (gemessen als ^{51}Cr-EDTA-Clearance oder Kreatininclearance) des Patienten verknüpft (s. Abb. 14.7, A).

☐ **Zytostatikavorbehandlung.** Da die Beziehung AUC und Thrombozytopenie von der Vorbehandlung des Patienten mit myelosuppressiven Zytostatika abhängt, werden bei vorbehandelten Patienten geringere Ziel-AUC-Werte angestrebt (s. Abb. 14.7, B).

☐ **Mono- oder Kombinationstherapie.** Die Thrombozytopenie hängt weiterhin davon ab, ob Carboplatin allein oder in Kombination mit weiteren Zytostatika (z.B. Paclitaxel) verabreicht wird. Bei einer Monotherapie kann ein höherer Ziel-AUC-Wert akzeptiert und gewählt werden.

Ausgehend von diesen Erkenntnissen ist eine Gleichung zur Berechnung der individuellen Dosis von Carboplatin entwickelt worden (Calvert et al. 1989). Diese Dosis führt zu einer bestimmten Ziel-AUC, mit der eine inakzeptable Toxizität gerade noch vermieden werden kann:

$$D \, [mg] = Ziel\text{-}AUC \, [mg \cdot min/mL] \cdot$$
$$(GFR \, [mL/min] + 25) \qquad (Gl. \, 14.13)$$

Es ist zu beachten, dass die errechnete Dosis in Milligramm vorliegt und damit – anders als in der Onkologie üblich (s. Kap. 19.1.3) – unabhängig von der Körperoberfläche ist. Diese Gleichung gilt jedoch nur für Erwachsene.

Voraussetzung für die Anwendung dieser Strategie in der klinischen Praxis ist die genaue Bestimmung der Patienten-GFR und die Festlegung der Ziel-AUC. Die zu applizierende Dosis kann dann leicht mit Hilfe von Taschenrechnern, Tabellen oder speziellen Schieblehren ermittelt werden.

Tab. 14.3 zeigt, dass die Carboplatindosis in einer Monotherapie unter Berücksichtigung der individuellen Faktoren (Vorbehandlung, GFR von 70 bis 140 mL/min) bis um das 2,5fache differieren kann!

14.3.5 Therapeutisches Drug Monitoring (TDM)

Eine häufig praktizierte Form der pharmakokinetischen Dosisindividualisierung ist das Therapeutische Drug Monitoring (TDM). Das Konzept des TDM entspricht weitgehend der unter Kap. 14.1.3 erläuterten adaptiven Dosierung mittels Feedback-Kontrolle. Der Ablauf des TDM ist in Abb. 14.8 schematisch dargestellt. Die erste Dosierung wird empirisch oder adaptiv festgelegt. TDM beinhaltet immer die Messung von Plasmakonzentrationen unter der The-

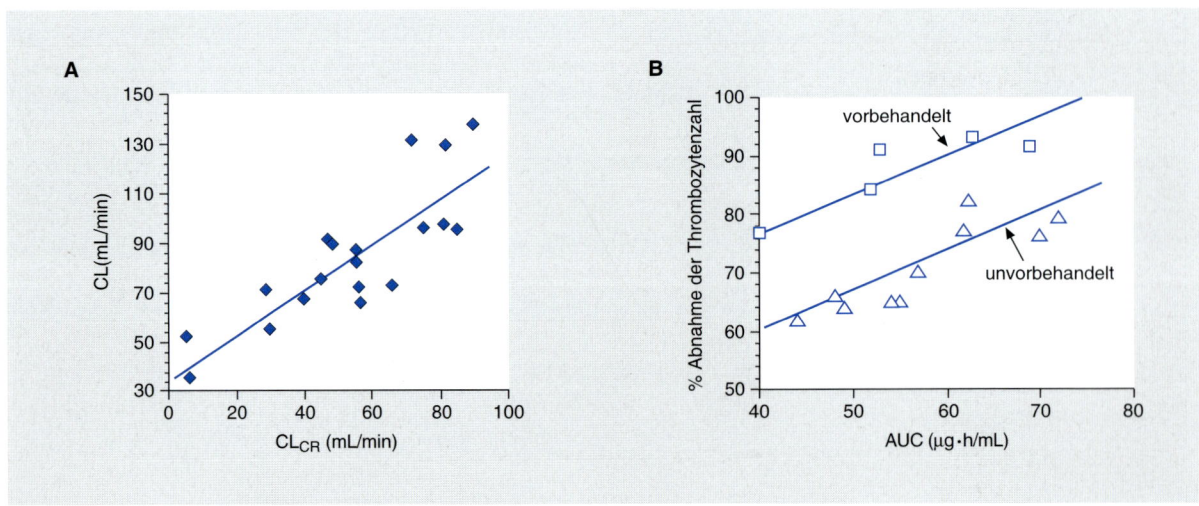

Abb. 14.7: A: Korrelation zwischen Kreatininclearance und Carboplatin-Gesamtclearance, B: Korrelation zwischen Carboplatin-AUC und Abnahme der Thrombozytenzahl (nach Egorin et al. 1984).

Tab. 14.3: Dosisberechnung für Carboplatin in Monotherapie (nach Calvert et al. 1989).

Vorbehandlung	Ziel-AUC [mg · min/mL]	GFR [mL/min]	Dosis [mg]
keine	7	140	1155
	7	100	875
	7	70	665
moderat	6	140	990
	6	100	750
	6	70	570
stark	5	140	825
	5	100	625
	5	70	475

rapie und eine Berechnung seiner individuellen pharmakokinetischen Parameter, die in der Regel mit spezialisierter Computer-Software (z.B. PKS Abbott®, MW/PHARM®, KINETIDEX®) durchgeführt wird. Mit Hilfe dieser Information über die individuelle Pharmakokinetik und damit über den tatsächlichen Wert der pharmakokinetischen Zielgröße können dann Dosierungsberechnungen (s. Kap. 4.3) vorgenommen werden.

Merke

Eine Dosierungsanpassung im Rahmen des TDM sollte niemals ohne Berücksichtigung des klinischen Gesamtbildes (Krankheitszustand, evtl. beobachtete unerwünschte Wirkungen) vorgenommen werden.

Voraussetzungen für ein TDM

Da der zeitliche und finanzielle Aufwand für ein TDM beträchtlich ist, wird es nur unter bestimmten Voraussetzungen durchgeführt. Ein TDM ist immer dann sinnvoll, wenn eine Verbesserung der Therapieeffektivität und/oder -sicherheit zu erwarten ist. Dies ist in der Regel der Fall, wenn der eingesetzte Arzneistoff folgende Eigenschaften aufweist:

☐ eine enge therapeutische Breite

☐ eine hohe interindividuelle Variabilität der Pharmakokinetik

☐ eine Korrelation zwischen Pharmakokinetik und Pharmakodynamik

☐ keine Möglichkeit von Routinebestimmungen geeigneter pharmakodynamischer Zielgrößen (s. Kap. 14.2).

Tab. 14.4 enthält eine Liste von Arzneistoffen, die diese Kriterien erfüllen und für die häufig ein TDM

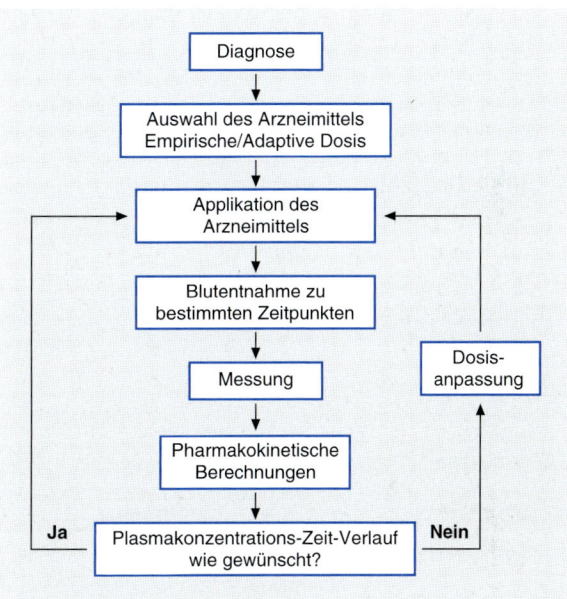

Abb. 14.8: Ablauf des TDM.

praktiziert wird. Besonders hervorzuheben sind Aminoglykoside, Vancomycin, Immunsuppressiva, Antiepileptika und Theophyllin. Die verwendeten Dosierungsstrategien für die einzelnen Substanzen sind vor allem von deren pharmakokinetischen Besonderheiten abhängig. Das TDM von Aminoglykosiden, Theophyllin und Phenytoin wird nachfolgend im Detail erläutert. Für die anderen Substanzen sei an dieser Stelle auf weiterführende Literatur verwiesen.

Darüber hinaus wird man bei „problematischen" Patientengruppen wie Früh- und Neugeborenen (s. Kap. 21), Patienten mit eingeschränkter Organfunktion (s. Kap. 23) oder Verbrennungspatienten (s. Kap. 24) eher ein TDM in Erwägung ziehen als bei „unproblematischen" Patienten.

Individuelle Arzneimitteltherapie

Tab. 14.4: Arzneistoffe, für die häufig ein TDM praktiziert wird.

Antibiotika
Aminoglykoside Vancomycin
Immunsuppressiva
Ciclosporin Tacrolimus
Antiepileptika
Carbamazepin Ethosuximid Phenobarbital Phenytoin Primidon Valproinsäure
Antiasthmatika
Theophyllin
Antiarrhythmika
Chinidin Procainamid Amiodaron
Psychopharmaka
Lithium Amitriptylin Nortriptylin Imipramin Desipramin
Zytostatika
Methotrexat
Herzwirksame Glykoside
Digitoxin Digoxin

Therapeutisches Drug Monitoring von Aminoglykosiden

Bedeutung: Aminoglykoside spielen trotz ihrer hohen Toxizität immer noch eine wichtige Rolle in der Behandlung lebensbedrohlicher Infektionen, insbesondere mit gramnegativen Aerobiern. Sie erfüllen sämtliche Kriterien für den Einsatz eines TDM. Sowohl Unwirksamkeit der Therapie (u. U. mit Todesfolge) als auch Toxizität (schwere Oto- und Nephrotoxizität) dürfen nicht riskiert werden. Das TDM leistet einen wichtigen Beitrag, dieses Risiko zu minimieren.

Pharmakokinetik/Pharmakodynamik: Nach intravenöser Applikation verteilen sich Aminoglykoside vor allem im Extrazellulärraum. Aus dem Gastrointestinaltrakt werden sie praktisch nicht resorbiert. Die Plasmaproteinbindung ist mit ca. 10 % sehr gering. Die Elimination erfolgt zu 85–95 % unverändert durch glomeruläre Filtration in der Niere. Aminoglykoside weisen eine lineare Pharmakokinetik auf, d. h. die AUC steigt proportional mit zunehmender Dosis.

Die Plasmakonzentrationen korrelieren im Wesentlichen sowohl mit der erwünschten als auch den unerwünschten Wirkungen. Für Patienten mit gramnegativer Sepsis und Harnwegsinfektionen sollten beispielsweise Gentamicin-Maximalkonzentrationen von mindestens 5 µg/mL, bei Patienten mit gramnegativer Pneumonie sogar mindestens 8 µg/mL erreicht werden. Das Risiko einer Nephro- bzw. Ototoxizität ist erhöht, wenn die Plasmaminimalkonzentrationen (C_{min}) von Gentamicin, Tobramycin und Netilmicin 2 µg/mL und von Amikacin 10 µg/mL übersteigen.

Einflussfaktoren: Folgende patientenspezifische Faktoren haben Einfluss auf die Pharmakokinetik von Aminoglykosiden:

☐ **Nierenfunktion:** Ein großer Teil der pharmakokinetischen Variabilität (45–90 %) von Aminoglykosiden kann auf die Nierenfunktion zurückgeführt werden. In vielen Studien konnte die Abhängigkeit der Eliminationsgeschwindigkeit von der Kreatininclearance gezeigt werden.

☐ **Lebensalter:** Die Gesamtclearance von Aminoglykosiden nimmt mit zunehmendem Lebensalter ab. Früh- und Neugeborene weisen ein größeres Verteilungsvolumen pro kg Körpergewicht auf, da der Anteil des Extrazellulärraums am Körpervolumen größer ist als bei Erwachsenen.

☐ **Fieber:** Fieber kann die Elimination von Aminoglykosiden aufgrund physiologischer Veränderungen beschleunigen (erhöhte glomeruläre Filtrationsrate durch erhöhten renalen Blutfluss).

☐ **Körpergewicht:** Aminoglykoside verteilen sich nur wenig in das Fettgewebe, so dass das Verteilungsvolumen im Wesentlichen vom Idealkörpergewicht abhängt (s. 14.3.1). Bei fettleibigen Patienten spielt jedoch die Verteilung in die Extrazellulärflüssigkeit des Fettgewebes eine Rolle, die dann berücksichtigt werden muss (siehe Berechnung der Initialdosis).

☐ **Geschlecht:** Frauen weisen ein kleineres Verteilungsvolumen pro kg Körpergewicht auf als Männer.

☐ **Verbrennungszustände:** Zahlreiche physiologische Prozesse sind nach schweren Verbrennungen verändert (s. Kap. 24). Bei Aminoglykosiden ist insbesondere der vergrößerte Extrazellulärraum in der akuten Phase (vergrößertes Verteilungsvolumen) und die erhöhte glomeruläre Filtrationsrate in der hypermetabolischen Phase (erhöhte renale Clearance) von Bedeutung.

☐ **Aszites:** Das Verteilungsvolumen der Aminoglykoside ist bei Patienten mit Aszites erheblich größer, was sich ebenfalls durch den vergrößerten Extrazellulärraum erklären lässt.

☐ **Mukoviszidose:** Patienten mit schwerer Mukoviszidose weisen oft ein größeres Verteilungsvolumen und eine höhere Gesamtclearance auf. Insbesondere die Variabilität dieser Parameter ist erhöht.

Zielgröße: In der Praxis finden Minimal- und Maximalkonzentrationen der Aminoglykoside im Plasma als Zielgrößen Verwendung (s. Tab. 14.5).

Übliche Dosierungsberechnungen sollen im Folgenden am Beispiel von Gentamicin näher erläutert werden. Ähnliche Dosierungsstrategien wurden auch für andere Aminoglykoside etabliert.

Berechnung der Initialdosis: Die Initialdosis wird in der Regel aufgrund des Körpergewichts und der Kreatininclearance errechnet (s. Abb. 14.9).

Bei fettleibigen Patienten muss jedoch die Verteilung in die Extrazellulärflüssigkeit des Fettgewebes berücksichtigt werden, da sonst eine zu niedrige Initialdosis berechnet würde. Deshalb wird zunächst das so genannte Dosierungskörpergewicht (DKG) aus dem Idealkörpergewicht (IKG) und dem tatsächlichen Körpergewicht (KG) berechnet (zur Berechnung des IKG s. Kap. 14.3.1):

$$DKG = IKG + 0{,}4 \, (KG - IKG) \qquad \text{(Gl. 14.14)}$$

Im nächsten Schritt kann dann das individuelle Verteilungsvolumen abgeschätzt werden:

$$V[L] = 0{,}26 \, [L/kg] \cdot DKG \, [kg] \qquad \text{(Gl. 14.15)}$$

Als zweiter pharmakokinetischer Parameter wird die individuelle Eliminationsgeschwindigkeitskonstante (k_e) aus der Kreatininclearance (CL_{CR}) berechnet (allgemeine Gleichung: s. Gl. 14.6):

$$k_e[h^{-1}] = 0{,}0024 \cdot CL_{CR}[mL/min] + 0{,}01 \, \text{(Gl. 14.16)}$$

Die Initialdosis (LD) kann bei einer Infusionsdauer T nun wie folgt berechnet werden:

$$LD = \frac{C_{max} \cdot k_e \cdot V \cdot T}{1 - e^{-k_e \cdot T}} \qquad \text{(Gl. 14.17)}$$

Tab. 14.5: Zielmaximal- und Zielminimalkonzentrationen von Aminoglykosiden (nach Schumacher 1995).

Aminoglykosid	Ziel-C_{max}* (mg/L)	Ziel-C_{min} (mg/L)
Gentamicin	5 – 10	0,5 – < 2
Tobramycin	5 – 10	0,5 – < 2
Netilmicin	6 – 10	0,5 – 2
Amikacin	15 – 35	5 – 10

* gilt nicht für die so genannte „Einmaldosierung" (s. Text)

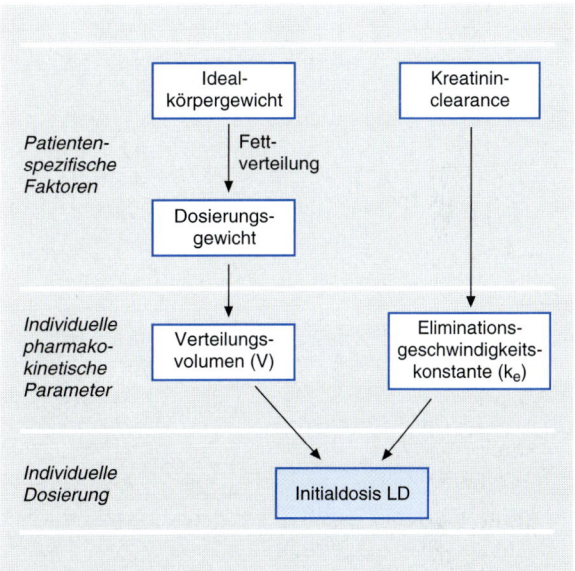

Abb. 14.9: Berechnung der Initialdosis von Aminoglykosiden mit Hilfe der patientenspezifischen Faktoren Idealkörpergewicht und Kreatininclearance.

wobei C_{max} die Maximalkonzentration darstellt, die man erreichen möchte. Die Elimination während der Infusion wird bei der Berechnung berücksichtigt (Nenner).

Berechnung der Erhaltungsdosis: Zunächst muss das Dosierungsintervall τ mit C_{max}^{ss} als gewünschter

---

Beispiel: Berechnung einer Gentamicin-Initialdosis

Ein 63 Jahre alter Patient wird mit einer lebensbedrohlichen Lungenentzündung eingeliefert. Er wiegt 75 kg und ist 176 cm groß. Seine nach Cockroft-Gault abgeschätzte Kreatininclearance beträgt 84 mL/min. Die Infusionsdauer wird mit 1 h festgelegt. Mit welcher Dosis soll die Gentamicin-Therapie begonnen werden, wenn eine Maximalkonzentration von 10 µg/mL (s. Tab. 14.5) gewünscht wird?

Aus den vorgegebenen Daten errechnet sich ein Dosierungskörpergewicht von 73 kg, ein Verteilungsvolumen von 19 L, eine Eliminationsgeschwindigkeitskonstante von 0,21 h^{-1} und schließlich eine Initialdosis von 211 mg. Eine praxisgerechte Empfehlung wäre eine Initialdosis von 200 mg.

Maximalkonzentration, C_{min}^{ss} als gewünschter Minimalkonzentration und der Infusionsdauer T berechnet werden (s. Kap. 4.3.1):

$$\tau = \frac{\ln C_{max}^{ss} - \ln C_{min}^{ss}}{k_e} + T \qquad \text{(Gl. 14.18)}$$

Nachdem das berechnete Dosierungsintervall in ein praktikables Intervall umgewandelt wurde (s. Kap. 4.3.1), kann die Erhaltungsdosis (MD) wie folgt berechnet werden:

$$MD = C_{max}^{ss} \cdot k_e \cdot V \cdot T \cdot \frac{1 - e^{-k_e \cdot \tau}}{1 - e^{-k_e \cdot T}} \qquad \text{(Gl. 14.19)}$$

Die Gleichung ist eine für die intravenöse Kurzinfusion abgewandelte Form der in Kap. 4.3.2 erläuterten Berechnung der Erhaltungsdosis.

Dosierungsanpassungen: Während der Therapie können nun mit Hilfe von gemessenen Plasmakonzentrationen V und k_e für den jeweiligen Patienten individuell bestimmt werden. Die Probenentnahmezeiten sollten sorgfältig gewählt werden. Bewährt haben sich Entnahmezeiten 30 min nach Infusionsende und kurz vor Gabe der nächsten Infusion. Probenentnahmezeiten und Infusionszeiten müssen in jedem Fall genau dokumentiert werden. Für die pharmakokinetische Auswertung wird in der Regel ein Ein-Kompartiment-Modell angenommen. Folgende Verfahren finden Anwendung:

☐ Lineare Regression nach Logarithmieren der Konzentrationen (mindestens drei Messpunkte, mit Taschenrechner durchführbar)

☐ Nichtlineare Regression (mindestens drei Messpunkte, Computer erforderlich)

☐ Nichtlineare Regression nach der Bayes-Methode unter Einbeziehung von Populationsdaten (nur wenige Messpunkte, spezielle Computer-Software erforderlich).

Einzelheiten zu den genannten Verfahren werden in Kap. 4 erläutert. Mit Hilfe der aus den gemessenen Konzentrationen berechneten pharmakokinetischen Parameter k_e und V lassen sich Dosierungsintervall und Erhaltungsdosis, z.B. mit Hilfe der Gleichungen 14.18 und 14.19, individuell optimieren. Die Konzentrationsbestimmungen sollten in vorher festzule-

genden Zeitabständen wiederholt werden, insbesondere wenn sich Einflussfaktoren ändern.

Einmaldosierung von Aminoglykosiden

Zunehmend wird bei Aminoglykosiden die so genannte **Einmaldosierung** praktiziert, d. h. die einmal tägliche Applikation der gesamten Tagesdosis. Damit werden höhere Maximalkonzentrationen als bei der Mehrfachdosierung erreicht. In verschiedenen Studien konnte gezeigt werden, dass bei gleicher antibakterieller Wirksamkeit die Toxizität abnimmt. Die unveränderte Effektivität der Therapie wird vor allem durch einen **postantibiotischen Effekt** (PAE) erklärt, d. h. dass Aminoglykoside auch dann noch antibakteriell wirken, wenn die Konzentration unterhalb der Minimalen Hemmkonzentration (MHK) liegt (s. auch Kap. 18.3.6). Es besteht ein weitgehender Konsens darüber, dass die Einmaldosierung bei Erwachsenen in der Therapie gramnegativer Infektionen eingesetzt werden sollte, jedoch nur dann, wenn keine die Therapie verkomplizierenden Faktoren vorliegen, wie z.B. Schwangerschaft, Verbrennungen, schwere Nieren- und Leberinsuffizienz, Neutropenie. In diesen Fällen sollte weiterhin Mehrfachdosierung mit TDM praktiziert werden.

Therapeutisches Drug Monitoring von Theophyllin

Bedeutung: Wegen seiner bronchodilatierenden und der vor einigen Jahren entdeckten antiinflammatorischen Wirkung wird Theophyllin noch immer häufig in der Dauertherapie des Asthma bronchiale, aber auch teilweise in der akuten Therapie von Asthmaanfällen eingesetzt. Insbesondere die geringe therapeutische Breite, aber auch eine hohe Variabilität der Gesamtclearance machen Theophyllin zu einem Kandidaten für das TDM. Bei Überdosierung können z.T. schwer wiegende unerwünschte Wirkungen auftreten. Dazu zählen Tachykardie, Arrhythmien, Tremor und Konvulsionen. Die Durchführung des TDM bei allen mit Theophyllin behandelten Patienten wird zunehmend in Frage gestellt. Bei Problempatienten und bei Patienten mit bekannten Einflussfaktoren ist ein TDM jedoch sinnvoll.

Pharmakokinetik/Pharmakodynamik: Theophyllin wird nach Applikation per os nahezu vollständig resorbiert. Schnell freisetzende Arzneiformen und eine Vielzahl von Retardzubereitungen stehen zur Verfügung. Theophyllin verteilt sich im gesamten Körperwasser, das Verteilungsvolumen beträgt 0,5 L/kg. Die Plasmaproteinbindung ist mit ca. 40 % relativ gering. Die Elimination erfolgt nur zu einem geringen Ausmaß durch unveränderte renale Exkretion (10–15 %), der größte Teil wird metabolisiert (85–90 %). Die bronchodilatierende Wirkung von

Theophyllin ist stark konzentrationsabhängig. Eine Konzentration von 5–15 mg/L reicht in der Regel für eine erfolgreiche Bronchodilatation aus. Übersteigt die Plasmakonzentration 20 mg/L, treten häufig Übelkeit und Erbrechen auf, bei noch höheren Konzentrationen erhöht sich die Wahrscheinlichkeit von kardialen Wirkungen (insbesondere $C > 40$ mg/L) und Konvulsionen (insbesondere $C > 50$ mg/L).

Einflussfaktoren: Während die interindividuelle Variabilität des auf das Körpergewicht normierten Verteilungsvolumens von Theophyllin relativ gering ist, beeinflussen zahlreiche Faktoren die Metabolisierung und damit die Gesamtclearance:

☐ **Lebensalter:** Neugeborene weisen eine deutlich geringere, Kleinkinder eine höhere Gesamtclearance als Erwachsene auf. Bei Erwachsenen nimmt die Gesamtclearance mit zunehmendem Lebensalter ab.

☐ **Zigarettenrauchen:** Rauchen führt zu einer Induktion metabolisierender Enzyme und damit zu einer beschleunigten Elimination.

☐ **Leberzirrhose:** Bei Patienten mit Leberzirrhose ist die Gesamtclearance von Theophyllin deutlich reduziert.

☐ **Dekompensierte Herzinsuffizienz:** Liegt eine dekompensierte Rechtsherzinsuffizienz bzw. ein Cor pulmonale vor, muss mit einer geringeren Gesamtclearance gerechnet werden. Als Ursache wird eine verminderte hepatische Sauerstoffzufuhr und eine daraus resultierende Beeinträchtigung der Leberenzyme angenommen.

☐ **Akute Infektion:** Der Einfluss von akuten Infektionen auf die Elimination von Theophyllin ist noch nicht vollständig geklärt. Es gibt Berichte über eine Hemmung der Theophyllinmetabolisierung bei akuten viralen Infektionen durch vermehrte Bildung von Interferonen bzw. bei Sepsis in Anwesenheit von Endotoxinen gramnegativer Bakterien.

☐ **Mukoviszidose:** Mukoviszidose-Patienten weisen eine erhöhte Gesamtclearance von Theophyllin auf.

☐ **Andere Arzneistoffe:** Zahlreiche Interaktionen mit Theophyllin sind beschrieben. Beispielsweise wird die Metabolisierung von Theophyllin durch Phenobarbital und Phenytoin beschleunigt, durch Cimetidin, Ciprofloxacin und Erythromycin gehemmt (s. Kap. 15).

Tab. 14.6: Quantitativer Einfluss patientenspezifischer Faktoren auf die Gesamtclearance von Theophyllin (nach Winter 1994).

Patientenspezifischer Faktor	Clearance-korrekturfaktor*
Zigarettenrauchen	1,6
Leberzirrhose	0,5
Dekompensierte Herzinsuffizienz, Cor pulmonale	0,4
Akute virale Infektion, Sepsis	0,5
Mukoviszidose	1,5
Phenobarbital-Behandlung	1,3
Phenytoin-Behandlung	1,6
Cimetidin-Behandlung	0,6
Ciprofloxacin-Behandlung	0,7
Erythromycin-Behandlung	0,75

* zur Multiplikation mit der durchschnittlichen Gesamtclearance von 40 mL/h/kg

In Tab. 14.6 sind die wichtigsten Faktoren mit Einfluss auf die Gesamtclearance zusammengestellt.

Zielgröße: In der Regel werden Plasmakonzentrationen zwischen 5 und 15 mg/L angestrebt.

Berechnung der Initialdosis: Zur Akuttherapie von Bronchospasmen werden intravenöse oder schnell freisetzende perorale Zubereitungen verwendet. Die Initialdosis (LD) kann aus dem durchschnittlichen Verteilungsvolumen (0,5 L/kg), der gewünschten Zielkonzentration (C_{Ziel}) und der evtl. durch Vorbehandlung gemessenen Ausgangskonzentration (C_{Init}) wie folgt berechnet werden:

$$LD = \frac{(C_{Ziel} - C_{Init})\,V}{F} \qquad \text{(Gl. 14.20)}$$

Dabei kann für die systemische Verfügbarkeit F bei Theophyllin in der Regel ein Wert von 1 angenommen werden. Wird eine Zielkonzentration von 10 mg/L gewünscht und liegt keine Vorbehandlung vor ($C_{Init} = 0$), so ergibt sich eine Initialdosis von 5 mg/kg Theophyllin.

Berechnung der Erhaltungsdosis: Bevor Plasmakonzentrationen des einzelnen Patienten vorliegen, kann die Erhaltungsdosis mit Hilfe der durchschnittlichen Gesamtclearance (s. Kap. 4.3.2) berechnet werden. Bekannte Einflussfaktoren können einbezogen werden, wie in Tab. 14.6 angegeben (Multipli-

Individuelle Arzneimitteltherapie

kation mit CL). Für eine gewünschte mittlere Steady-State-Konzentration (C_{av}^{ss}) ergibt sich:

$$\frac{MD}{\tau} = \frac{C_{av}^{ss} \cdot CL}{F} \qquad \text{(Gl. 14.21)}$$

Diese Gleichung eignet sich sowohl für die intravenöse Dauerinfusion (mit MD/τ als Infusionsgeschwindigkeit) als auch für die Applikation per os. Allerdings muss bei letzterer besonders auf eine praxisgerechte Dosierung (Berücksichtigung „patientenfreundlicher" Applikationszeiten, verfügbare Arzneiformen) geachtet werden.

Beispiel: Berechnung eines Theophyllin-Dosierungsschemas

Ein 58 Jahre alter Patient mit einer dekompensierten Herzinsuffizienz und einem Körpergewicht von 74 kg wird wegen eines schweren Asthmaanfalls in die Klinik eingeliefert und soll mit Theophyllin intravenös behandelt werden. Der Patient wurde noch nicht mit Theophyllin behandelt. Angestrebt wird eine mittlere Plasmakonzentration von 12 mg/L. Wie hoch sollten Initialdosis (Bolusinjektion) und Erhaltungsdosis (Dauerinfusion) gewählt werden? Mit den beschriebenen Rechenverfahren ergibt sich eine Initialdosis von 555 mg und eine Erhaltungsdosis von 14,2 mg/h Theophyllin.

Dosierungsanpassungen: Liegen erste Plasmakonzentrationen vor, können die pharmakokinetischen Parameter individuell abgeschätzt werden. Im Gegensatz zu den Aminoglykosiden reicht bei Theophyllin in der Praxis häufig **eine** Konzentration nach Applikation von Theophyllin aus. Die Probenentnahmezeiten sollten nach Möglichkeit nicht innerhalb der ersten drei Stunden nach p.o. Applikation gewählt werden, damit die Beeinflussung der Ergebnisse durch z.B. nahrungsbedingte Resorptionsschwankungen minimal ist. Die Auswertung erfolgt dann über eine Kurvenanpassung nach Bayes unter Einbeziehung von Populationsdaten. Mit Hilfe der Kurvenanpassung kann nun durch Simulation der Plasmakonzentrations-Zeit-Kurve ein neues, für den Patienten optimales Dosierungsschema definiert werden (s. auch Kasten).

Beispiel: Simulation des Plasmakonzentrationsverlaufs von Theophyllin

Abb. 14.10 zeigt den Fall eines 71jährigen Rauchers. Die gemessenen Plasmakonzentrationen (am 20.05. 6,5 und am 22.05. 6,8 mg/L) sind noch niedriger als mit Hilfe der Populationsgesamtclearance für Raucher (1,6·40 = 64 mL/h/kg) erwartet wurde (s. Abb. 14.10, A). Die Kurvenanpassung führt die Informationen aus der Population und die Beobachtungen zusammen (s. Abb. 14.10, B). Die individuelle Gesamtclearance beträgt 106 mL/h/kg, was evtl. darauf zurückgeführt werden kann, dass der Patient zusätzlich Alkoholiker ist (chronischer Alkoholgenuss induziert ebenfalls metabolisierende Enzyme). Es ist nun möglich, retrospektiv den wahrscheinlichen Verlauf der Plasmakonzentrations-Zeit-Kurve zu analysieren und den zukünftigen Verlauf, insbesondere bei einer evtl. vorzunehmenden Dosisanpassung, vorherzusagen.

Das weitere Vorgehen hängt insbesondere von folgenden Kriterien ab:

☐ Abweichung des gemessenen Wertes von der Vorhersage (hier: Populationsdaten)

☐ Potentielle Veränderungen der bekannten Einflussfaktoren unter der Therapie (hier z.B.: Änderungen des Zigarettenkonsums).

Ist eines dieser Kriterien erfüllt, sollte nach kurzer Zeit die Plasmakonzentration erneut bestimmt werden und unter Einbeziehung der neuen Information eine Kurvenanpassung nach der Bayes-Methode vorgenommen werden. In größeren Zeitabständen sollte erst kontrolliert werden, wenn die Einstellung des Patienten akzeptabel ist, d.h. dass die tatsächlich beobachteten Plasmakonzentrationen (Zielgröße) gut mit den vorhergesagten übereinstimmen.

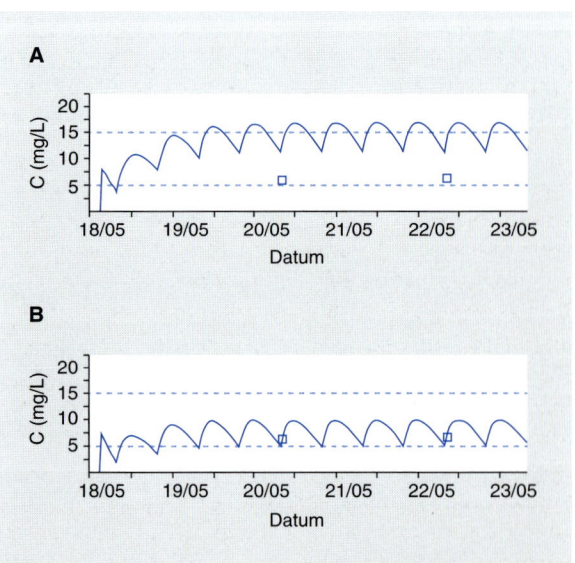

Abb. 14.10: Simulierter Verlauf der Plasmakonzentrationen von Theophyllin bei einem 71jährigen Raucher (erstellt mit PKS Abbott®). A: ohne Einbeziehung der gemessenen Konzentrationen (☐) (ausschließlich Berücksichtigung von Populationsmittelwerten, hier: von Rauchern), B: nach Durchführung einer pharmakokinetischen Datenanalyse nach Bayes (Berücksichtigung von Populationsmittelwerten und Messwerten).

Therapeutisches Drug Monitoring von Phenytoin

Bedeutung: Obwohl seine Bedeutung abnimmt, ist Phenytoin immer noch ein wichtigstes Antiepileptikum, das vor allem bei einfachen und komplex fokalen sowie generalisierten tonisch-klonischen Anfällen (Grand-mal) eingesetzt wird. Außerdem findet es bei Digitalis-induzierten Arrhythmien und bei neurogenen Schmerzzuständen Anwendung. Zahlreiche unerwünschte Wirkungen sind beschrieben, darunter vor allem Wirkungen auf das Nervensystem, wie z. B. Nystagmus, Ataxie, Bewusstseins- und Denkstörungen sowie Koma. Weitere unerwünschte Wirkungen bei einer Dauertherapie sind Gingiva-Hyperplasie, Hirsutismus sowie ein Mangel an Folaten und Vitamin D. Die enge therapeutische Breite sowie eine nichtlineare Pharmakokinetik (s. u.) sind die wesentlichen Gründe für die Anwendung des TDM zur Dosisindividualisierung von Phenytoin. Auch bei anderen Antiepileptika, wie z. B. Carbamazepin, Ethosuximid, Phenobarbital, Valproinsäure, kann ein TDM hilfreich sein.

Pharmakokinetik/Pharmakodynamik: Phenytoin wird wegen seiner geringen Löslichkeit nach peroraler Applikation langsam, aber nahezu vollständig resorbiert. Die maximalen Plasmakonzentrationen treten bei schnell freisetzenden Arzneiformen 1,5 bis 6 Stunden nach Applikation auf. Dabei hängen die Resorptionsgeschwindigkeit und die systemische Verfügbarkeit wesentlich von der Partikelgröße in den verschiedenen Arzneiformen ab. Das Verteilungsvolumen von Phenytoin beträgt bei Erwachsenen im Schnitt 0,65 L/kg. Phenytoin liegt im Plasma zu 90–95 % an Plasmaproteine gebunden vor. Weniger als 5 % der Substanz wird unverändert renal ausgeschieden, der größte Teil wird metabolisiert. Die Metabolisierung von Phenytoin ist bereits bei therapeutischen Konzentrationen sättigbar, d. h. die Gesamtclearance nimmt mit zunehmender Konzentration ab, die Halbwertszeit zu (nichtlineare Pharmakokinetik, s. 4.1.5). Dosiserhöhungen können daher zu einem überproportionalen und häufig nicht vorhersehbaren Anstieg der Plasmakonzentrationen führen (s. Abb. 14.11). Gesamtclearance und Halbwertszeit sind somit auch zeitabhängig und können für Phenytoin nicht als konstante Größen angegeben werden. Die Elimination von Phenytoin kann am besten mit Hilfe der Michaelis-Menten-Konstante (k_m, Plasmakonzentration bei halbmaximaler Eliminationsgeschwindigkeit) und der maximalen Eliminationsgeschwindigkeit (V_{max}) charakterisiert werden. Der Zusammenhang zwischen CL, k_m und V_{max} wird durch folgende Gleichung beschrieben:

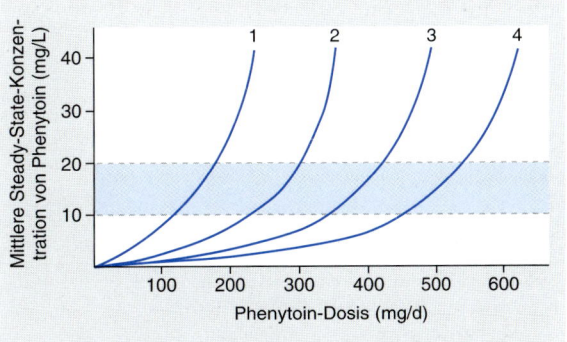

Abb. 14.11: Mittlere Steady-State-Plamakonzentrationen von Phenytoin in Abhängigkeit von der applizierten Tagesdosis für vier verschiedene Patienten (1–4). Patient 1 weist die geringste, Patient 4 die höchste Eliminationsleistung auf. Für alle Patienten ist die Spanne für die optimale Tagesdosis äußerst klein, da die Kurven bereits im therapeutischen Bereich sehr steil verlaufen (modifiziert nach Winter 1994)

$$CL = \frac{V_{max}}{k_m + C} \qquad \text{(Gl. 14.22)}$$

k_m liegt in der Regel zwischen 1 und 15 mg/L, V_{max} zwischen 100 und 1000 mg/d, woraus die hohe interindividuelle Variabilität deutlich wird.

Die antikonvulsive Wirkung ist konzentrationsabhängig: Etwa die Hälfte der Patienten mit Plasmakonzentrationen > 10 mg/L und etwa 90 % der Patienten mit Plasmakonzentrationen > 15 mg/L zeigen eine geringere Häufigkeit epileptischer Anfälle. Für einige unerwünschte Wirkungen wurde ebenfalls eine Abhängigkeit von der Plasmakonzentration gezeigt: Ein Nystagmus wird häufig bei einer Plasmakonzentration > 20 mg/L beobachtet, Ataxie tritt bei Konzentrationen > 30 mg/L, Denkstörungen treten bei Konzentrationen > 40 mg/L auf. Für andere unerwünschte Wirkungen, wie z. B. Gingiva-Hyperplasie und Folatmangel, konnte bisher kein Zusammenhang zwischen Konzentration und Wirkung nachgewiesen werden.

Einflussfaktoren: Die Pharmakokinetik von Phenytoin weist eine hohe interindividuelle Variabilität auf, die durch zahlreiche Einflussfaktoren verursacht wird:

☐ **Lebensalter.** Die Elimination (k_m, V_{max}) von Phenytoin ist deutlich vom Lebensalter abhängig. k_m ist bei Kindern und älteren Patienten höher als bei Erwachsenen, was auf eine geringere Affinität von Phenytoin zu den metabolisierenden Enzymen hindeutet. V_{max} (in mg/kg/d) nimmt nach 6 Monaten mit zunehmendem Lebensalter ab (s. Tab. 14.7). Bei Früh- und Neugeborenen ist V_{max}

Tab. 14.7: Eliminationsparameter von Phenytoin in Abhängigkeit vom Lebensalter (Murphy 1993). Angegeben werden Mittelwerte und Standardabweichungen.

Gruppe	Alter (Jahre)	k_m (mg/L)	V_{max} (mg/kg/d)
Kinder	0,5–4	6,6±4,2	14,0±4,3
	4–7	6,8±3,5	10,9±3,5
	7–10	6,5±3,0	10,1±2,6
Jugendliche	10–16	5,7±2,7	8,3±2,8
Erwachsene	18–59	4,3±3,5	7,4±3,0
Ältere Patienten	>59	5,8±2,3	7,4±3,0

geringer als bei Kleinkindern. Außerdem weisen diese Patienten ein größeres Verteilungsvolumen (in L/kg) auf.

☐ **Chronische Niereninsuffizienz.** Patienten mit chronischer Niereninsuffizienz (insbesondere bei einer Kreatininclearance < 10 mL/min) können niedrigere Plasma-Albuminkonzentrationen aufweisen. Zudem kann die Bindungsaffinität von Phenytoin zu Albumin beeinträchtigt sein. Durch diese Änderungen kann die ungebundene Fraktion (f_u) im Plasma bis auf 0,3 (normal: 0,1) ansteigen.

☐ **Chronische Lebererkrankungen.** Bei Patienten mit chronischen Lebererkrankungen sind zwei gegenläufige Effekte zu unterscheiden. Die Gesamtclearance kann bei diesen Patienten durch eine Abnahme der intrinsischen Clearance vermindert sein. Sie kann aber auch erhöht sein, da chronische Lebererkrankungen häufig auch verminderte Plasma-Albuminkonzentrationen zur Folge haben. Da Phenytoin ein „Low Extraction Drug" ist, steigt durch die erhöhte ungebundene Fraktion die Gesamtclearance an (s. 4.1.3).

☐ **Adipositas.** Wegen seiner relativ hohen Lipophilie verteilt sich Phenytoin gut in das Fettgewebe. Adipöse Patienten weisen daher häufig ein größeres Verteilungsvolumen auf.

☐ **Andere Arzneistoffe.** In der Literatur findet man eine Vielzahl von Interaktionen mit Phenytoin. Die Resorption von Phenytoin kann beispielsweise durch Antacida beeinträchtigt werden. Hemmstoffe der Cytochrom-P450-Isoenzyme CYP2C9 und CYP2C19, wie z.B. Amiodaron, Fluconazol, Fluvoxamin und Isoniazid, verlangsamen die Elimination von Phenytoin. Induktoren, wie z.B. Phenobarbital, beschleunigen sie. Phenytoin induziert die Metabolisierung vieler anderer Arzneistoffe durch Induktion der Cytochrom-P450-Isoenzyme CYP1A2, CYP2C9, CYP2C19, CYP2D6 und CYP3A4.

Der Einfluss verschiedener Faktoren auf die Eliminationsparameter k_m und V_{max} ist in Tab. 14.8 zusammengestellt.

Zielgröße: Bei Erwachsenen, Kleinkindern und Säuglingen, die älter als 3 Monate sind, werden Plasmakonzentrationen zwischen 10 und 20 mg/L angestrebt. Für Früh- und Neugeborene werden häufig niedrigere Zielkonzentrationen (zwischen 6 und 14 mg/L) verwendet.

In besonderen Fällen, z.B. bei einer Hypoalbuminämie, kann es sinnvoll sein, die ungebundenen Phenytoin-Konzentrationen im Plasma zur Dosisindividualisierung heranzuziehen. In diesem Fall liegt der therapeutische Bereich zwischen 1 und 2 mg/L.

Tab. 14.8: Einfluss verschiedener Faktoren auf die Eliminationskinetik von Phenytoin (modifiziert nach Tozer und Winter 1992).

Effekt	Mögliche Ursache	Beispiele
V_{max} ↑	Enzyminduktion	Gleichzeitige Gabe von Enzyminduktoren
V_{max} ↓	Geringere Enzymaktivität	Leberzirrhose
k_m ↑	Kompetitive Hemmung	Gleichzeitige Gabe von Enzyminhibitoren
k_m ↓	Erhöhte ungebundene Fraktion	Niedrigere Plasmaalbuminkonzentration Verdrängung aus der Plasmaproteinbindung

Berechnung der Initialdosis: Zur akuten Behandlung eines Status epilepticus (intravenöse Gabe) und zur schnellen Aufsättigung zu Beginn einer Dauertherapie sollte eine Initialdosis (LD) verabreicht werden. Diese kann, wie bei Theophyllin (s. Gl. 14.21), aus dem durchschnittlichen Verteilungsvolumen (hier: 0,65 L/kg), der gewünschten Zielkonzentration (C_{Ziel}) und der evtl. durch Vorbehandlung gemessenen Ausgangskonzentration (C_{Init}) wie folgt berechnet werden:

$$LD = \frac{(C_{Ziel} - C_{Init}) \cdot V}{F \cdot S} \qquad \text{(Gl. 14.23)}$$

F kann als 1 angenommen werden, S ist der Korrekturfaktor beim Einsatz von Phenytoin-Natrium (0,92). Bei einem 70 kg schweren Erwachsenen, einer Zielkonzentration von 15 mg/L und ohne Vorbehandlung ($C_{Init} = 0$) ergibt sich beispielsweise eine Initialdosis von 741,8 mg Phenytoin-Natrium, entspr. 682,5 mg Phenytoin.

Bei intravenöser Applikation ist zu beachten, dass die Applikation langsam bzw. schrittweise erfolgen muss (max. 25 mg/min bzw. 100 mg alle 5 min), da sonst zu hohe Konzentrationen potentiell toxischer Lösungsvermittler, z.B. Propylenglykol, erreicht werden. Auch bei peroraler Applikation empfiehlt sich eine Aufteilung der Initialdosis auf kleinere Dosen von 200 bis 400 mg, die im 2-Stunden-Intervall gegeben werden. Auf diese Weise kann die Häufigkeit von Übelkeit und Erbrechen nach Gabe von Phenytoin reduziert werden.

Es sei darauf hingewiesen, dass die **Initial**dosis bei veränderter Proteinbindung in der Regel nicht angepasst werden muss. Zwar ist bei verminderter Albuminkonzentration das Verteilungsvolumen größer, aber da auch die für die Wirkung ausschlaggebende ungebundene Plasmakonzentration zunächst proportional erhöht ist, ist keine höhere Initialdosis erforderlich.

Berechnung der Erhaltungsdosis: Die gängige Praxis, mit einer Erhaltungsdosis von 300 mg/d zu beginnen, ist wegen der hohen interindividuellen Variabilität der erreichten Plasmakonzentrationen nicht zu empfehlen. Bevor Plasmakonzentrationen des einzelnen Patienten vorliegen, kann eine individuelle Erhaltungsdosis mit Hilfe der durchschnittlichen k_m- und V_{max}-Werte je nach Lebensalter (s. Tab. 14.7) berechnet werden. Für eine gewünschte mittlere Steady-State-Konzentration ergibt sich folgende Erhaltungsdosis:

$$\frac{MD}{\tau} = \frac{C_{av}^{ss} \cdot V_{max}}{F \cdot S \cdot (k_m + C_{av}^{ss})} \qquad \text{(Gl. 14.24)}$$

Die Gleichung stellt eine Kombination der Gleichungen 14.21 (Berechnung der Erhaltungsdosis von Theophyllin) und 14.22 (Abhängigkeit der CL von k_m, V_{max} und der Plasmakonzentration) dar. Bei der Auswahl der mittleren Steady-State-Konzentrationen sollte beachtet werden, dass aufgrund der nichtlinearen Pharmakokinetik bei höheren Werten die Wahrscheinlichkeit überproportional steigt, dass der therapeutische Bereich überschritten wird. Deshalb ist eine angestrebte mittlere Steady-State-Konzentration von 10–12 mg/L wesentlich sicherer als eine Konzentration im mittleren bzw. oberen therapeutischen Bereich (>15 mg/L). Besonders vorsichtig sollte bei vorliegender Hypoalbuminämie und terminaler Niereninsuffizienz (s.u.) dosiert werden. Auf eine praxisgerechte Dosierung ist insbesondere bei peroraler Applikation zu achten (vgl. Theophyllin).

Übliche Erhaltungsdosen liegen bei 3–7 mg/kg/d für Erwachsene, 5–15 mg/kg/d für Kinder und 3–5 mg/kg/d für Neugeborene.

Beispiel: Berechnung eines Phenytoin-Dosierungsschemas

Bei einem 45 Jahre alten Epileptiker soll eine Dauertherapie mit Phenhydan®-Tabletten (enthält 100 mg Phenytoin) begonnen werden. Der Patient wiegt 78 kg. Angestrebt wird zunächst eine mittlere Steady-State-Plasmakonzentration von 12 mg/L. Wie hoch sollten Initial- und Erhaltungsdosis gewählt werden?

Mit den beschriebenen Rechenverfahren ergibt sich eine Initialdosis von 7,8 mg/kg (608 mg) und eine Erhaltungsdosis von 5,4 mg/kg/d (421 mg/d). Praxisgerechte Dosen wären beispielsweise 600 mg (Initialdosis, z.B. 3×200 mg, alle 2 h) und 400 mg/d (Erhaltungsdosis, z.B. 2×200 mg/d).

Nach Beginn der Therapie müssen die Patienten genauestens auf erwünschte und unerwünschte Wirkungen hin beobachtet werden. Im Vordergrund stehen dabei die Senkung der Anfallshäufigkeit (erwünschte Wirkung) und die unerwünschten zentral nervösen Wirkungen. Dabei sollte beachtet werden, dass es 1 bis 2 Wochen dauern kann, bis sich ein Steady-State eingestellt hat.

Dosierungsanpassungen: Bei Auffälligkeiten, aber auch routinemäßig nach 3-4 Tagen, sollte die Plasmakonzentration von Phenytoin bestimmt werden, um zu kontrollieren, ob die Konzentrationen evtl. zu hoch oder zu niedrig sind. Mit Hilfe einer weiteren Kontrollmessung im Steady-State (nach 1 bis 2 Wochen) können dann die pharmakokinetischen Parameter individuell abgeschätzt werden. Die Auswahl der Probenentnahmezeit ist unproblematisch, da die Fluktuation der Plasmakonzentration von Phenytoin wegen der langsamen Resorption niedrig ist. Die Auswertung kann über eine Kurvenanpassung nach Bayes unter Einbeziehung von Populationsdaten erfolgen. Durch Simulation der Plasmakonzentrations-Zeit-Kurve kann dann ein geeigneteres Dosierungsschema definiert werden (vgl. Theophyllin). Bei guter Einstellung sollte schließlich bei stationären Patienten alle 1 bis 2 Wochen, bei ambulanten Patienten alle 2 bis 6 Monate eine erneute Messung der Plasmakonzentration und ggf. eine Dosisanpassung erfolgen.

Patienten mit Hypoalbuminämie und terminaler Niereninsuffizienz: Bei diesen Patienten kann die Plasmaproteinbindung von Phenytoin deutlich verändert sein (s. o.). Hier empfiehlt sich eine Dosisindividualisierung auf der Grundlage der ungebundenen Phenytoin-Konzentrationen im Plasma, für die ein therapeutischer Bereich zwischen 1 und 2 mg/L angestrebt wird. Da die ungebundene Konzentration jedoch in der klinischen Praxis meistens nicht bestimmt wird, wurden Umrechnungsverfahren etabliert, mit denen eine veränderte Plasmaproteinbindung mit Hilfe der in der Regel routinemäßig bestimmten Plasma-Albuminkonzentration abgeschätzt werden kann. Das Verhältnis zwischen ungebundener Plasmakonzentration (C_u) und der Gesamt-Plasmakonzentration (C) ergibt sich aus der ungebundenen Fraktion (f_u) wie folgt:

$$C_u = f_u \cdot C \qquad \text{(Gl. 14.25)}$$

Wie bereits erwähnt, beträgt f_u beim Phenytoin normalerweise etwa 0,1.

Bei Patienten mit **Hypoalbuminämie** ist f_u erhöht. Damit die ungebundene Konzentration nicht zu hoch ist, müssten in diesem Fall geringere Ziel-Plasmakonzentrationen angestrebt werden. Dies würde allerdings bedeuten, dass für jeden Patienten ein anderer therapeutischer Bereich zu definieren wäre.

In der Praxis wird daher nicht die Zielgröße angepasst, sondern die gemessenen Plasmakonzentrationen (C_{gem}) werden umgerechnet. Über die Albumin-konzentration im Plasma (Alb, in g/dL) können die Plasmakonzentrationen berechnet werden, die sich bei „normaler" Plasmaproteinbindung eingestellt hätten (C_{norm}):

$$C_{norm} = \frac{C_{gem}}{0{,}2 \cdot Alb + 0{,}1} \qquad \text{(Gl. 14.26)}$$

Diese Vorgehensweise, d.h. die Verwendung von C_{norm}, erlaubt die Benutzung sämtlicher Gleichungen und Populationsdaten, die für eine normale Plasmaproteinbindung beschrieben sind.

Für Patienten mit **terminaler Niereninsuffizienz** (in der Regel bei einer Kreatininclearance < 10 mL/min) sollte eine modifizierte Gleichung verwendet werden:

$$C_{norm} = \frac{C_{gem}}{0{,}1 \cdot Alb + 0{,}1} \qquad \text{(Gl. 14.27)}$$

Diese Gleichung berücksichtigt neben der verminderten Albuminkonzentration auch die geringere Bindungsaffinität von Phenytoin zu Albumin bei diesen Patienten.

Beispiel: Dosierung von Phenytoin bei terminaler Niereninsuffizienz

Eine 58 Jahre alte Patientin wird wegen häufig auftretender Grand-mal-Anfälle mit 300 mg/d Phenytoin behandelt. Sie hat eine terminale Niereninsuffizienz und bekommt 3 × pro Woche eine Hämodialyse. Ihre Albuminkonzentration im Plasma beträgt 3,1 g/dL. Mit Hilfe eines Therapeutischen Drug Monitorings wird eine mittlere Steady-State-Konzentration von 4,8 mg/L bestimmt. Ist eine Dosiserhöhung notwendig?
Nach Gl. 14.27 würde sich bei normaler Proteinbindung bei dieser Patientin eine mittlere Steady-State-Konzentration von 11,7 mg/L einstellen. Wenn die Grand-mal-Anfälle mit dieser Dosierung gut kontrolliert werden, müsste keine Dosiserhöhung vorgenommen werden.
Anmerkung: Da Phenytoin nur geringfügig dialysiert wird, ist auch aus diesem Grund keine Dosisanpassung erforderlich.

14.4 Pharmakogenetische Dosisindividualisierung

Die Grundlagen der Pharmakogenetik finden sich in Kap. 6, so dass an dieser Stelle nur auf die Auswirkungen genetisch bedingter Unterschiede auf die individuelle Dosierung eingegangen wird. Genetische Unterschiede können erheblich zur Variablität pharmakokinetischer oder pharmakodynamischer Parameter beitragen. Prominentestes Beispiel sind die genetisch bedingten Unterschiede in der Metabolisierungsrate von Arzneistoffen, die durch verschiedene Enzymaktivitäten in der Leber (Einflussfaktor) verursacht werden. Nach der Geschwindigkeit der Verstoffwechselung teilt man Patienten in schnelle (**extensive**) bzw. langsame (**poor**) **M**etabolisierer ein (EM- bzw. PM-Phänotyp). Teilweise wird zusätzlich zwischen sehr schnellen (**u**ltrafast) und mittleren (**in**termediate) Metabolisierern differenziert. Um die Metabolisierungsleistung des einzelnen Patienten abzuschätzen, kann z. B. eine Testsubstanz verabreicht werden, die über das gleiche Enzymsystem wie der Arzneistoff metabolisiert wird. Mit Hilfe der ermittelten Metabolisierungsgeschwindigkeit kann dann eine adäquate individuelle Dosis verabreicht werden.

Dosierung von Antidepressiva

Aus der Gruppe der Psychopharmaka werden viele Arzneistoffe über das Isoenzym CYP2D6 metabolisiert. Zur Phänotypisierung kann Dextromethorphan als Testsubstanz verabreicht, seine Metabolisierungsrate bestimmt und eine Einteilung in EM oder PM vorgenommen werden. Mit Hilfe dieser Phänotypisierung kann beispielsweise die Dosis und das Dosierungsintervall von trizyklischen Antidepressiva (z. B. Desipramin) festgelegt werden.

Häufig sind allerdings genetisch bedingte Unterschiede und ihre Auswirkungen nicht bekannt, weil die Fallzahl in Studien zu gering ist, um diese Unterschiede statistisch abgesichert aufzudecken. Es bleibt abzuwarten, ob sich in Zukunft Prinzipien der genetischen Dosisindividualisierung in der Praxis durchsetzen.

Literatur

ADKA-Ausschuss für Klinische Pharmazie (1992): Klinische Pharmakokinetik. Band 1 der Reihe Praxis der Klinischen Pharmazie. Deutscher Apotheker Verlag, Stuttgart

Calvert, A.H., Newell, D.R., Gumbrell, L.A., O'Reilly, S., Burnell, M., Boxall, F.E., Siddik, Z.H., Judson, I.R., Gore, M.E., Wiltshaw, E. (1989): Carboplatin dosage: prospective evaluation of a simple formula based on renal function. J. Clin. Oncol. 7: 1748–1756

Dettli, L. (1983): Drug dosage in renal failure. In: Gibaldi, M., Prescrott, L. (Hrsg.): Handbook of clinical pharmacokinetics. ADIS Press, New York, USA. 261–276

Devine, B.J. (1974): Gentamicin therapy. Drug Intell. Clin. Pharm. 8: 650–655

Du Bois, D., Du Bois, E.F. (1916): A formula to estimate the approximate surface area if height and weight be known. Arch. Intern. Med. 17: 863–871

Evans, W.E., Schentag, J.J., Jusko, W.J. (1992): Applied pharmacokinetics. 3. Aufl., Applied Therapeutics Inc., Vancouver

Forth, W., Henschler, D., Rummel, W., Starke, K. (2001): Allgemeine und spezielle Pharmakologie und Toxikologie. 8. Aufl., Urban & Fischer Verlag, München

Krauß, H.-J., Müller, P., Unterreitmeier, D. (2002): Arzneimitteleinnahme für die Kitteltasche. Deutscher Apotheker Verlag, Stuttgart

Murphy, J.E. (1993): Clinical Pharmacokinetics Pocket Reference. American Society of Health-System Pharmacists, Bethesda

Rowland, M., Tozer, T.N. (1995): Clinical pharmacokinetics: concepts and applications. 3. Aufl., Lea & Febiger, Philadelphia, USA

Schulz, M., Schmoldt A. (1997): Therapeutic and toxic blood concentrations of more than 500 drugs. Pharmazie 52: 895–911

Schumacher, G.E. (1995): Therapeutic Drug Monitoring. Appleton & Lange, East Norwalk, USA

Wagner, J.G. (1993): Pharmacokinetics for the pharmaceutical scientist. Technomic Publishing Co., Inc., Lancaster, Basel

Winter, M.E. (1994): Basic clinical pharmacokinetics. 3. Aufl., Applied Therapeutics, Inc., Vancouver

15 Arzneimittelinteraktionen

J. Brüggmann, Berlin

15.1 Grundlagen

15.1.1 Definitionen

Werden mindestens zwei Arzneimittel gleichzeitig eingenommen, kann es zu gegenseitigen Veränderungen der jeweiligen Arzneimittelwirkungen kommen, man spricht von **Arzneimittelinteraktionen** oder synonym von **Arzneimittelwechselwirkungen.** Grundsätzlich können Interaktionen dabei in der pharmakokinetischen Phase (Freisetzung, Resorption, Verteilung, Metabolisierung, Exkretion) und/oder der pharmakodynamischen Phase (Wirkung auf Organ und Zelle) des Arzneimittels auftreten. Dementsprechend werden **pharmakodynamische** und **pharmakokinetische Interaktionen** unterschieden (s. Abb. 15.1). Physikochemische Interaktionen werden als Inkompatibilitäten bezeichnet und sollen hier nicht näher beschrieben werden. Sowohl pharmakokinetische als auch pharmakodynamische Interaktionen können zu einer Wirkungsverstärkung bis hin zur Intoxikation oder zu einer Wirkungsabschwächung bis hin zur Wirkungslosigkeit führen. Beides steht dem therapeutischen Ziel häufig entgegen, kann aber im Einzelfall auch sinnvoll und therapeutisch gezielt eingesetzt werden.

Neben den klassischen **Arzneimittel-Arzneimittel-Interaktionen** (s. Kap. 15.1.2 und Kap. 15.1.3) ist in der klinischen Praxis auch die Veränderung der Arzneimittelwirkungen durch die gleichzeitige Nahrungsaufnahme einschließlich der Genussmittel Alkohol und Nikotin von wesentlicher Bedeutung. Solche **Arzneimittel-Nahrungsmittel-Interaktionen** können grundsätzlich alle Prozesse der pharmakokinetischen Phase beeinflussen. Von praktischer Bedeutung ist dabei aber in erster Linie die Veränderung der Resorption durch die gleichzeitige Nahrungsaufnahme. Alkohol und Nikotin bewirken bei chronischer Zufuhr eine Induktion der mikrosomalen Leberenzyme, die damit den oxidativen, Cytochrom-P450-abhängigen Abbau von gleichzeitig verabreichten Arzneistoffen beschleunigen. Auch die Beeinflussung von Laborparametern durch die gleichzeitige Arzneimittelgabe gehört zu den unerwünschten Wirkungen infolge von Arzneimittelinteraktionen und muss beachtet werden (**Arzneimittel-Labordaten-Interaktionen**). Hierbei können Arzneistoffe aus den verschiedensten Indikationsgruppen sowohl durch ihre pharmakokinetischen als auch pharmakodynamischen Effekte bestimmte Labortests oder auch In-vivo-Diagnostika stören und damit die Ergebnisse verfälschen.

Als gesichert kann heute gelten, dass mit der Zahl der eingenommenen Arzneimittel die Häufigkeit von Nebenwirkungen überproportional zunimmt. Dieser Anstieg ist nur mit dem Auftreten von nebenwirkungsinduzierenden Interaktionen zu erklären. Die Vielzahl der heute im Handel befindlichen Arzneimittel und die oft erforderliche Polypragmasie bei der Anwendung vergrößern die Interaktionsproblematik. Dennoch sind, betrachtet man die nachfolgend dargestellten prinzipiellen Mechanismen und die problematischen Arzneimittelgruppen, Art und Zahl der wirklich klinisch relevanten Interaktionen

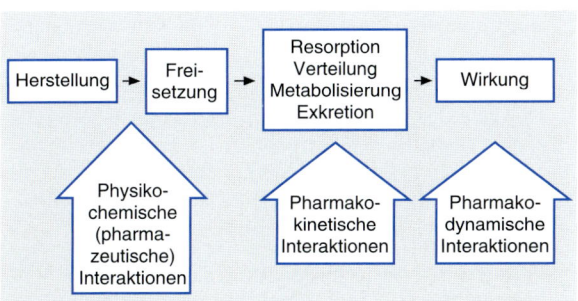

Abb. 15.1: Möglichkeiten der Arzneimittelinteraktionen.

durchaus überschaubar (s. Kap. 15.2). Entscheidender für die Praxis sind häufig die organisatorischen Maßnahmen, die ein Erkennen von klinisch bedeutsamen Wechselwirkungen erst möglich machen. In diesem Kapitel wird unter der Überschrift **Arzneimittelanamnese** (s. Kap. 15.4.1) eine solche Organisationsform zum Auffinden von Interaktionen in der Klinik beschrieben.

15.1.2 Pharmakokinetische Interaktionen

Resorption

Interaktionen im Bereich der Arzneistoffresorption können die resorbierte Menge und/oder die Resorptionsgeschwindigkeit beeinflussen. Beides hat Einfluss auf die Bioverfügbarkeit des Arzneistoffs und damit auf Wirkungsintensität und Wirkungseintritt.

Die folgenden Mechanismen lassen sich dabei unterscheiden:

☐ **Komplexbildung**
von Arzneistoffen mit Calcium-, Magnesium-, Aluminium- und Eisen-Ionen kann zu verringerter Löslichkeit und damit zu eingeschränkter Resorption führen.

☐ **Adsorption**
von Arzneistoffen an Ionenaustauschern (Colestyramin, Colestipol) oder Antazida kann ebenfalls der Grund für eine verringerte Resorptionsquote sein.

☐ **pH-Wert-Änderungen**
der Magen-Darmflüssigkeit, z. B. bedingt durch Antazida, H_2-Antagonisten oder Protonenpumpenhemmer, können bei gleichzeitig verabreichten Arzneistoffen, die als schwache Säuren oder Basen reagieren, den Dissoziationsgrad, die Lösungsgeschwindigkeit und damit die Resorption beeinflussen.

☐ **Funktionsveränderungen**
des Gastrointestinaltraktes
durch die Veränderung der Permeabilität, der Durchblutung, der Passagezeit oder des Stoffwechsels können, je nach Effekt, das Resorptionsverhalten von Arzneistoffen verbessern oder verschlechtern.

Als klinisch bedeutsam sind dabei insbesondere die Wechselwirkungen anzusehen, die eine deutliche Verringerung oder Erhöhung der resorbierten Arzneistoffmenge zur Folge haben und damit auch zu veränderten klinischen Effekten führen. Die Beeinflussung der Resorptionsgeschwindigkeit ohne wesentliche Verringerung der AUC ist klinisch in der Regel von geringerer Relevanz. Als Interaktionspartner sind in diesem Zusammenhang nicht nur Arzneimittel, sondern auch die gleichzeitig aufgenommene Nahrung von Bedeutung. Im Kasten sind einige relevante pharmakokinetische Interaktionen aus dem Bereich der Resorption dargestellt.

Interaktionen bei der Resorption

☐ **Ketoconazol, Itraconazol** werden nur im sauren Milieu des Magens (pH < 3,5) gut resorbiert. Die gleichzeitige Gabe von pH-Wert-erhöhenden Substanzen (**Antazida, H_2-Antagonisten, Protonenpumpenhemmern**) verringert die resorbierte Arzneistoffmenge. Bei einem Magen-pH von 6,0 ist die Bioverfügbarkeit von Ketoconazol um 95 % vermindert.

☐ **Colestyramin, Colestipol** binden **Cumarin-Derivate, Herzwirksame Glykoside** sowie **Schilddrüsenhormone** und verringern dadurch die resorbierte Arzneistoffmenge. Durch Bindung an Gallensäuren wird zusätzlich die Rückresorption, insbesondere von **Digitoxin**, aus dem enterohepatischen Kreislauf herabgesetzt, so dass sich die Halbwertszeit deutlich verkürzt. Eine wichtige Voraussetzung für die klinische Relevanz dieser Interaktion ist die geringe therapeutische Breite der von den Anionenaustauschern gebundenen Pharmaka.

☐ **Captopril, Clemastin, Furosemid, Glibenclamid, Isoniazid, Levothyroxin, Rifampicin** weisen bei gleichzeitiger Nahrungszufuhr signifikant niedrigere Resorptionsquoten auf und sollen 30 Minuten bis 1 Stunde vor den Mahlzeiten eingenommen werden.

☐ **Trizyklische Antidepressiva, Neuroleptika** bilden infolge ihres basischen Stickstoffatoms mit **Gerbstoffen vom Polyphenoltyp in Schwarztee** Komplexe, die intestinal nur schlecht resorbiert werden und zu signifikant erniedrigten Plasmakonzentrationen führen können.

☐ **Albendazol, Cefuroximaxetil, Ciclosporin, Griseofulvin** weisen bei gleichzeitiger Nahrungszufuhr eine signifikant höhere Resorption auf und sollen während oder direkt nach der Mahlzeit eingenommen werden.

☐ **Gyrasehemmer** reagieren mit polyvalenten Kationen wie **Aluminium, Magnesium, Calcium** und **Eisen** infolge Chelatbildung mit einer signifikant verminderten Resorption, so dass ein zeitlicher Abstand von mindestens 2 Stunden bei der Einnahme entsprechender Antacida und Eisenpräparate eingehalten werden sollte. Abb. 15.2 zeigt diesen Effekt anhand der Plasmakonzentrationen am Beispiel der gleichzeitigen Gabe von Pefloxacin und einem Magnesium-Aluminiumhydroxid-haltigen Antacidum.

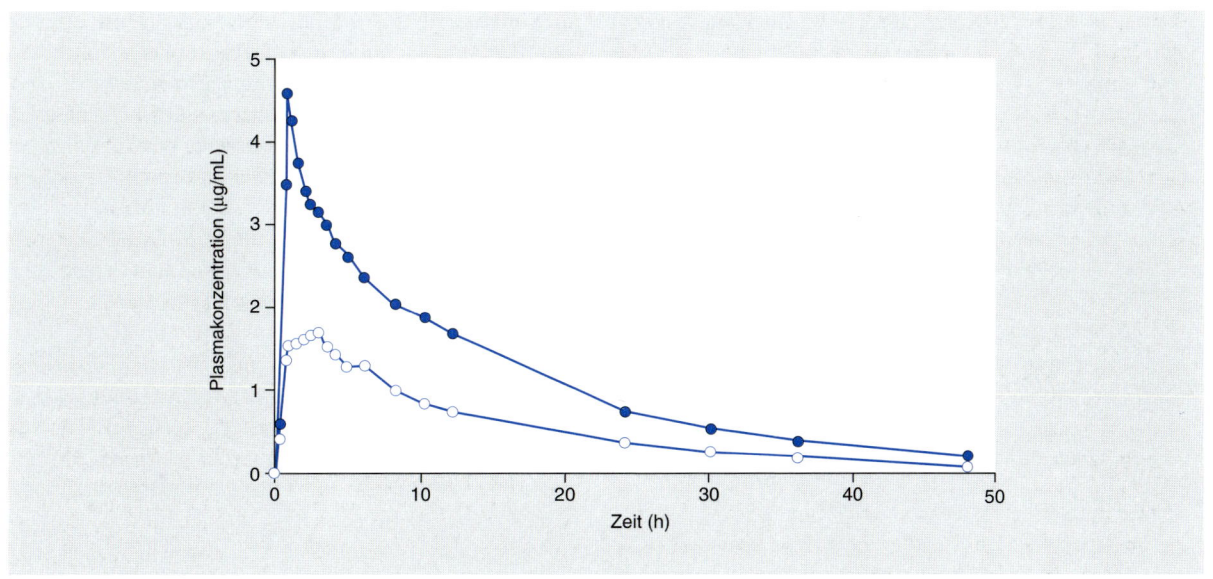

Abb. 15.2: Plasmakonzentrationen von Pefloxacin mit (o) und ohne (●) gleichzeitige Gabe von Magnesium-Aluminium-hydroxid (aus Jaehde et al. 1994).

Verteilung

Interaktionsmöglichkeiten im Bereich der Verteilung bestehen insbesondere durch die gegenseitige Verdrängung von Pharmaka aus der Plasmaeiweiß-bindung. Dabei hängt es von der Affinität zur Bindungsstelle und der Konzentration der beteiligten Substanzen ab, welcher Stoff in welchem Ausmaß verdrängt wird. Die verdrängenden Stoffe werden als **Displacer** bezeichnet.

Eine klinische Bedeutung besteht in der Regel nur dann, wenn

☐ die **Eiweißbindung >95 %** ist,

☐ der Arzneistoff eine **geringe therapeutische Breite** besitzt,

☐ der Arzneistoff ein **kleines Verteilungsvolumen** aufweist und es sich um

☐ ein **High extraction drug** (s. Kap. 4.1.3)

handelt. Ansonsten ist mit einer raschen Umverteilung der ungebundenen Substanz ins Gewebe und einer erhöhten Metabolisierung und Exkretion zu rechnen (s. Abb. 15.3). Höhere Konzentrationen ungebundener Arzneistoffe können zu einer Wirkungsverstärkung führen. Interaktionsbeispiele mit klinischer Relevanz, die ausschließlich auf einer gegenseitigen Verdrängung von Pharmaka aus der Plasmaeiweißbindung beruhen, sind derzeit nicht beschrieben.

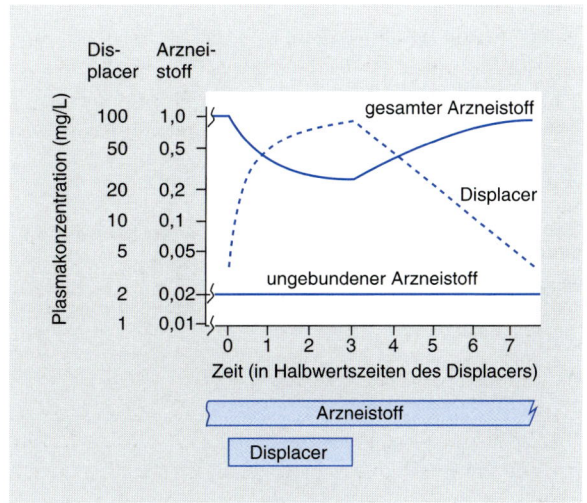

Abb. 15.3: Einfluss der Verdrängung eines Arzneistoffs aus der Plasmaproteinbindung auf die Plasmakonzentrationen (aus Rowland und Tozer 1995).

Metabolisierung

Interaktionen bei der Metabolisierung haben ihre Ursache in einer Hemmung des Metabolismus durch **Enzyminhibition** oder in einer Beschleunigung der Verstoffwechselungsreaktionen als Folge einer **Enzyminduktion**.

Die **Enzyminhibition** geschieht häufig durch eine kompetitive Hemmung der metabolisierenden

Individuelle Arzneimitteltherapie

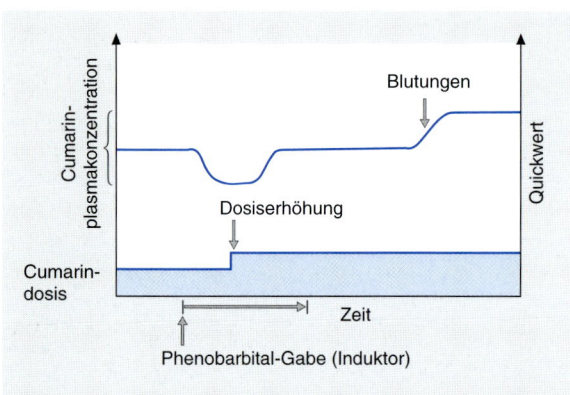

Abb. 15.4: Interaktion durch Enzyminduktion am Beispiel von Cumarin und Phenobarbital (aus Kahl und Mutschler 1981).

Enzyme, meistens des mikrosomalen Cytochrom-P450-Enzymsystems (s. auch Kap. 6).

Die wichtigsten Cytochrom-P450-Isoenzyme sind zusammen mit ihren Substraten, Hemmstoffen und Induktoren in Tab. 15.1 aufgeführt. Dabei kann eine Substanz in Abhängigkeit von ihrer Affinität zum Enzym und der Geschwindigkeit des Umsatzes am Enzym sowohl Substrat als auch Hemmstoff sein. Der Effekt kann dabei relativ rasch auftreten, setzt

aber aufgrund des Mechanismus der kompetitiven Hemmung eine hohe Konzentration des Inhibitors voraus, die in vivo oftmals nicht erreicht wird. Deshalb sind Substanzen mit langer Halbwertszeit und/ oder Arzneistoffe mit gemeinsamen Verstoffwechselungswegen von den Interaktionen besonders betroffen.

Die **Enzyminduktion** durch Xenobiotika basiert nach den bisherigen Erkenntnissen auf einer vermehrten Bildung mikrosomaler Leberenzyme, wobei insbesondere die Cytochrom-P450-abhängige Oxidation sowie die Deacetylierung, Glykosidhydrolyse und Glucuronidierung als Stoffwechselwege betroffen sind. Durch die erforderliche Neusynthese von Funktionsproteinen setzt dieser Effekt nach einigen Tagen verzögert ein und klingt nur langsam, innerhalb von Tagen bis Wochen, wieder ab. Die Latenzzeit bis zum Auftreten von klinischen Effekten liegt bei 3–7 Tagen nach Ansetzen des Enzyminduktors. Klinisch ist zu beachten, dass nach Gabe eines Induktors ein anderer Arzneistoff aufgrund des möglicherweise beschleunigten Abbaus in seiner Dosierung erhöht werden muss. Klinische Effekte können sich zusätzlich auch dann einstellen, wenn der Induktor abgesetzt wird und damit die Metabolisierungsgeschwindigkeit wieder sinkt. Der Arzneistoff kann dann bei unverändert hoher Dosierung toxische Wirkungen auslösen (s. Abb. 15.4). Die Induktion

Tab. 15.1: Für den Arzneistoffmetabolismus wichtige Cytochrom-P450-Isoenzyme und ihre Substrate, Hemmstoffe und Induktoren.

Isoenzym	Substrat	Hemmstoff	Induktor
1A2	Theophyllin, Coffein, Verapamil, Clozapin, Imipramin, Propranolol, Haloperidol, Mexiletin	Fluorchinolone (z. B. Enoxacin), Cimetidin, Verapamil, Fluvoxamin	Omeprazol, Inhalte des Tabakrauch
2B6	Cyclophosphamid		Phenobarbital
2C8	Tolbutamid, Verapamil, Cerivastatin	Verapamil	Rifampicin
2C9	Warfarin, Phenytoin, Tolbutamid, Diclofenac, Piroxicam, Ibuprofen, Tamoxifen, Carbamazepin	Verapamil, Fluconazol, Isoniazid	Rifampicin
2C19	Mephenytoin, Omeprazol, Lansoprazol, Diazepam, Proguanil	Cimetidin	Rifampicin, Prednison
2D6	Flecainid, Propafenon, alle trizyklischen Antidepressiva, die meisten Neuroleptika und selektiven Wiederaufnahme-Hemmer, Codein, Statine	Chinidin, Fluoxetin, Paroxetin	
2E1	Ethanol, Enfluran, Halothan	Disulfiram	Isoniazid, Ethanol
3A4	Ciclosporin, Clarithromycin, Erythromycin, Verapamil, Nifedipin, Lovastatin, Terfenadin, Nitrendipin, Felodipin, Lidocain, Astemizol, Fenvastatin, Atorvastatin, Cerivastatin, Cisaprid, Sildenafil	Ketoconazol, Fluconazol, Itraconazol, Erythromycin, Clarithromycin, Amiodaron, Cimetidin, Gemfibrozil, Inhaltstoffe des Grapefruitsaft	Rifampicin, Phenytoin, Johanniskrautextrakte, Carbamazepin, Barbiturate

der Arzneistoffmetabolisierung kann aber auch dazu führen, dass aus einem Prodrug vermehrt und beschleunigt die eigentliche Wirksubstanz freigesetzt wird und daraus somit eine Wirkungsverstärkung resultiert.

In den Kästen sind wiederum einige Beispiele von klinisch relevanten Interaktionen basierend auf Enzyminhibition und Enzyminduktion aufgeführt.

Interaktionen durch Enzyminhibition

☐ **Amiodaron** und **Co-trimoxazol** hemmen den oxidativen Metabolismus der **Cumarin-Derivate** und von **Phenytoin** und verstärken damit deren Wirkung.

☐ **Cimetidin** hemmt den oxidativen Metabolismus von **Phenytoin, Theophyllin** und **Warfarin** und verstärkt damit deren Wirkung.

☐ **Fluvoxamin** hemmt den oxidativen Metabolismus von **Theophyllin** und erhöht damit dessen Plasmakonzentration. Abb. 15.5 zeigt den Effekt dieser Enzyminhibition am Beispiel eines Patienten. Die Interaktion wurde in der Klinik im Rahmen des von der Apotheke durchgeführten Therapeutischen Drug Monitorings für Theophyllin erkannt.

☐ **Ciprofloxacin, Enoxacin, Norfloxacin** und **Pefloxacin (Fluorchinolone)** hemmen den oxidativen Metabolismus von **Theophyllin** und erhöhen damit dessen Plasmakonzentration.

☐ **Ketoconazol, Fluconazol, Itraconazol** hemmen den oxidativen Metabolismus von **Ciclosporin** und **HMG-CoA-Reduktase-Hemmern** außer Fluvastatin. Die resultierende erhöhte Ciclosporintoxizität hat insbesondere eine eingeschränkte Nierenfunktion zur Folge. Die erhöhten Plasmakonzentrationen der HMG-CoA-Reduktase-Hemmer führen zu einer verstärkten Gefahr von Myopathien und Nierenversagen.

☐ **Makrolid-Antibiotika**, insbesondere **Erythromycin**, hemmen den oxidativen Metabolismus von **Terfenadin** und **Astemizol**. Die erhöhten Plasmakonzentrationen können zu Herzrhythmusstörungen in Form von ventrikulären Tachykardien führen. Bei gleichzeitiger Gabe von Makrolid-Antibiotika wurden erhöhte Plasmakonzentrationen von **Lovastatin, Simvastatin** und **Atorvastatin** bzw. ihrer Metaboliten gefunden.

Interaktionen durch Enzyminduktion

☐ **Barbiturate, Carbamazepin, Phenytoin, Rifampicin**, Inhaltsstoffe von **Johanniskrautextrakten** und **Ethanol (chronisch)** sind potente Enzyminduktoren der mikrosomalen Leberenzyme und können ihren eigenen Metabolismus sowie den nachfolgend aufgeführten Substanzen induzieren und somit deren beschleunigten Abbau bewirken: **Cumarin-Derivate, Ciclosporin, Digito-**

xin, Doxycyclin, Ketoconazol und **andere Azol-/Triazolantimykotika, hormonale Kontrazeptiva, Sulfonylharnstoffe.**

☐ **Chronisches Rauchen** induziert ebenfalls Leberenzyme und erhöht damit die hepatische Clearance von **Theophyllin.**

Exkretion

Werden Arzneistoffe oder ihre Metaboliten renal ausgeschieden, so können bei

☐ der glomerulären Filtration,

☐ der aktiven tubulären Sekretion und

☐ der tubulären Rückresorption

Arzneimittelinteraktionen auftreten (s. auch Kasten).

Bei der glomerulären Filtration kann die **Verdrängung eines Arzneistoffs aus der Plasmaeiweißbindung** durch einen anderen zu einer erhöhten Filtrationsrate führen. Interaktionen im Bereich der aktiven tubulären Sekretion sind auf die **Konkurrenz zweier Pharmaka um den aktiven Transportmechanismus** zurückzuführen, während Wechselwirkungen bei der tubulären Rückresorption auf **pH-Wert-Veränderungen des Harns** basieren.

Bei der gleichzeitigen Gabe von **Probenecid** mit Betalactamantibiotika oder Ciprofloxacin kommt es zur Konkurrenz um den aktiven Transport bei der tubulären Sekretion in der Art, dass die Exkretion der Antibiotika gehemmt wird und damit höhere Antibiotikakonzentrationen erreicht werden. Dieser Effekt lässt sich therapeutisch nutzen, hat in der klinischen Praxis aber kaum noch eine Bedeutung, so dass Probenecid heute insbesondere als Modellsubstanz zur Klärung des renalen Eliminationsmechanismus Verwendung findet.

Interaktionen bei der Exkretion

☐ **Chinidin, Nifedipin** und **Amiodaron** vermindern die renale und biliäre Clearance von **Digoxin**, so dass im Verlauf der Therapie die Digoxinkonzentration signifikant ansteigen kann. Im Fall von Chinidin wurde nach 5–7 Tagen eine Verdopplung der Digoxinplasmakonzentration beobachtet.

☐ **Cimetidin** hemmt die tubuläre Sekretion von **Procainamid** und seines aktiven Metaboliten. Es wurde eine um etwa 40 % verminderte renale Clearance von Procainamid festgestellt.

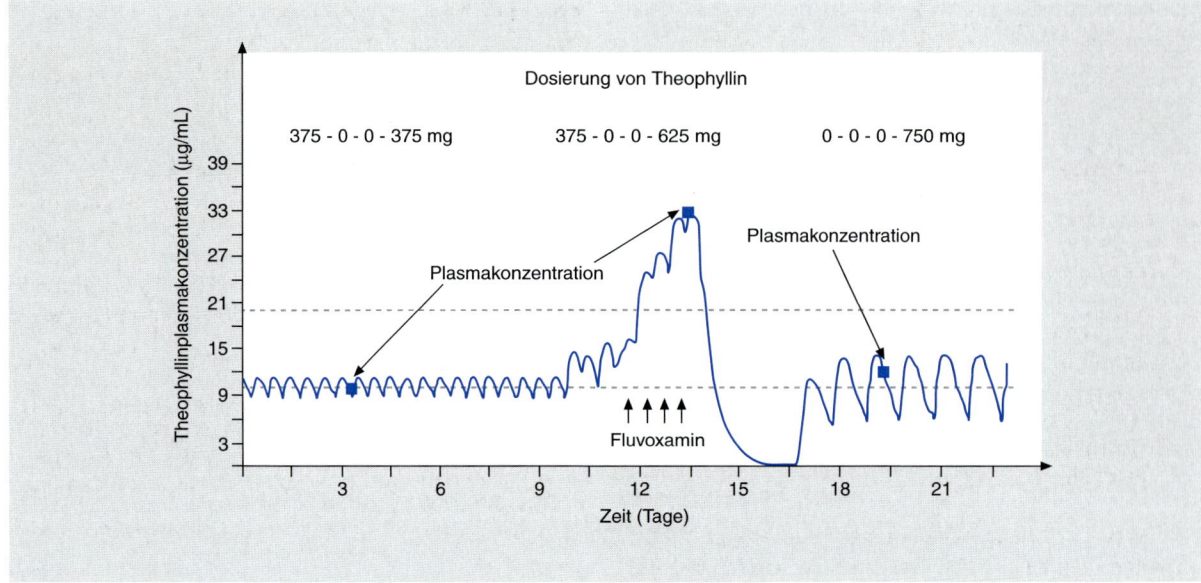

Abb. 15.5: Plasmakonzentrationen von Theophyllin vor, während und nach der Gabe von Fluvoxamin (aus Lorenz et al. 1996).

15.1.3 Pharmakodynamische Interaktionen

Pharmakodynamische Interaktionen sind dadurch gekennzeichnet, dass die interagierenden Wirkstoffe entweder durch den Angriff am gleichen Rezeptor (kompetitiv) oder aber durch Angriff an gleichen oder unterschiedlichen Erfolgsorganen und Regelkreisen (funktionell) sich gegenseitig in ihrer Wirkung verstärken (**Synergismus**) oder abschwächen (**Antagonismus**).

Kompetitiver Synergismus und Antagonismus

Ein **kompetitiver Synergismus** liegt vor, wenn die gleichzeitige Gabe von zwei oder mehreren Arzneistoffen durch die Wirkung an einem gemeinsamen Rezeptor zu einem größeren Gesamteffekt führt als durch die Einzelsubstanzen selbst.

Die Interaktion Muskelrelaxantien/Aminoglykoside (s. Kasten) kann dabei aufgrund guter Kenntnisse zum Wirkungsmechanismus sowie guter Vor-

hersagbarkeit und Reproduzierbarkeit sogar therapeutisch genutzt werden.

Der **kompetitive Antagonismus** resultiert aus einer reversibel oder irreversibel verlaufenden Verdrängungsreaktion am gleichen Rezeptor und hat damit die Wirkungsabschwächung oder Wirkungsaufhebung eines der Interaktionspartner zur Folge (s. Kasten).

Interaktion durch kompetitiven Antagonismus

☐ Der kompetitive Antagonismus von **Atropin** und **Carbachol** sowie von β-**Sympatholytika** mit **Adrenalin** hat eine gegenseitige Wirkungsabschwächung zur Folge.

☐ **Naloxon** und **Naltrexon** wirken als Opioidrezeptorantagonisten und führen damit zur Aufhebung der analgetischen und atemdepressiven Effekte der **Opioid-Analgetika.**

☐ **Flumazenil** hebt als Benzodiazepinantagonist die Wirkungen der **Benzodiazepine** auf.

☐ **Vitamin K** antagonisiert in höherer Dosierung die blutgerinnungshemmenden Eigenschaften der **Cumarin-Derivate.**

Funktioneller Synergismus und Antagonismus

Beim **funktionellen Synergismus** liegt eine Wirkungsverstärkung vor, die aus dem Effekt zweier Arzneistoffe an unterschiedlichen Angriffspunkten resultiert (s. Kasten).

Interaktion durch kompetitiven Synergismus

☐ Der kompetitive Synergismus peripher angreifender **Muskelrelaxantien** mit **Aminoglykosiden** führt zu einer Verstärkung der neuromuskulären Blockade der Muskelrelaxantien.

Interaktion durch funktionellen Synergismus

☐ **β-Sympatholytika** verstärken den hypoglykämischen Effekt von **Insulin** sowie von **Sulfonylharnstoffen** und maskieren die adrenerg vermittelten Gegenreaktionen der Hypoglykämie. Auch werden durch β-Blocker die kardiodepressiven Wirkungen von **Verapamil** und **Diltiazem** verstärkt. Besonders mit Verapamil kann es zu Überleitungsstörungen mit AV-Block, Bradykardie, Herzinsuffizienz und schwerer Hypotonie kommen.

☐ **Schleifen- und Thiaziddiuretika** verstärken durch vermehrte Kaliumausscheidung die Wirkung der **herzwirksamen Glykoside**.

☐ **Clofibrat und Derivate** hemmen die Vitamin-K-abhängige Synthese der Gerinnungsfaktoren und verstärken damit die Wirkung der **Cumarin-Derivate**.

Beim **funktionellen Antagonismus** schwächen sich die Effekte der Interaktionspartner dadurch ab,

dass sie an unterschiedlichen Rezeptoren oder biologischen Systemen angreifen.

Die gleichzeitige Gabe der im Kasten genannten Arzneistoffe führt zu **funktionellem Antagonismus.**

Interaktion durch funktionellen Antagonismus

☐ **Kaliumsparende Diuretika** schwächen durch Anstieg der Kaliumkonzentration die Wirkung der **herzwirksamen Glykoside** ab.

☐ **Estrogene** schwächen die gerinnungshemmende Wirkung der **Cumarin-Derivate** wahrscheinlich durch verstärkte Synthese Vitamin-K-abhängiger Gerinnungsfaktoren ab.

☐ **Acetylsalicylsäure** und andere **nichtsteroidale Antirheumatika** vermindern vermutlich die Synthese vasodilatorischer Prostaglandine, der periphere Gefäßwiderstand steigt und die Wirkung der **ACE-Hemmer** nimmt ab.

15.2 Klinische Relevanz von Interaktionen

Die Vielzahl der häufig im Rahmen einer Polypragmasie gleichzeitig eingesetzten Arzneimittel führt prinzipiell zu einer großen Anzahl von Interaktionsmöglichkeiten. Es kann angenommen werden, dass der überproportionale Anstieg an Nebenwirkungen bei polypragmatisch behandelten Patienten auch ein Resultat von Arzneimittelinteraktionen darstellt und nicht nur auf die Summe an Einzelnebenwirkungen zurückzuführen ist.

Entscheidend für die klinische Praxis ist aber, wie die erkannten Interaktionen dabei bewertet werden sollen, um abschätzen zu können, welche Folgen und Maßnahmen sich für die Therapie des Patienten ergeben. Trotz einer großen Anzahl von veröffentlichten Interaktionen ist, wie die Beispiele unter Kap. 15.1.2 und Kap. 15.1.3 zeigen, die Zahl der therapeutisch wirklich relevanten und gesicherten Interaktionen durchaus überschaubar. Dieses ist insbesondere deshalb der Fall, weil eine Reihe von Interaktionen nur Einzelfallbeobachtungen darstellen und statistisch nicht ausreichend gesichert sind. Auch sind häufig wesentliche arzneimittelbezogene Kriterien, die eine klinische Relevanz als wahrscheinlich erscheinen lassen, nicht gegeben. Hierbei sind eine geringe therapeutische Breite, eine steile Konzentrations-Wirkungskurve sowie das Auftreten der Interaktion bereits in therapeutischen Dosierungen zu nennen. Neben den arzneimittelbezogenen Kriterien ist die klinische Situation des Patienten ein

weiterer entscheidender Faktor für die Beurteilung des Interaktionsgeschehens. Hierbei sind beispielsweise Fragen nach Nieren- und Leberinsuffizienz, nach dem Alter und nach dem Krankheitsstatus insgesamt wesentlich.

Merke

Wesentliche Kriterien für die klinische Relevanz von Interaktionen sind:

☐ Geringe therapeutische Breite

☐ Steile Konzentrations-Wirkungskurve

☐ Das Auftreten der Interaktion bereits in therapeutischen Dosierungen

☐ Die klinische Situation des Patienten.

Bei einer bereits manifest gewordenen Interaktion sollte die Möglichkeit eines verstärkten klinischen Monitorings in Betracht gezogen werden. So können beispielsweise durch eine engmaschigere EKG-, Quickwert- oder Elektrolytkontrolle sowie durch ein Therapeutisches Drug Monitoring nicht vermeidbare Interaktionen besser überwacht und der Erfolg von eingeleiteten Maßnahmen wie Dosis- oder Intervalländerung besser überprüft werden.

Beispielsweise führt die gleichzeitige Gabe von Carbamazepin (Enzyminduktor) und Phenprocoumon zu einem beschleunigten Abbau von Phenprocoumon. Durch eine engmaschige Quickwertkontrolle kann

Individuelle Arzneimitteltherapie

diese Interaktion gut überwacht und eine eventuell vorgenommene Dosiserhöhung von Phenprocoumon auf ihre Effektivität hin überprüft werden. Es lässt sich feststellen, dass klinisch relevante Interaktionen regelmäßig in Zusammenhang mit den folgenden Arzneistoffen bzw. Risikofaktoren auftreten:

☐ Antiepileptika,

☐ Cumarin-Derivaten,

☐ Antihypertonika (ACE-Hemmer, Diuretika, β-Blocker),

☐ HMG-CoA-Reduktase-Hemmern,

☐ Herzwirksamen Glykosiden,

☐ Amiodaron,

☐ Theophyllin,

☐ Rauchen und

☐ Alkohol.

Zusammenfassend lässt sich feststellen, dass die Interaktionsproblematik nur unter Beachtung des klinischen Umfeldes richtig eingeschätzt und für den Patienten bewertet werden kann.

15.3 Informationsquellen

Neben dem Wissen um die Grundlagen der Interaktionsproblematik (s. Kap. 15.1.2 und Kap. 15.1.3) ist es erforderlich, die Medikation polypragmatisch behandelter Patienten individuell auf mögliche Wechselwirkungen hin zu überprüfen. Diese Überprüfung muss im klinischen Alltag möglichst schnell, objektiv und valide durchgeführt werden. Hierfür sind verlässliche Informationsquellen unverzichtbar. Die folgende bewertende Aufzählung erhebt dabei keinen Anspruch auf Vollständigkeit, stellt aber eine Auswahl von einigen klinisch erprobten Quellen zum Thema dar.

☐ **ABDA-Datenbank Interaktionsdatei; Micromedex DRUGDEX®-Arzneimittelinformationssystem; A.T.I. Arzneimittel-Datenbank Unerwünschte Arzneiwirkungen und Interaktionen.**
Die CD-ROM-Datenbanken zeichnen sich durch ihre gute Ausrichtung auf klinische Fragestellungen aus und sind objektiv, aktuell und ausführlich. Sie sind eine wichtige Voraussetzung, um die in der Praxis notwendige rasche Bearbeitung der Interaktionsproblematik zu gewährleisten.

☐ **Arzneimittelneben- und -wechselwirkungen** (Ammon 2001); **Meylers Side Effects of Drugs** (Dukes 1992).
Hierbei handelt es sich um zwei Standardwerke aus dem Bereich der Printmedien, die umfassend und grundlegend über Interaktionen informieren. Eines dieser Werke sollte als Ergänzung zu einer der Datenbanken verfügbar sein.

☐ **Praktische Arzneitherapie** (Frölich und Kirch 2000).
Handbook of Clinical Drug Data (Anderson et al. 2002.
Die beiden Taschenbücher bieten eine kompakte tabellarische Übersicht zum Thema.

☐ **Interaktionen** (Verspohl und Verspohl 2001).
Neben einer prägnanten Einführung in das Thema werden 50 Interaktionsbeispiele praxisnah dargestellt.

15.4 Arzneimittelinteraktionen in der Praxis

Im Rahmen der Behandlung eines Patienten besteht die Verpflichtung, mögliche Arzneimittelinteraktionen zu vermeiden oder bestehende Interaktionen rechtzeitig zu erkennen und deren Bedeutung für den Patienten abzuschätzen. Der Apotheker kann hierbei dem Arzt beratend zur Seite stehen und damit helfen, die Arzneimittelsicherheit für den Patienten zu erhöhen. Prinzipiell lassen sich zwei Vorgehensweisen für die Etablierung und Durchführung einer Interaktionsberatung durch den Apotheker unterscheiden. Beide Verfahren müssen sich dabei nicht gegenseitig ausschließen.

Bei dem **interaktionsbezogenen** Vorgehen werden bestimmte Arzneimittelinteraktionen im Voraus definiert, und es wird anschließend untersucht, ob diese in der Praxis auftreten. In diesem Zusammenhang können Arzneimittelverbrauch und die Messung bestimmter Laborparameter (Quickwert, TDM von interaktionsrelevanten Arzneistoffen) herangezogen werden, um hierüber Erkenntnisse zu gewinnen. So kann beispielsweise anhand von Verbrauchsstatistiken und sich anschließenden Kurvenvisiten gezielt nach möglichen Interaktionen von Antiepileptika auf der Neurologie oder von Cumarin-Derivaten auf einer chirurgischen Abteilung gesucht werden. Das interaktionsbezogene Vorgehen eignet sich vor allen Dingen dafür, wichtige immer wiederkehrende Wechselwirkungen zu erkennen, um sie zukünftig zu vermeiden oder therapeutisch beachten zu können.

Eine andere Möglichkeit besteht in der **patientenbezogenen** Vorgehensweise. Hierbei erfolgt, wie nachfolgend beschrieben, eine kontinuierliche oder konsiliarische pharmazeutische Betreuung durch einen Apotheker, der Arzneimittelanamnesen durchführt und auf Interaktionen hin bearbeitet.

15.4.1 Arzneimittelanamnese

Die Arzneimittelanamnese, durchgeführt von dem klinisch tätigen Apotheker, ist eine effiziente Möglichkeit, Arzneimittelinteraktionen im klinischen Alltag zu erkennen, zu bearbeiten und durch entsprechende Zusammenarbeit mit dem behandelnden Arzt auch therapeutisch umzusetzen.

Die Durchführung der Arzneimittelanamnese lässt sich in die vier folgenden Arbeitsschritte gliedern:

☐ Auswahl des Patientengutes

☐ Erheben der arzneimittelrelevanten Daten

☐ Bearbeitung der erhobenen Daten

☐ Weitergabe der Ergebnisse.

Eine Arzneimittelanamnese sollte für alle polypragmatisch behandelten Patienten, d.h. solche, die drei und mehr Arzneimittel gleichzeitig einnehmen, obligatorisch erstellt werden. Die Erhebung der arzneimittelrelevanten Daten kann unter Verwendung der Aufzeichnungen der ärztlichen Anamnese erfolgen. Diese Daten lassen sich durch zusätzliche Informationen des Patienten ergänzen. Es können, insbesondere in der öffentlichen Apotheke, aber auch Daten durch eine direkte Patientenbefragung ermittelt werden. Beide Verfahrensweisen sind möglich. Welche Art der Anamneseerhebung gewählt wird, muss sich nach den organisatorischen Gegebenheiten und nach dem Zeitpunkt der Durchführung richten. Die Daten

werden in einem speziell erarbeiteten Arzneimittelanamnesebogen erfasst. In Kap. 15.4.2 sind exemplarisch drei vollständig ausgefüllte Bögen dargestellt. Auf der ersten Seite werden die Patientendaten eingetragen. Wichtig ist hierbei die Erfassung von Parametern, die Einfluss auf die Pharmakokinetik haben können, wie zum Beispiel Rauchen, Nieren- und Leberinsuffizienz. Die Rückseite des Formulars dient zum Eintragen der aktuellen Medikation, der Ergebnisse und der Empfehlungen, die sich aus der Bearbeitung hinsichtlich der Arzneimittelinteraktionen, aber auch der Nebenwirkungen, Dosierung und Applikation ergeben haben. Der bearbeitete Anamnesebogen wird dem behandelnden Arzt am Tag seiner Erhebung, z.B. in der Klinik über eine entsprechende Ablage auf der Station, zur Kenntnis gebracht und gehört anschließend zur Patientenakte. Werden gravierende Wechselwirkungen festgestellt, so bespricht der Apotheker diese umgehend mit Arzt und Pflegepersonal. Der Arzt erhält damit eine wertvolle Entscheidungshilfe für die weitere Therapie. In der Klinik ist die Arzneimittelanamnese auch Grundlage für die weitergehende pharmazeutische Betreuung der Patienten im Rahmen der klinischen Visite.

15.4.2 Fallbeispiele (Kasuistiken)

Die im Folgenden aufgeführten Fallbeispiele werden in Form von drei vollständig ausgefüllten Arzneimittelanamnesebögen (s. Abb. 15.6, A–C) dargestellt. Es handelt sich um Kasuistiken, die im Rahmen der Stationsarbeit von Mitarbeitern der Apotheke des Krankenhauses Moabit, Berlin, bearbeitet wurden. Dabei besteht eine wesentliche Aufgabe darin, die objektiven Erhebungen im Bereich der möglichen Neben- und Wechselwirkungen in konkrete, praxisgerechte Empfehlungen zur Medikation umzusetzen und zusammenzufassen. Nur durch ein klares und praxisnahes Fazit kann die gewünschte Akzeptanz und Umsetzung durch den Arzt erreicht werden. Von Seiten des bearbeitenden Apothekers sind hierfür neben fundierten pharmakologischen Kenntnissen wiederum klinische Erfahrungen von besonderer Bedeutung. Die aufgezeigten Beispiele sollen vor diesem Hintergrund Motivation sein, Arzneimittelanamnesen selbst durchzuführen.

Literatur

Ammon, H.P.T. (2001): Arzneimittelneben- und -wechselwirkungen. 4. Aufl., Wissenschaftliche Verlagsgesellschaft, Stuttgart

Anderson, P.O., Knoben, J.E. Troutman, W.G. (2002): Handbook of clinical drug data. 10. Aufl., McGraw-Hill Medical Publishing Division, New York

Individuelle
Arzneimitteltherapie

Brüggmann, J. (1995): Arzneimittelanamnese durch den Krankenhausapotheker: Beispiele und Erfahrungen. Pharm. Ztg. Prisma 2: 51–56

Dukes, M.N.G. (1992): Meyler's side effects of drugs. 11. Aufl., Elsevier, Amsterdam

Frölich, J.C., Kirch, W. (2000): Praktische Arzneitherapie. 2. Aufl., Springer Verlag, Berlin

Pfeifer, S. (1995): Pharmakokinetische Interaktionen zwischen Nahrungs- und Arzneimitteln. Pharm. Ztg. Prisma 2: 125–131

Verspohl, E.J., Verspohl, J. (2001): Interaktionen. 4. Aufl., Wissenschaftliche Verlagsgesellschaft, Stuttgart

A

Apotheke   Datum:

Arzneimittelanamnesebogen

Name: N.N. männlich

Vorname:

Geburtsdatum: **Alter:** 64

                    (Etikett verwenden)

Station: Urologie   **behandelnder Arzt:** N.N.   **Tel.:**

aufgenommen am: 10.04.95

Grund des Krankenhausaufenthaltes:

Abklärung, ob eine benigne Prostatahyperplasie operativ
gehandelt werden soll.

Komplizierte Harnwegsinfektion

Begleiterkrankungen:

Chronisch obstruktive Atemwegserkrankung (COLD)

Fragestellung des behandelnden Arztes:

Vereinzelt treten Tachykardien auf. Ist die Theophyllin-Dosis
zu hoch oder liegen Interaktionen mit der bestehenden
Medikation vor?

Parameter mit Einfluss auf die Kinetik:

1. Rauchen   ja
2. Niereninsuffizienz
3. Leberinsuffizienz
4. Sonstiges (Adipositas, Alkoholkrankeit, Schwangerschaft)

Individuelle Arzneimitteltherapie

Abb. 15.6: Fallbeispiele für die Arzneimittelanamnese.
A: Patient mit benigner Prostatahyperplasie und Harnwegsinfektion.

Derzeitige Medikation:

Handelsname:	INN-Name:	Dosierung + Zeitangabe	Hinweise zur Applikation (v. Apoth. auszufüllen)
Ciprobay 250 mg Tabl.	Ciprofloxacin	1 - 0 - 1 - 0	
Euphylong ret. 375 mg 250 mg	Theophyllin	0 - 0 - 0 - 2 1 - 0 - 0 - 0	
Berotec DA 100	Fenoterol	n. Bedarf	
Riopan Gel Btl.	Magaldrat	1 - 1 - 1 - 1	Einnahme n. dem Essen

Von Apotheke auszufüllen:

Mögliche Neben- und Wechselwirkungen:

Einige Gyrasehemmer (Ciprofloxacin, Enoxacin) hemmen die
mikrosomalen Leberenzyme (Cytochrom P450) und erhöhen die
Plasmakonzentration von Theophyllin.

Antazida mit polyvalenten Kationen vermindern durch
Chelatbildung die Resorption der Gyrasehemmer.

Empfehlung zur Medikation:

Aufgrund der durch das Rauchen bedingten Enzyminduktion und der
Enzyminhibition durch Ciprofloxacin kann keine exakte
Dosisempfehlung gegeben werden. Es wird ein TDM empfohlen, um
die Kinetik des Patienten und damit die Theophyllindosis
individuell bestimmen zu können.

Riopan® sollte im Abstand von 2 Stunden nach Ciprofloxacin
eingenommen werden.

Datum: **Unterschrift:**   **zur Kenntnis genommen:**
                              (Apotheker/-in)   **(Arzt/Ärztin)**

Abb. 15.6: Fallbeispiele für die Arzneimittelanamnese.
A: Patient mit benigner Prostatahyperplasie und Harnwegsinfektion (Fortsetzung)

B

Krankenhaus Moabit
Apotheke

Datum: 30.12.95

Arzneimittelanamnesebogen

Name: N.N. weibl.

Vorname:

Geburtsdatum: Alter: 45

(Etikett verwenden)

Station: Gefäßchirurgie   behandelnder Arzt: N.N.   Tel.:

aufgenommen am: 27.12.95

Grund des Krankenhausaufenthaltes:

Akute Venenthrombose bei variköser Grunderkrankung.

Begleiterkrankungen:

Hyperlipidämie

Hypertonie

Fragestellung des behandelnden Arztes:

Marcumar soll überlappend zur Heparingabe neu angesetzt werden;
liegen Interaktionen mit der vorhandenen Medikation vor?

Parameter mit Einfluss auf die Kinetik:

1. Rauchen   ja
2. Niereninsuffizienz
3. Leberinsuffizienz
4. Sonstiges   Adipositas

Individuelle Arzneimitteltherapie

Abb. 15.6: Fallbeispiele für die Arzneimittelanamnese.
B: Patientin mit akuter Venenthrombose.

Derzeitige Medikation:

Handelsname:	INN-Name:	Dosierung + Zeitangabe	Hinweise zur Applikation (v. Apoth. auszufüllen)
Cor-Tensobon 12,5 mg Tabl.	Captopril	1-0-1-0	Einnahme vor dem Essen bzw. gleich bleibender Einnahmemodus
Cedur ret. 200 mg Tabl.	Bezafibrat	0-0-1-0	
Marcumar 3 mg Tabl.	Phenprocoumon	Soll neu angesetzt werden	
Heparin-Natrium 25.000 I.E. Inj.Fl.		30.000 I.E./24 h Perfusor	

Heparin wird zur akuten antithrombotischen Therapie eingesetzt. Marcumar wird überlappend mit der Heparintherapie begonnen und nach dem Absetzen von Heparin fortgeführt.

Von Apotheke auszufüllen:

Mögliche Neben- und Wechselwirkungen:

Clofibrat und Analoge hemmen die Vitamin-K-abhängige Synthese der Gerinnungsfaktoren und verstärken damit die Wirkung der Cumarin-Derivate (schwer wiegende Interaktion).

Empfehlung zur Medikation:

Die Initialdosis von Phenprocoumon muss aufgrund der Wirkungsverstärkung durch Bezafibrat unter Quickwert-Kontrolle um 30-50 % reduziert werden.

1. Tag: 3-4 Tabl.   (Normdosis: 6 Tabl.)
2. Tag: 2-3 Tabl.   (Normdosis: 4 Tabl.)

Datum:		Unterschrift: (Apotheker/-in)	zur Kenntnis genommen: (Arzt/Ärztin)

Abb. 15.6: Fallbeispiele für die Arzneimittelanamnese.
B: Patientin mit akuter Venenthrombose (Fortsetzung)

C

Krankenhaus Moabit   Datum: 30.09.96
Apotheke

Arzneimittelanamnesebogen

Name: N.N. männl.

Vorname:

Geburtsdatum: Alter: 54

      (Etikett verwenden)

Station: Kardiologie   behandelnder Arzt: N.N.   Tel.:

aufgenommen am: 26.08.96

Grund des Krankenhausaufenthaltes:

Akuter Myokardinfarkt

Tachyarrhythmia absoluta bei biventrikulärer dekompensierter
Myokardinsuffizienz

Begleiterkrankungen:

Prostatahyperplasie

Fragestellung des behandelnden Arztes:

Liegen Interaktionen vor?

Parameter mit Einfluss auf die Kinetik:

    1. Rauchen
    2. Niereninsuffizienz
    3. Leberinsuffizienz
    4. Sonstiges

Individuelle
Arzneimitteltherapie

Abb. 15.6: Fallbeispiele für die Arzneimittelanamnese.
C: Patient mit akutem Myokardinfarkt.

Derzeitige Medikation:

Handelsname:	INN-Name:	Dosierung + Zeitangabe	Hinweise zur Applikation (v. Apoth. auszufüllen)
Pres 1,5 mg Tabl.	Enalapril	1-0-1-0	
Cordarex 200 mg Tabl.	Amiodaron	1-0-0-0	Erhaltungsdosis
Novodigal 0,2 mg Tabl.	Acetyldigoxin	1-0-0-0	
Furosemid 40 mg Tabl.	Furosemid	1-0-0-0	
Marcumar 3 mg Tabl.	Phenprocoumon	0-0-1/2-0	
Nizax 300 mg Tabl.	Nizatidin	0-0-0-1	

(Medikation ab dem 29.09.96)

Von Apotheke auszufüllen:

Mögliche Neben- und Wechselwirkungen:

Bei der gleichzeitigen Gabe von Amiodaron und Digoxin können die Wirkungen von Digoxin verstärkt sein. Amiodaron hemmt die renale und nichtrenale Clearance von Digoxin und führt damit zu etwa um 100 % erhöhten Digoxinkonzentration.

Furosemid führt zu einer erhöhten Kaliumausscheidung und kann durch eine Hypokaliämie die Digoxinwirkung verstärken.

Amiodaron kann durch Hemmung des oxidativen Metabolismus die Wirkung von Phenprocoumon verstärken.

Empfehlung zur Medikation:

Die Digoxin-Plasmakonzentration sollte überwacht werden. Bei erhöhten Konzentrationen ist eine Dosisreduktion um ein Viertel der ursprünglichen Digoxindosis vorzunehmen.
Kontrolle der Kaliumkonzentration und bei Bedarf Kaliumsubstitution.

Engmaschige Quickwert-Kontrolle und gegebenenfalls Dosisreduktion von Marcumar um 25-50 %.

Datum:	Unterschrift: (Apotheker/-in)	zur Kenntnis genommen: (Arzt/Ärztin)

Abb. 15.6: Fallbeispiele für die Arzneimittelanamnese.
C: Patient mit akutem Myokardinfarkt (Fortsetzung)

16 Compliance

J.P. Reymond, CH-Sion, K. Lennecke, Sprockhövel und S. Marty, CH-Sion

16.1 Einführung

Die Anwendung eines Arzneimittels ist für den Patienten nicht nur mit Nutzen, sondern auch mit Risiken verknüpft. Dies bedingt seitens des Gesetzgebers eine strenge Zulassungskontrolle, die das Nutzen-Risiko-Verhältnis berücksichtigt. In der Selbstmedikation muss hier der Patient zusammen mit dem beratenden Apotheker Nutzen und Risiken für die zur Verfügung stehenden Arzneimittel abschätzen, für die Therapie mit verordneten oder empfohlenen Arzneimitteln übernehmen dies der behandelnde Arzt und der Apotheker.

In der Praxis ist aber nicht der Arzneistoff oder das Arzneimittel allein für den Erfolg der Therapie ausschlaggebend, sondern auch die korrekte und regelmäßige Anwendung. Für den Gebrauch übernehmen entweder der Patient allein oder er gemeinsam mit Fachleuten aus dem ambulanten oder stationären Bereich die Verantwortung.

Allgemein wird angenommen, dass der Kranke oder die Betreuungsperson bei einer lebensbedrohlichen Erkrankung die therapeutischen Anweisungen strikt einhalten, um den maximalen Nutzen der Therapie zu erzielen. Bei Asthmapatienten wurde allerdings gezeigt, dass nur 50 % ihr Arzneimittel nach Vorschrift anwenden. Bei Erkrankungen, die ohne Symptome fortschreiten, wie z.B. Hypertonie oder Fettstoffwechselstörungen, bleiben sogar nur 30–50 % der Betroffenen der Therapie treu. Fehlanwendungen, falsche Handhabung der Arzneimittel und Therapieabbrüche führen als erstes zu einer Verringerung des Nutzens der Arzneimitteltherapie. In der Folge verursacht dieses Fehlverhalten Krankheitsverlängerung, erhöhte Arbeitsausfallzeiten, gesteigerte Krankenhauseinweisungen und damit schließlich gewaltige Kosten im Gesundheitssystem.

Unter Berücksichtigung dieser Tatsachen und der begrenzten finanziellen Mittel im Gesundheitswesen zeigt sich:

☐ Die Problematik der Arzneimittelcompliance wird von Politikern und Fachleuten im Gesundheitswesen erkannt.

☐ Neue Messmethoden zur Erfassung und Bewertung der Compliance werden entwickelt.

☐ Strukturelle Veränderungen im Gesundheitswesen, wie die Schaffung von Gesundheitsnetzwerken, von HMOs (Health Maintenance Organizations) und der Einführung der Pharmazeutischen Betreuung in Apotheken befassen sich mit dem Problem Compliance und treffen Maßnahmen für deren Förderung.

Das Befolgen der Verschreibung und der Gebrauchsanweisung oder die Compliance soll den Erfolg der Behandlung garantieren. Die Gesellschaft erwartet vom Apotheker, dass er im gesetzlichen Rahmen und in Kenntnis der Bedürfnisse der Partner im Gesundheitswesen das Problem der Non-Compliance angeht und Lösungen sucht.

16.2 Definition

Der Begriff „**Compliance**" stammt aus dem englischen Sprachraum und lässt sich wörtlich mit „Einwilligung, Zustimmung" übersetzen. Compliance in der Arzneimitteltherapie wird auch beschrieben als korrekte Anwendung eines Arzneimittels oder als Befolgen der Anordnung des verschreibenden Arztes.

Individuelle Arzneimitteltherapie

Einige Autoren bemerken, dass Compliance ein zu einseitiger Begriff sei: Der Fachmann verordnet, der Patient befolgt. Es werden Begriffe wie **„adherence"** vorgeschlagen, die eine gemeinsame Verantwortung von Patient und Arzt bzw. Apotheker beinhalten und am besten mit „sich an die Vorgaben halten" übersetzt werden können.

Schätzungen für Compliance in der Arzneimitteltherapie geben jeweils die verbrauchte bzw. angewendete Menge eines Arzneimittels im Verhältnis zur verordneten Menge in Prozent an.

Neuere Entwicklungen auf dem Gebiet der Messtechnik erlauben es, die Dimension Zeit zu integrieren:

> Unter Compliance versteht man die Übereinstimmung der Einnahme mit der Verschreibung, bezogen auf Dosis, Zeitintervall und Behandlungsdauer.

Diese Definition erfasst die eigenverantwortliche Arzneimittelanwendung des Patienten zu Hause und auch Prozesse, die keine aktive Teilnahme des Patienten voraussetzen, wie z. B. bei parenteraler Behandlung im stationären Bereich. Hier hängt die Compliance vom Verhalten der Personen ab, die von der Verordnung bis zu Verabreichung Verantwortung tragen.

Die Anwendung der Arzneimittel ist nur ein Aspekt von Compliance, der für den Therapieerfolg

von Bedeutung ist. Das Einhalten von Protokollvorschriften bei klinischen Versuchen oder Diät- oder Hygienevorschriften wird ebenfalls mit Compliance bezeichnet. Die Compliance des Arztes beinhaltet das Akzeptieren von Richtlinien zur Diagnosestellung und Therapie, die des Apothekers das Einhalten der Beratungs- und Informationspflicht und z. B. die Intervention bei fehlerhaften Rezepten oder arzneimittelbezogenen Problemen. Hersteller, Arzt, Apotheker und Patienten sind also gleichermaßen gefordert (Abb. 16.1), die Arzneimitteltherapie compliant durchzuführen.

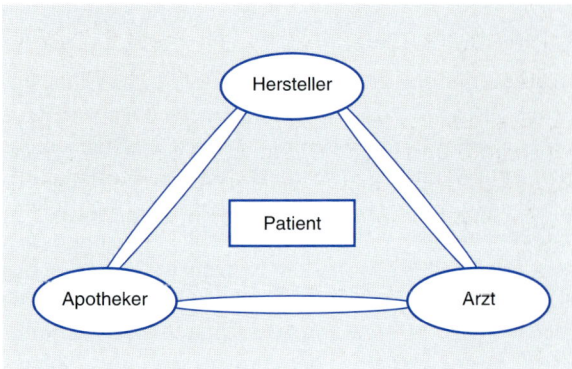

Abb. 16.1: Compliance – Interaktive Betreuung des Patienten.

16.3 Compliance im strukturellen Umfeld

Um das Problem „Compliance" zu verstehen, muss einerseits das Verteilungssystem der Arzneimittel, andererseits der Informationsfluss berücksichtigt werden. Je nach Ausgangslage befindet sich der Patient in unterschiedlicher Interaktion mit Arzt, Pflegepersonal und Apotheker. Für den Erhalt der Information sind die **Schnittstellen** entscheidend (Abb. 16.2).

In der **ambulanten Behandlung** gibt es drei typische Situationen, in denen der Patient Arzneimittel erhalten kann:

☐ Der Patient erhält eine ärztliche Verordnung, die er beim Apotheker einlösen kann.

☐ Der Patient erhält ein Arzneimittel auf Empfehlung eines Apothekers.

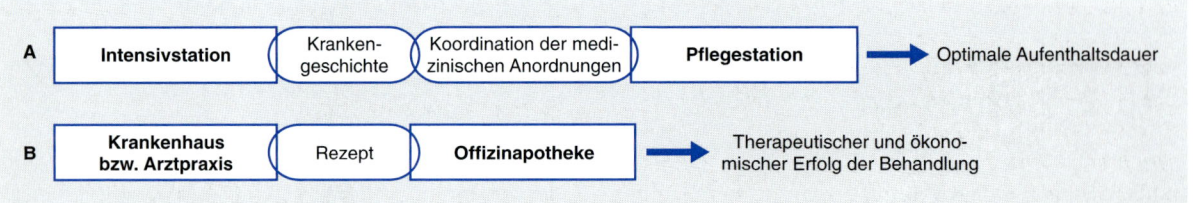

Abb. 16.2: Schnittstellen der medikamentösen Behandlung im stationären Bereich und bei Entlassung aus dem Krankenhaus bzw. ambulanter Behandlung.

☐ Der Patient behandelt sich selbst mit Arzneimitteln (Selbstmedikation).

Die Kommunikation zwischen Arzt und Apotheker beschränkt sich im ambulanten Bereich häufig auf das Rezept. Der Patient wird vor die Aufgabe gestellt, die Information des Arztes, des Apothekers und der Packungsbeilage zu Hause zu koordinieren (Abb. 16.3).

Im Gegensatz zur ambulanten Behandlung wird bei **stationärer Behandlung**

☐ die Arzneimitteltherapie durch die direkten Kontakte innerhalb des Behandlungsteams erleichtert.

☐ die Fachinformation vorrangig berücksichtigt.

☐ der Patient weniger in die Therapie mit einbezogen.

Beim Eintritt in ein Krankenhaus, bei einer Überweisung in den akuten Bereich oder bei der Entlassung des Patienten in die ambulante Behandlung besteht die größte Gefahr, dass Informationen verloren gehen.

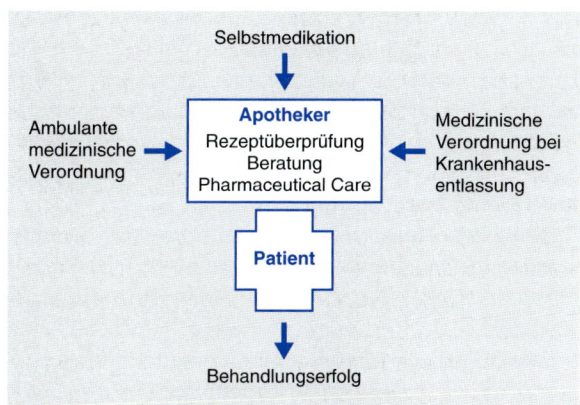

Abb. 16.3: Der Apotheker im ambulanten Bereich als Zentrum der medikamentösen Behandlung.

In allen diesen Situationen ist der Apotheker zugleich Verbindungsmann zwischen den Behandlungsbereichen und mögliche Anlaufstelle für alle medikamentöse Behandlungen eines Patienten.

16.4 Messung der Compliance

Der Versuch, die Compliance eines Patienten abzuschätzen, ist ebenso alt wie die Therapie selbst. Die am häufigsten verwendeten Methoden der Patientenbefragung und/oder der Beurteilung der Therapiewirkung haben sich, verglichen mit anderen Methoden, als wenig zuverlässig und präzise erwiesen. Neuere Methoden bedienen sich elektronischer Hilfsmittel, die den Faktor Einnahmezeitpunkt mit berücksichtigen. Die Integration der Faktoren Dosis und Zeit erlaubt es, zwischen Compliance und Pharmakokinetik und/oder Pharmakodynamik Korrelationen herzustellen.

Man unterscheidet zwischen direkten und indirekten Methoden zur Compliance-Messung (s. Tab. 16.1). Die Verfahren unterscheiden sich in ihrer Sensitivität gegenüber allen Formen der Non-Compliance und ihrer Spezifität gegenüber allen Faktoren der Compliance, so z. B. verschiedene Aspekte wie Einnahme und Einnahmezeitpunkt zu messen. Ein Grundproblem der Compliance-Messung ist, dass jede angewandte Methode die Compliance beeinflussen kann. Sobald ein Patient weiß, dass seine Arzneimittelanwendung überprüft wird, und je mehr er in die Messung mit einbezogen wird, um so eher wird er sich an das verordnete Therapieschema hal-

Tab. 16.1: Methoden zur Messung der Compliance.

Direkte Methoden	Indirekte Methoden
Beobachtung	Patientenbefragung
Messung der Konzentration von Arzneistoffen oder Metaboliten in Plasma oder Urin	Tablettenzählen (Pill-counting)
Messung von Markersubstanzen in Plasma oder Urin	Arzneimittelanwendungsprofil
	Schriftliche oder elektronische Aufzeichnung der Anwendungsdaten (Patiententagebuch oder MEMS®, eDEM®)
	Kontrolle der Therapiewirkung

ten. Jede dem Patienten bewusste Kontrolle ist somit gleichzeitig eine Möglichkeit, seine Compliance zu verbessern.

Direkte Methoden der Compliance-Messung

Zu den direkten Methoden zählt man die Messung der Konzentration von Arzneistoffen oder Markersubstanzen in Plasma oder Urin. Sie lassen zuverlässig Rückschlüsse auf die Compliance zu, sind aber invasiv, teuer und aufwendig. Bei Arzneistoffen mit Halbwertszeiten zwischen 4 und 12 Stunden geben sie nur Aufschluss über die korrekte Einnahme der Arzneimittel in den Tagen vor der Blutentnahme bzw. Urinprobe. In diesen Tagen weist ein Patient häufig eine bessere Compliance auf als an anderen Tagen ohne Kontrolle. Niedrigdosierte Markersubstanzen mit langen Halbwertszeiten wie z.B. Phenobarbital erlauben Rückschlüsse auf längere Behandlungsperioden. In diesem Fall kann jedoch nur eine durchschnittliche Compliance der Behandlungsperiode ermittelt werden. Die Ergebnisse lassen wenig Rückschlüsse auf den Einnahmezeitpunkt zu.

Indirekte Methoden der Compliance-Messung

Zu den indirekten Verfahren gehören alle anderen Methoden wie Patientenbefragung, Tablettenzählen (Pill-counting), Kontrolle der Therapiewirkung oder elektronisches Festhalten der Einnahmedaten. Das unzuverlässigste Ergebnis bietet die Patientenbefragung. Der ermittelte Wert für die Compliance wird hierbei sowohl vom Patienten wie auch vom Fragenden (meist Arzt oder Apotheker) manipuliert. Auch die gleichzeitige Kontrolle der Therapiewirkung lässt keine eindeutigen Rückschlüsse auf das Befolgen der Therapieanordnungen zu.

Zur Überwachung der Compliance wird für per os angewendete Arzneimittel meist das Pill-counting eingesetzt. Im Vergleich zu Plasmakonzentrationsbestimmungen oder elektronischen Messmethoden wurde allerdings festgestellt, dass die Compliance mit dem Pill-counting überschätzt wurde. Mit dieser Methode kann zwar der durchschnittliche Arzneimittelverbrauch pro Zeitraum ermittelt werden, nicht aber die tatsächlichen Einnahmezeiten und Dosierungsintervalle.

Miniaturisierung und Verbilligung der Elektronik haben zu neuen Systemen der Compliance-Messung geführt. In klinischen Prüfungen verwendet man nun häufig das „Medication Event Monitoring System" (MEMS®) oder ähnliche Systeme wie den „Electronic Drug Exposure Monitor" (eDEM®).

Die elektronischen Systeme bestehen aus einem Kunststoffbehälter mit im Verschluss eingebautem Mikroprozessor, der Datum und Öffnungszeit registriert. Die gesammelten Daten sind mit dem PC auswertbar. So kann z.B. die Anzahl der Öffnungen pro Tag oder die verstrichene Zeit seit der letzten Einnahme ausgewertet werden. Andere Systeme wurden für die Tablettenentnahme aus Blisterstreifen, für die Entnahme von Tropfen oder für die An-

wendung von Sprays entwickelt. Mit Hilfe von neueren Systemen, wie z.B. dem AERx® pulmonary drug delivery system, erhält auch der Patient immer mehr Rückinformation über sein Einnahmeverhalten.

Die elektronischen Messverfahren erfassen die Dynamik der Compliance und konzentrieren sich auf die häufigsten Formen der Non-Compliance, d.h. auf die Einnahme zu einem falschen Zeitpunkt oder auf das Auslassen einer Dosis. Im Gegensatz zur Plasmakonzentrationsbestimmung kann jedoch durch indirekte Methoden die wirkliche Einnahme nicht bewiesen werden.

> Direkte und indirekte Methoden ergänzen sich. Nur die Kombination unterschiedlicher Methoden lässt eine zuverlässige Einschätzung der Compliance zu.

Anwendung der Compliance-Messung

Mit Hilfe des MEMS® und anderer elektronischer Verfahren konnten in **klinischen Studien** genauere therapeutische Dosisempfehlungen ermittelt werden. Wenn auch die EU-GCP-Richtlinien den Nachweis von Compliance-Messungen empfehlen, wird dieser von den Zulassungsbehörden jedoch noch nicht routinemäßig gefordert.

Die Anforderungen im **ambulanten Bereich** unterscheiden sich von denjenigen in klinischen Studien. Die Compliance soll nicht nur gemessen werden, sondern es gilt, sie zu verbessern. In der Praxis werden zumeist indirekte Methoden, bei denen der Patient in die Datenerhebung einbezogen wird, verwendet. Elektronische Dosiersysteme müssen handlicher und preisgünstiger werden, damit ein großes Patientenkollektiv davon profitieren kann.

Im **stationären Bereich** wurde die Compliance bisher kaum untersucht. Das Unit-Dose-System und die Patientenbeobachtung bei der Arzneimitteleinnahme (perorale Verabreichung) sollen die Compliance garantieren. Viele Krankenhäuser in Europa arbeiten allerdings ohne das Unit-Dose-System und die Arzneimitteleinnahme wird nicht routinemäßig überwacht.

Bei parenteraler Applikation können

☐ punktuelle Faktoren, z.B. die Übertragung einer Verordnung, durch Einsichtnahme in die Behandlungsunterlagen und

☐ zeitabhängige Faktoren, z.B. Beginn und Dauer einer Infusion, durch elektronische Geräte, z.B. Infusionspumpen

kontrolliert werden.

16.5 Formen der Compliance bzw. der Non-Compliance

Definitionsgemäß bedeutet Compliance die vollständige Befolgung der verordneten Behandlung. Jede Abweichung vom Dosis-Zeitmuster wird als Non-Compliance eingestuft. Vom therapeutischen Gesichtspunkt aus und unter Berücksichtigung der Variabilität der Dosis-Wirkungskurven und der individuellen Pathophysiologie nimmt man an, dass im Mittel eine Compliance von weniger als 100 % ausreicht. Niedrigere Anforderungen stellen z. B. Arzneimittel mit einer flachen Dosis-Wirkungskurve, einer großen therapeutischen Breite und einer langen Halbwertszeit bzw. Wirkdauer bei Retardformulierungen. Eine ausführliche Interpretation des Ausmaßes der Compliance im Zusammenhang mit pharmakodynamischen und pharmakokinetischen Fragestellungen findet sich bei Hasford (1991) und Urquhart (1994).

Nach dem Grad der Abweichung spricht man im Allgemeinen von (ausreichender) Compliance, wenn der Patient sich zu 80 % und mehr an die Therapie hält, von Non-Compliance, wenn eine Compliance von unter 20 % erreicht wird. Der Komplianc-Bereich zwischen 20 und 80 % kann als partielle (Non-) Compliance bezeichnet werden.

Je nach Zeitpunkt der Therapieabweichung unterscheidet man zudem zwischen primärer und sekundärer Non-Compliance. Unter **primärer Non-Compliance** versteht man das Nicht-Einlösen einer ärztlichen Verordnung, die **sekundäre Non-Compliance** beschreibt das Abweichen von der Therapie nach Einlösen des Rezepts.

Durch Messmethoden, die das Einnahmeverhalten in Abhängigkeit von der Zeit registrieren können, können **Compliance-Muster** beschrieben werden. So kann eine 50 %ige Compliance bedeuten, dass der Patient zur Hälfte der Zeit die Therapie abgebrochen hat, eine Tage andauernde Arzneimittelpause eingelegt hat oder sein Arzneimittel selten und unregelmäßig anwendet (s. Abb. 16.4). Einige Compliance-Muster lassen Rückschlüsse auf die zugrunde liegenden Ursachen der Non-Compliance zu (s. Kap. 16.7).

Im **ambulanten Bereich** muss mit einer primären Non-Compliance von ca. 20 % gerechnet werden. Es wird davon ausgegangen, dass von den verordneten Arzneimitteln nur ca. ein Drittel mit ausreichender Compliance angewendet werden, ein weiteres Drittel mit partieller Compliance und das letzte Drittel gar nicht nach ärztlicher Verordnung.

Non-Compliance in der ambulanten Arzneimitteltherapie zeigt sich in folgenden Verhaltensweisen:

☐ Das Rezept wird nicht eingelöst.

☐ Die eingenommene Dosis entspricht nicht der verordneten.

☐ Das Arzneimittel wird zu einem falschen Zeitpunkt angewendet.

☐ Das Arzneimittel wird fälschlicherweise mit bzw. ohne gleichzeitige Nahrungsaufnahme eingenommen.

☐ Eine oder mehrere Dosen werden vergessen.

☐ Die Therapie wird abgebrochen.

☐ Die Therapie wird ohne Indikation weitergeführt.

Über die Compliance im **stationären Bereich** ist wenig bekannt. Es darf bei per os verabreichten Arzneimitteln mit einer Compliance von 70 %, bei anderen Verabreichungsformen mit ungefähr 90 % gerechnet werden.

Non-Compliance kann sich auf die gleiche Weise zeigen wie in der ambulanten Therapie, zusätzlich

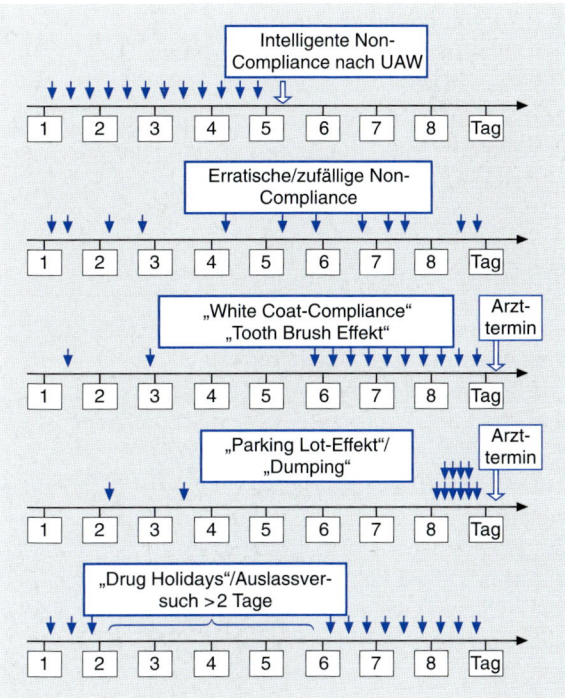

Abb. 16.4: Schematische Darstellung unterschiedlicher Compliance-Muster nach Verordnung einer 3 × täglichen Einnahme eines Arzneimittels und bei 50 %iger Compliance (Heuer et al. 1999).

Individuelle Arzneimitteltherapie

kommen Fehler spezieller Applikationsarten hinzu, wie z. B. bei der intravenösen Therapie:

☐ Zubereitungsfehler

☐ Verwendung ungeeigneter Behältnisse

☐ Falscher Injektionsort

☐ Falsche Injektionsart

☐ Falsche Injektionsgeschwindigkeit.

16.6 Folgen der Non-Compliance

Die Folgen der Non-Compliance können schwer wiegende Formen annehmen. Sie zeigen sich vor allem im Bereich Gesundheit des Patienten als medizinische Folgen und im Bereich Gesundheitskosten als pharmakoökonomische Folgen.

Medizinische Folgen

Die medizinischen Folgen einer Non-Compliance betreffen vor allem den Patienten selbst. Sie reichen von Nicht-Ansprechen der Therapie bis hin zu erhöhter Morbidität und Mortalität durch eine ineffektive Behandlung. Ein extremes Beispiel hierfür ist der Verlust transplantierter Organe bei unzuverlässiger Einnahme von Immunsuppressiva.

Medizinische Folgen von Non-Compliance

☐ Nichtansprechen auf die Therapie
☐ Nachlassen der Wirkung
☐ Entwicklung einer Therapieresistenz
☐ Exazerbation der Grunderkrankung
☐ Unerwünschte Arzneimittelwirkungen
☐ Erhöhtes Risiko für Folgeerkrankungen
☐ Erhöhte Mortalität

Pharmakoökonomische Folgen

Über die Auswirkungen auf die Gesundheit des Patienten verursacht Non-Compliance hohe Kosten. Die pharmakoökonomischen Folgen können in direkte und indirekte Kosten eingeteilt werden (s. auch Kap. 31.4.3).

Die **direkten Kosten** betreffen die nicht angewendeten und schließlich weggeworfenen Arzneimittel, ärztliche Konsultationen und Laboruntersuchungen zur Abklärung des Therapieversagens und alle weiteren (meist wiederum vergeblichen) Therapieversuche (s. Tab. 16.2).

Indirekte Kosten entstehen durch den anhaltend schlechten Gesundheitszustand des Patienten oder auch dessen Verschlechterung über eine Verlängerung der Arbeitsunfähigkeitszeiten, Auftreten von Folgeerkrankungen bis hin zum frühzeitigen Tod des Patienten. Die indirekten Kosten sind nur schwer zu kalkulieren. Bei den in Deutschland durchgeführten Studien wird das Verhältnis von direkten zu indirekten Kosten mit ca. 2:1 angegeben, so dass in Deutschland von einem finanziellen Schaden durch Non-Compliance von ca. 7 500 Mio. € pro Jahr auszugehen ist (Volmer u. Kielhorn 1998).

Die amerikanische Gesellschaft gibt jährlich rund 30 Mrd. Dollar für rezeptpflichtige Arzneimittel aus. Die Kosten für Non-Compliance werden auf das Dreifache dieses Betrages geschätzt (Berg et al. 1993). Betrachtet man allerdings Beispiele wie die Entwicklung multiresistenter Tuberkulosekeime durch inkonsequente Antibiotika-Therapie, so können die Folgekosten der Non-Compliance hier weitaus höher veranschlagt werden.

Ungenügende Compliance ist eine Quelle therapeutischer Variabilität und hoher Kosten.

Tab. 16.2: Direkte Kosten der Non-Compliance (n. Volmer u. Kielhorn 1998).

Kostenart	Kosten (Mio. €)
Vermeidbare Krankenhauseinweisungen	2 900
Vermeidbare Pflegeleistungen	350
Zusätzliche Arztbesuche	1 200
Notfalleinweisungen	490
Nicht eingenommene Arzneimittel	510
Direkte Kosten gesamt:	5 450

16.7 Ursachen für Non-Compliance

Das Nichtbefolgen der ärztlichen Therapieanweisungen scheint eine unsinnige, selbstschädigende Verhaltensweise des Patienten zu sein. Aus der Sicht des Patienten ist sein Verhalten jedoch meist logisch zu begründen. 60–70 % aller Patienten, die sich non-compliant verhalten, haben sich bewusst für dieses konkrete Einnahmeverhalten entschieden. Hier sind Ärzte und Apotheker gefordert, die Entscheidung des Patienten zu verstehen, um sein Verhalten ändern zu können. Die restlichen 30–40 % der Patienten wenden ihr Arzneimittel unwissentlich oder versehentlich falsch an. Hier gilt es vor allem, die Patienten mit den notwendigen Informationen zu versorgen.

Die Compliance stellt eine dynamische, bei jedem Patienten veränderbare Größe dar. Die Faktoren, die dazu beitragen, werden in vier Kategorien eingeteilt:

☐ Kommunikation und Interaktion zwischen Arzt bzw. Apotheker und Patient

☐ Art der Erkrankung

☐ Therapieschema und Komplexität der Behandlung

☐ Einstellung und Eigenschaften des Patienten.

16.7.1 Kommunikation und Interaktion

Für die Compliance ist einerseits die Logistik der Arzneimittelversorgung, andererseits der Informationsfluss von entscheidender Bedeutung. Arzneimittel können nur regelmäßig angewendet werden, wenn sie rechtzeitig in ausreichender Menge verfügbar sind. Genauso notwendig ist es jedoch, dass der Nutzen und die Anwendung der Therapie dem Patienten bekannt sind.

Mit der **Packungsbeilage** ist jedem Arzneimittel eine standardisierte Patienteninformation beigelegt. Scheinbar wird Ärzten und Apothekern damit ein Teil der Informationspflicht genommen, denn der Patient hat schließlich alle Informationen zur Hand. Die Erfahrung zeigt jedoch, dass diese Information für den Patienten ungenügend ist. Die Gründe hierfür sind vielfältig:

☐ Umfang der Packungsbeilage:
Die für den Patienten wichtigen Informationen sind in dem langen Pflichttext versteckt.

☐ Allgemeingültigkeit:
Die Packungsbeilage ist allgemein formuliert. Es werden meist eine Reihe von Indikationen und die entsprechenden Standarddosierungen genannt. Allgemeine Therapieempfehlungen helfen dem Patienten nicht, seine konkrete Dosierung zu finden.

☐ Auflistung potentieller Nebenwirkungen:
Der Nutzen des Arzneimittels wird im Vergleich zu Risiken und Nebenwirkungen im Allgemeinen nicht deutlich genug herausgestellt.

Als Folge bedeutet die Information der Packungsbeilage keine Entlastung von der Informationspflicht, sondern eine zusätzliche Aufgabe, die Pflichtinformationen zu werten und für den Patienten nutzbar zu machen.

Eine Hilfe hierbei bietet häufig ein auf Patientenfragen zugeschnittener Text, der die Pflichtinformation ergänzt. Hier wird versucht, in Frage-Antwort-Form und möglichst einfacher Sprache die Informationen für den Patienten verständlich zu präsentieren.

In der **ambulanten Behandlung** hängt die bestimmungsgemäße Einnahme des Arzneimittels auch von der Information des Arztes und/oder des Apothekers ab. Im Fall der ärztlichen Verordnung entscheidet bereits der Kontakt zum Arzt, ob der Patient sein Rezept einlöst oder nicht. In der Apotheke besteht die Pflicht, den Patienten über die korrekte Anwendung seines Arzneimittels zu informieren. Die erfolgte oder nicht-erfolgte Beratung in der Apotheke beeinflusst das weitere Verhalten des Patienten. Wenn er z. B. hier nicht erfährt, wie sein Dosieraerosol anzuwenden ist, wird er es zu Hause vielleicht falsch oder auch gar nicht anwenden.

Mangelnde Information und Aufklärung sind als Ursache für Non-Compliance sehr häufig. Selbst wenn die notwendige Information zur Dosierung beim Arzt gegeben wurden, können sich nur noch ca. 80 % zu Hause daran erinnern und nur ca. 60 % aller Patienten kennen ihre Therapiedauer (Heilmann 1988). Häufig erhält der Patient die notwendigen Informationen gar nicht, weil Arzt und Apotheker jeweils vom anderen eine ausführliche Beratung erwarten. Missverständnisse z. B. auf Grund der medizinischen **Fachsprache** erschweren die Informationsvermittlung.

Um dem Patienten alle notwendigen Informationen zu vermitteln, ist es oft notwendig, bei der Rezeptbelieferung, einen direkten Kontakt zum Arzt aufzunehmen. Der Apotheker kann z. B. therapiebezogene Informationen (Dosierung, Anwendungsdauer etc.) für den Patienten einholen oder den behandelnden Arzt auf mögliche Interaktionen, Doppelverordnungen oder unerwünschte Arzneimittelwir-

Individuelle Arzneimitteltherapie

kungen aufmerksam machen. Geschieht dies nicht, sind arzneimittelbezogene Probleme vorauszusehen.

Im Gegensatz zur ambulanten Versorgung arbeiten in der **stationären Behandlung** Arzt, Pflegepersonal und Apotheker enger zusammen, so dass therapiebezogene Informationen nur selten verloren gehen. Obwohl der Patient weniger in die Therapie einbezogen wird, kann er während des Krankenhausaufenthalts in die Durchführung seiner Therapie eingeführt werden. Gegebenenfalls sind auch seine Angehörigen in die Ausbildung zum korrekten Umgang mit der Krankheit und ihrer Behandlung einzubinden.

Die Voraussetzung für eine Zusammenarbeit von Patient und Arzt bzw. Apotheker ist eine vertrauensvolle Beziehung zwischen den beteiligten Personen. Ohne bestehendes **Vertrauensverhältnis** wird der Patient Rat und Information nicht annehmen und die Therapie nicht akzeptieren. Ursachen für mangelndes Vertrauen sind z. B.

☐ Gegenseitige persönliche Ablehnung von Patient und Arzt oder Apotheker

☐ Autoritäres Verhalten des Arztes und des Apothekers sowie fehlende Selbstbestimmung des Patienten

☐ Mangelnde Autorität des Arztes und des Apothekers

☐ Einseitige Informationsweitergabe ohne Möglichkeit zur Rückmeldung durch den Patienten.

16.7.2 Art der Erkrankung

Einen Einfluss auf die Compliance haben Art, Schwere und Dauer einer Erkrankung. Diese Faktoren gelten sowohl im ambulanten wie im stationären Bereich der Arzneimitteltherapie.

Krankheiten mit akuten Symptomen erzeugen einen Leidensdruck, der die Patienten dazu bringt, sich möglichst eng an die Therapievorgabe zu halten (z. B. schwere Herzkrankheiten, Diabetes mellitus). Bei einer Besserung des Gesundheitszustands im Therapieverlauf sinkt der Leidensdruck und damit die Compliance des Patienten. Bei Erkrankungen ohne spürbare Symptome, wie z. B. bei Hypertonie, verhalten sich die Patienten von vornherein eher non-compliant.

Patienten mit terminalen Erkrankungen neigen dazu, trotz starker Beschwerden die Therapie zu verweigern. Hier spielen Faktoren wie Depression und Hoffnungslosigkeit eine Rolle.

Zusätzlich können Erkrankungen des Bewegungsapparats oder des Nervensystems dazu führen, dass Patienten physisch nicht mehr in der Lage sind, eine Therapie zu befolgen. Hierzu gehören z. B. Polyarthritis, Sehbehinderungen oder Demenzen.

Mit zunehmender Dauer der Erkrankung sinkt immer auch die Compliance. Faktoren wie Gewöhnung an den Krankheitszustand, Nachlässigkeit oder psychische Verdrängung der Krankheit spielen eine Rolle.

16.7.3 Therapieschema und Komplexität der Behandlung

Die Compliance des Patienten hängt von der eingesetzten Therapie ab. Bestimmende Faktoren (vgl. Heuer et al. 1999) sind hier:

☐ Spürbare Wirksamkeit

☐ Applikationsart und Anwendungstechnik

☐ Therapiedauer

☐ Dosierungsintervall, Anwendungszeitpunkt

☐ Komplexität des Therapieplanes

☐ Art und Schweregrad unerwünschter Arzneimittelwirkungen.

Je mehr Arzneimittel täglich angewendet werden, desto schlechter wird die Compliance des Patienten. Untersuchungen zeigen, dass Patienten bei der Anwendung von mehr als vier verschiedenen Arzneimitteln die Dosierung eigenmächtig reduzieren oder die Einnahme sogar einstellen (Heilmann 1988).

Das gleiche gilt für die Einnahmehäufigkeit. Bei kurzen Dosierungsintervallen muss mit geringer Compliance gerechnet werden. Nur eine ein- bis zweimal tägliche Einnahme scheint eine ideale Therapietreue zu gewährleisten (Cochrane 1992, Eisen et al. 1990).

Der Einfluss der Therapie auf die Compliance greift vor allem in der ambulanten Situation. In der stationären Behandlung wird der Einfluss durch die Arzneimittelzuteilung gemildert, aber nicht ganz ausgeschaltet.

16.7.4 Einstellung und Eigenschaften des Patienten

Voraussetzung für Compliance in der ambulanten Arzneimitteltherapie ist die Mitarbeit des Patienten.

Jeder Patient bringt seine individuelle Einstellung bezüglich seiner Krankheit und der Therapie mit (sog. **„Laienhypothese"**). Hier spielen eine Reihe von Aspekten eine Rolle, z. B.:

☐ Einsicht in die Schwere der Erkrankung

☐ Akzeptanz der Erkrankung

☐ Bewertung der Notwendigkeit und des Nutzens der Therapie

☐ Ängste und Vorurteile gegenüber der Therapie.

Die Laienhypothese ist keine Konstante, sondern sie unterliegt ständigen Veränderungen auf Grund persönlicher Erfahrungen oder Einflüssen von Außen, z. B. über das soziale Umfeld und vor allem über Medien.

Alle Altersklassen sind von Non-Compliance betroffen. Bildungsstand, sozialer Status, Beruf oder ethnische Zugehörigkeit sind entgegen öffentlicher Meinung nicht bestimmend für das Ausmaß der Therapietreue.

16.8 Compliance-Förderung

Möglichkeiten zur Compliance-Verbesserung bedienen sich psychologischer und technischer Strategien. Zugrunde liegt jeweils das Ausschalten oder das Abschwächen der Ursachen für Non-Compliance. Die beteiligten Partner zur Compliance-Förderung im ambulanten Bereich sind Ärzte, Arzneimittelhersteller und Apotheker, im stationären Bereich kommt noch das Pflegepersonal hinzu.

16.8.1 Information und Motivation

Für eine eigenverantwortliche Arzneimittelanwendung braucht der Patient konkrete Informationen zur Therapie, nämlich zu

☐ Nutzen und Notwendigkeit der Therapie, Folgen bei Nicht-Anwendung

☐ Therapiebeginn

☐ Dosierung, Dosierungsintervall

☐ Zeitpunkt der Einnahme

☐ Wechselwirkungen mit Nahrungsmitteln

☐ Dauer der Behandlung, evtl. Therapieende

☐ Häufige unerwünschte Arzneimittelwirkungen.

Die Information sollte möglichst von allen Beteiligten (Ärzten, Apothekern, Pflegekräften) erfolgen. Eine Wiederholung der Information stärkt die Bedeutung der korrekten Arzneimittelanwendung und beweist die Zusammenarbeit im Behandlungsprozess.

Im Bereich der **stationären Behandlung** ist ein direkter Kontakt zwischen Apotheker und Patient, Pflegekraft oder Arzt anzustreben, aber nicht immer zu leisten (Abb. 16.5). Diese Schwachstelle kann ein vom Pharmazeuten geführtes Medikamentendossier

Individuelle Arzneimitteltherapie

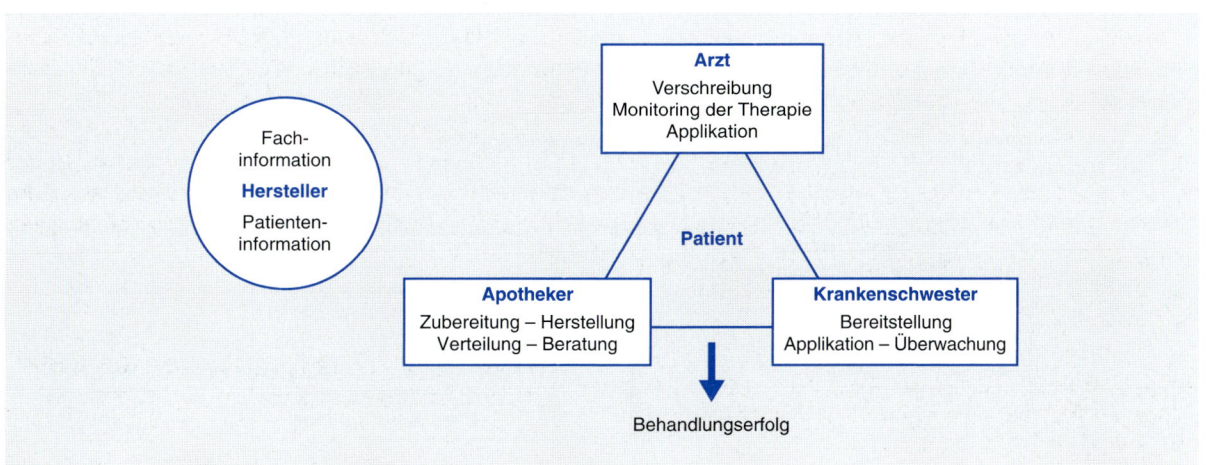

Abb. 16.5: Compliance – beteiligte Partner im stationären Bereich.

beseitigen. Krankenhausintern müssen die medizinischen Anordnungen bei Stationswechsel koordiniert werden, damit das Pflegepersonal alle notwendigen Informationen zur Arzneimitteltherapie zur Hand hat.

Compliance-Förderung im Krankenhaus heißt Zusammenarbeit und gemeinsame Anstrengung aller an der medikamentösen Behandlung Beteiligten. In einem regelmäßigen, interaktiven Erfahrungsaustausch mit Behandlungsteam und Patient können Medikationsirrtümer verhindert und Therapieanpassungen vorgenommen werden.

Bei der **Entlassung aus dem Krankenhaus** ist das Rezept ein entscheidendes Element, um den Erfolg der stationären Therapie zu garantieren. Der Krankenhausapotheker kann dem Patienten die Entlassungsmedikation genau erklären, damit keine Unsicherheiten zu Beginn der ambulanten Therapie auftreten. In Australien gibt es eine Zusammenarbeit zwischen Krankenhaus- und Offizinapotheke („Liaison pharmacist"). Dort wird versucht, die medikamentöse Behandlung beim Übergang zwischen stationärem und ambulantem Bereich sicherzustellen, ähnlich wie sich dies zwischen Klinik- und Hausarzt für Diagnose und weiteres Vorgehen längst durchgesetzt hat (s. auch Kap. 29.4).

In der **ambulanten Versorgung** spielt wiederum das Rezept eine wichtige Rolle. Es kann nicht nur genutzt werden, um das benötigte Arzneimittel anzufordern, sondern auch um zusätzliche Informationen zur Therapie, wie z.B. Dosierung und Therapiedauer zu vermitteln. Direkte Kontakte zwischen Apothekern und Ärzten sind hier anzustreben, um fehlende Informationen einzuholen oder zu spezifizieren (Abb. 16.6).

Bei einer Rezeptbelieferung sollten zur systematischen Compliance-Förderung folgende Punkte beachtet werden:

☐ Verordnung kontrollieren auch mit Bezug auf vorhergehende Rezepte, bisherige Arzneimitteltherapie, auch Selbstmedikation

☐ Arzneimittelnamen mit entsprechender Indikation nennen, um dem Patienten eine Zuordnung zu ermöglichen

☐ Therapieschema erklären (Dosierung, Dosierungsschema, Behandlungsdauer), um Informationsbedarf zu ermitteln und zu decken

☐ Etiketten mit notwendigen und lesbaren Informationen anfertigen, um dem Patienten eine Erinnerungshilfe zu geben

☐ Auf die Packungsbeilage hinweisen, evtl. erklären

☐ Abklären, ob der Patient die Informationen verstanden hat

☐ Erreichbarkeit erwähnen, Hilfe für mögliche Probleme anbieten.

In seinem Informationssystem legt der Apotheker ein Patientendossier an (s. Kap. 25.5.3). Hier können alle relevanten Daten zur Medikation festgehalten und mit Hilfe eines Arzneimittelanwendungsprofils Rückschlüsse auf die Compliance gezogen werden. Zur Beratung können weitere technische und organisatorische Hilfsmittel eingesetzt werden, um eine vertrauensvolle Beratung und effektive Informationsvermittlung durchführen zu können (s. Kasten).

Mittel zur Compliance-Förderung in der Apotheke

☐ Beratungsraum

☐ Demonstrationshilfsmittel für erklärungsbedürftige Arzneiformen und Applikationssysteme, z.B. Placebo-Sprays, Insulinpens, transdermale Pflaster, Arzneimittelbehälter, -spender

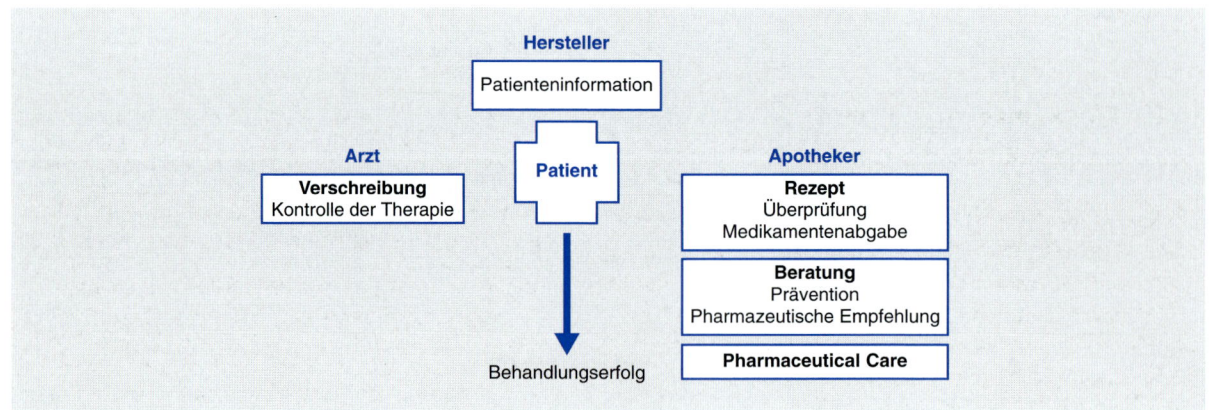

Abb. 16.6: Compliance – beteiligte Partner im ambulanten Bereich.

☐ Dosierungskarten und Anwendungspläne

☐ Lesbare und verständliche Etiketten

☐ Empfehlungen bei Auslassen bzw. Vergessen einer Dosis

☐ Briefliche und telefonische Kontaktaufnahme

☐ Angebot einer Pharmazeutischen Betreuung

☐ Kontrolle von Hausapotheken

Das Ziel ist eine interaktive Beratung, bei der der Patient lernt, Verantwortung mitzutragen. Eine enge Zusammenarbeit mit dem behandelnden Arzt und mit Familienmitgliedern ist von Vorteil, um den Patienten von allen Seiten betreuen zu können.

Auch der **Hersteller** kann die Compliance durch Information des Patienten, Arztes und Apothekers positiv beeinflussen:

☐ Die **Verpackung** muss klar und eindeutig beschriftet sein (Primär- und Sekundärverpackung), um die Zuordnung zu erleichtern und die Verwechslungsgefahr zu verringern. Arzneimittel mit gleichen Wirkstoffen unterschiedlicher Stärke sollten sich deutlich, möglichst farbig unterscheiden. Das Packungsdesign eines Arzneimittels sollte nur in begründeten Ausnahmen geändert werden, um dem Patienten ein Wiedererkennen seines Arzneimittels zu ermöglichen und ihn nicht unnötig zu verunsichern.

☐ Die **Packungsbeilage** sollte von verschiedenen Patientengruppen getestet werden, um eine möglichst hohe Verständlichkeit zu erreichen. Ein leicht verständlicher Text zusätzlich zur Pflichtinformation hat sich zur Aufklärung über Nutzen und Anwendung des Arzneimittels bewährt.

☐ Die **Fachinformation** erleichtert Verschreibung und Anwendung des Arzneimittels und erhält Hinweise, die eine Non-Compliance verhindern können.

16.8.2 Anpassung bzw. Vereinfachung der Therapie

Zur Compliance-Förderung sollte jeder Patient auf eine möglichst einfache Therapie umgestellt werden. Das betrifft zum einen die Zahl der verwendeten Arzneistoffe und zum anderen die Häufigkeit der Einnahme. Hier kann der Offizinapotheker in der ambulanten Therapie in Zusammenarbeit mit Arzt und Patient eine Mittlerrolle spielen.

☐ Alle Arzneimittel, sowohl aus der ärztlichen Verordnung als auch aus der Selbstmedikation, sollten gesammelt und die Notwendigkeit der Einnahme bewertet werden. Nicht notwendige Arzneimittel sollten dabei aus dem Therapieplan gestrichen und die Therapie auf das Wesentliche reduziert werden.

☐ Nach der Einstellung auf eine Kombinationstherapie besteht die Möglichkeit **fixe Arzneistoffkombinationen** einzusetzen, um die Zahl der einzunehmenden Arzneimittel zu verringern.

☐ Wenn möglich und sinnvoll, können **Retardformulierungen** verwendet werden, um die Häufigkeit der Einnahme zu reduzieren.

☐ Der **Zeitpunkt der Einnahme** sollte mit dem Patienten besprochen und auf seinen Tagesrhythmus abgestimmt werden. Unter Berücksichtigung von Besonderheiten des verwendeten Arzneistoffs kann eine morgendliche Einnahme für die Compliance von Vorteil sein.

Auch der **Hersteller** kann das Risiko einer Non-Compliance über die Verwendung einer vorteilhaften Arzneiform verringern. Kleine Tabletten, Dragées oder Kapseln, angenehmer Geschmack, einfache Anwendungsvorschriften und vorteilhafte Applikationssysteme sind Beispiele, wie ein Hersteller die Chancen für eine optimale Arzneimittelanwendung verbessern kann.

Dem Patienten stehen zudem **technische Hilfsmittel** für konkrete Probleme mit der Arzneimittelanwendung zur Verfügung, z. B.:

☐ Hilfsmittel für den Umgang mit Arzneimitteln für manuell behinderte Patienten: Greifhilfen, Schraubhilfen, Öffner für Blisterpackungen, Tablettenteiler

☐ Tages- oder Wochendispenser, elektronische Pillenboxen mit akustischem Signal als Erinnerungshilfe und Gedächtnisstütze.

Beispiel: Compliance in der Tuberkulosebehandlung

Am Beispiel der Tuberkulosebehandlung konnte auf eindrucksvolle Weise gezeigt werden, wie Zusammenarbeit die Compliance fördert und Kosten trotz Mehraufwand verringert (Humma 1996). Drei Arzneistoffe wurden in einer Tablette verpresst. Der Patient und seine Angehörigen wurden über die korrekte Einnahme informiert, und es wurde vereinbart, bei Non-Compliance die Kontrolle der Arzneimitteleinnahme der Familie oder einem Gesundheitszentrum zu übertragen. Resistente Tuberkulosefälle traten bei 2,1 % der so begleiteten Patienten auf. In der Kontrollgruppe (ohne Begleitung und Überwachung) hingegen waren es 14 %.

Individuelle Arzneimitteltherapie

16.8.3 Therapiebetreuung

Sämtliche Methoden zur Compliance-Messung verbessern zugleich die Mitarbeit des Patienten. Dieses scheinbare Problem ist eine große Chance für die Compliance-Förderung, denn viele Messmethoden eignen sich zur routinemäßigen Anwendung in der Arzneimitteltherapie.

Es lassen sich Methoden zur Fremdkontrolle (durch Arzt oder Apotheker) und zur Selbstkontrolle (durch den Patienten) unterscheiden.

Fremdkontrolle

Eine Fremdkontrolle ist zur Sicherstellung der Compliance in **klinischen Studien** üblich. In Phase-I- und Phase-II-Studien mit wiederholter, nicht überwachter Arzneimittelgabe sollte der Proband mit elektronischen Hilfsmitteln (z. B. MEMS®) ausgerüstet werden. In Phase-III-Studien sind direkte Messverfahren, wie Kontrolle der Plasmakonzentrationen, anzustreben. Aber auch Kombinationen von indirekten Erfassungsmethoden sind geeignet.

Im **Krankenhaus** kann in Ausnahmefällen die Einnahme unter Beobachtung erfolgen. Die Kontrolle der Arzneimittelbehälter (ähnlich dem „Pillcounting") führt kaum zum Erfolg, denn der Patient kann durch Vernichten der Tablette eine Einnahme vortäuschen. Zur Compliance-Verbesserung führen Fremdkontrollen nur, wenn der Patient darüber informiert ist, dass solche Messungen erfolgen, und ihm bewusst ist, dass sein Einnahmeverhalten für den Therapieerfolg von entscheidender Bedeutung ist.

In der **ambulanten Therapie** bieten sich alle indirekten Methoden zur Compliance-Messung an. Sobald der Patient weiß, dass Arzt und Apotheker sein Einnahmeverhalten überprüfen, kann ihm auch hier die Bedeutung der regelmäßigen Einnahme bewusst werden und seine Compliance steigen. Zur Kontrolle eignen sich z. B. die in anderen Kapiteln beschriebenen folgenden Methoden der Pharmazeutischen Betreuung:

☐ Medikationsdatei und Arzneimittelanwendungsprofil (s. Kap. 25)

☐ Strukturierte Patientenbefragung (s. Kap.25)

☐ Patiententagebücher (s. Kap. 26)

☐ Messung der Erfolgsparameter der Therapie (s. Kap. 31)

☐ Standardisierte Fragebögen zum Gesundheitszustand (s. Kap. 32)

Compliance-Probleme können auf diese Weise frühzeitig erkannt, mit dem Patienten besprochen und gemeinsam gelöst werden.

Compliance in der Bluthochdrucktherapie

Eine Gruppe von Hypertonikern hatte vor Studienbeginn trotz Behandlung einen konstant hohen Blutdruck. Die Ursache für dieses Therapieversagen sollte ermittelt und eine effektivere Therapie entwickelt werden (Waeber et al. 1999). Nach Einführung eines Kontrollsystems (MEMS®) sanken die mittleren Blutdruckwerte bereits deutlich ab: der systolische Wert fiel im Mittel von 168 auf 153 mm Hg, der diastolische von 101 auf 91 mm Hg, ohne dass etwas an der Therapie verändert worden war. Allein das Gefühl, beobachtet und kontrolliert zu werden, dürfte die Compliance der Patienten und den Therapieerfolg verbessert haben.

Selbstkontrolle

Eine optimale Therapiedurchführung ist erreicht bei einer effektiven Selbstkontrolle des Patienten. Arzneimittel sollen schließlich nicht eingenommen werden, weil Arzt oder Apotheker es so wollen, sondern weil der Patient selbst einen Nutzen daraus zieht.

Zur Selbstkontrolle eignen sich Messmethoden, die dem Patienten den Erfolg seiner Therapie vor Augen führen, so z. B. Blutdruckmessung in der Behandlung der Hypertonie oder Blutglucosemessung in der Diabetestherapie. Bei anderen Indikationen (z. B. Migräne) hilft ein Patiententagebuch, um dem Patienten den Zusammenhang zwischen regelmäßiger Therapie und Häufigkeit und Stärke der Beschwerden zu verdeutlichen.

Literatur

American Society of Hospital Pharmacists (1993): ASHP Guidelines on pharmacist-conducted patient counselling. Am. J. Hosp. Pharm. 50: 505–506

Berg, J.S., Dischler, J., Wagner, D.J., Raia, J.J., Palmer-Shevlin, N. (1993): Medication compliance: a healthcare problem. Ann. Pharmacother. 27: Suppl. S 1–S 19

Cramer, J.A., Spilker, B. (Hrsg.) (1991): Compliance in medical practice and clinical trials. Raven Press, New York

Cochrane, G.M. (1992): Therapeutic compliance in asthma; its magnitude and implications. Eur. Respir. J. 5: 122–124

De Young, M. (1996): Research on the effects of pharmacist-patient communication in institutions and ambulatory care sites, 1969–1994. Am. J. Health Syst. Pharm. 53: 1277

Eisen, S.A., Miller, D.K., Woodward, R.E., Spitznagel, E., Przybeck, T.R. (1990): The effect of prescribed daily dose frequency on patient medication compliance. Arch. Intern. Med. 150: 1881–1884

Hasford, J. (1991): Biometric issues. In: Cramer, J.A., Spilker, B. (Hrsg.): Compliance in medical practice and clinical trials. Raven Press, New York. 265–281

Haynes, R.B., Mc Kibbon, K.A., Kanani, R. (1996): Systematic review of randomised trials of interventions to assist patients to follow prescriptions for medications. Lancet 348: 383–386

Heilmann, K. (1988): Arzneimittelsicherheit. Die Rolle des Patienten. DIV-Verlag GmbH, Köln

Heuer, H.O., Heuer, S., Lennecke, K. (1999): Compliance in der Arzneitherapie. Wissenschaftliche Verlagsgesellschaft, Stuttgart

Humma, L.M. (1996): Prevention and treatment of drug resistant tuberculosis. Am. J. Health. Syst. Pharm. 53: 2291–2298

Kohlmeier, L., Kroke, A., Plötzsch, J., Kohlmeier, M. u. Martin, K. (Hrsg.) (1993): Ernährungsbedingte Krankheiten und ihre Kosten. Nomos, Baden-Baden

Marty, S., Reymond, J.P., Muff, P., Beney, J. (1993): Klinische Schulung des Apothekers: das Modell Sion. Schweiz. Rundsch. Med. Prax. 82: 1306–1311

McKenney, J.M. (1979) The clinical pharmacy and compliance. In: Haynes, R.B., Taylor, D.W., Sackett, D.L. (eds.): Compliance in health care. The John Hopkins University Press, Baltimore and London. 260–277

Raynor, D.K. (1992): Patient compliance: the pharmacist's role. Int. J. Pharm. Pract. 1: 126–135

Steiner, A., Vetter, W. (1994): Patientencompliance – Begriffsbestimmung, Meßmethoden, Schweiz. Rundsch. Med. Prax. 83: 841–845

Steiner, A., Vetter, W. (1994): Patienten – Compliance / Noncompliance, bestimmende Faktoren, Arzt – Patienten – Interaktion, Schweiz. Rundsch. Med. Prax. 83: 889–894

Urquhart, J. (1994): Role of patient compliance in clinical pharmacokinetics. A review of recent research. Clin. Pharmacokinet. 27: 202–215

Volmer, T., Kielhorn, A. (1998): Compliance und Gesundheitsökonomie. In: Petermann, F. (Hrsg.): Compliance und Selbstmanagement. Hogrefe-Verlag, Göttingen

Waeber, B., Vetter, W., Daroli, R., Keller, U., Brunner, H.R. (1999): Improved blood pressure control by monitoring compliance with antihypertensive therapy. Int. J. Clin. Pract. 53: 37–38

Individuelle
Arzneimitteltherapie

17 Ernährungstherapie

S. Mühlebach, CH-Aarau, R. Radziwill, Fulda und F. Dörje, Erlangen

17.1 Grundlagen der klinischen Ernährung

Unter klinischer Ernährung versteht man eine medizinisch indizierte Ernährung in Ergänzung oder als Ersatz zur spontanen peroralen Nahrungszufuhr. Ziel der klinischen Ernährung ist es, die optimale ernährungsmedizinische Versorgung des Patienten zu gewährleisten, d. h. einer bestehenden oder drohenden Mangel- oder Fehlernährung des Patienten durch aktive Ernährungsintervention entgegenzuwirken. Verschiedene Methoden der Ernährung stehen zur Verfügung. Neben der spontanen peroralen Nahrungsaufnahme – der Ernährung mit Normalkost – kommt eine Trinknahrung mit bilanzierten Diäten oder eine vollständige klinische Ernährung in Betracht. Die klinische Ernährung kann enteral, evtl. auch über Sonden, oder parenteral durchgeführt werden. Patienten können heute – auch langfristig – mit allen essentiellen Nährsubstraten komplett künstlich ernährt werden. Die Ernährungsintervention als basistherapeutische Maßnahme trägt auch zur Verbesserung der subjektiven Lebensqualität des Patienten und zum Gesamttherapieerfolg bei. Einzelne Nahrungsbestandteile haben Bedeutung in der Behandlung von Erkrankungen erhalten, z. B. Fettsäuren, Aminosäuren (**pharmaceutical nutrition**, **nutraceuticals**). Nahrungsmittel, die neben der ernährungsphysiologischen Bedeutung auch zur Gesunderhaltung oder Prävention von Erkrankungen dienen, werden als „**functional food**" bezeichnet.

17.1.1 Malnutrition und ihre Folgen

Eine bedarfsgerechte Ernährung bei akut und chronisch Erkrankten ist nicht immer gegeben. Hospitalisierte Patienten weisen zu etwa 20–50 % Symptome einer Fehlernährung auf, 5–10 % der Patienten müssen als schwer mangelernährt gelten. Die Patienten unterliegen oft einer Kombination aus vielen ineinander greifenden pathophysiologischen Faktoren, u. a. inadäquate Verdauung (Maldigestion), inadäquate Resorption (Malabsorption), starke Veränderungen im Nährsubstratbedarf (z. B. Hypermetabolismus), die eine bereits bestehende Mangelernährung verstärken oder dazu führen können. Eine Malnutrition kann die Entstehung und den Verlauf von Krankheiten beeinflussen, sie kann aber auch die Folge der Grundkrankheit – z. B. Tumorleiden oder gastrointestinale Erkrankungen – oder von Therapiemaßnahmen sein. Zu den Folgen einer Mangelernährung gehören:

☐ die Abnahme der Muskelmasse und Hypoproteinämie mit Ödembildungen

☐ eine verzögerte Wundheilung

☐ eine verschlechterte Immunabwehr und damit ein erhöhtes Infektrisiko.

Eine Malnutrition erhöht also Morbidität und Mortalität und kann zu verlängerter Krankenhausverweildauer und Rekonvaleszenzzeit führen. Sie entwickelt sich aus einem Ungleichgewicht zwischen dem Bedarf des Körpers an Nährsubstraten und deren tatsächlicher Zufuhr.

Die häufigste Form der Mangelernährung bei hospitalisierten Patienten ist die **Protein-Kalorien-Malnutrition**, die Kombination aus der Malnutrition vom Kwashiorkortyp (Proteinmangel) und der Malnutrition vom Marasmustyp (Kalorienmangel) infolge von akuten (z. B. Trauma, Operation) und chronischen Erkrankungen (z. B. Tumorleiden). Bei insgesamt begrenzten, körpereigenen Nährstoffreserven (s. Abb. 17.1) sind erste Folgen der Protein-Kalorien-Malnutrition vor allem die Erschöpfung der körpereigenen Energiereserven und der Verlust von Gesamtkörperproteinen.

Die im Körper in Form von Glykogen gespeicherte Glucose erlaubt die Deckung eines Tagesbe-

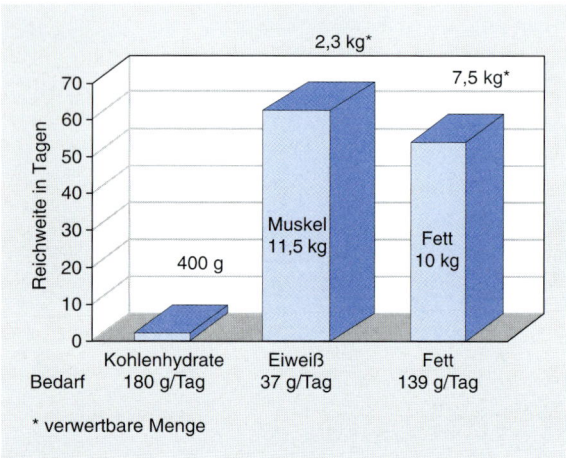

Abb. 17.1: Nährstoffreserven beim Erwachsenen (modifiziert nach Passmore und Robson 1974 sowie Wretlind 1975).

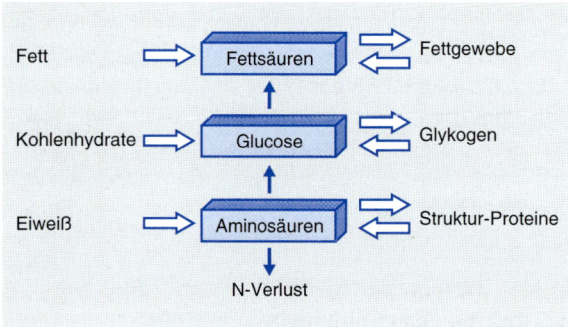

Abb. 17.2: Intermediärstoffwechsel: Substrate des Energie- und Eiweiß-Metabolismus.

darfes, so dass im Mangelzustand eine verstärkte Gluconeogenese aus glucoplastischen Aminosäuren abläuft (obligate Proteolyse von ca. 37 g/Tag, s. Abb. 17.1 und 17.2). Da es ein körpereigenes „Speicherprotein" nicht gibt, führt jeder Verlust von Körperprotein auch unweigerlich zu einem Funktionsverlust mit den bereits genannten Folgen.

Bei einem Patienten besteht eine Mangelernährung oder das Risiko zu ihrer Entwicklung, wenn er unbeabsichtigt mehr als 10 % seines Körpergewichtes in den letzten drei bis sechs Monaten verloren hat, oder wenn eine adäquate Nahrungszufuhr für mehr als 7 Tage nicht gewährleistet ist.

17.1.2 Energie- und Proteinbedarf

Energieträger

Hauptsubstrate des Energiestoffwechsels sind Glucose und Fettsäuren (s. Abb. 17.2). **Kohlenhydrate** sind die wichtigste Energiequelle. 1 g Kohlenhydrate liefert etwa 4 kcal. Einzelne Zelltypen wie die Neuronen im Nervensystem und die Erythrozyten sind auf die Zufuhr von Glucose als Energieträger angewiesen. Bei Mangelzuständen kann Glucose aus Glykogenspeichern mobilisiert werden oder durch Gluconeogenese aus endogenem Protein bzw. Aminosäuren synthetisiert werden.

Fette sind besonders konzentrierte Energielieferanten. 1 g Fett liefert etwa 9 kcal.

Proteine bzw. Aminosäuren sind primär Bausteine zur Synthese spezifischer Funktionseiweiße (Enzyme etc.). Zur Energiegewinnung liefert 1 g Protein etwa 4 kcal. Da keine Proteinspeicher existieren, entstehen bei verstärkter Proteolyse in kurzer Zeit funktionelle Defizite. Beim gesunden Erwachsenen wird eine tägliche Proteinzufuhr von mindestens 0,8 g/kg Körpergewicht empfohlen. Der Bedarf kann je nach dem klinischen Status auf bis zu 1,5(–2,0) g/kg KG und Tag bei schweren Stresszuständen nach Trauma oder Verbrennung erhöht sein.

Berechnung des Energiebedarfs

Die Grundvoraussetzung, um einen Patienten adäquat zu ernähren, ist die Abschätzung des täglichen Bedarfs. Für die Berechnung des Energiebedarfs stehen verschiedene Methoden zur Verfügung. Eine häufig angewandte Methode ist die **Berechnung des Grundumsatzes** nach den Gleichungen von Harris und Benedict (1919). Der Grundumsatz wird u.a. von Körpergröße und -gewicht, Alter und Geschlecht beeinflusst:

Frauen:
$$\text{BEE} = 655 + (9{,}6 \cdot \text{KG}) + (1{,}8 \cdot \text{L}) - (4{,}7 \cdot \text{Alter}) \qquad \text{(Gl. 17.1 a)}$$

Männer:
$$\text{BEE} = 66{,}5 + (13{,}8 \cdot \text{KG}) + (5{,}0 \cdot \text{L}) - (6{,}8 \cdot \text{Alter}) \qquad \text{(Gl. 17.1 b)}$$

Dabei ist BEE der Grundumsatz (**B**asal **E**nergy **E**xpenditure) in kcal/Tag, KG das Körpergewicht in kg und L die Körpergröße in cm.

Zur Berechnung des täglichen Gesamtenergiebedarfes ist es notwendig, den Grundumsatz mit Korrekturfaktoren zu multiplizieren, die den erhöhten Energiebedarf bei körperlicher Aktivität und bei verschiedenen Krankheitszuständen berücksichtigen (Long und Blakemare 1979; s. auch Abb. 17.3). Der Ruheenergiebedarf eines Patienten kann auch durch **indirekte Kalorimetrie** bestimmt werden. Mit diesem Verfahren wird der Energieumsatz durch Messung des Sauerstoffverbrauchs ermittelt. Es steht in der klinischen Routine jedoch noch nicht zur Verfügung. In der klinischen Praxis kann bei erwachsenen Patienten auch behelfsmäßig mit einem geschätzten

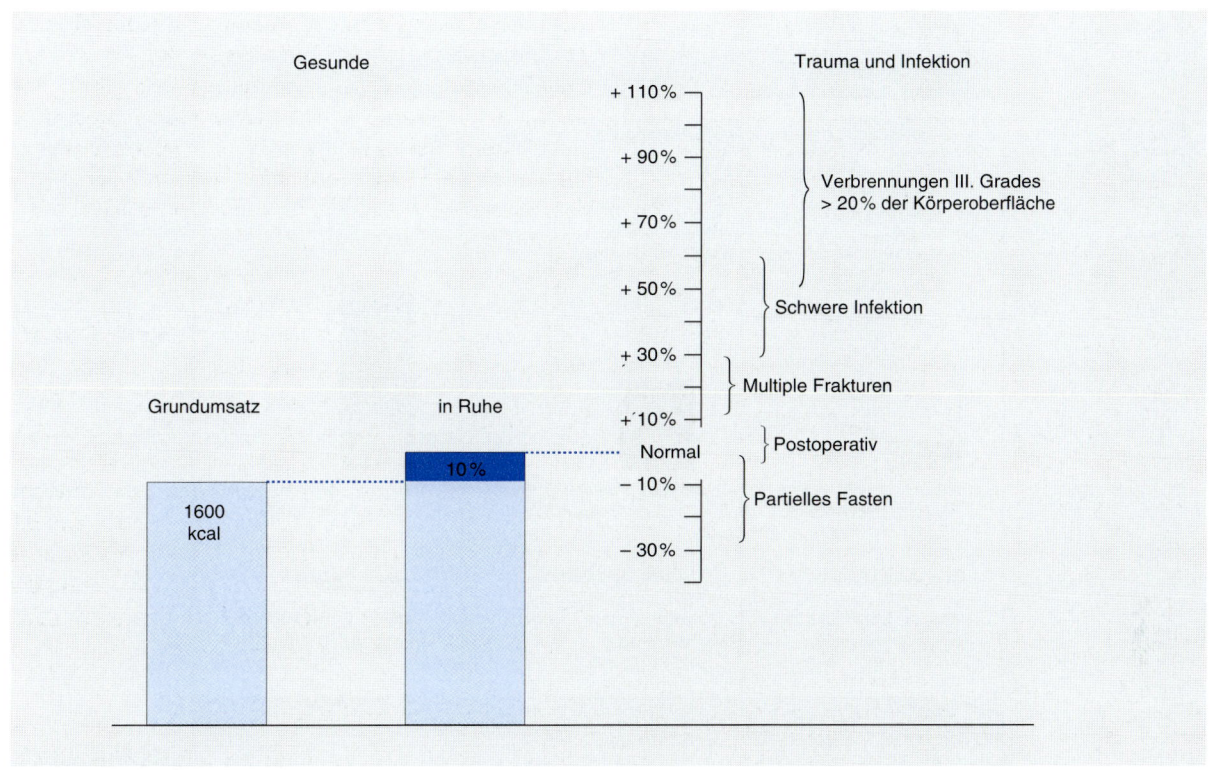

Abb. 17.3: Auswirkungen von Trauma, Infektion und Fasten auf den Energiebedarf (nach Kinney 1980).

Kalorienbedarf von 25–30 kcal/kg KG und Tag gerechnet werden. Häufig wird in der üblichen klinischen Ernährung ein Kohlenhydratanteil von 55 %, ein Fettanteil von 30 % und ein Proteinanteil von 15 % an der Gesamtkalorienmenge empfohlen.

Der Postaggressionsstoffwechsel

Eine Stoffwechselsituation mit besonderen Anforderungen an den Energie- und Proteinbedarf, die der Organismus als Reaktion auf einen akuten Stress, z.B. infolge eines Polytraumas, einer Sepsis oder von Verbrennungen, durchläuft, ist der Postaggressionsstoffwechsel. Der Körper reagiert auf akute Stresssituationen mit einer typischen, phasenhaft verlaufenden Veränderung des Stoffwechselgeschehens (s. Abb. 17.4). Die metabolischen Veränderungen stehen in enger Beziehung zur immunologischen Traumareaktion und stellen Teile einer **Gesamtkörperinflammation**, dem SIRS (**s**ystemic **i**nflammatory **r**esponse **s**yndrome) dar. Diese Stoffwechselveränderungen führen zu einem Hypermetabolismus mit Proteinkatabolie. Es kommt zur beschleunigten Mobilisation und Verwertung von Proteinen, Fett- und Glykogenreserven, deren Ausmaß mit dem Schweregrad des Aggressionsereignisses korreliert und über die Freisetzung von Hormonen und Mediatoren mit kataboler Wirkung vermittelt wird. Es werden drei Phasen unterschieden:

1. In der **Akutphase** kommt es durch Sympathikusaktivierung und über eine hypothalamisch-hypophysäre Stimulation unter anderem zur Freisetzung von Katecholaminen, Glucagon, Wachstumshormon und Glucocorticoiden als antiinsulinäre Faktoren. Insulin wird supprimiert, die Glucosetoleranz ist gestört. Im Rahmen des Gesamtinflammmationsgeschehens werden aus immunkompetenten Zellen die Zytokine Tumornekrosefaktor (TNF-α) und Interleukin-1 als Mediatoren mit proteinkataboler Wirkung freigesetzt. Gluconeogenese, Proteolyse, Glykogenolyse und Lipolyse werden zur maximalen Energiebereitstellung gesteigert (s. Abb. 17.2). In der Leber kommt es zur beschleunigten Synthese von Akutphasen-Proteinen. Im Vordergrund der therapeutischen Maßnahmen steht die Stabilisierung der Vitalfunktionen; eine Ernährungstherapie ist nicht indiziert.

2. An die Akutphase schließt sich die **Übergangsphase** oder Postaggressionsphase an, die noch immer durch einen Hypermetabolismus mit gesteigertem Energieverbrauch (s. Abb. 17.4) und Proteinabbau geprägt ist. Die antiinsulinären Hormone sind weiter erhöht, Insulin ist begrenzt stimulierbar. Die Glucoseverwertung in

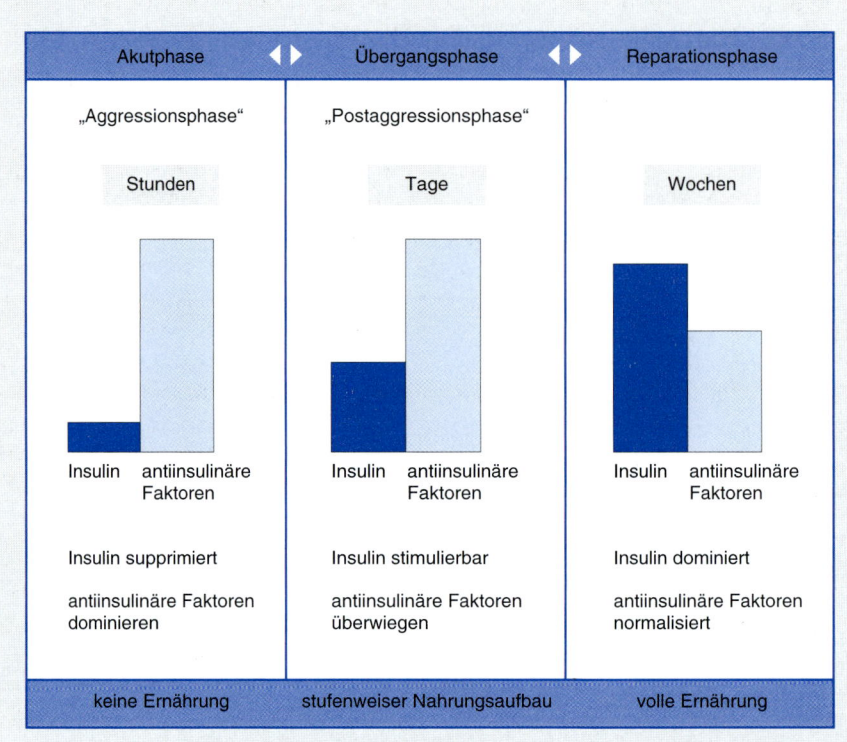

Abb. 17.4: Phasenhafter Verlauf des Postaggressionssyndroms (modifiziert nach Ahnefeld et al. 1986).

den insulinabhängigen Geweben ist weiterhin eingeschränkt, eine Energiebereitstellung erfolgt hauptsächlich durch die Oxidation von Fettsäuren.

3. Diese Phase geht nach einigen Tagen, manchmal auch erst nach Wochen in die Reparationsphase über, in der die anabolen Stoffwechselvorgänge überwiegen und es zur Auffüllung der körpereigenen Energiedepots kommt. Insulin ist das dominierende Hormon, antiinsulinäre Hormone sind dann wieder im Normbereich.

Ziel der in der Übergangsphase stufenweise einsetzenden Ernährungstherapie ist es, die beschleunigte Mobilisation von Energie- und Proteinreserven des Körpers aufzuhalten und die negativen Folgen einer Protein-Kalorien-Malnutrition zu verhindern. Während des metabolischen Stresses soll mit der Ernährung möglichst ein Energie- und Stickstoffgleichgewicht erreicht werden.

17.1.3 Beurteilung des Ernährungszustandes

Voraussetzung für eine bedarfsgerechte Ernährung in der Klinik ist die Erhebung des Ernährungszustan-

des, die dazu dient, Patienten mit einer Malnutrition frühzeitig zu identifizieren und eine adäquate Ernährungstherapie einzuleiten. Sie dient auch der Verlaufskontrolle. Im Gegensatz zu einer vorhandenen, kann eine drohende Malnutrition nur aus der klinischen Situation heraus angenommen werden. Die Ernährungstherapie sollte in diesen Fällen möglichst frühzeitig einsetzen, um das Auftreten von funktionellen Störungen zu vermeiden.

Die Erfassung und Beurteilung des Ernährungszustandes eines Patienten kann im Wesentlichen durch die körperliche Untersuchung mit der Erhebung der Ernährungsanamnese, anthropometrischen Messungen sowie einer Reihe von Labordaten erfolgen. Es muss erwähnt werden, dass es keine hochsensitive und spezifische Einzellaborparameter-Bestimmung zur Identifizierung einer Mangelernährung gibt. Die korrekte klinische Interpretation der Labordaten im Hinblick auf den Ernährungszustand kann nur unter Einschluss aller klinischen Befunde und in voller Kenntnis der zugrunde liegenden Erkrankung erfolgen. Auf einige Parameter zur Diagnose des Ernährungszustandes soll im Folgenden kurz hingewiesen werden:

1. In der **Ernährungsanamnese** sollte der Patient – wenn möglich – nach einem unbeabsichtigen Gewichtsverlust befragt werden. In der körperlichen Untersuchung sollte auf Ödeme, Dekubitalgeschwüre und schlecht heilende Wunden, als mögliche Zeichen einer Mangelernährung, besonders geachtet werden.

2. Die Bestimmung des **Körpergewichtes und der Körpergröße** wird in der Klinik in der Regel routinemäßig durchgeführt. Allerdings gibt sie nur dann Aufschluss über den Grad der Mangelernährung, wenn das ursprüngliche Gewicht des Patienten notiert oder das aktuelle Gewicht ins Verhältnis zu dem Gewicht vor sechs Monaten oder zum Normalgewicht nach Broca bzw. zum optimalen Körpergewicht gesetzt wird. Das optimale Körpergewicht (OKG) kann aus dem Broca-Gewicht (A) wie folgt berechnet werden:

$$A\,[kg] = K\ddot{o}rpergr\ddot{o}\beta e\,[cm] - 100 \qquad (Gl.\ 17.2)$$

$$Frauen: \quad OKG = A - 0,4 \cdot (A - 52) \qquad (Gl.\ 17.3\,a)$$

$$M\ddot{a}nner: \quad OKG = A - 0,2 \cdot (A - 52) \qquad (Gl.\ 17.3\,b)$$

Übergewicht: $> 11\,\%$ OKG
Mangelernährung: $< 85\,\%$ OKG
Starke Mangelernährung: $< 75\,\%$ OKG

Heute gilt der **„Body Mass Index" (BMI)** als wichtiger anthropometrischer Parameter zur Beurteilung des Ernährungszustandes. Der BMI wird aus dem Gewicht (in kg) dividiert durch die Körpergröße zum Quadrat (in m^2) berechnet. Der BMI-Normbereich ist alters- und geschlechtsabhängig und reicht von ca. 20–25 kg/m^2. Fettleibigkeit beginnt bei einem BMI über 30 kg/m^2. Patienten unterhalb eines BMI von ca. 18 kg/m^2 gelten als mangelernährt. Anhaltswerte zur Beurteilung des Körpergewichtes anhand des BMI gibt Tab. 17.1.

Andere anthropometrische Untersuchungen wie Trizepshautfaltenmessung und die Messung des Oberarmmuskelumfanges werden in der klinischen Praxis in der Regel nicht durchgeführt.

3. Untersuchungen der **Plasmaproteinkonzentrationen** (Albumin, Präalbumin, Transferrin, thyroxinbindendes oder retinolbindendes Protein) können zur Diagnose einer Mangelernährung und zur Verlaufskontrolle einer Ernährungstherapie bedingt herangezogen werden. Die Werte sind mit Vorsicht zu interpretieren. Die Plasmaalbuminkonzentration ist als ernährungsabhängiger Langzeitverlaufsparameter – aufgrund der Halbwertszeit von 14–20 Tagen – nicht zur Beurteilung von kurzfristigen Veränderungen des Ernährungszustandes geeignet. Eine Hypoalbuminämie (Albumin < 35 g/L) kann nicht nur durch einen Mangelernährungszustand, sondern z. B. auch bei Sepsis oder beim nephrotischen Syndrom auftreten.

4. Parameter des Immunsystems, wie die Bestimmung der **Lymphozytenzahl**, können durch einen malnutritionsbedingten Proteinmangel absinken (Lymphozyten < 1500/mm^3). Die Lymphozytenzahl wird jedoch auch durch Infektionen und immunsuppressive Medikamente verändert: Dieser Parameter ist somit eher unspezifisch.

17.1.4 Indikationen und Entscheidungsalgorithmus zur Ernährungstherapie

Merke
Das wesentliche Ziel einer enteralen oder parenteralen Ernährungstherapie liegt in der Behandlung einer bestehenden oder drohenden Mangelernährung.

Patienten müssen grundsätzlich klinisch ernährt werden, wenn eine genügende, spontane perorale Ernäh-

Tab 17.1: Beurteilung des Körpergewichts anhand des Body Mass Index. BMI = Quotient aus Körpergewicht (kg) und Quadrat der Körpergröße (m) (nach Behrendt 1999)

	BMI (kg/m^2)	Beispiel 1 Mann (1,80 m)	Beispiel 2 Frau (1,70 m)
Normbereich	20–25	65–81 kg	58–72 kg
Mangelernährung	< 18	< 58 kg	< 52 kg
Schwere Mangelernährung	< 16	< 52 kg	< 46 kg
Adipositas	> 30	> 96 kg	> 87 kg
Schwere Adipositas	> 35	> 113 kg	> 101 kg

Der BMI ist alters- und geschlechtsabhängig. Die Tabelle zeigt nur Anhaltswerte (gültig für Erwachsene).

Individuelle Arzneimitteltherapie

rung nicht erfolgt. Die **parenterale Ernährung** über einen meist zentralvenösen Zugang ist immer dann indiziert, wenn eine enterale Nahrungszufuhr nicht möglich ist und/oder die gastrointestinale Digestion und Resorption schwer gestört sind. Die **enterale Ernährung** mit Ernährungssonden bietet gegenüber der parenteralen klinischen Ernährung eine Reihe von Vorteilen. Wenn immer möglich, ist die enterale Ernährung als sicheres, physiologisches und ökonomisches Ernährungsverfahren vorzuziehen. Generell gilt, dass die enterale und die parenterale Ernährung keine konkurrierenden Arten der klinischen Ernährung sind, sondern sich ergänzen. Beide Verfahren sind mit Vor- und Nachteilen behaftet, für beide gibt

es in der klinischen Routine primäre Einsatzgebiete. Nicht selten werden enterale und parenterale Ernährung überlappend oder sequentiell eingesetzt. Einen Überblick über Indikationen und Kontraindikationen für die enterale und parenterale Ernährung gibt Tab. 17.2.

Welche Ernährungsart (partiell oder vollständig, enteral und/oder parenteral) und welche Nährsubstratlösung bzw. Zufuhrtechnik gewählt werden soll, hängt u.a. vom Funktionszustand des Gastrointestinaltrakts, der Grunderkrankung und der angenommenen Dauer der notwendigen Ernährungstherapie ab. Einen **klinischen Entscheidungsalgorithmus** zur Ernährungstherapie zeigt Abb. 17.5.

Tab. 17.2: Indikationen und Kontraindikationen für die enterale und parenterale Ernährung.

Enterale Ernährung

Indikationen

☐ Bestehende oder drohende Mangelernährung bei Patienten mit funktionsfähigem Gastrointestinaltrakt (Digestion und Resorption), z. B.:
– Bewusstseinsstörungen
– Entzündliche Darmerkrankungen ohne notwendige Darmruhigstellung
– Kachexie bzw. Wasting-Syndrom
– Neurogene Schluckstörungen
– Operative Eingriffe oder Stenosen im Bereich des Oropharynx oder des Ösophagus
– Präoperativ bei Wahleingriffen und Malnutrition
– Postoperativ, evtl. überlappend mit der parenteralen Ernährung, wenn die Patienten mehr als 7–10 Tage nicht essen können
– Traumapatienten (Verbrennungen, Schädel-Hirn-Trauma)

Kontraindikationen

☐ Enterokutane Fisteln
☐ Blutungen des Gastrointestinaltraktes
☐ Mechanischer oder paralytischer Ileus
☐ Unstillbares Erbrechen
☐ Persistierende Diarrhoe
☐ Ablehnung der aktiven Ernährungstherapie durch den Patienten

Parenterale Ernährung

Indikationen

☐ Bestehende oder drohende Mangelernährung (7–10 Tage ohne adäquate perorale oder enterale Ernährung) bei Patienten mit nicht funktionstüchtigem Gastrointestinaltrakt bzw. vorliegender Kontraindikation zur enteralen Ernährung, z. B.:
– Kurzdarm (langfristig bei Resektionsgrad > 80–90 %)
– Totale Obstruktion (Tumor)
– Schwere Motilitätsstörungen
– Perioperativ bei schwerer Malnutrition und ungenügender enteraler Resorption (Knochenmarktransplantation etc.)
– Schwere Strahlenenteritis

Kontraindikationen

☐ Funktionstüchtiger Gastrointestinaltrakt
☐ Ablehnung der aktiven Ernährungstherapie durch den Patienten

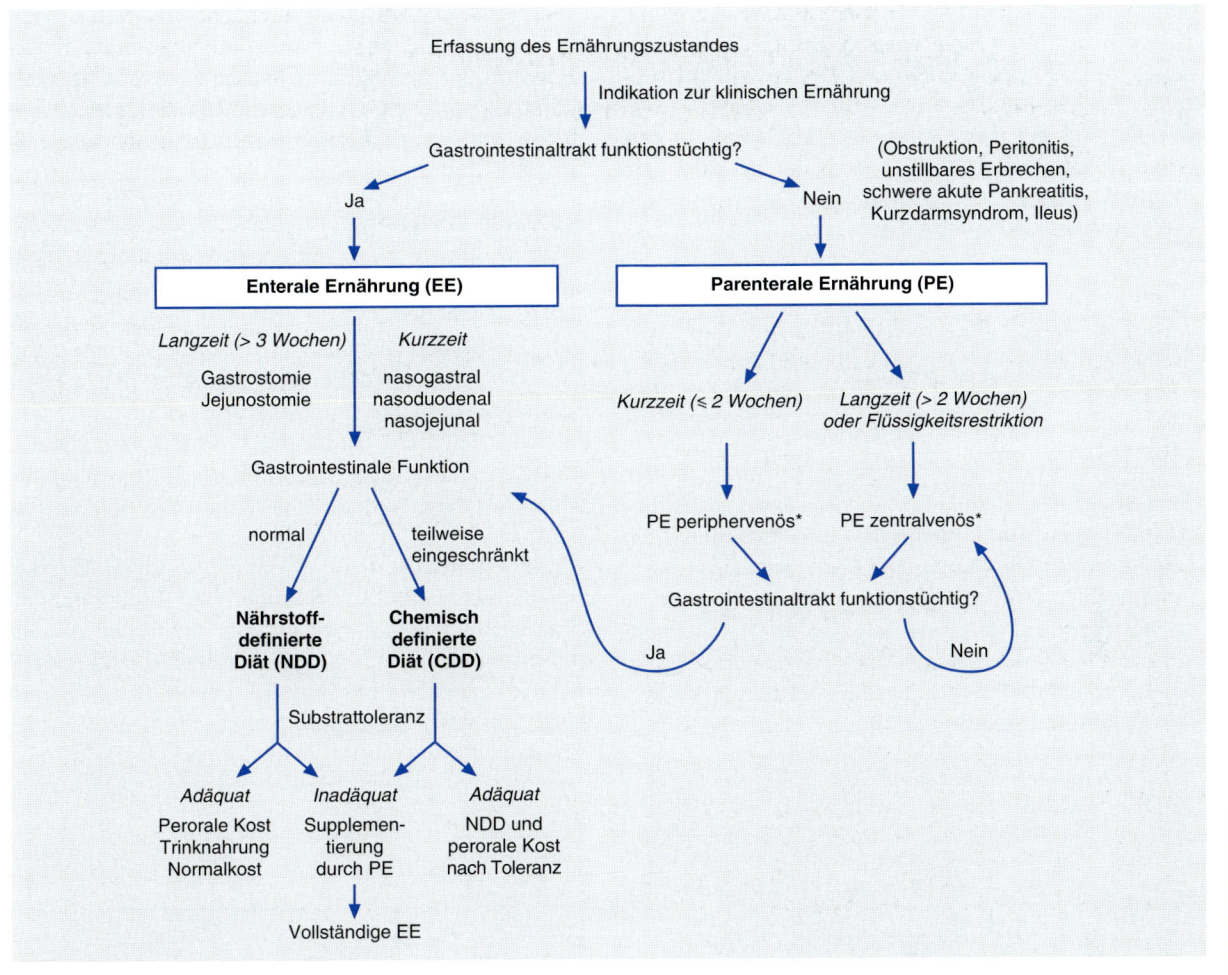

Abb. 17.5: Klinischer Entscheidungsalgorithmus zur Wahl der Ernährungsart und der speziellen Applikationstechnik (modifiziert nach ASPEN 2002)
* die Auswahl der Nährlösung sollte unter Berücksichtigung der Stoffwechsellage, der Organfunktionen, des Bedarfs und der Venenverträglichkeit erfolgen.

17.2 Enterale Ernährung

Indikationen und die Kontraindikationen sind in Tab. 17.2 aufgeführt. Auf die Besonderheiten der Ernährung von Früh- und Neugeborenen sowie von Kindern bis drei Jahren wird nicht in diesem, sondern in Kap. 21.4 eingegangen.

Ein Vergleich zwischen enteraler und parenteraler Ernährung ist wegen unterschiedlicher Indikationen nur selten möglich. Vorteile der enteralen Ernährung sind die direkte trophische Wirkung auf Darm und Darmflora sowie geringere Kosten.

In Deutschland sind die Sondennahrungen im Gegensatz zu den parenteralen Nährlösungen keine Arzneimittel, sondern Lebensmittel. Sie müssen der Richtlinie 1999/21/EG der Kommission vom 25.

März 1999 über diätetische Lebensmittel für besondere medizinische Zwecke entsprechen. In dieser Richtlinie werden Mindest- und Höchstmengen pro Tag für Mineralstoffe, Spurenelemente und Vitamine bei bilanzierten Diäten für Säuglinge, Kinder von 1–10 Jahren und Erwachsene festgelegt. Die Richtlinie enthält keine Regelungen zur Zufuhr von Energie und Nährstoffen (Protein, Kohlenhydrate, Fett und Ballaststoffe). Für Gesunde gibt es dazu Empfehlungen z. B. der Deutschen Gesellschaft für Ernährung (DGE). Grundsätzlich kann bei Bedarfsanpassung an Krankheiten und Stoffwechselstörungen von den Vorgaben der Diätverordnung und den Empfehlungen abgewichen werden. Im Gegensatz zu Magen und Dickdarm, in denen postoperativ eine Atonie von 2 bzw. 3–5 Tagen auftritt, setzt die Peristaltik im Dünndarm auch nach abdominalchirurgischen Eingriffen schon nach einigen Stunden wieder ein. Es ist daher anzustreben, den Patienten, soweit keine Kontraindikationen bestehen, so bald wie möglich enteral zu ernähren, um deren Vorteile möglichst früh auszuschöpfen.

17.2.1 Substrate und Diäten zur enteralen Ernährung

Substrate

Proteine: In der Regel ist Milcheiweiß der Grundbestandteil der Proteinkomponente in den enteralen Diäten, vor allem Casein. Daneben wird auch Sojaprotein eingesetzt, das bei Milcheiweißallergie eine wichtige Rolle spielt. Eine Allergie auf Milcheiweiß kommt etwa 3–4fach so häufig vor wie eine Allergie auf Sojaprotein. Die biologische Wertigkeit der beiden Proteine ist in etwa gleich.

> Die **biologische Wertigkeit** gibt an (s. Tab. 17.3), wieviel Gramm Körperstickstoff durch 100 g resorbierten Nahrungsstickstoff ersetzt oder gebildet werden können. Abhängig ist sie im Wesentlichen von der Menge und Relation der essentiellen Aminosäuren.

Früher ging man davon aus, dass nur einzelne Aminosäuren resorbiert werden können, d. h. Proteine bis zu ihren Einzelbausteinen im Verdauungstrakt abgebaut werden müssen. Inzwischen weiß man, dass auch Oligopeptide wie Di-, Tri- und Tetrapeptide z. T. sogar besser als freie Aminosäuren resorbiert werden. Die Resorption der Oligopeptide erfolgt über ein vom Aminosäurecarrier unabhängiges Transportsystem aus dem Dünndarm.

Tab. 17.3: Biologische Wertigkeiten verschiedener Proteine bzw. Proteinmischungen.

Protein(-Mischung)	Relative Wertigkeit
Casein	72
Soja	84–86
Kuhmilch	88
Vollei	100
Lactalbumin	104
35 % Ei, 65 % Kartoffel	136

Gegenüber Aminosäuremischungen bieten Peptiddiäten zusätzlich den Vorteil der geringeren Osmolarität und des besseren Geschmacks. In Spezialdiäten werden heute auch ausgewählte Aminosäuren als pharmakologische Substrate zugesetzt, wie Arginin und Glutamin (s. Kap. 17.4).

Kohlenhydrate: Als Grundbestandteil der Kohlenhydrate in den enteralen Sondennahrungen dient Maisstärke, da sie glutenfrei ist. Daher können diese Diäten auch bei Zöliakiepatienten eingesetzt werden. Da Stärke aber technologische Probleme beim Erhitzen bzw. Sterilisieren aufweist, wird sie einer partiellen enzymatischen Hydrolyse unterworfen. Dabei entsteht ein Gemisch aus Mono-, Di-, Oligo- und Polysacchariden. Eine Fraktion davon sind die **Maltodextrine**, definiert als Kohlenhydrate mit einem Dextroseäquivalent zwischen 3 und 20 in Deutschland bzw. 0 bis 20 in Europa. Das Dextroseäquivalent gibt die Summe aller reduzierenden Gruppen, berechnet als Glucose, an. Daneben wird praktisch unverdauliche „Polydextrose" eingesetzt, ein Kondensationsprodukt aus Glucose, Sorbit und Citronensäure, sowie Inulin, eine Oligofructose. Die Sondennahrungen sind heute alle praktisch lactosefrei, so dass sie auch bei Patienten mit Lactoseintoleranz gegeben werden können.

Fett: Als Fettkomponenten werden hauptsächlich **LCT-Fette** (long chain triglycerides) aus pflanzlichen Ölen und **MCT-Fette** (middle chain triglycerides) verwendet. LCT führen dem Körper die essentiellen, mehrfach ungesättigten Fettsäuren Linolsäure (Ω-6-Fettsäure) und Linolensäure (Ω-3-Fettsäure) zu. MCT haben den Vorteil, dass sie auch bei Fettverwertungsstörungen unabhängig von Gallensäuren resorbiert und unabhängig von Carnitin in den Mitochondrien verbrannt werden. Durch sie kann eine höhere Energiedichte der Nahrung erzielt werden. Nachteil der MCT-Fette ist ihre höhere Osmolarität. Als weitere Fettsäuren werden immer häufiger mehrfach ungesättigte Ω-3-Fettsäuren (Bestandteil von Fischölen) eingesetzt (s. auch Kap. 17.4).

Ballaststoffe: Ballaststoffe sind Kohlenhydrate pflanzlichen Ursprungs (Polysaccharide und Lignin), die im Dünndarm nicht enzymatisch abgebaut werden und daher den Dickdarm erreichen (Kasper 1996). Sie werden in zwei große Gruppen eingeteilt, die nicht wasserlöslichen, wie Cellulose, Hemicellulose und Lignin, sowie die wasserlöslichen Ballaststoffe, Pektine und Schleimstoffe. Die erste Gruppe erhöht über ihre Fähigkeit, Wasser zu binden, das Stuhlvolumen und die Transitzeit im Kolon. Die zweite wird durch die Darmflora verstoffwechselt und zu kurzkettigen Fettsäuren, vor allem Essig-, Propion- und Buttersäure, abgebaut, die den Enterozyten und Kolonozyten als Nährsubstrate dienen und möglicherweise für die Exprimierung verschiedener Proteine zur Mucosabildung von Bedeutung sind. Gleichzeitig wird die Bakterienmasse im Dickdarm erhöht. Als günstig hat sich ein ausgewogenes Verhältnis der Ballaststoffgruppen herausgestellt.

Einteilung der Sondennahrung

Die Sondennahrung wird entweder in Nährstoff-definierte, hochmolekulare und chemisch definierte, niedermolekulare Diäten eingeteilt, oder alternativ in Standardnahrung und Spezialnahrungen.

Nährstoff-definierte Diäten (NDD): Diese Diäten sind aus hochmolekularen Bausteinen, d. h. Proteinen, Kohlenhydraten und Fetten aufgebaut. Standarddiäten, mit oder ohne Ballaststoffen, entsprechen in ihrer Nährstoffrelation einer von Ernährungswissenschaftlern auch für den Gesunden empfohlenen Nahrung, also einem Kalorienanteil von etwa 55 % Kohlenhydraten, etwa 30 % Fett und etwa 15 % Protein. Für ihre Verwertung erfordern sie einen mehr oder weniger intakten Gastrointestinaltrakt. Die Kaloriendichte beträgt in der Regel 1 kcal/mL, und die Osmolarität liegt bei 300 mosmol/L. Bei einer Zufuhr von 1,5 Litern dieser Nahrung ist der Mineralstoff-, Vitamin- und Spurenelementbedarf des Gesunden gedeckt. Mehr als 90 % der Patienten können mit diesen Standarddiäten ernährt werden. Daneben gibt es höherkalorische Nahrungen, die eine Nährstoffdichte bis 1,6 kcal/mL, aber oft keine normale Nährstoffrelation mehr aufweisen. Auch für Säuglinge und Kleinkinder bis drei Jahren gibt es eine speziell zusammengesetzte Standardnahrung. Sie unterscheidet sich von der üblichen Diät vor allem im reduzierten Aminosäuregehalt. NDD werden auch häufig als Supplement-Trinknahrung in einer breiten Geschmackspalette angeboten.

Chemisch definierte Diäten (CDD): Diese niedermolekularen Diäten werden auch als Elementar- oder Oligopeptiddiäten bezeichnet. Hierbei liegen die Nährstoffe enzymatisch gespalten als Oligomere und z.T. als Monomere vor. Sie sind kohlenhydratreich und fettarm sowie ballaststofffrei. Sie benötigen zur Resorption keinen intakten Dünndarm und keine hydrolytischen Digestionsenzyme mehr, sondern können in einem relativ kurzen Darmabschnitt von ca. 1 Meter schnell und komplett resorbiert werden. Aufgrund ihrer kleinen Bausteine sind diese Diäten hyperosmolar und nicht geruchs- und geschmacksneu-

tral. Nur wenige Indikationen sind für den Einsatz niedermolekularer Diäten noch akzeptiert, z. B.

☐ schwere Verdauungs- und Resorptionsstörungen (z. B. bei chronisch entzündlichen Darmerkrankungen)

☐ Ernährungsaufbau nach langfristiger parenteraler Ernährung oder Hungern

☐ Kurzdarmsyndrom

☐ zur intrajejunalen Ernährung.

Spezialdiäten: Auf dem Markt gibt es neben den Standarddiäten modifizierte Diäten, die bei bestimmten Erkrankungen vorteilhaft sein sollen. In Tab. 17.4 sind die Gruppen zusammengestellt. Die Einsatzgebiete der meisten dieser Sondennahrungen basieren auf theoretischen Überlegungen und sind als Diätetika klinisch kaum doppelblind, randomisiert und prospektiv geprüft. Ihr Preis liegt ein Vielfaches über dem der Standardnahrungen. Ihr Einsatz sollte grundsätzlich kritisch hinterfragt werden. Diabetiker z. B. brauchen keine besondere Sondenkost, worauf von den Diabetesgesellschaften immer wieder hingewiesen wird. Die Standardnahrung muss bei ihnen nur langsam, evtl. mittels einer Pumpe, gegeben werden. Die Zufuhrgeschwindigkeit sollte 100–125 mL/h nicht überschreiten. Der Anteil an schnell resorbierbaren kurzkettigen Zuckern sollte möglichst gering sein.

Immunonutrition: Eine Ausnahme stellt die so genannte Immunonutrition dar. Hierbei wird versucht, über den Zusatz bestimmter Substrate, wie Arginin, Glutamin und Ω-3-Fettsäuren, eine Immunmodulation zu bewirken. Für diese Sondennahrungen gibt es relativ gute Studien sowohl hinsichtlich des Outcomes als auch zur Pharmakoökonomie. Aufgrund der letzten Metaanalysen sind aber nicht alle in Anspruch genommenen Quasi-Indikationen ausreichend belegt. Ausreichende Daten gibt es für Patienten nach bestimmten chirurgischen Eingriffen und bei präoperativer Gabe (s. Kap. 17.4).

Trinknahrung

Die Trinknahrung, die ein Bindeglied zwischen der normalen Ernährung und der enteralen Sondennahrung darstellt, dient hauptsächlich der Zufuhr zusätzlicher Energie und sollte dann möglichst vollbilanziert und bedarfsdeckend sein. Daneben werden noch proteinreiche **Zusatznahrungen** zum Proteinaufbau in der Rekonvaleszenzphase oder bei kachektischen Patienten angeboten. Letztere sind oft nicht laktosefrei.

Individuelle Arzneimitteltherapie

Tab. 17.4: Enterale Spezialdiäten (Auswahl).

Niereninsuffizienz	Leberinsuffizienz	Respiratorische Insuffizienz	Onkologische Erkrankungen
hochmolekular eiweißarm (für Prädialyse-patienten) eiweißmodifiziert (für Dialysepatienten)	hochmolekular reich an verzweigtkettigen Aminosäuren	hochmolekular fettbetonte (55 %) Nährstoffrelation	hochmolekular fettbetonte (50 %) Nährstoffrelation (33 % MCT)
elektrolytarm	natriumarm	ballaststofffrei	ballaststoffreich
Flüssigkeit bilanzierbar	MCT-haltig		RNA Ω-3-Fettsäuren Vitamin A, C, E erhöht
hochkalorisch	hochkalorisch	hochkalorisch	hochkalorisch
Diabetes mellitus	**Immunonutrition**	**Angeborene Stoffwechselerkrankungen und Nahrungsmittelallergien**	
hochmolekular	hochmolekular	diverse Module	
ballaststoffreich	fett- und eiweißbetonte Nährstoffrelation	individuell bedarfsadaptiert an die Indikation	
z. T. Zuckeraustauschstoffe: Fructose, Xylit Polysaccharide	MCT-haltig, Ω-3-Fettsäuren	Einzelzubereitung	
in den neueren Produkten erhöhter Monoen-Fettsäure-Anteil (Mittelmeerdiät)	Arginin oder Glutamin, z.T. RNA, Selen		

Qualitätsanforderungen an enterale Ernährungsprodukte

Sowohl unter ernährungsphysiologischen als auch unter Qualitätsgesichtspunkten bei der Herstellung werden an die enterale Nahrung vielfältige Anforderungen gestellt. Im Folgenden sind einige beispielhaft aufgeführt:

☐ Verwendung biologisch hochwertiger Proteine

☐ Elektrolyte, Vitamine und Spurenelemente gemäß Empfehlungen und EU-Richtlinie

☐ Gluten-, Purin- und Laktosefreiheit

☐ Nährstoffschonende Herstellung und Verpackung

☐ Keimfreiheit und garantierte Stabilität

☐ Osmolarität < 400 mosmol/L

☐ Homogenität, gute Fließeigenschaften, geringe Viskosität

☐ Geschmacksneutrale Sondenvariante zur Verhinderung von Geschmackssensationen beim Aufstoßen

☐ Geschmacklich abwechslungsreiche Varianten bei Trinknahrung.

17.2.2 Applikationsformen

Zum Einbringen der Ernährungssonden werden heute hauptsächlich drei Verfahren angewandt: der Zugang über die Nase, die perkutan endoskopische Gastrostomie (PEG) und die Feinnadel-Katheter-Jejunostomie (FKJ). Die Lage kann gastral, duodenal oder jejunal sein.

Lage der Ernährungssonden

Die **gastrale** Lage ist zu bevorzugen, da dabei die Reservoirfunktion des Magens erhalten bleibt, die Nahrung als Bolus auch ohne Pumpe gegeben und jede Form der Sondenkost appliziert werden kann. Hauptnachteil einer gastralen Sonde ist die Gefahr der Aspiration der Nahrung und als Folge davon eine Pneumonie. Es wird daher grundsätzlich empfohlen, den Oberkörper und Kopf des Patienten mindestens in eine 30°– Lage zu bringen.

Über **duodenale** Sonden kann schon früh postoperativ ernährt werden, da im Gegensatz zur mehrtägigen Erschlaffung des Magens und des Kolons die Peristaltik des Dünndarms innerhalb von Stunden wieder vorhanden ist. Darüber hinaus ist die Aspirationsgefahr reduziert. Besser als eine duodenale ist jedoch die **jejunale** Lage, da ein Zurückrutschen der Sonde in den Magen seltener vorkommt. Nachteil dabei ist, dass man mittels Pumpe ernähren muss und das physiologische Reservoir Magen nicht in Anspruch genommen wird.

Nasale Sonden

Nasale Sonden sind preisgünstig und am einfachsten zu legen. Sie sind für die kurzfristige Therapie in der Regel die Sonden der Wahl. Als Fremdkörper führen sie aber zu Missempfindungen und Reizungen der Nasenflügel sowie der Schleimhäute des Nasen-Rachen-Raumes und des Ösophagus. Für die Dauertherapie stellen sie ein kosmetisches Problem dar, obwohl durchaus monatelang über eine nasogastrale Sonde ernährt werden kann. Durch eine Schienung des Ösophagus und die Behinderung des Ösophagussphinkters ist die Aspirationsgefahr erhöht. Als Sondenmaterial wird heute nur noch Polyurethan und Silikon verwendet. Aus den preisgünstigen PVC-Sonden werden die Weichmacher in kurzer Zeit herausgelöst, wodurch

die Sonde steif wird und es vermehrt zu Druckgeschwüren kommt.

Perkutane endoskopische Gastrostomie (PEG)

Falls absehbar ist, dass ein Patient über einen Zeitraum von länger als zwei bis drei Wochen zumindest teilweise enteral ernährt werden muss, ist heute die perkutane endoskopische Gastrostomie das Verfahren der Wahl. In Abb. 17.6 ist das Standardverfahren der Fadendurchzugsmethode skizziert. Vorteilhaft ist, dass die Sonde endoskopisch in Lokalanästhesie gelegt werden kann und kein großer operativer Aufwand notwendig ist. Durch die sich innerhalb von Tagen ausbildende Fistel ist es möglich, falls die Sonde gewechselt werden muss, direkt eine neue zu legen. Falls die enterale Ernährung nicht mehr benötigt wird, schließt sich die Fistel nach Entfernen der PEG-Sonde innerhalb kurzer Zeit von selbst. Es ist auch möglich, über diesen Zugang endoskopisch eine duodenale Sonde zu legen. Da die PEG einfach zu pflegen und für die Umwelt nicht sichtbar ist, ist

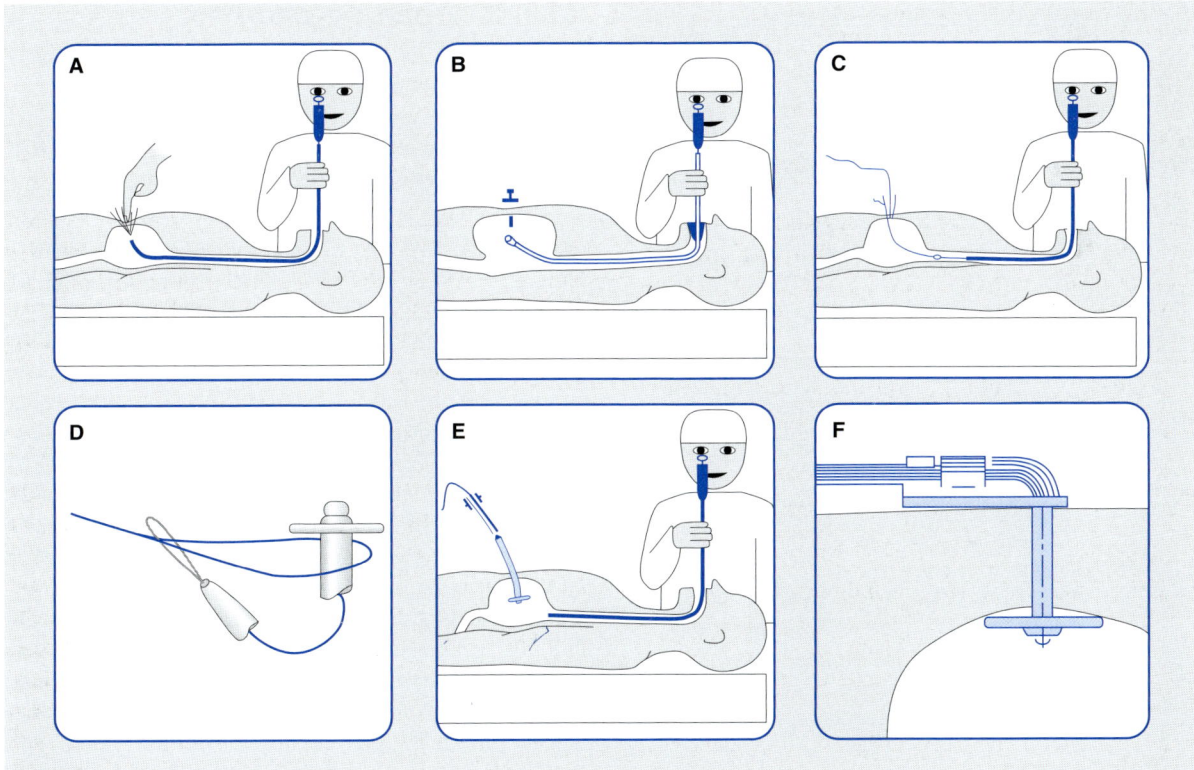

Abb. 17.6: Platzierung einer PEG mit Hilfe der Fadendurchzugsmethode. A) Der Patient wird gastroskopiert und der Magen mit Luft überbläht. Festlegung der Punktionsstelle durch Diaphanoskopie. B) Einführen der Punktionskanüle und Zurückziehen der Punktionsnadel. C) Führungsfaden von außen in den Magen einführen und mit der Fremdkörperzange aus dem Mund herausziehen. D) Katheter mit dem Faden verknoten. E) Katheter durch Rachen, Ösophagus und Magen sowie die Bauchwand ziehen. F) Innere Halteplatte legt sich an die Magenwand an. Katheter wird mit der äußeren Halteplatte auf der Bauchdecke fixiert.

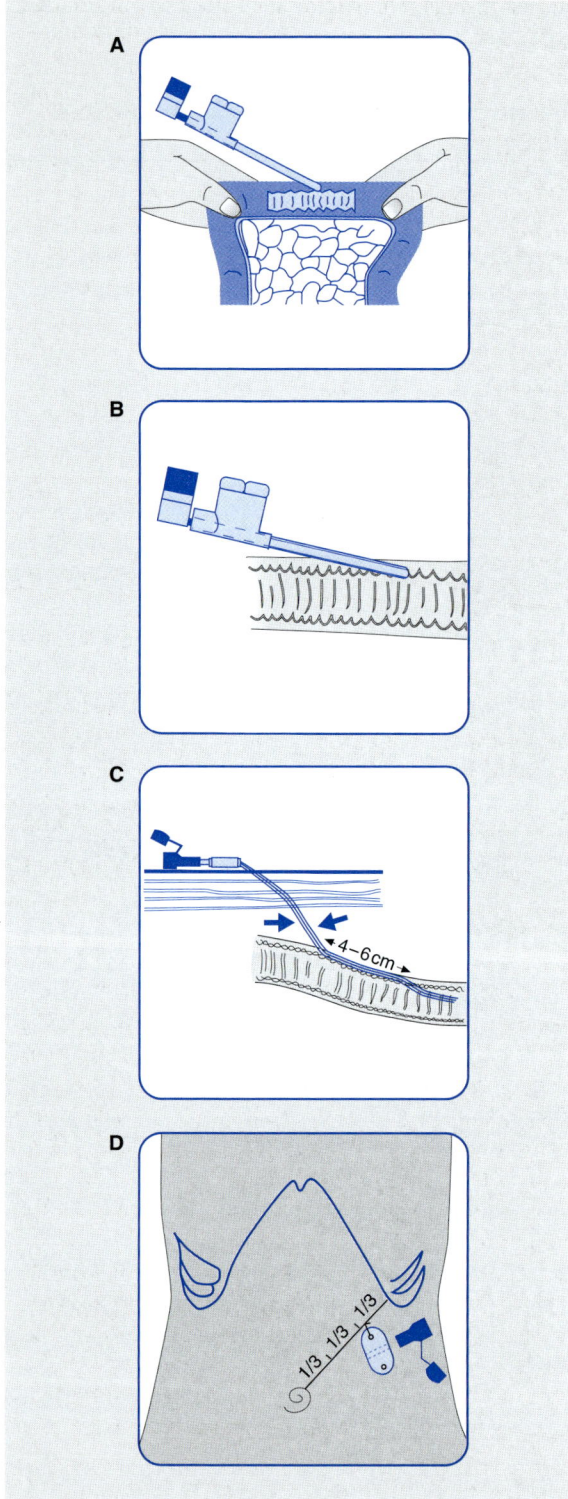

Abb. 17.7: Feinnadel-Katheter-Jejunostomie. A) Mit Hilfe einer Kanüle wird ein kleinlumiger Katheter eingelegt. **B)** Die Nadel wird einige Zentimeter durch die Submukosa geführt und danach ins Darmlumen vorgeschoben. **C)** Durch die Nadel wird der Katheter eingelegt und die Kanüle entfernt. **D)** Anschließend wird die Darmschlinge am Peritoneum fixiert.

sie auch das Verfahren der Wahl für die **heimentrale Ernährung** sowohl für den mobilen Patienten als auch für den Pflegefall.

Feinnadel-Katheter-Jejunostomie (FKJ)

Da das Legen einer Feinnadelkatheter-Jejunostomie (FKJ) ein operativer Eingriff ist, spielt sie vor allem im abdominalchirurgischen Bereich eine Rolle. Sie wird zur frühen enteralen Ernährung am Ende der Operation angelegt. Hierbei wird durch eine Kanüle ein Katheter 6–10 cm durch die Mucosa der Darmwand gelegt, bevor er im Darmlumen endet. Die kanülierte Darmschlinge wird anschließend mittels zweier Nähte am Peritoneum fixiert. Dieser Eingriff verlängert die Operation nur um wenige Minuten. Nach Ende der jejunalen Ernährung kann der Katheter ohne Aufwand einfach herausgezogen werden. Die FKJ ist eine ideale Voraussetzung für eine frühe enterale Ernährung, da direkt in den Dünndarm unter Umgehung des postoperativ paralysierten Magens ernährt werden kann (s. Abb. 17.7).

17.2.3 Ernährungsaufbau

Postoperativ bzw. nach längerer Nahrungskarenz, Hungern oder totaler parenteraler Ernährung muss man die (enterale) Nahrungszufuhr langsam steigern, da der Gastrointestinaltrakt nicht in der Lage ist, sofort eine normale Nahrungsmenge zu verkraften. Man steigert daher die Substratmenge langsam und geht bei Unverträglichkeit eine Stufe zurück oder macht eine Nahrungspause und gibt nur Flüssigkeit über die Sonde. Beispielhaft ist ein Schema für den Aufbau bei kontinuierlicher bzw. bei Bolusapplikation in Tab. 17.5 aufgeführt. Es sollte möglichst nur flüssige Sondenkost eingesetzt werden und keine pulverförmige. Bei Umstellung von einer parenteralen auf eine enterale Ernährung sollte erstere in dem Maße langsam ausgeschlichen werden, in dem die Sondennahrung aufgebaut wird. Bewährt hat sich ein Zeitraum von 4–5 Tagen, wobei die enterale Nahrung pro Stufe um 500 kcal, in der Regel 500 mL, gesteigert wird. Um die Osmolarität zu verringern und damit die Verträglichkeit zu steigern, kann die Nahrung zu Beginn mit stillem oder frisch abgekochtem Wasser verdünnt werden. Heute gibt es für diesen Zweck spezielle Ernährungspräparate mit einer reduzierten Kaloriendichte (0,5 bzw. 0,75 kcal/mL) und Osmolarität. Falls noch Tee zum Verdünnen genommen wird, sollte man darauf achten, dass kein säurehaltiger Früchtetee oder gerbstoffhaltiger Schwarztee eingesetzt wird. Geeignet

Tab. 17.5: Beispiel für einen Nahrungsaufbau bei der Sondenernährung von Erwachsenen (Bolus/diskontinuierlich und kontinuierlich).

Bolusapplikation (über 15–30 min) Flüssige Sondennahrung	
1. Stufe:	3 × 100 mL
2. Stufe:	6 × 100 mL
3. Stufe:	6 × 200 mL
4. Stufe:	6 × 300 mL
5. Stufe:	4–5 × 500 mL
Kontinuierliche Applikation **Flüssige Sondennahrung**	
1. Stufe:	20 mL/h
Folgende Tage:	Steigerung um 20 mL/h bis zu 75–150 mL/h

sind z. B. Pfefferminz- und Melissentee sowie Anis- oder Fencheltee. Bei den NDD und CDD wird der Nahrungsbedarf inkl. Vitaminen und Spurenelementen mit 1,5 Litern gedeckt, doch muss der Flüssigkeitsbedarf von rund 2,5 Litern beim Erwachsenen durch Gabe zusätzlicher Flüssigkeit per os oder i.v. ergänzt werden.

Es gibt drei Möglichkeiten, die Sondennahrung zu applizieren. Weit verbreitet, aber häufig in der Aufbauphase schlecht toleriert, ist die **Bolusapplikation** mittels einer (Blasen-)Spritze. Dabei wird die Nahrung portionsweise in relativ kurzer Zeit durch die Sonde gedrückt.

Besser ist das **diskontinuierliche Verfahren** mittels Schwerkraft, z.T. auch unterstützt durch Pumpen. Dabei wird die Nahrung mit einer Geschwindigkeit von bis zu 500 mL/h zugeführt. Diese beiden Verfahren sind aber nur bei gastraler Verabreichung der Sondenkost möglich. Sie sind die physiologischeren Formen, da bei ihnen die Reservoirfunktion des Magens ausgenutzt und durch den Dehnungsreiz die Peristaltik im oberen Gastrointestinaltrakt initiiert wird. Relativ häufig tritt bei beiden Verfahren Aspiration und das Dumping-Syndrom auf, eine Sturzentleerung des Mageninhaltes mit verschiedenen vegetativen Folgeerscheinungen wie Völlegefühl, Oberbauchschmerzen, Tachykardie, Blutdruckanstieg.

Die **kontinuierliche Sondenernährung** führt zu den geringsten Nebenwirkungen. Sie sollte mittels einer Pumpe durchgeführt werden und kann bei der Ernährung in allen Bereichen des oberen Gastrointestinaltraktes eingesetzt werden. Die Flussgeschwindigkeit liegt im Bereich von 25–150 mL/h in einem Zeitraum von mindestens 16 Stunden. Diese Form der Nahrungszufuhr wird auch bei der minimalenteralen Ernährung gewählt. Hierbei werden 10–20 mL Sondennahrung/h kontinuierlich duodenal oder jejunal neben einer parenteralen Ernährung zugeführt, um die enterale Kapazität zur Digestion und Resorption der Nahrung auch bei parenteral ernährten Patienten auszuschöpfen (s. Kap. 17.4).

Bei jeder Unterbrechung der Nahrungszufuhr muss die Sonde gründlich mit frisch abgekochtem Wasser gespült werden (mind. 40 mL), um ein Verstopfen zu vermeiden.

17.2.4 Komplikationen

Die enterale Sondenernährung ruft zwar nur selten schwere Nebenwirkungen hervor, subjektiv belastend sind aber für den Patienten und das Pflegepersonal die hohe Inzidenz von Durchfällen, die vor allem zu Beginn der Ernährung bei einem großen Teil der Patienten auftreten.

Es können mechanische, metabolische und gastrointestinale Komplikationen auftreten:

Die **mechanischen** Komplikationen, wie Sondendislokation, Drucknekrosen, Fremdkörpergefühl, Sondenverstopfung, lassen sich durch Wahl eines geeigneten Sondenmaterials, einer adäquaten Pflege oder durch das Legen einer PEG-Sonde ausschalten oder zumindest minimieren. Das Fremdkörpergefühl führt dazu, dass sich viele Patienten, z.T. unbewusst im Schlaf, die nasale Sonde ziehen.

Eine **metabolische** Beeinträchtigung der Stoffwechsellage während einer enteralen Ernährung muss nicht zwangsläufig von der enteralen Diät herrühren, sondern kann auch durch die Grundkrankheit oder verabreichte Medikamente verursacht sein. Daher sollte der Patient regelmäßig überwacht werden (Körpergewicht, Hydratation, Stuhlfrequenz, Stuhlkonsistenz, Laborparameter). Beachtet werden muss neben der Glucosekonzentration vor allem der Wasserhaushalt, da die Flüssigkeitszufuhr über die Nahrung nicht ausreicht. Es kann leicht zu Dehydratation und damit zum „Tubefeeding-Syndrom" kommen.

Zu den **gastrointestinalen** Komplikationen kann man auch die gefährlichste Nebenwirkung, die Aspiration von Sondennahrung, zählen; daraus kann sich eine Pneumonie entwickeln. Sie tritt vor allem bei gastraler Ernährung und bei nicht-intubierten, bewusstseinsgetrübten Patienten ohne Hustenreflex auf. Die anderen gastrointestinalen Nebenwirkungen wie

☐ Übelkeit

☐ Erbrechen

☐ Durchfälle

☐ Blähungen

☐ Obstipation

sind hauptsächlich subjektiv belastend.

Vor allem die bei bis zu 40 % der Patienten zeitweise auftretenden Diarrhoen sind häufig durch Anwendungsfehler bedingt und lassen sich relativ leicht vermeiden. Häufige Fehler sind

☐ zu hohe Osmolarität, auch von flüssigen Arzneimitteln

☐ zu große Portionen

☐ zu schnelle Verabreichung

☐ zu kalte Sondennahrung

☐ falsche Lagerung

☐ falsch plazierte Sonden

☐ falsch gewählte Indikation.

Auch nicht-ernährungsbedingte Ursachen wie ein Arzneistoff oder die Grunderkrankung können für Durchfälle verantwortlich sein.

17.2.5 Arzneimittelgabe über eine Sonde

Im Bereich Arzneimitteltherapie ist weniger oft mehr. Es muss vor Gabe von Arzneimitteln abgeklärt werden, ob der Patient diese Medikation überhaupt benötigt. Des Weiteren muss geprüft werden, ob er nicht trotz (teilweiser) Sondenernährung noch schlucken kann!

Manchmal kann es in Abstimmung mit Arzt und Patient notwendig sein, andere Zugangswege und Arzneiformen zu versuchen:

☐ Rektale Arzneiformen

☐ Nasale Arzneiformen

☐ Sublinguale oder bukkale Arzneiformen

☐ Transdermale Systeme

☐ Parenterale Arzneiformen.

Grundsätzlich treten zwischen der Sondennahrung und Arzneimitteln die gleichen Interaktionen auf, die auch zwischen normaler Nahrung und Arzneimitteln zu beachten sind. Gastrointestinale Passage und Resorptionsgeschwindigkeit werden in der Regel verändert sein.

Die verschiedenen Darreichungsformen sind unterschiedlich für die Gabe über die Sonde geeignet (Tab. 17.6). Am günstigsten sind immer flüssige perorale Arzneiformen, wobei die Osmolarität gerade von kohlenhydrathaltigen Säften bzw. Sirupen beachtet werden muss. Feste perorale Darreichungsformen können nicht unzerstört über die Sonde gegeben werden. Sie müssen zuerst zerkleinert (Tabletten, Dragees) oder geöffnet (Kapseln) werden, bevor sie in Wasser suspendiert gegeben werden. Bei nicht retardierten oder magensaftresistent überzogenen Präparaten ist eine Verabreichung bei enternal ernährten Patienten meist ohne Probleme möglich.

Bei Retardformulierungen sind Arzneimittel auf Basis von Retardpellets am geeignetsten, da auch bei Suspension in Wasser die Retardwirkung erhalten bleibt. Die Pellets quellen aber mit der Zeit an und können dadurch die Sonde verstopfen. Daher muss, ein ausreichender Sondendurchmesser vorausgesetzt, eine zügige Zufuhr und ein gründliches Nachspülen gefordert werden. Bei anderen Retardierungsformen wird durch das Zermörsern in der Regel die Retardierung zerstört.

Parenterale Darreichungsformen sind nur bedingt geeignet, da sie häufig eine hohe Osmolarität besit-

Tab. 17.6: Geeignete und weniger geeignete Arzneiformen für die Gabe über eine Sonde.

Geeignete Arzneiformen	Weniger geeignete Arzneiformen	Meist ungeeignete Arzneiformen
Flüssige perorale Arzneiformen (Tropfen, Säfte) Cave: Osmolarität!	Weichgelatinekapseln	Retardformulierungen
Brausetabletten und -granulate	Magensaft-resistent überzogene feste perorale Darreichungsformen	
Feste perorale Darreichungsformen, die nicht retardiert sind ☐ Tabletten ☐ Dragees ☐ Hartgelatinekapseln	Parenterale Darreichunsformen	

zen, bei Substanzen mit hohem First-Pass-Effekt sehr gering dosiert sind, und z. T. andere Stoffe oder schlecht resorbierbare Salze enthalten können.

Das Vorgehen bei der Arzneimittelgabe über Sonde ist in folgendem Kasten zusammengefasst.

Vorgehensweise bei der Arzneimittelgabe über Sonde

☐ Stoppen der Sondennahrung

☐ Spülen der Sonde mit (stillem) Wasser

☐ Gabe des Arzneimittels
  – zermörsert
  – in Wasser suspendiert
  – verschiedene Arzneimittel nacheinander

☐ Spülen der Sonde mit (stillem) Wasser

☐ Erneuter Start der Sondennahrung

17.3 Parenterale Ernährung

Parenterale Ernährung (PE) erlaubt eine kurz- oder langfristige Nahrungszufuhr unter Umgehung des Gastrointestinaltrakts. Sie ist deshalb bei nicht mehr funktionierendem oder nicht mehr zugänglichem Gastrointestinaltrakt indiziert und ersetzt bzw. ergänzt die enterale Ernährung.

Voraussetzung für eine effiziente parenterale Ernährung ist, dass die Substrate in adäquater galenischer Form verfügbar, applizierbar und metabolisierbar sind. Die Stoffwechsellage des Patienten muss eine Nahrungsverwertung erlauben. Die Zusammensetzung der parenteralen Ernährung muss dem Bedarf bei den zugrunde liegenden Traumen oder Krankheiten entsprechen.

Die physiologische Regulation der Nährstoffaufnahme bei der enteralen Ernährung über die Darmresorption sowie die gastrointestinale Hormonsekretion (Gastrin, Cholecystokinin etc.) entfallen bei der **totalen parenteralen Ernährung** (TPE). Ihre systemischen Auswirkungen sowie die Einflüsse auf das intestinale Immunsystem und den Stoffwechsel (Zytokine) sind Gegenstand der Forschung. Eine restriktive und strenge Indikationsstellung für die PE ist erforderlich (ASPEN 2002; s. Tab.17.2).

Im Folgenden wird insbesondere Bezug auf die parenterale Ernährung bei Erwachsenen genommen. Indikation, Zufuhrart und Dosierung bei Kindern und Neugeborenen sind teilweise deutlich abweichend (vgl. auch Kap. 21).

17.3.1 Substrate zur parenteralen Ernährung

Der Wegfall der mechanischen Zerkleinerung (Kauvorgang), das Fehlen der physiologischen Digestion (Verdauung) und die nicht vorhandene Resorptionsregulation über den Gastrointestinaltrakt erfordern, dass die über die Blutbahn zugeführten Substrate **direkt** und in richtiger Menge **im Intermediärstoffwechsel verwertbar** sind. Hochmolekulare Energieträger oder Proteine müssen aufgespalten in ihre monomeren Formen als Glucose (Kohlenhydrate), Triglyceride oder Aminosäuren in entsprechend hypertonen, sterilen und pyrogenfreien Infusionslösungen intravenös zugeführt werden. Ebenso müssen Mineralstoffe, Wasser, Vitamine und Spurenelemente in den benötigten Mengen kontinuierlich (Dauerinfusion) oder intermittierend (zyklische Infusion) verabreicht werden (s. Tab. 17.7). Ein maximales Zufuhrvolumen für eine längerfristige parenterale Ernährung von ca. 3,5 Liter pro Tag beim Erwachsenen muss respektiert werden.

Kohlenhydrate

Die oxidative Kapazitätsgrenze zur Energiegewinnung aus **Glucose** liegt bei kontinuierlicher Zufuhr beim Erwachsenen bei ca. 4–5(–6) g/kg/Tag, mit einem Maximum von 400 g/Tag. Die parenterale Zufuhr von Glucose, entsprechend 50–75 % des Nichtstickstoff-Energiebedarfs, ist sinnvoll. Die Glucosemenge muss in Form hochkonzentrierter, stark hypertoner Infusionslösungen zugeführt werden. Sie erfordert aus Verträglichkeitsgründen einen zentralvenösen Zugang – Glucose 500 g/L hat eine Osmolarität von über 2500 mosmol/L – und eine Infusionsdauer von mind. 12–14 Stunden. Periphervenös ist eine TPE kaum möglich, da ein solcher Zugang nur eine Osmolarität von maximal 800 mosmol/L über eine beschränkte Zeit erlaubt (Thrombophlebitis-Risiko).

Bei der Verbrennung von Glucose entstehen große Mengen an CO_2. Der **respiratorische Quotient**

Tab. 17.7: Bestandteile einer vollständigen parenteralen Ernährung (üblicher Bedarf pro kg KG und Tag bei hospitalisierten Erwachsenen).

Makronährstoffe	
Energiestoffe (20–30 kcal)	Kohlenhydrate [4 kcal/g] (Glucose) Fette [9 kcal/g] – Langkettige Triglyceride (LCT) – Mittelkettige Triglyceride (MCT) – Mehrfach ungesättigte Fettsäuren (PUFA): Linol-, Linolensäure

Baustoffe (<2 g)	Eiweiß (1 g Eiweiß ≅ 0,16 g N)
	– Essentielle Aminosäuren
	  Isoleucin, Leucin, Lysin, Methionin, Phenylalanin, Threonin, Tryptophan, Valin
	– „Semiessentielle" Aminosäuren
	  Arginin, Cystein, Glutamin, Histidin, Taurin, Tyrosin
	– Nichtessentielle Aminosäuren

Elektrolyte	Natrium (1–1,5 mmol), Kalium (0,5–1 mmol), Calcium (0,1–0,2 mmol), Magnesium (0,05–0,1 mmol), Phosphat (0,15–0,3 mmol), Chlorid (1–2 mmol)
Wasser (20–40 mL)	
Mikronährstoffe	
Spurenelemente	Chrom, Eisen, Kupfer, Mangan, Molybdän, Selen, Zink, Fluor, Iod
Vitamine	Fett- und wasserlösliche Vitamine

(**RQ**) bei Glucose beträgt 1, d. h. für die Verbrennung von 1 g Glucose wird ein gleich großes Volumen Sauerstoff verbraucht wie CO_2 gebildet wird. Dieses kann, insbesondere bei beatmeten Patienten, unerwünscht sein. Überhöhte Glucosezufuhr kann zu Hyperglykämie, osmotischer Diurese und Triglycerid-Bildung (Fettleber) führen.

Xylit sowie gelegentlich Fructose und Sorbit werden als **Zuckeraustauschstoffe** eingesetzt, bringen jedoch kaum Vorteile und haben international keinen wesentlichen Stellenwert. Zur Oxidation und Energiegewinnung münden sie ebenfalls in „Glucose-Stoffwechselwege" (Glykolyse-, Pyruvat- oder Pentosephosphatstoffwechsel). Die metabolische Kapazität des Organismus für diese Ersatzstoffe ist geringer als für Glucose. Sie können im Einzelfall schwer wiegende unerwünschte Wirkungen zeigen (Sorbit- und Fructose-Intoleranz, verstärkte Oxalatbildung mit Risiko der Nierensteinbildung bei Xylit, stärkere osmotische Wirkung etc.). Zuckerersatzstoffe sind zudem teurer als Glucose.

Fette

LCT (Long Chain Triglycerides): Die parenterale Verfügbarkeit und Verträglichkeit der Fettemulsionen war eine wesentliche Voraussetzung zur erfolgreichen Durchführung einer vollständigen parenteralen Ernährung. In Anlehnung an die Chylomikronen werden Triglyceride natürlicher Herkunft (Sojaöl,

Baumwollsaatöl) mittels **Phospholipid-Emulgatoren** (Lecithinen) zu sterilen, fein verteilten Chylomikronen-ähnlichen Emulsionen verarbeitet. Der mittlere Teilchendurchmesser der LCT-Emulsionen liegt bei 300–400 nm. Aufgrund der zur Emulgierung benötigten Phospholipide stellen i.v. Lipidemulsionen auch wichtige **Phosphatlieferanten** dar (s. Tab. 17.8).

Im Gegensatz zu Glucose-Lösungen sind Fettemulsionen sehr kaloriendichte, isotone Flüssigkeiten, die auch peripher gut zugeführt werden können. Neben der Funktion des Energieträgers dienen LCTs der Zufuhr **mehrfach ungesättigter Fettsäuren** (PUFA), die essentiell für den Organismus sind. Der

Tab. 17.8: Zusammensetzung einer 20 % LCT-Fettemulsion auf Soja-Basis (Intralipid®).

Fraktioniertes Sojabohnenöl	200 g
– C18-1 Ω-9 (Ölsäure) 22 %	
– C18-2 Ω-6 (Linolsäure) 55 %	
– C18-3 Ω-3 (Linolensäure) 8 %	
Eilecithin	12 g
Phosphat	15 mmol
Glycerin	22,5 g
Wasser für Injektionszwecke ad	1000 mL
Osmolarität [mosm/kg]	350
pH	7,5
Energiegehalt [kcal/1000mL]	2000

Körper kann keine Doppelbindungen in Ω-6- oder Ω-3-Position einfügen.

Allgemein wird empfohlen ca. 25–30(–50)% des Nichtstickstoff-Energiebedarfs bei PE mit Lipiden zu decken. Dies bedeutet ca. 1 g Lipid pro kg und Tag. Die Zufuhr erfolgt am besten in einer All-in-one-Mischung (s. Kap. 17.3.2), da dadurch eine gute Verträglichkeit gegeben ist (langsame Zufuhr, meist über 24 Stunden). Eine Lipiddosierung von >2 g/kg/Tag ist bei Erwachsenen meist nicht sinnvoll (Lipidclearance, Hyperalimentation). Lipide haben einen RQ von ca. 0,7, produzieren bei der Oxidation also im Vergleich zu Glucose weniger Kohlendioxid. Weiterhin sind ihre Stoffwechselwirkungen, insbesondere bei hypermetabolischen Patienten, günstiger als bei Glucose (Insulin). Als Kontraindikationen gelten eine die LCT betreffende Fettstoffwechselstörung sowie eine erhöhte Blut-Triglyceridkonzentration von >8 mmol/L (700 mg/dL).

MCT (Middle Chain Triglycerides)/LCT: Neben den LCT-Fetten sind auch MCT/LCT-haltige parenterale Fettemulsionen verfügbar. MCT – hauptsächlich C8- (75%) und C10-Fettsäuren (25%) aus Kokos- oder Palmkernöl – können im Gegensatz zu LCT unabhängig von Carnitin in die Mitochondrien transportiert und energetisch genutzt (abgebaut) werden. MCT werden im Plasma schneller hydrolysiert als LCT, was Auswirkungen auf die systemische Verfügbarkeit von Fettsäuren, z. B. im ZNS, haben kann und die kombinierte Anwendung von LCT und MCT aus Verträglichkeitsgründen erfordert.

Strukturierte Lipide: Das Verhältnis von Ω-3 zu Ω-6-PUFA liegt bei Sojaöl bei 0,15, bei Fischöl bei 5. Während Ω-6-Fettsäuren entzündungsfördernd und immunsuppressiv wirken, ist dies bei Ω-3-Fettsäuren gerade umgekehrt. Durch gezielte Herstellung gemischter Triglyceride (Ω-6-LCT, Ω-3-LCT und -MCT) entstehen „Nutraceuticals" mit unterschiedlicher Stoffwechselbeeinflussung.

Monoen-Fettsäuren: Ein weiterer Weg zur Reduktion der unphysiologisch hohen Zufuhr mehrfach ungesättigter Ω-6-Fettsäuren (Linolsäure) erfolgt heute durch parenterale Fettemulsionen mit Ölsäure (Ω-9-Monoensäure). Diese ist im Olivenöl in hoher Konzentration vorhanden.

Aminosäuren

Aminosäuren sind primär als **Baustoffe** notwendig. Im Hungerzustand ist die verfügbare Eiweißreserve lebensentscheidend (1 kg Muskel ≈ 200 g Eiweiß ≈ 30 g Stickstoff ≈ 65 g Harnstoff). Die obligate Gluconeogenese bei Abwesenheit exogener Zufuhr erfordert beim Erwachsenen ca. 37 g Eiweiß pro Tag (s. Abb. 17.1). Im Postaggressionsstoffwechsel hat daher die externe Zufuhr von Glucose einen proteinsparenden Effekt. Während für den Gesunden eine Eiweißzufuhr von ca. 0,8 g/kg/Tag genügt, ist bei erwachsenen Patienten mit Hypermetabolismus eine Zufuhr bis zu 2 g/kg/Tag erforderlich und sinnvoll. Bei parenteraler Ernährung wird die Aminosäurenzufuhr, im Gegensatz zur enteralen Ernährung, nicht energiemäßig angerechnet (kcal).

Die **biologische Wertigkeit** einer Eiweißzufuhr hängt vom Verhältnis zwischen essentiellen und nicht-essentiellen Aminosäuren ab. Mit dem verbesserten Verständnis über pathophysiologische Vorgänge bei unterschiedlichen Krankheitsbildern ist allerdings die traditionelle Zuordnung in essentielle und nicht-essentielle Aminosäuren modifiziert worden.

Folgende Aminosäuren sind in einem bestimmten Lebensalter oder bei Erkrankungen bedingt essentiell:

☐ Histidin: Essentiell bei Kindern und bei längerer parenteraler Ernährung beim Erwachsenen, Bedeutung bei urämischen Patienten

☐ Arginin: s. Tab. 17.11

☐ Taurin: Erniedrigte Taurinkonzentrationen bei Kindern, Frühgeborenen und chronischer Niereninsuffizienz

☐ Cystein: Bei parenteraler Ernährung scheint die Bildung aus Methionin in der Leber nur eingeschränkt möglich

☐ Glutamin: s. Tab. 17.11.

17.3.2 Das All-in-one-(AIO-)System

Die Zufuhr der TPE erfolgt **zentralvenös**. Kurzfristig, z. B. über 1 Woche als partielle parenterale Ernährung, kann die Zufuhr mit Lösungen geringerer Tonizität (≤800 mosmol/L) auch periphervenös durchgeführt werden. Die Anwendung der parenteralen Ernährung geschieht entweder getrennt in Form einzelner, industriell gefertigter Komponenten: Aminosäurelösungen, Glucoselösungen, Fettemulsionen, denen zusätzlich Elektrolyte, Spurenelemente oder Vitamine zugesetzt oder als separate Infusionen z. B. über Y-Anschlüsse beigegeben werden (**traditionelle Komponentenzufuhr**). Eine Alternative stellen Nährgemische dar, die, in der Regel als 24-Stunden-Einheit, möglichst alle Komponenten als „Alles-in-einem" oder **AIO-Mischung** enthalten. Bei fetthaltigen Mischungen spricht man von „3-in-1-", bei fettfreien von „2-in-1-AIO-Mischungen". Als Behältermaterial stehen bei Erwachsenen 3 Liter-Kunststoff-Mischbeutel aus weichmacherfreiem Ethylvinylacetat im Vordergrund. In der Neonatologie verwendet man häufig auch Infusionsspritzen mit bis zu 50 mL Inhalt.

Vor- und Nachteile des AIO-Systems

AIO-Mischungen haben folgende **Vorteile** gegenüber dem klassischen Komponenten-Zufuhrsystem:

☐ Klinisch **effizient** und **sicher**:
  – gleichzeitige Zufuhr aller benötigten Bestandteile
  – weniger ausgeprägte metabolische Schwankungen
  – dokumentierte fachgerechte Zubereitung

☐ **Einfach handhabbar** (Standardisierung, Lager- und Anwendungsrichtlinien)

☐ **Geringes mikrobielles Kontaminationsrisiko** wegen aseptischer Zubereitung unter Laminar-Airflow (LAF)

☐ **Geringere Komplikationsrate,** da Manipulationen am System minimiert

☐ **Patientenspezifische** und **-individualisierte** Zusammensetzung

☐ **Kostengünstig**:
  – geringer Pflegeaufwand, Materialeinsparungen
  – Rationalisierung und Effizienzsteigerung durch zentralen Zubereitungsservice
  – kontrollierbarer und restriktiver Einsatz durch Spezialanforderung

☐ **Bequem** für Patient und Pflegepersonal (Zufuhr über einen einzelnen Katheter, ein Beutel pro 24 Stunden).

Als **Nachteile** können angeführt werden:

☐ **Stabilitätsprobleme** physikalischer, chemischer oder mikrobiologischer Art (keine Sterilisation der kompletten Mischung im Endbehälter)

☐ **Komplexe Kompatibilitätsprobleme** bei z.T. über 50 Komponenten

☐ **Fehler beim Mischen** (Reihenfolge der Zumischung).

Aufgrund seiner Vorteile setzt sich das AIO-System immer stärker durch. Auch industriell sind Mehrkomponenten-Systeme (Mehrkammerbeutel) verfügbar, die zur parenteralen Standardernährung beim Erwachsenen verwendet werden und im Krankenhaus heute eine dominierende Rolle spielen (Pichard et al. 2001).

Zubereitung

Die großvolumige parenterale Applikation über eine meist längere Therapiedauer stellt an die **aseptische Zubereitung** und die **physiko-chemische Stabilität**

solcher AIO-Mischungen besonders hohe Anforderungen. Die notwendigen Infrastruktureinrichtungen (z.B. LAF) und die fachlich-organisatorischen Vorgaben für eine pharmazeutische Sterilzubereitung müssen vorhanden sein. Bei größeren Stückzahlen, insbesondere von individuellen AIO-Zubereitungen, sind PC-gestützte Abfüllsysteme hilfreich und rational. Der Herstellungsprozess sollte einer regelmäßigen Validierung unterzogen werden. In Ergänzung zu GMP-Maßnahmen werden eigene Richtlinien empfohlen (s. Kasten).

Richtlinien für die AIO-Zubereitung

☐ Dokumentation und Protokollierung der Herstellung

☐ Herstellung möglichst unmittelbar vor Anwendung (Stabilität)

☐ Standardisierung (minimale Zahl routinemäßig verfügbarer AIO-Mischungen)

☐ Festlegung der Reihenfolge der Zumischungen (z.B. Calcium und Magnesium in der Aminosäurelösung werden mit organischem Phosphat in der Glucoselösung gemischt; Lipid wird erst ganz zum Schluss beigegeben)

☐ Keine gleichzeitige Zumischung von Spurenelementen und Vitaminen (Stabilität, z.B. Vitamin C und Eisen)

☐ Definition von Maximalmengen ausgewählter und ausgetesteter Zusätze zu AIO-Mischungen (z.B. Elektrolyte, evtl. Insulin oder Heparine)

☐ Vollständige Beschriftung (Zufuhrart; Anwendungsdatum, Dosis der Komponenten, Volumen, Patientenname, Herstellungscode, Aufbewahrung, Verfalldatum, Zusätze)

☐ Aufbewahrung unter Lichtschutz, bei 2–8 °C, eventuell in Sekundärverpackung zur Reduktion des Gasaustausches (Sauerstoff und Lipidperoxidation). Lipidfreie Mischungen lassen sich im Gegensatz zu lipidhaltigen zur Lagerung gefrieren.

Qualitätssicherung

Die Stabilität kompletter Mischungen ist meist auf wenige Tage eingeschränkt. Gründe dafür sind:

☐ Aseptische, nicht konservierte Zubereitung

☐ Elektrolytkonzentrationen häufig an der Grenze der Löslichkeit (Phosphat, Calcium, Magnesium etc.)

☐ Limitierte Fettemulsionsstabilität (Aufrahmen oder Brechen der Emulsion infolge zu hoher di- oder trivalenter Kationenkonzentration)

☐ Chemische Instabilität (Zersetzung von Vitaminen, Lipidperoxidation etc.).

Der Bedarf an AIO-Mischungen kann sehr stark fluktuieren. Aus diesen Gründen gewinnt die flexibel einsetzbare Herstellung in einem **i.v.-Zubereitungsservice** (Apotheke) an Bedeutung. Die zum Teil kleinen Stückzahlen und die individuell variierende Zusammensetzung erfordern einfache Methoden der Qualitätssicherung, die zeitgerecht und ohne großen Probenverbrauch durchführbar sind.

Eine vollständige **Dokumentation** mit der Möglichkeit einer Chargenrückverfolgung ist wesentlich. Neben den Inprozess-Kontrollen erlaubt die visuelle oder mikroskopische Prüfung (Homogenität der Emulsion, Ausfällungen oder Verfärbungen), die Bestimmung des pH-Werts sowie die Gewichtserfassung als Schlussprüfung bei solchen Mischungen eine einfache, häufig ausreichende **Qualitätskontrolle**. Klar formulierte Herstellungsvorschriften und Arbeitsanweisungen, überprüfte Hygieneanforderungen und funktionstüchtige Geräte helfen, die Qualität der Produkte hochzuhalten. **Aufbewahrungs- und Anwendungsrichtlinien** ergänzen die Qualitätssicherungsmaßnahmen auf Benutzerseite. Durch die **Standardisierung** der parenteralen Ernährung für den initialen Therapiebedarf ist bereits mit 2 bis 3 verschiedenen Mischungen der Großteil des Bedarfs beim Erwachsenen abgedeckt. Für solche Standards können weitergehende Stabilitätsdaten erhoben werden, um die Produkt- und Therapiequalität zu verbessern. Diese Standards können auch durch industrielle Mehrkammerbeutel erfüllt werden.

17.3.3 Ernährungsaufbau

Eine parenterale Ernährung soll initial mit allmählicher **Steigerung der Zufuhr** erfolgen. Das Metabolisierungsvermögen des Organismus für die zugeführten Nährsubstrate ist zu überprüfen (Postaggressionsstoffwechsel). Eine initiale Halbierung der benötigten Zufuhr zur Stoffwechseladaption ist häufig sinnvoll. Eventuell müssen Elektrolyte und Flüssigkeitsvolumen parallel korrigiert werden.

Initial ist auch eine **Fettstoffwechselstörung** abzuklären (erhöhte Triglycerid-Blutwerte > 8 mmol/L), die eine Reduktion der Fettzufuhr beschränkt auf den essentiellen Bedarf erfordern würde.

Wird die parenterale Ernährung nach dem Aufbau zyklisch über 12–14 Stunden verabreicht (Langzeitpatienten) oder abgesetzt, ist daran zu denken, dass die letzten 30–60 Minuten der Zufuhr mit Halbierung des Zufuhrvolumens pro Zeit durchgeführt werden, damit eine **Adaption der Insulinsekretion** ermöglicht wird (Verhinderung einer Hypoglykämie).

17.3.4 Komplikationen

Im einzelnen lassen sich die wichtigsten Komplikationen einer parenteralen Ernährung den folgenden Gruppen zuordnen:

☐ **Mechanische** Komplikationen durch den (zentralen) Katheter: Katheter-Einführung, Katheter-Okklusion durch instabile Mischungen oder Ausfällungen von Bestandteilen, Thrombenbildung

☐ **Metabolische** Komplikationen infolge von Stoffwechselentgleisungen oder Falschapplikationen (Hyperalimentation!)

☐ **Infektiöse** Komplikationen infolge von Asepsisfehlern bei Zufuhr oder Zubereitung: Sepsis, Katheter- oder Portsystem-Infektion.

Dazu kommen **ökonomische** Aspekte infolge der hohen Kosten der parenteralen Ernährung gegenüber einer enteralen Ernährung.

Durch die Einführung des AIO-Konzeptes wurden viele dieser Komplikationen reduziert. Die Einführung interdisziplinärer **Ernährungsteams** mit Beteiligung von Pharmazeuten hat wesentlich zur Senkung der Komplikationsrate beigetragen.

17.3.5 Überwachung

Zur routinemäßigen Überwachung gehört die Erfassung möglicher Komplikationssymptome: Hyperglykämie, Körpertemperatur (Infektionen), Atmung, Blutdruck und Puls, Ödembildung und Wohlbefinden des Patienten.

Neben anthropometrischen Daten zur Erfassung des Ernährungszustandes ist insbesondere zu Beginn einer parenteralen Ernährung eine ausgedehntere Erfassung biochemischer Parameter nützlich und notwendig, **Checklisten** sind hilfreich. Diese Daten sind auch für den Apotheker wichtig, falls eine Anpassung einer AIO-Mischung vorzunehmen ist oder deren Effekt nachgewiesen werden soll. Als Beispiel für einen Laborüberwachungsplan kann Tab. 17.9 herangezogen werden.

17.3.6 Kompatibilität mit Arzneimitteln

Aus Sicht des Arztes und des Pflegedienstes ist es oft wünschenswert, mit der parenteralen Ernährung auch Arzneimittel zu verabreichen. Neben der Abklärung

Individuelle Arzneimitteltherapie

Tab. 17.9: Laborkontrollen vor und nach Beginn einer parenteralen Ernährung.

Parameter	vor o = bei Bedarf	bei Beginn (1. Tag)	1. Woche täglich	1. Monat wöchentlich	ab 2. Monat + = monatlich, o = bei Bedarf
Gewicht	+	+		+	+
Differentialblutbild		+		+	o
Blutglucose		+	+	+	o
Elektrolyte		+	+	+	o
Kreatinin, Harnstoff		+		+	+
Alk. Phosphatase, Bilirubin		+		+	+
Lipase	+			+	+
Albumin		+			+
Quickwert	+	+			o
Transferrin (Eisen-Bindung)					o
Ferritin					o
Triglyceride (≤ 8 mMol/L)		+		+	+
Spurenelemente	o				o

pharmazeutischer Stabilitätsaspekte sind auch Untersuchungen zur klinischen Effizienz solcher Therapieformen (Wirksamkeit und Toxizität) von Bedeutung.

Da die Wechselwirkungen (Zersetzung, Ausfällung, Adsorption an den Behälter, Emulsionsdestabilisierung, pH-Veränderungen) im Einzelfall schwer voraussehbar sind, ist meist eine Prüfung unter definierten Bedingungen notwendig, um sinnvolle Aussagen machen zu können. Obwohl es für viele Substanzen dokumentierte Stabilitätsdaten gibt, ist eine separate Gabe von parenteraler Ernährung und Arzneimitteln (Kurzinfusionen) vorzuziehen, da generelle Aussagen für die einzelne Mischung nur schwer machbar sind. Allenfalls können über einen Mehrlumen-Katheter gleichzeitig parenterale Ernährung und Arzneimittel verabreicht werden, da im Blut eine direkte Inkompatibilität zwischen PE-Bestandteilen und Arzneistoffen viel unwahrscheinlicher ist. Mehrlumige Katheter eignen sich auch deshalb, da die Austrittsstellen der Einzellumen zueinander versetzt vorliegen und damit eine hochkonzentrierte Kontaktzone kaum vorkommt. Zu den häufig gebrauchten Arzneimitteln bei parenteraler Ernährung zählen Insulin und Heparine:

☐ **Insulin** wird in den Krankenhäusern aus Sicherheitsgründen häufig kombiniert mit konzentrierter Glucose verabreicht (reduziertes Hypoglykämie-Risiko). Bei der parenteralen Ernährung ist es vorzuziehen, Insulin mit separater Pumpe zu verabreichen, da dadurch Stoffwechselschwankungen einfacher korrigiert werden können. Insulin hat auch die Eigenschaft, an Behälter- oder Infusionsmaterialien zu adsorbieren, was die Dosierung im AIO-Beutel sehr erschwert.

☐ **Heparin** wird im stationären Bereich zur Prophylaxe einer Venenthrombose routinemäßig verabreicht. Eine Zumischung zur parenteralen Ernährung ist attraktiv und unter bestimmten Voraussetzungen auch möglich. Eigene Untersuchungen an einer definierten Standardmischung mit 25 g LCT-Fett pro Liter zeigten Emulsionsstabilität mit einem Natriumheparinat-Präparat in einer Konzentration bis zu 25 000 Einheiten. Die klinische, durch Labordaten erfassbare Gerinnungshemmung wurde bestätigt. Größte Vorsicht ist bei Calciumheparinat geboten, da zweiwertige Kationen Fettemulsionen destabilisieren.

Durch die heute übliche subkutane Thromboseprophylaxe mit niedermolekularem Heparin nimmt die Bedeutung eines Heparinzusatzes ab.

17.4 Neuere Entwicklungen in der klinischen Ernährung

Aus klinischer Sicht kann heute der Ernährungstherapie ein hoher Standard attestiert werden, dennoch mangelt es nicht an Anstrengungen zur weiteren Verbesserung. Neben der adäquaten Zufuhr von Substraten des Energie- und Proteinstoffwechsels zur Verhinderung einer Mangelernährung stehen in der ernährungstherapeutischen Versorgung des (kritisch) Kranken in jüngerer Zeit vor allem zwei Strategien im Zentrum der Entwicklung:

1. Die **frühzeitige und konsequente enterale Ernährung** erlaubt, die meist vorhandene intestinale (Rest-)funktion und die physiologische Nahrungszufuhr zu nutzen. Die kombinierte enterale und parenterale Ernährung ist gerade beim kritisch Kranken eine sich sinnvoll ergänzende Ernährungsform. Die Beeinflussung der bakteriellen Translokation sowie der Gesamtkörperinflammation (SIRS) und Sepsis ist Gegenstand aktueller Diskussion (Mac Fie 2000). Dies gilt ebenso für die durch enterale Ernährung postulierte Erhaltung einer intakten Darmschleimhaut.

2. Der Einsatz ausgewählter **Ernährungssubstrate** zur **Modulation der Immun- und Entzündungsreaktion** ist Gegenstand intensiver Forschung und wird in der angelsächsischen Literatur unter den Bezeichnungen „Pharmacological Nutrition", „Immunonutrition" und „Immunopharmacology" diskutiert. In zunehmendem Maße wird heute deutlich, dass bestimmte Ernährungssubstrate nicht wirkungsneutrale Substanzen sind, sondern pharmakodynamische Effekte entfalten können, die Einfluss auf Inflammationsreaktion und Immunabwehr ausüben (Suchner et al. 1995). Den Aminosäuren Arginin und Glutamin wird eine immunmodulierende Wirkung unterstellt. Im Bereich der Lipide sind die mehrfach ungesättigten Fettsäuren (PUFA) der Ω-3- und Ω-6-Familie zu nennen. Außerdem wird eine stimulierende Wirkung von Ribonukleinsäuren (RNA) auf die Immunantwort diskutiert. Die postulierten nichtenergetischen Eigenschaften dieser Substrate sind in den Tab. 17.10 und 17.11 zusammengefasst.

Generell gilt, dass das ernährungstherapeutische Konzept der Immunmodulation als ein Bestandteil der Ernährungsstrategie verstanden werden muss, in der die metabolischen ebenso wie die immunologischen Bedürfnisse des Patienten zu berücksichtigen sind.

Der Krankheitsverlauf eines Patienten unterliegt multifaktoriellen Einflüssen. Der Nachweis der klinischen Effizienz der Optimierungsbemühungen von Ernährungskonzepten ist daher nur sehr schwer zu erbringen. Zahlreiche, bisherige klinische Untersuchungen sind aufgrund der komplexen Fragestellung, der Inhomogenität der Patientengruppen (z. B. Schweregrad der Erkrankung, unterschiedliche Therapieregime) und der häufig fehlenden Anwendung objektiver Untersuchungsmethoden nur beschränkt aussagefähig. Eine wichtige Aufgabe zukünftiger ernährungsmedizinischer Forschung wird es daher sein, die Relevanz neuerer Entwicklungen in verstärktem Umfang in randomisierten, kontrollierten und doppelblinden klinischen Studien zu verifizieren.

Individuelle
Arzneimitteltherapie

Tab. 17.10: (Nicht-energetische) Eigenschaften von Fettsäuren.

MCT-Fette	Ω-3-Fettsäuren (in LCT)	Ω-6-Fettsäuren (in LCT)
Nicht-essentiell	Z.T. essentiell (α-Linolensäure)	Z.T. essentiell (Linolsäure)
Reiner Energieträger	Energieträger, Struktur- und Funktionseigenschaften	Energieträger, Struktur- und Funktionseigenschaften
Benötigen keine Lipase zur Resorption	Lipase/Galle nötig zur Resorption	Lipase/Galle nötig zur Resorption
Schnelle Oxidation zu Ketonkörpern (ohne Carnitin)	Oxidation Carnitin-abhängig	Oxidation Carnitin-abhängig
Keine Anreicherung in Leber und Fettgewebe	Anreicherung im retikuloendo-thelialen System möglich	Anreicherung im retikuloendo-thelialen System möglich
Immunologisch neutral	Ausgangssubstanzen für Eicosapentaen- und Docosahexaensäure, Ausgang für Prostanoide der 3er-Serie, Ausgang für Leukotriene der 5er-Serie, kaum immunsuppressiv und kaum entzündungsfördernd	Ausgangssubstanz für Arachidonsäure Ausgang für Prostanoide der 2er-Serie, Ausgang für Leukotriene der 4er-Serie, immunsuppressiv und entzündungsfördernd
Kaum therapeutische Eigenschaften	Günstig bei Autoimmunerkrankungen	Günstig bei Transplantation

Tab. 17.11: (Nicht-energetische) Eigenschaften von Arginin, Glutamin und Nukleotiden.

Arginin	Glutamin	Nukleotide, Nukleinsäuren
Bedingt essentiell	Bedingt essentiell im Blut und Gesamtkörperpool quantitativ am stärksten vertretene Aminosäure	Bedingt essentiell
Sekretionsanregend (Insulin, IGF, Prolaktin, Wachstumshormon)	„Ammoniakshuttle" (Gln ↔ Glu) Aminogruppendonator zur Biosynthese von Aminosäuren und Purinen/Pyrimidinen	
Präkursor für Wachstumsfaktoren	Energiesubstrat für schnell proliferierende Zellen (Enterozyten, Lymphozyten)	
Präkursor für Stickstoffmonoxid (NO wirkt auch zytotoxisch)	Präkursor für Glutathion	
Trophische Wirkung	Trophische Wirkung	Trophische Wirkung
Förderung der Wundheilung	Regulation der IL-2-Produktion und der NK-Zellen wird stimuliert	
Steigerung der zellulären Immunantwort	Steigerung der zellulären Immunantwort	Steigerung der zellulären Immunantwort
Entzündungsreaktion gesteigert	Geringer hemmender Einfluss auf die Entzündungsreaktion	Kaum Einfluss auf Entzündungsparameter

IGF: Insulin-like growth factor
NK-Zellen: Natürliche Killer-Zellen

17.5 Praktische Durchführung der Klinischen Ernährung

17.5.1 Ernährungsrichtlinien im Krankenhaus

Die klinische Ernährung hat den Schritt von einer nur den Stoffwechsel unterstützenden Maßnahme zu einem **therapeutischen Prinzip** vollzogen. Die richtige Erfassung und adäquate Behandlung mangelernährter oder von Malnutrition bedrohter Patienten ist von großer Bedeutung und betrifft eine große Patientenzahl im Krankenhaus (s. Kap. 17.1). Für die klinische Ernährung stehen eine Vielzahl von Produkten und Zufuhrtechniken zur Auswahl (s. Kap. 17.2 und 17.3). Der Wissens- und Ausbildungsstand der beteiligten Vertreter des ärztlichen Dienstes, der Krankenhauspharmazie, der Pflege und der Ernährungsberatung korreliert häufig nicht mit dem Stand der dokumentierten und akzeptierten Empfehlungen. Eine falsch durchgeführte klinische Ernährung ist von Komplikationen begleitet, die die Morbidität und Mortalität, und damit die Gesundheitskosten nachhaltig beeinflussen. Trotzdem hat die klinische Ernährung in Europa noch nicht den Status eines eigenständigen medizinischen Faches und erfordert im Sinne des Ausbildungsauftrags öffentlicher Krankenhäuser **Schulung und Instruktion** der Beteiligten, bis hin zu den Patienten und deren Angehörigen.

Aus der Sicht des Krankenhausapothekers sind die Produkte zur klinischen Ernährung eine umfangmäßig wichtige Gruppe im Apothekensortiment, die gemäß einer in der Schweiz 1994 und 1995 gemachten Erhebung zwischen 2–10 % des Medikamentenbudgets ausmachen (Pichard et al. 2001).

Für die klinische Ernährung im Krankenhaus ergibt sich somit die Notwendigkeit einer **Strukturierung** und **Standardisierung** durch:

☐ Selektion der Produkte (restriktives Sortiment)

☐ Festlegung der im Krankenhaus gültigen Standards der klinischen Ernährung

☐ Schaffung eines interdisziplinären Ernährungsteams

☐ Organisatorische und inhaltliche Qualitätssicherung

☐ Pharmakoökonomische Dokumentation (Kosten-Nutzen- und Kosten-Effektivitäts-Analysen).

Einen wichtigen Schritt zur Standardisierung stellt die Einführung und Durchsetzung allgemein gültiger

Ernährungsrichtlinien im einzelnen Krankenhaus dar, vergleichbar mit anderen Richtlinien zur Therapie oder Hygiene. Sie müssen aktuell (regelmäßige Anpassungen) und in der Praxis anwendbar sein (z. B. Checklisten). Als Referenzen zur Erarbeitung sind Empfehlungen internationaler und nationaler Fachgruppen der klinischen Ernährung heranzuziehen (ASPEN: American Society of Parenteral and Enteral Nutrition; ESPEN: European Society of Parenteral and Enteral Nutrition, DGEM: Deutsche Gesellschaft für Ernährungsmedizin, AKE: Österreichische Arbeitsgemeinschaft für Klinische Ernährung, GESKES: Schweizerische Gesellschaft für Klinische Ernährung). Inhaltlich sollten solche Richtlinien die im Kasten genannten Punkte umfassen.

Checkliste Ernährungsrichtlinien

☐ Allgemeine Grundsätze und Definitionen

☐ Aufgabe und Funktion der Ernährungsspezialisten und ihre Erreichbarkeit (Ernährungsteam)

☐ Indikationen und Kontraindikationen zur enteralen und parenteralen Ernährung

☐ Verabreichungsmöglichkeiten
  – enteral (Sondentechnik, Trink- und Sondennahrungen, Applikation)
  – parenteral (Formen, Verabreichungswege und -systeme, Nährlösungen)

☐ Verfügbare Ernährungsprodukte

☐ Erfassung des Ernährungszustandes (Checkliste für das Patientendossier, NRS: nutritional risk score)

☐ Ernährungsbedarf und Verordnung

☐ Betreuung und Pflege der Patienten inkl. der Zufuhrsysteme
  – Nahrungsaufbau
  – Überwachung (Labor) und Anpassungen (Insulinbedarf etc.)
  – Sonden-, Stoma- und Katheterpflege

☐ Kompatibilität mit Arzneimitteln

☐ Komplikationen und Maßnahmen

☐ Ambulante Ernährung (Ernährung zu Hause)
  – Vorgehensweise und Verantwortlichkeiten beim Übergang von der stationären zur ambulanten Ernährung
  – Patienteninformation und -instruktion

☐ Organisation und Kontaktstellen

☐ Anhänge (Checklisten)

☐ Literatur.

Individuelle Arzneimitteltherapie

Daten aus dem angelsächsischen Raum und eigene prospektive Untersuchungen an ca. 100 chirurgischen Patienten nach Einführung neuer Standards mit festgelegten Ernährungsregimen und definiertem Produktsortiment zeigten, dass Rationalität und Qualität der Ernährung durch schriftliche Richtlinien günstig zu beeinflussen sind. Solche Richtlinien, deren Anwendung durch das Ernährungsteam überprüft werden muss, reduzieren die Komplikationen bei klinischer Ernährung erheblich:

☐ Weniger infektiöse Zwischenfälle
Frühere Sepsisraten von 18–35 % bei PE sind heute auf 0–4 % zurückgegangen, bedingt durch strikte aseptische Herstellung in der Apotheke, verbesserte Kathetermaterialien und rigoroser Asepsis bei Einführung und Pflege der Zufuhrkatheter.

☐ Weniger Komplikationen mit Kathetern und Sonden

☐ Weniger metabolische Komplikationen wie Hyper- und Hypoglykämie oder Diarrhö (bei falscher oder ungeeigneter parenteraler oder enteraler Indikation und Zufuhr)

☐ Weniger pharmazeutische, stabilitätsbedingte Probleme durch definierte Zugaben und Überprüfung von Arzneimittelzusätzen (Inkompatibilitäten)

☐ Optimiertes Monitoring der Patienten durch Festlegung wichtiger Laboruntersuchungen

☐ Kostenreduktion durch Festlegung von Art, Dauer und Indikation der verschiedenen klinischen Ernährungsformen.

17.5.2 Das Ernährungsteam und die Rolle des Apothekers

Klinische Ernährung stellt ein **klassisch interdisziplinäres Gebiet** dar, das in den letzten 20–30 Jahren durch Entwicklungen in der klinischen und der Grundlagenforschung sowie durch technische Möglichkeiten im Bereich der Patientenüberwachung und Ernährungstechnik (Sonden- und Kathetermaterialien, Ernährungsprodukte, Applikationssysteme inkl. AIO-Mischbeutel) revolutioniert worden ist. Ein interdisziplinärer Zugang erlaubt es, einen mangelernährten Patienten optimal zu erfassen und zu betreuen und somit Effizienz und Sicherheit der klinischen Ernährung zu verbessern. Die **Grundzusammensetzung** des Ernährungsteams umfasst den ärztlichen, den pharmazeutischen und den Pflegedienst sowie die Ernährungsberatung. Ihre Hauptaufgabe besteht in der Erkennung, Verhinderung und Therapie der Mangelernährung sowie in der Festlegung und Überprüfung von Richtlinien und deren Einhaltung.

Die Art und **Interventionsweise** dieser Teams können verschieden ausgestaltet sein. Die ersten Daten aus den USA in den 70er und 80er Jahren zeigten die Effizienz der Teams insbesondere interventionell auf. Diese interdisziplinär aufgebauten Gruppen mit spezialisierten und praktisch geschulten Mitgliedern im Bereich der klinischen Ernährung übernahmen sämtliche Aufgaben im Zusammenhang mit der Ernährung dieser Patienten, d. h. von der Erfassung des Ernährungszustands bis zur Verordnung, Anwendung und Überwachung. Dies zu einem Zeitpunkt, in dem das allgemeine Wissensniveau zum Thema klinische Ernährung weitgehend fehlte. Neuere Daten, auch aus Europa, zeigen eine kaum größere Effizienz, ob das Team selbst interveniert oder primär durch Setzen der Standards und dem Erfassen der Ernährungsqualität aktiv ist und nur noch fallweise, vor allem bei Problemfällen, konsultativ herangezogen wird. Dies kann so interpretiert werden, dass der Wissensstand zum Thema klinische Ernährung verbessert wurde. Die Bedeutung des Ernährungsteams liegt somit insbesondere darin, Richtlinien zur klinischen Ernährung festzulegen, zu überprüfen und zu aktualisieren.

Die **Rolle des klinisch tätigen Apothekers** im Ernährungsteam ergibt sich aus seiner Funktion, seiner Ausbildung und seinem Spezialwissen. Traditionell ist der Krankenhausapotheker in die Produkt-Evaluation und -Selektion involviert. Ebenso ist bei der parenteralen Ernährung die Herstellung von AIO-Mischungen seine unbestrittene Domäne. Eine Erhebung von 1995 aus Deutschland bei über 600 Krankenhausapotheken zeigte, dass ca. 15 % Mischinfusionen zur parenteralen Ernährung herstellen, etwa gleich häufig für Erwachsene und Kinder. Bei den Kindern überwogen Individualzubereitungen gegenüber Standards. In 17 % der Krankenhäuser war der Apotheker in ein Ernährungsteam integriert.

Mit einer vermehrt patientenorientierten Tätigkeit sind folgende pharmazeutischen Aktivitäten möglich oder gefragt:

☐ Vorschläge zur Wahl spezifischer Ernährungsprodukte und Vermittlung entsprechender Information

☐ Zeitgerechte Beschaffung durch Einkauf oder Herstellung

☐ Abklärung physiko-chemischer Kompatibilitäten und Stabilitäten für mögliche Beimischungen, z. B. Arzneimittel

☐ Hinweise und Richtlinien für den Umgang mit Ernährungsprodukten, z.B. Aufbewahrung, Zufuhr

☐ Erhebung und Erfassung von Verbrauchszahlen

☐ Mitarbeit in Studien und in der Evaluation der Präparate (Daten-Erfassung von der Ernährungsbeurteilung bis zu unerwünschten Wirkungen beim Patienten etc.)

☐ Koordinierende Funktionen, insbesondere bei der Versorgung heimernährter Patienten (Vorschläge zur Zusammensetzung der klinischen Ernährung und deren Anpassung, Registerführung und Patientendokumentation)

☐ Krankenhausinterne Schulung der Mitarbeiter (Richtlinien)

☐ Tätigkeit im Gebiet angewandte Entwicklung und Validierung zum Thema klinische Ernährung (Qualitätszirkel, Produktsicherheit und -effizienz)

☐ Eventuell Leitung des Ernährungsteams.

17.5.3 Ambulante Ernährung

Während für einen Großteil der Patienten im Krankenhaus eine klinische Ernährung nur befristeten Charakter hat, ist für einzelne Patienten eine **Langzeiternährung** notwendig. Sowohl enteral wie auch parenteral ist dies mit den heute verfügbaren Materialien und Produkten über Jahre möglich. Auch bei aufwendiger Ernährung, z.B. mit Spezialsonden in Dünndarm oder Jejunum, sowie bei parenteraler Ernährung ist es aus psychologischen, ökonomischen und therapeutischen Überlegungen sinnvoll, den Patienten aus stationärer Behandlung nach Hause zu entlassen. Die Voraussetzung dazu ist, dass der Patient und seine Angehörigen in der Lage sind, die Ernährung selbständig durchzuführen und die notwendige Infrastruktur (Lagermöglichkeiten, Wohnverhältnisse, Betreuung durch krankenhausexterne Dienste) sowie die langfristige Betreuung ärztlich, pharmazeutisch und pflegerisch gegeben sind. Eine Reihe von Standards und Empfehlungen dazu liegen vor.

Ausgehend von dieser Situation ergeben sich zwei grundsätzlich unterschiedliche Modelle. Das eine involviert das Krankenhaus und damit das **öffentliche Gesundheitswesen**, das zweite überlässt diesen Bereich weitgehend **privaten Anbietern** und der Industrie. Da prospektiv erhobene Zahlen zur Effizienz und Sicherheit solcher Ernährungsformen bisher weitgehend fehlten, wurde in der Schweiz 1991 eine Evaluationsphase zur Erhebung solcher Daten gestartet. Die Kosten für die klinische Ernährung werden seither bei akzeptierter Indikation durch die Krankenkassen getragen. Als Anbieter können private und öffentliche Institutionen auftreten, die einen Vertrag mit einem minimalen Dienstleistungsangebot eingehen. Im Bereich der parenteralen Ernährung sind nur sehr wenige Krankenhausapotheken Vertragspartner, erlauben aber eine praktisch flächendeckende Versorgung in der Schweiz. Die Gesellschaft schweizerischer Krankenhausapotheker hat Richtlinien zur Qualitätssicherung erlassen, die von diesen Krankenhausapotheken eingehalten werden müssen.

Eine vorläufige Auswertung der Daten ergab folgende Schlüsse:

☐ Die zentrale Erfassung erlaubt die Kontrolle der Qualität der ambulanten Ernährung prospektiv.

☐ Etwa 95 % der Gesuche betreffen Patienten mit enteraler Ernährung.

☐ Ein Großteil dieser Patienten ist in einem terminalen Stadium (70 % Krebspatienten, häufig mit Stenosen im Bereich der Speiseröhre).

☐ Eine ambulante enterale Ernährung dauerte ca. 4,5 Monate (Median). Trotz der zum Teil nur kurzen Ernährungsperioden zuhause (1–2 Monate), sind die Kosteneinsparungen durch den Verzicht auf den Krankenhausaufenthalt und trotz der Übernahme der Betreuungskosten zu Hause für die Kassen wesentlich.

☐ Fast $^2/_3$ der Patienten erhielten eine PEG als Applikationsweg.

☐ Die parenterale Ernährung zuhause geschieht überwiegend über Krankenhausapotheken, da praktisch immer eine individuell angepasste Nährmischung notwendig ist. Die notwendigen Anpassungen sind in der Krankenhausapotheke schnell und einfach zu bewerkstelligen (wöchentliche Lieferungen sind die Regel). Die Verwendung firmenfremder Produkte bei Industrielieferungen stößt auf Schwierigkeiten.

☐ Parenterale Ernährung ist im Durchschnitt ca. dreimal teurer als enterale Ernährung, ohne Einschluss medizinischer oder pflegerischer Maßnahmen. Sie stellt an die Patienten hohe Anforderungen zur Durchführung, um Komplikationen zu vermeiden.

☐ Die durchschnittliche Dauer einer parenteralen Ernährung ist aus Indikationsgründen wesentlich länger als die enterale (funktionelle und anatomische Darmstörungen ohne direkt lebensbedrohenden Charakter).

☐ Die Verordnung der klinischen Ernährung über erfahrene Zentren hat zu einer verstärkten Bildung von interdisziplinären Ernährungsteams in den Krankenhäusern geführt.

☐ Die Kenntnisse zur klinischen Ernährung bedürfen einer weiteren Verbesserung. Die Betreuung der Patienten zu Hause, auch von seiten der Zentren, muss noch optimiert werden.

Die ambulante klinische Ernährung stellt ein taugliches Modell dar, effektiv Gesundheitskosten einzusparen, wenn eine entsprechende Indikations- und Qualitätskontrolle etabliert ist. Für den Apotheker im Krankenhaus, aber auch in der Offizin, ist die klinische Ernährung eine **spezielle berufliche Herausforderung**, die ihm erlaubt, fachspezifisches pharmazeutisches Wissen interdisziplinär und zum Nutzen des Patienten einzusetzen.

17.6 Fallbeispiel

Ein 25-jähriger Mann, Größe 180 cm, aktuelles Gewicht 71 kg, BMI ca. 22 kg/m², wird als akuter Notfall von seinem Hausarzt in das Krankenhaus eingewiesen. Seine Krankengeschichte ist bis vor wenigen Monaten unauffällig gewesen. Er hatte mit 10 Jahren eine Radiusfraktur rechts und mit 17 Jahren wurde er appendektomiert.

Die **aktuelle Anamnese** ergibt:

☐ Seit 4 Monaten Durchfälle, zuletzt 6–7×/Tag, wässrig ohne Blutbeimengungen

☐ Innerhalb der letzten ca. 6 Monate 12 kg Gewichtsabnahme (von 83 auf 71 kg)

☐ Seit zwei Tagen Bauchschmerzen, zunächst im rechten Unterbauch zu lokalisieren, zuletzt krampfartig im gesamten Abdomen

☐ Übelkeit, vor zwei Stunden auch kräftig erbrochen

Die **klinischen Befunde** lauten nach eingehender Untersuchung wie folgt:

☐ Klinische Untersuchung des Abdomen mit gummiartiger Bauchdecke: diffus druckdolent, Maximum im rechten Unterbauch

☐ Sonographie:
verdickte Darmschlinge im rechten Unterbauch, dem Colon ascendens und Ileum zuzuordnen, flüssigkeitsgefüllte Darmschlingen (Dünndarm) mit Pendelperistaltik, keine freie Flüssigkeit, keine abszesstypischen Strukturen

☐ Abdomenübersicht in Linksseitenlage:
keine freie Luft, einzelne Dünndarmspiegel und stehende Schlingen im Sinne eines Subileus

☐ Ösophago-Gastro-Duodenoskopie:
ohne pathologischen Befund

☐ Coloskopie:
hämorrhagische Colitis mit ausgestanzten Ulzerationen und Granulationspolypen im Colon ascendens und Coecum, die Ileocoecalklappe ist entzündlich stenosiert und zeigt Fibrinbeläge, das terminale Ileum kann nicht eingesehen werden. Histologisch sind Epitheloidzellgranulome nachweisbar.

☐ Labordaten:
mäßig erhöhte Entzündungsparameter (CRP 5,6 mg/dL, Blutsenkungsgeschwindigkeit 25 mm/h, Leukozyten 8100/mm³), sonst Normalwerte.

Es wird die **Diagnose** akuter Morbus Crohn mit beginnendem Ileus auf Grund einer Stenose vermutlich im terminalen Ileum gestellt und ein konservatives, zuwartendes Vorgehen beschlossen. Der Patient erhält einen Steroidstoß mit dem Ziel eines Rückgangs der akuten Entzündung und dem Abschwellen der Stenose. Langfristig wird eine remissionserhaltende Therapie mit 5-ASA oder Azathioprin geplant. Eine Operation ist nur bei zunehmender Ileussymptomatik mit Ausbilden eines manifesten Ileus vorgesehen.

Mittelfristig ist bei unzureichendem Ansprechen der immunsuppressiven Therapie eine Ileocoecalresektion in Erwägung zu ziehen.

Fragen:

1. Warum ist bei diesem Patienten, trotz eines aktuellen BMI von 22 kg/m² (Normalbereich 20–25 kg/m²), eine sofortige klinische Ernährung indiziert?

2. Ist bei diesem Patienten eine enterale Ernährung indiziert?

3. Ab welchem Zeitpunkt sollte man mit einem enteralen Ernährungsaufbau beginnen?

4. Erstellen Sie einen Ernährungsplan für eine total parenterale Therapie.

5. Ab welchem Zeitpunkt ist eine Supplementierung von Vitaminen und Spurenelementen notwendig?

Antworten:

1. Aufgrund der angegebenen Gewichtsabnahme von mehr als 14 % innerhalb der letzten 6 Monate und der Dauer der Symptome (Diarrhoe seit vier Monaten) ist von einem energetischen Mangel, wenn nicht sogar von einer Mangelernährung auszugehen. Diese sollte auch im Hinblick auf eine drohende Operation schnell ausgeglichen werden. Mangelernährte Patienten sind immunsupprimiert und haben eine erhöhte postoperative Komplikationsrate. Daher sollte bei elektiven Eingriffen grundsätzlich präoperativ der Nährstoffmangel ausgeglichen werden. Da der Patient diesen anscheinend nicht selbst ausgleichen kann (Gewichtsabnahme ist ungewollt unter normalen Lebensbedingungen eingetreten) ist eine künstliche Ernährung indiziert.

2. Eine enterale Ernährung ist bei Ileussymptomatik zunächst kontraindiziert, deshalb beginnt man mit einer parenteralen Ernährungstherapie. Zum Ausgleich der schon manifesten Katabolie (Abbau von Körpermasse) ist in diesem Fall eine totale parenterale Ernährung (TPE) nötig. Eine hypokalorische parenterale Ernährung wäre nur dann sinnvoll, wenn die Katabolie noch nicht eingetreten, aber für einige Tage überbrückend in kritischen Krankheitssituationen verhindert werden soll.

3. Ist die kritische Darmpassagestörung abgeklungen, kann überlappend mit einer enteralen, zunächst ballaststofffreien Nahrung begonnen werden. Wenn der Patient normal schlucken kann, sind Trinknahrungen vorzuziehen, zunehmend ergänzt durch normale Kost.

4. Beginn mit einer totalen parenteralen Ernährung (TPE).
Die Berechnungen erfolgen mit dem Ausgangsgewicht, das gleichzeitig das Sollgewicht ist. Die Angaben geben jeweils den Bedarf für 24 Stunden an.

Aminosäuren	1 g/kg KG (0,8–2 g/kg KG) → entspricht 830 mL 10 %-iger Aminosäurelösung	**83 g**
Energie	Grundumsatz (Harris-Benedict) + 10 % 1942 kcal + 194 =	**2136 kcal**
Energieträger	Kohlenhydrate und Fette im Verhältnis 2:1–1:1 Glucose maximal 5 g/kg KG, maximale Tagesdosis 400 g Fettemulsionen maximal 2 g/kg KG **Glucose:** 83 kg × 5 g/kg = 415 g → max. 400 g = entspricht 2 × 1000 mL 20 %-iger bzw. 1 × 1000 mL 40 %-iger Glucoselösung	**1600 kcal**

	Fette: Demnach müssen durch Fette mindestens **536 kcal** abgedeckt werden. 536 kcal : 9 g/kcal = 59,6 g → 300 mL einer 20 %-igen Fettemulsion
Flüssigkeitszufuhr	30 (20–40) mL Wasser/kg KG → 2500 mL bei Fieber, intestinalen Flüssigkeitsverlusten etc. entsprechend mehr je nach klinischer Kontrolle und ZVD (zentraler Venendruck). Ziel bei intakter Nierenfunktion: Urinausscheidung mindestens 1000–1500 mL/24 h
Elektrolyte	Natrium: 0,5–1,5 mmol/kg KG Kalium: 0,3–1,0 mmol/kg KG Calcium-, Chlorid-, Phosphat-, Magnesium-Substitution je nach Labormesswerten Cave: bei Verwendung von Vollelektrolytlösungen wird bei ausgeglichener Flüssigkeitsbilanz zu viel Natrium zugeführt.
Vitamine	sofortige Substitution entsprechend dem Tagesbedarf
Spurenelemente	sofortige Substitution entsprechend dem Tagesbedarf

5. Bei ausreichend ernährten Patienten ist normalerweise erst nach 5–7 Tagen die Supplementierung von Vitaminen und Spurenelementen notwendig. Bei einem Ernährungsmangel, aber auch bei sehr alten Patienten sollte man aber vom ersten Tag an Vitamine und Spurenelemente geben.

Da in diesem Fall von einer kurzfristigen TPE (< 6 Wochen) auszugehen ist, keine zu berücksichtigende Stoffwechselstörung vorliegt und die Nieren- und Leberfunktion normal sind, sollte sich der Ernährungsplan an den praktischen Gegebenheiten ausrichten und die vor Ort vorhandenen Infusionslösungen benutzt werden. Dabei können kleinere Abweichungen in Zusammensetzung, Energiegehalt oder Konzentration durchaus in Kauf genommen werden.

Frage:

6. Welche Möglichkeiten gibt es bei dieser kurzzeitigen parenteralen Ernährung für den Patienten ein einfaches und praktikables TPE-Regime zusammenzustellen?

Antwort:

6. Da bei einer TPE < 6 Wochen hauptsächlich die Bilanzierung der Elektrolyte und der Flüssigkeitsbedarf kritisch ist, können die Makrobestandteile über ein Mehrflaschensystem (Beispiel 1) oder einen Zwei- bzw. Dreikammerbeutel (Beispiel 2) oder einen eigenen AIO-Standardbeutel (Beispiel 3) gegeben werden.

Individuelle Arzneimitteltherapie

Beispiel 1:   2 × 1000 mL 3,5 %-ige Amino-
säurenlösungen mit Elektrolyten
und Glucose 125 g
1 Ampulle mit tagesbedarf-
deckenden Vitaminen
1 Ampulle mit tagesbedarf-
deckenden Spurenelementen
1 × 500 mL 20 % LCT-Fettemulsion
1 × 1000 mL 10 % Glucose
Elektrolytsubstitution nach Bedarf.

Beispiel 2:   2 L Zweikammerbeutel mit 100 g
Aminosäuren, bis zu 300 g Glu-
cose und Elektrolyten
500 mL LCT-Fettemulsion 20 %,
jeweils 1 Ampulle tagesbedarf-
deckende Vitamine und Spurenelemente.
Zusätzlich 500–1000 mL 5 % Glucose, alternativ Ringerlösung
Elektrolytsubstitution nach Bedarf.

Beispiel 3:   All-in-one (Compounding)
Volumen: 2075 mL
Glucose: 350 g
Aminosäuren: 100 g
Stickstoff N: 16 g
Fett (LCT): 75 g
Natrium: 100 mmol
Kalium: 60 mmol
Calcium: 4 mmol
Magnesium: 5 mmol
Phosphat: 25 mmol
Chlorid: 159 mmol
Kalorien: 2075.

Nach zehn Tagen hat sich die Darmfunktion soweit normalisiert, dass mit einer enteralen Ernährung begonnen werden kann. Diese erfolgt überlappend und unter entsprechender Reduktion der parenteralen Ernährung. Ein schrittweiser Aufbau der enteralen Kost gewöhnt den Darm wieder an die digestiven und absorptiven Funktionen (Regeneration der Zotten/Schleimhaut, Änderung der Motorik) und erleichtert die gewünschte spätere normale Nahrungszufuhr.

Fragen:

7. Ist die Anlage einer PEG indiziert?
8. Welche Art der Sondenkost würden Sie zum Ernährungsaufbau bei diesem Patienten einsetzen?
9. Und wie würden Sie bei der enteralen Ernährungstherapie vorgehen?
10. Erstellen Sie ein Aufbauschema für die enterale Ernährung. Ist bei diesem Patienten besondere Vorsicht geboten?

Antwort:

7. Da versucht werden soll, dem Patienten möglichst bald wieder Normalkost zu verabreichen, ist eine PEG nicht indiziert. Nur falls abzusehen ist, dass eine enterale Ernährung länger als 3 Wochen dauern wird, sollte man diesen Eingriff vornehmen. Befürchtungen einer Fistelbildung durch die Anlage einer PEG (perkutane endoskopische Gastrostomie) haben sich nicht bestätigt. Nach einer Operation dürfte mit einer enteralen Kost bei intakter Anastomosennaht am dritten postoperativen Tag begonnen werden. Besteht langfristig ein unzureichendes Ansprechen der immunsuppressiven Therapie (fehlende Remission, Steroidabhängigkeit), ist ein Versuch mit einer künstlichen enteralen Ernährung mit Remissionsraten bis zu 60 % angezeigt.

8. Bei Patienten mit einem akuten Schub eines Morbus Crohn hat sich der Einsatz von ballaststofffreier Sondennahrung bewährt. Chemisch definierte Kost ist außer bei Kurzdarmsyndrom bzw. Fisteln im terminalen GIT nicht indiziert. Bei Fisteln im Dünndarm und oberen Colon muss parenteral bis zum Verschluss der Fistel ernährt werden. Mit dem Nachlassen der Entzündungszeichen kann aber auf eine ballaststoffhaltige Nahrung übergegangen werden.

9. Bei Anwendung einer Sondenkost (als Trinknahrung oder über Sonde) empfiehlt sich folgendes Vorgehen:

Energiebedarf	wie bei TPE ca. **2500 kcal**/24 h
Sondenkost	initial vollbilanzierte, nährstoffdefinierte ballaststofffreie Sondenkost, Ernergiedichte 1 kcal/mL Oligopeptidsondenkost in der Regel nicht erforderlich Ziel: 5 × 500 mL Sondenkost
Flüssigkeitsbedarf	minimal **2500 mL**, Ziel ist eine Urinausscheidung von mindestens 1000–1500 mL/24 h 100 mL Sondenkost entsprechen ca. 85 mL freier Flüssigkeit, 2500 mL entsprechend 2125 mL freier Flüssigkeit, dementsprechend muss noch ein halber Liter, besser noch ein Liter Flüssigkeit (Tee, kohlensäurefreies Mineralwasser) zugegeben werden.

Da eine vollbilanzierte Sondenkost alle Mineralien, Vitamine und Spurenelemente enthält (Tagesbedarf bei 2000 mL gedeckt), muss keine zusätzliche Substitution erfolgen.

10. a) Der enterale Nahrungsaufbau kann gemäß dem in Tab. 17.5 für die Bolus-Applikation beschriebenen Stufenschema vorgenommen werden.
Entsprechend dem Aufbau der enteralen Ernährung erfolgt ein stufenweiser Abbau der TPE, so dass die Kalorienmenge gleichbleibend 2500 kcal/24 h ergibt. Ab Tag 4 wird die Hälfte der Energie enteral zugeführt.

b) Bei M. Crohn-Patienten kann es zu Beginn leicht zu Diarrhö bzw. anderen gastrointestinalen Problemen kommen. Daher muss gegebenenfalls der enterale Nahrungsaufbau langsamer durchgeführt werden.

Der Patient erhält zunächst eine nasogastrale Sonde. Er verträgt die Nahrung bis zum 4. Tag gut. Am folgenden Tag (Tag 15 nach Aufnahme) treten Diarrhöen auf, und der Patient klagt über Bauchkrämpfe.

Frage:

11. Was empfehlen Sie in dieser Situation?

> **Antwort:**
>
> 11. Bei Unverträglichkeitsreaktionen wie Übelkeit oder Diarrhöen, Pausieren der Nahrung, 24 Stunden nur Wasser- oder Teegabe, dann eine Stufe tiefer erneut beginnen. Meist ist es auch ausreichend, statt einer 24-stündigen Nahrungskarenz die enterale Ernährung fortzusetzen und nur im Aufbauschema eine Stufe zurück zu gehen.

Nachdem sich die Situation des Patienten nach einer eintägigen Nahrungskarenz gebessert hat, wird mit der enteralen Ernährung wieder auf Stufe 4 begonnen. Bei guter Verträglichkeit ist ein Umstieg auf eine ballaststoffreiche Sondenkost (20-30 g/d) indiziert.

Nach vollständigem enteralen Ernährungsaufbau am Tag 20 wird mit dem Patienten seine Situation ausführlich besprochen. Es wird beschlossen, keine PEG zu legen. Er erhält zusätzlich Trinknahrung und beginnt einige Tage später mit dem Essen geringer Mengen von Normalkost. Die Zufuhr der enteralen Ernährung wird schrittweise herabgesetzt. Am Tag 30 wird die Nasensonde gezogen. Das Gewicht des Patienten beträgt 73 kg.

6 Monate später stellt sich der Patient wieder im Krankenhaus vor, da er seit einigen Tagen wieder Bauchschmerzen und eine Diarrhö hat. Er hat verminderten Appetit. Sein Gewicht beträgt 71 kg. Es wird wieder ein akuter Schub des M. Crohn unter Therapie mit Mesazalasin diagnostiziert. Die Corticoidtherapie ist vor 3 Monaten beendet worden. Er erhält erneut Glucocorticoide. Es wird beschlossen, dem Patienten eine PEG zu legen.

Frage:

12. Welche ernährungstherapeutischen Empfehlungen würden Sie diesem Patienten geben?

> **Antwort:**
>
> 12. Zu Beginn sollte der Patient total enteral mit nährstoffdefinierter Nahrung ernährt werden. Ein langsamer Kostaufbau ist nicht notwendig, da er zum Zeitpunkt der PEG-Anlage noch normal gegessen hat. Der Patient sollte aber angehalten werden, so früh wie möglich wieder einen Teil seiner Nahrung oral zu sich zu nehmen. Über die PEG sollte er sich die fehlende Energie zuführen. Sie kann ebenfalls für die Ernährung bei einem neuen Schub benutzt werden.

Literatur

ADKA-Ausschuß für Klinische Pharmazie (1993): Mischlösungen zur parenteralen Ernährung. Praxis der Klinischen Pharmazie, Bd 2. Deutscher Apotheker Verlag, Stuttgart

ADKA-Ausschuß für Klinische Pharmazie (1997): Zubereitung von Mischinfusionslösungen zur parenteralen Ernährung in deutschen Krankenhausapotheken. Krankenhauspharmazie 18: 230–32

AKE Österreichische Arbeitsgemeinschaft für klinische Ernährung (2000): Empfehlungen für die parenterale und enterale Ernährungstherapie des Erwachsenen. AKE, Wien

ASPEN (1992): Standards for home nutrition support. Nutrition in Clinical Practice 7: 65–69

ASPEN (2002): National Advisory Group on Standards and Practice. Guidelines for the use of parenteral and enteral nutrition in adult and pediatric patients. J. Parent. Enteral Nutr. 26 (Suppl. 1): 1–138

ASPEN, Board of directors (1998): Safe practices for parenteral nutrition formulations J. Parent. Enteral Nutr. 22: 49–66

Behrendt, W. (1999): Klinisch relevante Parameter zur Beurteilung des Ernährungszustandes. Akt. Ernährungsmed. 24: 14–19

Driscoll, D.F., Blackburn, G.L. (1990): Total parenteral nutrition 1990. A review of its current status in hospitalised patients, and the need for patient-specific feeding. Drugs 40: 346–363

Hackl, J.M. (1999): Leitfaden künstliche Ernährung. 3. Aufl., W. Zuckschwerdt Verlag, München,

Harris, J.A., Benedict, F.G. (1919): A biometric study of basal metabolism. Carnegie Institute of Washington, Publ no 279, Washington, D.C.

Höllwarth, I., Schlag, P. (1990): Leitfaden der enteralen Ernährung, Verlag W. Kohlhammer, Stuttgart

Kasper, H. (2000): Ernährungsmedizin und Diätetik, 9. Aufl., Urban & Fischer, München

Long, C.L., Blakemare, W.S. (1979): Energy and protein requirements in the hospitalized patient. J. Parent. Enteral Nutr. 3: 69–71

MacFie, J. (2000): Enteral verus parenteral nutrition: The significance of bacterial translocation and gut-barrier function. Nutrition 16: 606–611

N.N. (1995): Stellung und Entwicklungsrichtungen der enteralen Ernährungstherapie in Ergänzung und Abgrenzung zur parenteralen Ernährungtherapie. Aktuelle Ernährungsmedizin 20 (Sonderheft 2): 51–96

Payne-James, J., Grimble, G., Silk, D. (1995): Artificial nutrition support in clinical practice. Edward Arnold, London

Individuelle Arzneimitteltherapie

Pichard, C., Mühlebach, S., Maisonneuve, N., Sierro, C. (2001): Prospective survey of parenteral nutrition in Switzerland: a three-year nation-wide survey. Clin. Nutr. 20: 345–350

Rombeau, J.L., Caldwell, M.D. (1997): Clinical nutrition. Vol. 3: Parenteral nutrition. W.B. Saunders Company, Philadelphia

Sobotka, L. (2000): Basics in Clinical Nutrition. 2. Aufl. Galén Verlag (ESPEN), Prag

Suchner, U., Senftleben, U., Felbinger, T. (1995) Nichtenergetische Aspekte der Ernährung. In: Lawin, P., von Loewenich, V., Schuster, H.P., Stoeckel, H.; Zumtobel (Hrsg.): Schriftenreihe Intensivmedizin, Notfallmedizin, Anästhesiologie, Band 85, Georg Thieme Verlag, Stuttgart

18 Rationaler Antibiotikaeinsatz

H. Krüpe und R. Radziwill, Fulda

18.1 Einführung

Infektionskrankheiten verbreiteten in der Vergangenheit Angst und Schrecken, da der Mensch ihnen beinahe hilflos ausgeliefert war. Regelmäßig überzogen sie als Seuchen, wie Pest oder Cholera, die Welt. Nicht umsonst wird die Pest, neben Krieg, Hungersnot und Tod, als einer der apokalyptischen Reiter in der Kunst dargestellt. Die Einführung der **antimikrobiellen Chemotherapie** führte zu einer deutlichen Zunahme der Lebenserwartung. Infektionen durch neue Erreger, wie das Human Immunodeficiency Virus (HIV), oder mehrfach resistente Krankenhauskeime führen jedoch immer noch oder wieder dazu, dass vor allem prädisponierte Patienten, z.B. multimorbide alte oder immunsupprimierte Patienten, an Infektionskrankheiten sterben.

18.1.1 Ökonomische Gesichtspunkte der antimikrobiellen Therapie

Antibiotika stellen eine der umsatzstärksten Arzneimittelgruppen im Krankenhaus wie auch im niedergelassenen Bereich dar. Im Krankenhaus verursachen sie etwa 20 bis 25 % der Arzneimittelkosten. Im niedergelassenen Bereich sind die Antibiotika für ungefähr 5 % der zu Lasten der Gesetzlichen Krankenkassen verordneten Arzneimittelausgaben verantwortlich. Das entspricht in Deutschland ca. 900 Mio. €, bei weiter steigender Tendenz (Schwabe und Paffrath 1997). Sie lagen damit bezogen auf ihren Umsatz an 5. Stelle. Gerade im ambulanten Bereich liegt ein nicht unbeträchtliches Einsparpotential, da sowohl zu häufig als auch zu hochwertig therapiert wird (s. Kap. 18.4.3).

Im Krankenhaus stehen nicht die Tagestherapiekosten, sondern die Kosten für die Gesamttherapie des Patienten im Mittelpunkt des Interesses. Im ambulanten Bereich ist, neben dem therapeutischen Erfolg, die Verkürzung der Arbeitsausfallszeit das wichtigste Zielkriterium für eine erfolgreiche Antibiotikatherapie. Um es mit der Paul-Ehrlich-Gesellschaft für Chemotherapie e.V. auszudrücken: **Mit Antibiotika sparen, nicht an Antibiotika sparen** (Positionspapier zur Antibiotika-Therapie in der Klinik).

18.1.2 Bedeutung des Immunsystems

Eine Infektion bedeutet, dass Erreger die verschiedenen Abwehrmechanismen des Organismus überwunden haben. Dazu zählen die mechanischen Barrieren, also Haut und Schleimhaut, die inflammatorische Immunantwort sowie die spezifischen und unspezifischen zellulären und humoralen Abwehrvorgänge.

Antibiotika haben beim Abtöten der Erreger nur eine unterstützende Funktion, der Großteil der Infektionsbekämpfung wird vom Immunsystem vorgenommen. Seine Bedeutung ist daran zu erkennen, dass bei immunsupprimierten Patienten, z.B. HIV-Infizierten und neutropenischen Patienten, eine dauerhafte Ausheilung einer Infektion nur schwer möglich ist.

Antibiotika unterstützen im Allgemeinen nur das Immunsystem. Unter Berücksichtigung dieser Tatsache ist bei vielen Infektionskrankheiten eine kürzere Therapiedauer, als noch vor Jahren empfohlen, möglich. Nachdem die meisten Keime in kurzer Zeit durch das Antibiotikum abgetötet worden sind, führt erst die körpereigene Abwehr zur völligen Ausheilung der Infektion.

Bei der Abtötung von Bakterien können Zellwandbestandteile freigesetzt werden, die als Endotoxine den Inflammationsprozess über eine vermehrte Zytokinausschüttung bei einer Sepsis verstärken können. Bei gramnegativen Erregern sind es Lipopolysaccharide und Lipooligosaccharide, bei grampositiven lösliche Peptidoglykane, welche aber schwächer als die Endotoxine der gramnegativen Bakterien wirken.

Inzwischen gibt es Hinweise, dass nicht alle Antibiotika in gleichem Maße zu einer Endotoxinausschüttung führen bzw. einige diese sogar binden können. Am kritischsten müssen β-Lactame gesehen werden, die an das Penicillin-bindende Protein 3 (PBP-3) binden. Dies sind vor allem Penicilline, Aztreonam und die meisten Cephalosporine der 3. Gruppe (z.B. Ceftazidim, Cefotaxim), nicht aber Cefepim. Carbapeneme, die an PBP-2 binden, führen zu keiner kritischen Endotoxinbildung, da vor Abtötung der Bakterien kugelige Sphäroblasten und nicht wie bei den PBP-3 bindenden β-Lactamen lange Filamente gebildet werden. Auch β-Lactamase-Inhibitoren scheinen die Bildung von Sphäroblasten zu induzieren. Inwieweit diese Freisetzung von Endotoxinen zu einer erhöhten Letalität bei septischen Patienten führt, ist noch nicht abschließend geklärt.

18.1.3 Bedeutung der Hygiene

Desinfektionsmaßnahmen, die die Übertragung der Bakterien von Mensch zu Mensch verhinderten, führten im vorigen Jahrhundert zu einer massiven Reduktion von Seuchen sowie von nosokomialen Infektionen und damit zu einem Absenken der Mortalität.

Hygiene ist medizinische Primärprävention! Eine ihrer wichtigsten Aufgaben ist das Erkennen, die Verhütung und Bekämpfung von Infektionskrankheiten durch epidemiologische Untersuchungen und durch die Einführung von Präventivmaßnahmen seuchen- und krankenhaushygienischer Art. Die Infektionsepidemiologie hilft, die Kenntnisse über Entstehung, Verbreitung und Verteilung einer Infektionskrankheit innerhalb der Bevölkerung zu vertiefen. Denn nur auf dieser Grundlage können hygienische Maßnahmen ergriffen werden, um die Zahl der Neuinfektionen einzudämmen.

Ein solcher Maßnahmenkatalog beinhaltet Sterilisations- und Desinfektionsverfahren, operative und pflegerische Techniken, ein organisatorisches Management der Ver- und Entsorgung sowie gegebenenfalls Isolationsmaßnahmen. Dies wird in den Hygieneplänen abteilungsspezifisch zusammengestellt. Auch der sinnvolle Einsatz von Antibiotika gehört in diesen Katalog, obwohl eine antibiotische Therapie ein korrektes Hygienemanagement nicht ersetzen, sondern allenfalls unterstützen kann. Besondere Bedeutung erlangen die Hygienepläne beim Auftreten von multiresistenten Erregern.

Darüber hinaus müssen das Personal laufend fortgebildet und die angeordneten Maßnahmen überwacht werden. Der Erfolg muss durch regelmäßige mikrobiologische Untersuchungen, Infektionsstatistiken und Überprüfung der Organisationsabläufe kontrolliert werden. Gegebenenfalls müssen die Hygienevorschriften angepasst werden.

18.1.4 Rationale Antibiotikatherapie

Unter **rationaler Antibiotikatherapie** versteht man den akzeptierten, Richtlinien folgenden Einsatz von Antibiotika unter Berücksichtigung des klinischen Zustandes des Patienten, der epidemiologischen Daten, aber auch im Hinblick auf eine mögliche zukünftige Resistenzentwicklung sowie unter pharmakoökonomischen Aspekten.

Bei einer rationalen Antibiotikaauswahl spielen das Wissen über das zu erwartende Erregerspektrum der Infektion, die lokalen epidemiologischen Daten zur Resistenz, die Potenz und Pharmakokinetik des Antibiotikums sowie der Zustand des Patienten und die Kosten der Therapie eine Rolle.

Der bewusste und gezielte Einsatz dieser Arzneimittelklasse ist die Voraussetzung dafür, dass auch in Zukunft noch Chemotherapeutika zur Verfügung stehen, um multimorbide, immunsupprimierte Schwerstkranke erfolgreich therapieren zu können.

Die rationale Anwendung von Antibiotika darf sich aber nicht allein auf die Therapie am Menschen beziehen, sondern muss gleichermaßen für die Tierhaltung gelten. In der Viehzucht sollten bei für den Verzehr gedachten Tieren keine Antibiotikaklassen zum Einsatz kommen, die auch in der Humanmedizin angewandt werden. Man muss nämlich davon ausgehen, dass sich durch den Verzehr des Fleisches vorbehandelter Tiere im menschlichen Gastrointestinaltrakt resistente Keime entwickeln können. Dadurch könnte die Wirksamkeit ganzer Antibiotikaklassen in der Humanmedizin in Frage gestellt werden.

Vor allem resistente Enterokokken können über Fleischprodukte aus Tiermastbetrieben den Menschen erreichen. Vancomycin resistente Enterokokken (VRE) sind wahrscheinlich u. a. durch den Einsatz von Avoparcin in der Tiermast „gezüchtet" worden. Wie sich ein Verbot von Antibiotika zur „Leistungsförderung" auswirkt, zeigt gerade dieses Antibiotikum sehr gut. Nachdem Avoparcin in Deutschland 1996 verboten wurde (in Europa im

April 1997), ging die Anzahl resistenter VRE im Schlachtgeflügel von 100 % 1995 auf etwa 25 % Ende 1997 zurück. Dies bedingte auch einen Rückgang der VRE Resistenz beim Menschen, nachgewiesen im Stuhl von gesunden nicht-hospitalisierten Probanden in Sachsen-Anhalt, von ca. 12 % 1994/95 auf 3,3 % Ende 1997.

Zurzeit sind zwei parallele Entwicklungen festzustellen:

1. Es treten nach Jahren der Stabilität vermehrt **resistente Bakterienstämme** auf, wie Methicillin-resistente Staphylokokken, Penicillin-resistente Pneumokokken und Vancomycin-resistente Enterokokken (s. Kap. 18.4.1). Gerade bei immunsupprimierten Patienten findet häufig eine Verschiebung von Infektionen mit virulenten sensiblen Bakterienstämmen zu weniger virulenten, aber resistenten statt, beispielhaft seien atypische Mykobakterien genannt.

2. **Virale Erkrankungen und Pilzinfektionen** bei Risikopatienten im Krankenhaus spielen eine immer größere Rolle.

18.2 Mikrobiologische Diagnostik

Mikrobiologische Diagnostik ist Grundlage jeder antimikrobiellen Chemotherapie, da sie Hinweise auf das Vorhandensein ätiologisch verantwortlicher Infektionserreger im repräsentativen Untersuchungsmaterial und deren Empfindlichkeit gegenüber Chemotherapeutika geben kann. Bei kulturellen Nachweismethoden bedarf es aber im Allgemeinen eines Zeitraums von 1–2(–3) Tagen, da zur Anzüchtung, Subkultivierung, Identifizierung und Resistenzbestimmung eine Wachstumszeit der Bakterien von 12–16 h berücksichtigt werden muss. Erst danach kann eine diagnostische Fragestellung beantwortet werden.

Schnelldiagnostische Möglichkeiten (z.B. Mikroskopie nativer und gefärbter Präparate, Latexteste, molekularbiologische Verfahren mittels Polymerase-Kettenreaktion und Gen-Sonden) können nur z.T. relevante Aussagen zur Ätiologie treffen. Auch dann sind wiederum nur im Einzelfall eindeutige Aussagen zur Antibiotikaempfindlichkeit auf empirischer Basis möglich.

Allerdings sollten die Möglichkeiten der automatisierten Analytik und der EDV-unterstützten Befunderstellung und des Befundtransfers zunehmend in Anspruch genommen werden.

18.2.1 Bedeutung für die antimikrobielle Therapie

In vielen wichtigen klinisch-infektiologischen Situationen kommen die Ergebnisse der mikrobiologischen Diagnostik für eine sofort notwendige Therapie zu spät. Dies gilt bei:

☐ immunsupprimierten Patienten:
während und nach antineoplastischer Chemotherapie, bei HIV-Infizierten, vor allem im Vollbild von AIDS

☐ immunkompromittierten Patienten:
Schwer- und Schwerstverletzte, nach langdauernden und/oder schweren operativen Eingriffen

☐ immuninkompetenten Patienten:
Frühgeborene, sehr alte Patienten oder Patienten mit Immundefekten

☐ akuten Infektionskrankheiten mit schwerem Verlauf (z.B. Meningitis, Pneumonie).

Das Fehlen von Analysenergebnissen in der Phase der therapeutischen Entscheidungsfindung zieht eine notwendigerweise ungezielte Therapie nach sich. Um die initial ungezielte Therapieform rational durchzuführen, müssen mengenmäßig ausreichende, statistisch verwertbare Ergebnisse früherer mikrobiologischer Untersuchungen als Grundlage für Therapierichtlinien herangezogen werden. Diese dienen auch als Grundlage für die Aufdeckung von

☐ epidemischen, hygienisch relevanten Risikozuständen
(z.B. MRSA = Methicillin-Resistente-Staphylococcus-Aureus-Stämme, synonym = Multi-Resistente-Staphylococcus-Aureus-Stämme)

☐ seltenen Resistenzmechanismen
(z.B. ESBL = Extended-Spectrum-Beta-Lactamases)

☐ Resistenzentwicklung einzelner Erreger/Erregergruppen
(z.B. VRE = Vancomycin-Resistente-Enterokokken)

☐ nosokomialen Infektionen

Für die Qualitätssicherung in Mikrobiologie und Infektiologie sind sie ebenfalls eine wertvolle Grundlage.

Individuelle Arzneimitteltherapie

Der ungezielte primäre Therapieversuch muss anhand der klinischen Situation des Patienten auf seine Wirksamkeit hin überprüft werden und ist im Bedarfsfalle zu korrigieren. Die früher übliche Führung der Therapie kann die mikrobiologische Diagnostik (außer bei chronischen Infektionszuständen) nicht mehr übernehmen. Die heutigen Kenntnisse über die Entstehung und Ausbreitung nosokomialer Infektionen lassen jeden Aufenthaltstag im Krankenhaus als gesteigertes Infektionsrisiko erkennen. Ökonomische Gesichtspunkte erfordern eine kürzere Liegezeit des Patienten. Beides zusammen verstärkt den Zwang zur umgehend erfolgreichen Therapie und damit den Griff zu omnipotenten Präparaten (Breitspektrum-Antibiotika).

18.2.2 Qualität der mikrobiologischen Diagnostik

Die Qualität der mikrobiologischen Diagnostik hängt sehr stark von der Qualität des **Untersuchungsmaterials** ab. Viele Materialien stammen aus Regionen mit einer „bunten physiologischen Bakterienflora", z. B.

Haut, Mund-, Nasen- und Rachenraum, Darmtrakt, Teile des Urogenitaltraktes. Bei unsachgemäßer Entnahme von Proben ist zu erwarten, dass nur ein Einblick in die Vielfalt der physiologischen Flora gewonnen wird und kein konkreter Hinweis auf die Ätiologie der Situation (s. Tab. 18.1). Außerdem verändert sich die mikrobiologische Zusammensetzung einer Probe bei polymikrobiell bedingten Infektionen (z. B. Peritonitis), je länger der Transport (auch im Transportmedium) dauert (s. Tab. 18.2 und 18.3).

Da für viele Mikroorganismen der Mensch die „ökologische Nische" als Ergebnis einer Koevolution darstellt, sind sie außerhalb des menschlichen Biotops nur begrenzt überlebensfähig. Für andere, wie Umwelt- und Wasserkeime, trifft dies wieder nicht zu. Daher kann sich die quantitative wie qualitative Zusammensetzung der Probe derart verändern, dass Erreger diagnostisch im Vordergrund stehen, die ätiologisch mit dem Infektionsgeschehen wenig bis nichts zu tun haben. „Therapieversager" sind die Folge. Eine umgehende, mindestens aber kurzfristige Verarbeitung von mikrobiologischem Untersuchungsmaterial ist also zwingend notwendig (s. Tab. 18.4).

Tab. 18.1: Hinweise zur Entnahme repräsentativer Untersuchungsmaterialien.

Sputum	Morgensputum („Auswurf") nach gründlicher Reinigung der Zähne und mehrmaligem Spülen des Mund-, Rachenraumes mit kaltem Wasser, Speichelbeimengungen wegen der Gefahr der Kontamination durch die physiologische Flora vermeiden, gegebenenfalls Provokation durch Inhalation eines warmen, hypertonen Aerosols
	Andere Gewinnungsmöglichkeiten prüfen (Bronchoskopie, transtracheale Aspiration, Lungenpunktion, Lungenbiopsie, Trachealsekretaspiration, bronchoalveoläre Lavage)
Urin	Morgenurin, sonst mindestens drei Stunden nach der letzten Miktion, vor Beginn oder frühestens drei Tage nach Absetzen einer Antibiotikatherapie, bei Gewinnung Kontamination mit physiologischer Flora vermeiden, **keine** Entnahme aus Urinbeuteln bei Dauerkathetern
Blutkulturen	Vor Beginn einer Antibiotikatherapie oder vor der nächsten Antibiotikagabe, im Fieberanstieg, mehrere Kulturen/Tag, z. B. bis zu sechs bei Endokarditisverdacht

Tab. 18.2: Überlebensfähigkeit anspruchsvoller Bakterien in Transportmedien.

Keimart und Lagerungsdauer	mit Transportmedium	ohne Transportmedium
Streptococcus pneumoniae		
24 h	nicht vermindert	deutlich vermindert
48 h	deutlich vermindert	vollständig abgestorben
Bacteroides fragilis		
12 h	etwas vermindert	deutlich vermindert
24 h	deutlich vermindert	sehr stark vermindert
Bacteroides bivius		
6 h	deutlich vermindert	vollständig abgestorben
12 h	vollständig abgestorben	vollständig abgestorben

Tab. 18.3: Verschiebung der mikrobiologischen Zusammensetzung einer Probe durch Transportweg bzw. Zeit.

Zeitpunkt	Eiter in Transportmedium	Eiter ohne Transportmedium
sofort	reichlich *Bacteroides thetaiotaomicron* reichlich *Enterococcus faecalis* mäßig *Pseudomonas aeruginosa*	mäßig *Bacteroides thetaiotaomicron* mäßig *Enterococcus faecalis*
nach 24 h	mäßig *Bacteroides thetaiotaomicron* sehr reichlich *Pseudomonas aeruginosa*	reichlich *Enterococcus faecalis*
nach 72 h	sehr reichlich *Pseudomonas aeruginosa*	reichlich *Enterococcus faecalis*

Tab. 18.4: Hinweise zur Lagerung/zum Transport repräsentativer Untersuchungsmaterialien.

Sputum	wenn nicht kurzfristig (innerhalb von 1–2 Stunden) zu verarbeiten, Lagerung bei 4 °C bis 24 Stunden möglich
Urin	wenn nicht kurzfristig (innerhalb von 1–2 Stunden) zu verarbeiten, Lagerung bei 4 °C bis zur Verarbeitung am gleichen Tag (!) möglich
Blutkulturen	temperiert transportieren, bei längeren Standzeiten möglichst bei 37 °C lagern

18.2.3 Identifizierung

Das Ergebnis der Identifizierung von Mikroorganismen aus Untersuchungsmaterialien ist eine wesentliche Information, um in Verbindung mit der Resistenzbestimmung eine optimale antibakterielle Therapie einzuleiten. Durch die bekannte Identität der Erreger ergeben sich wesentliche Hinweise auf Virulenz und Anzahl der Erreger sowie die Qualität der pathogenen Eigenschaften. Außerdem lassen sich durch die Typisierung Verwandtschaften von isolierten Mikroorganismen feststellen und durch die Aufdeckung von Infektionsketten ggf. hygienische Maßnahmen einleiten.

Die Methoden zur Identifizierung sind vielfältig. In der Praxis werden vor allem **biochemische Verfahren** („Bunte Reihe") herangezogen, die die Stoffwechselfähigkeiten der verschiedenen Mikroorganismen untersuchen und damit eine Differenzierung bis auf die Species-Ebene ermöglichen. Miniaturisierung und Konfektionierung haben einen hohen Praktikabilitäts- und Qualitätsstandard erreicht, unabhängig davon, ob spezielle Systeme oder Mikrotiterplatten verwendet werden.

Zur Identifizierung kann auch eine Resistenzbestimmung (s. Kap. 18.2.4) mit herangezogen werden, da einige Erreger typische Resistenzmuster zeigen. Zur Interpretation der Ergebnisse ist einige Erfahrung

erforderlich, da ähnliche Resistenzmuster bei verschiedenen und verwandten Stämmen sowie Verlust oder Erwerb von Resistenzdeterminanten auftreten können.

Die Vielfältigkeit phänotypischer (s. o.) aber auch genotypischer Verfahren (molekularbiologische Methoden, z.B. PCR = Polymerase Chain Reaction) lässt eine detaillierte Darstellung in diesem Rahmen nicht zu.

18.2.4 Resistenzbestimmung

Die Aussagekraft der Resistenzbestimmungen ist begrenzt. Grundsätzlich sagen Resistenztestungen nur etwas über die Empfindlichkeit isolierter Erreger gegenüber einer Reihe von Antibiotika unter standardisierten In-vitro-Testbedingungen aus. Am Infektionsort können ganz andere physikochemische und mikrobiologische Bedingungen herrschen als im Reaktionsansatz. Der therapeutische Einsatz getesteter Präparate hängt daher auch noch von vielen anderen üblicherweise nicht prüfbaren Bedingungen ab:

- ☐ Pharmakologische/pharmakokinetische Parameter: Verteilung, Elimination, Toxizität, Antagonismus

- ☐ Mikrobiologische Faktoren: Wirkung, Resistenzentwicklung

- ☐ Biologische Wirt-Erreger-Interaktionen

- ☐ Epidemiologie.

Dennoch sind Antibiogramme in der Regel eine durchaus brauchbare Unterstützung bei der Therapieentscheidung, da eine relativ gute Korrelation zwischen In-vitro-Empfindlichkeit und In-vivo-Wirksamkeit besteht. Es ist aber anzumerken, dass die einzelnen Resistenztestverfahren in ihrer Aussage und routinemäßigen Einsetzbarkeit unterschiedlich zu bewerten sind.

Blättchen-Diffusions-Test

Der am meisten verwendete Blättchen-Diffusions-Test hat, im Gegensatz zu seiner äußerst einfachen

Individuelle Arzneimitteltherapie

und kostengünstigen Handhabung, ein sehr hohes Fehlerpotential. Bei diesem Test werden mit Antibiotika beschickte Filterblättchen auf eine Agaroberfläche aufgelegt, die zuvor mit einem Bakterienstamm beimpft wurde. Durch radialsymmetrische Diffusion des Antibiotikums entsteht ein Konzentrationsgradient, wobei sich nach entsprechender Inkubation ein kreisförmiger Hemmhof je nach individueller Empfindlichkeit des Erregers ausbildet. Durch einen Vergleich der Hemmhofdurchmesser mit zuvor ermittelten minimalen Hemmkonzentrationen des getesteten Keims in Form einer Regressionsanalyse werden die Kategorien sensibel, intermediär und resistent definiert.

Der Test lässt eine große Zahl von Fehlermöglichkeiten zu, so z.B. durch fehlende Standardisierung des nach DIN empfohlenen Müller-Hinton-Mediums, ein falsches Inokulum sowie mangelhafte Lagerungsstabilität bestimmter Antibiotika. Dennoch ist er aufgrund seiner einfachen Handhabung und der geringen Kosten am weitesten verbreitet (s. Abb. 18.1).

Epsilon-Test

Der ebenso einfach zu handhabende Epsilon-Test (Etest®) hat eine außerordentlich niedrige Störanfälligkeit. Für die Routinetestung ist sein Preis jedoch zu hoch. Bei diesem Test wird ein mit einem Antibiotikumgradienten beschickter Teststreifen auf eine zuvor mit einem Bakterienstamm beimpfte Agaroberfläche aufgelegt. Der Gradient bildet sich binnen kurzer Zeit auch im Agar aus, so dass man dann nach entsprechender Inkubation an einer auf der Oberfläche angebrachten Konzentrationsskala die jeweilige minimale Hemmkonzentration ablesen kann. Dieser Test ist das zzt. beste Verfahren (s. Abb. 18.2).

Mikrobouillon-Verdünnungstest und Mikrodilutions-Test

Diese Tests sind methodisch aufwendiger und kostenträchtiger als der Blättchen-Diffusions-Test, aber insgesamt gesehen im Kosten/Nutzen/Störanfälligkeitsverhältnis die zu empfehlenden Verfahren, unabhängig davon, ob sie als sog. „Break-Point-Verfahren" (zwei Konzentrationen, u.U. auch nur eine) oder als „Full range"-Platte (bis zu zwölf Konzentrationen) verwendet werden.

Beim Mikrobouillon-Verdünnungstest werden Mikrotiterplatten mit geometrisch oder arithmetisch abnehmenden Antibiotikakonzentrationen beschickt, mit einer Bakteriensuspension beimpft und nach entsprechender Inkubation der Grenzwert des Bakterienwachstums abgelesen. Dabei ist die minimale Hemmkonzentration diejenige, bei der das Wachs-

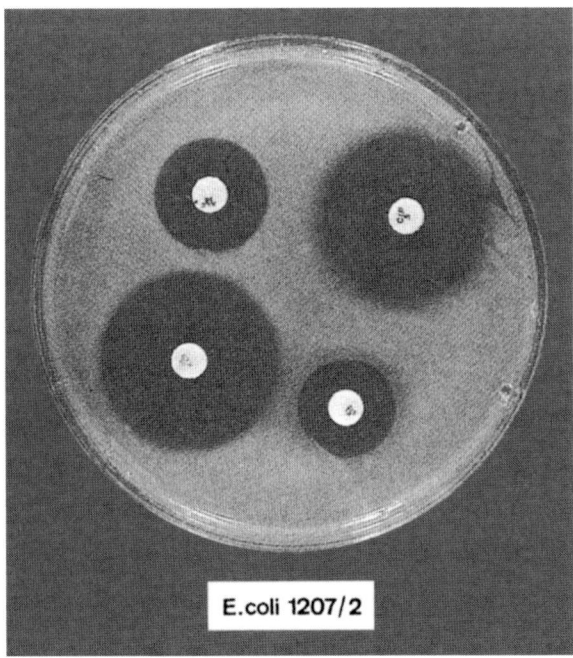

Abb. 18.1: Blättchen-Diffusions-Test. Je nach Empfindlichkeit der zu testenden Erreger entsteht ein mehr oder weniger großer Hemmhof um das mit Antibiotikum beschickte Blättchen.

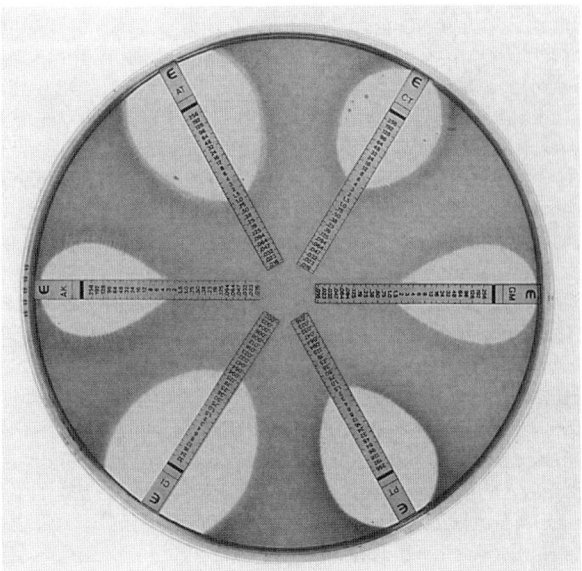

Abb. 18.2: Epsilon-Test (Etest®). Die jeweiligen MHK-Werte sind an der Schnittstelle des elliptischen Hemmhofes mit dem Streifen abzulesen.

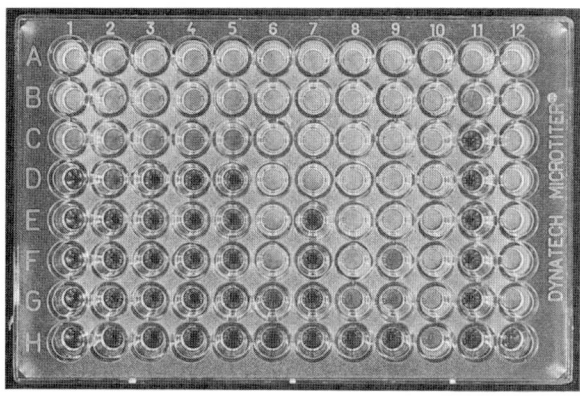

Abb. 18.3: Mikrobouillon-Verdünnungstest. In den Reihen 1 bis 12 befinden sich unterschiedliche Antibiotika in von A nach H aufsteigender Konzentration. Eine signifikante Wachstumsminderung stellt den MHK-Wert dar.

tum der Bakterien signifikant gemindert wird. Dieser Test ist von verschiedenen Herstellern (meist in lyophilisierter Form) voll konfektioniert erhältlich und kann automatisiert werden (s. Abb. 18.3).

Beim Mikrodilutions-Test werden Agarplatten mit abgestuften Antibiotikakonzentrationen eingesetzt. Diese werden punktförmig mit den zu untersuchenden Erregern beimpft und nach entsprechender Inkubation die minimale Hemmkonzentration abgelesen. Da auf einer Platte relativ viele Erreger untersucht werden können, handelt es sich um ein kostengünstiges Verfahren. Die Platten sind allerdings nicht voll konfektioniert erhältlich. Da sie vor Ort hergestellt werden müssen, limitiert sich ihr Einsatz, wenn keine eigenen Nährbodenküchen vorhanden sind (s. Abb. 18.4).

Werden die beiden letztgenannten Verfahren als „Break-Point-Verfahren" durchgeführt, wird nicht die minimale Hemmkonzentration bestimmt, sondern nur die Zuordnung zu einer der drei Kategorien sensibel, intermediär und resistent festgelegt.

Vollautomatische Methoden basieren entweder auf der Analyse von Wachstumskurven und deren Beeinflussung durch Antibiotika oder automatisierten Ablesesystemen von Mikrobouillon-Verdünnungstests. In beiden Fällen gelingt es, durch den Einsatz hochempfindlicher optischer Systeme zur Trübungsmessung bzw. der Verwendung anderer Marker (z.B. fluoreszierender Substanzen) die Inkubationszeiten so zu senken, dass eine Ablesung von Resistenzdaten zur Empfindlichkeitsprüfung bzw. eine Analyse biochemischer Reaktionen zur Identifizierung von Erregern in wenigen Stunden möglich wird. Dadurch gelingt es in aller Regel, die zur Dia-

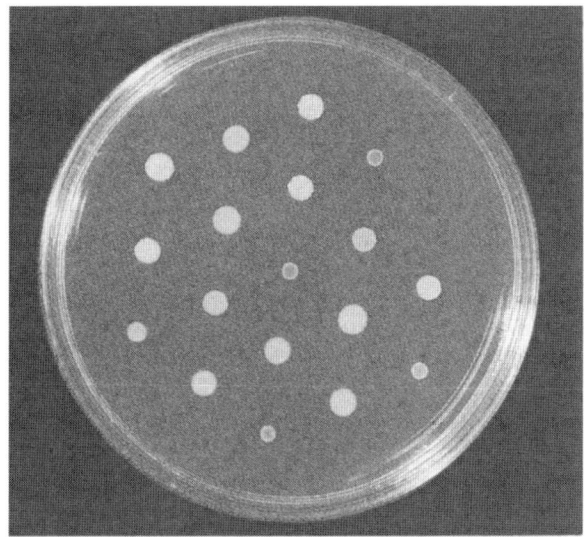

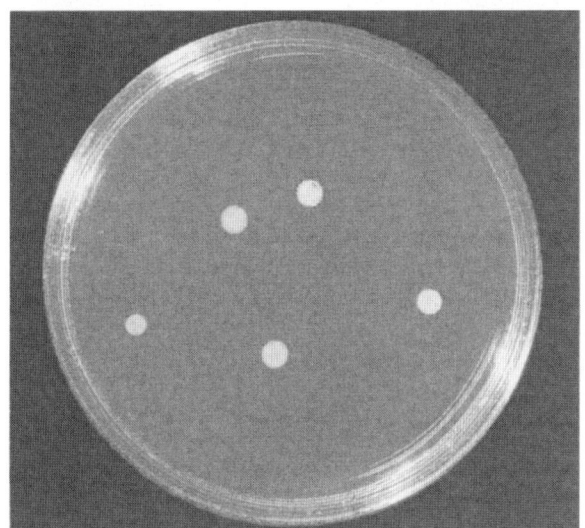

Abb. 18.4: Mikrodilutions-Test. Es werden Agarplatten mit unterschiedlichen Antibiotikumkonzentrationen eingesetzt. Auf der Platte mit der höheren Konzentration wachsen weniger Stämme.

gnostik notwendige Zeit um einen ganzen Tag zu verkürzen. Da sowohl raschest verfügbare Kenntnisse über die Identität des oder der Erreger als auch deren Antibiotikaempfindlichkeit für eine optimale, sprich kurative Therapie von ausschlaggebender Bedeutung sind, kommt einer Verteuerung der mikrobiologischen Diagnostik eine eher nachgeordnete Bedeutung zu. Dabei kommt es nicht so sehr auf eine Verkürzung der Liegezeit an, vielmehr spielt der klinische Nutzen die entscheidende Rolle.

Anzumerken ist weiterhin, dass die meisten der verfügbaren Systeme mit einem Expertensystem kombiniert sind, das es ermöglicht, die ermittelten

Individuelle Arzneimitteltherapie

Ergebnisse mittels Computer-gestützter Datenbanken in Interpretationshinweise und Kommentare umzusetzen (evidence-based-medicine). Dabei werden die mikrobiologischen Ergebnisse

☐ **therapeutisch interpretiert**, d.h. zum mikrobiologischen Ergebnis kommen Hinweise auf mögliche Diskrepanzen zwischen In-vitro- und In-vivo-Wirkungen der Antibiotika hinzu, bzw.

☐ **therapeutisch kommentiert**, d.h. für spezielle klinische Situationen (z.B. Sepsis, Meningitis) werden optimale Therapiestrategien empfohlen.

Zukunft der mikrobiologischen Diagnostika

Eine mikrobiologische Diagnostik auf der Basis schneller, automatisierter, wissensbasierter Equipments ist allerdings bisher aufgrund ihrer Kosten nur begrenzt etabliert. Eine noch schnellere Diagnostik, wie sie in anderen Laborbereichen üblich ist, wird im mikrobiologischen Bereich allerdings unter Beibehaltung tradierter, nur optimierter Methoden nicht möglich werden. Die Direkterkennung von ätiologisch verantwortlichen Erregern aus dem Untersuchungsmaterial mittels Antigen-Antikörperreaktionen (limitierend ist allenfalls die Menge der vorhandenen Erreger), vor allem aber die Möglichkeiten der Molekularbiologie zur Erkennung der Identität und Empfindlichkeit von Erregern (wobei die Nucleinsäuren eines einzigen Pathogens ausreichen) werden die Zukunft der mikrobiologischen Diagnostik bestimmen.

18.3 Formen der antimikrobiellen Therapie

Eine antibiotische Therapie ist in der Regel kurativ. Dennoch sollten durch einen rationalen Antibiotikaeinsatz die Ausgaben so niedrig wie möglich gehalten werden. Dies muss durch Behandlungsstrategien erfolgen, die von vornherein festlegen, wie bestimmte Infektionen therapiert werden sollen. Im Krankenhaus kann sich ein unterschiedliches Vorgehen in den verschiedenen Fachabteilungen als günstig erweisen.

Möglichkeiten im ambulanten Bereich liegen darin, die Indikation für eine antibiotische Therapie streng zu stellen. Primäre Infektionen im Hals-Nasen-Rachen-Raum sind in der Regel viral bedingt und bedürfen bei immunkompetenten jüngeren Patienten keiner Therapie mit Antibiotika.

Bei außerhalb des Krankenhauses erworbenen bakteriellen Infektionen ist der Einsatz der neueren, potenten, aber auch teuren Antibiotika, wie der Fluorchinolone oder der neuesten oralen Cephalosporine, in der Regel nicht erforderlich. Die klassischen Antibiotika sind in Mitteleuropa bei diesen nicht lebensbedrohenden (banalen) Erkrankungen ausreichend. Genannt seien Penicillin V, Aminopenicilline ± β-Lactamase-Inhibitor, orale Basiscephalosporine, Doxycyclin, Co-trimoxazol oder Makrolide. Dadurch wird gleichzeitig der Selektionsdruck reduziert sowie die Entstehung resistenter Stämme minimiert. Die neuen, hochpotenten, per os applizierbaren Antibiotika erlauben inzwischen die ambulante Therapie von schweren Infektionskrankheiten wie der primären Pneumonie, die heute noch meist im Krankenhaus behandelt werden. Ihr Einsatz sollte aber auf diese Indikationen beschränkt bleiben.

Die alte Regel, bakterielle Infektionen mindestens 10–14 Tage antibiotisch zu therapieren, hat heute keine Gültigkeit mehr. Die Therapiedauer erstreckt sich von der Ein-Dosis-Therapie unkomplizierter Harnwegsinfektionen der Frau bis zu der monatelangen Therapie einer Tuberkulose. In Tab. 18.5 werden einige Strategien beispielhaft aufgeführt, die nachfolgend erläutert werden.

18.3.1 Mono-, Kombinationstherapie

Mit den heute auf dem Markt befindlichen Antibiotika ist in der Regel sowohl im ambulanten als auch im stationären Bereich eine erfolgreiche **Monotherapie** möglich. Während dies außerhalb des Krankenhauses auch aus Gründen der Compliance meistens befolgt wird, werden in der Klinik viel zu häufig Antibiotikakombinationen eingesetzt.

Ziel der **Kombinationstherapie** ist es zum einen, eine Wirkungsverstärkung durch eine synergistische Wirkung zweier Antibiotika zu erzielen; genannt sei die Kombination von β-Lactam-Antibiotika und Aminoglykosiden. Daneben wird versucht, durch eine Kombination therapeutische Lücken zu schließen, z.B. beim Neutropeniker, oder eine Resistenzentwicklung zu verzögern. Obwohl inzwischen diskutiert wird, mit neuen hochwirksamen Antibiotika eine Monotherapie bei Pseudomonasinfektionen, beispielsweise mit Ceftazidim und Cefepim, durchzuführen, sollte man heute immer noch eine Antibio-

Tab. 18.5: Strategien der Antibiotikatherapie.

Strategie	Indikationen (Auswahl)	Vorteile
Kalkulierte Initialtherapie	(Nosokomiale) Pneumonie Peritonitis Sepsis Abwehrgeschwächte Patienten	Schnellere Verlegung von der Intensiv- auf die Normalstation Verkürzung der Behandlungsdauer Vermeidung von Komplikationen
Deeskalationstherapie	wie kalkulierte Initialtherapie	Reduktion von unerwünschten Wirkungen Reduktion von Drug Monitoring Möglichkeit einer ambulanten Folgebehandlung bei geeigneter Antibiotikaauswahl
Perorale Therapie	Leichte bis mittelschwere Atemwegsinfektionen Harnwegsinfektionen	Geringe Therapiekosten Geringer Personalaufwand Gute Akzeptanz Geringe Nebenwirkungen Geringes Abfallaufkommen Ambulante (Weiter-)Behandlung
Sequenztherapie	Ambulant erworbene Pneumonien Leichte bis mittelschwere Gallenwegsinfektion	Verkürzung der Gesamttherapie Verkürzung der stationären Behandlung In der zweiten Phase Vorteile der peroralen Therapie

tikakombination einsetzen, deren einer Partner ein pseudomonaswirksames β-Lactam, der andere ein Aminoglykosid oder ein Fluorchinolon ist. Die Streptokokken-Endokarditis ist ein weiteres Beispiel für den zwingenden Einsatz einer Antibiotikakombination in der Initialtherapie, z. B. ein Penicillin und ein Aminoglykosid. Sinnvolle fixe Kombinationen sind weiterhin Co-trimoxazol und Penicilline + β-Lactamase-Inhibitoren.

Obligat ist eine Kombinationstherapie weiterhin bei Tuberkulose und Lepra. Man setzt bei dieser Kombinationstherapie antimykobakterielle Chemotherapeutika mit unterschiedlichem Angriffsort und Wirkmechanismus ein, um Resistenzen zu vermeiden und auch Mykobakterien mit Resistenzen gegen ein oder zwei Tuberkulostatika mitzuerfassen.

Einen ähnlichen Ansatz hat heute die antivirale HIV-Therapie. Um die Resistenzbildung zu senken und gleichzeitig die Potenz der Therapie zu erhöhen, werden Kombinationen aus in der Regel drei Virustatika der Klassen Reverse-Transkriptase-Hemmer und Protease-Inhibitoren eingesetzt.

18.3.2 Chemoprophylaxe

Für einen Einsatz von Antibiotika in der Prophylaxe gibt es definierte Indikationen. Es muss daher jedesmal eine genaue Nutzen-Risiko-Abwägung stattfinden. Dabei kann unterschieden werden zwischen:

☐ Infektions- bzw. Expositionsprophylaxe

☐ Rezidivprophylaxe

☐ Komplikationsprophylaxe mit der Sonderform perioperative Prophylaxe.

Einige gesicherte Indikationen werden nachfolgend beispielhaft angeführt.

Infektions-/Expositionsprophylaxe

Gesichert ist der Wert einer Prophylaxe über Monate bei Kontaktpersonen von Patienten mit offener Tuberkulose, die tuberkulinnegativ sind, und bei Patienten unter Corticoidtherapie, die in der Vorgeschichte eine Tuberkuloseerkrankung durchgemacht haben (**Rezidivprophylaxe**). Das Standardprophylaktikum ist Isoniazid. Die Meningokokken-Meningitis ist eine weitere Erkrankung, bei der, vor allem bei Kindern, eine **Umgebungsprophylaxe** mit Rifampicin oder bei Erwachsenen alternativ mit Fluorchinolonen über 1–3 Tage erwogen werden sollte. Die Malaria stellt die klassische Form der **Expositionsprophylaxe** dar, bei der man sich, neben der Vermeidung von Stichen durch Anopheles-Mücken (Moskitonetz, Repellentien), durch eine dem Aufenthaltsort entsprechende Chemoprophylaxe vor einer Infektion schützen kann.

Weitere Patientengruppen, die einer antibiotischen **Langzeitprophylaxe** bedürfen, sind AIDS-Patienten, Patienten mit Fieber nach einer Knochenmarktransplantation sowie in einer Neutropenie.

Rezidivprophylaxe

Erwähnt sei die Prophylaxe nach Infektionen wie rheumatischem Fieber, Endokarditis, Harnwegsinfektionen, Tuberkulose sowie bei HIV-Patienten die Dauerprophylaxe nach *Pneumocystis carinii*-Infektion, nach Toxoplasmose sowie Infektionen mit Viren aus der Herpes-Gruppe.

Perioperative Prophylaxe

Etabliert ist eine perioperative Antibiotikaprophylaxe, die das Keimspektrum abdecken sollte, das am jeweiligen Operationsort häufig anzutreffen ist. Bei aseptischen Operationen ist eine generelle Prophylaxe nicht nötig, da sie neben unnötigen Kosten die Gefahr der Selektion resistenter Keime in sich birgt. Unterschieden wird nach Kontaminationsgrad der Wunde bzw. des Operationsgebietes (Tab. 18.6). In Tab. 18.7 sind die akzeptierten Indikationen und die gebräuchlichsten Antibiotikagruppen aufgeführt. Bei Risikopatienten werden in der Regel höherwertige Antibiotika eingesetzt (s. Kasten).

Risikofaktoren, die zu einer erhöhten Wundinfektionsrate führen können (modifiziert nach Davidson und Keighly)

☐ Art und Dauer der Operation (jede Stunde verdoppelt sich die Wundinfektionsrate)

☐ Notfalleingriffe

☐ Operateur und chirurgische Technik

☐ Intraoperative Komplikationen

☐ Drainagen

☐ Alter des Patienten (erhöhtes Risiko > 70 Jahre)

☐ Malnutrition

☐ Adipositas

☐ Zusätzliche Erkrankungen (z.B. Tumor, Diabetes mellitus, HIV-Infektion)

☐ Entzündungen

☐ Dauer des präoperativen stationären Aufenthaltes

☐ Voroperationen

In der Regel ist eine **einmalige Gabe des Antibiotikums** (single shot) bei Narkoseeinleitung ausreichend, um wirksame Gewebekonzentrationen während der Operation zu erreichen. Bei längeren Operationen kann eine zweite Dosis nach etwa vier Stunden gegeben werden. Außerhalb des Operationssaales ist keine weitere Gabe nötig, da durch eine perioperative Prophylaxe nur die während des Eingriffs von außen in den Körper eingedrungenen Keime abgetötet werden sollen. Eine Besiedelung von Drainagen kann durch eine Antibiotikagabe jedoch nicht verhindert werden.

18.3.3 Initialtherapie

Die Kenntnis des Erregers anhand eines Antibiogramms ermöglicht eine gezielte, rationale Antibiotikatherapie. Das Spektrum des Antibiotikums sollte in diesem Fall so schmal wie möglich, aber so breit wie nötig sein. Diese Situation ist in der Regel, vor allem bei Therapiebeginn, nicht gegeben. Daher ist der Therapeut gezwungen, entweder **blind** oder besser, **kalkuliert** zu therapieren.

Blindtherapie

Wenn weder der Erreger bekannt ist noch nähere lokale Daten vorliegen, muss die Therapie unter Berücksichtigung der Erfahrungswerte über das zu erwartende Keimspektrum blind durchgeführt werden.

Anhaltspunkte liefern der Ausgangsort der Infektion, z. B.

☐ Kathetersepsis → Staphylokokken

☐ Harnwegsinfektionen → *E. coli*

☐ Infektionen nach Eingriffen im Colon → Anaerobier-Beteiligung.

Auch aus dem Zeitpunkt des Auftretens einer Infektion lassen sich Rückschlüsse auf den Erreger ziehen. Zu Beginn eines Krankenhausaufenthaltes sind weder das Auftreten von Pseudomonas aeruginosa noch von Sprosspilzen (*Candida* sp.) zu erwarten. Pseudomonaden treten, vor allem bei beatmeten Patienten, erst nach etwa 5–7 Tagen, *Candida* sp. nach etwa 10–14 Tagen auf. Bei einer Blindtherapie wird man im ambulanten Sektor weniger breit und potent beginnen müssen als im Krankenhaus (vor allem auf Intensivstationen).

Kalkulierte Therapie

Kalkuliert ist eine antibiotische Therapie, wenn zwar kein Antibiogramm vorliegt, aber genügend epidemiologisches Material zum wahrscheinlichen Auftreten bestimmter Bakterien und deren Resistenzsituation vor Ort existiert. Diese Daten zu erhalten ist

Tab. 18.6: Operationstypen und Infektionshäufigkeit.

Operationskategorie	Operationstyp	Infektionsrisiko
Sauber	Aseptische Operationen ohne Eröffnung des Gastrointestinal-Traktes oder Respirations-Traktes	1–2 %
Sauber-kontaminiert	Saubere Operationen mit Eröffnung des Gastrointestinal-Traktes oder Respirations-Traktes ohne Austritt von Inhalt	8–10 %
Kontaminiert	Operationen bei akuter Entzündung und/oder Entleerung von Hohlorganinhalt – Durchbrechen der Asepsis bei der Versorgung frischer Verletzung	15 %
Stark infiziert	Operationen bei Eiteransammlung, nach Perforation von Hohlorganen und alle Verletzungen	40 %

Tab. 18.7: Gesicherte Indikationen für die perioperative Antibiotikaprophylaxe (verändert nach Daschner 2002).

Indikationen	Empfohlene Antibiotikaregime
Kardiochirurgische Eingriffe	Cephalosporine der 1. oder 2. Gruppe Staphylokokken-Penicilline
Gefäßchirurgische Eingriffe im Bereich der Aorta und der unteren Extremitäten im Leistenbereich	Cephalosporine der 1. oder 2. Gruppe Staphylokokken-Penicilline
Prothetischer Gelenkersatz	Cephalosporine der 1. oder 2. Gruppe Staphylokokken-Penicilline
Tumorchirurgie im Kopf-Hals-Bereich	Cephalosporine der 2. Gruppe Aminopenicilline + β-Lactamase-Inhibitor
Gastroduodenaler Eingriff bei Risikopatienten (Alter über 70, akute Cholezystitis, Gallengangssteine)	Cephalosporine der 2. Gruppe + Metronidazol Aminopenicilline + β-Lactamase-Inhibitor
Kolorektale Eingriffe	Cephalosporine der 2. Gruppe + Metronidazol Aminopenicilline + β-Lactamase-Inhibitor
Appendektomie bei perforiertem Wurmfortsatz	Cephalosporine der 2. Gruppe + Metronidazol Aminopenicilline + β-Lactamase-Inhibitor
Transurethrale Prostatektomie	Cephalosporine der 2. Gruppe
Vaginale Hysterektomie	Cephalosporine der 2. Gruppe + Metronidazol Aminopenicilline + β-Lactamase-Inhibitor
Kaiserschnittentbindung bei Risikopatientinnen	Cephalosporine der 2. Gruppe
Alle operativen Eingriffe (auch zahnärztliche) bei Patienten mit Endokarditis bzw. Herzklappendefekten	Aminopenicilline Erythromycin bei Penicillinallergie Clindamycin Ampicillin + Aminoglykosid Vancomycin ± Aminoglykosid

Individuelle Arzneimitteltherapie

einer der wichtigsten Gründe, im Krankenhaus – auch außerhalb von Intensivstationen – und im ambulanten Bereich regelmäßig Erreger- und Resistenzbestimmungen durchzuführen. Die Paul-Ehrlich-Gesellschaft empfiehlt für die kalkulierte Initialtherapie von Intensivpatienten Antibiotika mit hoher Wirksamkeit und breitem Spektrum wie

☐ Carbapeneme (z.B. Imipenem, Meropenem)

☐ Cephalosporine der 3. Gruppe (z.B. Ceftriaxon, Cefotaxim, Cefepim, Ceftazidim)

☐ Fluorchinolone (z.B. Ciprofloxacin, Levofloxacin, Moxifloxacin)

□ durch β-Lactamase-Inhibitoren „geschützte" Penicilline (z.B. Piperacillin/Tazobactam)

Deren anfänglicher Einsatz ist notwendig, da die Letalität des Intensivpatienten vor allem durch diese initiale Therapie beeinflusst wird. Ist diese inadäquat, steigt die Mortalität um den Faktor 2–3. Die endgültige Auswahl vor Ort richtet sich dann aber nach der lokalen Erreger- und Resistenzsituation des Krankenhauses.

Nach Bestimmung des Keimes ist die Therapie daran auszurichten. Aus der kalkulierten wird dann eine gezielte Therapie. Spricht der Patient innerhalb von 3 Tagen nicht auf die Therapie an und liegt weiterhin kein Antibiogramm vor, muss das Antibiotikum gewechselt, ein weiteres zur Spektrumsverbreiterung hinzugefügt oder die Möglichkeit einer Pilzinfektion oder Virusinfektion erwogen werden. Wenn ein anderes Chemotherapeutikum eingesetzt wird, sollte es die Erregerlücken des ersten miterfassen. Gleichzeitig muss eine eventuelle Resistenz mitbeachtet werden. Aber auch an nicht-mikrobielle Ursachen des Fiebers muss gedacht werden.

18.3.4 Eskalation und Deeskalation

Bis vor wenigen Jahren galt die Regel, mit einem Standardregime, das nicht zu breit oder hochpotent war, eine Therapie zu beginnen. Bei Nichtansprechen wurde das nächste Regime eine Stufe höher gewählt, man **eskalierte** die Therapie. Während dies im ambulanten Bereich bei Patienten mit intaktem Immunsystem weiterhin praktikabel ist, ist eine solche Vorgehensweise im Krankenhaus und vor allem auf Intensivstation unter ökonomischen Gesichtspunkten nicht sinnvoll, da die Patienten in der Regel länger hospitalisiert wären und höhere Kosten verursachen würden, auch wenn die Therapie erfolgreich ist.

Aus diesem Grund wird heute empfohlen, den umgekehrten Weg einzuschlagen. Man **deeskaliert**. Die Anfangstherapie auf der Intensivstation ist breit und hochpotent, meist wird eine Kombinationstherapie mit einem β-Lactam-Antibiotikum und einem Aminoglykosid oder einem Fluorchinolon durchgeführt. Bei Vorliegen des Antibiogramms wechselt man sofort auf eine gezielte Therapie. Im Allgemeinen wird die Verweildauer auf einer Intensivstation bei einem solchen Antibiotikamanagement verkürzt sein.

Wenn das klinische Bild eine Besserung zeigt, das Fieber und die Entzündungsparameter sich normalisieren, wird der Kombinationspartner abgesetzt,

die Dosierung reduziert, auf ein schwächeres Antibiotikum oder auf eine Folgetherapie p. o. umgestellt (**Switch-Therapie**).

Der Wechsel der Therapie beim Zeichen der Besserung und nicht erst bei Ausheilung der Infektion ist eine Voraussetzung, dass keine Resistenzzunahme auftritt. Spätestens bei Verlegung eines Patienten von Intensiv- auf Normalstation sollte das Antibiotikaregime neu überdacht werden. Eine weitere praktizierte Möglichkeit, um eine Resistenzentwicklung oder eine Selektion resistenter Erreger zu vermeiden, ist es, die Antibiotikaregime für die kalkulierte Initialtherapie auf der Intensivstation in regelmäßigen Abständen zu wechseln (**Rotation**) oder jeden Patienten mit einem anderen Regime zu therapieren (**Diversifikation**).

18.3.5 Sequenztherapie

Die Sequenztherapie ist eine Form der Deeskalation einer Antibiotikatherapie, bei der zum Zeitpunkt der Besserung des Gesundheitszustandes des Patienten von einer parenteralen Therapie auf eine per os applizierbare umgestiegen wird.

Die klassische Form der Sequenztherapie ist die Fortführung der Therapie mit der gleichen Substanz, als Beispiele seien Aminopenicillin ± β-Lactamase-Inhibitor, Cefuroxim bzw. Cefuroximaxetil und Fluorchinolone genannt. Es ist aber genauso möglich, von einem parenteralen Cephalosporin auf ein anderes umzusteigen. Wichtig ist nicht der Arzneistoff, der per os gegeben wird, sondern ob er ein vergleichbares Keimspektrum abdeckt, und ob die pharmakokinetischen Eigenschaften auf den Patienten und den Infektionsort abgestimmt sind.

Die Sequenztherapie bietet einige Vorteile, die im Rahmen einer rationalen Antibiotikatherapie genutzt werden sollten. Es ergeben sich durch den frühzeitigen Einsatz peroral applizierter Antibiotika Einsparungen im Bereich der Arzneimittelkosten, eine Arbeitsentlastung für das Pflegepersonal, eine Reduktion des Einmalmaterials und – nicht zu vergessen – vermeidet man Abfall. Der parenterale Zugang als Risiko für eine Infektion oder Phlebitis entfällt ebenfalls. Ein Patient mit p.o.-Medikation kann auf jeden Fall auf eine Normalstation verlegt oder sogar nach Hause entlassen werden.

Eine Sequenztherapie sollte aber nicht um ihrer selbst willen durchgeführt werden. Zu überlegen ist nämlich, ob nicht ganz auf eine weitere Antibiose verzichtet werden kann, da bei immunkompetenten Patienten die körpereigene Abwehr die wenigen noch vorhandenen Erreger eliminieren kann.

18.3.6 Bedeutung der Abtötungskinetik

Das antibakterielle Therapieregime sollte auch die Abtötungskinetik der Antibiotika berücksichtigen. Unterschieden wird eine **zeitabhängige** (β-Lactam-Antibiotika) von einer **konzentrationsabhängigen Abtötung** (Aminoglykoside, Fluorchinolone). In Abb. 18.5 sind pharmakokinetisch/pharmakodynamische Parameter graphisch dargestellt, die mit der antibakteriellen Wirkung von Antibiotika korrelieren. Eine Zuordnung zu den einzelnen Stoffklassen kann Tab. 18.8 entnommen werden.

Tab. 18.8: Pharmakokinetisch/pharmakodynamische Parameter, die mit der antibakteriellen Wirkung von Antibiotika korrelieren (nachgewiesen im Tierversuch).

Parameter	Antibiotika
Verhältnis 24-h-AUC zu MHK	Aminoglykoside, Fluorchinolone, Azithromycin, Tetracycline, Vancomycin, Quinupristin/Dalfopristin
Verhältnis C_{max} im Plasma zu MHK	Aminoglykoside, Fluorchinolone
Zeit über der MHK	β-Lactam-Antibiotika, Makrolide, Clindamycin

Antibiotika mit zeitabhängiger Wirkung

Bei Anwendung dieser Antibiotika sollte die minimale Hemmkonzentration möglichst lange überschritten werden. Das bedeutet in der Therapie schwerster Infektionen eine mehrmalige tägliche Gabe, falls keine ausreichend lange Halbwertszeit wie bei Ceftriaxon vorliegt, oder sogar eine Dauerinfusion, z.B. von chemisch stabilen β-Lactamen. Durch eine Erhöhung der maximalen Plasmakonzentration lässt sich hierbei kein besserer Erfolg erzielen. Die Antibiotika haben außer den Carbapenemen keinen postantibiotischen Effekt.

Antibiotika mit konzentrationsabhängiger Wirkung

Bei den Antibiotika mit einer konzentrationsabhängigen Abtötung ist die initiale Maximalkonzentration ausschlaggebend. Hierbei ist es günstiger, hohe Dosen in längeren Dosierungsintervallen zu geben, um die MHK möglichst weit zu überschreiten (Spitzenkonzentration/MHK > 10). Wichtiger scheint aber noch das Verhältnis der 24h-AUC zur MHK zu sein. Für die Fluorchinolone sollte es > 125 sein.

Postantibiotischer Effekt

Die Begründung für die langen Dosierungsintervalle liegt im **postantibiotischen Effekt** dieser Substanzen. Dieser ist definiert als die Zeit, die Bakterien benötigen, um sich von der Einwirkung des Antibiotikums zu „erholen", also wieder vermehren zu können. Daneben spielt als weiterer Effekt die postantibiotische höhere Empfindlichkeit der Bakterien gegenüber der Phagozytose durch Leukozyten eine Rolle.

Gerade die Antibiotika mit konzentrationsabhängiger Abtötungskinetik sind als Kombinationspartner für die initiale antibakterielle Therapie geeignet und

können bei Besserung schon nach wenigen Tagen wieder abgesetzt werden.

Beachtet werden müssen mögliche Veränderungen des Verteilungsvolumens für Antibiotika, vor allem bei Intensivpatienten. Diese lagern Wasser ein und haben daher einen größeren Verteilungsraum, der zu einer Reduzierung der Maximalkonzentration führt. Dies macht sich vor allem bei den Antibiotika bemerkbar, die eine konzentrationsabhängige Abtötungskinetik zeigen. Fluorchinolone und Aminoglykoside müssen daher höher dosiert werden. Da auch die Ausscheidungskinetik verändert ist, muss bei dieser Patientengruppe ein intensives Therapeutisches Drug Monitoring für Aminoglykoside gefordert werden (s. Kap. 14.3.5).

18.3.7 Resistenz und Selektion

Die Gefahr der **Resistenzentstehung** unter einer antibiotischen Therapie ist allgemein anerkannt. Sie wird aber in der Regel überschätzt. Wenn man sich die Resistenzraten der meisten Bakterien ansieht, stellt man fest, dass trotz des hohen und nicht immer korrekten Einsatzes an Antibiotika im Allgemeinen die Resistenzzunahme nicht so stark war wie befürchtet. Häufig stellen sich lokale Zunahmen der Resistenz als Artefakte heraus, da z.B. die mehrmalige Abnahme und Testungen von Isolaten eines Patienten durch das Auftreten von **Copy-Keimen** die Statistik beeinflussen können. Copy-Keime sind identische Keime eines Patienten, die in aufeinander folgenden Isolaten dieses Patienten gefunden wurden.

Wie schon angedeutet, scheint sich in letzter Zeit, möglicherweise durch den Einsatz der neuen hochpotenten Antibiotika, die Resistenzsituation im Krankenhaus gerade bei Problemkeimen wie Pseudomonas aeruginosa, Methicillin-resistenten Staphy-

Individuelle Arzneimitteltherapie

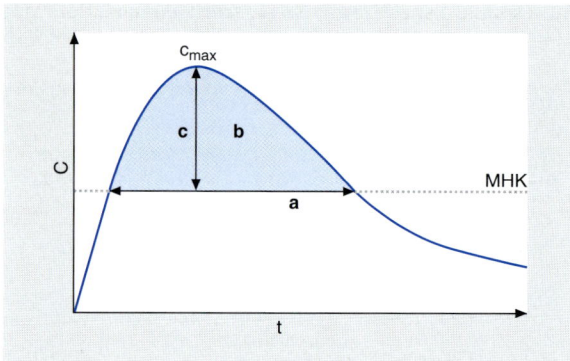

Abb. 18.5: Graphische Darstellung der pharmakodynamischen Parameter für antibakterielle Substanzen.

a: Zeitdauer mit einer Konzentration der antibakteriellen Substanz oberhalb der minimalen Hemmkonzentration (MHK).

b: Anteil der Fläche unter der Konzentrations-Zeit-Kurve, für den die Konzentration der antibakteriellen Substanzen oberhalb der MHK liegt.

c: Quotient aus maximaler Plasmakonzentration und MHK.

lokokken, Koagulase-negativen Staphylokokken und Enterokokken zu verschlechtern.

Erschwerend für die Therapie ist die Tatsache, dass bestimmte Antibiotika ein u. U. hohes **Induktionspotential** für β-Lactamasen haben, die ihren wirkungsvollen Einsatz in kurzer Zeit zunichte machen. So haben die Carbapeneme und vor allem Cefoxitin ein relativ hohes Induktionspotential. Auch beim Einsatz von β-Lactamase-Inhibitoren kann dies eine Rolle spielen. Tazobactam, der neueste in der Kombination mit Piperacillin verfügbare Inhibitor, gilt als relativ schwacher Induktor im Vergleich zu den älteren β-Lactamase-Inhibitoren Clavulansäure und Sulbactam. Daneben spielen aber auch die Dosis und die Dauer der Therapie eine Rolle. Je geringer die Dosierung und je länger die Therapiedauer, desto höher ist die Wahrscheinlichkeit, dass sich unter einer laufenden Therapie Resistenzen entwickeln. Dies ist ein weiterer Grund für eine deeskalierende Chemotherapie.

Das größere Problem einer antiinfektiösen Chemotherapie ist die **Selektion** resistenter Keime, die sich unter Therapie in der entstehenden ökologischen Nische vermehren können. Diese Bakterien sind nur schwer zu therapieren, da sie multiresistent sind oder trotz ihrer geringen Virulenz gegen die meisten Antibiotika primär resistent sind (*Acinetobacter*, *Pseudomonas* sp.). Auch können sich nach Zerstörung der natürlichen Keimflora in der neuen Umgebung nur schlecht zu therapierende Pilze ansiedeln. Bei Wegfall des Selektionsdruckes haben

resistente Keime gegenüber empfindlichen Wildtypen nur eine geringe Wachstumschance und die ursprünglich sensiblen Keime nehmen wieder zu.

18.3.8 Ausgewählte Therapieempfehlungen der Paul-Ehrlich-Gesellschaft

Die Paul-Ehrlich-Gesellschaft für Chemotherapie (PEG) veröffentlichte in den letzten Jahren Empfehlungen zum Einsatz von peroralen und parenteralen Antibiotika für die verschiedenen bakteriellen Infektionen beim Erwachsenen sowohl im ambulanten als auch im stationären Bereich. Meist werden mehrere Alternativen angeführt, die nicht immer für jeden Patienten gleich geeignet sind. Der Arzt muss also, vom Mikrobiologen und Apotheker beraten, das im Einzelfall optimale Antibiotikum unter kleinraumepidemiologischen und patientenindividuellen (Begleiterkrankungen, Ausscheidungsstörungen, Allergien) Gesichtspunkten auswählen. Therapieempfehlungen oder Leitlinien schränken die Therapiefreiheit des Arztes also nicht ein, sondern stellen sie auf ein rationales Fundament. Beispielhaft sollen hier die Empfehlungen zur Therapie der Pneumonie und der Harnwegsinfektionen aufgezeigt werden.

Pneumonien

Als entzündliche Erkrankung können Pneumonien durch beinahe alle Erreger hervorgerufen werden. Sie stellen auch heute noch ein therapeutisches Problem dar. Die Mortalität ambulant erworbener Pneumonien reicht je nach Alter und Grunderkrankungen der Patienten von 2–30 %. Bei nosokomialen Infektionen beträgt die Mortalität bis zu 50 %, meist aber durch die Ersterkrankung mit beeinflusst.

Ambulant erworbene Pneumonien: Im Allgemeinen ist eine Krankenhausaufnahme von Patienten mit ambulant erworbener Pneumonie nicht notwendig. Die Infektion wird vorwiegend mit peroralen oder in Einzelfällen auch mit parenteralen Antibiotika therapiert. Gerade bei älteren Patienten können der Beginn mit einem lang wirksamen parenteralen Antibiotikum und die Fortsetzung der Therapie mit einem peroralen auch zu Hause angezeigt sein. In Tab. 18.9 werden die Unterteilung von Pneumonien nach Schweregrad, die häufigsten Erreger und die empfohlenen Antibiotika beschrieben. Die Gruppeneinteilung der parenteralen Cephalosporine und Fluorchinolone ergibt sich aus Tab. 18.10.

Tab. 18.9: Empfehlungen der PEG zur kalkulierten Antibiotika-Therapie bei ambulant erworbenen Pneumonien (nach Vogel et al. 1999).

Diagnose	Erreger	Kalkulierte Initialtherapie	Therapiedauer
Ambulant erworbene Pneumonie			
Patienten < 60 Jahre ohne Begleiterkrankungen Leichte bis mittelschwere Pneumonie	Pneumokokken Mycoplasma pneumoniae Chlamydia pneumoniae Haemophilus influenzae Gramnegative Bakterien	Cephalosporin Gruppe 2 Aminopenicillin ± β-Lactamase-Inhibitor Makrolid Fluorchinolon Gruppe 3 oder 4 Cephalosporin Gruppe 3 a (Doxycyclin)	7 bis 10 Tage in der Regel perorale Therapie
Patienten > 60 Jahre mit Begleiterkrankungen Leichte bis mittelschwere Pneumonie	Pneumokokken Haemophilus influenzae Gramnegative Bakterien Staphylococcus aureus	Cephalosporin Gruppe 2 oder 3 a Aminopenicillin ± β-Lactamase-Inhibitor Fluorchinolon Gruppe 3 oder 4	7 bis 10 Tage in der Regel perorale Therapie
Patienten > 60 Jahre mit Begleiterkrankungen Schwere Pneumonie	Pneumokokken Haemophilus influenzae Staphylococcus aureus Enterobakterien Legionella ssp.	Cephalosporin Gruppe 3 a + Makrolid Acylaminopenicillin ± β-Lactamase-Inhibitor Fluorchinolon Gruppe 3 oder 4 Fluorchinolon Gruppe 2 + Clindamycin Carbapenem + Makrolid	7 bis 10 Tage
Unabhängig vom Alter mit dem klinischen Bild einer schweren Sepsis oder eines septischen Schocks, innerhalb 24 Stunden intensivpflichtig	Pneumokokken Haemophilus influenzae Staphylococcus aureus Enterobakterien Legionella ssp. Anaerobier Polymikrobielle Infektionen	Acylaminopenicillin ± β-Lactamase-Inhibitor + Makrolid Carbapenem + Makrolid Cephalosporin Gruppe 3 a + Makrolid ± Clindamycin Fluorchinolon Gruppe 2 oder 3 + Clindamycin Fluorchinolon Gruppe 4	7 bis 10 Tage

Tab. 18.10: Gruppeneinteilung der parenteral applizierten Cephalosporine und Fluorchinolone.

Cephalosporine	Fluorchinolone
Gruppe 1 Cefazolin	**Gruppe 1** parenteral nicht verfügbar
Gruppe 2 Cefuroxim Cefotiam Cefamandol	**Gruppe 2** Fleroxacin Ofloxacin Ciprofloxacin
Gruppe 3a Cefotaxim Ceftriaxon Ceftizoxim Cefmenoxim Cefodizim	**Gruppe 3** Levofloxacin
Gruppe 3b Ceftazidim Cefepim Cefoperazon	**Gruppe 4** Moxifloxacin
Gruppe 4 Cefsulodin	
Gruppe 5 Cefoxitin	

Nosokomiale Pneumonien: Hierunter versteht man Hospitalinfektionen, die sich frühestens 48 Stunden nach Aufnahme ins Krankenhaus bzw. bis zu sieben Tagen nach Entlassung entwickeln. In Abb. 18.6 ist die PEG-Klassifizierung der nosokomialen Pneumonien nach ihrem Schweregrad aufgeführt. Besonders gefährdet, eine sog. NAP C zu erwerben, sind beatmete Patienten. Sie haben hierfür ein Risiko von bis zu über 50 % bei längerer Verweildauer auf einer Intensivstation, da aufgrund der mangelnden Abwehrfunktion der Lunge und begünstigt durch mechanische Faktoren, wie endotracheale Tuben, die Kolonisation der Atemwege zunimmt.

Bei diesen Infektionen wird grundsätzlich parenteral therapiert. Je nach Pneumonieklasse wird die kalkulierte Therapie mit einem der in Tab. 18.11 empfohlenen Antibiotika begonnen. Nach Erregeridentifizierung kann auf eines mit schmalerem Wirkungsspektrum übergegangen werden. Im Stadium NAP C wird grundsätzlich eine Kombinationstherapie empfohlen. Wie bei jeder antibiotischen Therapie sollte sich innerhalb von drei Tagen eine klinische Besserung einstellen. Falls dies nicht der Fall ist, sollte die Therapie überdacht werden und gerade

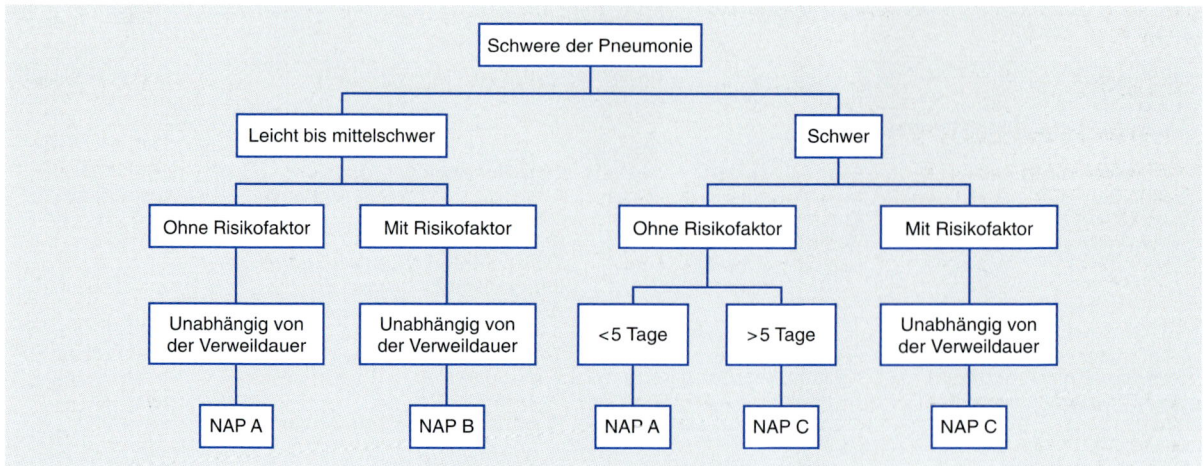

Abb. 18.6: Einteilung von Patienten mit nosokomialer Pneumonie (NAP) (Vogel et al. 1999)

bei Patienten mit einer längeren Verweildauer im Krankenhaus auch an eine Pilzinfektion gedacht werden. In diesem Fall kann zur laufenden Antibiotikatherapie noch ein Antimykotikum, meist Fluconazol oder Amphotericin B, evtl. mit Flucytosin, hinzugegeben werden.

Harnwegsinfektionen

Bei Harnwegsinfektionen werden die Antibiotika in der Regel peroral angewendet. Das ideale Antibiotikum wird unverändert über die Niere eliminiert. Die Konzentration im Urin übersteigt dabei die Plasmakonzentration um ein Vielfaches. Daher sind MHK-Werte nur bedingt aussagekräftig.

Das Keimspektrum ist relativ einheitlich, häufigster Erreger ist E. coli (s. Tab. 18.12). Sexuell übertragbare Infektionen des Urogenitaltraktes werden jedoch durch weitere Keime, wie Gonokokken, Chlamydien, Mykoplasmen und Trichomonaden, verursacht, was bei der Therapie berücksichtigt werden muss. Es sollte dann auch immer eine Partnertherapie durchgeführt werden.

Akute unkomplizierte Harnwegsinfektionen: Die akute, unkomplizierte Zystitis tritt als häufigste Harnwegsinfektion hauptsächlich bei jüngeren Frauen auf. In Tab. 18.12 sind die eingesetzten Antibiotika aufgeführt, die als Einmalgabe oder im Rahmen einer ein- bis dreitägigen Kurzzeittherapie eingesetzt werden.

Akute unkomplizierte Pyelonephritis: Auch bei der akuten Nierenbeckenentzündung sind jüngere Frauen betroffen, vor allem in der Schwangerschaft. Mit Ausnahme der längeren Dauer unterscheidet sich die Therapie nicht von der der Zystitis (s. Tab. 18.12).

Komplizierte Harnwegsinfektionen: Hier liegen der Erkrankung anatomische oder funktionelle Anomalien im Urogenitaltrakt zugrunde, die zu einer Störung der Urodynamik führen, vor allem Störungen des Harntransportes oder der Blasenentleerung. Das Erregerspektrum ist gegenüber den unkomplizierten Harnwegsinfektionen erweitert (s. Tab. 18.12). Die perorale Therapie kann sich über Wochen hinziehen, besonders wenn die Grunderkrankung nicht beseitigt werden kann. Vor allem bei rezidivierenden Infektionen wird eine Sequenztherapie (s. Kap. 18.3.5) durchgeführt.

Asymptomatische Bakteriurie: Ein asymptomatischer Bakteriennachweis im Harn von mehr als 10^5 Keimen/mL stellt auch bei Einschränkung der Urodynamik oder Anomalien im Urogenitaltrakt keine generelle Indikation für eine antibakterielle Therapie dar. Es müssen für eine Therapieentscheidung weitere Risikofaktoren vorliegen, z.B. Schwangerschaft, Nierenfunktionsstörung, Zustand nach Nierentransplantation.

Rezidivierende/rekurrierende Harnwegsinfektionen: Bei mehr als drei Zystitiden pro Jahr sollte eine Rezidivprophylaxe mit niedrig dosiertem Trimethoprim oder Cotrimoxazol durchgeführt werden. Bei Durchbruchsinfektionen wird mit Fluorchinolonen therapiert.

Tab. 18.11: Empfehlungen der PEG zur kalkulierten Antibiotika-Therapie bei nosokomialen Pneumonien (nach Vogel et al. 1999).

Diagnose	Erreger	Kalkulierte Initialtherapie	Therapiedauer
Nosokomiale Pneumonie (NAP)			
NAP A Ohne Risikosituation Leichte bis mittelschwere Pneumonie Unabhängig von der Verweildauer oder schwere Verlaufsformen bis zum 5. Tag	„Haupterreger" Streptococcus pneumoniae Klebsiella pneumoniae Staphylococcus aureus Escherichia coli Haemophilus influenzae Proteus ssp. Serratia marcescens	Cephalosporin Gruppe 2/3a Acylaminopenicillin ± β-Lactamase-Inhibitor Fluorchinolon Gruppe 4 Fluorchinolon Gruppe 2 oder 3 + Clindamycin	7 bis 10 Tage
NAP B Einzelne Risikosituationen Leichte bis mittelschwere Pneumonie Unabhängig von der Verweildauer	Haupterreger +		7 bis 10 Tage
☐ Störung des Schluckakts, Regurgitation, chirurgische Eingriffe im Oropharynx, Bewusstseinsstörung, Koma	Anaerobier	Acylaminopenicillin ± β-Lactamase-Inhibitor Carbapenem Fluorchinolon Gruppe 4 Cephalosporin Gruppe 3a + Clindamycin Fluorchinolon Gruppe 2 oder 3 + Clindamycin	
☐ Antibiotische Vorbehandlung, strukturelle Lungenerkrankung, langer Aufenthalt auf der Intensivstation	Pseudomonas aeruginosa	Clindamycin Cephalosporin Gruppe 3 b oder Acylaminopenicillin ± β-Lactamase-Inhibitor oder Carbapenem + Fluorchinolon Gruppe 2, 3 oder 4 oder Aminoglykosid	
☐ Hohe Cortison-Dosis, hämatologische Systemerkrankung	Legionellen	Empirische Therapie wie A ohne Risikosituation + Makrolid ± Rifampicin	
☐ Neurochirurgische Eingriffe, Koma, Kopftrauma, Nierenversagen, Diabetes mellitus	Staphylococcus aureus MRSA endemisch	Empirische Therapie wie A ohne Risikosituation + Glykopeptid bei MRSA	
NAP C Schwer wiegende Risikosituation Schwere Pneumonie nach einer Verweildauer von mehr als 5 Tagen oder schwere Verlaufsform unabhängig von der Verweildauer und zusätzliche Risikofaktoren (künstliche Beatmung, antibiotische Vorbehandlung, strukturelle Lungenerkrankungen)	Haupterreger + Pseudomonas aeruginosa Acinetobacter ssp. Stenotrophomonas maltophilia	Cephalosporin Gruppe 3b oder Acylaminopenicillin ± β-Lactamase-Inhibitor oder Carbapenem + Fluorchinolon Gruppe 2, 3 oder 4 oder Aminoglykosid	7 bis 10 Tage

Individuelle Arzneimitteltherapie

Tab. 18.12: Empfehlungen zur kalkulierten Antibiotikatherapie urogenitaler Infektionen (nach Vogel et al. 1999).

Diagnose	Erreger	Kalkulierte Initialtherapie	Therapiedauer
Zystitis unkompliziert	Escherichia coli Klebsiellen Proteus ssp. Staphylokokken	Trimethoprim/Sulfamethoxazol Fluorchinolon Fosfomycintrometamol Alternativ: Aminoglykosid	1 bis 3 Tage in der Regel perorale Therapie
Pyelonephritis akut, unkompliziert	Escherichia coli Proteus ssp. Klebsiellen Andere Enterobakterien Staphylokokken	Fluorchinolon Cephalosporin Gruppe 2 Alternativ: Aminopenicillin ± β-Lactamase- Inhibitor Aminoglykosid	7 bis 10 Tage in der Regel perorale Therapie
Harnwegsinfektion mit Komplikationen Nosokomiale Harnwegs-infektion Pyelonephritis akut, kompliziert	Escherichia coli Enterokokken Pseudomonaden Staphylokokken Klebsiellen Proteus ssp. Enterobacter Andere Enterobakterien (Candida)	Fluorchinolon Aminopenicillin ± β-Lactamase- Inhibitor Cephalosporin Gruppe 2 Cephalosporin Gruppe 3 a Bei Versagen der Initialtherapie innerhalb von 1 bis 2 Tagen: Acylaminopenicillin ± β-Lactamase- Inhibitor Cephalosporin Gruppe 3 b Carbapenem Bei Candida: Fluconazol Amphotericin B	3 bis 5 Tage nach Entfiebe-rung bzw. Be-seitigung des komplizie-renden Faktors
Prostatitis akut, chronisch	Escherichia coli Andere Enterobakterien Pseudomonaden Enterokokken Staphylokokken Chlamydien Ureaplasmen	Fluorchinolon Alternativ bei akuter Prostatitis: Cephalosporin Gruppe 2 Cephalosporin Gruppe 3 a/b Bei Nachweis von Chlamydien oder Ureaplasmen: Doxycyclin Makrolid	Akut: 2 Wochen Chronisch: 4 bis 6 Wochen in der Regel perorale Therapie
Urosepsis	Escherichia coli Andere Enterobakterien Nach urologischen Eingriffen multiresistente Erreger: Pseudomonaden Proteus ssp. Serratia ssp. Enterobacter ssp.	Cephalosporin Gruppe 3 a/b ± Aminoglykosid Fluorchinolon Acylaminopenicillin ± β-Lactamase- Inhibitor Carbapenem	3 bis 5 Tage nach Entfiebe-rung bzw. Be-seitigung des komplizie-renden Faktors
Endometritis/Salpingitis/ Tuboovarialabszess	Neisseria gonorrhoeae Chlamydia trachomatis Anaerobier Enterobakterien Streptokokken	Doxycyclin + Cephalosporin Gruppe 5 Sequenztherapie: Doxycyclin p. o. Doxycyclin + Acylaminopenicillin ± β-Lactamase-Inhibitor Sequenztherapie: Doxycyclin p. o. Clindamycin + Aminoglykosid Sequenztherapie: Clindamycin p. o. Fluorchinolon Gruppe 2 + Metronidazol Sequenztherapie: dito p. o. Alternativ im ambulanten Bereich: Cephalosporin Gruppe 5 Sequenztherapie: Doxycyclin p. o.	7 bis 10 Tage

18.4 Einsatzgebiete antimikrobieller Substanzen

Antibiotika werden vielfach nach dem Motto eingesetzt: „Hilft es nichts, so schadet es auch nichts"! Das hat seinen Hintergrund in der Tatsache, dass Antibiotika eine Substanzgruppe mit vergleichsweise niedriger Nebenwirkungsrate darstellen. Zum Einsatz von Antibiotika gehört neben pharmazeutischen und pharmakologischen Kenntnissen aber auch spezielles mikrobiologisches Wissen über Krankheitserreger, deren natürliches Vorkommen (physiologische Bakterienflora) und deren natürliche oder erworbene Empfindlichkeit gegenüber Antibiotika. Je breiter der Einsatz von Antibiotika, desto schneller breiten sich resistente Erreger aus. Dies gilt vor allem dann, wenn durch einseitigen oder andauernden antibiotischen Selektionsdruck die durch Mutation oder Übertragung von Resistenzgenen entstandenen unempfindlichen Erreger aus der Masse der noch empfindlichen selektioniert werden. Es besteht z. B. der begründete Verdacht, dass die Ausbreitung von multiresistenten Staphylokokken (MRSA) in den letzten Jahren auf eine allzu häufige Verwendung von Fluorchinolonen zurückzuführen ist.

Die Auswirkungen einer Therapie auf das Erregerpotential des menschlichen Organismus bleiben verborgen. Die Entstehung und Übertragung von selektionierten, meist resistenteren, häufig auch virulenteren Erregern wird erst deutlich bei Häufung von Infektionen im Krankenhaus durch diese Erreger (nosokomiale Infektionen).

Dies trifft für die korrekte Therapie nach Präparat, Dosierung wie auch Dauer ebenso zu wie für eine überflüssige antibiotische Maßnahme. Das Ziel muss daher sein, auch die notwendige Antibiose so kurz wie möglich durchzuführen, um diese Auswirkungen so gering wie möglich zu halten. Insbesondere darf die prophylaktische Gabe nur indikationsgerecht und kurzzeitig erfolgen.

18.4.1 Intensivstationen

In intensivtherapeutischen Bereichen machen die sich häufig schnell und dramatisch ändernden klinischen Situationen rasche Therapieänderungen nötig. Nur in wenigen Fällen liegt ein klarer Hinweis auf die Ätiologie vor. Selbstverständlich müssen in diesen Bereichen Präparate mit hoher Wirksamkeit und breitem Spektrum neben allen anderen gelisteten Präparaten grundsätzlich zur Verfügung stehen.

Sinnvoll ist es allerdings, Therapieschemata in Abhängigkeit vom Patientengut, dem Fachgebiet (operative, internistische oder pädiatrische Intensivstationen), dem Arsenal der durch die Arzneimittelkommission zugelassenen Präparate sowie der epidemiologischen Situation zu erstellen.

Gezielte Rotation und Diversifikation (s. Kap. 18.3.4) von Präparategruppen sind neben Restriktion beim Einsatz die brauchbarsten Mittel, um eine Eindämmung von Resistenzausbreitungen zu erreichen. Starre Schemata mit Fixierung auf nur einzelne Präparate sind dabei eher kontraproduktiv. Sequenztherapien sind eher begrenzt verwendbar, da z. B. eine perorale Folgetherapie aufgrund gestörter Resorptionsverhältnisse und des Fehlens einer größeren Anzahl verfügbarer und wirksamer Präparate wenig sinnvoll erscheint.

Problematisch wird es, wenn sich in einzelnen Bereichen multiresistente Erreger ausbreiten (s. Tab. 18.13).

Die Therapiemöglichkeiten bei multiresistenten Bakterien sind stark eingeschränkt, Therapiealternativen reduzieren sich auf wenige Stoffklassen. So sind bei multiresistenten Enterobacteriaceen und Nonfermentern oft nur Carbapeneme einsetzbar.

Bei multiresistenten Staphylokokken und Enterokokken bleibt nur die Gruppe der Glykopeptide (Vancomycin und Teicoplanin). Allerdings sind hier neue, z. T. auch schon zugelassene Arzneistoffe hinzugekommen (aus der Gruppe der Streptogram-

Tab. 18.13: Multiresistente Erreger.

Enterobacteriaceen (ESBL)	Klebsiella pneumoniae Klebsiella oxytoca Enterobacter cloacae Serratia marcescens
Nonfermenter	Pseudomonas aeruginosa Burkholderia cepacia Stenotrophomonas maltophilia Acinebacter baumannii
Staphylokokken (MRSA, MRSE)	Staphylococcus aureus Staphylococcus epidermidis
Streptokokken (VRE)	Enterococcus faecalis Enterococcus faecium
Pneumokokken	Streptococcus pneumoniae
Mykobakterien	Mycobacterium tuberculosis Mycobacterium other than tuberculosis (MOTT)

Individuelle Arzneimitteltherapie

mine das Quinupristin/Dalfopristin, sowie aus der Gruppe der Oxazolidinone das Linezolid).

Bei der sich immer mehr ausbreitenden Penicillinresistenz und der oft damit verbundenen Multiresistenz von Pneumokokken bleiben nur noch Glykopeptide, aus der Gruppe der Ansamycine das Rifampicin und u. U. noch Cephalosporine der Gruppe 3 übrig.

Bei Vancomycin resistenten Enterokokken (E. faecalis und E. faecium) bleibt einzig aus der Gruppe der Oxazolidinone das Linezolid einsetzbar (für E. faecium auch noch das Quinupristin/Dalfopristin aus der Gruppe der Streptogrammine).

Es gibt aber schon Resistenzsituationen (speziell bei Mykobakterien), die eine rationale Therapie nicht mehr ermöglichen und an die „präantibiotische Ära" erinnern.

18.4.2 Normalstationen

Auf Normalstationen ist bei Patienten mit unkomplizierten leichteren bis mittelschweren Infektionen der generelle Einsatz von Präparaten in Injektionsform mit stärkster Wirkung und breitestem Spektrum nur in Ausnahmefällen nötig. Auch aus Praktikabilitäts- und Kostengründen kann die Therapie oft auf einfache bis mittelpotente Präparate beschränkt werden. Im Bedarfsfall ist eine weitere Testung mit Sonder- und Reservepräparaten vorzunehmen. Die grundsätzlichen Möglichkeiten einer primären peroralen Therapie ebenso wie die einer peroralen Folgetherapie (Sequenztherapie) sollten in jedem Fall sorgfältig geprüft werden. Im Übrigen bedarf es einer ausführlichen ärztlichen Begründung, warum ein hochpotentes Präparat in einem speziellen Falle gegeben werden soll. Die Freigabe von Sonder- und Reservepräparaten aus der Krankenhausapotheke in Zusammenarbeit mit dem Mikrobiologen nur auf patientenbezogene Einzelanforderung erscheint durchaus sinnvoll.

18.4.3 Ambulanter Bereich

Im ambulanten Bereich werden im Allgemeinen leichtere Infektionen (z. B. Harn-, Atemwegs- und Wundinfektionen) therapiert, bei denen die Erreger gegenüber den meisten Antibiotika gut empfindlich sind. Resistenzprobleme wie im Krankenhaus spielen eine untergeordnete Rolle, ambulante Therapien bei mehrfachresistenten Erregern (Harn- und Atemwegsinfekte) sind noch selten. Da der Erregernachweis mit Resistenzbestimmung in vielen Fällen auch aus ökonomischen Gründen unterbleibt, darüber hinaus in anderen Fällen auch nicht erforderlich ist, muss kalkuliert unter Berücksichtigung von Infektionsort, möglichem Erregerspektrum und Resistenzsituation therapiert werden. In der Regel reichen für die Behandlung dieser Infektionskrankheiten Präparate wie Penicillin V, Aminopenicillin ± β-Lactamase-Inhibitor, Doxycyclin und Co-trimoxazol aus. Auch Makrolide, in definiertem Einsatz auch Fluorchinolone und Cephalosporine, sind einsetzbar. Da es mittlerweile perorale Darreichungsformen von bisher nur parenteral verfügbaren Präparaten gibt, bietet sich auch die Möglichkeit an, nach einer einmaligen parenteralen Gabe im Sinne einer Sequenztherapie per os weiter zu therapieren. Dabei können unterschiedliche Substanzgruppen Verwendung finden (s. Kap. 18.3.5). Der breite Einsatz hochwirksamer Antibiotika (z. B. Carbapeneme, Cephalosporine der Gruppe 3 a oder 3 b, Fluorchinolone, durch β-Lactamase-Inhibitoren „geschützte" Penicilline wie Tazobactam/Piperacillin) ist auch bei einer hohen Anspruchshaltung des Patienten nicht gerechtfertigt.

Eine ambulante parenterale antibiotische Therapie (APAT) von bestimmten bisher nur stationär zu therapierenden Infektionen ist bei Einsatz von nur einmal täglich („once daily") zu applizierenden Arzneistoffen, z. B. Teicoplanin, Ceftriaxon, einigen Fluorchinolonen, möglich. Dies kann auf folgende Fälle zutreffen:

☐ Patienten mit Endokarditis in stabiler Verfassung und hausärztlicher Überwachung

☐ mobile Patienten mit Exacerbation einer chronischen Osteomyelitis in sonst gutem Allgemeinzustand

☐ Patienten mit einer Neuroborreliose

☐ u. U. auch pädiatrisch-onkologische Patienten bei fieberhaften Episoden.

Bei Wahl entsprechender Substanzen ist die Wirkung der Antibiose nicht geringer als bei Mehrfachdosierung und die Toxizität nicht höher. Die Belastung der Patienten sinkt ebenso wie die Kosten für Antibiotika, zusätzliche Diagnostik und Entsorgung von Verpackungsmaterial.

Literatur

ADKA-Ausschuss für Klinische Pharmazie (1995): Rationale Antibiotikaauswahl – Von der Materialentnahme zum therapeutischen Konzept. Praxis der Klinischen Pharmazie. Deutscher Apotheker Verlag, Stuttgart
Alexander, M., Estler, C.-J., Legler, F. (1995): Antibiotika und Chemotherapeutika, Medizinisch-pharmakologi-

sches Kompendium. Bd. 8. 2. Aufl., Wissenschaftliche Verlagsgesellschaft, Stuttgart

Bundesministerium für Arbeit, Gesundheit und Soziales, Österreich (1998): ABS-Projekt. Leitlinien zur Weiterentwicklung der Antibiotika-Kultur in Krankenanstalten. BMAGS, Wien

Burkhardt, F. (2002): Mikrobiologische Diagnostik. Thieme Verlag, Stuttgart

Daschner, F. (1996): Antibiotika am Krankenbett. 11. Aufl., Springer Verlag, Berlin

DGHM (2002): Richtlinien für die mikrobiologische Testung. Gustav Fischer Verlag, Stuttgart

Mauch, H., Lüttigen, R., Gatermann, S. (1997): Qualitätsstandards in der mikrobiologisch-infektiologischen Diagnostik. Gustav Fischer Verlag, Stuttgart

Naber, K. G., Vogel, F., Scholz, H. und eine Expertenkommission der PEG (1998): Empfehlungen der Paul-Ehrlich-Gesellschaft für Chemotherapie e.V.: Rationaler Einsatz oraler Antibiotika in der Praxis. Chemother. J. 7:16–26

Robert-Koch-Institut (2000): Richtlinien für Krankenhaushygiene und Infektionsprävention

Schwabe, U., Paffrath, D. (2003): Arzneiverordnungs-Report 2002, Springer Verlag, Berlin

Simon, C., Stille, W. (2000): Antibiotika-Therapie in Klinik und Praxis. 10. Aufl., Schattauer Verlag, Stuttgart

Vogel, F., Naber, K. G., Wacha, H. et al. und eine Expertengruppe der Paul-Ehrlich-Gesellschaft e.V. (1999): Parenterale Antibiotika bei Erwachsenen. Chemother. J. 8: 2–49

Individuelle Arzneimitteltherapie

19 Onkologische Pharmazie

I. Krämer, Mainz

Krebs ist die zweithäufigste Todesursache, und die mehr als 100 verschiedenen Krebserkrankungen sind mit einer hohen Morbidität verknüpft. Die drei Säulen der Krebsbehandlung bilden die Chirurgie, die Strahlentherapie und die antineoplastische Chemotherapie. Die **antineoplastische Chemotherapie** unterliegt ebenso wie die sog. **Supportivtherapie** (z.B. Antiemetika, Wachstumsfaktoren) einer raschen Entwicklung. Hochdosistherapie, Stammzelltechnologie, Immuntherapie und Gentherapie gewinnen an Bedeutung. Zur Optimierung der Behandlungen wird der interdisziplinäre Ansatz zunehmend konsequenter gepflegt. Dabei sind auch spezifische Kenntnisse und Fähigkeiten des Apothekers bezüglich Arzneimitteltherapie im Bereich Onkologie von großem Interesse für den Patienten sowie der sichere Umgang mit der Chemotherapie von großem Interesse für die Öffentlichkeit. Die Pharmazeutische Betreuung (Pharmaceutical Care) des onkologischen Patienten hat eine sichere, angemessene und kosteneffektive antineoplastische Chemotherapie und Supportivtherapie zum Ziel.

19.1 Antineoplastische Chemotherapie

19.1.1 Pharmakologische Grundlagen

Die antineoplastische Chemotherapie ist eine der Therapieoptionen für Tumorerkrankungen. Am günstigsten sind schnell wachsende Tumoren, d.h. Tumoren mit einer kurzen Volumenverdopplungszeit von wenigen Tagen, durch eine Chemotherapie zu beeinflussen. Bei einer Volumenverdopplungszeit des Tumors von mehr als 10 Tagen ist auch mit Kombinationschemotherapien keine kurative Behandlung möglich. Sowohl bei benignem als auch bei malignem Wachstum sind die Volumenverdopplungszeiten verschiedener Gewebe sehr unterschiedlich. Sie resultieren aus verschiedenen Generationszeiten, Wachstumsfraktionen und Verlustfraktionen. Normalerweise befinden sich die Zellen eines Lebewesens in einem homöostatischen Gleichgewicht aus Wachstum (Proliferation), Differenzierung (zelluläre Spezialisierung) und Zelltod (Apoptose und Nekrose), welches durch genetische Instruktionen und extrazelluläre Signale gesteuert wird. Diese Mechanismen regeln die Balance zwischen den Zellen im Zellzyklus (G1-, S-, G2-, M-Phase), Zellen in der Ruhephase (G0-Phase) und dem programmierten Zelltod, der Apoptose (s. Abb. 19.1).

Jede Tumorerkrankung ist auf die Proliferation einer einzelnen nicht eliminierten, genomgeschädigten primären Tumorzelle zurückzuführen. Die Schädigung betrifft genetische Strukturen, die das Zellwachstum regulieren. Die Entstehung des Tumors bedarf in der Regel mehrerer mutationsbedingter Veränderungen (Mehrstufenmutation).

Strikte Kontrollen durch zelluläre Regulationsproteine verhindern normalerweise die Entwicklung DNA-geschädigter Zellen. Durch Mutation eines Protoonkogens (Genabschnitt, der Wachstumsaktivatoren kodiert) in ein aktiviertes Onkogen oder den Verlust eines Tumorsuppressorgens (Genabschnitt, der Wachstumsinhibitoren kodiert) kann es zur Fehlregulation der Kontrollmechanismen kommen. Aktivierte Onkogene führen zur Synthese permanent aktivierter Onkoproteine, die das Zellwachstum stimulieren. Mutationen in Tumorsuppressorgenen können zu Fehlfunktionen von Tumorsuppressorproteinen führen. Eine wesentliche Funktion hat das Tumorsuppressorprotein p53, das am „Restriktionspunkt" in der späten G1-Phase die Integrität des Genoms überprüft. Kann bei geschädigten Zellen keine angemessene Reparatur erfolgen, bewirkt p53 den Eintritt der Zelle in die Apoptose. Mutationen im p53 Genlocus und nicht-funktionelles p53 sind in

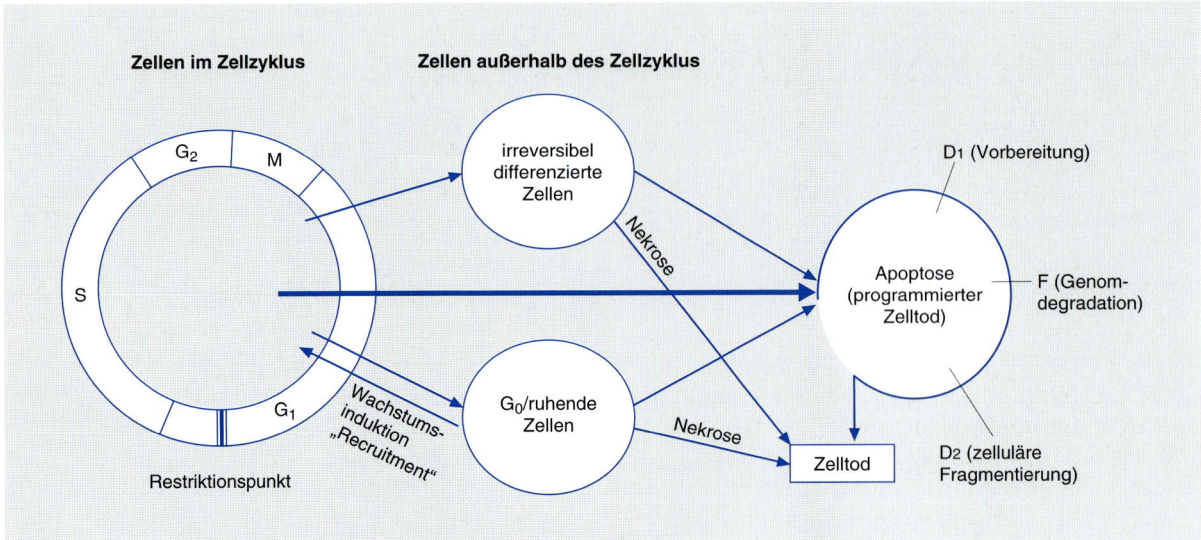

Abb. 19.1: Modell für die Zellverteilung zwischen Zellzyklus, nicht-proliferierenden Zellen und Zelltod.

Tumoren außerordentlich häufig nachweisbar. Ein Therapieansatz der Gentherapie ist daher die Einführung des p53-Wildtypgens in Tumorzellen. Für eine Vielzahl von Tumorerkrankungen sind spezifische chromosomale Veränderungen charakteristisch. Sie dienen als diagnostischer und prognostischer Parameter sowie der Behandlungskontrolle.

Malignes Wachstum ist gekennzeichnet durch lokale Infiltration und die Fähigkeit zur Metastasierung. Das initiale Tumorwachstum ist exponentiell. Die absolute Tumorzellzahl nimmt zunächst langsam zu. Nach etwa 30 Zellteilungen (ca. 10^9 Zellen, Gewicht 1 g) ist der Tumor klinisch nachweisbar. Mit zunehmender Tumorgröße verringert sich die Wachstumsgeschwindigkeit und geht dann in eine Gleichgewichtsphase über. Diese Wachstumskinetik wird als **Gompertz-Kinetik** bezeichnet. Die größte Wachstumsgeschwindigkeit hat der Tumor bei einem Drittel seiner maximalen Größe. Danach nimmt die Zahl der proliferierenden Zellen im Verhältnis zur Gesamtzellzahl (Wachstumsfraktion) ab. Ursachen sind vermutlich die schlechter werdende Blutversorgung und das begrenzte Nährstoffangebot, die mit dem Tumorwachstum nicht Schritt halten können. Unter den ungünstigen Wachstumsbedingungen geht ein großer Teil der Tumorzellen in die G0-Phase über oder stirbt ab (Nekrose).

Zytostatika haben die größte Wirksamkeit auf Zellen, die sich im Zellzyklus befinden. Dabei tötet die gleiche Dosis eines Zytostatikums eine konstante Fraktion von Tumorzellen ab. Es wird also ein konstanter Prozentsatz (log-Schritte) von Tumorzellen, nicht aber eine konstante absolute Zellzahl eliminiert. Dieser Befund ist als **„log cell kill-Hypo-**

these" (auch Skipper-Schabel-Modell) bekannt und von großer Bedeutung für die Tumortherapie. Die Zellabtötung folgt einer Kinetik 1. Ordnung, die abgetötete Zellzahl wird immer kleiner (s. Abb. 19.2). Um einen Rückfall zu verhindern, muss auch nach Erreichen einer klinischen Remission (Reduktion der Tumormasse) mit der gleichen Therapieintensität weiterbehandelt werden. Für die Kombination von Zytostatika konnte ein multiplikativer Effekt der log cell kill-Rate gezeigt werden. Beispielsweise beträgt die Reduktionsrate 2 log für die Kombination zweier Zytostatikadosierungen der jeweiligen Reduktionsrate 1 log.

Die klinisch zu beobachtende Abweichung der Tumorreduktion von einer Kinetik 1. Ordnung erklärt die **Norton-Simon-Hypothese** mit unterschiedlich großen Wachstumsfraktionen des Tumors zu den unterschiedlichen Chemotherapiezeitpunkten. Danach sind sehr kleine und große Tumoren weniger chemotherapiesensibel.

Neben Art und Menge eines Zytostatikums scheint auch der Zeitraum, in dem eine bestimmte Dosis appliziert wird, für den Therapieerfolg von Bedeutung zu sein. Nach der **Hryniuk-Hypothese** kann eine Verlängerung des Therapiezeitraums ebenso wie eine Dosisreduktion zu einer Erhöhung der Rezidivrate führen. Zur Quantifizierung dieser Faktoren wurde der Begriff der Dosisintensität und der relativen Dosisintensität (RDI) eingeführt. Unter **Dosisintensität** versteht man die applizierte Menge eines Zytostatikums (in mg/m² Körperoberfläche, s. Kap. 14.3.1) pro Zeiteinheit (Woche). Aus dem Vergleich mit der Dosisintensität eines Standard-Zytostatikums oder eines Standard-Chemotherapiepro-

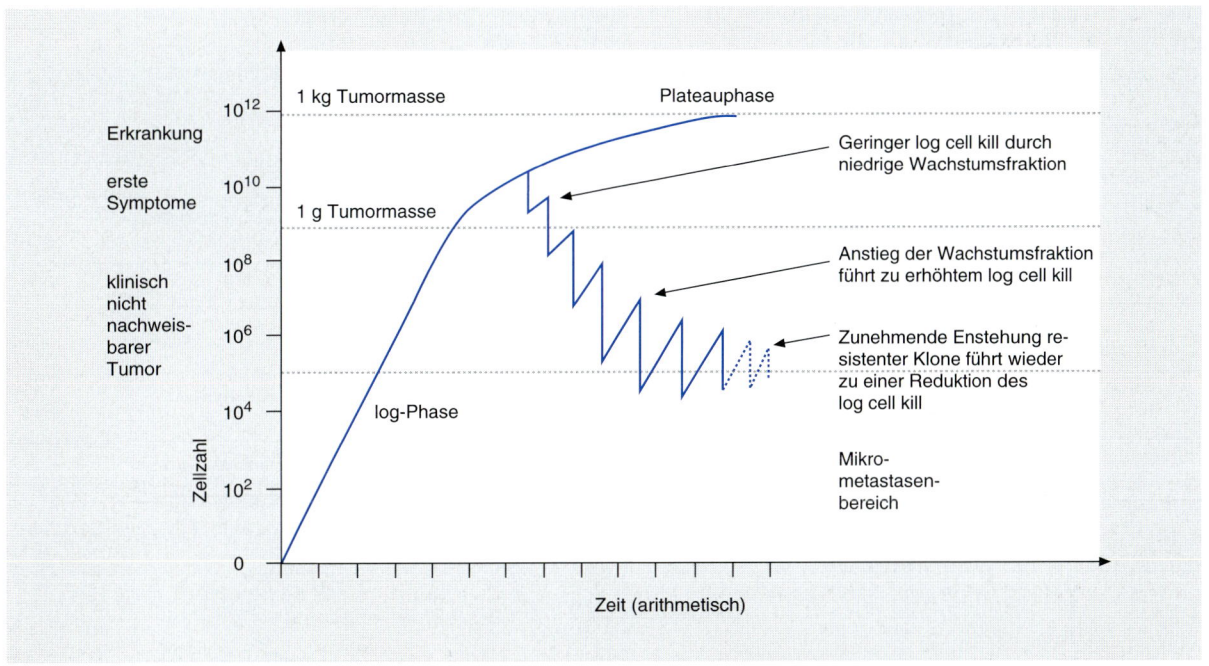

Abb. 19.2: Gompertz-Wachstumskinetik in Relation zur Diagnose und Behandlung (modifiziert nach Zeller 1995).

tokolls resultiert die RDI als Dezimalzahl. Allerdings können wichtige Faktoren wie Art des Zytostatikums, zeitliche Abfolge, Applikationsweg und Interaktionen unter den Zytostatika unberücksichtigt bleiben.

Auch wenn sich einige Phänomene der Tumortherapie, z. B. eine erhöhte Rezidivrate bei im Vergleich zur geplanten Dosisintensität geringerer applizierter Dosisintensität oder Therapieerfolge mit Hochdosistherapien und lokoregionalen Chemotherapien, mit dem Konzept der Dosisintensität erklären lassen, ist der klinische Stellenwert der Berechnungen umstritten.

Erneutes Tumorwachstum trotz zeitgerechter Therapie ist auch mit der Resistenzentwicklung von Tumorzellen gegen die eingesetzten Zytostatika erklärbar. Die **Tumorresistenz** kann durch kinetische, genetische oder pharmakologische Mechanismen (s. Kasten) bedingt sein.

Tumor-Resistenzmechanismen

Die **kinetische Resistenz** ist eine temporäre Resistenz, die durch verminderte Empfindlichkeit der Tumorzellen in bestimmten Zellzyklusphasen begründet ist. **Phasenspezifisch wirksame** Zytostatika wirken auf Zellen in bestimmten Zellzyklusphasen, z. B. Antimetaboliten in der S-Phase, Vincaalkaloide in der M-Phase. Die Dosis-Wirkungskurven dieser Zytostatika sind durch eine Plateauphase charakterisiert (s. Abb. 19.3, B). Die kinetische Resistenz kann durch sehr häufige Applikation oder kontinuierliche Infusion der Zytostatika überwunden werden. Bei **phasenunspezifisch wirksamen** Zytostatika (z. B. Alkylantien, Anthrazykline) verläuft die Dosis-Wirkungskurve als Reaktion 1. Ordnung. Die Steigung der Geraden ist abhängig von der Wachstumsgeschwindigkeit der Zellpopulation (s. Abb. 19.3, A). Die Wirkung dieser Zytostatika ist nicht abhängig vom Zeitpunkt, und die fraktionierte Gabe einer bestimmten Dosis erbringt keine Wirkungssteigerung. Die Applikation erfolgt daher intermittierend in hohen Dosen. Zellen in der G0-Phase sind gegenüber den meisten Zytostatika resistent. Hier wirksame Zytostatika, z. B. Bleomycin, Cisplatin, Nitrosoharnstoffe, werden als **zyklusunspezifisch wirksame** Zytostatika bezeichnet.

Die **genetische Resistenz** ist eine durch Mutation erworbene, bleibende Resistenz. Unterschieden wird die primäre oder intrinsische Resistenz von der sekundären oder unter Zytostatikatherapie erworbenen Resistenz. Die genetische Resistenz beruht auf biochemischen Resistenzmechanismen (s. Tab. 19.1). Diese treten auch ohne Kontakt mit einem Zytostatikum mit einer bestimmten Wahrscheinlichkeit (Mutationsrate 10^{-5} bis 10^{-6}) auf. Daraus errechnet sich, dass die Wahrscheinlichkeit, in einem Tumor keine resistenten Zellklone anzutreffen, in umgekehrtem Verhältnis zur Tumormasse (**Goldie-Coldman-Hypothese**) steht. In langsam wachsenden Tumoren mit einem hohen Anteil an differenzierten Zellen und einer hohen Zellverlustrate ist mit einem höheren Anteil primär resistenter Zellklone zu rechnen als in schnell wachsenden Tumoren. Aus dieser Hypothese ist zu folgern, dass eine Zytostatikatherapie möglichst früh, in hoher Dosie-

**Tab. 19.1: Biochemische Mechanismen der primären und erworbenen Zytostatikaresistenz.
MDR = Multidrug resistance, at = abnormal oder atypical topoisomerase**

Art	Beispiele
Verminderte aktive Aufnahme in die Zelle	Methotrexat, Cytarabin
Ungenügende Bildung aktiver Metaboliten	Purin-, Pyrimidinanaloga
Vermehrte Produktion des Zielmoleküls (Target) durch Genamplifikation	Methotrexat (Dihydrofolatreduktase), Fluorouracil (Thymidilatsynthase)
Strukturelle Veränderung des Zielmoleküls (Target)	Vincaalkaloide (Tubulin)
Eröffnung alternativer Stoffwechselwege (Salvage pathway)	Fluorouracil, Mercaptopurin, Methotrexat
Vermehrte Inaktivierung	Cisplatin, Alkylantien (Glutathion), Cytarabin (Desaminase)
Erhöhte DNA-Reparatur	Alkylantien (Methyltransferase)
Erhöhter Zytostatikatransport aus der Zelle durch Amplifikation von Glykoprotein P170 über MDR-1-Gen (primär oder induziert)	Mehrfach-(pleiotrope) Resistenz, z.B. Anthrazykline, Vincaalkaloide, Etoposid, Taxane
Strukturelle Veränderung der Topoisomerase II (at-MDR)	Mehrfach-Resistenz gegen alle Topoisomerase II-Inhibitoren

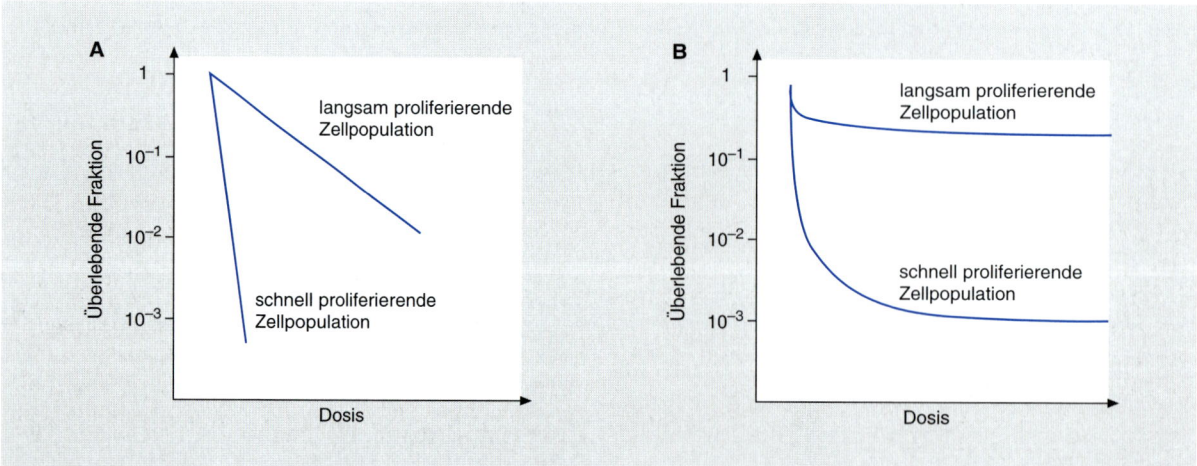

Abb. 19.3: Schematische Darstellung der Dosis-Wirkungskurven phasenunspezifisch (A) und phasenspezifisch (B) wirksamer Zytostatika.

rung und als Kombinationschemotherapie erfolgen sollte. Für die genetische Resistenz stellt sich unter Zytostatikatherapie das Problem der Selektion primär resistenter Mutanten sowie die Resistenzinduktion durch die Zytostatikatherapie selbst. Besonders problematisch ist die **Mehrfach-** oder **pleiotrope Resistenz** (multidrug resistance, MDR). Das membranassoziierte Glykoprotein P170 wirkt als Effluxpumpe für Zytostatika unterschiedlichster Struktur (vgl. Tab. 19.1). Modulatoren der Mehrfach-Resistenz sind Gegenstand der klinischen Forschung.

Als **pharmakologische Resistenz** wird die verminderte Empfindlichkeit von Tumorzellen aufgrund ihrer anatomischen Lage, z.B. in ZNS und Hoden, oder der beschleunigten Metabolisierung infolge von Enzyminduktion bezeichnet.

19.1.2 Therapiekonzepte

In Kenntnis der pharmakologischen Grundlagen (s. 19.1.1) entwickelte sich aus der zunächst empirischen Monochemotherapie die gezielte **Kombinationschemotherapie** mit Wiederholung in regelmäßigen zeitlichen Abständen. Biochemische Synergismen der Kombinationspartner, die erhöhte Wahrscheinlichkeit der Erfassung primär resistenter Klone und die Reduktion der Resistenzentwicklung sekundär resistenter Klone sind dafür die wichtigsten Gründe. Im Kasten sind einige Grundregeln der Kombinationschemotherapie zusammengestellt.

Grundregeln der Kombinationschemotherapie

☐ Die Wirksamkeit jedes Kombinationspartners gegen den zu behandelnden Tumortyp muss in einer Monotherapie nachgewiesen sein.

☐ Jede Einzelkomponente soll in möglichst hoher und damit effektiver Dosierung gegeben werden.

☐ Die Wirkung der Kombinationspartner soll möglichst auf unterschiedlichen Wirkungsmechanismen beruhen, um eine synergistische Wirkung zu erzielen.

☐ In der zeitlichen Abfolge der Einzelkomponenten sind Wirkungsmechanismen, z. B. Zytoreduktion mit phasenunspezifisch wirksamen Alkylantien oder Anthracyclinen vor phasenspezifischen Antimetaboliten, sowie Interaktionen der Einzelkomponenten zu berücksichtigen. Eine Vorbehandlung mit Methotrexat erhöht die Fluorouracil-Wirkung, die Vorbehandlung mit Fluorouracil hemmt die Methotrexat-Wirkung.

☐ Das Toxizitätsprofil der Kombinationspartner soll möglichst unterschiedlich sein, um additive Organtoxizität zu vermeiden.

☐ Die Einzelkomponenten sollen möglichst nicht durch die gleichen Resistenzmechanismen inaktivierbar sein.

Die Behandlung des Tumors mittels Kombinationschemotherapie erfolgt in **kurativer** Intention mit dem Ziel der Heilung (langes krankheitsfreies Überleben) oder in **palliativer** Intention mit dem Ziel der Lebensverlängerung oder Symptomenlinderung (Verbesserung der Lebensqualität). Der Erfolg der Behandlung wird an der Remission (Reduktion des Tumors) und deren Dauer gemessen. Zur Beurteilung der Tumorreduktion dienen die nachfolgenden standardisierten Begriffe:

☐ **Komplette Remission** (CR) bedeutet das Verschwinden aller nachweisbaren Tumorbefunde für mindestens 4 Wochen.

☐ **„No evidence of disease"** ist der kompletten Remission gleichzusetzen.

☐ **Partielle Remission** (PR) bedeutet eine Reduktion der Tumormasse um mehr als 50 % für mindestens 4 Wochen.

☐ **„No remission"** (NR) oder **„No change"** bedeutet keine Änderung der Tumorausdehnung über mindestens 4 Wochen.

☐ **Progress** oder **„progressive disease"** bedeutet das Fortschreiten des Tumors unter Therapie.

Die Veränderungen des Allgemeinzustandes sind für die Remissionsbeurteilung ebenfalls von Bedeutung.

Sie werden mit Skalensystemen, z. B. mit dem Karnofsky-Index, quantifiziert. Die Dokumentation der therapiebedingten unerwünschten Wirkungen erfolgt nach den Beurteilungskriterien der WHO oder des National Cancer Institutes (USA), die abgestuft in den Schweregraden 0 bis 4 definiert sind. Zur abschließenden Beurteilung eines Therapiekonzeptes wird die Responserate, z. B. Zahl der kompletten Remissionen und das rezidivfreie Überleben (mittlere Remissionsdauer) einer Patientenpopulation, herangezogen. Für den Patienten selbst ist der Gewinn an Lebenszeit ohne Tumorsymptome und ohne Tumorbehandlung der eigentliche Therapieerfolg.

Bei den äußerst komplexen Therapiekonzepten werden verschiedene Indikationen und Phasen der Chemotherapie unterschieden (s. Kasten).

Formen der Chemotherapie

☐ **Adjuvante Therapie**: Chemotherapie nach potentiell kurativer Operation und/oder Bestrahlung zur Vermeidung eines Rezidivs. Gesicherte Indikationen sind beispielsweise bestimmte Stadien des Mamma-, Kolon-, Rektumkarzinoms, Wilms-Tumor, Ewing-Sarkom.

☐ **Neoadjuvante Therapie**: Chemotherapie, die vor einer Operation oder Bestrahlung zur Reduktion der Tumormasse gegeben wird.

☐ **Induktionstherapie**: Hochdosierte Chemotherapie zur Erzielung einer kompletten Remission.

☐ **Salvage-Therapie**: Induktionschemotherapie, die nach dem Versagen der Standard-Induktionschemotherapie mit kurativer Intention eingesetzt wird.

☐ **Konsolidierungstherapie**: Wiederholung einer Induktionschemotherapie nach Erreichen der kompletten Remission.

☐ **Intensivierungstherapie**: Induktionstherapie in erhöhter Dosierung oder sonstige hochdosierte Kombinationschemotherapie zu bestimmten Zeitpunkten (early, late intensification) in der kompletten Remission.

☐ **Erhaltungstherapie**: Niedrigdosierte Chemotherapie über einen langen Zeitraum bei bestehender kompletter Remission.

☐ **Hochdosistherapie**: Dosiseskalierte, myeloablative Chemotherapie. Diese Therapie ist so knochenmarktoxisch, dass ohne Ersatz von Blutstammzellen die hämatopoetische Regeneration unwahrscheinlich ist oder erst nach mehreren Monaten zu erwarten wäre. Im Anschluss an diese Therapie müssen autologe oder allogene Blutstammzellen aus Knochenmark oder Blut transfundiert werden (Knochenmarktransplantation = KMT, Periphere Blutstammzelltransplantation = Peripheral blood stem cell transplantation = PBSCT).

Individuelle Arzneimitteltherapie

☐ **Mobilisierungstherapie**: Tumorspezifische Chemotherapie in Kombination mit Zytokinen zur Stimulation der Hämatopoese. Die mobilisierten Blutstammzellen sind durch die Expression des CD 34-Antigens, einem immunologischen Stammzellmarker, charakterisiert und können durch Zellseparation aus dem Blut gewonnen werden.

☐ **Konditionierungstherapie**: Chemotherapie mit oder ohne Bestrahlung zur Vorbereitung auf die Knochenmarktransplantation oder Stammzelltransplantation u.a. mit der Zielsetzung der Immunsuppression.

Die Durchführung der Chemotherapie erfolgt nach so genannten **Chemotherapieprotokollen** oder **Therapieschemata**. Darin sind die Zytostatikagaben nach Art, Dosierung, Applikationsform und zeitlicher Reihenfolge festgelegt, wie in Tab. 19.2 beispielsweise für eine Induktions- und Konsolidierungstherapie der Akuten Myeloischen Leukämie dargestellt. Die Zytostatika werden mit ihren chemischen Kurzbezeichnungen (INN-Namen) angegeben. Zur Charakterisierung werden die Therapieschemata mit den Autorennamen (hier: „Büchner-Schema") oder mit **Akronymen** belegt. Die Akronyme entwickeln sich aus Abkürzungen für die eingesetzten Zytostatika (hier: TAD 9 – T für Thioguanin, A für Cytarabin = Arabinosylcytosin, D für Daunorubicin, 9 für 9 Therapietage). Etablierte Chemotherapieprotokolle können onkologischen Standardwerken oder der Originalliteraratur entnommen werden. Üblicherweise wird die Therapie nach bewährten Standardprotokollen oder im Rahmen von Studienprotokollen durchgeführt. In Letzteren wird der Stellenwert eines Therapieschemas prospektiv randomisiert untersucht. Dabei handelt es sich meistens um überregionale Studien von nationalen (z.B. Deutsche M. Hodgkin-Studiengruppe) oder internationalen Studiengruppen (z.B. European Organization for Research on Treatment of Cancer, EORTC). Die Therapie von malignen Tumoren im Kindesalter erfolgt fast ausnahmslos in nationalen Studienprotokollen. Besonders bei der Therapie mit kurativer Intention

ist die Einhaltung der Therapieprotokolle von höchster Wichtigkeit. Nicht etablierte Therapieprotokolle sollen außerhalb von Studien nicht angewandt werden.

19.1.3 Dosierung

Zytostatika sollen in möglichst hoher und damit effektiver Dosis gegeben werden, die allerdings durch die Toxizität limitiert wird. Diese ist wie die Wirkung u.a. von der zeitlichen Abfolge der Applikationen abhängig. Die **maximal tolerable Dosis** eines Zytostatikums wird in Phase-I-Studien der Klinischen Prüfung an Patienten ermittelt und gilt für das geprüfte Applikationsschema.

Dosierung nach Körperoberfläche

Die Dosierung der Zytostatika erfolgt in der Regel nach der **Körperoberfläche**, die aus dem aktuellen Körpergewicht in kg und der Körpergröße in cm nach einer empirischen Formel errechnet wird. Dabei hat sich die Formel von Du Bois (s. auch Kap. 14.3.1) in der Praxis durchgesetzt. Die üblicherweise benutzten Nomogramme beruhen fast ausnahmslos auf dieser Formel. Aus der im Therapieprotokoll festgelegten Dosierung pro m² Körperoberfläche (vgl. Tab. 19.2) und der patientenindividuellen Körperoberfläche berechnet sich die individuelle Dosis.

Die Dosierung nach der Oberflächenregel ist eine Konventionsmethode in der Onkologie. Sie wurde mit dem Ziel eingeführt, bei jedem Patienten eine gleichartige Zytostatikaexposition und damit gleiche Effektivität und tolerable Toxizität zu erreichen (s. auch Kap. 14.3.1). Außerdem sind speziesspezifische Unterschiede in Aktivität und Toxizität bestimmter Zytostatika geringer, wenn die Dosis auf die Körperoberfläche bezogen wird, sodass präklinische Ergebnisse leichter übertragbar sind.

Die Körperoberflächenregel ist im ersten Lebensjahr nicht anwendbar. In vielen pädiatrischen Proto-

Tab. 19.2: Induktions- und Konsolidierungstherapie der Akuten Myeloischen Leukämie nach dem TAD 9-Protokoll (nach Büchner et al. 1985).

Zytostatikum	Dosierung	Applikationsart	Applikationsschema	
Cytarabin	100 mg/m²	i.v.	Infusion über 24 h	Tag 1+2
Cytarabin	2 × 100 mg/m²	i.v.	Infusion über 30 min alle 12 h	Tag 3–8
Daunorubicin	60 mg/m²	i.v.	Infusion über 1 h	Tag 3–5
Tioguanin	100 mg/m²	p.o.	alle 12 h	Tag 3–9

kollen wird daher für Kinder unter 1 Jahr der kg-bezogenen Dosierung Vorrang gegeben. Die im Protokoll angegebene Dosierung pro m^2 Körperoberfläche wird dabei für ein Kind von 30 kg angenommen. Generelle Dosisanpassungen aufgrund fortgeschrittenen Alters sind nicht angezeigt.

Bei Übergewichtigen sind viele physiologische Funktionen und damit auch pharmakokinetische Parameter der Arzneistoffe verändert. Dennoch sind Dosisanpassungen mittels Kalkulation der Körperoberfläche auf Basis des Idealgewichts umstritten. Insbesondere bei kurativen Therapien scheint die Kalkulation der Körperoberfläche mittels des aktuellen Körpergewichts angebracht zu sein. Als Ausnahmen sind Hochdosistherapien und/oder Patienten mit mehr als 25 % Übergewicht bezogen auf das Idealgewicht zu diskutieren. Um Überdosierungen zu vermeiden, kann hilfsweise mit dem Dosierungsgewicht therapiert werden (s. auch Kap. 14.3.1). Standardisierte Dosisanpassungen bei starkem Gewichtsverlust oder Amputationen sind nicht bekannt.

Die Messung pharmakokinetischer Parameter nach Zytostatikagabe zeigt trotz der eingeführten Dosierungsregeln große interindividuelle Unterschiede in Plasmakonzentration und Gesamtclearance und verdeutlicht damit deren Grenzen. Immer häufiger wird dagegen über Korrelationen zwischen pharmakokinetischen Parametern von Zytostatika und deren Effektivität und Toxizität berichtet. Mit der Dosierung von Carboplatin nach AUC haben diese Beobachtungen Eingang in die Praxis gefunden (s. Kap. 14.3.4).

Maximaldosierungen

Für einige Zytostatika sind Maximaldosierungen zu beachten, z. B. die maximale Einzeldosis von Vincristin (2 mg). Für andere Zytostatika sind bezogen auf die Gesamttherapie maximale kumulative Dosen (= Grenzdosen) (s. Tab. 19.3) definiert, bei deren Überschreiten mit einem überproportional ansteigenden Toxizitätsrisiko zu rechnen ist.

Dosismodifikationen bei eingeschränkter Nieren- und Leberfunktion

Dosismodifikationen können aufgrund von Nieren- oder Leberinsuffizienz für bestimmte Zytostatika erforderlich sein. Bei Zytostatika, die bevorzugt über eines dieser Organe eliminiert werden, muss mit einer eingeschränkten Gesamtclearance und damit einer erhöhten Arzneimittelexposition gerechnet werden. Da es sich bei den in Therapieprotokollen festgelegten Dosierungen in der Regel um maximal tolerable Dosierungen handelt, sind besonders bei palliativem Therapieansatz Dosisreduktionen zu empfehlen, um eine übermäßige Toxizität, insbesondere irreversible Organtoxizität, zu vermeiden.

Bei eingeschränkter Nierenfunktion (Kreatininclearance < 70 mL/min) sind Dosisreduktionen für Zytostatika erforderlich, die zu über 30 % renal eliminiert werden oder nephrotoxisch sind (Kintzel und Dorr 1995). Sie sollen sich an der Kreatininclearance orientieren, die entweder aus der gemessenen Serumkreatininkonzentration berechnet oder experimentell bestimmt wird (s. Kap. 23.2.3). In Abhängigkeit von diesem Parameter finden sich in der Literatur substanzspezifisch variierende Dosierungsempfehlungen. Die Übersichtstabelle zu Dosismodifikationen bei Niereninsuffizienz (s. Tab. 19.4) ist daher als Orientierungshilfe anzusehen. Nur für Carboplatin existieren bisher auf der Basis prospektiver Studien valide Dosierungsrichtlinien in Abhängigkeit von der glomerulären Filtrationsrate. Über die Dosierung von Zytostatika bei Dialysepatienten und die Dialysierbarkeit von Zytostatika ist bisher wenig bekannt.

Tab. 19.3: Kumulative Grenzdosen von Zytostatika.

Zytostatikum	Grenzdosis	Toxizitätsrisiko
Bleomycin	360 mg	Pulmonale Toxizität
Daunorubicin	550 mg/m² ohne Bestrahlung 450 mg/m² mit Bestrahlung	Kardiotoxizität
Doxorubicin	550 mg/m² ohne Bestrahlung 450 mg/m² mit Bestrahlung	Kardiotoxizität
Epirubicin	850–1000 mg/m²	Kardiotoxizität
Idarubicin	120 mg/m²	Kardiotoxizität
Mitoxantron	160–200 mg/m²	Kardiotoxizität
Mitomycin	50–60 mg/m²	Anämie

Tab. 19.4: Dosismodifikationen für Zytostatika bei Niereninsuffizienz aufgrund der Kreatininclearance (mL/min) (Empfehlungen am Universitätsklinikum Mainz).

Zytostatikum	Dosis 100 %	Dosis 75 %	Dosis 50 %	Dosis 0 %
Bleomycin	> 50	50–10	< 10	
Carboplatin	Dosierung nach Ziel-AUC (s. auch Kap. 14.3.4)			
Carmustin (Hochdosis)	> 60			< 60
Carmustin in Dexa-BEAM	> 70	70–40	40–10	< 10
Cisplatin	> 60		60–30	< 30
Cyclophosphamid	> 50	50–10	< 10	
Cytarabin ($> 1g/m^2$)	> 70		70–30	< 30
Dacarbazin	> 70	70–30	< 30	
Etoposid(phosphat)/Teniposid	> 50	50–10	< 10	
Fludarabin	> 70	70–40	40–10	
Ifosfamid	> 70	70–40	40–10	< 10
Lomustin	> 60	60–30		< 30
Methotrexat	> 60		60–30	< 30
Mitomycin C	> 10	< 10		
Oxaliplatin	> 30 (Nierenfunktion engmaschig überwachen)			< 30
Pentostatin	> 60		60–30	< 30
Topotecan	> 40		40–20*	< 20

* Zugelassene Dosierung bei dieser Kreatininclearance = 0,75 mg/m²/d

Eine eingeschränkte Leberfunktion kann neben einer verminderten hepatischen Elimination auch eine verminderte Aktivierung, z. B. bei Cyclophosphamid, oder bei Hypoalbuminämie einen höheren Anteil an freiem Zytostatikum im Plasma bedeuten. Die bekannten Dosierungsrichtlinien für Leberinsuffizienz beziehen sich auf überwiegend hepatisch eliminierte Zytostatika (s. Tab. 19.5) und orientieren sich an den Serumbilirubin- bzw. Serum-Glutamatoxalacetattransaminase-Werten. Für Vincaalkaloide und Podophyllotoxinderivate wird gelegentlich auch eine Dosisreduktion um 50 % bei erhöhter alkalischer Phosphatase empfohlen. Insbesondere wenn die Leberfunktionsstörungen tumorbedingt sind, muss für die Dosisreduktionen eine kritische Nutzen-Risiko-Abwägung vorgenommen werden. Um zwischen arzneimittelbedingten und krankheitsbedingten Leberfunktionsstörungen unterscheiden zu können, sollte die Leberfunktion generell vor Beginn der Chemotherapie überprüft werden. Bekannte Hepatotoxine unter den Zytostatika sind Asparaginase, Nitrosoharnstoffe, Methotrexat und Cytarabin.

Dosismodifikation bei starker Myelosuppression

Bis auf wenige Ausnahmen sind alle Zytostatika knochenmarktoxisch (myelosuppressiv). Schweregrad und Dauer der Myelosuppression sind unterschiedlich. Die Myelosuppression äußert sich in einer Leukopenie, gefolgt von einer Thrombozytopenie und selten einer Anämie. Gemessen wird die Myelosuppression am Nadir (Tiefstwert) der Leukozyten und/oder Thrombozyten. Ausgeprägte Leukopenien (z. B. Granulozytopenien, WHO-Grad 3 und 4 = Granulozytenzahlen < 1000/μL) zwingen manchmal zur Verschiebung des nächsten Therapiezyklus oder zur Dosisreduktion. Allgemeine Empfehlungen zur Dosismodifikation können nicht gegeben werden. Bei kurativen Therapien soll in jedem

Tab. 19.5: Dosismodifikationen für Zytostatika bei Leberinsuffizienz aufgrund der Serumbilirubin und Serum-Glutamat-oxalacetattransaminase-(SGOT-)Konzentrationen (Empfehlungen am Universitätsklinikum Mainz).

Zytostatikum	Serum-Bilirubin [mg/dL] SGOT [U/L]	< 1,5 < 60	1,5–3,0 60–180	3,1–5,0 > 180	> 5,0 > 180
Amsacrin		100 %	50 %	25 %	0 %
Cyclophosphamid		100 %	100 %	75 %	0 %
Daunorubicin		100 %	75 %	50 %	0 %
Docetaxel		75 %	0 %	0 %	0 %
Doxo-, Epirubicin		100 %	50 %	25 %	0 %
Etoposid (phosphat), Teniposid		100 %	50 %	0 %	0 %
Fluorouracil		100 %	100 %	100 %	0 %
Idarubicin		100 %	75 %	50 %	0 %
Ifosfamid		100 %	100 %	75 %	0 %
Irinotecan		100 %	0 %	0 %	0 %
Methotrexat		100 %	100 %	75 %	0 %
Mitoxantron		100 %	75 %	50 %	0 %
Paclitaxel		100 %	75 %	50 %	0 %
Vincaalkaloide		100 %	50 %	0 %	0 %

Fall nach den Vorgaben der Originalprotokolle dosiert werden, und dort vorgeschlagene Dosisreduktionen sollen keinesfalls unterschritten werden.

19.1.4 Herstellung und Monitoring in der zentralen Zytostatikazubereitung

Die zentrale Zytostatikazubereitung ist eine in (Krankenhaus-)Apotheken etablierte klinisch-pharmazeutische Dienstleistung. Dabei werden die Zytostatika zur parenteralen Anwendung applikationsfertig in patientenindividueller Dosierung in der Apotheke hergestellt (unit dose-Service). Die rezepturmäßige aseptische Herstellung von Zytostatikazubereitungen erfolgt aus handelsüblichen Fertigarzneimitteln. Sie erfordert wegen der Gefahren im Umgang mit Zytostatika eine sorgfältige Unterweisung und die konsequente Einhaltung von Personenschutzmaßnahmen. Eine ausführliche Darstellung der Theorie und Praxis der Zytostatikaherstellung liegt vor (Krämer 1995, AOLG 1998). Die fachgerechte Zytostatikaherstellung durch die Apotheke erhöht die

☐ Sicherheit für herstellendes und applizierendes Personal durch sachgerechte Ausrüstung, Ausbil-

dung und Durchführung nach dem aktuellen Stand der pharmazeutischen Wissenschaft und Technik

☐ Sicherheit für den Patienten, z. B. Therapiesicherheit, Therapie-Monitoring

☐ Sicherheit für das Produkt durch einwandfreie pharmazeutische Qualität: Identität, Gehalt und Reinheit sowie Deklaration nach der Apothekenbetriebsordnung

☐ Sicherheit für die Umwelt: reduzierte Mengen von Zytostatika-Sondermüll durch den Verbrauch von Großpackungen und das Aufbrauchen von Restmengen.

Die zentrale Zytostatikazubereitung ist zudem von wirtschaftlichem Vorteil. Sie ermöglicht die Einsparung von Zytostatika, Verbrauchsmaterial und Sondermüll.

In Fortentwicklung der klinisch-pharmazeutischen Dienstleistung wird die Zytostatikaherstellung mit der Zielsetzung der Pharmazeutischen Betreuung (Pharmaceutical Care) des onkologischen Patienten erbracht. Dabei übernimmt der Apotheker Mitverantwortung für die optimale Arzneimitteltherapie des Patienten. Im Ergebnis soll eine Verbesserung der Heilungsraten oder der Lebensqualität des Patienten resultieren. Für die Zytostatikaherstellung bedeutet dies ein konsequentes Monitoring der Chemotherapieanforderungen. Das Erkennen von Irrtümern erfordert onkologische Fachkenntnisse des verantwortlichen Apothekers und ausreichende Informationen über den Patienten und die Therapie zum Zeitpunkt der Anforderung in der Apotheke. Eine zwingende Voraussetzung zur Therapieoptimierung ist die Bereitschaft aller beteiligten Berufsgruppen zur Kommunikation und Kooperation zum Wohle des Patienten.

Anforderung

Die Anordnung einer Zytostatikatherapie durch den Arzt hat grundsätzlich schriftlich zu erfolgen. Bei zentraler Zytostatikazubereitung in der Krankenhausapotheke ist gemäß Apothekenbetriebsordnung die Abgabe nur gegen eine schriftliche Anforderung mit Arztunterschrift möglich. Die Anforderung sollte so konzipiert sein, dass Irrtümer bei Interpretation und Ausführung der Verordnung ausgeschlossen sind. Dazu bietet sich ein patientenbezogenes, normiertes Anforderungsformular an. Die Verwendung eines speziellen Formulars für Zytostatika-Anforderungen reduziert nachgewiesenermaßen die Verordnungsirrtümer. Die Anforderung sollte beinhalten:

☐ Patientennamen (Vor- und Nachnamen) und Geburtsdatum

☐ Körpergewicht, Körpergröße, Körperoberfläche

☐ Name des Therapieschemas

☐ Applikationsdaten (und Therapietage des Protokolls)

☐ Zytostatika mit INN-Namen (keine Abkürzungen)

☐ Dosierung der Zytostatika in mg/m^2 pro Applikation

☐ Dosis in mg errechnet aus Dosierung und patientenindividueller Körperoberfläche pro Applikation

☐ Applikationsart (Injektion, Dauerinjektion, Kurzinfusion, Infusion, Dauerinfusion).

Ein umfassendes Therapie-Monitoring erfordert zusätzliche Informationen über den Zustand des Patienten, z.B. Blutbild oder bestehende Nieren- oder Leberinsuffizienz. Die Angabe wichtiger Laborparameter des Patienten, wie z.B. Leukozytenzahl, Thrombozytenzahl, Serumkreatinin, Kreatininclearance, Serumbilirubin, ist daher wünschenswert. Der Arzt sollte Dosismodifikationen inklusive Begründung in der Anforderung dokumentieren.

Ein entsprechendes Anforderungsformular ist beispielhaft in Abb. 19.4 dargestellt. Als organisatorisch günstig hat sich die Anforderung für jeweils einen Therapiezyklus erwiesen, da toxizitätsbedingt eine Verlängerung der therapiefreien Intervalle erforderlich werden kann.

Um die Verordnung noch sicherer zu gestalten, kann mit vorgedruckten Anforderungsformularen für die einzelnen Chemotherapieprotokolle gearbeitet werden. Dies bedeutet einen hohen Formularaufwand und wird daher in der Praxis auf häufige Therapien und/oder unter Sicherheitsaspekten auf Hochdosisprotokolle beschränkt. Begleittherapien wie Hydratisierung, Alkalisierung und Antiemese sollten dann ebenfalls berücksichtigt werden. Die darüber hinaus mögliche EDV-gestützte Verordnung hilft auch Rechen- und Übertragungsfehler zu reduzieren. Dabei werden Verordnungsirrtümer durch automatisierte Verordnungen auf Basis hinterlegter Therapieprotokolle und Übertragungsfehler durch Online-Übermittlung reduziert. Softwareprogramme zur Unterstützung der zentralen Zytostatikazubereitung mit integriertem Verordnungsmodul sind bereits auf dem Markt.

Therapie-Monitoring

> Unter einem Medikationsirrtum versteht man jede Abweichung einer durchgeführten Arzneimitteltherapie von der angestrebten Therapie. Eine der möglichen Ursachen von Medikationsirrtümern sind Verordnungsirrtümer. Verordnungsirrtümer zu erkennen und zu minimieren ist Ziel des Therapie-Monitorings.

Bei onkologischen Patienten werden schwer wiegende Verordnungsirrtümer in einer Größenordnung von 0,5 bis 2,5 % berichtet. Alle Untersuchungen beschreiben Dosisfehler als häufigsten Irrtumstyp. Häufigste Ursache sind Unachtsamkeit bei den Berechnungen und Übertragungsfehler. Tödliche Mehrfach-Überdosierungen eines Zytostatikums ereigneten sich durch Gabe der Gesamtdosis eines Zytostatikums für einen Therapiezyklus an jedem Therapietag. Das Monitoring der Zytostatikaanforderung sollte bestimmte Punkte umfassen, die nachfolgend ausführlich erläutert werden.

☐ **Plausibilität der Körperoberfläche:** Die Angaben zu Körpergröße und -gewicht werden auf Plausibilität untereinander sowie in bezug auf das Geburtsdatum und die Angaben bei vorhergehenden Therapien geprüft. Bei der Berechnung der Körperoberfläche gilt die Formel nach Du Bois als Referenz. Als Toleranzgrenzen für Abwei-

Apotheke des Klinikums der Universität Mainz

Zentrale Zytostatika-Zubereitung

Anforderung

Tel.: 4463
Fax: 2262

Station:

☐ oder Patientenetikett

Patientenname:

Vorname:

Geburtsdatum:

Körpergröße [cm]:

Körperoberfläche [m²]:

Körpergewicht [kg]:

WBC [/µl]:

PTL [/µl]:

S-Kreatinin [mg/dl]:
Kreatininclearance [ml/min]:

S-Bilirubin [mg/dl]:

Diagnose / Therapieschema:

Dosismodifikation:
☐ Nein ☐ Ja   %   Für:

Begründung:

Applikations-datum	Therapietag	Arzneimittel (INN-Bezeichnung)	Dosierung [mg/m²/Appl.]	Dosis [mg]	Häufigkeit / Dauer der Infusion (z.B. 2x/d über 3 h)	Injektion [ml]	Perfusor-spritze [ml]	Infusion [ml]

Bestelldatum:

Arztunterschrift:

Datum:

gefaxt: ☐

Hersteller:

5/96

Individuelle Arzneimitteltherapie

Abb. 19.4: Beispiel eines Anforderungsformulars für die zentrale Zytostatikaherstellung.
WBC = white blood cell count = Leukozytenzahl, PTL = platelets = Thrombozytenzahl

chungen können bei pädiatrischen Patienten 5 %, bei Erwachsenen 10 % angenommen werden. Das Arbeiten mit Patientenidentifikationsnummern hilft Verwechslungen auszuschließen.

□ **Wahl des Chemotherapieprotokolls:** Die Verordnung eines nicht korrekten Therapieprotokolls oder Therapieblocks kann nur erkannt werden, wenn die Diagnose und die Therapiestrategien der Kliniker bekannt sind. In der Apotheke sollte eine Dokumentation sämtlicher im Krankenhaus durchgeführter Standard- und Studienprotokolle angelegt werden, die ständig aktualisiert und gepflegt werden muss. Zum Ausschluss von fehlerhaften Informationen sollen möglichst zwei verschiedene Publikationen eines Protokolls vorliegen. Bei EDV-gestützter Herstellung ist auch die Dokumentation der Protokolle in einem EDV-Programm, das die Herstellung unterstützt, möglich und hilfreich.

□ **Konformität mit dem Chemotherapieprotokoll:** Die Anforderung muss hinsichtlich der Zytostatika, Dosierungen, Applikationszeitpunkte und -häufigkeit mit dem ausgewählten Chemotherapieprotokoll übereinstimmen. Um Verwechslungen zu vermeiden, sind die Zytostatika mit INN-Namen und nicht mit Abkürzungen anzugeben (z. B. Cisplatin und nicht CDDP oder Platin). Besonders zu beachten ist, dass das Applikationsdatum dem jeweiligen Therapietag richtig zugeordnet ist und dass keine Applikation vergessen oder überzählig verordnet wird.

□ **Plausibilität von Applikationsform und Applikationszeit:** Art und Volumen der Trägerlösung und die Infusionszeit sind nicht in allen Therapieprotokollen exakt definiert, so dass eine Konformitätsprüfung nicht immer möglich ist. Zumindest kann eine Plausibilitätsprüfung vorgenommen werden. Besser ist es, hausinterne Festlegungen unter Berücksichtigung der Literatur und praktischer Aspekte zu treffen. Die Definition der Reihenfolge der Applikationen sollte Inkompatibilitäten und Risiken bei der Paravasation (s. Kap. 19.1.5) berücksichtigen. Die Art der Trägerlösung (0,9 % NaCl, 5 % Glucose) ist vom Apotheker unter dem Aspekt Inkompatibilität und Stabilität des Zytostatikums zu wählen.

□ **Dosisberechnung:** Für den Einzelfall ist nicht gezeigt, welche prozentuale Dosisabweichung bei welcher Chemotherapie von klinischer Relevanz ist. Bei der Überprüfung der Dosisberechnungen können hilfsweise Toleranzgrenzen von 5 % bei pädiatrischen Patienten und 10 % bei Erwachse-

nen angenommen werden. Diese Grenzen können auch für Auf- oder Abrundungen bei der Dosisberechnung genutzt werden. Sie erlauben bei Dosen über 5 mg das Runden auf ganze Zahlen nach mathematischen Regeln. Dezimalfehler sind vor allem bei niedrigen Dosierungen, wie sie in der Pädiatrie vorkommen, leicht zu übersehen und müssen mit besonderer Sorgfalt ausgeschlossen werden. Maximaldosen und kumulative Grenzdosen (s. Kap. 19.1.3) sind zu beachten.

□ **Dosismodifikationen:** Dosismodifikationen können aufgrund des Allgemeinzustands des Patienten (Übergewicht, Organinsuffizienz) und Toxizität (akute Toxizität, spezifische Organtoxizität s. Tab. 19.6) angezeigt sein. Die Dosismodifikationen sollen, wenn immer möglich, in Übereinstimmung mit dem Chemotherapieprotokoll erfolgen (s. auch Kap. 19.1.3). Sie sind vom verordnenden Arzt zu dokumentieren, auch um unnötige Rückfragen durch den Apotheker zu vermeiden. Darüber hinaus sollte der Apotheker die Erfordernis von Dosismodifikationen aufgrund der mitgeteilten Laborwerte prüfen.

Günstig ist eine kontinuierliche Betreuung der Patienten. Die Verlaufsbeobachtung über alle Chemotherapiezyklen erleichtert die Plausibilitätsprüfung der patientenbezogenen Daten, eine Prüfung der Zuordnung von Chemotherapieprotokollen und Therapieblöcken sowie die Überwachung der kumulativen Grenzdosen. Für das systematische Monitoring eignet sich eine Checkliste (Beispiel s. Abb. 19.5), die für jede Anforderung vom verantwortlichen Apotheker abzuarbeiten und zu dokumentieren ist.

19.1.5 Applikation von Zytostatika

Applikationsarten

Grundsätzlich sind die **systemischen** und **lokoregionalen** Applikationsarten von Zytostatika zu unterscheiden (s. Tab. 19.7). Die Auswahl der Applikationsart orientiert sich an Kriterien des Patienten wie Lage des Tumors, Häufigkeit der Applikation und Belastbarkeit der Venen sowie Kriterien des Zytostatikums (pharmakodynamische, pharmakokinetische Eigenschaften, lokale Toxizität). Die systemische Applikation ist die übliche Applikationsform bei Hämoblastosen, den malignen Erkrankungen des blutbildenden Systems, und metastasierten Tumorerkrankungen. Die lokoregionale Applikation ist angezeigt, wenn damit im Tumor höhere Wirkstoffkon-

Monitoring Zytostatikaanforderungen

- Körpergröße, Körpergewicht plausibel   ja ☐   nein ☐
- KOF korrekt berechnet (Pädiatrie ± 5%; Erwachsene ± 10%)   ja ☐   nein ☐

- Chemotherapieprotokoll ist bekannt   ja ☐   nein ☐
- Status:

    Standardprotokoll ☐   „Haus"protokoll ☐   Studienprotokoll ☐   experimentell ☐

- Therapie entspricht dem Chemotherapieprotokoll   ja ☐   nein ☐

    Abweichungen betreffen:

    Arzneistoff...

    Anzahl Applikationen..

    Dosierungen..

    Applikationszeitpunkte..

- Infusionszeiten sind mit Chemotherapieprotokoll vereinbar   ja ☐   nein ☐

- Applikationsformen sind mit Chemotherapieprotokoll vereinbar   ja ☐   nein ☐

- Art u. Volumen der Trägerlsgn. sind mit Chemotherapieprotokoll vereinbar ja ☐   nein ☐

- Dosis korrekt berechnet (Pädiatrie: ± 5%; Erwachsene: ± 10%)   ja ☐   nein ☐

- Dosismodifikationen sind aufgrund der Laborwerte erforderlich   ja ☐   nein ☐

    für: ....

- Dosismodifikationen durchgeführt

    durch den Arzt   ja ☐   nein ☐

    durch den Apotheker nach Rücksprache   ja ☐   nein ☐

Rücksprache erfolgte
mit (Name und Funktion):...

wegen:...

Ergebnis:..

....

....

....

Datum:............................Verantwortlicher Apotheker:...

Individuelle Arzneimitteltherapie

Abb. 19.5: Beispiel einer Checkliste für das Therapie-Monitoring.

Tab. 19.6: Ausgewählte spezifische Organtoxizität von Zytostatika.

Typ	Zytostatika
Neurotoxizität	
ZNS	Asparaginase, Cytarabin in hoher Dosierung, Cisplatin, intrathekales Methotrexat, Vincaalkaloide
Peripheres Nervensystem	Etoposid, Cisplatin, Paclitaxel, Vincaalkaloide
Autonomes Nervensystem (Obstipation, Ileus)	Vincaalkaloide
Pulmonale Toxizität	
Pneumonitis, pulmonale Fibrose	Bleomycin, Busulfan, Carmustin, Mitomycin C
Kardiotoxizität	
Arrhythmien, Kardiomyopathie	Anthracycline, Paclitaxel, Hochdosis-Cyclophosphamid
Nephrotoxizität	
Nierenschädigung Hämorrhagische Zystitis	Cisplatin, Ifosfamid, Methotrexat Cyclophosphamid, Ifosfamid
Hepatotoxizität	
Leberfunktionsstörungen, Cholestase	Asparaginase, Mercaptopurin, Methotrexat
Hypersensitivitätsreaktion	
Anaphylaktische Reaktion	Asparaginase, Bleomycin, Paclitaxel (Cremophor EL in der Zubereitung)
Gastrointestinale Toxizität	
Mucositis, Stomatitis	Cytarabin, Dactinomycin, Daunorubicin, Doxorubicin, Docetaxel, Fluorouracil, Methotrexat
Diarrhö	Fluorouracil, Irinotecan (dosislimitierend), Topotecan

zentrationen erzielt werden können und die systemische Toxizität geringer ist durch niedrigere systemische Konzentrationen. Sie erfolgt über das Blutgefäß, das den Tumor versorgt (intraarteriell) oder in eine Körperhöhle (intrakavitär, z.B. intraperitoneal), in der sich der Tumor befindet.

Perorale Applikation: Die Gabe von Zytostatika **per os** ist nur möglich, wenn eine ausreichende Resorption gewährleistet und eine lokale Schädigung des Gastrointestinaltrakts nicht gegeben ist. Dies trifft nur für wenige Zytostatika zu (z.B. Chlorambucil, 6-Mercaptopurin, Procarbazin, Hydroxycarbamid). Für die p.o.-Applikation ist die Compliance der Patienten ein kritischer Punkt. Es ist eine besonders sorgfältige Information und Motivation der Patienten erforderlich.

Intravenöse Applikation: Das Standardverfahren der Applikation ist die intravenöse Verabreichung. Sie erfolgt in eine periphere Vene (periphervenös) oder zentrale Vene (zentralvenös). Zu Art und Aus-

Tab. 19.7: Applikationsarten (und deren gängige Abkürzungen) für Zytostatika.

Systemisch	Lokal/Regional
peroral (p.o.)	intraarteriell (i.a.)
intravenös (i.v.)	intrathekal (i.th.)
subcutan (s.c.)	intraventrikulär
intramuskulär (i.m.)	intraperitoneal
	intravesikal
	intrapleural

wahl des Zugangs s. auch Abb. 19.6. Die periphervenöse Applikation darf nur erfolgen, wenn die Integrität der punktierten Vene und das Offensein durch Spülung mit mindestens 10 mL 0,9 % NaCl dokumentiert sind. Nekrotisierende Zytostatika sollten nicht periphervenös appliziert werden. Vor allem im Bereich des Handrückens und Handgelenks hat ihre Paravasation verheerende Folgen, z.B. die Zerstörung von Nerven und Sehnen, die nicht durch Muskelgewebe geschützt sind. Bei Gabe mehrerer Zyto-

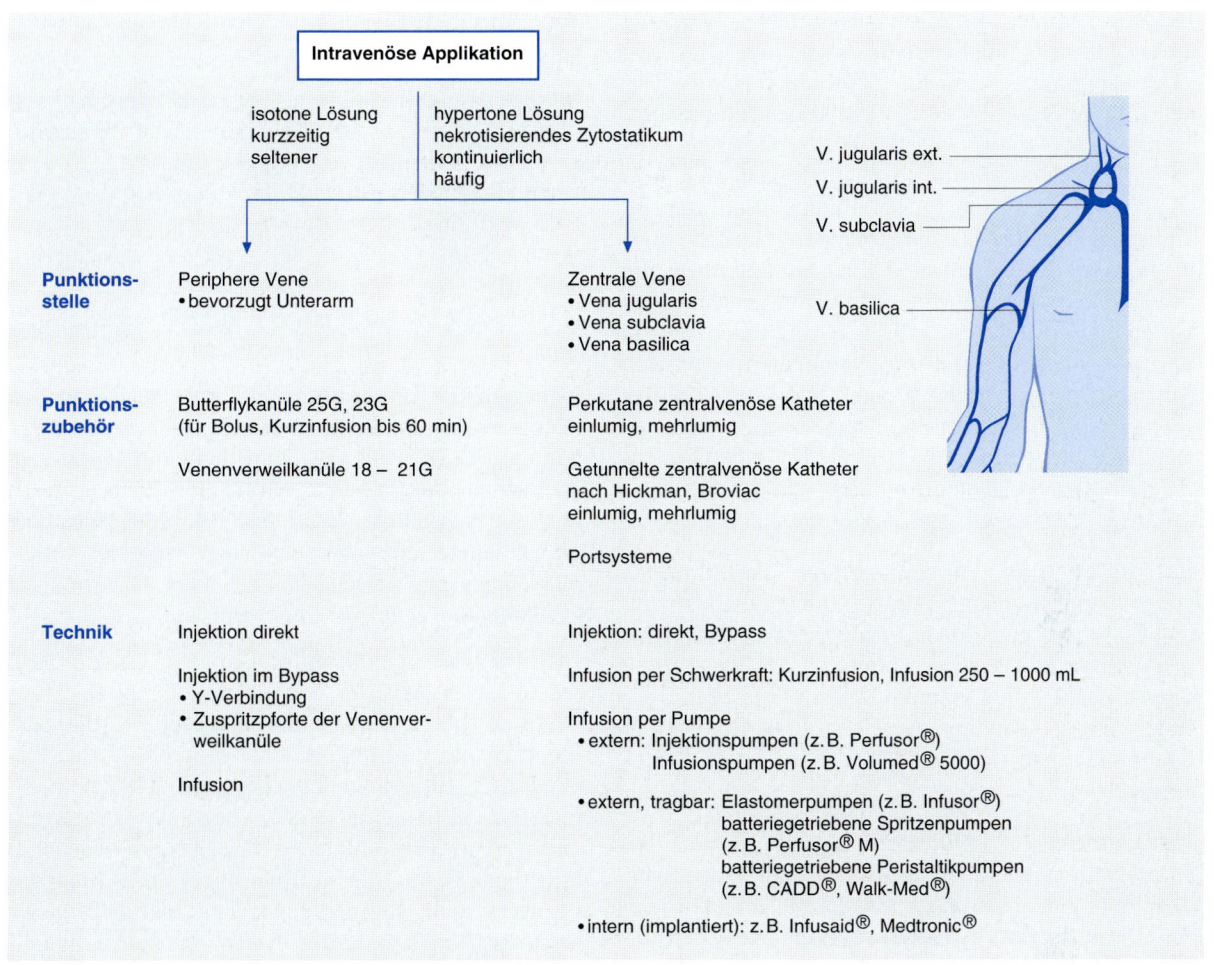

Abb. 19.6: Methodik der intravenösen Applikation.
G = Gauge = internationale Norm zur Charakterisierung der Kanülengröße

statika soll jeweils eine Zwischenspülung mit 0,9 % NaCl erfolgen.

Für die sichere und effektive Applikation von Zytostatika bieten sich dauerhafte venöse Zugänge an. Die damit verbundenen Gefahren von lokalen Infektionen, Bakteriämien, Thrombosen und Occlusion des Katheters sind durch sorgfältige Benutzung, Pflege und Überwachung, u.a. regelmäßigen Verbandwechsel, Desinfektion der Einstichstelle und Spülungen mit 0,9 % NaCl oder Heparin, beherrschbar. Für die kontinuierliche, auch ambulante Infusion und die Therapie über lange Zeit (> 3 Monate) bieten sich getunnelte Katheter und Portsysteme an. Mit der subkutanen Tunnelung eines Jugulariskatheters durch die Thoraxwand wird eine bessere Fixation und eine Barriere gegen das Eindringen von Mikroorganismen geschaffen. Vollständig unter der Haut liegen die so genannten Portsysteme (Infusionskammern). Ein an die Kammer angeschlossener

Siliconkatheter gewährt nach der Implantation Zugang zu einer zentralen Vene (bevorzugt V. subclavia), zu einer Arterie oder dem Peritoneum. Dem Vorteil der geringen Infektionsgefahr und dem geringen pflegerischen Aufwand steht der Nachteil der bei jeder Applikation erforderlichen perkutanen Punktion mit einer Spezialnadel (Huber-Nadel) gegenüber. Mit dieser Nadel wird die Siliconmembran, die die Infusionskammer (0,5–3 mL) nach oben abschließt, durchstochen. Ähnlich konzipiert sind implantierbare Pumpen, bei denen aus einer Reservoirkammer (20–50 mL) kontinuierlich in einer definierten Geschwindigkeit Zytostatikalösung abgegeben wird. Mittels perkutaner Injektion wird das Reservoir befüllt. Sollen Zytostatika mit einer definierten Infusionsgeschwindigkeit appliziert werden, werden auch externe Pumpen eingesetzt. Mit der immer häufiger durchgeführten ambulanten Chemotherapie sind eine Reihe tragbarer externer Pumpen auf den

Markt gekommen. Limitiert wird deren Anwendung durch begrenzt applizierbare Volumina. Bei den Elastomerpumpen wird die Zytostatikalösung in einen ‚Ballon' gefüllt. Die Elastizität der Ballonmembran und ein Durchflussbegrenzer bewirken eine definierte, konstante Infusionsgeschwindigkeit. Die Pumpen sind für den einmaligen Gebrauch bestimmt. Im Unterschied zu den Elastomerpumpen lassen die tragbaren Spritzenpumpen und Peristaltikpumpen die Einstellung unterschiedlicher Infusionsgeschwindigkeiten zu. Die Zytostatikalösungen befinden sich in Spritzen oder bei den Peristaltikpumpen in speziellen Medikamentenreservoirs (Beutel, Kassette). Die Reservoirs sind Einmalartikel. Die technisch sehr aufwendigen Pumpen werden bei onkologischen Patienten auch zur ambulanten Applikation anderer Arzneimittel (z. B. Schmerzmittel, Antibiotika) eingesetzt.

Subkutane und intramuskuläre Applikation: Diese Applikationsorte sind bei Zytostatika sehr selten. Sie setzen gute lokale Verträglichkeit und geringe Applikationsvolumina voraus. Praktiziert werden die s.c.-Gabe von Cytarabin und die i.m.-Gabe von Asparaginase. Die i.m.-Applikation ist wegen der Blutungsneigung kontraindiziert bei Thrombozytopenien.

Intraarterielle Applikation: Damit werden bestimmte Organe, die von dieser Arterie versorgt werden, über einen perkutan plazierten Katheter oder einen Port mit hohen Konzentrationen eines Zytostatikums perfundiert. Indikationen sind das primäre Leberkarzinom, hepatische Metastasen und Weichteilsarkome im Bauch- und Beckenbereich. Die isolierte Extremitätenperfusion wird zur Therapie von malignen Melanomen und Weichgewebssarkomen der Extremitäten eingesetzt.

Intrathekale und intraventrikuläre Applikation: Die Verabreichung von Zytostatika in spezifischen Dosierungen (Methotrexat, Cytarabin, Corticoide, Thiotepa) direkt in den Liquorraum wird zur Prophylaxe und Therapie von Hirnmetastasen vorgenommen. Die intrathekale Gabe erfolgt durch Punktion des Rückenmarks zwischen Lendenwirbel 4 und 5. Eine bessere Verteilung des Zytostatikums im Liquor erreicht man durch intraventrikuläre Instillation in ein subkutan implantiertes (Ommaya-)Reservoir, das über einen Katheter mit dem Seitenventrikel in Verbindung steht. Herstellung und Applikation der Zytostatika müssen unter streng aseptischen Bedingungen erfolgen. Zur Minimierung der Nebenwirkungen sollten die Lösungen frei von Konservierungsmitteln, isotonisch und isohydrisch sein. Eine Verdünnung kann mit 0,9 % NaCl, künstlichem Liquor (Elliott B-Lösung) oder patienteneigenem Liquor erfolgen.

Intraperitoneale Applikation: Diese Applikationsform wird zur topischen Behandlung der Peritonealkarzinose, häufig bei Ovarialkarzinomen, gewählt. Über einen entsprechend plazierten Katheter oder Port wird ein großes Volumen an Zytostatikalösung (Fluorouracil, Cisplatin, Mitoxantron), das zur homogenen Verteilung erforderlich ist, in die Bauchhöhle instilliert. Nach einer Wartezeit wird die Lösung über den gleichen Katheter abgelassen.

Intravesikale Chemotherapie: Bei oberflächlichen Harnblasenkarzinomen werden Lösungen (30–60 mL) von Doxorubicin, Epirubicin und Mitomycin über einen Blasenkatheter direkt in die Blase instilliert und verbleiben dort 1 bis 3 Stunden. Um eine gleichmäßige Exposition des Urothels zu gewährleisten, muss der Patient häufig einen Lagewechsel vornehmen.

Intrapleurale Applikation: Darunter versteht man die lokale Instillation von Zytostatika (z. B. Mitoxantron, Bleomycin) in die Pleurahöhle, die eine Pleuritis und nachfolgend eine Pleurodese (Verklebung der Pleurablätter) bewirken soll. Maligne Pleuraergüsse stellen eine schwer wiegende Komplikation von Tumorerkrankungen dar. Die akute Behandlung besteht aus der vollständigen Entleerung des Ergusses. Zur Vermeidung eines Rezidivergusses kann die intrapleurale Instillation von Zytostatika erfolgen, die eine Pleuritis induzieren. Dabei kommt dem sklerotisierenden Effekt größere Bedeutung zu als dem antineoplastischen Effekt. Gute Ergebnisse werden auch mit der Instillation von Tetracyclinen oder Talkumaufschwemmungen erzielt.

Behandlung von Zytostatika-Paravasaten

Unter **Paravasation** oder Extravasation ist die versehentliche Injektion oder das Austreten von Zytostatikalösung aus der Vene in das umliegende Gewebe während der i.v.-Applikation zu verstehen.

Aus einer Paravasation können Gewebeschäden resultieren, deren Art und Umfang von den Substanzeigenschaften und der Konzentration des Zytostatikums sowie Volumen und Einwirkungszeit des Paravasats abhängig sind. Bei der Art der Schädigung wird zwischen reizenden und nekrotisierenden Zytostatika unterschieden. Lokal **reizende Zytostatika**, wie beispielsweise Carmustin, Dacarbazin, Cisplatin, Etoposid, Teniposid erzeugen Schmerzen an der Injektionsstelle, ein brennendes Gefühl und/oder eine lokale Entzündung (Phlebitis). Gewebeulzerationen kommen bei diesen Zytostatika nur als Folge einer Paravasation großer Mengen konzentrierter Lösungen vor. **Nekrotisierende Zytostatika** führen zu lokalem Gewebsuntergang, Nekrosen und Ulzerationen, was zutreffend ist für Anthracycline, Vincaalkaloide, Dactinomycin, Amsacrin, Mitomycin, Streptozocin und nach neueren Berichten für die Taxane. Unter Beachtung der Vorsichtsmaßnahmen sind bei onkologischen Patienten Paravasationen mit einer Häufigkeit von < 5 % zu erwarten. Schwere lokale Schädigungen ereignen sich in bis zu 1 % aller Applikationen. Bei Verdacht auf Paravasation ist die Applikation sofort abzubrechen. Die Notfallmaßnahmen sind unmittelbar einzuleiten (s. Kasten und Tab. 19.8).

Allgemeine Notfallmaßnahmen bei Zytostatika-Paravasation

☐ Injektion/ Infusion sofort stoppen

☐ i.v. Zugang belassen, nicht nachspülen

☐ Sterile Handschuhe anziehen

☐ So viel als möglich vom Paravasatgebiet aspirieren

☐ i.v. Zugang entfernen

☐ Die betroffene Extremität hochlagern

☐ Das Paravasatgebiet für 3 Tage 4-mal täglich 20 Minuten kühlen (wenn keine spezifischen Maßnahmen anderer Art empfohlen sind)

☐ Hydrocortisoncreme 1 % 2-mal täglich auftragen, bis das Erythem abgeklungen ist. Auf die intradermale Corticoidgabe ist zu verzichten.

☐ Das Paravasatgebiet evtl. markieren, mit sterilen Kompressen abdecken und fixieren.

☐ Die Paravasation und die getroffenen Maßnahmen dokumentieren.

☐ Das Paravasatgebiet sorgfältig beobachten.

☐ Falls erforderlich, frühzeitig Chirurgen zur operativen Abtragung des Nekrosegebietes kontaktieren.

Damit die Maßnahmen tatsächlich unverzüglich eingeleitet werden können, sollte von der Apotheke für jede onkologische Station ein so genanntes Paravasate-Set zur Verfügung gestellt werden. Es soll eine aktuelle Anleitung zur Behandlung von Paravasaten und alle

Tab. 19.8: Spezifische Maßnahmen bei Zytostatika-Paravasation.

Zytostatikum	Sofortmaßnahmen	Vorgehensweise
Aclarubicin Amsacrin Daunorubicin Doxorubicin Epirubicin Idarubicin	– DMSO, topisch – Kälte, topisch	– Mit Hilfe eines Stieltupfers mindestens alle 6 h über 3–14 Tage auftragen – Mit Hilfe der Brech-Kältekompressen sofort das Paravasatgebiet für 20 Minuten kühlen, mit der gekühlten Gelkompresse das Paravasatgebiet 4-mal täglich für 20 Minuten über 3–4 Tage kühlen
Mitomycin	– DMSO, topisch	– Mit Hilfe eines Stieltupfers alle 6 h über 1–2 Wochen unverdünnt auftragen
Etoposid Teniposid	– Wärme, topisch – 150 I.E. Hyaluronidase, s.c. (nur in schweren Fällen)	– das Paravasatgebiet für 1–2 h mit milder, trockener Wärme versorgen – 150 I.E. Hyaluronidase (gelöst in 5 mL 0,9% NaCl s.c.) sternförmig von peripher nach zentral im Paravasatgebiet applizieren
Vinblastin Vincristin Vindesin Vinorelbin	– 300 I.E. Hyaluronidase, s.c. – Wärme, topisch	– 300 I.E. Hyaluronidase (gelöst in 5 mL 0,9% NaCl s.c.) sternförmig von peripher nach zentral im Paravasatgebiet applizieren – Das Paravasatgebiet für 1–2 h mit milder, trockener Wärme versorgen
Dactinomycin	– Kälte, topisch	– Mit Hilfe der Brech-Kältekompressen sofort das Paravasatgebiet für 20 Minuten kühlen, mit der gekühlten Gelkompresse das Paravasatgebiet 4-mal täglich für 20 Minuten über 3–4 Tage kühlen
Docetaxel Paclitaxel	– Kälte, topisch	– Mit gekühlten Gelkompressen das Paravasatgebiet einmalig für 3 Stunden kühlen
Alle anderen Zytostatika	– Kälte, topisch	– Mit der gekühlten Gelkompresse das Paravasatgebiet 4-mal täglich für 20 Minuten über 3–4 Tage kühlen

Individuelle Arzneimitteltherapie

Tab. 19.9: Vorschlag für die Zusammensetzung eines Zytostatika-Paravasate-Sets.

Artikel	Anzahl
Einmalspritzen 5 mL	1
Einmalkanülen 26 G	5
Watteträger mit Watte	2
Kälte-/Wärmepack 13 × 14 cm	1
Kompressen, steril 10 × 10 cm	5
OP-Handschuhe, steril, mittel	1 Paar
1 % Hydrocortisoncreme	30 g
Hyaluronidase 150 I. E. und 0,9 % NaCl 10 mL als Lösungsmittel	2 Ampullen
Dimethylsulfoxid (DMSO) reinst Merck 16743	50 mL in Pipettenflasche

notwendigen Einmalartikel und Antidote enthalten (Vorschlag s. Tab. 19.9). Dabei sollte man sich auf nachgewiesenermaßen wirksame Antidote beschränken. Chirurgische Maßnahmen, wie die Exzision von Läsionen und das Abtragen nekrotischen Gewebes, sind ebenfalls rechtzeitig einzuleiten. Nicht zuletzt wegen der Kontroversen um die Paravasatebehandlung ist auf die Vorbeugung wie Auswahl der Vene nach Lage und Zustand, Applikationstechnik, Beobachtung durch Anwender und Patient besonderen Wert zu legen.

19.2 Supportivtherapie

Alle Behandlungsmaßnahmen, die den Erfolg der antineoplastischen Therapie verbessern und/oder die Toxizität reduzieren, werden unter dem Begriff **Supportivtherapie** zusammengefasst. Eine Reihe von Supportivmaßnahmen sind als Begleittherapie unmittelbar zur Chemotherapie erforderlich. In Ergänzung zur zentralen Zytostatikazubereitung bietet sich die patientenbezogene Zubereitung und das Therapie-Monitoring dieser Begleittherapie an.

19.2.1 Hydratation

Eine intensive **Hydratation** („Bewässerung") der Patienten vor, während und nach der Chemotherapie ist fast immer hilfreich. Sie dient dem Schutz der Nieren und ableitenden Harnwege. Einige Zytostatika, wie Cisplatin, Ifosfamid, Methotrexat, Nitrosoharnstoffe und Vincristin wirken direkt nephrotoxisch, doch kann über die Freisetzung von Harnsäure letztlich jede Chemotherapie nephrotoxisch wirken. Die direkte Schädigung betrifft substanzspezifisch verschiedene Abschnitte des Nephrons bzw. Interstitiums, tritt akut oder verzögert auf und verläuft reversibel oder irreversibel. Sie führt zu Niereninsuffizienz und/oder Störungen im Wasser-, Elektrolyt- und/oder Säure-Basen-Haushalt. Die indirekte Nephrotoxizität ist Folge des Tumorzerfalls und des vermehrten Anfalls von Harnsäure als Endprodukt des Purinstoffwechsels. Die Auskristallisation der schlecht wasserlöslichen Harnsäure kann ein akutes Nierenversagen (Uratnephropathie, s. Kap. 19.2.3) verursachen. Ein massiver Zerfall von Tumorzellen betrifft vor allem Patienten mit großer Tumorlast und aggressiver Chemotherapie (z. B. Induktionstherapie von Leukämien, Lymphomen). Mit intensiver Hydratation wird der renale Blutfluss und damit die Filtrationsrate für die renal ausgeschiedenen Zerfallsprodukte erhöht. Der verdünnte Urin und der gleichzeitig erhöhte Urinfluss mit weniger Zeit für die Rückresorption fördern ebenfalls die Ausscheidung. Zur Hydratation werden üblicherweise 2–3 L Flüssigkeit (0,9 % NaCl, 5 % Glucose = G5 im Verhältnis 1:1) intravenös appliziert. Ausschließliche 0,9 % NaCl-Infusionen können zu metabolischer Azidose führen. Vollelektrolyt-Lösungen sind nicht erforderlich und wegen möglicher Inkompatibilitäten zu meiden. Die Serum-Kaliumkonzentration sollte überwacht werden.

Die Nephrotoxizität ist häufig selbstverstärkend. Eine einsetzende Niereninsuffizienz und die damit reduzierte Ausscheidung toxischer Substanzen führt zu erhöhten Konzentrationen und steigendem Toxizitätspotential. Nephrotoxische Arzneistoffe (z. B. Cisplatin, Amphotericin B, Aminoglykoside, Ciclosporin), Arzneistoffe mit überwiegend renaler Ausscheidung und die Nierenfunktion müssen daher engmaschig überwacht werden.

Zur Senkung der außerordentlichen Nephrotoxizität von Cisplatin und Hochdosis-Methotrexat (> 1500 mg/m^2) wird eine **Hyperhydratation** und forcierte Diurese durchgeführt. Die Menge an Hydratationslösung beträgt 2 bis 3 L/m^2/d, wobei ein Urinfluss von mindestens 100 mL/h (bis 200 mL/h) erreicht werden soll. Bei Cisplatindosen > 20 mg/m^2 ist die Gabe von Mannit oder Furosemid vor der ersten Cisplatingabe obligatorisch. Ein Vor- oder Nachteil der Furosemidapplikation gegenüber Mannit ist nicht nachgewiesen. Es ist eine engmaschige Gewichts- und Elektrolytkontrolle erforderlich. Bei Flüssigkeitsretention werden Schleifendiuretika (Furosemid, Torasemid) eingesetzt. Die Hydratation beginnt bereits am Vortag der Zytostatikaapplikation (Prähydratation) und wird über die Zytostatikaapplikation hinaus fortgesetzt (Posthydratation). Als Hydratationslösungen werden 0,9 % NaCl und 5 % Glucose ergänzt mit KCl eingesetzt. Genaue Art und Mengen sind in der Regel in den Chemotherapieprotokollen festgelegt.

Ifosfamid und in hohen Dosen Cyclophosphamid bewirken über ihre Metaboliten, insbesondere Acrolein, eine hämorrhagische Urothelschädigung, die unterschiedlicher Ausprägung sein kann. Zur Prophylaxe sind eine ausreichende Hydratation (Urinproduktion mindestens 2 L pro Tag) kombiniert mit Mesna-Gabe (s. Kap. 19.2.4) indiziert.

19.2.2 Alkalisierung und Elektrolyttherapie

Die Nephrotoxizität von Harnsäure und Methotrexat (Dosierung > 1500 mg/m^2) beruht auf Auskristallisation und Schädigung des Tubulussystems. Bei saurem Urin-pH-Wert im Tubulussystem besteht bei Exkretion großer Mengen dieser schwachen Säuren die Gefahr der Überschreitung der Löslichkeit. Zur Erhöhung der Löslichkeit bietet sich neben der Volumenvermehrung des Urins durch Hydratation (s. Kap. 19.2.1) eine Gleichgewichtsverschiebung zu den ionisierten Formen durch **Alkalisierung** des Urins an. Der Urin-pH-Wert wird dazu auf 7 bis 8 eingestellt und bei jedem Urinlassen mit pH-Papier kontrolliert. Die Einstellung erfolgt durch intravenöse Gabe von Natriumhydrogencarbonat, das als Konzentrat (1 mmol pro mL) der Hydratationslösung zugesetzt wird (z. B. 20–30 mmol pro 500 mL Infusionslösung). Eine mögliche Komplikation ist

die metabolische Alkalose und damit assoziierte Hypokaliämie. Um eine Flüssigkeitsüberladung zu vermeiden, sind Ein- und Ausfuhr zu bilanzieren. Darüber hinaus sind Inkompatibilitäten bei der Parallelinfusion mit Zytostatika (z. B. Carmustin, Cisplatin, Doxorubicin-HCl) oder anderen Arzneimitteln (Morphinsulfat, Vancomycin-HCl) zu beachten. Die Alkalisierung durch p.o.-Zufuhr von Natriumhydrogencarbonat (z. B. 3 g alle 3 Stunden für 12 Stunden) oder Kalium-Natriumhydrogencitrat scheitert oft an der mangelnden Akzeptanz einer p.o.-Medikation (Übelkeit, Mucositis) bei diesen Patienten.

Eine **Hypomagnesiämie** ist bei Tumorpatienten häufig. Sie ist einerseits auf mangelnde Zufuhr und andererseits auf arzneistoffinduzierte renale Verluste, z. B. durch Cisplatin, Diuretika, Aminoglykoside, Amphotericin B, zurückzuführen. Die Cisplatin-assoziierte Hypomagnesiämie wird durch eine Schädigung des proximalen Tubulus und gestörte Rückresorption von Magnesium verursacht. Bei jeder Cisplatintherapie wird prophylaktisch eine intravenöse Magnesiumsubstitution (z. B. 6 mval Magnesium pro 500 mL Hydratationslösung) durchgeführt. Nach Beendigung der Chemotherapie wird die Magnesiumsupplementierung mit etwa 30 mval/d für einige Tage p.o. fortgeführt. Die Serum-Magnesiumkonzentration ist regelmäßig zu kontrollieren. Bei Werten $< 1,8$ mval/L ist eine Substitution erforderlich. Für die p.o.-Substitution wirkt sich die dosisabhängige Diarrhö begrenzend aus. Hypomagnesiämien $< 1,5$ mval/L sind nicht per os therapierbar.

Hypokaliämien und **Hyponatriämien** können infolge der Tumorerkrankung selbst, der Begleiterkrankungen (z. B. Erbrechen, Diarrhö), der Chemotherapie (z. B. Cyclophosphamid, Ifosfamid, Cisplatin, Vincaalkaloide) oder auch der Supportivtherapie (z. B. Hydratation) auftreten. Präventiv sind bei allen Risikopatienten die Serum-Elektrolytkonzentrationen regelmäßig zu kontrollieren und gegebenenfalls korrigierende Maßnahmen einzuleiten.

19.2.3 Prophylaxe der Uratnephropathie

Harnsäure, als Endprodukt des Purinstoffwechsels, wird bei einigen Tumoren durch den hohen Zellumsatz spontan und infolge einer antineoplastischen Chemotherapie (s. Kap. 19.2.1) vermehrt gebildet. Die resultierende Hyperurikämie kann die Exkretionskapazität der Niere überschreiten. Eine akute Uratnephropathie entwickelt sich, wenn die Konzentration der Harnsäure die Löslichkeit im sauren di-

Individuelle Arzneimitteltherapie

stalen Tubulus bzw. im Sammelrohr übersteigt. Zur Prophylaxe sind bei Risikopatienten folgende Maßnahmen indiziert:

☐ Hydratation mit einem Urinfluss von > 100 mL/h und > 3 L täglich (s. auch Kap. 19.2.1)

☐ Alkalisierung des Urins auf pH 7–8 mit etwa 100 mmol/m² Natriumhydrogencarbonat pro Tag (s. Kap. 19.2.2)

☐ Allopurinol.

Die Allopurinol-Gabe soll 24 bis 48 Stunden vor der Chemotherapie beginnen und in einer Dosierung von 2×300 mg täglich p.o. gegeben werden. Bei Niereninsuffizienz ist eine Dosisreduktion erforderlich. Die auftretenden unerwünschten Wirkungen, wie Hautreaktionen, Überempfindlichkeitsreaktionen, Leberfunktionsstörungen, Übelkeit und Myelosuppression, können auch durch die Chemotherapie und sonstige Supportivtherapie verursacht und verstärkt werden. Die Allopurinol-Gabe ist daher zeitlich zu begrenzen und das zeitgerechte Absetzen (frühestens 2–3 Tage nach Ende der Chemotherapie) eine Aufgabe des Therapie-Monitorings. Allopurinol und insbesondere der aktive Metabolit Oxypurinol können selbst auch die Bildung von Nierensteinen verursachen. Bei eingeschränkter Nierenfunktion ist die Dosis von Allopurinol zu reduzieren. Interaktionen mit Mercaptopurin, Azathioprin (Wirkungsverstärkung, Dosisreduktionen um 50–75 % erforderlich) und Phenprocoumon (Wirkungsverstärkung) sind dringend zu beachten. Arzneimittel wie Urikosurika, Thiazide, Acetylsalicylsäure, die die Harnsäurerückresorption hemmen, sind zu meiden. Sie würden erhöhte Harnsäurekonzentrationen im Tubulussystem bedingen, die wiederum die Gefahr der Auskristallisation steigern.

19.2.4 Spezielle Begleittherapien

Mesna

Zur Prävention der Urotoxiziät (s. Kap. 19.2.1) wird die Mesna-Gabe bei einer Chemotherapie mit Cyclophosphamid ab 500 mg/m² empfohlen, bei einer Ifosfamidtherapie ist sie obligat. Mesna wird rasch renal eliminiert und im Serum durch Autoxidation entstandenes Dimesna im Tubulussystem zu einem erheblichen Teil wieder zu Mesna reduziert. Mesna stabilisiert die urotoxischen Hydroxymetaboliten von Ifosfamid/Cyclophosphamid und reagiert mit Acrolein zu einem stabilen, untoxischen Thioether.

Wegen seiner kurzen Halbwertszeit im Vergleich zu Cyclophosphamid und Ifosfamid muss Mesna wiederholt oder kontinuierlich appliziert werden. In Abhängigkeit von Dosis und Applikationsdauer des Ifosfamid/Cyclophosphamid sowie spezifisch für pädiatrische Patienten sind unterschiedliche Schemata zur Mesnaapplikation etabliert. Wenn im Chemotherapieprotokoll nicht anders festgelegt, wird bei standarddosierter Ifosfamid/Cyclophosphamid-Kurzinfusion zu Beginn der Infusion sowie 4 und 8 Stunden danach Mesna zu je 20 % der Zytostatikadosis im Bolus appliziert. Bei der p.o.-Gabe ist zu berücksichtigen, dass aufgrund der geringeren Bioverfügbarkeit die doppelte Dosis (40 % der Zytostatikadosis) zu applizieren ist. Bei Hochdosistherapien und kontinuierlicher Infusion von Ifosfamid/Cyclophosphamid wird während der Infusion Mesna bis 120 % der Zytostatikadosis (20 % im Bolus vor der Infusion, bis 100 % parallel zur Dauerinfusion) und in den anschließenden 12 Stunden Mesna mit 20–50 % der Zytostatikadosis gegeben. Die 100 %-Dosis kann der Cyclophosphamid- bzw. Ifosfamid-Infusionslösung zugesetzt werden, da physikalisch-chemische Stabilität nachgewiesen ist. Die optimale Dosierung und zeitliche Abfolge der Mesna-Gabe im Rahmen der Hochdosistherapien ist nicht abschließend untersucht.

Calciumfolinat-Rescue

Die mittelhochdosierte (100–1500 mg/m²) und hochdosierte (> 1500 mg/m²) Methotrexattherapie ist mit erheblicher akuter Toxizität (Myelosuppression, Mucositis, Hepatotoxizität) verbunden. Sie bedarf spezieller Begleitmaßnahmen, wie der Überwachung der Methotrexat-Serumkonzentration und der Rescue-Therapie mit Calciumfolinat (= 5-Formyltetrahydrofolat = Citrovorumfaktor = z. B. Leucovorin®). Bei hochdosierter Methotrexattherapie ist zudem zur Verminderung der Nephrotoxizität die Hydratation und Alkalisierung des Urins (s. Kap. 19.2.1 und 19.2.2) erforderlich.

Die Toxizität von Methotrexat korreliert nachgewiesenermaßen mit der Methotrexat-Serumkonzentration. Irreversible zytotoxische Effekte (u. a. Mucositis, Myelosuppression) sind zu erwarten, wenn die Methotrexat-Serumkonzentration länger als 42 Stunden über 10^{-7} M liegt. Vermeiden lässt sich die Toxizität mit einer so genannten Rescue-Therapie, indem man die durch Methotrexat bewirkte Hemmung der Dihydrofolatreduktase und des Purinstoffwechsels durch Gabe von reduzierten Folsäurederivaten aufhebt. Diese Rescue-Therapie soll in der niedrigst effektiven Dosis gegeben und bei Unterschreiten der kritischen Methotrexat-Serumkonzentration abgesetzt werden, um die Wirkung von Methotrexat nicht abzuschwächen.

Grundsätzlich wird die Rescue-Therapie mit Calciumfolinat 15 mg/m² p.o. alle 6 Stunden und insgesamt 8 Applikationen durchgeführt, beginnend frühestens 6–8 Stunden, spätestens 24 Stunden nach dem Methotrexat-Infusionsende (abhängig vom Methotrexat-Dosierungsregime). Um die Rescue-Therapie in Dosierung und Therapiedauer adäquat durchführen zu können, müssen die Methotrexat-Serumkonzentration und die Geschwindigkeit des Abfalls der Serumkonzentration bekannt sein. Mindestens zu den Zeitpunkten 24 und 48 Stunden nach Beginn der Methotrexat-Applikation wird daher die Methotrexat-Serumkonzentration bestimmt. In der Regel werden Serumkonzentrationen $< 10^{-5}$ M nach 24 Stunden und $< 10^{-6}$ M nach 48 Stunden gemessen. Bei Risikopatienten mit verzögerter Methotrexat-Clearance und erhöhten Methotrexat-Serumkonzentrationen müssen höhere Dosierungen von Calciumfolinat über eine verlängerte Therapiedauer appliziert werden. Zum Teil wird bei erhöhten Konzentrationen eine pauschale Dosisintensivierung auf 100 mg/m² Folinat alle 6 Stunden empfohlen, doch sind möglichst die spezifischen Vorgaben in den entsprechenden Chemotherapieprotokollen zu beachten. Die Folinatdosierungen über 30 mg müssen wegen der begrenzten enteralen Resorptionskapazität i.v. appliziert werden. Die Risikopatienten sollten bis zu Methotrexat-Serumkonzentrationen $< 5 \times 10^{-8}$ M kontrolliert und behandelt werden. Patienten mit anhaltenden Methotrexat-Serumkonzentrationen $> 10^{-5}$ M bedürfen einer Hämoperfusion mit Kohlefilter und einer Unterbrechung des enterohepatischen Kreislaufs mit Colestyramin oder Kohle.

19.2.5 Antiemetische Therapie

Übelkeit (Nausea) und Erbrechen, von den meisten Patienten als unangenehmste Nebenwirkungen der antineoplastischen Chemotherapie empfunden, diskreditierten vor der Einführung der 5-HT₃-Antagonisten die Chemotherapie. Übelkeit und Erbrechen können auch durch organische Ursachen (z.B. Ileus, Hirnmetastasen), metabolische Ursachen (z.B. Hypokaliämie, Urämie, Leberinsuffizienz) oder durch psychische Faktoren (z.B. Depression) bedingt sein. Heute werden chemotherapieinduzierte Übelkeit und Erbrechen eingeteilt in:

☐ **akut-toxische Übelkeit und Erbrechen**, die über verschiedene Rezeptoren, insbesondere Serotonin (5-HT₃)-, Dopamin (D₂)-, Opioidrezeptoren, peripher oder zentral ausgelöst werden.

☐ **verzögert oder verspätet auftretende Übelkeit und Erbrechen**, die definitionsgemäß frühestens 24 Stunden nach der Chemotherapie beginnen, mehrere Tage anhalten können und deren Pathomechanismus bisher nicht geklärt ist. Jedoch gibt die Wirksamkeit von Neurokinin-1-Rezeptorantagonisten beim verzögerten Erbrechen nach Cisplatintherapie Hinweise auf die Beteiligung von Neurokinin-1-Rezeptoren.

☐ **antizipatorische Übelkeit und Erbrechen**, die wahrscheinlich auf klassischer Konditionierung beruhen und besonders dann auftreten, wenn es in vorangegangenen Therapiezyklen zu Übelkeit oder Erbrechen gekommen ist. Dies unterstreicht die Bedeutung einer adäquaten antiemetischen Therapie bereits bei der ersten Chemotherapie.

Das Auftreten von akuter Übelkeit und Erbrechen wird durch verschiedene Faktoren determiniert:

☐ **Chemotherapie:** emetogenes Potential der Zytostatika, Kombinationspartner, Applikationsart, Applikationszeitpunkt, Applikationsgeschwindigkeit; auch Strahlentherapie löst Übelkeit und Erbrechen aus.

☐ **Patientenspezifische Faktoren:** Alter (< 35 Jahre – verstärkte Emesis), Geschlecht (weiblich – verstärkte Emesis), vorausgegangene Chemotherapie (verstärkte Emesis), Reisekrankheit in der Anamnese (verstärkte Emesis), Alkoholabusus (verringerte Emesis).

☐ **Antiemetika:** Wirksamkeit, Kombinationspartner, Nebenwirkungen, Dosierung, Applikationszeitpunkt, Applikationsart.

Das **emetogene Potential** eines bestimmten Zytostatikums definiert sich über die Prozentzahl von Patienten, die unter Monotherapie mit diesem Zytostatikum innerhalb von 24 Stunden ein- oder mehrmals erbrechen. Die Einteilung der Zytostatika nach emetogenem Potential in Gruppen wird in der Literatur unterschiedlich gehandhabt. Da in der Regel Kombinationschemotherapien durchgeführt werden, scheint die Einteilung nach Hesketh (s. Tab. 19.10), mit der über einen Algorithmus auch das emetogene Potential von Kombinationschemotherapien festgelegt werden kann, für die Praxis am geeignetsten. Zur Evaluation des emetogenen Potentials einer Kombinationschemotherapie wird zunächst das Zytostatikum mit dem höchsten emetogenen Potential

Tab. 19.10: Emetogenes Potential von Zytostatika (modifiziert nach Hesketh et al. 1995; Dosierungen in mg/m².

Stufe 5 Stark (>90%)	Stufe 4 Mäßig stark (60–90%)	Stufe 3 Mäßig (30–60%)	Stufe 2 Mäßig niedrig (10–30%)	Stufe 1 Niedrig (<10%)
Carboplatin >1000	Carboplatin 200–1000	Carboplatin <300	Bleomycin	Asparaginase
Carmustin >200	Carmustin <200	Cycloph. <750	Cytarabin <20	Busulfan
Cisplatin >70	Cisplatin <70	Cytarabin <250	Doxorubicin <20	Chlorambucil
Cycloph. >1000	Cycloph. 750–1000	Doxorubicin 20–75	Etoposid <200	Cycloph. p.o.
Cytarabin >1000	Cytarabin 250–1000	Fluorouracil >1000	Fludarabin	Docetaxel
Dacarbazin >500	Dacarbazin <500	Gemcitabin	Fluorouracil <1000	Hydroxycarbamid
Dactinomycin	Daunorubicin	Ifosfamid <1200	Methotrexat <250	Vincristin
Ifosfamid >3000	Doxorubicin >75	Methotrexat 250–1000	Mitoxantron <15	
Lomustin >60	Etoposid >200	Mitomycin >8	Paclitaxel	
Melphalan >140	Epirubicin	Mitoxantron >15	Vinorelbin	
Pentostatin	Idarubicin	Teniposid		
	Ifosfamid 1200–3000	Topotecan		
	Irinotecan	Vinblastin		
	Lomustin <60			
	Methotrexat >1000			
	Oxaliplatin			
	Pentostatin			
	Procarbazin			
	Thiotepa			

Cycloph. = Cyclophosphamid

und seine Emetogenitätsstufe identifiziert. Der Beitrag der Kombinationspartner zur Emetogenität wird nach festgelegten Regeln bestimmt (s. Kasten).

Regeln zur Emetogenitäts-Bestimmung

☐ Kombinationspartner der Emetogenitätsstufe 1 verändern die Einordnung der Kombinationschemotherapie nicht.

☐ Ein oder mehrere Kombinationspartner der Emetogenitätsstufe 2 bedingen die Einordnung der Kombinationschemotherapie in die nächsthöhere Emetogenitätsstufe (z. B. 2+2=3, 2+2+2=3, 3+2=4, 3+2+2=4).

☐ Kombinationspartner der Emetogenitätsstufe 3 oder 4 erhöhen die Einordnung der Kombinationschemotherapie um eine Stufe pro Substanz (z. B. 3+3+3=5, 4+4=5).

☐ Im Zweifelsfall soll die Einordnung immer in eine höhere Kategorie erfolgen, um eine ungenügende antiemetische Therapie und damit Missempfinden des Patienten und antizipatorisches Erbrechen zu verhindern. Richtlinien zur antiemetischen Therapie sollten ein Stufenschema in Abhängigkeit von der Emetogenität der Chemotherapie darstellen. Das in Tab. 19.11 dargestellte Beispiel orientiert sich an aktuellen Richtlinien.

Akutes zytostatikainduziertes Erbrechen scheint hauptsächlich durch Freisetzung von Serotonin aus enterochromaffinen Zellen bedingt zu sein und lässt sich mit 5-HT$_3$-Antagonisten (Dolasetron, Granisetron, Ondansetron, Tropisetron) gut kontrollieren. Parenterale und p.o.-Gabe sind von gleicher Effektivität. Die p.o.-Applikation soll 1 Stunde, die i.v.-Applikation 30 Minuten vor der Chemotherapie erfolgen. In der Regel ist die einmalige tägliche Gabe ausreichend. Nebenwirkungen sind selten, lediglich die Obstipation ist bei Patienten mit gestörter Darmmotilität zu beachten. Die Auswahlkriterien für den 5-HT$_3$-Antagonisten sollten die Verfügbarkeit der i.v.- und p.o.-Form, Dosierung und Applikationshäufigkeit, die Notwendigkeit der Dosismodifikation bei hepatischer oder renaler Insuffizienz sowie die Kosten beinhalten.

Bei Chemotherapien der Emetogenitätsstufe 4 und 5 (evtl. auch 3) ist die Kombination mit synergistisch wirkenden Corticosteroiden, beispielsweise Dexamethason 16–20 mg, erforderlich. Als antiemetische Wirkungsmechanismen der Corticosteroide werden eine Blockade von Prostaglandinen und eine veränderte Zellwandpermeabilität diskutiert. Enthält das Chemotherapieprotokoll selbst Dexamethason, muss eine Anpassung der Dosierung erfolgen. Die Applikationszeitpunkte sind analog zu den 5-HT$_3$-Antagonisten zu wählen. Die i.v.-Applikation soll als Kurzinfusion erfolgen, um perianale Irritationen zu vermeiden. Bei den unerwünschten Wirkungen ist die Verschlechterung einer diabetischen Stoffwechsellage zu beachten. Ansonsten ist die kurzzeitige Anwendung hochdosierter Steroide relativ sicher. Appetitsteigerung und Euphorisierung können sich auch positiv auswirken.

Ebenfalls synergistisch antiemetisch wirken Benzodiazepine (z. B. Lorazepam 1–4 × 1–2 mg/d p.o., Beginn 12 Stunden vor der Chemotherapie), die sich besonders bei antizipatorischem Erbrechen sowie hochemetogenen Kombinationschemotherapien bewährt haben. Sie wirken sedierend und verringern Reaktionszeit und Kurzzeiterinnerung.

Tab. 19.11: Antiemetische Prophylaxe im Rahmen der Zytostatikatherapie.

Antiemetische Prophylaxe am Tag der Chemotherapie	
Emetogenitätsstufe 1	keine antiemetische Prophylaxe erforderlich
Emetogenitätsstufe 2	Dexamethason 4 mg p.o. alle 6 Stunden **oder** Metoclopramid 10–20 mg (30–60 Tr., 1–2 Tbl.) alle 4–6 Stunden, Beginn 30 min vor der Chemotherapie
Emetogenitätsstufe 3	5-HT$_3$-Antagonist p.o. +/– Dexamethason vor der Chemotherapie oder Dexamethason **und** Metoclopramid, wie unter Stufe 2 dosiert
Emetogenitätsstufe 4, 5	5-HT$_3$-Antagonist p.o. vor der Chemotherapie und Dexamethason 16–20 mg p.o. oder i.v. Bei trotz Prophylaxe auftretendem Erbrechen zusätzlich: Metoclopramid 2 mg/kg i.v. alle 3–4 Stunden und bei Bedarf Diphenhydramin 50 mg i.v. alle 30 Minuten
Antiemetische Prophylaxe für das verzögerte Erbrechen ab Tag 2 bis max. Tag 5 nach der Chemotherapie	
Emetogenitätsstufe 1 bis 3	keine antiemetische Prophylaxe erforderlich
Emetogenitätsstufe 4, 5	Dexamethason 4–8 mg p.o. 2-mal täglich und Metoclopramid 20–30 mg p.o. oder i.v. 3–4 mal täglich

Das **verzögerte Erbrechen** wird besonders bei Carboplatin, Cisplatin und Cyclophosphamid beschrieben. Dabei scheinen die gestörte Darmmotilität und die emetische Wirkung von Zellzerfallsprodukten im Vordergrund zu stehen. Es lässt sich mit 5-HT$_3$-Antagonisten nur bedingt kontrollieren. Dexamethason (8–16 mg täglich) in Kombination mit Metoclopramid (0,5 mg/kg alle 6 Stunden) gilt zur Zeit als Therapie der Wahl. Metoclopramid wirkt direkt im Darm sowie zentral als Dopamin- und in hohen Dosierungen als Serotoninantagonist. Als unerwünschte Wirkung treten besonders bei hohen Dosierungen (z.B. Bedarfsmedikation bei nicht ausreichend kontrolliertem Erbrechen in der akuten Phase) sowie bei Kindern und Jugendlichen Angst und extrapyramidal-motorische Störungen auf. Diese sind mit Antihistaminika, z.B. Diphenhydramin, Dimenhydrinat oder Biperiden zu behandeln. Die genannten Antihistaminika sind selbst auch über anticholinerge Mechanismen antiemetisch wirksam und können wirkungsverstärkend zu anderen Kombinationen gegeben werden (z.B. Dimenhydrinat 50 mg i.v. oder p.o. alle 4–6 Stunden). Alternativ zu Metoclopramid können beim verzögerten Erbrechen und als wirkungsverstärkende Bedarfsmedikation auch Neuroleptika vom Phenothiazintyp (z.B. Levopromazin, Promethazin) oder Butyrophenontyp eingesetzt werden. Der antiemetische Effekt beruht hauptsächlich auf der Dopamin-antagonistischen Wirkung. Wegen der Nebenwirkungen wie extrapyramidal-motorischen Störungen und Blutdrucksenkung bevorzugen die meisten Patienten Neuroleptika-freie Kombinationen.

19.2.6 Infektionsprophylaxe

Grundkrankheit, intensive antineoplastische Chemotherapie und/oder Strahlentherapie können eine verminderte Infektabwehr beim Tumorpatienten bedingen. Je nach Art der Immundefizienz (z.B. Granulozytopenie, verminderte T-Zellfunktion, verminderte B-Zellfunktion) ist die Infektion durch unterschiedliche Erregerhäufigkeit und Organmanifestation gekennzeichnet. Infolge intensiver Chemotherapie mit stark myelosuppressiven Zytostatika ist die Immundefizienz überwiegend auf eine Granulozytopenie, speziell Neutropenie, zurückzuführen. Das Infektionsrisiko korreliert mit Dauer und Schwere der Granulozytopenie. Bei einem Granulozytenabfall unter 500/µL steigt die Wahrscheinlichkeit für eine lebensbedrohliche Infektion drastisch an. In der frühen Phase der Neutropenie überwiegen bakterielle Infektionen (gramnegative Bakterien, *Staphylococcus* spp., Streptokokken), doch sind auch rechtzeitig Pilze (*Candida* spp., Aspergillen) als Pathogen in Betracht zu ziehen. Eine verminderte T-Zell-Abwehr ist typisch bei Patienten mit Lymphomen, lymphatischer Leukämie und unter immunsuppressiver Therapie nach Knochenmarktransplantation (KMT), insbesondere bei Behandlung der Graft-versus-host-disease (immunologische Erkrankung durch aktivierte T-Lymphozyten aus dem Spenderknochenmark nach allogener KMT mit Gewebedestruktion beim Empfänger insbesondere an Haut, Darm und Leber). Häufige Infektionserreger sind hier intrazelluläre Bakterien (Listerien, Mykobakterien, Legionellen), Viren (*Herpes simplex*, Cytomegalievirus, *Varicella zoster*) und auch Protozoen (*Pneumocystis carinii,*

Individuelle Arzneimitteltherapie

Toxoplasma gondii). Prädisponierende Faktoren für infektiöse Komplikationen sind die Schädigung lokaler Barrieren (z. B. Mucositis, zentralvenöse Verweilkatheter) und ein schlechter Ernährungszustand.

Die Infektionsprophylaxe des immunkompromittierten Patienten orientiert sich an der Art der Immundefizienz, doch können vom Grundsatz her vier Ansätze unterschieden werden:

☐ Verbesserung der patienteneigenen Immunabwehr

☐ Expositionsprophylaxe

☐ Reduktion der mikrobiellen Kolonisierung

☐ Schutz der normalen anatomischen Barrieren.

Nachfolgend werden die prophylaktischen Maßnahmen bei Granulozytopenie als häufigster Form der Immundefizienz erläutert.

Verbesserung der patienteneigenen Immunabwehr

Eine Stimulation der patienteneigenen Abwehr lässt sich bei Patienten mit verlängerter Neutropenie durch Einsatz spezifischer hämatopoetischer Wachstumsfaktoren erreichen. Der Granulozyten-Kolonien stimulierende Faktor (G-CSF, Filgrastim, Lenograstim) und der Granulozyten-Makrophagen-Kolonien stimulierende Faktor (GM-CSF, Molgramostim) stimulieren Proliferation und Differenzierung der Vorläuferzellen von Granulozyten bzw. Granulozyten und Makrophagen. Sie bewirken eine Verminderung der Schwere und eine Verkürzung der Dauer der Neutropenie. Positive Effekte auf Infektionen, Antibiotikaverbrauch und Dauer des Krankenhausaufenthalts wurden in klinischen Studien mit prophylaktischer Gabe von G(M)-CSF gezeigt. Eine gesicherte Indikation für G-CSF ist die initiale Neutropenieprophylaxe nach Knochenmarktransplantation. Auch bei Patienten mit aggressiver Chemotherapie und einer zu erwartenden Neutropenie < 500 Granulozyten/µL über mehr als 7 Tage ist die prophylaktische G-CSF-Gabe empfohlen. Ist eine derartig schwere Neutropenie für lediglich 5–7 Tage zu erwarten, soll die Prophylaxe nur bei Vorliegen von weiteren Risikofaktoren (z. B. dokumentierte Infektion bei vorangegangenem Chemotherapiezyklus) erfolgen. Die Prophylaxe beginnt in der Regel 24 Stunden nach Ende der Chemotherapie. Die Dauer orientiert sich an der Neutrophilenzahl. Die Prophylaxe kann beendet werden, wenn an zwei aufeinander folgenden Tagen mindestens 500 neutrophile Granulozyten/µl gezählt werden und keine Infektion vorliegt.

Expositionsprophylaxe

Hände, Luft, Nahrung und Wasser sind die wichtigsten exogenen Quellen für Infektionserreger. Die Expositionsprophylaxe für Patienten mit verlängerter Neutropenie umfasst bekannte hygienische Maßnahmen, wie Personalhygiene, Flächendesinfektion, Filterung der Raumluft wegen Aspergillen sowie Filterung des Leitungswassers wegen Legionellen und Pseudomonas aeruginosa. Personal und Besucher sind strengstens auf die Einhaltung der Händedesinfektionsmaßnahmen hinzuweisen. Die Wirksamkeit der üblicherweise bei schwerer Neutropenie (< 500/µL) praktizierten Umkehrisolation (Hygienevorschriften für Personal und Besucher zum Schutz des Patienten) ist ebenfalls von der Qualität der Händedesinfektion abhängig. Nicht gekochte Nahrungsmittel sollen wegen der Belastung mit gramnegativen Bakterien und *Candida* vermieden werden.

Reduktion der mikrobiellen Kolonisierung

Die Häufigkeit von Infektionen lässt sich auch durch selektive Dekontamination der Darmflora reduzieren. Als Kolonisationsresistenz wird die Fähigkeit der anaeroben Darmflora bezeichnet, die Kolonisation mit sonstigen Erregern zu verhindern. Eine antimikrobielle Prophylaxe soll daher die Anaerobier nicht umfassen. Sie soll p.o. applizierbar und wegen möglicher Resistenzentwicklungen Patienten mit schwerer, anhaltender (> 10 Tage) Neutropenie vorbehalten sein. In der Praxis werden Co-trimoxazol ($2 \times 160/800$ mg tgl.) oder Fluorchinolone (z. B. Ofloxacin, Ciprofloxacin) eingesetzt. Co-trimoxazol hat den Vorteil auch einer *Pneumocystis-carinii*-Pneumonie vorzubeugen, ist jedoch myelosuppressiv und ohne Wirksamkeit gegen *Pseudomonas aeruginosa*. Die Fluorchinolone haben dagegen keine Aktivität gegen *Pneumocystis*, und es wird eine erhöhte Infektionsrate mit grampositiven Erregern diskutiert. Bei längerandauernder Neutropenie ist auch eine antimykotische Prophylaxe angezeigt. Die p.o.-Anwendung von Nystatin und Amphotericin B ist zur Prophylaxe systemischer Pilzinfektionen wenig effektiv. Die zur Zeit geübte Prophylaxe mit Fluconazol (1×200–400 mg p.o. tgl.) ist in ihrer Wertigkeit (Resistenz von *Aspergillus, Candida krusei*) noch nicht endgültig evaluiert.

Schutz der normalen anatomischen Barrieren

Jede Schädigung der Haut- oder Schleimhautbarrieren, z. B. durch Punktionsstellen oder Mucositis, stellt eine potentielle Eintrittspforte für Infektionserreger dar. Invasive diagnostische (z. B. Endoskopien) und therapeutische Maßnahmen (z. B. Urinkatheter) werden daher auf das Notwendige mit der erforderlichen hygienischen Sorgfalt reduziert. Die Entzündung der Mucosa (Mucositis), insbesondere der Mundschleimhaut (Stomatitis), ist direkt und indirekt (Anorexie, Übelkeit, Erbrechen, Malnutrition) durch die Chemotherapie verursacht. Die direkte Schädigung ist auf die kurze Generationszeit der Mucosa und die nicht-selektive Wirkung der Zytostatika zurückzuführen. Zu den ersten Anzeichen der Stomatitis gehören Rötung und Mundtrockenheit. Nachfolgend entstehen Läsionen und Ulcerationen, die sehr schmerzhaft sind. Die in der Regel zeitgleich mit der Schädigung der Mucosa auftretende Neutropenie fördert Superinfektionen der Mundschleimhaut. Die typischen Erreger weichen von der physiologischen Mundflora ab. Am häufigsten sind Pilzinfektionen durch *Candida albicans* (Soorstomatitis, Candidose). Virale Infektionen werden durch *Herpes simplex* und *Varicella zoster* verursacht. Für die selteneren bakteriellen Infektionen sind in der Regel gramnegative Erreger (*Klebsiella*, *Serratia*, *E. coli*, *Pseudomonas*) das pathogene Korrelat. Zurzeit gibt es keine Standardbehandlung mit nachgewiesener Wirksamkeit zur Prophylaxe und Therapie der Chemo- und Strahlentherapie bedingten Stomatitis. Zur Prävention der Stomatitis gehört die Erhebung des Zahnstatus und evtl. Korrekturen (z. B. Entfernung von Plaque, Kariesbehandlung, Zahnextraktion) vor Beginn der Chemotherapie. Während der Chemotherapie ist eine korrekte und konsequente Mundhygiene (2–4-mal tgl. Zahnreinigung mit weicher Zahnbürste und fluorierter Zahnpasta) wichtig. Für die ebenfalls regelmäßig erforderlichen Mundspülungen werden in der Literatur die unterschiedlichsten Spüllösungen angegeben. Mischungen verschiedener Wirkstoff-Lösungen sollen vermieden werden, da wirksame Konzentrationen unterschritten werden und die klinische Wirksamkeit nicht nachgewiesen ist. Eine Beschränkung der Spüllösungen auf steriles Wasser, 0,84 % Natriumhydrogencarbonat-Lösung, unspezifisch entzündungshemmende Kamillenextrakte sowie antiseptisch wirksames Chlorhexidindigluconat oder Polyvidon-Iod scheint geboten. Als effektive Stomatitisprophylaxe während einer Fluorouracil-Bolusinjektion hat sich das Lutschen von Eis über 30 Minuten erwiesen. Mundspülungen mit Calciumfolinat während Methotrexatinfusionen sind jedoch nicht wirksam. Bei Leukämie- und KMT-Patienten ist die Prophylaxe von *Herpes simplex*-Infektionen mit systemischem Aciclovir (z. B. 2×800 mg p.o. tgl.) etabliert. Irritationen und Mikroverletzungen der Mundschleimhaut durch scharfe, heiße oder harte Nahrungsmittel sollen möglichst vermieden werden. Mangelndem Speichelfluss kann durch Substitution mit künstlichem Speichel oder Stimulation mit zuckerfreiem Kaugummi begegnet werden. Zur Therapie der Stomatitis sind intensivierte Mundspülungen, Lokalanästhetika, systemische Schmerztherapie, Antibiotika und/oder hochkalorische Trinklösungen bzw. parenterale Ernährung indiziert. Für die lokale Therapie der Soorstomatitis sind Amphotericin B Lutschtabletten wegen ihrer längeren Verweildauer Suspensionen von Amphotericin B und Nystatin vorzuziehen. Die lokale Aciclovir-Therapie von *Herpes simplex*-Infektionen ist wenig hilfreich.

19.2.7 Schmerztherapie

Jede Schmerztherapie des Tumorpatienten muss von einer Schmerzanalyse begleitet sein, in der Schmerzursache (tumorbedingt, therapiebedingt, tumorassoziiert, tumorunabhängig), -typ (Nozizeptorschmerz, neuropathischer Schmerz) und -intensität festgestellt werden. Wenn eine adäquate kausale Schmerzbehandlung durch beispielsweise palliative Chemotherapie oder Focusbestrahlung nicht möglich ist, gilt es, die systemische medikamentöse Schmerztherapie nach dem Stufenschema der World Health Organization (WHO 1990) durchzuführen. Der Schmerzintensität folgend, wird intensivierend in 3 Stufen therapiert (s. Kasten).

Soweit wie möglich soll die Schmerztherapie p.o. appliziert werden. Bei Vorliegen von Schluckstörungen (z. B. schwere Mucositis) oder Resorptionsstörungen wird parenteral (s.c., i.v., selten i.m.) appliziert. Intravenös wird in der Regel eine kontinuierliche, pumpenassistierte Dauerinjektion durchgeführt, die auch patientenkontrolliert mit speziellen Pumpen erfolgen kann. Die transdermale Applikation von Fentanyl (Durogesic® Pflaster) stellt auch eine Alternative zur parenteralen Therapie dar. Den Vorteilen der seltenen Applikation (alle 2 bis 3 Tage) und der geringeren Obstipation stehen Nachteile wie Trägheit des Systems (langsamer Wirkungseinheit, keine rasche Dosisanpassung), größere Gefahr der Überdosierung und praktische Probleme, wie Auswahl des zu beklebenden Hautareals, gegenüber. Die spinale Applikation von Opioiden ± Lokalanästhetika ist systemisch nur unzureichend therapierbaren Schmerzzuständen vorbehalten, ebenso wie die chemische Neurolyse bestimmter Nerven mit Ethanol oder Phenol. Der anhaltende Schmerz muss mit

Schmerztherapie nach dem WHO-Stufenplan

Stufe 1: Patienten, die ohne Analgetikatherapie mäßige bis mittelmäßige Schmerzen beklagen, werden mit einem **nicht-opioiden Analgetikum +/– Ko-Analgetikum** (z.B. Antidepressivum, Antikonvulsivum, Glucocorticoid) behandelt. Die nicht-opioiden Analgetika sind bei Knochenmetastasen, Weichteilinfiltrationen und sonstigem Entzündungsgeschehen besonders gut wirksam. Es gibt wenig vergleichende Studien zur Wirksamkeit und Verträglichkeit der nicht-opioiden Analgetika/Antiphlogistika bei Tumorschmerzen, doch werden Diclofenac retardiert (z.B. 50–100 mg alle 8–12 Std.), Ibuprofen retardiert (800 mg alle 8–12 Std.), Metamizol (0,5–1 g alle 4–6 Std.), Naproxen (250–500 mg alle 6–8 Std.) und Paracetamol (0,5–1 g alle 4 Std.) häufig empfohlen. Acetylsalicylsäure wird wegen der ausgeprägten Hemmung der Thrombozytenaggregation und der hohen Inzidenz von Gastropathien selten eingesetzt. Zur Prophylaxe der Gastropathie werden, insbesondere auch bei gleichzeitiger Corticosteroidgabe, H_2-Antagonisten gegeben. Wechselwirkungen der nicht-opioiden Analgetika mit Methotrexat, Phenprocoumon, Antidiabetika und ACE-Hemmern sind zu beachten. Als mögliche unerwünschte Wirkung sind Nierenfunktionsstörungen zu bedenken und Nierenfunktionsparameter regelmäßig zu überwachen.

Stufe 2: Patienten, die unter der Stufe-1-Medikation andauernde oder zunehmende Schmerzen beklagen, werden mit der Kombination eines **schwachwirksamen Opioids + nicht-opioidem Analgetikum +/– Ko-Analgetikum** behandelt. Zu den Stufe-2-Opioiden zählen Tramadol, Codein und Dihydrocodein. Nicht-opioide Analgetika wirken additiv. Bevorzugt werden Retardpräparate eingesetzt.

Stufe 3: Patienten, die unter der Stufe-2-Medikation andauernde oder zunehmende Schmerzen beklagen, werden mit der Kombination eines **starkwirksamen Opioids + nicht-opioidem Analgetikum +/– Ko-Analgetikum** behandelt. Zu den Stufe-3-Opioiden gehören als volle Agonisten das am häufigsten eingesetzte, in vielen Applikationsformen zur Verfügung stehende Morphin sowie Hydromorphon und Fentanyl. Buprenorphin als partieller Agonist und Pentazocin als Opiatagonist/-antagonist sind wegen ihrer limitierten maximalen Wirksamkeit („ceiling effect") von untergeordneter Bedeutung. Wegen ihrer antagonistischen Wirkungskomponente ist die Applikation zusammen mit einem vollen Agonisten zu vermeiden. Die Dosierung der Stufe-3-Opioide muss individuell erfolgen. Es gibt keine optimale oder maximale Dosis. Den Schmerzen entsprechend ist die Dosis nach oben oder unten zu titrieren (Dosierungsschritte: +/– 25–50 % der aktuellen Tagesdosis).

einer regelmäßigen Therapie in festen Dosierungsintervallen, entsprechend der Wirkungsdauer der Analgetika, behandelt werden, gegebenenfalls auch Applikationen in der Nacht. Die analgetische Wirkung von nicht-retardiertem Morphin setzt etwa 30 Minuten nach Applikation ein und hält 4 Stunden an. Die Dosis muss hochtitriert werden, bis ein schmerzfreies 4-Stunden-Intervall erreicht wird. Nachfolgend kann eine Umstellung auf retardiertes Morphin erfolgen, wobei die austitrierte Gesamttagesdosis beibehalten wird. Bei den retardierten Formen setzt die Wirkung nach etwa einer Stunde ein und hält 12 Stunden an. Die Gesamttagesdosis soll auf 2 Einzeldosen aufgeteilt werden. Wenn die Analgesie nicht ausreichend bleibt, wird die Dosis weiter hochtitriert. Bei dennoch auftretenden Schmerzattacken wird nach Bedarf zusätzlich nicht-retardiertes Opioid (Tropfen nach NRF, Tbl.) appliziert.

Bei unzureichender Analgesie oder nicht-tolerierbaren Nebenwirkungen kann der Wechsel auf ein anderes Opioid erfolgreich sein. Bei Morphin-Intoleranz ist Hydromorphon eine geeignete Alternative. Äquivalenzdosen der verschiedenen Applikationsformen eines Opioids und die Äquivalenzdosen verschiedener Opioide können Tab. 19.12 entnommen werden. Bei Umstellung des Applikationsweges eines Opioids oder beim Wechsel auf ein anderes Opioid wird jeweils zuerst die Gesamtdosis des bisher gegebenen Opioids für die letzten 24 h ermittelt. Diese Dosis wird mit Hilfe der Äquivalenzdosis auf die neue Applikationsform und/oder das neue Opioid umgerechnet. 50 % dieser Menge gelten als Ausgangsdosierung und werden entsprechend der mittleren Wirkdauer des jeweiligen Opioids in Einzeldosierungen umgerechnet. Bei Bedarf werden Zwischendosierungen mit etwa 50 % der regulären Einzeldosis in der gleichen Applikationsform gegeben. Aus dem Gesamtopioidbedarf nach 24 h wird die neue Basisdosierung errechnet.

Die unerwünschten Wirkungen der Opioide sind bei Tumorpatienten differenziert zu beurteilen. Die Atemdepression unterliegt der raschen Tachyphylaxie und wird fast nie beobachtet. Die unerwünschten Wirkungen Übelkeit, Schwindel, Erbrechen und Müdigkeit lassen ebenfalls in ihrer Intensität nach. Die analgetische Wirkung der Opioide unterliegt dagegen nicht der Toleranzentwicklung. Die Obstipation ist eine ebenfalls nicht der Toleranzentwicklung unterliegende Wirkung der Opioide, die zwingend therapeutisch mit Laxantien zu behandeln ist. Die Laxantien müssen regelmäßig gegeben werden. Mittel der 1. Wahl sind Natriumpicosulfat (10–20 Tropfen) und Gleitmittel (z.B. Obstinol® mild, 1–2 Esslöffel). Lactulose gehört wegen der Flatulenz und kolikartiger Schmerzen nicht zu den Mittel der 1. Wahl. Als zusätzliche Maßnahmen können Suppositorien zur Stuhlaufweichung (Glycerol) oder Peristaltikförderung (Bisacodyl), Klysmen, Einläufe und

Tab. 19.12: Ausgewählte Opioide – Äquivalenzdosen (ermittelt aus Einzeldosisgaben) und Wirkdauer.

Opioid	Applikation	Äquivalenz-dosis (mg)	Wirkdauer (h)	Besonderheiten
Codein	p.o.	200	3(–6)	Höchstdosis 400 mg/d
	i.m., s.c.	130	3(–6)	
Dihydrocodein	p.o. retard	120	8–12	
Tramadol	p.o./p.o. retard	75–100	4/12	
	i.m, s.c.	50(–100)		
Buprenorphin	s.l.	0,8	5-6	Ceiling-Effekt
	i.m.	0,4	4(–6)	
	transdermal	35 µg/h	(12–) 72	
Pentazocin	p.o.	200	3	nicht empfohlen für die Therapie von Tumor-
	i.m.	60	3	schmerzen (Dysphorie und Halluzinationen)
Fentanyl	i.v., i.m., s.c.	0,1	0,5–1	
	transdermal	25 µg/h	> 12	
Hydromorphon	i.m., s.c.	2	3-4	
	p.o. retard	4	(8–)12	
Morphin	p.o., rektal	30	4–6	zur Dosisfindung und bei Schmerzattacken
	p.o. retard	30	8–12	zur Dauertherapie bei chronischen Schmerzen
	i.m., s.c.	10	3–4	
	i.v.	10	1–2	kontinuierliche Gabe dringend empfohlen
	peridural	3	(8–)12	
	i.th.	0,3	(12–)24	
Oxycodon	p.o. retard	15	(8–)12	
Pethidin	p.o.	300	3	nicht empfohlen für die Therapie von Tumor-
	i.m., s.c.	100	2–3	schmerzen (kurze Wirkdauer, Akkumulation toxischer Metaboliten bei Niereninsuffizienz)

manuelle Ausräumung notwendig werden. Eine Übersicht über unerwünschte Wirkungen von Opiaten bei Tumorpatienten gibt Tab. 19.13.

Als **Ko-Analgetika** werden Arzneimittel eingesetzt, die selbst nicht analgetisch wirken, aber das Schmerzgeschehen positiv beeinflussen. Sie können auf jeder Stufe additiv gegeben werden. Zur Verbesserung der affektiven Ausgangslage und bei neuropathischen Schmerzen, die durch Infiltration von Nerven entstehen, werden Antidepressiva wie Nortriptylin, Desipramin, Amitriptylin genutzt. Bei Bedarf können die neuropathischen Schmerzen zusätzlich auch mit Antikonvulsiva, z. B. Gabapentin, Carbamazepin, Phenytoin (cave: Interaktionen mit an-

Tab. 19.13: Unerwünschte Wirkungen bei der Therapie mit stark wirksamen Opioiden

UAW	Häufigkeit	Dosisabhängigkeit	Toleranzentwicklung	Kommentar
Obstipation	100 %	ja	nein	Laxantien prophylaktisch
Übelkeit	20 %	nein	ja (5-7 Tage)	Antiemetika prophylaktisch in den ersten Tagen
Sedierung	initial 20 %	ja	ja (3–4 Tage)	Sedativer Effekt bei Langzeittherapie meist gering
Verwirrtheit	2 %	ja	nein	Dosis reduzieren (evtl. Arzneistoff wechseln)
Halluzination	1 %	nein	nein	Haloperidol in niedriger Dosierung

deren Arzneistoffen) behandelt werden. Schmerzen aufgrund von Nervenkompressionen lassen sich auch mit Glucocorticoiden lindern. Glucocorticoide eignen sich auch wegen ihrer antiinflammatorischen Wirkung als Ko-Analgetika. Patienten mit Knochenmetastasen-bedingten Schmerzen profitieren von der Behandlung mit Calcitonin bzw. Bisphosphonaten.

Folgende Standardfehler sollen bei Schmerztherapie vermieden werden:

☐ Verschreibung nach Bedarf

☐ Standarddosierung

☐ zu schwaches Analgetikum

☐ Unterschätzung der Schmerzintensität

☐ unzureichende Begleitmedikation

☐ i.m.- oder i.v.-Applikation, wenn perorale Gabe möglich ist.

Aus unbegründeter Furcht vor Opiatabhängigkeit, Toleranzentwicklung oder den Nebenwirkungen darf jedoch keinem Tumorpatienten eine angemessene Schmerztherapie vorenthalten werden.

19.3 Fallbeispiele

19.3.1 Monitoring der Zytostatikatherapie

Patientin mit Osteosarkom

Die Patientin M.S., 16 Jahre alt mit einem Osteosarkom der Tibia links wird nach dem COSS-96 Protokoll chemotherapiert. In der 27. Woche der Behandlung wird protokollgemäß eine Hochdosis-Methotrexattherapie verordnet. Die Patientin hat eine Körperoberfläche von 1,95 m². Die Verordnung lautet:

Methotrexat 1200 mg/m²/Applikation = 2300 mg in 1000 ml 5 % Glucose zur Infusion über 4 h.

Fragen:

1. Ist das COSS-Protokoll indiziert? Wenn ja, enthält die Verordnung Abweichungen vom COSS-Protokoll?
2. Was ist bei der Durchführung der Hochdosis-Methotrexattherapie zu beachten?

Antworten:

1. Der Altersmedian für Osteosarkome liegt bei 18 Jahren. Patienten unter 40 Jahren sollen nur im Rahmen der laufenden COSS (Cooperative Osteosarkomstudie) Studie therapiert werden. Mit dem COSS-86-Schema (Operation und adjuvante Chemotherapie) wurde eine vergleichsweise sehr gute 7-Jahres-Überlebensrate (entspricht Heilung) von 73 % erzielt. Bei Patienten mit Standardrisiko beträgt die Gesamttherapiedauer 29 Wochen. Die Chemotherapie setzt sich zusammen aus Doxorubicin, gefolgt von 2-mal Hochdosis-Methotrexat, sowie der Kombination Ifosfamid/Cisplatin. Hochdosis-Methotrexat wird in einer Dosis von 12 g/m² über 4 Stunden gleichmäßig infundiert. Die Therapie ist für die 27. Woche korrekt mit Hochdosis-Methotrexat

zur Infusion über 4 Stunden verordnet. Erfahrungsgemäß ist die Therapie in dem relativ großen Infusionsvolumen für die Patientin besser verträglich. Allerdings ist die Dosis mit 1200mg/m² falsch angegeben. Die korrekte Dosis hätte 12000 mg/m² = 12 g/m² lauten müssen, woraus sich eine Absolutdosis von 23000 mg = 23 g berechnen lässt. Die 90%ige Unterdosierung würde mit hoher Wahrscheinlichkeit den Heilungserfolg gefährden. Vor Beginn der Therapie müssen Nierenfunktion, Leberfunktion und Blutbild im Normalbereich liegen.

2. Vor, während und 24 h nach Hochdosis-Methotrexat ist wegen der Nephrotoxität strikte Urinalkalisierung erforderlich (vgl. 19.2.2). Um die Nephrotoxizität zu reduzieren, muss eine Hyperhydratation und forcierte Diurese durchgeführt werden (vgl. 19.2.1). Mindestens zum Zeitpunkt 24 h und 48 h nach Beginn der Methotrexat-Infusion sind die Methotrexat-Serumkonzentrationen zu bestimmen. 24 Stunden nach Ende der Methotrexat-Infusion beginnt die Calciumfolinat-Rescue Therapie (vgl. 19.2.4). Der behandelnde Arzt sollte sich mit der spezifischen Rescue-Therapie bei verzögerter Methotrexat-Ausscheidung in dem Behandlungsprotokoll bekannt machen.

Patient mit Hodentumor

Der Patient F.A.-T., 32 Jahre mit malignem Keimzell-Mischtumor des rechten Hodens wird postoperativ adjuvant mit dem 2. Zyklus PEB behandelt. Seine Körperoberfläche beträgt 1,8 m². Die Leukozytenzahl beträgt 4000/µL, die Kreatininclearance 65 mL/min, die Serum-Bilirubinkonzentration 1,3 mg/dL. Die Chemotherapieanforderung lautet:
Therapietag 1–5: Cisplatin 20 mg/m² = 36 mg zur Infusion über 1 h

Therapietag 1–5: Etoposid 100 mg/m² = 180 mg zur Infusion über 1 h

Therapietag 1: Bleomycin 30 mg/m² = 54 mg zur Bolusinjektion.

Fragen:

1. Wie reagieren Sie als Apotheker in der zentralen Zytostatikzubereitung auf diese Anforderung?
2. Sind Dosisanpassungen erforderlich?
3. Welche Supportivtherapie benötigt der Patient?
4. Welche Laborwerte sollten engmaschig kontrolliert werden?

Antworten:

1. Hodentumoren gehören zu den bestbehandelbaren Tumoren des erwachsenen Patienten. Zur Wahrung der kurativen Chance soll die Therapie sofort nach der Diagnosestellung durch ein erfahrenes Zentrum erfolgen. Nach der Orchiektomie, der Definition der Histologie und Bestimmung der Tumormarker α–Fetoprotein und β-HCG wird die Therapiestrategie festgelegt. Stadiengerecht erfolgt (k)eine adjuvante Chemotherapie nach dem PEB-Schema in unterschiedlicher Zykluszahl. Wegen des kurativen Ansatzes ist die korrekte Dosierung der Chemotherapie besonders wichtig. Unterdosierungen könnten den Therapieerfolg gefährden, Überdosierungen können zu chronischer Organtoxizität führen, wie Ototoxizität und Neurotoxizität durch Cisplatin oder pulmonale Fibrose durch Bleomycin.
Die Anforderung für den Patienten F. A.-T. entspricht nach der Art der Zytostatika diesem Standardschema. Die Therapietage sind richtig zugeordnet. Die Dosierungen und individuellen Dosen sind für Cisplatin und Etoposid korrekt verordnet. Die Bleomycindosis ist jedoch laut Therapieprotokoll eine Absolutdosis von 30 mg und damit hier zu 80 % überdosiert. Bei intravenöser Applikation beträgt die Regeldosierung von Bleomycin 10–20 mg/m² 1–2-mal wöchentlich. Das Toxizitätsprofil von Bleomycin beinhaltet Mucositis, Alopezie, allergische Reaktionen, Hautveränderungen und grippeähnliche Symptome. Bei der erhöhten Dosis ist unter Umständen mit erhöhter Toxität z. B. Mucositis zu rechnen. Die pulmonale Toxizität von Bleomycin korreliert mit der kumulativen Gesamtdosis von Bleomycin. Bleomycin wird an Tag 8 und 15 des Therapiezyklus ebenfalls als Bolus in einer Dosis von 30 mg (absolut) appliziert. Mit 4 Zyklen PEB ist die kumulative Grenzdosis von 360 mg Bleomycin erreicht (vgl. Tab. 19.3).
2. Cisplatin, Etoposid und Bleomycin müssen bei eingeschränkter Nierenfunktion dosisangepasst werden, um eine überproportionale Toxizität zu vermeiden. Etoposid muss bei eingeschränkter Leberfunktion dosisreduziert werden. Dosisreduktionen sind bei dem Patienten F. A.-T. in diesem Zyklus nicht erforderlich.

3. Als Supportivtherapie muss eine ausreichende Hydratation, Magnesiumsubstitution (vgl. 19.2.1 und 19.2.2) und eine konsequente antiemetische Prophylaxe des akuten und verzögerten Erbrechens erfolgen.

4. Kreatinin, Harnstoff (BUN), und Elektrolytkonzentrationen im Serum sind während der Therapie täglich zu kontrollieren. Die Tumormarker werden zur Verlaufskontrolle im Rahmen des Stagings bestimmt.

19.3.2 Supportivtherapie

Patientin mit Mammakarzinom

Die Patientin M. B., 59 Jahre, wurde mit neu diagnostiziertem Mammakarzinom Stadium IIA ($T_2N_0M_0$) brusterhaltend operiert. Als adjuvante Chemotherapie soll sie 6 Zyklen CMF im Abstand von jeweils 3 Wochen ambulant appliziert erhalten. Sie ist 168 cm groß und wiegt 53 kg; das entspricht einer KOF von 1,6 m². In der Apotheke wurde die nachfolgende Verordnung zubereitet:

Cyclophosphamid 500 mg/m² = 800 mg in 250 ml 0,9 % NaCl als Kurzinfusion

Methotrexat 40 mg/m² = 64 mg als Bolusinjektion

Fluorouracil 600 mg/m² = 960 mg als Bolusinjektion.

Zur antiemetischen Prophylaxe wurde im 1. Zyklus 15 Minuten vor Beginn der Chemotherapie 1 Ampulle Kevatril® (= 3 mg Granisetron) in Form einer Kurzinfusion appliziert. Als Bedarfsmedikation wurde der Patientin eine Packung Kevatril® Filmtabletten der Packungsgröße 3 Tabletten verordnet.

Beim 2. Zyklus bittet die Patientin um stationäre Aufnahme, da sie nach dem ersten Zyklus zu Hause sehr stark unter Übelkeit und Erbrechen gelitten habe. Die Nacht nach der Chemotherapie habe sie wegen des Erbrechens auf der Toilette verbracht. Sie habe alle 3 verordneten Tabletten eingenommen.

Fragen:

1. Wie hoch ist die Wahrscheinlichkeit, dass sich die Symptomatik von Frau B. beim 2. Zyklus wiederholt?
2. Welche antiemetische Prophylaxe soll Frau B. vor dem 2. Zyklus CMF erhalten?
3. Welche antiemetische Prophylaxe soll Frau B. nach dem 2. Zyklus CMF erhalten?

Individuelle Arzneimitteltherapie

Antworten:

1. Die Wahrscheinlichkeit der Wiederholung der Nausea- und Emesis-Episoden ist im Vergleich zum 1. Zyklus erhöht. Vorausgegangene Chemotherapien gehören zu den Patientenfaktoren, die eine Emesissteigerung bewirken. Bei der Patientin Frau B. erhöht zudem die schlechte Erfahrung im ersten Therapiezyklus die Wahrscheinlichkeit des Auftretens von Nausea und Emesis. Es besteht die Gefahr des antizipatorischen Erbrechens. Eine fachgerechte antiemetische Prophylaxe bedarf allerdings nicht der stationären Aufnahme.

2. Das CMF-Schema ist als mäßig emetogen der Stufe 4: 3+2+2 (vgl. Tab. 19.10 und Regeln) einzuordnen. Zur antiemetischen Prophylaxe des akut auftretenden Erbrechens sollte Frau B. im 2. Zyklus Granisetron in Kombination mit Dexamethason erhalten. Die Kombination wirkt synergistisch und Corticoid-Nebenwirkungen sind bei der kurzzeitigen Therapie nicht zu befürchten. Dexamethason kann in einer Mischinfusion zusammen mit Granisetron als Kurzinfusion 15–30 Minuten vor der Chemotherapie appliziert werden. Im zeitlichen Abstand von 6 Stunden soll Frau B. weitere 8 mg Dexamethason in Tablettenform einnehmen. Eine weitere Granisetron Gabe am Tag der Chemotherapie ist wegen der langen Halbwertszeit und Wirkungsdauer nicht indiziert. Wegen der besonderen Ängstlichkeit von Frau B. kann am Morgen des Therapietages die Einnahme von 1 mg Lorazepam (z.B. 1 Tablette Tavor® 1,0) erwogen werden. In diesem Fall ist die Patientin auf das eingeschränkte Reaktionsvermögen hinzuweisen. Sie sollte bei Lorazepam Einnahme nicht aktiv am Straßenverkehr teilnehmen.

3. Bei ambulanter Chemotherapie werden die Patienten unmittelbar nach Applikation entlassen. Zuhause möglicherweise auftretende Nebenwirkungen müssen eingeplant und den Patienten klare Anweisungen zur Prophylaxe und Therapie dieser Nebenwirkungen gegeben werden. In Ergänzung der mündlichen Instruktionen ist hierfür ein schriftliches Patienten-Informationsblatt sehr geeignet. Cyclophosphamid induzierte Emesis setzt nach Literaturangaben 4–12 Stunden nach Applikation ein und dauert 4–10 Stunden an. Mit verzögert auftretendem Erbrechen muss bei der CMF Chemotherapie also gerechnet werden. Auch für das verzögert auftretende Erbrechen ist die Prophylaxe wesentlich besser als die Behandlung. Die Verordnung der Antiemetika soll daher nicht als Bedarfsmedikation, sondern als Prophylaxe zu fixen Zeitpunkten erfolgen. Die Umstellung auf Bedarfsmedikation ist frühestens nach einem Nausea und Emesis freien Intervall von 24 Stunden zu empfehlen. Die Prophylaxe der verzögert auftretenden Emesis sollte bei Frau B. im 2. Zyklus mit der empfohlenen Kombination Dexamethason und Metoclopramid ab dem Morgen des Folgetages in der empfohlenen Dosierung und Intervallen erfolgen (s. Tab. 19.11, antiemetische Prophylaxe für das verzögerte Erbrechen, Emetogenitätsstufe 4, 5). Lebensmittel deren Geruch oder Geschmack (z.B. Kaffee, scharf Gebratenes, stark gewürzte Speisen) ein unangenehmes Empfinden hervorrufen, soll Frau B. in den Tagen nach der Chemotherapie meiden. Sie sollte kleinere Mahlzeiten bevorzugen. Bei unzureichender antiemetischer Wirkung oder störenden Nebenwirkungen können Dosis und Intervall der antiemetischen Prophylaxe im 3. Zyklus individualisiert werden (z.B. Dosiserhöhung, Intervallverkürzung, Zugabe eines Antihistaminikums).

Literatur

Allwood, M., Wright, P. (1997): The Cytotoxics Handbook. 3. Aufl., Radcliffe Medical Press, Oxford
Arbeitsgemeinschaft der Obersten Landesgesundheitsbehörden (AOLG) (1998): Herstellung applikationsfertiger Zytostatikalösungen in Apotheken. Bundesgesundheitsblatt 9: 404–409
Barth, J. (2003): Zytostatikaherstellung in der Apotheke. Deutscher Apotheker Verlag, Stuttgart
Bokemeyer, C., Lipp, H.-P. (1998): Praktische Aspekte der supportiven Therapie in Hämatologie und Onkologie. Springer-Verlag, Berlin, Heidelberg
Deutsche Interdisziplinäre Vereinigung für Schmerztherapie (1999): Leitlinien zur Tumorschmerztherapie. Tumordiagn. Ther. 20: 105–129
DeVita, V.T., Hellman, S., Rosenberg, S.A. (1997): Cancer, Principles & Practice of Oncology. 5. Aufl., J.B. Lippincott Company, Philadelphia
Dorr, R.T., Von Hoff, D.D. (1994): Cancer Chemotherapy Handbook. 2. Aufl., Appleton & Lange, Norwalk
Finley, R.S., Balmer, C. (1998): Concepts in Oncology Therapeutics. 2. Aufl., American Society of Hospital Pharmacists, Bethesda
Gutjahr, P. (1999): Krebs bei Kindern und Jugendlichen: Klinik und Praxis der pädiatrischen Onkologie. 4. Aufl., Deutscher Ärzte Verlag, Köln
Höckel, M., Heckl, U., Nagel, G. (2003): Der Krebspatient in der Apotheke. Dtsch. Apotheker Verlag, Stuttgart
Kintzel, P.E., Dorr, R. (1995): Anticancer drug renal toxicity and elimination: dosing guidelines for altered renal function. Cancer Treat. Rev. 21: 33–64
Klastersky, J., Schimpff, S.C., Senn, H-J. (1995): Handbook of supportive care in cancer. Marcel Dekker, New York
Krämer, I. (1995): Parenterale Lösungen zur Chemotherapie. In: Wurm, G., Schneemann, H. (Hrsg.): Hagers Handbuch der Pharmazeutischen Praxis, Waren und Dienste, Folgeband 1. Springer-Verlag, Berlin. 231–270
Schmoll, H.-J., Höffken, K., Possinger, K. (1999): Kompendium Internistische Onkologie, Teil 1. 3. Aufl., Springer-Verlag, Berlin
Schmoll, H.-J., Höffken, K., Possinger, K. (1999): Kompendium Internistische Onkologie, Teil 2. 3. Aufl., Springer-Verlag, Berlin
Schütte, J., Seeber, S. (1998): Toxizitätsbeurteilung. In: Seeber, S., Schütte, J. (Hrsg.): Therapiekonzepte Onkologie. 3. Aufl., Springer-Verlag, Berlin. 12–22
WHO (1990): Cancer pain relief and palliative care: a report of a WHO expert committee. WHO Tech. Rep. Ser. 804: 1–73

20 Schwangere und stillende Frauen

U. von Mandach, CH-Zürich

20.1 Schwangerschaft

Die Information und Beratung zu Arzneimitteln und Drogen in der Schwangerschaft ist anspruchsvoll, weil jede Einwirkung durch eine Fremdsubstanz in der Schwangerschaft wesentlich mehr Risiken und Verhaltensregeln als außerhalb der Schwangerschaft beinhaltet.

> Zu den besonderen **Risiken einer Fremdeinwirkung** gehört die Tatsache, dass bei Schwangeren immer zwei Individuen betroffen sind.

Bei Arzneimitteln können drei prinzipiell unterschiedliche Situationen vorliegen:

☐ Ein Arzneimittel kann für die Schwangere lebensnotwendig, für das werdende Kind aber absolut toxisch mit der Folge von Entwicklungsstörungen (z.B. Antiepileptika) sein. Man muss sich deshalb mit der Frage auseinandersetzen, welche Wirkungen eines Arzneimittels beim Kind zu erwarten sind.

☐ Es gibt Arzneimittelanwendungen, die für die Schwangere selbst von untergeordneter Bedeutung, für die normale Entwicklung des ungeborenen Kindes aber eine Voraussetzung darstellen (z.B. Folsäure).

☐ Mutter und ungeborenes Kind profitieren gleichermaßen vom Arzneimittel (z.B. Antibiotika bei beginnender Fruchtwasserinfektion).

Eine weitere oftmals nicht beachtete Schwierigkeit stellt die durch die physiologischen Umstellungen in der Schwangerschaft veränderte Pharmakokinetik oder Pharmakodynamik eines Arzneistoffs dar, die die Wirkung bei Schwangeren verändern und Dosisanpassungen erfordern können.

Dieses Kapitel soll dazu dienen, die Arzneimittelanwendung und deren Risiken in Bezug zu den besonderen physiologischen Verhältnissen in der Schwangerschaft zu setzen. Zu den wichtigsten Indikationen ist im Anhang C eine Liste mit gebräuchlichen Arzneimitteln in Schwangerschaft und Stillzeit zu finden. Für den Konsum von Genussmitteln finden sich in diesem Kapitel die wichtigsten Wirkungen auf Mutter und Kind.

Für erweiterte Kenntnisse sei an dieser Stelle auf Standardwerke wie Briggs et al. 1998 bzw. ein Datenbanksystem (z.B. Cochrane) oder eine der Beratungsstellen für Fragen im Zusammenhang mit der Teratogenität von Arzneimitteln hingewiesen (s. Kasten).

> **Beratungsstellen für Fragen zur Teratogenität von Arzneimitteln**
>
> **Deutschland**
> Beratungsstelle für Embryonaltoxikologie
> Spandauer Damm 130
> D-14059 Berlin
> Tel.: (+49) 30 / 30686734
>
> **Österreich**
> Teratologische Beratungsstelle
> Landesfrauenklinik
> Lederergasse 47
> A-4020 Linz
> Tel.: (+43) 732 / 76740
>
> **Schweiz**
> Swiss Teratogen Information Service
> Rue du Bugnon 9
> CH-1011 Lausanne
> Tel.: (+41) 21 / 3144267

20.1.1 Pränatale Entwicklung des Menschen

Von der Befruchtung bis zur Geburt unterscheidet man 4 Stadien:

☐ Blastogenese

☐ Nidation

Individuelle Arzneimitteltherapie

Tab. 20.1: Pränatale Entwicklung.

Zeitraum post menstruationem (Wochen)	Periode	Zeitraum post conceptionem (Wochen)	Entwicklung
0–4	Blastogenese	0–1	Teilung der befruchteten Eizelle Morula-Stadium Blastula-Stadium Neurula-Stadium
4	Nidation	2	Einnistung des Keimes in die Gebärmutter
5–10	Embryogenese	3–8	Bildung der Organe und Organanlagen
11–40	Fetogenese	9–38	Wachstum und Differenzierung

☐ Embryogenese

☐ Fetogenese

Eine Übersicht über die pränatale Entwicklung gibt Tab. 20.1.

Zwei Zeitrechnungen sind zu unterscheiden: **Post menstruationem (p. m.)** bezeichnet die Zeit gerechnet vom 1. Tag der letzen Menstruation an, **post conceptionem (p. c.)** hingegen erst die Zeit nach der Konzeption. Bezogen auf den Menstruationszyklus der Frau gilt vereinfacht die Regel:

$$\text{p. m.} = \text{p. c.} + 14 \text{ Tage}$$

In der modernen Geburtshilfe wird ausschließlich die Zeitrechnung ab dem 1. Tag der Menstruation verwendet, die Schwangerschaftsdauer beträgt dabei 40 Wochen.

20.1.2 Fruchtschädigung

Der Begriff **Teratogenität** beinhaltet die grundsätzliche Fähigkeit eines Agens, eine angeborene = kongenitale Fehlbildung auszulösen. Eine teratogene Wirkung kann immer erst nach der Nidation erfolgen und bezieht sich im engeren Sinn auf die Embryonal-, im weiteren Sinn auch auf die Fetalperiode.

Zu etwa 10 % sind **exogene Faktoren** die Ursache aller angeborenen Fehlbildungen bzw. Entwicklungsstörungen:

☐ Biologische Faktoren: Infektionen (Borreliose, Listeriose, Röteln, Toxoplasmose), Stoffwechselstörungen (Diabetes, Hypothyreose)

☐ Chemische Faktoren: Arzneimittel, Suchtmittel, Umweltchemikalien

☐ Physikalische Faktoren: ionisierende Strahlung.

Hinsichtlich ihrer Teratogenität unterscheidet die FDA fünf Kategorien von Arzneimitteln:

☐ Kategorie A:
Kontrollierte Studien bei Schwangeren liegen vor und haben kein Risiko für eine Fruchtschädigung während der gesamten Schwangerschaft gezeigt.

☐ Kategorie B:
1. Kontrollierte Studien bei Tieren haben kein Risiko gezeigt, entsprechende Studien beim Menschen liegen aber nicht vor, oder
2. Kontrollierte Studien beim Tier weisen auf eine gewisse Toxizität hin, die aber in entsprechenden Studien beim Menschen nicht gefunden werden konnten.

☐ Kategorie C:
1. Kontrollierte Studien beim Tier zeigen unerwünschte Effekte auf den Embryo/Feten, entsprechende Studien beim Menschen existieren nicht, oder
2. Es sind weder beim Tier noch beim Menschen Studien verfügbar.

☐ Kategorie D:
Es liegen klare Hinweise für das Risiko einer Schädigung des menschlichen Embryos/Feten vor, aber der therapeutische Nutzen für die Mutter kann überwiegen.

☐ Kategorie X:
Studien beim Tier oder Menschen zeigen eine Schädigung des Embryos/Feten oder weisen auf das Risiko einer Schädigung hin. Diese übersteigen zudem den therapeutischen Nutzen für die Mutter.

20.1.3 Arzneimittelwirkungen beim Feten

Im Sinne der in der Schwangerschaft bestehenden drei „Kompartimente" (Mutter-Plazenta-Fetus) bestimmen die mütterliche Pharmakokinetik, der plazentare Transfer und die fetale Pharmakokinetik und -dynamik die Wirkungen beim Feten.

Plazentarer Transfer, Einfluss des Arzneistoffs

☐ Transfermechanismus:
Die meisten Arzneistoffe passieren die Plazenta durch passive Diffusion. Vor allem bei körperähnlichen Stoffen (z.B. Hormonen) sind aber auch andere Transportmechanismen möglich (z.B. aktiver Transport).

☐ Fettlöslichkeit:
Je höher die Lipophilie und je geringer der Ionisationsgrad des Arzneistoffs ist, desto rascher erfolgt die Passage.

☐ Molekulargewicht:
Substanzen mit einem Molekulargewicht > 800 passieren die Plazenta zunehmend langsamer als solche mit einem Molekulargewicht < 800. Lipophile Substanzen mit einem hohen Molekulargewicht erscheinen nicht im fetalen Blut.

☐ Eiweißbindung:
Bei hoher Bindung ist die Passage verzögert.

Plazentarer Transfer, Einfluss der Plazenta

☐ Durchblutung:
Je höher die Durchblutung, desto rascher der Transfer bzw. umgekehrt (Zunahme im Laufe der Schwangerschaft bzw. Abnahme durch Vasokonstriktion der plazentaren Gefäße, z.B. durch Nikotin).

☐ Dicke und Oberfläche:
Die passive Diffusion ist durch das Fick'sche Gesetz definiert und somit direkt proportional zur Plazentaoberfläche und umgekehrt proportional zur Plazentadicke (im Laufe der Schwangerschaft nimmt die Oberfläche zu, die Dicke nimmt ab → Zunahme der Diffusionsgeschwindigkeit).

☐ Metabolismus:
Sämtliche Arzneistoff metabolisierenden Enzyme wurden auch in der Plazenta nachgewiesen. Die Aktivität dieser Enzyme ist Gestationsalter spezifisch. Für den Fetus kann der Metabolismus in der Plazenta sowohl eine Abschwächung als auch eine Verstärkung der Wirkung (Umwandlung eines Prodrugs in einen aktiven Metaboliten) bedeuten.

Fetale Pharmakokinetik

Vergleichende Konzentrationsbestimmungen von fetalem und mütterlichem Blut kurz vor bzw. nach der Entbindung klären, wie rasch sich ein Arzneistoff im fetalen Blutkreislauf verteilt und daraus wieder eliminiert wird. Substanzen, die vom Feten kaum metabolisiert werden, kumulieren im fetalen Blut. Grundsätzlich ist davon auszugehen, dass die fetale Leber selber – wenn überhaupt – nur in beschränktem Ausmaß einen Arzneistoff metabolisieren kann. Gewisse Enzymsysteme nehmen ihre Funktion gegen Ende der Schwangerschaft auf, andere wiederum erst postpartal.

Fetale Pharmakodynamik

Einige Rezeptortypen gelten im fetalen Gewebe beim Menschen oder zumindest beim Tier als nachgewiesen:

☐ GABA-Rezeptoren bei der Ratte

☐ Peripherer Benzodiazepinrezeptor bei der Ratte

☐ Opiatrezeptoren beim Menschen

☐ β_1-Adrenozeptoren beim Menschen

☐ Steroidrezeptoren beim Affen.

20.1.4 Arzneimittelwirkungen bei der Schwangeren

Mütterliche Pharmakokinetik

Viele pharmakokinetische Parameter sind verändert und stehen in Beziehung zu den physiologischen Veränderungen in der Schwangerschaft.

Resorption: Als Folge einer verminderten Magen- und Darmmotilität bzw. -entleerung:

☐ Verzögerte Resorption durch die Magen-/Darmschleimhaut insbesondere von Arzneistoffen, die die Motilität des Magens/Darms zusätzlich hemmen, z.B. Opiate

☐ Akkumulation im Magen/Darm → erhöhte Toxizität

☐ Verlängerte Verweildauer im Magen/Darm

☐ Erhöhte Resorption von Arzneistoffen, die im Magen/Darm nicht metabolisiert werden und die keiner Sättigungskinetik unterliegen

☐ Verminderte Resorption der Muttersubstanz, die im Magen/Darm metabolisiert wird.

Individuelle Arzneimitteltherapie

Als Folge der erhöhten Durchblutung der Haut und Schleimhaut:

☐ Erhöhte Resorption von Arzneistoffen durch Haut und Schleimhaut zu beachten v. a. bei Nasen- und Vaginalapplikationen.

Verteilung: Als Folge der Zunahme des Gesamtkörperwassers:

☐ Zunahme des Verteilungsvolumens: Verdünnungseffekt v. a. für Arzneistoffe, die sich im Extrazellulärraum verteilen, z. B. β-Lactam-Antibiotika

☐ Zusätzliche Zunahme des Körperwassers bei Ödemen (Präeklampsie, Tokolyse).

Als Folge der Zunahme des Körperfettes um durchschnittlich 3–4 kg:

☐ Erhöhte Speicherung von lipophilen Arzneistoffen im Fettgewebe

☐ Verzögerter Wirkungseintritt, aber länger anhaltende Wirkungsdauer von lipophilen Substanzen, z. B. Barbituraten.

Proteinbindung: Als Folge der Zunahme des Gesamtkörperwassers:

☐ Verminderte Proteinbindung mit Zunahme der freien Fraktion

☐ Rascherer Wirkungseintritt aber kürzere Wirkungsdauer v. a. von Arzneistoffen mit hoher Proteinbindung, z. B. Benzodiazepinen, Digoxin, Phenytoin.

Hepatischer Metabolismus: Als Folge einer vermehrten Bildung von Östrogenen und Gestagenen:

☐ Möglicher Einfluss auf die mikrosomale Oxidation.

Renale Exkretion: Als Folge einer Zunahme des renalen Blutflusses um 80–90 % und der glomerulären Filtrationsrate um 70 %:

☐ Schnellere Elimination von Arzneistoffen, die unverändert renal ausgeschieden werden, z. B. viele Antibiotika.

Mütterliche Pharmakodynamik

Neben der Kinetik verändert sich oftmals auch die Pharmakodynamik in der Schwangerschaft. Studien, die zu dieser Annahme berechtigen, liegen für viele Hormone und einige Arzneistoffe vor. Ein Beispiel ist die Abnahme der β_2-Adrenozeptoren im Verlaufe der Schwangerschaft, die zu einem Wirkungsverlust von β_2-Sympathomimetika führen kann.

20.1.5 Therapie der Schwangerschaftsbeschwerden

Schwangerschaftsbeschwerden sind eine Folge der zahlreichen physiologischen Veränderungen. Sie treten oftmals bereits in den frühen Phasen einer Schwangerschaft auf (s. Abb. 20.1):

Im Folgenden soll auf diejenigen Beschwerden näher eingegangen werden, deren Therapie oftmals unsicher ist. Für die übrigen sei auf Anhang C verwiesen.

Reflux, Völlegefühl

Die erhöhte Produktion von Östrogen führt zu einer verminderten Magenmotilität und -entleerung bereits zu Beginn der Schwangerschaft. Folgen sind

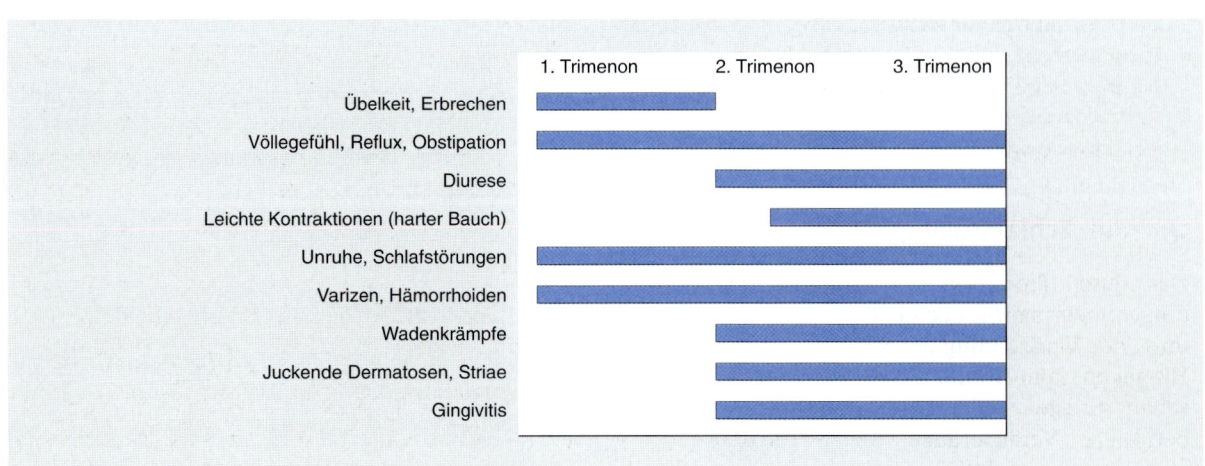

Abb. 20.1: Häufige Schwangerschaftsbeschwerden.

Völlegefühl und Reflux, v. a. beim Liegen. Die Beschwerden nehmen bedingt durch den zunehmenden abdominalen Druck im Laufe der Schwangerschaft noch zu. Mit Antazida allein erreicht man meistens nur wenig Besserung.

Therapie:

☐ Häufig kleinere Mahlzeiten, abends wenig

☐ „Säurelocker" (Kaffee, Süßigkeiten) meiden

☐ Viel Bewegung (Verdauungsspaziergang)

☐ Bett am Kopfende hochstellen

☐ Antazida, z. B. Al-/Mg-Hydroxid, probeweise.

Leichte Kontraktionen

Während einer normalen Schwangerschaft nimmt die Uterusaktivität zu. Ab der 20. Schwangerschaftswoche (SSW) sind so genannte **Braxton-Hicks-Kontraktionen** registrierbar, deren Frequenz bis zur 30. SSW 3 Kontraktionen/h beträgt. Zwischen der 30. und 32. SSW wird ein Zwischengipfel von 5 Kontraktionen/h erreicht, anschließend fällt die Frequenz wieder ab und geht in eine kontinuierlich ansteigende Kurve von 4–6 Kontraktionen/h über. Darüber liegende Frequenzen gelten als pathologisch. Bereits die normale und leicht erhöhte Uterusaktivität kann v. a. im Stehen rasch zu einem unangenehmen Gefühl eines „harten Bauchs" führen.

Therapie:

☐ Vermeiden von langem Stehen

☐ Liegen in linker Seitenlage

☐ Kompressionsstrumpfhosen

☐ Magnesium p. o. (Mg-aspartat, -aspartathydrochlorid, -citrat, -hydrogenaspartat): Die Dosierung soll im oberen Bereich, d. h. falls gut verträglich bei 25–30 mmol/d liegen. Nebenwirkung: Laxation (weicher Stuhl, oftmals in der Schwangerschaft erwünscht).

Unruhe, Schlafstörungen

Das durch die gesteigerte Urinausscheidung bedingte mehrmalige nächtliche Aufstehen ist kaum mit einer Veränderung der Schlafqualität verbunden. Hingegen können die Sorge um die Schwangerschaft, Existenz oder bevorstehende familiäre und berufliche Veränderungen mit nervösen Unruhen tagsüber bzw. nächtlichen Schlafstörungen assoziiert sein.

Therapie:

☐ Spaziergang vor dem Schlafengehen

☐ Entspannungsbäder: Heublumen, Lavendel

☐ Tee: Orangenblüten, Passionsblume, Melissenblätter

☐ Baldrianwurzel- und Hopfenzapfen: zu bevorzugen sind Präparate mit Trockenextrakten, Maximaldosierung bei ethanolischen Auszügen (Valerianae radix tinctura): 3×20 Tropfen/d

☐ Magnesium p. o.: 15-20 mmol/d (Hauptdosis am Abend).

Wichtig: Benzodiazepin-Derivate gehören nicht zur Therapie der ersten Wahl. Sie sind nur punktuell in der niedrigst möglichen Dosierung anzuwenden.

Wadenkrämpfe

Nächtliche Wadenkrämpfe sind häufige und unangenehme Beschwerden bei Schwangeren. Zur Therapie haben sich in der Praxis Magnesiumpräparate bewährt, obwohl deren Wirkung bisher in keiner klinischen Studie nachgewiesen werden konnte.

Therapie:

☐ Kalt-warme Wechselduschen

☐ Lokal: Präparate mit 2 % Rutosid

☐ Magnesium p. o.: 15–20 mmol/d (Hauptdosis am Abend).

Schwangerschaftsdermatosen

Unter den Schwangerschaftsdermatosen sind mit abnehmender Häufigkeit hervorzuheben:

☐ Trockene Haut: die Haut wird in der Schwangerschaft trockener. Ohne Zufuhr entsprechender Fett- und Feuchtigkeitsspender entsteht Juckreiz.

☐ Pruritus gravidarum: generalisierter Juckreiz im letzten Trimenon auftretend, verschwindet unmittelbar nach der Entbindung.

☐ Prurigo gestationis: stark juckende Papeln, im 2. Trimenon auftretend.

Lokale Basistherapie:

☐ Reinigung mit rückfettenden Zusätzen

☐ Pflege mit W/O-Emulsionen, mit oder ohne Zusatz von Harnstoff oder Omega-Fettsäuren; Mandelöl.

Individuelle Arzneimitteltherapie

Bei Pruritus gravidarum und Prurigo gestationis kann zusätzlich eine lokale Behandlung mit Menthol (2 %), Antihistaminika bzw. Hydrocortison (0,5 %) oder die perorale Gabe von Colestyramin (3–4 g/d) bzw. Prednison (25 mg/d) indiziert sein.

20.1.6 Therapie der schwangerschaftsspezifischen Erkrankungen

Sämtliche schwangerschaftsspezifischen Erkrankungen, die nicht diagnostiziert bzw. therapiert werden, gefährden das Leben der Mutter und des ungeborenen Kindes!

Anämie

Gemäß Definition der CDC (Centers for Disease Control, USA) liegt bei Schwangeren eine Anämie vor, wenn die Hämoglobinkonzentration im 1. und 3. Trimenon $< 11,0$ g/dL und im 2. Trimenon $< 11,5$ g/dL beträgt. Die Anämie ist mit einer erhöhten Frühgeburtenrate assoziiert.

Die häufigste Ursache ist Eisenmangel. Eine Eisenmangelanämie kommt bei 50 % aller schwangeren Frauen im zweiten Trimenon mit einer Hämoglobinkonzentration im Normbereich vor! In der Schwangerschaft ist daher eine differenzierte Abklärung der Anämie (z. B. Ferritinkonzentration, mikrozytäre Erythrozyten) unerlässlich.

Therapie:

1. per os (Hb $\geq$ 10,0–11,0 g/dL)

☐ Fe^{2+}-Salz mit je 80 mg Eisen: 160–240 mg/d
Fe^{2+}-Salze sollen zwecks optimaler Resorption nüchtern bzw. mind. 1 Std. vor den Mahlzeiten eingenommen werden. Ein saures Getränk/VHC (z. B. Orangensaft) steigert die Resorption zusätzlich. Gleichzeitige Einnahme von Aluminium-, Calcium- und Magnesiumsalzen vermindern die Resorption

☐ Fe^{3+}-Komplex (Fe^{3+}-Polymaltose): 200–300 mg/d
Fe^{3+}-Komplexe sollen zwecks optimaler Resorption mit den Mahlzeiten eingenommen werden.
Wichtig: Eisen(III)-Komplexe eignen sich besonders bei morgendlicher Übelkeit besser als Eisen-(II)-Salze. Die Endpunkte Ferritin- und Hb-Anstieg werden etwas verzögert, jedoch in gleichem Ausmaß erreicht!

☐ Perorale Eisengaben bei Hb $\geq$ 11,0 g/dL gelten als Eisenprophylaxe

☐ Folsäure: 0,4–4,0 mg/d (komb. mit Eisen)

2. intravenös (Hb $< 10,0$ g/dL)

☐ Fe^{3+}-Hydroxid-Saccharose-Komplex: 200 mg, 2× wöchentlich sehr langsam i. v. applizieren.

Drohende Frühgeburt/ Frühgeburtsbestrebungen

Folgende Faktoren gelten als mögliche Ursachen einer drohenden Frühgeburt (vorzeitige Wehentätigkeit mit und ohne Wirkung auf den Muttermund, mit und ohne vorzeitigem Blasensprung vor der 37. SSW), weil sich zwischen ihnen und den Mechanismen der Wehenentstehung eine direkte Verbindung herstellen lässt:

☐ Infektionen

☐ Körperliche Überbelastung (z. B. langes Stehen)

☐ Blutungs- und kontraktionsauslösende Arzneistoffe

☐ Mehrlinge

☐ Uterusfehlbildungen.

Daneben sind ein Vielzahl von Risikofaktoren bekannt.

Zur Erhaltung der Schwangerschaft können folgende Maßnahmen ergriffen werden:

☐ Bettruhe

☐ Bei Verdacht oder Sicherheit einer vaginalen/zervikalen Infektion: antibakterielle Therapie

☐ Wehenhemmung (Tokolyse) mit β_2-Sympathomimetika, Calciumantagonisten, Magnesiumsulfat oder Oxytocinantagonisten.

Genitale Infekte

Genitale Infekte (Infektion der Vagina = Vaginitis oder Kolpitis) führen unbehandelt zur Gefahr der aszendierenden Infektion bzw. Infektion des Fruchtwassers und des Feten. Diese wiederum ist mit drohender Frühgeburt oder schweren postnatalen Infekten verbunden. In jedem Fall ist eine Therapie (s. Anhang C) erforderlich bei:

☐ Soor (*Candida albicans*)

☐ Chlamydien-Infektionen

☐ Bakterieller Vaginose (*Gardnerella vaginalis*)

☐ Bakteriellen Mischinfektionen

☐ Infektionen mit β-hämolysierenden Streptokokken der Gruppe B

☐ Trichomonaden-Infektionen.

Gestationsdiabetes

Unter Gestationsdiabetes versteht man das erstmalige Auftreten einer Glukoseintoleranz in einer Schwangerschaft. Unbehandelt ist er assoziiert mit einer letalen Embryotoxizität bzw. einem makrosomen Kind.

Therapie:

☐ Ernährungsberatung, Diät

☐ Insulin
Zielbereiche Blutglucose: nüchtern < 90 mg/dL bzw. 5 mmol/L,
1 h postprandial < 140 mg/dL bzw. 7,8 mmol/L (vgl. Kap. 14.2)

Harnwegsinfektionen

Harnwegsinfektionen in der Schwangerschaft sind in jedem Fall antibiotisch zu therapieren (siehe Anhang C), da die Gefahr einer Übersiedelung der Keime in den Genitaltrakt besteht. Es ist dabei zu unterscheiden, ob es sich um einmalige oder rekurrente Harnwegsinfektionen handelt. Rekurrente Harnwegsinfektionen sind im Sinne einer Langzeitprophylaxe anzugehen (s. auch Kap. 18.3).

Hyperemesis gravidarum

Als Hyperemesis gravidarum bezeichnet man häufiges Erbrechen in der Schwangerschaft (bis zu 5–10×/d. Die Folgen sind Austrocknung, Durst, Ketonurie und Gewichtsabnahme.

Therapie:

☐ Hospitalisation / Bettruhe

☐ Elektrolytkontrolle

☐ Antiemetika p. o./rektal, z. B. Meclozin

☐ I. v. Infusion mit 5 % Glukose und evtl. Vitamin-Zusätzen

☐ Chlorpromazin 50–100 mg

☐ Phenobarbital 50–100 mg.

Präeklampsie

Die Präeklampsie gehört zu den mindestens 7 verschiedenen Klassen von hypertensiven Erkrankungen in der Schwangerschaft. Unter Präeklampsie versteht man ein multifaktorielles Geschehen unter Beteiligung des Gerinnungssystems (Roberts 1998) assoziiert mit mehreren Risikofaktoren. Unbehandelt führt sie zum Vollbild der Eklampsie mit tonisch-klonischen Krämpfen (→ sofortige Entbindung!).

Symptome:

☐ Kopfschmerzen, Augenflimmern

☐ Generalisierte Ödeme, Oligurie

☐ Übelkeit, Völlegefühl

☐ Hyperreflexie

☐ Hypertonie

☐ Proteinurie.

> **Wichtig:**
> Bei schwangeren Patientinnen, die ein Mittel gegen Kopfschmerzen verlangen, sollte vor Abgabe eines Arzneimittels geprüft werden, ob evtl. eine Schwangerschafts-Hypertonie vorliegt. Dies kann mit allen in der Apotheke zur Verfügung stehenden Hilfsmitteln geschehen (Anamnese, Blutdruckmessung, Gewichtskontrolle, Proteinnachweis im Urin mittels Teststreifen).

Prophylaxe:

☐ Acetylsalicylsäure 50–100 mg/d vom Beginn der Schwangerschaft bis zur vollendeten 37. Schwangerschaftswoche.

☐ Magnesiumsalze p.o.: 15–20 mmol/d von der 16. bis zur vollendeten 37. Schwangerschaftswoche.

Therapie:

Blutdrucksenkung und Krampfprophylaxe:

☐ Magnesiumsulfat 2–3 g/0,5 h als Kurzinfusion, 1,0–1,2 g/h als Erhaltungsdosis; Kontrolle der Magnesiumkonzentration im Serum (1,75–3,5 µmol/L)

☐ Im Notfall: „Lytischer Cocktail" (Chlorpromazin 50 mg, Promethazin 50 mg, Pethidin 100 mg).

20.1.7 Wichtige Prophylaxen

Antibiotikaprophylaxe beim Kaiserschnitt

Der Kaiserschnitt ist mit einer erhöhten postoperativen Infektionsrate verbunden (Harnwegsinfektionen, Wundinfektionen, Endometritis, generalisiertes Fieber). Eine Antibiotikaprophylaxe ist unabhängig vom präoperativen Risiko notwendig. Das Mittel der Wahl ist **Ceftriaxon** (1×1 g nach Abnabelung) mit einer deutlichen Senkung der postoperativen mütterlichen Infektionsrate.

Individuelle Arzneimitteltherapie

Folsäureprophylaxe zur Vermeidung von Neuralrohrdefekten

Aus dem Neuralrohr entwickeln sich Gehirn und Rückenmark. Die Beziehung zwischen einer unzureichenden Folsäureversorgung der Mutter und einem Neuralrohrdefekt des ungeborenen Kindes gilt als unbestritten.

Prophylaxe bei unbelasteter Anamnese: Perikonzeptionell, d.h. im Idealfall 3 Monate vor der Konzeption bis zur 12. Schwangerschaftswoche sollten 0,4 mg Folsäure/d zugeführt werden. Dieser Bedarf kann mit einer ausgewogenen Ernährung meist nicht ganz gedeckt werden!

Prophylaxe bei belasteter Anamnese: Perikonzeptionell, d.h. mind. 3 Monate vor der Konzeption bis zur 12. SSW sollten 4,0 mg Folsäure/d zugeführt werden. Dieser Bedarf kann mit der Ernährung absolut nicht gedeckt werden!

Thromboseprophylaxe

Zur Thromboseprophylaxe eignen sich Kompressionsstrumpfhosen sowie Heparin s.c. oder i.v. (s. Anhang C). Perorale Antikoagulantien vom Cumarin-Typ sind im 1. Trimenon kontraindiziert.

20.1.8 Kontraindizierte Arzneimittel in der Schwangerschaft

Grundsatz

Arzneimittel aus den Risikokategorien C und D sind durch andere ähnlich wirkende der Kategorie B zu ersetzen. Wo dies nicht gelingt, wird für die Gesundung der Mutter unter Inkaufnahme einer fetalen Schädigung entschieden.

In Tab. 20.2 sind Arzneistoffe der Risikokategorien D und X zusammengestellt.

Von den genannten Arzneistoffen der Risikokategorie D ist allein die Gruppe der **Antiepileptika** problematisch, da auf diese oftmals nicht verzichtet werden kann. Der Arzneistoff mit dem niedrigsten Risiko ist Phenobarbital.

Bei allen anderen Arzneistoffklassen kann man auf andere mit ähnlicher Wirkung aber niedrigerem Teratogenitätsrisiko ausweichen. **Benzodiazepine** werden noch immer sorglos Schwangeren verschrieben. Die Indikation betrifft dabei gastro-enterologische Probleme oder nervöse Zustände verbunden mit Schlaflosigkeit. Es ist zu beachten, dass Benzo-

Tab. 20.2: Arzneistoffe der Risikokategorien D und X.

Zu vermeiden bzw. durch andere zu ersetzen	Risikokategorie
ACE-Hemmer	D
Antiepileptika	D
Benzodiazepine	D
Fluorchinolone	D
Cumarin-Derivate	D
Ergotamin-Derivate	D
Iodsalze	D
Lithium	D
Tetrazykline	D
Absolut kontraindiziert	**Risikokategorie**
Lebendimpfstoffe zur aktiven Immunisierung	X
Sexualhormone	X
Vit. A (in hohen Dosen)	X
Vit. A-Säuren	X

diazepine während der gesamten Schwangerschaft nur punktuell verordnet werden dürfen. Eine regelmäßige Einnahme besonders in der Spätschwangerschaft führt beim Kind zu intellektuellen Störungen.

Absolut kontraindiziert sind die genannten Substanzen der Risikokategorie X. **Vitamin-A**-Dosierungen von 15–20 000 I.E./d zur Behandlung der Akne sind kontraindiziert (erhöhte Rate von Fehlbildungen, besonders von Lippen-Kiefer-Gaumenspalten). In Multivitamin-Präparaten ist die Dosis von Vitamin A zumeist < 5000 I.E. pro galenische Einheit. Vorsicht ist aber bei zusätzlicher Einnahme durch die Nahrung geboten.

20.1.9 Erlaubte Arzneimittel in der Schwangerschaft

Bei der Auswahl von Arzneimitteln sind folgende Punkte zu berücksichtigen:

☐ Ist das Arzneimittel wirklich notwendig?

☐ Welches ist die geringst mögliche Dosierung?

☐ Welcher kürzeste Zeitraum der Applikation ist noch sinnvoll?

☐ Gehört das Arzneimittel in eine Gruppe von Arzneimitteln, die grundsätzlich empfohlen werden kann?

Eine Liste der gebräuchlichsten Arzneimittel in der Schwangerschaft nach Indikation geordnet befindet sich im Anhang C.

Regeln zur Arzneimittelanwendung in der Schwangerschaft

□ Nur Arzneimittel mit mindestens 10-jähriger Markterfahrung.

□ Arzneimittel der Risikokategorien (A und) B sind zu bevorzugen.

□ Die Gesundheit der Mutter steht immer im Vordergrund.

20.1.10 Genussmittel in der Schwangerschaft

Alkohol

Wirkungen auf die Mutter: Regelmäßig konsumierter Alkohol verursacht eine Vielzahl von Wirkungen, die für die Mutter im Verlaufe der Schwangerschaft problematisch werden können:

□ Hyperacidität des Magensaftes

□ Arzneimittelinteraktionen

□ Sedierung

□ Bei der Geburt: Wehenhemmung, verlängerte Geburt, Geburtsstillstand.

Wirkungen auf das Kind: Alkohol ist ein bekanntes und gut dokumentiertes Teratogen. Die entsprechenden Studien wurden mehrheitlich mit schweren Trinkerinnen durchgeführt. Man unterscheidet:

□ Fetales Alkoholsyndrom = FAS oder Alkoholembryopathie = AE:
Beide Bezeichnungen sind insofern nicht richtig, weil die dazu gehörenden Abnormitäten sowohl in der Embryonal- als auch in der Fetalphase verursacht werden. FAS bzw. AE vereinigt die Kombination von:
1. Fehlbildungen an Herz und Niere, Dysmorphien des Gesichts,
2. Prä- und postnataler Wachstumsretardierung, Mikrozephalie,
3. Schädigungen des Nervensystems: intellektuelle und psychomotorische Entwicklungsstörungen.

□ Fetaler Alkoholeffekt = FAE oder Alkoholbezogene Geburtsdefekte = ARBD:
Mit diesen Begriffen wird nur ein Teilbereich des FAS bezeichnet.

Coffein

Bis zu 300 mg Coffein/d (2–3 Tassen Kaffee, 4–6 Tassen Schwarztee, bis 1 L Coca Cola) haben keine negativen Auswirkungen auf das Kind bzw. den Verlauf der Schwangerschaft. Im Unterschied zu verschiedenen Tierspezies wurden beim Menschen nach Zufuhr hoher Dosen Coffein nicht vermehrt Fehlbildungen gefunden. Retrospektive Studien mit Dosen > 700 mg/d zeigen einen Zusammenhang mit Früh- oder Totgeburten sowie erniedrigten Geburtsgewichten, die möglicherweise durch eine Konstriktion der Plazentargefäße (→ Gefahr der Wachstumsretardierung) verursacht wurden.

Rauchen

Unter den etwa 6000 im Zigarettenrauch vorkommenden Bestandteilen sind v.a. die Wirkungen von Nicotin, Kohlenmonoxid, polyzyklischen Kohlenwasserstoffen, Nitrosaminen, Cyaniden und Cadmium in zahlreichen Untersuchungen gut dokumentiert.

Für die Frau stellt das Rauchen einen Komplex **antiöstrogener Wirkungen** dar, die sich nicht nur in der Schwangerschaft sondern in jeder Lebensphase negativ auswirken. Tab. 20.3 gibt eine Übersicht über bekannte Auswirkungen des Rauchens auf den Schwangerschaftsverlauf und das Kind.

Tab. 20.3: Auswirkungen des Rauchens bei Schwangeren.

Auswirkungen des Rauchens auf den Schwangerschaftsverlauf:
Placenta praevia Vorzeitiger Blasensprung Wachstumsretardierung Erhöhte Abort-, Früh- und Totgeburtenrate
Auswirkungen des Rauchens auf das Kind (dosisabhängig):
Erhöhte perinatale Mortalität Intellektuelle und psychomotorische Entwicklungsstörungen Erhöhtes Suchtpotential

Individuelle Arzneimitteltherapie

20.2 Stillzeit

Die Arzneimitteltherapie der Mutter während der Stillzeit ist weitaus weniger problematisch als während der Schwangerschaft. Nahezu 100 % der Mütter nehmen in der ersten Woche nach der Geburt irgendein Arzneimittel zu sich. Dabei handelt es sich ihrer Häufigkeit nach genannt um Arzneimittel zur

☐ Uterusrückbildung

☐ Milchinduktion

☐ Schmerzbekämpfung

☐ Allgemeinen Substitution

☐ Laxation und

☐ Behandlung einer Infektion.

Das Neugeborene ist in den ersten Lebenswochen einer ähnlichen Situation ausgesetzt wie in den letzten Wochen in utero. Betroffen sind dabei das Zentralnervensystem sowie Leber und Niere, die noch nicht ausgereift sind. Es muss daher sowohl von Veränderungen der Arzneimittelwirkung wie auch des -metabolismus beim Kind ausgegangen werden (s. Kap. 21). Das Risiko einer schädigenden Wirkung auf das Kind kann jedoch durch folgende Maßnahmen meist gering gehalten werden:

☐ Einnahmezeiten und Trinkzeiten so aufeinander abstimmen, dass Spitzenkonzentrationen in der Muttermilch vermieden werden.

☐ Von den zur Behandlung geeigneten Arzneimitteln stets die Alternative mit der geringsten Lipophilie wählen (garantiert eine möglichst niedrige Muttermilchkonzentration).

☐ Vorübergehendes Abpumpen und Verwerfen der Milch bei Therapien, die eine hohe Startdosierung erfordern.

Ein vollständiges Abstillen wird dadurch nur in den seltensten Fällen notwendig.

20.2.1 Milchbildung und -hemmung

Nach der Geburt der Plazenta sorgt das über den Hypothalamus gesteuerte und von der Adenohypophyse gebildete luteotrope Hormon **Prolaktin** für die Milchbildung. Den eigentlichen Milcheinschuss bewirkt das neurohypophysäre Hormon Oxytocin, dessen Ausschüttung u.a. durch den physikalischen Reiz des Saugens stimuliert wird.

Der Blutfluss im Brustdrüsengewebe beeinflusst die Milchproduktion zusätzlich.

Substanzen mit hemmender Wirkung auf die genannten Hormone vermindern daher die Milchbildung bzw. -menge:

☐ **Ergotamin-Derivate** hemmen direkt die Produktion von Prolaktin und führen beim Kind zum Erscheinungsbild des so genannten Ergotismus.

☐ **Östrogene** hemmen die Ausschüttung von Prolaktin. Eine Antikonzeption mit reinen Gestagenpräparaten ist deshalb während der Stillzeit zu bevorzugen.

☐ **Alkohol** reduziert die Oxytocinausschüttung und damit die Milchmenge.

20.2.2 Übertritt von Arzneistoffen in die Muttermilch

Viele Arzneistoffe treten in die Muttermilch über und können auf diesem Weg in den Körper des neugeborenen Kindes gelangen. Welche Konzentrationen jedoch in der Muttermilch erreicht werden, hängt von einer Reihe unterschiedlicher Faktoren ab (s. Tab. 20.4).

Tab. 20.4: Einflussfaktoren auf die vom Kind mit der Muttermilch aufgenommene Arzneistoffmenge

Arzneimittel
Lipophilie   Ionisationsgrad   Metabolismus   Molekulargewicht
Mutter
Dosis   Häufigkeit der Applikation   Transportmechanismus Brust
Milch
Blutfluss   pH-Wert
Kind
Konsumierte Menge an Milch   Pharmakokinetik des Arzneistoffes beim Kind   Zeitintervall zwischen mütterlicher Applikation und Stillen

Das Verhältnis zwischen der Konzentration eines Arzneistoffes in der Muttermilch (M) und im mütterlichen Plasma (P) charakterisiert der **M/P-Quotient**. Er stellt eine Orientierung dar und kann folgendermaßen interpretiert werden:

☐ Die Pharmakokinetik im mütterlichen Blut und in der Muttermilch läuft meistens sehr unterschiedlich ab. Eine einmalige Bestimmung der Konzentrationen in den beiden Kompartimenten sagt daher wenig aus. Der M/P-Quotient kann zudem für gewisse Arzneistoffe dosisabhängig sein. Mehrere Bestimmungen unter verschiedenen Bedingungen im Sinne eines zeitlichen Verlaufs bzw. nach unterschiedlichen Dosen erhöhen hingegen die Aussagekraft, liegen aber nur selten vor.

☐ Ein M/P-Quotient < 1 zeigt an, dass die Substanz eher hydrophil ist bzw. sauer reagiert und/oder aus dem Körper der Mutter rasch eliminiert wird. Werden stillende Mütter mit Substanzen therapiert, deren mehrfach unter verschiedenen Voraussetzungen ermittelte M/P-Quotienten stets < 1 betragen, ist die Wahrscheinlichkeit, dass beim Säugling messbare Plasmakonzentrationen auftreten, äußerst gering.

☐ Ein M/P-Quotient ≥ 1 zeigt an, dass die Substanz eher lipophil ist bzw. basisch reagiert und/oder langsam eliminiert wird. Liegt bei ein- oder mehrmaligen Bestimmungen der M/P-Quotient ≥ 1, besteht das Risiko, dass beim Säugling messbare Plasmakonzentrationen erreicht werden. Arzneistoffe, für die mindestens einmalig ein **M/P-Quotient** ≥ 1 bestimmt wurde, sind in Tab. 20.5 zusammengestellt.

20.2.3 Kontraindizierte Arzneimittel in der Stillzeit

Die während der Stillzeit kontraindizierten Arzneistoffe (s. Tab. 20.6) hemmen entweder die Milchbildung und/oder bewirken direkt eine Schädigung beim Kind. Bei den meisten Arzneimitteln bieten sich Alternativen an.

20.2.4 Erlaubte Arzneimittel in der Stillzeit

Eine Übersicht über in der Stillzeit erlaubte Arzneimittel gibt Anhang C.

20.2.5 Genussmittel in der Stillzeit

Alkohol

Alkohol ist wasserlöslich und tritt daher nur langsam in die Muttermilch über. Der M/P-Quotient beträgt ca. 1. Ein moderater Alkoholgenuss im Sinne eines Glases Wein pro Tag kann daher als harmlos eingestuft werden. Der zeitliche Abstand zur Stillmahlzeit sollte dabei mindestens 2 Stunden betragen. Alkohol reduziert als Oxytocinhemmer die Milchmenge. Die Wirkungen auf das Zentralnervensystem des Kindes über die Muttermilch äußern sich im Sinne eines Kurzzeiteffektes v. a. in Form einer Sedierung. Kinder alkoholabhängiger Mütter sind trinkfaul. Langzeiteffekte auf das Kind sind jedoch schlecht dokumentiert. Sinngemäß muss aber von denselben Wirkungen auf die kindliche Entwicklung ausgegangen werden wie in utero (Spätschwangerschaft).

Coffein

Coffein reagiert schwach basisch und tritt rasch in die Muttermilch über (M/P-Quotient 0,5–0,8). Wenn die Mutter etwa 300 mg Coffein täglich (2–3 Tassen Kaffee) zu sich nimmt, betragen die Muttermilchkonzentrationen 3–4 μg/mL, 10- bis 100-mal weniger als bei der Coffeintherapie zur Behandlung der Frühgeborenen-Apnoe. Allerdings ist zu beachten,

Individuelle Arzneimitteltherapie

Tab. 20.5: Bekannte Arzneistoffe mit einem M/P-Quotienten ≥ 1.

Acebutolol	Chlorpromazin	Doxorubicin	Methadon	Pentoxyverin
Aciclovir	Chlorprothixen	Flecainid	Methenamin	Perphenazin
Amiodaron	Cimetidin	Flupentixol	Metoclopramid	Procainamid
Amitriptylin	Cisplatin	Imipramin	Mianserin	Ranitidin
Astemizol	Clozapin	Isoniazid	Morphin	Sotalol
Chloroquin	Doxepin	Lithium	Nadolol	

Tab. 20.6: In der Stillzeit kontraindizierte Arzneistoffe

Gruppe	Substanz	Effekt
Analgetika	Indometacin	Frühzeitiger Verschluss des Ductus arteriosus (Ductus botalli)
Antiallergika	Antihistaminika	Sedation, Gefahr des SIDS (Substanzen mit kurzer Halbwertszeit erlaubt)
Antidepressiva	Lithiumsalze	
Antihypertensiva	β_1-Sympatholytika	Hemmung der Milchsekretion
Antiinfektiva	Chloramphenicol Fluorchinolone Metronidazol	Knochenmarkschädigung Gelenkknorpelschädigung Im Tierversuch mutagene und kanzerogene Wirkung
Diuretika		Hemmung der Milchsekretion
Migränemittel	Ergotamin	Hemmung der Milchsekretion, kindlicher Ergotismus
Sexualhormone	Östrogene	Hemmung der Milchsekretion
Radiodiagnostika		Mutagene und kanzerogene Wirkung
Zytostatika		Mutagene und kanzerogene Wirkung

dass die Eliminationshalbwertzeit im ersten Lebensjahr bis zu 18-mal länger ist als beim Erwachsenen und Coffein daher kumulieren kann. Bei Ein- bzw. Durchschlafschwierigkeiten des Säuglings ist der Stillenden zu empfehlen, nur abends nach der letzten Stillmahlzeit coffeinhaltige Getränke zu sich zu nehmen.

Rauchen

Nicotin führt beim Kind durch seine Wirkungen auf das Zentralnervensystem bereits in geringen Dosen zu Unruhe und Erbrechen. Rauchen gefährdet zusätzlich die Gesundheit des Säuglings, wenn dieser sich in einer Umgebung mit Rauch aufhalten muss. Folgen des Passivrauchens sind in erster Linie Erkrankungen der Atemwege.

20.3 Fallbeispiel

Eine 32-jährige, in der 28. Woche schwangere Frau (erste Schwangerschaft) kommt mit einem Rezept über Adumbran® 10 mg (Oxazepam) in die Offizinapotheke. Sie sei nervös und habe vermehrt Schlafprobleme. Ihr Hausarzt habe ihr empfohlen, abends ab und zu eine Tbl. Adumbran® einzunehmen, das sie bereits vor ihrer Schwangerschaft einmal wegen Unruhe und nervösen Schlafproblemen verschrieben bekommen habe und worauf sie gut angesprochen hätte. Die Patientin ist verunsichert.

Fragen:

1. Genügen die Angaben zur Anamnese der Patientin, um Adumbran® abzugeben bzw. was müsste man noch wissen und weshalb?
2. Sind Effekte beim Kind zu erwarten?

Antworten:

1. Sie genügen nicht.
   Abzuklären wären: genaues Gestationsalter, bisheriger Schwangerschaftsverlauf, Verlauf des mütterlichen Gewichtes, weitere Beschwerden und Arzneimittel, vor der Schwangerschaft bestehende und/oder therapiebedürftige Krankheiten, nähere Gründe für Unruhe und Schlafprobleme, soziales Umfeld (berufliche und familiäre Belastungen?).
   Bei der Patientin im Fallbeispiel ergab sich nichts Konkretes, weshalb Adumbran® mit dem Verweis auf den gelegentlichen Gebrauch und einer Rückmeldung in der Apotheke oder beim Arzt in 2–3 Wochen abgegeben wurde.

2. Oxazepam: Benzodiazepine dürfen punktuell eingesetzt werden. Bei regelmäßigem Gebrauch im zweiten und dritten Drittel der Schwanger-

schaft besteht dosisabhängig die Gefahr der fetalen Abhängigkeit mit postnatalen Entzugserscheinungen (Krämpfen) sowie funktioneller Störungen des Nervensystems mit postnatalen Entwicklungsstörungen.

Die Patientin kommt 3 Wochen später und klagt, die Schlafprobleme seien zwar mit Adumbran® etwas weniger ausgeprägt, sie sei nun aber tagsüber müder als vorher. Sie habe vor 2 Tagen das letzte Mal Adumbran® eingenommen. Seit gestern habe sie auch starke Kopfschmerzen. Sie fragt, ob sie nicht doch ein anderes Arzneimittel zum Schlafen haben könne, sie hätte auch an etwas Pflanzliches gedacht.

Fragen:

3. Darf ein pflanzliches Präparat ohne weitere Abklärungen gegeben werden?
4. Welchen Zusammenhang haben die jetzigen Symptome mit der vorangehenden Schlafstörung?
5. Welche schwangerschaftsspezifische Komplikation könnte vorliegen (Vermutungen)?
6. Welche einfachen Tests können Sie durchführen, um den Vermutungen nachzugehen?

Antworten:

3. Nach dem bisherigen bekannten Verlauf soll ohne weitere Abklärungen kein Präparat welcher Art auch immer abgegeben werden.

4. Kopfschmerzen und Müdigkeit können wie die vorangehende Unruhe und Schlafstörung ein Ausdruck eines Unbehagens sein, das auf irgendeine Komplikation hindeutet. Es ist auch möglich, dass die Kopfschmerzen sich ohne Benzodiazepin bereits früher gezeigt hätten (Maskierung durch krampflösende Wirkung des Benzodiazepins). Die Müdigkeit kann durch Adumbran® verursacht sein, was jedoch bei dieser Dosierung (nachfragen!) eher unwahrscheinlich ist.

5. Als Primärsymptom einer Schwangerschaftskomplikation kommen Kopfschmerzen häufig bei einer Anämie, einer hypertensiven Erkrankung (Präeklampsie), einem HELLP-Syndrom (gefährliche Variante der Präeklampsie) oder einem Gestationsdiabetes vor.

6. – zur Abklärung einer Anämie:
   Messung der Hämoglobinkonzentration
   – zur Abklärung einer hypertensiven Erkrankung (Präeklampsie bzw. HELLP-Syndrom):
   Proteine im Urin mit Teststreifen
   Blutdruck diastolisch 90 > mm Hg (im Liegen, 3-maliges Messen)

Gewichtszunahme ≥ 5 kg innerhalb einer Woche
Symptome: Kopfschmerzen, Ödeme (Knöchel u.a.), Augenflimmern, unspezifische Bauchschmerzen
– zur Abklärung eines Gestationsdiabetes:
Glucose im Urin mit Teststreifen

In der Apotheke werden die in Antwort 6 genannten Tests durchgeführt. Dabei stellt sich heraus, dass die Patientin im Urin Proteine aufweist. Außerdem ist der diastolische Blutdruck grenzwertig erhöht.

Aufgrund der erhobenen Befunde wird die Patientin ohne weitere Arzneimittelabgabe an ihren behandelnden Arzt verwiesen. 48 Std. später wird die Patientin in eine Klinik eingewiesen und mit 1 g MgSO$_4$/h i.v. behandelt. Eine vorzeitige Entbindung per Kaiserschnitt wird wegen Wachstumsstillstandes nach 35 Schwangerschaftswochen durchgeführt.

Durch die rechtzeitige Erkennung der Präeklampsie und die Hospitalisierung konnte die Schwangerschaft kontinuierlich überwacht und ein gesundes percentilengerecht gewachsenes und entwickeltes Kind geboren werden.

Literatur

Briggs, G.G., Freeman, R.K., Yaffe, S.J. (1998): Drugs in pregnancy and lactation. 5. Aufl., Williams and Wilkins, Baltimore

Brocklehurst, P., Hannah, M., McDonald, H. (2000): Interventions for treating bacterial vaginosis in pregnancy. Cochrane Database Syst. Rev. CD000262

Kleinebrecht, J., Fränz, J., Windorfer, A. (1999): Arzneimittel in Schwangerschaft und Stillzeit. 5. Aufl., Wissenschaftliche Verlagsgesellschaft mbH, Stuttgart

Fried, P.A., Watkinson, B. (2000): Visuoperceptual functioning differs in 9- to 12-year olds prenatally exposed to cigarettes and marihuana. Neurotoxicol. Teratol. 22:11–20

Loebstein, R., Lalkin, A., Koren, G. (1997): Pharmacokinetic changes during pregnancy and their clinical relevance. Clin. Pharmacokinet. 33: 328–343

Nehlig, A., Debry, G. (1994): Potential teratogenic and neurodevelopmental consequences of coffee and caffeine exposure: a review on human and animal data. Neurotoxicol. Teratol. 16: 531–543

Olesen, C., Sorensen, H.T., de Jong van den Berg, L., Olsen, J., Steffensen, F.H. (1999): Prescribing during pregnancy and lactation with reference to the Swedish classification system. A population-based study among Danish women. The Euromap Group. Acta Obstet. Gynecol. Scand. 78: 686–692

Roberts, J.M. (1998): Endothelial dysfunction in preeclampsia. Semin. Reprod. Endocrinol. 16: 5–15

Sibai, B.M., Frangieh, A (1995): Maternal adaptation to pregnancy. Curr. Opin. Obstet. Gynecol. 7: 420–426

Individuelle Arzneimitteltherapie

21 Früh- und Neugeborene

A. Pecar, München

21.1 Allgemeines

Im Vergleich zu Erwachsenen erfordert die Arzneimitteltherapie bei Früh- und Neugeborenen die Berücksichtigung **spezieller Eigenheiten** dieser Patientengruppe. Die kleinen Patienten wiegen nicht selten unter 1000 g, ihre Organfunktionen sind noch unreif, in die kleinen Gefäße können meist nur einlumige **Katheter** gelegt werden, d. h. bei Patienten, denen per os nichts zugeführt werden kann, müssen häufig alle Infusionen über dasselbe Lumen appliziert werden. Eine zentrale Rolle nimmt deshalb die zeitliche Anordnung und die Art und Reihenfolge der zu applizierenden Parenteralia im Tagesablauf und im Infusionssystem ein mit dem Ziel, Inkompatibilitäten zu vermeiden.

Für klinische Studien bei Früh- und Neugeborenen gelten strenge Auflagen mit der Folge, dass auch zur Routinetherapie häufig Arzneimittel eingesetzt werden, die für diese Patientengruppe keine Zulassung haben, beispielsweise der Einsatz von Imipenem bei Neugeborenen oder von Indometacin i. v. zum Verschluss des Ductus arteriosus. Um diesem Missstand abzuhelfen, gibt es in den USA patent-

rechtliche Vergünstigungen für die Hersteller, wenn in der Arzneimittelstudie auch Kinder berücksichtigt werden.

Für viele Arzneistoffe existieren **keine offiziellen Dosierungsempfehlungen** für Früh- und Neugeborene, neue Arzneimittel werden häufig ohne ausreichende Erfahrungen verwendet. Auf einige Arzneistoffe reagieren Früh- oder Neugeborene mit Nebenwirkungen, die man bei Erwachsenen nicht oder nicht im selben Ausmaß beobachtet. Beispiele sind:

☐ Hämaturie nach Imipenem

☐ Oligurie/Anurie nach Indometacin

☐ Bilirubinanstieg nach Ceftriaxon.

Leider sind die Auskünfte der Hersteller zur Anwendung bei Früh- und Neugeborenen (Dosierung, Applikation und Kompatibilität) teilweise unbefriedigend, häufig liegen gar keine Erfahrungsberichte bzw. Anwendungsbeobachtungen vor.

21.2 Pharmakokinetische Besonderheiten

21.2.1 Resorption, Verteilung, Metabolisierung, Exkretion

Resorption

Bei Früh- und Neugeborenen werden Arzneistoffe in der Regel besser resorbiert, da die sog. **Organbarrieren** noch nicht vollständig ausgeprägt sind.

So lassen sich Antibiotika, z. B. Vancomycin, die bei Erwachsenen nicht liquorgängig sind, bei Früh-

geborenen teilweise in therapeutischen Konzentrationen im Liquor nachweisen. Leider ist das Ausmaß der Penetration interindividuell sehr unterschiedlich, so dass dies nicht grundsätzlich therapeutisch genutzt werden kann.

Enterale Resorption: Die Magenpassagezeit ist bei Neugeborenen verlängert, Erwachsenenwerte werden erst im Alter von 6 Monaten erreicht. Darüber hinaus wird die gastrointestinale Resorption durch die intestinale Mikroflora und durch das Ernährungsregime beeinflusst. Bei iodhaltigen Röntgenkontrastmitteln muss von einer Iodresorption ausgegangen werden, ebenso können lokale Antibiotika wie Neomycin resorbiert werden. Im Gegensatz dazu ist die gastrale Resorption von sauren Arzneistoffen, z. B. Phenobarbital, durch den erhöhten **Magen-pH-Wert** erschwert, dies ist vermutlich nur am ersten Lebenstag von Bedeutung. Fettlösliche Arzneistoffe wie Itraconazol oder Vitamin E werden wegen einer unzureichenden **Produktion von Gallensäuren** in den ersten Lebenswochen schlechter intestinal resorbiert.

Perkutane Resorption: Die Epidermis bildet sich zwischen der 23. und der 33. Schwangerschaftswoche aus. Werden Frühgeborene vor der 28. Schwangerschaftswoche geboren, besteht die „Epidermisbarriere" nur aus 1–2 Hautschichten. Nach der Geburt setzt ein Reifungsprozess ein, so dass bei einem Frühgeborenen im Alter von 2–3 Wochen die **Epidermis** mit der eines reifen Neugeborenen vergleichbar ist. Je besser die Epidermis hydratisiert ist, desto höher ist der perkutan resorbierbare Anteil. Frühgeborene, die im Inkubator mit sehr hoher Luftfeuchte liegen, sind in den ersten 2–3 Lebenswochen am meisten gefährdet. Alle Arzneistoffe und Materialien, womit die unreife Haut in Berührung kommt, müssen deshalb kritisch beurteilt werden: Salicylsäure- oder quecksilberhaltige Dermatika sind zu vermeiden, Alkoholtupfer dürfen nicht aus der Hand gelegt werden, da ein versehentlich im Inkubator vergessener Tupfer an der Haut zu hämorrhagischen Nekrosen führen kann. Bei großflächigem Einsatz iodhaltiger Hautdesinfektionsmittel sind bereits nach 5 Tagen Schilddrüsenunterfunktionen beschrieben. Nach Anwendung steroidhaltiger Dermatika werden vor allem bei Neugeborenen mit ekzematösen Hauterkrankungen systemische Nebenwirkungen wie Cushing Syndrom und Suppression der Nebennierenrindenfunktion beobachtet. Transdermale Therapeutische Systeme (TTS) führen bei Neugeborenen zu einer erhöhten Arzneistoffresorption und damit zur Überdosierung, sie sind deshalb für diese Patientengruppe ungeeignet.

Verteilung

Arzneistoffe, die sich größtenteils im **Extrazellulärraum** verteilen (Theophyllin, Aminoglykoside) müssen bei Neugeborenen und vor allem bei Frühgeborenen höher pro kg Körpergewicht dosiert werden, da sowohl der Wasseranteil pro kg Körpergewicht (Gesamt-Körperwasser) als auch der Anteil des Extrazellulärvolumens größer als bei Kindern und Erwachsenen ist (s. Abb. 21.1). Die **Plasmaprotein-**

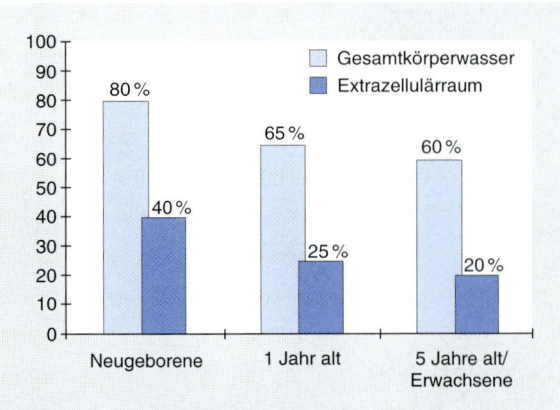

Abb. 21.1: Prozentualer Anteil des Gesamtkörperwassers und des Extrazellulärraums am Körpergewicht in Abhängigkeit vom Lebensalter.

bindung von Arzneistoffen ist geringer als bei Erwachsenen, dies führt zu einem höheren Anteil des freien Arzneistoffs. Ursachen hierfür sind geringere Plasmaproteinkonzentrationen bei Früh- und Neugeborenen, geringere Bindungskonstanten des fetalen Albumins und ein niedrigerer Serum-pH-Wert. Arzneistoffe und endogene Substrate wie Bilirubin können um Albuminbindungsstellen konkurrieren. Es handelt sich dabei nicht um die gleiche Albuminbindungsstelle, vielmehr können saure Arzneistoffe mit hoher Plasmaproteinbindung (> 85 %; z. B. Indometacin, Furosemid, Diazepam, Phenytoin) über allosterische Effekte die Bindungsaffinität von Bilirubin zur Albuminbindungsstelle reduzieren. Diese Verdrängung ist insbesondere in der ersten Lebenswoche zu berücksichtigen, solange der physiologische Bilirubinpeak noch nicht überwunden ist. Eine Bindung von Arzneistoffen an Gewebestrukturen auch außerhalb des Gefäßsystems findet bei Glucocorticoiden (Lunge) und bei Digoxin (Bindung an Erythrozyten, Myokard, Skelettmuskel) statt. Digoxin wird bei Neugeborenen höher dosiert, weil die Bindungsaffinität von Digoxin im Myokard geringer ist. Bei Arzneistoffen, die sich vor allem im Fettgewebe verteilen, z. B. Diazepam, sind die pro kg-Dosierungen wegen des kleineren Verteilungsvolumens (Fettkompartiment ist kleiner) niedriger.

Metabolisierung

Bei unreifen Neugeborenen sind die **Leber-Enzymsysteme** noch nicht vollständig ausgeprägt. Dadurch laufen viele Phase-I- (Oxidations-) und Phase-II-(Konjugations-)Reaktionen langsamer ab. Die direkte Folge der unreifen Enzymausstattung sind verlängerte Halbwertszeiten des Arzneistoffs oder der

Metaboliten. Während sich die Halbwertszeit von Chloralhydrat bei Frühgeborenen im Vergleich zu Säuglingen nicht wesentlich unterscheidet (ca. 1 h), zeigt der aktive Metabolit Trichlorethanol eine Halbwertszeit von bis zu 40 h im Vergleich zu 28 h bei Neugeborenen oder 10 h bei Kindern.

Arzneistoffe, die auch ohne Phase-I/II-Reaktionen eliminiert werden können, z. B. Cefotaxim, werden zu einem höheren Prozentsatz unverändert ausgeschieden. Arzneistoffe, die z. B. nur durch Glucuronidierung eliminiert werden, z. B. Chloramphenicol, besitzen eine verminderte Clearance.

Bei Früh- und Neugeborenen können auch alternative Biotransformationsreaktionen ablaufen, z. B. wird ein größerer Anteil Arzneistoff sulfatiert und methyliert, während prozentual weniger demethyliert, glucuronidiert oder durch Cytochrom P450 abgebaut wird. Bei Erwachsenen wird Theophyllin vor allem hydroxiliert und N-demethyliert, bei Früh- und Neugeborenen überwiegt die Methylierung zum Coffein. Wegen der verminderten Glucuronidierungskapazität wird Paracetamol bei Früh- und Neugeborenen überwiegend sulfatiert, während bei Säuglingen und Kindern Paracetamol hauptsächlich als Glucuronid ausgeschieden wird.

Renale Exkretion

Bei Früh- und Neugeborenen ist die **Glomeruläre Filtrationsrate** (GFR) durch eine verminderte renale Durchblutung reduziert. Außerdem ist die Tubulusfunktion noch eingeschränkt. In der ersten Lebenswoche erreicht die GFR bei sehr kleinen Frühgeborenen (< 30 Schwangerschaftswochen) ca. 10–20 mL/min/1,73 m^2, bei Neugeborenen ca. 40 mL/min/1,73 m^2; die GFR steigt jedoch nach den ersten Lebenstagen in der Regel deutlich an. Die niedrige GFR und eine verminderte Konzentrierungsfähigkeit des Harns führen bei primär renal eliminierten Arzneimitteln zu längeren Halbwertszeiten und zu einem renalen Wasserverlust. Als Maß für die Nierenfunktion und damit für die Exkretionskapazität wird in der Klinik meist die Kreatininclearance bestimmt. Kreatinin als körpereigene Substanz wird ausschließlich glomerulär filtriert, deshalb entspricht die renale Kreatininclearance ungefähr der glomerulären Filtrationsrate (s. Kap. 23.2.3).

Die Dosierung renal eliminierter Arzneistoffe muss bei Früh- und Neugeborenen an langsamere Eliminationsgeschwindigkeiten angepasst werden. Einige Diuretika müssen in die Tubulusflüssigkeit gelangen, um wirken zu können. Bei Früh- und Neugeborenen mit verminderter GFR sind deshalb teilweise höhere Diuretikadosierungen nötig.

21.2.2 Therapeutisches Drug Monitoring (TDM)

Plasmakonzentrationsmessungen sind sinnvoll, wenn Korrelationen zur erwünschten bzw. zu unerwünschten Wirkungen bestehen (s. Kap. 14).

Da bei Früh- und Neugeborenen die Infusionsgeschwindigkeiten allgemein durch die geringen applizierten Volumina niedrig sind, ist eine **standardisierte Applikationsweise** (Infusionsdauer, Ort der Applikation im Infusionssystem) auch für die Blutentnahme und Interpretation der Plasmakonzentrationen von großer Bedeutung. Antibiotika-Kurzinfusionen sollten möglichst patientennah appliziert werden, um besser abschätzen zu können, wann der Arzneistoff im Blutkreislauf angekommen ist. Entscheidend ist eine genaue Dokumentation sowohl der Infusionszeiten als auch der Zeiten der Blutabnahme.

Ein TDM sollte generell bei **Aminoglykosiden** und bei **Vancomycin** erfolgen. Diese Antibiotika werden fast nie als Monotherapie eingesetzt, und bei einer Kombinationstherapie mit Arzneistoffen mit ähnlichem Nebenwirkungsprofil (Ototoxizität z. B. bei Furosemid; Nephrotoxizität z. B. bei Amphotericin B) erhöht sich die Inzidenz dieser unerwünschten Wirkungen. Zur individuellen Dosisanpassung bei Aminoglykosiden und bei Vancomycin werden üblicherweise nur zwei Blutabnahmen (Minimal- und Maximalkonzentration) vorgenommen, da bei einem Blutvolumen von ca. 80 mL pro kg (bei einem 700-g-Frühgeborenen ca. 56 mL Blutvolumen) jede weitere Blutabnahme gespart werden sollte, um die Häufigkeit von Transfusionen zu minimieren.

Wird bei Früh- oder Neugeborenen **in der ersten Lebenswoche** ein TDM durchgeführt, sollten die Plasmakonzentrationen nach ca. 3 Tagen nochmals kontrolliert werden, weil sich in der ersten Lebenswoche der **Flüssigkeitsstatus** maßgeblich verändert:

☐ Jedes Neugeborene verliert in den ersten Lebenstagen 10(–20)% seines Gewichts als Wasser: Extrazelluläres Wasser wird mobilisiert, da das Kind intrauterin von Wasser umgeben war und sich postpartal ein anderes Flüssigkeitsgleichgewicht mit der Umgebung einstellt.

☐ Durch die viel dünnere Haut und die größere **Hautoberfläche** pro kg im Vergleich zu Erwachsenen (relative Körperoberfläche bei Neugeborenen ist 2,6-mal größer) verlieren Frühgeborene perkutan viel Wasser (bei einem Frühgeborenen aus der 25. Schwangerschaftswoche bis zu 100 mL/kg/d).

□ Die **Nierenfunktion** ist in den ersten 3–4 Lebenstagen noch sehr eingeschränkt, nimmt jedoch danach in der Regel deutlich zu.

□ Ein geheizter **Inkubator** oder eine Phototherapie (bei Hyperbilirubinämie) erhöhen den Wasserverlust.

Erwartet wird deshalb in der ersten Lebenswoche, dass sich mit der Mobilisierung und dem Verlust von extrazellulärer Flüssigkeit das Verteilungsvolumen und mit dem Anstieg der glomerulären Filtrationsrate die Halbwertszeit renal eliminierter Arzneistoffe verändert.

Änderungen des Flüssigkeitsstatus können auch auftreten:

□ perioperativ

□ bei rezidivierenden Pleuraergüssen, Pleuradrainagen

□ bei instabilem Ascites

□ unter Indometacintherapie (häufig Oligurie, Anurie als unerwünschte Wirkung)

□ durch andere Begleitmedikation, z. B. Diuretika, Katecholamine.

In diesen Fällen ist ein TDM nicht sinnvoll.

21.2.3 Dosierung bei Niereninsuffizienz

Schon die übliche Dosierung bei Früh- und Neugeborenen ist wegen der Variabilität des Körpergewichts (Verteilungsvolumen) schwierig. Für Aminoglykoside und Vancomycin wird deshalb generell bei Früh- und Neugeborenen ein TDM durchgeführt. Dieses Monitoring wird umso wichtiger, je schlechter die Nierenfunktion des Patienten ist.

Für β-Lactame sind Kontrollen der Plasmakonzentration wegen der größeren therapeutischen Breite bei normaler Nierenfunktion nicht nötig. Eine Dosisanpassung von β-Lactamen an eine reduzierte Nierenfunktion, bzw. an eine Niereninsuffizienz, kann bei Früh- und Neugeborenen empfehlenswert sein, da

□ ein höherer Anteil des Arzneistoffs unverändert renal eliminiert werden kann (z. B. ist die renale Clearance von Cefotaxim bei Früh- und Neugeborenen größer als bei Erwachsenen)

□ häufig mehrere nephrotoxische Arzneistoffe gleichzeitig appliziert werden (Furosemid, Vancomycin, Aminoglykoside).

Die Dosisanpassung kann generell auf dreierlei Arten erfolgen:

1. Senkung der Erhaltungsdosis
2. Verlängerung des Dosierungsintervalls
3. Senkung der Erhaltungsdosis bei verlängertem Intervall.

Zur Dosisanpassung werden die individuelle Kreatininclearance des Patienten (CL_{CR}) und der unverändert renal eliminierte Anteil des jeweiligen Antibiotikums (f_e; s. Tab. 21.1) berücksichtigt. Die individuelle Abschätzung bzw. Bestimmung der Kreatininclearance wird in Kap. 23.2.3 behandelt.

Die Initialdosis zum Erreichen der gewünschten Steady-State-Konzentration wird bei Antibiotika wie bei Nierengesunden gewählt. Die Erhaltungsdosis kann nach folgender Gleichung berechnet werden, wobei prozentual die Dosis oder das Intervall verändert werden können:

$$D_{Patient} = D_{Norm} \cdot \left[1 - f_e \cdot \left(1 - \frac{CL_{CR,\,Patient}}{CL_{CR,\,Norm}} \right) \right]$$

(Gl. 21.1)

Die Anpassung der Dosierung an die Nierenfunktion kann auch nach Dettli mit Hilfe des Korrekturfaktors Q' erfolgen. Dieses Berechnungsverfahren wird ausführlich in Kap. 14.3.2 erläutert.

Tab. 21.1: Unverändert renal eliminierte Fraktion (f_e) bei β-Lactamen.

Penicillin G	0,85–0,95
Ampicillin	0,6–0,8
Amoxicillin	0,6–0,8
Azlocillin	0,7–0,9
Piperacillin	0,6–0,7
Cefuroxim	0,95
Cefamandol	0,75–0,9
Cefotiam	0,8
Cefotaxim	0,8
Ceftriaxon	0,7
Ceftazidim	0,9

21.3 Besonderheiten der verschiedenen Applikationen

21.3.1 Parenterale Applikation

Die parenterale Applikation wird bei Früh- und Neugeborenen durch die limitierte Anzahl der Katheter (meist einlumig) und durch ein geringes Infusionsvolumen erschwert. Oft müssen komplex zusammengesetzte Infusionen wie z. B. Ernährungsinfusionen mit Arzneistoffen kombiniert werden, häufig sind die applizierten Arzneistofflösungen maximal konzentriert. Eine hohe Konzentration (hohe Osmolarität) der infundierten Lösungen erhöht bei **peripher-venöser** Applikation das Risiko von Thrombophlebitiden, idealerweise sollte ab einer Osmolarität von 600 mOsm/L eine zentral venöse Applikation erfolgen. Bei Ernährungsinfusionen sind vor allem Glucose, Kalium, Calcium, Natriumhydrogencarbonat und Elektrolytkonzentrate ausreichend zu verdünnen. Auch bei Arzneistoffen ist auf ausreichende Verdünnung zu achten.

Kompatibilität von Arzneimitteln und Infusionslösungen

Häufig müssen mehrere Arzneistoffe über denselben Zugang appliziert werden. Die Herstellerangaben zur Kompatibilität sind oft unzureichend, und das Pflegepersonal ist mit dieser komplexen Problematik meistens überfordert.

Einen ersten Anhaltspunkt über eine mögliche Mischbarkeit bietet der **pH-Wert** der Arzneistofflösung (s. Tab. 21.2). Werden miteinander inkompa-

Tab. 21.2: pH-Werte ausgewählter Parenteralia (nach dem pH-Wert geordnet).

Alkalische Arzneistofflösungen	
pH 12	Phenytoin (Phenhydan®, Spiroctan®) Enoximon (Perfan®) Epoprostenol (Flolan®)
pH 11	Kaliumcanrenoat (Aldactone®) Trometamol (TRIS®) Aciclovir (Zovirax®)
pH 10	Phenobarbital (Luminal®) Folsäure (Folsan®, Folvite®) Co-trimoxazol (Bactrim®)
pH 9	Acetazolamid (Diamox®) Theophyllin (Euphyllin®)
pH 8	Furosemid (Lasix®)
Saure Arzneistofflösungen	
pH 4	Pancuronium (Pancuronium®, Pavulon®) Suxamethonium (Lysthenon®) Vecuronium (Norcuron®)
pH 3–5	Dopamin (Dopamin®) Dobutamin (Dobutrex®) Epinephrin (Suprarenin®, Eppystabil®, Adrenalin®) Norepinephrin (Arterenol®) Morphin (Morphin®, Vendal®) Gentamicin (Refobacin®, Garamycin®) Netilmicin (Certomicin®, Netromycin®)
pH 3	Midazolam (Dormicum®) Vancomycin (Vancomycin®, Vancocin®) Tolazolin (Priscol®, Vaso-Dilatan®) Droperidol (DHP®, Dehydrobenzperidol®) Acetylcystein (ACC®, Fluimucil®)

Individuelle Arzneimitteltherapie

tible Arzneistoffe kombiniert, kann die Inkompatibilität **sichtbar** oder **unsichtbar** sein. Bekannte Inkompatibilitäten sind z. B. ein weißer Midazolam-Niederschlag bei einer Kombination von Midazolam über ein Y-Stück mit Ernährungsinfusionen (sichtbare Inkompatibilität) oder die Zersetzung von Epoprostenol nach Kombination mit Pancuronium über ein Y-Stück: Es entsteht lösliches und farbloses 6-Ketoprostaglandin-F1 (unsichtbare Inkompatibilität).

Dichte-Unterschiede der Lösungen sind nur bei farbigen Lösungen zu erkennen. Sie können dazu führen, dass die Lösung mit geringerer Dichte vom Patienten weg fließt. Dieser Fall tritt z. B. ein, wenn Infusionsleitungen höher als der Patient angeordnet sind. Ein „Hochkriechen" einer weißen Fettemulsion in den Infusionsleitungen wird bemerkt, ein Absinken von Heparin oder ein Aufsteigen von Aminoglykosidlösungen dagegen nicht. Diese Trennphänomene sind umso stärker, je niedriger die Infusionsgeschwindigkeiten und je geringer die applizierten Mengen sind.

Inkompatibilitäten können verhindert werden, wenn man den **inkompatiblen Bestandteil** aus der Mischinfusion herausnimmt. Beispielsweise lässt sich Tobramycin nicht mit einer heparinisierten Ernährungsinfusion über ein Y-Stück kombinieren (Inkompatibilität Heparin/Tobramycin), jedoch kann Heparin aus der Ernährungsinfusion herausgenommen werden und die gesonderte Heparin-Infusion (Perfusorspritze) während der Tobramycin-Kurzinfusion unterbrochen werden. Das Unterbrechen der gesamten Ernährungsinfusion kann insbesondere bei Frühgeborenen die Gefahr der Hypoglykämie mit sich bringen.

Ort des Zumischens im Infusionssystem, Applikationsdauer

Das Risiko einer Inkompatibilität steigt bei zunehmender **Kontaktzeit** (Reaktionsdauer) der Lösungen an, deshalb sollten möglichst kurze Kontaktzeiten gewählt werden, d. h. das Zuspritzen sollte patientennah erfolgen. Die Kontaktzeit ist nicht mit der Applikationsdauer gleichzusetzen, sie gibt lediglich die Zeit der gemeinsamen Flussstrecke der z. B. über ein Y-Stück kombinierten Lösungen an.

Applikation schwer löslicher Arzneistoffe

Schwer lösliche Arzneistoffe wie Phenytoin oder Diazepam lassen sich nur mit **Hilfsstoffen** in Lösung halten. Beim Zuspritzen in Infusionsleitungen besteht die Gefahr, dass bedingt durch die Verdünnung

des Hilfsstoffs der Arzneistoff ausfällt. Als Lösungsvermittler werden häufig Propylenglykol oder Polyethylenglykol eingesetzt, die beide zu einer Hyperosmolarität des Serums führen können. Ein Zusammenhang mit Hirnblutungen und Krampfanfällen wird diskutiert, eine Akkumulation dieser Hilfsstoffe wird bei Niereninsuffizienz beschrieben.

Andere Hilfsstoffe wie Natriumbenzoat oder Benzylalkohol sind besonders bei Frühgeborenen gefährlich, weil sie nicht wie bei Erwachsenen als Glycinkonjugat renal eliminiert werden können, sondern infolge unreifer Enzymsysteme nicht ausreichend biotransformiert werden. Es kommt zu einer Akkumulation von Benzoesäure im Blut und zu einer metabolischen Azidose.

Parenteralia enthalten zum Teil sehr hohe Konzentrationen von Aluminium als Verunreinigung, die hohen Aluminiumkonzentrationen in Humanalbuminlösungen haben bei Frühgeborenen zu stark erhöhten Aluminiumkonzentrationen in Knochen und Serum geführt. 1990 wurde deshalb vom Europäischen Arzneibuch in Humanalbuminlösungen der max. Aluminiumgehalt auf 200 µg/L festgelegt. Frühgeborene sind besonders gefährdet, weil sie wegen ihres latenten Calciummangels Aluminium statt Calcium in die Knochen einbauen. Auf die Aluminium-Kontamination in Injektions- und Infusionslösungen und deren Folgen wie z. B. Neurotoxizität oder Osteomalazie wird seit Jahren hingewiesen, leider ist das Problem bis heute von den pharmazeutischen Herstellern noch nicht zufrieden stellend gelöst. Besonders betroffen sind kleinvolumige Zusätze zur parenteralen Ernährung (Elektrolytkonzentrate).

Partikelbelastung

Entscheidend für die Patientenbelastung sind häufig weniger die Arzneistoff- und Infusionslösungen, sondern die verwendeten Medikalprodukte wie Infusionsleitungen bzw. Behältnisse. Eine Partikelfreiheit der Medikalprodukte ist laut Aussagen der Hersteller technisch nicht erreichbar bzw. zu kostenaufwendig. Die Verwendung von Partikelfiltern im Infusionssystem scheint sinnvoll, da auch kleine Partikel unterhalb eines Durchmessers von 2 µm für Aggregate und Thromben in der pulmonalen Endstrombahn verantwortlich gemacht werden.

Adsorption an Infusionssysteme

Adsorptive Prozesse an Innenflächen der Infusionssysteme (Insulin, Vitamin A, Peptide) oder an Filtermaterialien (Diazepam, Phenobarbital, Vancomycin,

Insulin, Gentamicin etc.) sind beschrieben. Vor allem bei sehr geringen Dosen wie bei Früh- und Neugeborenen wird ein nicht unerheblicher Prozentsatz zurückgehalten.

Die vom Filter oder vom Infusionssystem zurückgehaltene Arzneistoffmenge hängt unter anderem von der Standzeit und vom Material ab und kann deshalb nicht generell quantifiziert werden. Adsorptionen sind insbesondere bei Infusionssystemen aus Polyvinylchlorid beschrieben. Polyethylen oder Polypropylen scheinen weniger problematisch zu sein.

Komplikationen bei der parenteralen Applikation

Neben metabolischen Entgleisungen infolge einer nicht ausgeglichenen Elektrolyt- oder Nahrungszufuhr und mechanischen Komplikationen beim Legen eines Katheters ist vor allem die **Thrombophlebitis** eine häufige Komplikation bei der **peripheren** parenteralen Applikation. Das Risiko einer Thrombophlebitis steigt mit dem Kanülendurchmesser, mit sinkendem pH-Wert, mit der Osmolarität, mit dem Partikelgehalt und mit der Applikationsdauer an. Lässt man zu einer peripher applizierten Ernährungsinfusion über ein Y-Stück eine Fettemulsion mitlaufen, ist das Risiko einer Thrombophlebitis geringer. Fettemulsionen sind isoton und für periphere Venen sogar besser verträglich als isotonische Glucoselösung (5 % Glucose). Bei Patienten, die einen zentral venösen und einen peripher venösen Katheter haben, kann die Fettemulsion in der Regel peripher infundiert werden.

Katheter-Infektionen treten als Folge von häufigen Manipulationen am Infusionssystem (Kontamination) oder durch Verschleppung von Hautkeimen ins Katheterlumen auf. In der Neonatologie werden komplex zusammengesetzte Ernährungsinfusionen verwendet. Deren Zubereitung erfolgt unter teilweise unzulänglichen räumlichen und hygienischen Verhältnissen auf Station.

Idealerweise sollten die Ernährungsinfusionen in der Krankenhausapotheke zubereitet werden.

Bei pädiatrischen Patienten werden häufig Infusionen ohne Berücksichtigung der Kompatibilität über das gleiche Katheterlumen kombiniert. Beispielsweise führt die hohe Calciumkonzentration in den Ernährungsinfusionen für Früh- und Neugeborene in Kombination mit Fettemulsion und Heparin innerhalb von wenigen Minuten zum **Ausflocken der Mischung im Infusionssystem**. Aufgrund der hohen Elektrolytkonzentrationen in Ernährungsinfusionen werden in der Pädiatrie keine fetthaltigen sog. „All-in-one-Mischungen" verwendet, deren Emulsionsstabilität zu gering ist.

21.3.2 Perorale Applikation

Auch bei der peroralen Applikation muss insbesondere bei Frühgeborenen die **Osmolarität** mitberücksichtigt werden. Die Osmolarität im Gastrointestinaltrakt liegt bei 200–300 mOsm/L, Muttermilch ist nahezu isoton (ca. 300 mOsm/L). Bei der Nekrotisierenden Enterocolitis (NEC; s. Kap. 21.4) werden bei Frühgeborenen unter anderem hyperosmolare Lösungen als Risikofaktor diskutiert. Dies gilt auch für per os applizierte Arzneimittel, deren Osmolarität selten berücksichtigt wird. Bei Frühgeborenen mit NEC wird die perorale Zufuhr zeitweise vollständig eingestellt, um den Darm zu entlasten bzw. ruhigzustellen. Wird bei NEC der Mund mit Nystatinsuspensionen ausgepinselt, verbieten sich hierfür die fertigen Handelspräparate, die durch den Süßstoffzusatz hochosmolar sind:

☐ Nystatin Lederle® Tropfen, Suspension: 2282 mOsm/L

☐ Candio Hermal Fertigsuspension®: 3470 mOsm/L.

Als Alternative kann Nystatin-Reinsubstanz in Wasser suspendiert werden (unangenehmer Geschmack).

Weitere Beispiele für hochosmolare Arzneimittel sind:

☐ Furosemid in Lasix liquidum® (ca. 4300 mOsm/L)

☐ Eisen-Glycin-Sulfat-Komplex in Ferro Sanol® (ca. 2500 mOsm/L).

21.3.3 Inhalative Applikation

Der Nutzen inhalativer Arzneistoffapplikation bei Frühgeborenen ist umstritten. Die Arzneistoffmengen, die an die Wirkorte Bronchien und Lunge gelangen, sind verschwindend gering. Vor allem bei **beatmeten** Patienten sind die Verluste sehr hoch, da das Aerosol während der Exspirationsphase von der Beatmungsmaschine wieder abgezogen wird. Bei nicht beatmeten Erwachsenen gelangen ca. 10 % des Inhalationsvolumens in die Lunge, bei beatmeten Erwachsenen sind es ca. 5 %. Bei beatmeten Frühgeborenen geht man von einer Lungengängigkeit von einem (!) Prozent aus. Dieser Unterschied liegt vor allem am kleinen Tubusdurchmesser der Frühgeborenen von 2–3 mm (Erwachsene: 7–9 mm). Wenig

Individuelle Arzneimitteltherapie

Einfluss auf die Lungengängigkeit haben Spitzendruck und Beatmungsfrequenz.

Um eine Wirkung der inhalierten Arzneistoffe zu gewährleisten, muss die Lungengängigkeit berücksichtigt und die Dosierung ausreichend hoch gewählt werden.

Bei **nicht beatmeten** Säuglingen können Arzneistoffe mittels Feuchtinhalation oder mit pädiatrischen Inhalationshilfen appliziert werden. Zur Feuchtinhalation kann der Pari Baby®-Vernebler für Säuglinge und Kleinkinder (Fa. Dr. Beckmann) verwendet werden, die Inhalation dauert in der Regel ca. 15 Minuten. Schneller und damit praktikabler sind Inhalationshilfen für Säuglinge, z.B. die Aerochamber® Inhalierhilfe (Fa. Cegla) oder der Babyhaler® (Fa. Glaxo).

21.3.4 Rektale Applikation

Arzneistoffe mit großer therapeutischer Breite können als Zäpfchen gegeben werden, häufig verwendet wird z.B. Paracetamol. Vorteilhaft ist die rektale Applikation vor allem bei

☐ Neugeborenen, die keinen intravenösen Zugang haben (z.B. Sedierung mit Diazepam-Klistier)

☐ bei Kindern, die p.o. applizierte Arzneimittel nicht tolerieren (Übelkeit, schlechter Geschmack).

Nachteilig ist das unsichere Ausmaß der Resorption bei rektaler Gabe.

21.4 Spezielle Aspekte der Ernährung

Langzeit-parenterale Ernährung

Eine Langzeit-parenterale Ernährung ist bei unreifen Frühgeborenen oder bei schwer kranken Neugeborenen oft unvermeidbar. Bei diesen Patienten sollte in regelmäßigen Abständen (z.B. monatlich) der Spurenelement-, der Vitamin- und der Mineralienstatus (insbesondere Zink, Selen) überprüft und gegebenenfalls substituiert werden.

Arzneistoffe wie beispielsweise Corticosteroide, Diuretika oder Digoxin werden häufig als Dauermedikation verordnet. Deren Einfluss auf die metabolische Stoffwechsellage (Elektrolyte, Glucose- und Eiweißstoffwechsel, Säure-Basen-Haushalt) bleibt oft unberücksichtigt.

Früh- und Neugeborene mit Stoma

Die Nekrotisierende Enterocolitis ist die häufigste Notfalloperation im Früh- und Neugeborenenalter. Bei einigen dieser Patienten müssen Dünndarmabschnitte reseziert werden. Häufig wird postoperativ ein temporäres Stoma zur Entlastung der betroffenen Darmabschnitte angelegt. Je nach Lage des Stomas werden einzelne Elektrolyte oder Nahrungsbestandteile nicht (rück)resorbiert und müssen substituiert werden:

☐ Duodenalstomata: Natrium, Chlorid

☐ Ileostomata: Natrium, Chlorid, Hydrogencarbonat

☐ Colostomata: Kalium.

Außerdem kann die Resorption durch eine geringere Darmmotilität eingeschränkt sein.

21.5 Fallbeispiel

K. ist ein frühgeborenes Mädchen der 31. Schwangerschaftswoche mit einem Geburtsgewicht von 1030 g. Die Mutter hatte 3 Tage vor der Geburt einen Blasensprung, K. wird wegen klinischen Sepsiszeichen (Leukopenie, Dyspnoe, Tachykardie) bei unbekanntem Erreger ab dem ersten Lebenstag mit der Antibiotika-Kombination Ampicillin 150 mg/kg/d in 3 Einzeldosen, Cefotaxim 100 mg/kg/d in 3 Einzeldosen, Gentamicin 3,5 mg/kg alle 18 h therapiert.

Blut-, Urin und Liquorkulturen sind angelegt, die Ergebnisse stehen noch aus. Die Applikation der Antibiotika erfolgt vorerst über einen einlumigen, peripheren Katheter in die Kopfvene.

K. wird beatmet, die Ernährung mit Muttermilch über eine Magensonde soll langsam in ml-Schritten gesteigert werden, die Hauptzufuhr der Energieträger erfolgt parenteral.

Am dritten Lebenstag werden die Gentamicin-Plasmakonzentration kontrolliert: Talkonzentration 2,4 µg/mL, Peakkonzentration 6,2 µg/mL (Verteilungsvolumen von 0,9 L/kg, Halbwertszeit 13 h).

Fragen:

1. Das bei K. ermittelte Verteilungsvolumen ist für Neugeborene verhältnismäßig hoch. Welche Erklärung haben Sie dafür?
2. Was muss bei dieser Patientin beachtet werden, welcher weitere Verlauf der Plasmakonzentration ist zu erwarten?
3. Sollen die Plasmakonzentrationen bei K. erneut kontrolliert werden?
4. Was muss bei der Applikation von Gentamicin beachtet werden?

Antworten:

1. K. ist ein Frühgeborenes in der ersten Lebenswoche. Der Anteil des Extrazellulärraumes am Körpergewicht ist bei Frühgeborenen häufig höher als bei reifen Neugeborenen, was sich auf das Verteilungsvolumen von Arzneistoffen auswirkt, die sich vorwiegend im Extrazellulärraum verteilen, wie z. B. Gentamicin. Die Kinder verlieren jedoch in den ersten Tagen nach der Geburt 10 (–20) % ihres Gewichtes in Form von Körperwasser. Es ist also zu erwarten, dass das Verteilungsvolumen von Gentamicin in den ersten Tagen nach der Geburt abnimmt.
2. Durch das in den Tagen nach der Geburt ausgeschwemmte Körperwasser und das damit verringerte Verteilungsvolumen werden die Gentamicin-Plasmakonzentration bei gleicher Dosierung höher, bzw. eine geringere Dosierung ist zum Erreichen derselben Plasmakonzentration nötig.
3. Die Plasmakonzentrationen müssen bei K. nach 2–3 Tagen kontrolliert werden, um die Dosierung an den veränderten Flüssigkeitsstatus anzupassen.
4. Bei den geringen Arzneistoffmengen von Gentamicin bei Frühgeborenen ist eine körpernahe Kurzinfusion (30 min) und damit eine kurze gemeinsame Infusionsstrecke mit evtl. anderen applizierten Infusionen wichtig (standardisierte Applikation). Die genauen Zeiten der Gentamicin-Applikation und der Blutabnahme müssen dokumentiert werden.

Am 5. Lebenstag werden die Plasmakonzentrationen von K. erneut kontrolliert: Talkonzentration 0,8 µg/mL, Peakkonzentration 2,2 µg/mL. In der Blutkultur konnte kein Erreger nachgewiesen werden, trotzdem wird K. weiterhin wegen klinisch unverändertem Zustand und dem Verdacht auf Sepsis mit den angesetzten Antibiotika therapiert. Vancomycin wird neu angesetzt (15 mg/kg alle 18 h).

Frage:

5. Welche Erklärung gibt es für die gemessenen Gentamicin-Plasmakonzentrationen?

Antwort:

5. a. Eine Dosis könnte vergessen worden sein.
   b. Der Katheter könnte kaputt und die Infusion ins Bett gelaufen sein.
   c. Evtl. wurde die Kurzinfusion nicht patientennah appliziert. Die geringen Arzneistoffmengen, wie sie bei Frühgeborenen nötig sind, könnten in eine langsam laufende Infusion mit einer langen Schlauchstrecke zum Patienten hin appliziert worden sein. In solchen Fällen „verliert" sich die geringe Arzneistoffmenge im Infusionssystem.

K. entwickelt am 6. Lebenstag einen behandlungsbedürftigen Ductus arteriosus, der mit Indometacin i. v. (3 Einzeldosen à 0,2 mg/kg alle 12 h, Indometacin wird als Kurzinfusion über 6 h appliziert) therapiert werden soll. Der Urinfluss vermindert sich unter Indometacin-Therapie von 5,8 mL/kg/h auf 0,6 mL/kg/h. Neben dem peripheren Venenkatheter wird ein einlumiger, zentraler Katheter für die Ernährungsinfusion gelegt.

Frage:

6. Welche Empfehlungen geben Sie zum Gentamicin-TDM unter Oligurie ?

Antwort:

6. Oligurie ist eine Nebenwirkung von Indometacin bei Frühgeborenen, sie dauert in der Regel 24–72 h an. In dieser Zeit hat es keinen Sinn, Tal- und Peakkonzentrationen zu bestimmen, um genauere Dosierungsempfehlungen abzugeben, weil sich die Flüssigkeits- und Ausscheidungssituation dauernd ändert. Um eine Kumulation von Gentamicin (und Vancomycin) unter der Indometacin-Therapie zu vermeiden, können die Talkonzentrationen kontrolliert werden. Die Gabe ist auszusetzen, bis die Talkonzentrationen bestimmt wurden. Ist die Gentamicin-Talkonzentration zu hoch (>2 µg/mL), so ist das Dosierungsintervall zu verlängern.

K. entwickelt am 9. Lebenstag eine Hypotonie und eine Bradykardie, so dass zusätzlich zu den Antibiotika eine Kreislaufunterstützung mit Katecholaminen (Dopamin, Dobutamin; beide als Dauerinfusion) nötig ist. Bei K. verbleiben nach der Sondierung von Muttermilch zu hohe Restmengen im Magen, so dass die parenterale Ernährung gesteigert wird (Mischinfusion, pH 5,8, aus Glucose, Aminosäuren, Elektrolyten, Vitaminen, Spurenelementen; Fettemulsion separat). Indometacin wurde abgesetzt.

Individuelle Arzneimitteltherapie

Fragen:

7. Was ist bei der Verteilung der Arzneistoffe und der Infusionen auf die zwei Katheter zu berücksichtigen?
8. Wie würden Sie die Arzneistoffe und die Infusionen auf die zwei Katheter verteilen (Ampicillin und Cefotaxim werden als Bolus appliziert, Vancomycin als Kurzinfusion über 60 min)?

Antworten:

7. a. pH-Werte der Arzneistoffe als erster Anhaltspunkt zur Kompatibilität: Dopamin und Dobutamin beide im sauren pH-Bereich, die Misch-Ernährungsinfusion ebenfalls. Für eine genaue Auskunft zur Kompatibilität in Fachliteratur bzw. Datenbanken recherchieren. In diesem Fall ist die Applikation von Dopamin, Dobutamin und Ernährungsinfusion über ein Lumen möglich.
   b. Kurze Kontaktzeit der zusammenfließenden Infusionslösungen. Die gemeinsame Infusionsstrecke sollte so kurz wie möglich sein.
   c. Bei Dauerinfusionen stark wirksamer Arzneistoffe (Katecholamine) dürfen keine anderen Kurzinfusionen oder Arzneistoff-Boli zugespritzt werden, dies würde bei den Katecholaminen zu einer unkontrollierten Bolusgabe führen.
8. Zentraler Katheter: Dopamin, Dobutamin und Ernährungsinfusion.
   Peripherer Katheter: Fettemulsion als Dauerinfusion. Wenn die Antibiotika über diesen Katheter gegeben werden, wird die Fettemulsion abgeklemmt (körpernah). Verbleibende Reste der Fettemulsion im Infusionsschlauch werden mit einer geringen 5 % Glucose oder 0,9 % NaCl-Menge gespült. Dann werden die Antibiotika appliziert, anschließend werden etwaige Antibiotikareste wieder mit einer geringen 5 % Glucose oder 0,9 % NaCl-Menge in den Patienten „gespült", dann wird die Fettemulsion wieder angestellt.

Literatur

Adam, D. (1991): Für Neu- und Frühgeborene wichtige Antibiotika und Chemotherapeutika. In: Handrick W. (Hrsg.): Fetale und Neonatale Infektionen. Hippocrates Verlag, Stuttgart. 249–286

Massanari, M. (1997): Age-based competency assessment of pharmacists in pediatrics, part II: Application of developmental pharmacokinetics to pediatric pharmacy practice. J. Ped. Pharm. Pract. 2: 139–157

Nahata, M.C. (1999): Pediatrics. In: DiPiro, J.T. (Hrsg.): Pharmacotherapy – A pathophysiologic approach. McGrawHill, Maidenhead

Pecar, A. (1994): Mischbarkeit von Infusionslösungen und Arzneimitteln: Kompatibilität und Inkompatibilität. Monatsschr. Kinderheilkd. 142: 457–466

Pecar, A. (1998): Arzneimitteltherapie bei Früh- und Neugeborenen, Säuglingen und Kindern. PZ Prisma 5: 5–16

Phelps, S.J. (2002) Pediatric injectable drugs. 6. Aufl., American Society of Health-System Pharmacists, Inc., Bethesda

Roberts, R.J. (1984): Drug therapy in infants – Pharmacologic principles and clinical experience. W.B. Saunders, Philadelphia

Rylance, G. (1991): Neonatal clinical pharmacology and therapeutics. Butterworth-Heinemann Ltd., Oxford

Stewart, C.F. (1987): Effect of maturation on drug disposition in pediatric patients. Clin. Pharm. 6: 548–564

Wong, A.F. (2001) Neonataltherapie. In: Schneemann, H., Young, L.Y., Koda-Kimble, M.A. (Hrsg.) Angewandte Arzneimitteltherapie. Springer-Verlag, Berlin

22 Geriatrische Patienten

G.L. Zelger, CH-Yverdon-les-Bains

22.1 Einführung

Der Bevölkerungsanteil älterer und alter Menschen nimmt stetig zu. Dies ist auf die **längere Lebenserwartung**, verbunden mit einer geringeren Geburtenrate, zurückzuführen und bewirkt weltweit tiefgreifende Änderungen in der sozialen Struktur und erhebliche Probleme im Gesundheitswesen. Zahlreiche Faktoren haben zu dieser Lebensverlängerung beigetragen. Die wichtigsten sind präventive Maßnahmen wie Impfungen, lebensrettende Medikamente wie die Antibiotika und die Verbesserung der Hygiene. Abb. 22.1 zeigt die Zusammensetzung der Weltbevölkerung nach Geschlecht und Alter in den Jahren 1950, 1990 und wie sie für das Jahr 2025 vorhergesagt wird. In den traditionellen Industrieländern ist die Zunahme der älteren Bevölkerungssegmente seit ungefähr einer Generation bemerkbar. Abb. 22.2 zeigt die entsprechenden Daten für die Bevölkerungsgruppen unter 20 und über 60 Jahren

in Deutschland. Auch in den Entwicklungsländern verschieben sich die Zahlen (s. Abb. 22.1), weil dort dank einer verbesserten Hygiene und Medizin die Lebenserwartung ebenfalls ansteigt. Im Unterschied zu Europa nimmt die Geburtenrate, von einigen Ausnahmen (z.B. China) abgesehen, jedoch nur sehr langsam ab. Da mit zunehmendem Alter auch die **Pflegebedürftigkeit** steigt, in Entwicklungsländern aber nur geringe Mittel und kaum soziale Sicherheit vorhanden sind, dürfte dies in den kommenden Jahrzehnten zu schwer wiegenden Problemen führen.

Neben der Behandlung von altersbedingten Krankheiten, der wir hier besondere Beachtung schenken wollen, ist deren Prävention von großer Bedeutung, denn sie kann mithelfen, die Lebensqualität und damit die relative Unabhängigkeit der Betagten bis ins hohe Alter aufrechtzuerhalten.

22.2 Multimorbidität und Polypragmasie

Mit voranschreitendem Alter nimmt die Häufigkeit von Krankheiten, besonders von **chronischen Krankheiten**, zu. 80% der Bevölkerung über 65 Jahre haben mindestens eine Krankheit, die in diese Kategorie fällt. In Untersuchungen an ambulanten und stationären Patienten wurden durchschnittlich 4 bis 7 chronische Krankheiten registriert und 4 bis 5 Diagnosen gestellt. Die meisten betreffen das kardiovaskuläre System, gefolgt von psychischen Krankheiten und solchen des Bewegungsapparates. Entsprechend sind denn auch bei 71–80-jährigen **Kardiaka** (37%), **Herz-Gefäßmittel** (32%), **Diuretika** (29%) und **Antihypertonika** (23%), aber auch **Antidiabetika** (26%) und

Psychopharmaka (17%) die am häufigsten verordneten Arzneimittel.

Viele Krankheiten verlaufen im Alter atypisch und werden oft, obwohl man sie behandeln könnte, nicht oder zu spät diagnostiziert. Dazu zählen beispielsweise ein Herzinfarkt ohne typische Schmerzen, Infektionen ohne Fieber, Hyperthyreose und Verwirrungszustände als Ausdruck einer akuten Krankheit oder als Verschlimmerung eines chronischen Zustandes.

Aufgrund dieser **alterskorrelierten zunehmenden Morbidität** stehen wir oft vor einer komplizierten Behandlungssituation mit einer beachtlichen Anzahl von Arzneimitteln, die gemäß den verschiede-

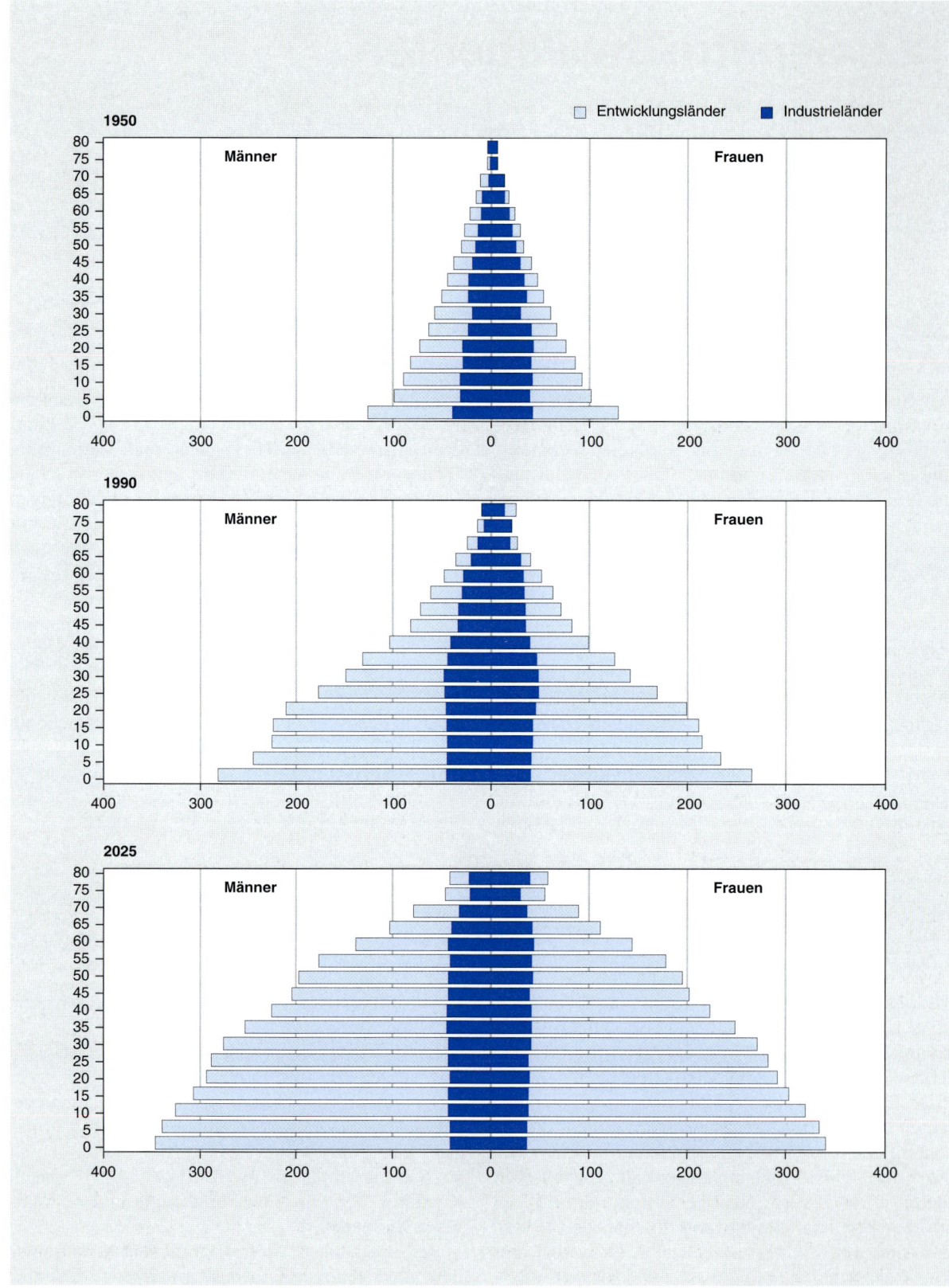

Abb. 22.1: Gesamtbevölkerung (in Millionen) nach Alter und Geschlecht: 1950, 1990, und 2025 (Quelle: U.S. Bureau of the Census, Center for International Research, and UNDIESA 1991).

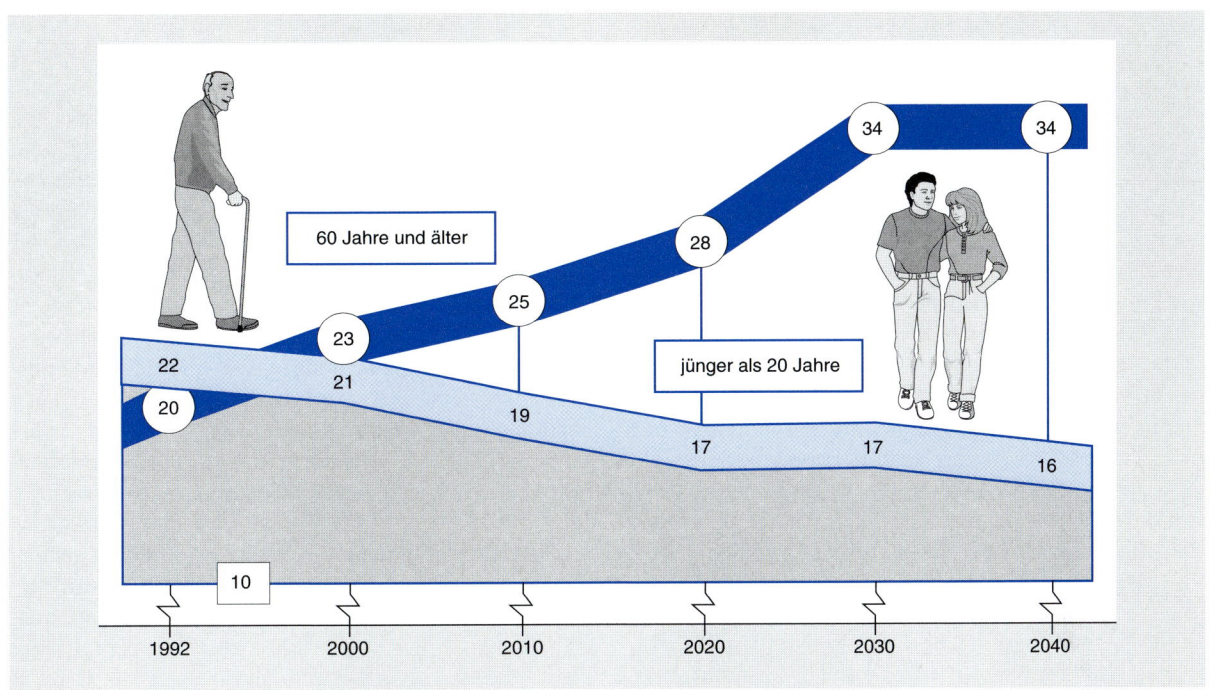

Abb. 22.2: Anteil an der Gesamtbevölkerung in %, Deutschland (Quelle: Stat. Bundesamt).

nen Diagnosen verschrieben werden. Häufig wird der an unterschiedlichen Krankheiten leidende Alterspatient von mehreren Spezialisten behandelt, was zu dieser **Polypragmasie** beitragen kann. Hinzu kommen oft noch Arzneimittel durch **Selbstmedikation**.

Im Jahr 1993 umfasste in der Bundesrepublik Deutschland die Altersgruppe der über 60-jährigen 21,5% der Gesamtbevölkerung. Diese vereinigte 53,8% der Arzneimittelausgaben der gesetzlichen Krankenversicherung auf sich, was einen um den Faktor 2,5 erhöhten Anteil ausmacht. Ähnliche Verhältnisse finden sich auch in anderen Industriestaaten.

Rezepte mit 3 bis 12 gleichzeitig verschriebenen Arzneimitteln sind häufig. Arzneimittel zur Selbstmedikation werden in der Schweiz von 31% der Patienten, die in ärztlicher Behandlung sind, zusätzlich zu den verschriebenen Arzneimitteln eingenommen. Untersuchungen in der Schweiz zeigen, dass geriatrische Patienten im Schnitt 4 bis 6 verschiedene Arzneimittel nebeneinander anwenden.

Der klinische Apotheker, sowohl im Krankenhaus als auch im ambulanten Bereich, verfügt über die nötigen Grundlagen, die es ihm erlauben, mit den Ärzten über die **Angemessenheit der Verschreibungen** und die verschiedenen **Einflussfaktoren der Polypragmasie**, die er in der täglichen Praxis feststellt, zu diskutieren. Er kann durch spezielle Dienstleistungen wie

☐ Arzneimittelanamnese (s. Kap. 15.4.1)

☐ Kontrolle der möglichen Interaktionen

☐ Erfassung der unerwünschten Wirkungen

entscheidend zur Verbesserung der Behandlung beitragen. Die regelmäßige Präsenz des Krankenhausapothekers auf Station und das Durchsehen der Medikamentenverordnungen haben einen Einfluss auf die Anzahl, die Auswahl, die Dosierung und die Anwendung der verschriebenen Medikamente. Eine kanadische Studie bei ambulanten über 80-jährigen Patienten hat aufgezeigt, dass unangebrachte Arzneimittelkombinationen in dem Maße steigen, wie die Zahl der in der Rezeptverschreibung und -abgabe involvierten Ärzte und Apotheker zunimmt. Nicht selten kann gerade der Offizinapotheker den Überblick bewahren, vorausgesetzt die Arzneimittelabgabe bleibt auf eine Bezugsquelle beschränkt.

Verschreibung von Psychopharmaka bei älteren Patienten

Hypnotika, Sedativa, Neuroleptika und Antidepressiva werden älteren Patienten vermehrt verschrieben. Mehr noch als beim älteren Menschen, der zu Hause wohnt – von diesen nehmen nach Schwabe und Paffrath in Deutschland 17% Psychopharmaka ein – werden sie bei Patienten in Heimen und Kran-

Individuelle Arzneimitteltherapie

kenhäusern eingesetzt. In einer Verschreibungsanalyse über fünf Jahre (1988–1992) in einem geriatrischen Universitätskrankenhaus in der Schweiz bewegte sich die Verschreibungshäufigkeit von Psychopharmaka bei ungefähr 70 % aller stationären Patienten. Benzodiazepine wurden dabei von mindestens 60 % der Hospitalisierten eingenommen (Zelger 2000). Bei zwei Drittel dieser Patienten beschränkte sich die Verschreibung auf ein Psychopharmakon, während die Übrigen zwischen zwei und fünf einnahmen. Obwohl sich in den Jahren 1980–1990 eine intensive Diskussion über die Berechtigung einer breiten Verwendung von Benzodiazepinen und Neuroleptika bei älteren Patienten entwickelt hatte, ergab eine weitere Erhebung im selben Krankenhaus im Jahre 1996 weiterhin eine Verschreibungshäufigkeit von 75 % dieser Arzneimittel, wobei die Benzodiazepine (51 %) eine leicht sinkende Tendenz aufwiesen. Hingegen wurden Antidepressiva vermehrt verschrieben (17 %). Neuverschreibungen von Benzodiazepinen scheinen insgesamt zurückzugehen, während Langzeitverschreibungen kaum beeinflusst werden. Dies liegt wohl daran, dass Benzodiazepine Abhängigkeit erzeugen, eine Entwöhnung langwierig und das Resultat unsicher ist.

Bei den Psychopharmaka handelt es sich um Arzneimittel, deren Verschreibung nicht immer einer präzisen Indikation folgt. Dies spiegelt sich in einer Krankenhausumfrage wieder, bei der sowohl der verantwortliche Assistenzarzt, als auch der einnehmende Patient nach der Indikation der verschriebenen Benzodiazepine befragt wurden. Die Antworten sind in Abb. 22.3 zu finden. Es ist deutlich, dass die Angaben von Arzt und Patient nur sehr bedingt übereinstimmen.

Ein weiteres interessantes Phänomen ist die unterschiedliche Verschreibungsgewohnheit dieser Substanzen in verschiedenen Ländern. Eine breite Untersuchung in 14 europäischen Ländern zeigte, dass über 70-jährigen Patienten mit vergleichbarer Diagnose sehr unterschiedliche Arzneimittel verschrieben werden. Die Auswahl der Arzneimittel ist also offensichtlich durch Ausbildung und Erfahrung, wohl aber in nicht geringem Maße auch von Gewohnheit und erfolgreichem Marketing der pharmazeutischen Firmen beeinflusst. Hier kann und muss der Klinische Pharmazeut intervenieren, die Berechtigung der Verschreibung hinterfragen und neue Wege der Therapie aufzeigen.

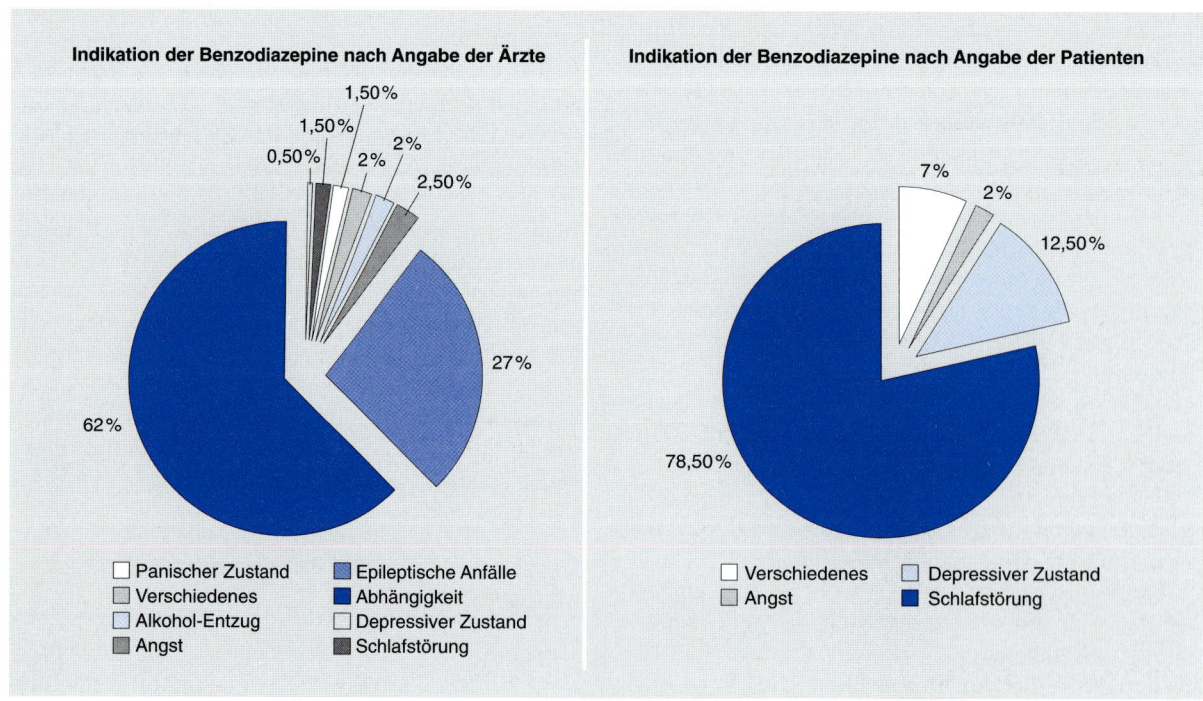

Abb. 22.3: Befragung von verschreibendem Arzt und einnehmendem Patient über die Indikation von Benzodiazepinen (McArdle et al. 2000).

22.3 Pharmakokinetische und pharmakodynamische Besonderheiten

22.3.1 Pharmakokinetik

Im Allgemeinen werden die pharmakokinetischen Studien, die wir in der Literatur vorfinden, beim jungen Erwachsenen und nicht beim alten Menschen ausgeführt, was für diese Patientengruppe nicht repräsentativ sein kann.

Resorption

Die Resorption des Arzneistoffes kann durch verschiedene Änderungen des Gastrointestinaltraktes im Alter beeinflusst werden:

☐ Die Resorptionsoberfläche nimmt ab.

☐ Einige aktive Transportprozesse sind weniger effizient (verminderte Aufnahme von Kohlenhydraten, Aminosäuren, Calcium, Eisen, Thiamin).

☐ Der pH-Wert des Magens steigt im Alter an, dies auch ohne die heute so zahlreich verwendeten „Gastroprotektiva" (Antazida, H_2-Antagonisten, Protonenpumpenhemmer). Dies kann die Löslichkeit von basischen Arzneistoffen vermindern.

☐ Die Sekretion der Verdauungssäfte ist reduziert, die Magenentleerung verzögert sich, Darmmotilität und Darmdurchblutung nehmen ab.

Trotzdem stellt man beim alten Patienten nur selten wesentliche Veränderungen der Resorption fest, vor allem wenn es sich um Langzeitmedikationen handelt. Nur einige Kohlenhydrate und Substanzen, die durch spezielle Transportmechanismen aufgenommen werden wie Eisen, Calcium und einige Vitamine, sind häufig von einer verminderten Resorption betroffen.

Verteilung

Die Verteilung wird durch das im Alter veränderte Verhältnis zwischen Fettgewebe und Muskelgewebe beeinflusst. Das Plasmavolumen, das Gesamtkörperwasser und vor allem die Extrazellulärflüssigkeit nehmen ab (s. Abb. 22.4). Die wasserlöslichen Arzneistoffe, die sich nicht im Fettgewebe verteilen, weisen nun ein vermindertes Verteilungsvolumen auf, während ihre Plasmakonzentrationen zunehmen. Das Gegenteil beobachtet man mit lipidlöslichen Stoffen: Das Verteilungsvolumen nimmt zu und die Plasmakonzentrationen nehmen ab (s. Kap. 14.3.1).

Geriatrische Patienten weisen häufig eine verminderte **Albuminkonzentration** im Serum auf, die durch Mangelernährung bedingt sein kann. Dadurch ist der Anteil an frei verfügbarem, d. h. pharmakologisch aktivem Arzneistoff erhöht. Man muss also einerseits mit einer verstärkten Wirkung, andererseits aber auch mit einer rascheren Elimination rechnen (s. dazu auch Kap. 15.1.2).

Individuelle Arzneimitteltherapie

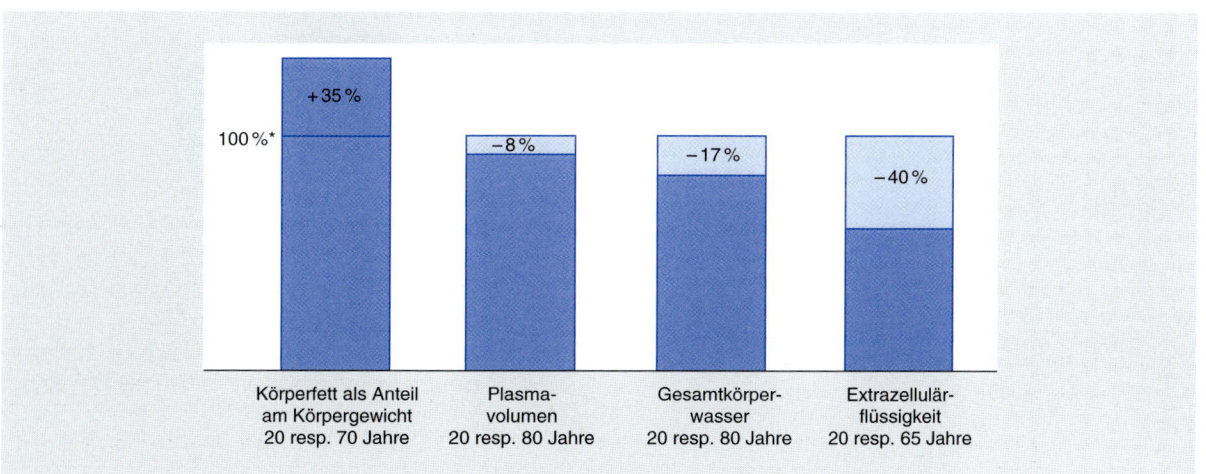

Abb. 22.4: Veränderungen wichtiger Verteilungsräume im Alter (nach Cooper und Schulze 1986).
* 100 % bezogen auf eine Person von 20 Jahren

Die im Alter nachlassende Herzleistung verursacht eine Verminderung der Organdurchblutung (Leber, Nieren, Verdauungsorgane, Muskeln). Dieser Aspekt der Pharmakokinetik ist jedoch nur unzureichend erforscht.

Metabolisierung

Die Metabolisierung (Biotransformation) kann im Alter durch eine Veränderung der Leberfunktion beeinträchtigt sein. Die Verminderung des funktionellen Lebervolumens und der Leberdurchblutung bringen auch eine verminderte mikrosomale Enzymtätigkeit mit sich.

Exkretion

Die Exkretion der Pharmaka und ihrer Metaboliten ist stark von der Nierenfunktion abhängig. Beim alten Menschen – selbst wenn er bei guter Gesundheit ist – ist diese Funktion vermindert und zwar proportional zur Abnahme der Nierendurchblutung. Beim 65-jährigen ist die glomeruläre Filtration um ungefähr 30 % geringer als beim jungen Erwachsenen. Abb. 22.5 zeigt die kontinuierliche Abnahme der Nierenfunktion bei 70–100-jährigen Patienten, deren Kreatininclearance berechnet wurde.

Zahlreiche Arzneistoffe oder ihre Metaboliten werden durch glomeruläre Filtration ausgeschieden, und ihre Eliminationsgeschwindigkeit ist eng mit der Kreatininclearance verbunden. Die Funktion der Nierentubuli nimmt ebenfalls mit dem Alter ab, und die Pharmaka, die aktiv tubulär sezerniert werden, werden langsamer eliminiert (z. B. Penicillin und Procainamid).

Zu diesen physiologischen Veränderungen können zusätzlich **Nierenfunktionsstörungen** hinzukommen durch

☐ Dehydration

☐ Herzinsuffizienz

☐ Hypotension

☐ Urinretention

☐ Diabetes-Nephropathien

☐ Pyelonephritis.

Diese tragen dazu bei, das Risiko einer veränderten renalen Ausscheidung des Arzneistoffs zu erhöhen.

Die verminderte Nierenfunktion beim alten Menschen stellt den wichtigsten pharmakokinetischen Faktor dar, den es zu überwachen gilt. Auch wenn Harnstoff- und Kreatininkonzentrationen im Serum normal sind, kann die Eliminationskapazität vermindert sein. Die Plasmahalbwertszeiten und demzufolge die Plasmakonzentrationen einer großen Anzahl von Arzneistoffen, die renal ausgeschieden werden, sind beim geriatrischen Patienten erhöht und können potentiell toxisch sein. Um die Dosis anzupassen, kann man die Kreatininclearance, z. B. mit Hilfe der Formel von Cockcroft und Gault, aus der Serumkreatininkonzentration abschätzen (s. dazu Kap. 23.2.3).

22.3.2 Pharmakodynamik

Mit fortschreitendem Alter beobachtet man eine Änderung der therapeutischen Antwort auf zahlreiche Arzneistoffe. Diese Abweichungen können von Bedeutung sein und sind auf intrinsische Veränderungen zurückzuführen. Sie betreffen

☐ die Anzahl der Rezeptoren

☐ die Affinität der Rezeptoren für die Arzneistoffe

☐ die postsynaptische Antwort

☐ die homöostatischen Kontrollmechanismen.

Bei alten Patienten sind eine größere Sensibilität und eine ausgeprägtere Antwort auf bestimmte Arzneistoffe beschrieben. Dies betrifft in erster Linie Arzneimittel mit Wirkung auf das ZNS. Man findet aber auch eine verminderte Sensibilität, z. B. für Propranolol. Praktische und methodische Schwierigkeiten verhindern jedoch Zahl und Sensibilität der Rezeptoren routinemäßig zu bestimmen.

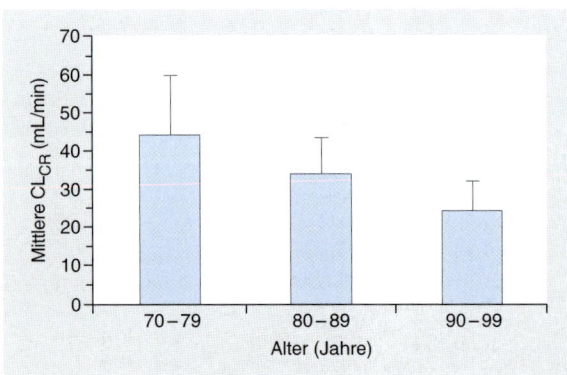

Abb. 22.5: Kreatininclearance in Abhängigkeit vom Lebensalter (nach Sallin und Zelger 1993).

22.4 Unerwünschte Arzneimittelwirkungen

Mehrere Studien haben gezeigt, dass unerwünschte Arzneimittelwirkungen (UAW) bei alten Patienten für 10–30 % der Hospitalisierungen verantwortlich sind. In 6–7 % der Fälle führen sie direkt oder indirekt den Tod des Patienten herbei. Eine Studie bei Allgemeinpraktikern hat gezeigt, dass 2,7 % der Konsultationen bei über 50-jährigen Patienten auf UAW zurückzuführen sind, während dies nur zu 0,6 % bei bis zu 20-jährigen der Fall ist. Eine ähnliche Studie in Kanada fand 8 % UAW bei über 75-jährigen ambulanten Patienten. Die Gründe dafür sind zahlreich. Am häufigsten wird die große Anzahl von Arzneimitteln, bedingt durch zahlreiche Krankheiten, genannt. In der sog. „Berliner Altersstudie" mit Patienten im Alter von 85,2 ± 8,3 Jahren, die gleichzeitig mit mehr als vier Arzneistoffen behandelt wurden, wurde ein Gefährdungspotential von durchschnittlich 55 UAW und 5 Wechselwirkungen pro Person identifiziert.

Neben der veränderten Pharmakokinetik und Pharmakodynamik scheint daher die **unangebrachte Verschreibung** ein wesentlicher Faktor bei der Verursachung von UAW zu sein. Fast 50 % aller UAW konnten auf falsch verordnete Arzneimittel zurückgeführt werden. Gemäß der von Lindley et al. (1992) vorgeschlagenen Definition versteht man unter unangebrachter Verschreibung Arzneimittel, die bei einer Hospitalisierung abgesetzt werden, weil sie unnötig sind oder weil eine absolute Kontraindikation besteht. Man kann jedoch davon ausgehen, dass die UAW beim alten Patienten eher unterschätzt werden, weil die **Symptome oft wenig spezifisch** sind und nicht selten das hohe Alter, das Fortschreiten einer behandelten oder eine neue Krankheit dafür verantwortlich gemacht werden.

Während eines Krankenhausaufenthaltes treten oft **iatrogene Krankheiten** auf, die auf Arzneimittel zurückzuführen sind. Retrospektive Studien zeigen, dass mehr als die Hälfte der in medizinischen Abteilungen hospitalisierten Patienten während ihres Aufenthaltes mindestens eine iatrogene Komplikation erleiden, wobei über die Hälfte davon hätte verhindert werden können.

In einigen Fällen können UAW nicht vermieden werden, hingegen kann man sie voraussehen und auf diese Weise schwer wiegende Folgen verhindern oder wenigstens reduzieren. Die Abgabe von Arzneimitteln, die kontraindiziert sind oder potentiell Interaktionen verursachen, kann weitgehend verhindert werden. Dem Apotheker kommt hierbei eine wichtige Kontroll- und Informationsfunktion zu.

22.5 Compliance

Das Befolgen der Therapievorschriften ist für den Erfolg einer Behandlung wesentlich. Studien zeigen, dass zwischen 30–50 % der betagten Patienten ihre Arzneimittel nicht so einnehmen, wie sie verschrieben wurden (s. Kap. 16). Dies ist nicht nur zu Hause der Fall, sondern auch im Krankenhaus, wo zwischen 20–30 % der Kranken ihre Arzneimittel nicht oder nur zum Teil einnehmen. Eine komplizierte Verschreibung wird logischerweise weniger gut verstanden als eine einfache Verordnung und führt leichter zu Medikationsfehlern. Die Compliance ist bei geriatrischen Patienten nicht unbedingt schlechter, aber die Konsequenzen sind oft schwieriger zu erkennen und zu korrigieren. Die Unfähigkeit, die Arzneimittel richtig einzunehmen, ist nicht selten Anlass für die Überweisung in ein Pflegeheim.

Compliance-Verbesserung

Folgende einfache **Fragen an den Patienten** können helfen, die Compliance zu verbessern:

1. Nehmen Sie jedes der Ihnen vom Arzt verordneten Medikamente ein?
2. Wie viele verschiedene Medikamente sind dies?
3. Haben Sie manchmal Schwierigkeiten, sich zu erinnern, wann die Medikamente genommen werden sollen?
4. Bekommen Sie die Medikamente regelmäßig (auch weiterhin) verschrieben?
5. Haben Sie schon einmal vergessen, Ihre Medikamente einzunehmen?
6. Ist es Ihnen manchmal egal, ob Sie Ihre Medikamente einnehmen?

Individuelle Arzneimitteltherapie

7. Machen Sie gelegentlich eine „Einnahme-pause", wenn es Ihnen gesundheitlich besser geht?

8. Machen Sie gelegentlich eine „Einnahme-pause", wenn es Ihnen nach der Medikamenten-einnahme schlechter geht?

Mit diesen Fragen fand man bei knapp drei Viertel der untersuchten Patienten Hinweise auf willentliche oder unbeabsichtigte Non-Compliance.

Psychische aber auch **physische Gebrechen**, wie

☐ eingeschränkte Sehkraft

☐ Schluckbeschwerden und

☐ Rheumatismus

können die Compliance stark beeinflussen. Die Wahl des richtigen Arzneimittels oder auch die Herstellung einer patientengerechten Arzneiform können wesentlich dazu beitragen, das Therapieziel zu erreichen.

Vor der Entlassung aus dem Krankenhaus muss man sich vergewissern, ob der Patient seine Medikation kennt und ob er die verschiedenen Behälter und technischen Hilfsmittel, die man ihm verschrieben hat, handhaben kann. Die Beratung durch den Apotheker hat dabei einen positiven Einfluss auf die Kontinuität der Therapie zu Hause.

22.6 Apotheker und geriatrischer Patient

Der große Verbrauch von Arzneimitteln in Geriatrie-Krankenhäusern, Alters- und Pflegeheimen bedarf spezieller Aufmerksamkeit. Zur Verschreibung in Altenheimen gibt es nützliche Hinweise, wie häufig angetroffene **Medikationsfehler** vermieden werden können (Seppälä und Sourander 1995). Während in gewissen Staaten der USA die regelmäßige Präsenz des Apothekers obligatorisch ist, verfügen in Europa noch relativ wenige dieser Häuser über eine pharmazeutische Betreuung. Der Apotheker hat eine wichtige Funktion im interdisziplinären Team einzunehmen. Praktische Beispiele und Erfahrungen zur Arbeit des Pharmazeuten mit alten Patienten finden sich bei Zelger et al. (1994). Eine ausführliche Definition seiner Funktion findet sich in einer Monographie, die vom spanischen Gesundheitsministerium herausgegeben wurde (s. Kasten).

Zwar sollte jede Arzneimitteltherapie „rational" sein, und das unabhängig vom Alter des Patienten. Beim alten Menschen neigt man indessen dazu, weniger strenge Maßstäbe anzuwenden. Nicht selten beginnt dies schon mit der Diagnose, die nicht genau gestellt wurde, vielleicht um älteren Patienten mühsame Untersuchungen zu ersparen oder weil die Symptome schwieriger zu definieren sind. Dies führt dazu, dass die Überwachung der Arzneimitteltherapie ebenfalls erschwert ist.

In Zukunft muss der Pharmazeut die Verantwortung für die Arzneimitteltherapie des Patienten mittragen, und zwar mit dem Ziel einer Verbesserung der **Lebensqualität**. Die Einbeziehung der Lebensqualität des behandelten Patienten hat in den letzten Jahren besonders auch für ältere Patienten an Priorität gewonnen und entspricht einem Wandel der Be-

Tätigkeiten des Apothekers in Institutionen für geriatrische Patienten
(angepasst nach Ministerio de sanidad y consumo, Madrid: Dirección general de farmacia y productos sanitarios, 1993).

1. **Arzneimittelauswahl**, die auch die Besonderheiten alter Patienten berücksichtigt
   ☐ dokumentierte Wirksamkeit in dieser Altersgruppe
   ☐ möglichst geringes Interaktionspotential mit in der Geriatrie häufig verwendeten Arzneimitteln
   ☐ einfache Applikationsweise
   ☐ geeignete Kinetik und Dosierung
   ☐ galenische Formen, die den Gebrechen des Patienten Rechnung tragen.

2. **Arzneimittelverteilung** durch ein sicheres System, vorzugsweise über ein „Unit Dose System"
   ☐ individuell angepasste Arzneidosen und -formen
   ☐ Aufdeckung potentieller Interaktionen bei Multimedikation.

3. Überwachung der **Compliance**
   ☐ durch ein korrektes Verteilsystem
   ☐ mit Einnahmehilfen für behinderte Patienten
   ☐ durch geeignete Applikationshilfe (Selbsteinnahme oder Hilfe durch Pflegepersonal oder Nahestehende).

4. **Information** von Pflegepersonal und Patienten über die Arzneimittel.

5. Anpassung der **Ernährung** anstelle von Arzneimittelgabe (z. B. Vitamine).

6. Enge **Zusammenarbeit** mit anderen Berufsgruppen, die sich um geriatrische Patienten kümmern
   ☐ zur rationellen Gestaltung der Therapie
   ☐ zur Erstellung von Standards zur richtigen Anwendung der Arzneimittel und des Pflegematerials (z. B. Limitierung der Verwendung von Urinkathetern).

7. Spezielle **Überwachung** der Arzneistoffe mit geringer therapeutischer Breite (z.B. Digoxin, Theophyllin, Aminoglykoside, Psychopharmaka).

8. Regelmäßige **pharmakoepidemiologische Beobachtungen**, um Verschreibungsgewohnheiten zu analysieren.

urteilungs- und Zielkriterien der Arzneimitteltherapie.

Eine wichtige und belegte Funktion des Apothekers in der Geriatrie liegt darin, die Anzahl der Arzneimittel möglichst niedrig zu halten, besonders dann, wenn sie ein gewichtiges Potential an unerwünschten Wirkungen und Interaktionen aufweisen. Der Apotheker muss fähig sein, *„die Arzneimitteltherapie zu beurteilen und zu entscheiden, ob sie anzufangen, aufrechtzuerhalten, zu beenden oder zu vermeiden sei“* (American Association of Colleges of Pharmacy 1990). Ein solcher Einsatz des Pharmazeuten bedeutet vor allem auch für ältere Patienten eine Garantie für die **Einhaltung gewisser Grundregeln der Medikation** und somit eine Qualitätsverbesserung der Therapie (s. Kasten).

Goldene Regeln für die Medikation beim alten Menschen
(angepasst nach WHO, 1985)

1. Ist das Arzneimittel notwendig?
   Liegt eine richtige und vollständige Diagnose vor?

2. Bringt das Arzneimittel einen sicheren Nutzen für den Patienten?
   Welches sind die potentiellen unerwünschten Wirkungen?

3. Ist die Dosis angepasst?
   Welches ist die am besten angepasste Arzneiform?

4. Sind neue Symptome auf das Arzneimittel zurückzuführen?
   Wurde ein Arzneimittel gegen bisher nicht erkannte unerwünschte Wirkungen verschrieben?

5. Ist eine vollständige Arzneimittelanamnese gemacht worden?
   Sind Interaktionen mit verschriebenen oder in Selbstmedikation eingenommenen Arzneimitteln zu befürchten?

6. Nur nützliche Arzneimittelkombinationen verwenden!
   Die Monotherapie ist vorzuziehen!

7. Wenn ein neues Arzneimittel verschrieben wird, wenn möglich ein altes Arzneimittel absetzen!

8. Die Compliance durch angepasste Information und Hilfsmittel fördern und kontrollieren!

9. Es ist ebenso wichtig, eine Behandlung zu beenden, wie sie zu beginnen!

22.7 Fallbeispiel

Der hier beschriebene Fall stammt aus einem ärztlich betreuten Altersheim mit ungefähr 100 Betten. Was in einigen amerikanischen Bundesstaaten vorgeschrieben ist, nämlich einen Apotheker anzustellen, der eine pharmazeutische Überwachung der Arzneimitteltherapie vornimmt, wird auch in Europa zunehmend als eine Notwendigkeit zur Qualitätsverbesserung erkannt. So ist in verschiedenen Schweizer Kantonen die Anstellung eines Apothekers als Verantwortlichen für die medikamentöse Überwachung ein Bestandteil der Funktionsgenehmigung für Heime. Im folgendem Fallbeispiel ist der Apotheker kürzlich angestellt worden. Als allererste Maßnahme hat er die aktuellen Verschreibungen kritisch analysiert.

Herr M. F., 81 Jahre alt, ehemaliger Lehrer, seit 18 Jahren im Ruhestand, wurde nach dem Tod seiner Ehefrau vor 2 Monaten in das Altersheim aufgenommen. Der Patient wird seit über 20 Jahren wegen Hy-

pertonie behandelt. Er leidet unter zunehmender Gedächnisschwäche und zeitweise unter Desorientierung. Eine Parkinsonbehandlung wurde noch zu Hause begonnen, und, nach dem Tod seiner Ehefrau, hielten die behandelnden Ärzte eine antidepressive Therapie für notwendig. Hinzu kommen ein Glaukom und eine Harninkontinenz sowie diffuse Gelenkschmerzen. Vom Pflegepersonal erfährt der Apotheker, dass M. F. sich oft sehr müde fühlt und dies, obwohl seine zahlreichen Freunde ihn bis vor kurzem als sehr unternehmungslustig kannten. Aus der Krankengeschichte geht zudem hervor, dass der Patient des Öfteren gefallen ist und daraufhin zeitweise bettlägerig war.

Die **Arzneimittelanamnese** ergibt für diesen Patienten eine Polymedikation (10 Arzneimittel, 21 perorale Einheiten), die man bei älteren Patienten häufig antrifft und auf deren Polymorbidität hinweist (s. Kasten).

Gesamtmedikation von Herrn M. F.

Nifedipin retard Tabl.	(Adalat® retard)	2 × 20 mg/d	seit Heimeintritt
Fluoxetin Kaps.	(Fluctin®)	1 × 20 mg/d	seit Heimeintritt
Haloperidol Tabl.	(Haldol®-Janssen 1 mg)	3 × 1 mg /d	
Levodopa / Benserazid Tbl.	(Madopar® 125 T)	$1 - \frac{1}{2} - 1$	seit ca. 6 Monaten
Nitrazepam Tbl.	(Mogadan®)	1 × 5 mg (abends)	
Timolol 0,5% AT.	(Timolol-POS® 0,5 %)	2 × 2 Tropfen in jedes Auge	
Cinnarizin Kps.	(Cinnacet®)	1 × 75 mg (morgens)	
Oxybutynin Tbl.	(Oxybutynin-ratiopharm® 5,0)	3 × 5 mg/d	
Donepezil Tbl.	(Aricept® 10 mg)	1 × 10 mg/d	
Tramadol Tbl.	(Tramal®)	2 × 150 mg/d	

Geriatrische Patienten erhalten meist eine gewisse Anzahl von **herz- und kreislaufwirksamen Pharmaka.**

Fragen:

1. Was fällt als erstes auf, wenn man die Verschreibung von **Nifedipin** betrachtet?
2. Wie kann herausgefunden werden, ob die Dosierung von Nifedipin zur Behandlung der Hypertonie gerechtfertigt ist?
3. Ist ein Calcium-Kanal-Blocker bei einem geriatrischen Patienten gegen Bluthochdruck der ideale Arzneistoff?

Antworten:

1. Zuerst fällt die Dosierung des Calcium-Kanal-Blockers auf. Wie sich herausstellte, wurde der Patient vor geraumer Zeit von einer nicht retardierten auf eine retardierte Form umgestellt. Die dabei gewählte Dosierung wurde beim Eintritt ins Heim beibehalten, denn der Blutdruck, der in diesem Moment gemessen worden war, hielt sich an der oberen akzeptablen Grenze (150/90 mm Hg). Seither ist keine Messung mehr vorgenommen worden.
2. Der Apotheker sollte eine Blutdruckmessung über den Tag verteilt empfehlen, denn der Blutdruck beim Eintritt in ein Heim und der damit verbundenen Stresssituation kann nicht als Durchschnittswert gelten. Es sollte erwogen werden, ob nicht eine einmalige Tagesdosis von 20 mg genügt.
3. Eine andere Behandlung des Blutdrucks könnte eventuell angezeigt sein. Diuretika (erste Wahl) und ACE-Hemmer (erste Wahl bei Diabetikern) oder Betablocker (zweite Wahl) gelten in diesem Fall als die bessere Behandlungsstrategie.

Nach mehrmaligem Messen des Blutdrucks zeigt sich, dass der behandelte Patient hypoton ist.

Fragen:

4. Was kann unternommen werden, um sicher zu gehen, dass der Patient wirklich ein Antihypertonikum benötigt?
5. Werden dem Patienten andere Arzneimittel verschrieben, die den Blutdruck ebenfalls beeinflussen könnten?

Antworten:

4. Eine Dosisadaptation oder eventuell eine Therapiepause können über die Notwendigkeit eines Antihypertonikums Klarheit verschaffen.
5. Es muss eine mögliche kardiovaskuläre Wirkung der Glaukombehandlung (**Timolol-Augentropfen**) in Erwägung gezogen werden. Die systemische Verfügbarkeit dieses Betablockers ist sehr hoch (zwischen 60–100 %). Es können Interaktionen mit Calcium-Antagonisten auftreten. In bis zu 8 % der damit behandelten Patienten stellte man kardiovaskuläre Wirkungen fest (Bradykardie, Hypotonie usw.).

Seit einigen Jahren wird der Patient mit einer retardierten Form von **Cinnarizin** behandelt. Die Substanz verbessert die Mikrozirkulation und wurde seinerzeit vermutlich zur Verbesserung der Hirndurchblutung verschrieben, um einer beginnenden Gedächtnisschwäche vorzubeugen. Aufgrund des nachlassenden Gedächtnisses vermutet man beim Patienten den Beginn eines Morbus Alzheimer, der seit über einem Jahr mit einem **Cholinesterasehemmer** (Donepezil) behandelt wird. Auch wenn der Arzt beim Eintritt ins Heim von der Notwendigkeit der Behandlung nicht sehr überzeugt war, hielt er an der Verschreibung vorläufig fest. Der Patient, sehr besorgt um seine abnehmenden intellektuellen Fähigkeiten, bestand zudem auf der Beibehaltung dieses Arzneistoffs.

Fragen:

6. Wie beurteilen Sie das Nutzen-Risiko-Verhältnis von Cinnarizin?
7. Ist die Verschreibung von Donepezil bei diesem Patienten gerechtfertigt?
8. Ist es bei einem Patienten unter Behandlung mit Cholinesterasehemmern riskant eine Therapiepause vorzunehmen?

Antworten:

6. Die Indikationen zur Verschreibung von Cinnarizin bei M. F. sind heute nicht mehr anerkannt, da es an Evidenz für ihren Nutzen fehlt. Zudem kann Cinnarizin bei längerem Gebrauch extrapyramidale Störungen hervorrufen und eine Depression auslösen. Der Apotheker sollte eine Unterbrechung dieser Medikation empfehlen.
7. Der Apotheker kann in der Krankengeschichte von Herrn M. F. keine Angaben über eine Reevaluation der Behandlung mit Donepezil finden. Wie schon der Arzt festgestellt hatte, ist die Diagnose eines Morbus Alzheimer nicht klar belegt. Eine tägliche Dosis von 10 mg Donepezil scheint zudem eher hoch. Auch können Interaktionen mit der bestehenden Medikation nicht ausgeschlossen werden, da Donepezil über das Cytochrom P450 (Isoenzym 2D6 und 3A4) metabolisiert wird.
8. Falls die Zweifel an einer korrekten Indikation des Arzneimittels nach der Diskussion mit dem Arzt weiterbestehen, kann eine Therapiepause versucht werden. Die Therapieunterbrechung hat keine unmittelbaren negativen Folgen für den Patienten (z.B. Rebound). Dies ist unter anderem auf die lange Halbwertszeit von Donepezil (ca. 70 h) und auf die teilweise aktiven Metaboliten zurückzuführen. Eine Therapiepause ermöglicht die Evaluation der kognitiven Funktionen des Patienten. Gleichzeitig kann die Nützlichkeit der Therapie abgewogen werden. Gewisse Phänomene, unter denen der Patient leidet (diffuse Schmerzen, Gewichtsverlust, Schlaflosigkeit, Depression, Hypotonie, Unruhe, Harninkontinenz) können eingehender beobachtet werden. Es ist nicht ausgeschlossen, dass sie auf der Einnahme von Donepezil beruhen, da sie als unerwünschte Wirkungen der Therapie beschrieben worden sind. Eine regelmäßige Reevaluation der Behandlung mit Cholinesterasehemmern ist auch wegen der damit verbundenen Kosten und der zeitlich oft begrenzten Wirksamkeit angebracht.

Der Patient wird mit einer Reihe von **Psychopharmaka** behandelt. Diese Gegebenheit trifft man bei sehr vielen Menschen an, die in Heimen leben. Die Analyse dieser Arzneimittel muss sehr sorgfältig vorgenommen werden, da viele Arbeiten aufgezeigt haben, dass sie – neben erwiesenem Nutzen bei richtiger Indikation – auch viele unerwünschte Wirkungen aufweisen, denen nicht immer genügend Beachtung geschenkt wird. Der Vorteil der Analyse durch den klinischen Pharmazeuten besteht darin, dass er in der Regel über die nötige Distanz zum Patienten und zum verschreibenden Arzt verfügt und die Analyse auf pharmakologische Überlegungen stützen kann.

Fragen:

9. Der Patient wird seit einer gewissen Zeit wegen eines Parkinsonsyndroms behandelt. Die Diagnose ist jedoch nicht sehr klar, und man könnte sich die Frage stellen, ob es sich nicht vielleicht um eine extrapyramidale Störung handeln könnte. Welche Arzneimittel könnten diesen Verdacht aufkommen lassen?
10. Könnte man eventuell eines oder mehrere dieser Arzneimittel absetzen?
11. Ist Haloperidol das Mittel der Wahl bei Parkinsonpatienten, die ein Neuroleptikum benötigen (z.B. wegen Aggressivität gegenüber dem Pflegepersonal)?
12. Worauf muss man bei der Verschreibung von Antidepressiva bei alten Menschen achten, und wie beurteilen Sie die Auswahl von Fluoxetin und Nitrazepam in diesem Fall?
13. Wäre es von Vorteil, wenn man bei diesem Patienten das Benzodiazepin absetzen würde?

Antworten:

9. Es ist nicht auszuschließen, dass die Anzeichen der Parkinsonschen Krankheit, die seit einigen Monaten behandelt werden (Levodopa/Benserazid), auf den Langzeitgebrauch von Cinnarizin, Haloperidol und/oder Fluoxetin zurückzuführen sind.
10. Cinnarizin dürfte ohne unangenehme Folgen sofort abgesetzt werden können. Mit der Behandlungsunterbrechung von Cinnarizin wird auch ein Absetzen der Parkinsonmedikation angestrebt. Allerdings sind extrapyramidale Nebenwirkungen eine oft über Monate, sogar Jahre anhaltende unerwünschte Wirkung des Cinnarizins, besonders bei sehr alten Menschen. Man muss sich zudem bewusst sein, dass Levodopa zu Hypotonie, Insomnia, Unruhe und Depression beitragen kann.
11. Haloperidol, ein stark wirksamer Dopaminantagonist, ist bei einer Parkinsonbehandlung nicht indiziert, da es die Wirkung des Antiparkinsonmittels vermindert bzw. aufhebt. Zudem interagiert es mit Fluoxetin, das der Patient ebenfalls einnimmt, da es über CYP2D6 metabolisiert wird, dessen Aktivität von Fluoxetin stark inhibiert wird. Dadurch können toxische Konzentrationen von Haloperidol entstehen, die extrapyramidale Wirkungen und Hypotonie verursachen.
12. SSRI haben gegenüber den trizyklischen Antidepressiva den Vorteil, kaum anticholinergische Wirkungen aufzuweisen. Deshalb können

sie auch Bevölkerungsgruppen verschrieben werden, bei denen trizyklische Antidepressiva kontraindiziert waren (z.B. inkontinente Patienten, Patienten mit einem Glaukom, mit Herzinsuffizienz usw.). Allerdings muss in Betracht gezogen werden, dass Fluoxetin und sein aktiver Metabolit eine relativ lange Halbwertszeit aufweisen, die durch die verminderte Nierenfunktion im hohen Alter noch verlängert wird. Für die SSRI sind zudem ebenfalls extrapyramidale Wirkungen beschrieben worden. Sie können eine Parkinsonsche Krankheit verschlimmern. Falls eine Behandlung der Depression notwendig ist, was bei unserem Patienten als Reaktion auf den Tod seiner Ehefrau nicht ausgeschlossen werden kann, sollte vorzugsweise eine Substanz mit einer kürzeren Halbwertszeit, ohne aktiven Metaboliten und einem geringerem Interaktionspotential gewählt werden. Es gilt aber auch, die Anzeichen von Depression in den Zusammenhang der Heimeinlieferung und der Multimedikation zu stellen.

Herr M. F. nimmt seit mehreren Jahren Nitrazepam. Heute wird empfohlen, Benzodiazepine nur noch über eine kurze Zeit und für genau definierte Indikationen zu verschreiben. Ältere Patienten verwenden diese Substanzen jedoch oft seit vielen Jahren, so dass es schwierig ist, sie abzusetzen, da sich eine Abhängigkeit entwickelt hat. Sie können jedoch für die Verminderung der geistigen Leistungsfähigkeiten, Tagesschläfrigkeit und Stürze verantwortlich sein. Als erstes sollte versucht werden, Substanzen mit aktiven Metaboliten (wie Nitrazepam) durch solche zu ersetzen, die eine kürzere Halbwertszeit aufweisen, um eine Kumulation zu verhindern (z.B. Oxazepam oder Lormetazepam).

13. Obwohl Studien zeigten, dass Patienten, die sich von der Abhängigkeit der Benzodiazepine lösen konnten, ihre Lebensqualität als besser beschrieben, ist ein Absetzen dieser Substanzen, besonders bei älteren Menschen, oft sehr aufwendig und nicht immer mit Erfolg gekrönt. Auf jeden Fall soll eine solche Einnahme nie abrupt abgebrochen werden, da sich sonst oft sehr unangenehme Entzugssymptome entwickeln (Angst, Schlaflosigkeit, Unruhe, Zittern usw.).
Es ist wichtig, dass der Apotheker darauf achtet, dass Benzodiazepine bei Erstverschreibungen nur wenn wirklich notwendig und dann nur für eine kurze Dauer verschrieben werden.

Der Patient leidet auch unter einer **Harninkontinenz**, was ab einem gewissen Alter sowohl bei Frauen, wie auch bei Männern sehr häufig vorkommt und einen negativen Einfluss auf das gesellschaftliche Leben und somit auf die Lebensqualität älterer Menschen haben kann. Es ist deshalb wichtig, dass sich die Pflegenden dieses Problems annehmen und hierfür eine Lösung suchen.

Fragen:

14. Wie beurteilen Sie die Behandlung der Harninkontinenz, die bei Herrn M. F. eingeleitet wurde?
15. Welche Methode sollte angewandt werden, um die Harninkontinenz besser beurteilen zu können?

Antworten:

14. Der Patient wird mit Oxybutynin behandelt. Diese Substanz ist ein Anticholinergikum und hat eine Anzahl von Nebenwirkungen, die die Lebensqualität des geriatrischen Patienten beeinträchtigen können. Beim älteren Mann ist eine Harninkontinenz oft auf eine Prostatahyperplasie zurückzuführen. In diesem Fall scheint die Anamnese nicht sehr klar zu sein. Da ein Antcholinergikum sowohl in der letzteren Indikation (Prostatahyperplasie), als auch bei Glaukom mit Winkelblockung kontraindiziert ist, gilt es, die Ursache der Harninkontinenz genau abzuklären.
15. Eine systematische Beobachtung durch das Pflegepersonal (oder den Patienten, falls dies möglich ist) mit einer genauen Dokumentation von Zeit und Umständen des Harnverlustes ist angezeigt. Für diese Beobachtung kann die Therapie mit Oxybutynin abgesetzt werden. Dies ist umso mehr empfehlenswert, als anticholinerge Wirkungen von Neuroleptika und Antiparkinsonmitteln durch diese Substanz verstärkt werden, und auch eine Interaktion mit Donepezil nicht ausgeschlossen werden kann.

Ältere Menschen leiden oft unter **Schmerzen**. Wie in Studien dazu festgestellt wurde, sind Schmerzen in dieser Bevölkerungsgruppe oft unterbehandelt. Da viele geriatrische Patienten Schmerzzustände als etwas Unausweichliches betrachten, beklagen sie sich oft auch nicht, oder nicht mehr, obwohl sie leiden, was einen negativen Einfluss auf ihr Gesamtbefinden haben kann.

Fragen:

16. Herr M. F. wird mit Tramadol behandelt. Ist diese Substanz für die Schmerzbehandlung bei ihm indiziert?
17. Kann das gleichzeitige Verschreiben eines Antidepressivums einen positiven Einfluss auf den Schmerzzustand haben?

Antworten:

16. Eine Schmerzbehandlung mit Tramadol kann indiziert sein, wenn eine genaue Schmerzanalyse vorgenommen worden ist, und die im Stufenplan der WHO für die 1. Stufe empfohlenen Analgetika (Paracetamol, Acetylsalicylsäure, NSAR) keine genügende Wirkung gezeigt haben oder kontraindiziert sind.

In unserem Fall ist der Patient mit einer Tramadolbehandlung ins Heim gekommen. Die genaue Indikation ist unklar und Herr M. F. beklagt sich periodisch über Gelenkschmerzen. Da es sich bei diesem Arzneistoff um ein zentral wirkendes Analgetikum handelt, muss es mit Zurückhaltung verschrieben werden, vor allem, wenn bereits mehrere zentral wirkende Arzneistoffe eingenommen werden. Falls es sich um arthritische Schmerzen handelt, ist Tramadol nicht die erste Wahl und ein NSAR oder evtl. Paracetamol sind besser angezeigt. Paracetamol, regelmäßig eingenommen, ist, falls eine reine Analgesie gewünscht wird, oft ausreichend.

17. Chronische Schmerzen können zu depressiven Zuständen beitragen. Als erste Maßnahme sollte jedoch der Schmerz mit Analgetika bekämpft werden. Eine Behandlung mit Antidepressiva kann bei einigen Patienten mit chronischen Schmerzzuständen einen zusätzlichen Nutzen bringen, besonders wenn es sich um eine postherpetische Neuralgie oder um andere neuropathische Schmerzen handelt, die gut auf trizyklische Antidepressiva ansprechen (z. B. Amitriptylin). Für SSRI-Antidepressiva ist diese Indikation bisher nicht belegt. Tramadol kann zudem mit SSRI-Antidepressiva interagieren und ein serotoninerges Syndrom hervorrufen, das durch Schläfrigkeit, Unruhe bis zu Aggressivität, Verwirrtheit, Blutdruckinstabilität und Zittern charakterisiert ist.

Antworten:

18. Die Risikofaktoren sind hohes Alter, weibliches Geschlecht, Gleichgewichtsstörungen, Muskelschwund, Gedächtnisdefizit, Sehstörungen und die Einnahme bestimmter Arzneimittel (siehe Antwort 19).
19. Sämtliche Psychopharmaka erhöhen das Sturzrisiko. Das Risiko scheint größer zu werden, wenn diese Arzneimittel über längere Zeit in Kombination eingenommen werden. Unser Patient hat glücklicherweise bisher noch keinen Knochenbruch erlitten, doch ist es angebracht, im Rahmen der präventiven Maßnahmen, den Nutzen der eingenommenen Arzneimittel sehr genau unter die Lupe zu nehmen.

Stürze sind eine häufige Ursache von Morbidität und Mortalität bei älteren Menschen. Präventive Maßnahmen wie genaue Analyse der Ereignisse, Beseitigung von Hindernissen im Wohnbereich, Polsterung exponierter Stellen (Hüftbereich) und nicht zuletzt eine Analyse der eingenommenen Arzneimittel können dazu beitragen, Stürze, wenn nicht zu verhindern, so doch weniger gefahrvoll zu gestalten.

Fragen:

18. Welches sind die wichtigsten Risikofaktoren für Stürze?
19. Welches sind die wichtigsten Arzneimittel, die als Gefahrenquelle für Stürze betrachtet werden müssen?

Literatur

Adamcik, B.A., Rhodes, R.S. (1993): The pharmacist's role in rational drug therapy of the aged. Drugs Aging 3: 481–486

Ashton, H. (1987): Benzodiazepine withdrawal: outcome in 50 patients. Br. J. Addict. 82: 665–71

Borchelt, M. (1995): Potentielle Neben- und Wechselwirkungen der Multimedikation im Alter: Methodik und Ergebnisse der Berliner Altersstudie. Z. Gerontol. Geriat. 28: 420–428

Delafuente, J.C., Stewart, R.B. (2000): Therapeutics in the elderly. 3. Aufl., Harvey Whitney Books, Cincinnati

Kelner, K.L., Marx, J. (1996) (Hrsg.): Patterns of aging. A special report. Science 273: 41–74

Lindley, C.M., Tully, M.P., Paramsothy, V., Tallis, R.C. (1992): Inappropriate medication is a major cause of adverse drug reactions in elderly patients. Age Aging 21: 294–300

Schulz, R., Kruse, W.H.H., Meier-Baumgartner, H.P. (1995): Umfassendes geriatrisches Assessment und Pharmakotherapie in der Klinik. Z. Gerontol. Geriat. 28: 429–434

Schwabe, U., Paffrath, D., (2003): Arzneiverordnungs-Report 2002. Springer Verlag, Berlin

Seppälä, M., Sourander, L. (1995): A practical guide to prescribing in nursing homes. Avoiding the pitfalls. Drugs Aging 6: 426–435

World Health Organization (WHO) (1997): Drugs for the elderly. 2. Aufl., WHO, Regional Office for Europe, Kopenhagen

Zelger, G.L., Surber, C., Marty, S., Doelker, E., Tully, M. (1994): Drug treatment in the elderly. European Society of Clinical Pharmacy. Noordwijk, Niederlande

Zelger, G.L., (2000): Le pharmacien clinicien en gériatrie et en soins palliatifs. Mémoire. Universität Genf, Schweiz

Individuelle Arzneimitteltherapie

23 Patienten mit Organerkrankungen

S. Krähenbühl, CH-Basel

Bei Patienten mit einer verminderten Funktion der Ausscheidungsorgane Leber und Niere oder einer Minderfunktion des Herzens, welche sekundär die Funktion von Nieren und Leber, aber auch Resorption und Verteilung von Arzneistoffen beeinflussen kann, muss die Dosierung vieler Arzneistoffe der jeweiligen Organfunktion angeglichen werden. Im Folgenden sollen die Pathophysiologie der Herz-, Nieren- und Leberinsuffizienz und die jeweiligen Therapiemöglichkeiten und Dosierungsrichtlinien behandelt werden.

23.1 Herzinsuffizienz

23.1.1 Ursachen und Formen der Herzinsuffizienz

Eine Herzinsuffizienz manifestiert sich, wenn die Förderleistung des Herzens zur Versorgung des Körpers mit Blut nicht mehr ausreicht und gleichzeitig die kompensatorischen Mechanismen erschöpft sind. Wichtige **Gründe für eine Herzinsuffizienz** sind Erkrankungen des Herzmuskels mit verminderter Auswurfleistung, Erhöhung der Nachlast (Widerstand, gegen den das Herz das Blut auswerfen muss), Lungenkrankheiten und Krankheiten, die eine chronische Erhöhung der Auswurfleistung des Herzens bedingen (s. Tab. 23.1). Die häufigste Ursache einer Erkrankung des Herzmuskels ist die koronare Herzkrankheit, welche akut (akuter Herzinfarkt, Rhythmusstörungen) oder chronisch (Verlust an Muskelmasse nach Herzinfarkt, Herzwandaneurysma) zu einer Herzinsuffizienz führen kann. Iatrogen kann die Funktion des Herzmuskels durch die Verabreichung von negativ inotrop wirksamen Arzneistoffen vermindert werden, wie z. B. durch hochdosierte Betablocker, einige Calciumkanalblocker wie Verapamil oder auch Antiarrhythmika der Klasse I nach Vaughan-Williams. Der für die linke Herzkammer wichtigste Grund für die Erhöhung der Nachlast ist die arterielle Hypertonie, daneben aber auch Fehler im Bereich der Aortenklappe und bestimmte Formen von Kardiomyopathie. Auch das rechte Herz kann betroffen sein (Cor pulmonale), z. B. bei Patienten mit chronisch rezidivierenden Lungenembolien oder mit chronisch obstruktiver Lungenkrankheit. Seltener sind die Störungen, bei denen die Leistung des Herzens normal bis erhöht, der Blutauswurf aber trotzdem ungenügend ist (z. B. Insuffizienz der Mitralklappe, Vorhof- oder Kammerflimmern), der Sauerstoffverbrauch in der Peripherie erhöht (Hyperthyreose) oder der Sauerstofftransport vermindert ist (Anämie).

Die **Folgen der Herzinsuffizienz** sind ein verminderter Auswurf von Blut in den systemischen Kreislauf (Forward-Failure) und ein Rückstau von Blut in der Lunge oder in das venöse System des großen Kreislaufs (Backward-Failure). Forward-Failure führt zu verminderter Durchblutung und Funktionsstörung verschiedener Organe, wie z. B. Herz, Niere, Leber und Gehirn. Die Verminderung der Nierendurchblutung führt neben Natriumretention zu einer Verminderung der glomerulären Filtration, was eine Abnahme der Ausscheidung renal eliminierter Arzneistoffe mit sich bringt. Die Leber kann sowohl durch Forward- wie auch Backward-Failure betroffen sein, was zu einer Beeinträchtigung des Metabolismus von hepatisch eliminierten Arzneistoffen führen kann (s. Kap. 23.3.3). Die Herzinsuffizienz setzt **Gegenregulationsmechanismen** in Gang, welche bei zu starker Ausprägung selbst schädlich sein können. Die Verminderung der Förderleistung führt zur Aktivierung des

Verminderte Auswurfleistung

☐ Koronare Herzkrankheit: Akuter Herzinfarkt, Verlust an Muskelmasse nach Herzinfarkt, Rhythmusstörungen
☐ Kardiomyopathien:
  – angeboren (Störungen im Aufbau oder Energiemetabolismus des Herzmuskels)
  – erworben (chronische Zufuhr von Toxinen wie Alkohol oder von Arzneimitteln wie Doxorubicin)
☐ Myokarditis: oft viral
☐ Arzneimittel: Betablocker, Verapamil, Klasse-I-Antiarrhythmika

Erhöhte Nachlast

☐ Arterielle Hypertonie
☐ Krankheiten der Aortenklappe
☐ Hypertrophe obstruktive Kardiomyopathie

Lungenkrankheiten

☐ Chronisch obstruktive Lungenkrankheiten
☐ Rezidivierende Lungenembolien
☐ primäre pulmonale Hypertonie

Erhöhte Auswurfleistung

☐ Mitralinsuffizienz
☐ Arrhythmien
☐ Anämie
☐ Hyperthyreose
☐ Große Shunts (z.B. arteriovenöse Fisteln, M. Paget)

Sympathikus sowie des Renin-Angiotensin-Aldosteron-Systems, was schließlich zu einer Hypertrophie des linken Ventrikels führt, welcher das Blut gegen den erhöhten peripheren Widerstand auswerfen muss. Bei ungenügendem Auswurf von Blut aus den Ventrikeln nimmt das nach der Systole im Ventrikel verbleibende Blut zu (Zunahme der Vorlast), was initial durch eine Zunahme der Spannung der Ventrikelwand ausgeglichen werden kann (Frank-Starling-Mechanismus), nach längerer Zeit aber zur Hypertrophie der Herzkammern führt.

23.1.2 Therapie der Herzinsuffizienz

Die medikamentöse Therapie der Herzinsuffizienz hat zwei Ziele: Verbesserung der Symptomatik und Verlängerung des Überlebens der Patienten. Die Hauptpfeiler der **medikamentösen Therapie** beruhen auf dem Einsatz von Diuretika, Vasodilatoren, Betablockern und positiv inotrop wirksamen Substanzen.

Diuretika sollten nur bei Personen mit Symptomen des venösen Poolings (u. a. periphere Ödeme und Lungenstauung) eingesetzt werden. Die Dosierung muss individuell nach Symptomen und Nebenwirkungen unter Kontrolle des Körpergewichtes angepasst werden. Das Überleben wird durch die Verwendung von Diuretika nicht verlängert.

ACE-Hemmer lindern insbesondere die Symptome des Forward-Failure, wirken aber vor allem in Kombination mit Diuretika auch dem venösen Pooling entgegen. Unerträglicher Husten, symptomatische Hypotonie oder eine Verschlechterung der Nierenfunktion können gelegentlich zum Abbruch der Therapie zwingen. Für ACE-Hemmer wird die Dosis individualisiert: Man beginnt mit einer niedrigen Dosis und steigert langsam bis zum erwünschten Effekt. ACE-Hemmer verbessern die Lebensqualität und verlängern das Überleben von Patienten mit Herzinsuffizienz. Als Alternativen können neuerdings Angiotension-II-Antagonisten eingesetzt werden. Im Vergleich zu ACE-Hemmern verbessern aber die Angiotensin-II-Rezeptorantagonisten das Überleben von Patienten nicht. Es sind Reservearzneimittel bei Unverträglichkeit der billigeren ACE-Hemmer.

Betablocker wirken zwar negativ inotrop, können aber bei vorsichtiger Dosierung sowohl Morbidität als auch Mortalität von Patienten mit Herzinsuffizienz positiv beeinflussen. Sie gehören heute zur Standardtherapie bei Herzinsuffizienz.

Digoxin war vor der Einführung der Vasodilatoren in der Therapie der Herzinsuffizienz weit verbreitet, hat aber inzwischen an Bedeutung verloren. In zwei Studien konnte gezeigt werden, dass das Absetzen von Digoxin die Symptome der Herzinsuffizienz bei vielen Patienten verstärkt und die Häufigkeit von Hospitalisationen zunimmt. Allerdings wird durch Digoxin das Überleben nicht verlängert. Die Dosierung des Digoxins wird individuell je nach Körpergewicht und Nierenfunktion angepasst (s. 23.1.3).

In einer kürzlich durchgeführten, großen Studie konnte ein positiver Effekt von niedrig dosiertem **Spironolacton** auf die Mortalität bei Herzinsuffizienz belegt werden.

Wegen der oben beschriebenen Salzretention sollten die Patienten angehalten werden, die **Salzzufuhr** auf täglich ca. 3 g bzw. 50 mmol NaCl zu beschränken. Obwohl nicht durch Studien belegt, sollten sich die Patienten soweit als möglich **körperlich betätigen**, weil Training zu einer Steigerung der maximalen körperlichen Leistungsfähigkeit führt. Je nach zugrunde liegender Ursache der Herzinsuffizienz kann ein **Klappenersatz**, eine **Angioplastie** (Ballondilatation einer verengten Koronararterie) oder eine **Bypass-Operation** erforderlich sein. Nach Ausschöpfen dieser Therapiemöglichkeiten muss je nach klinischer Situation die Durchführung einer **Herz-transplantation** erwogen werden.

23.1.3 Anpassung der Arzneimittel-therapie bei Herzinsuffizienz

Gastrointestinale Resorption

Die Resorption von per os verabreichten Arzneistoffen kann bei Patienten mit Herzinsuffizienz durch eine verminderte Durchblutung des Gastrointestinaltraktes (Forward-Failure), ein Ödem der Darmwand (Backward-Failure) oder auch durch eine verminderte Motilität von Magen und Darm gestört sein. Ältere Studien haben gezeigt, dass die Resorption von per os verabreichtem Furosemid bei Patienten mit schwerer Herzinsuffizienz reduziert ist. In neueren Studien wurde demgegenüber gefunden, dass zwar die maximale Plasmakonzentration von Furosemid bei Patienten mit Rechtsherzinsuffizienz etwas später erreicht wird, Bioverfügbarkeit und Wirkung insgesamt aber nicht geringer sind.

Verteilung

Bei Patienten mit ausgeprägtem Forward-Failure kann die Verteilung von Arzneistoffen langsamer sein, was zu einem verzögerten Wirkungseintritt führt. Neben Furosemid ist dies auch für Antiarrhythmika nachgewiesen worden. Für Lidocain und Disopyramid wurden bei herzinsuffizienten Patienten kleinere Verteilungsvolumina gefunden, weshalb die üblichen Initialdosen halbiert werden sollten.

23.2 Niereninsuffizienz

23.2.1 Ursachen und Pathophysiologie der chronischen Niereninsuffizienz

Die wichtigsten **Ursachen** für eine chronische Niereninsuffizienz sind Diabetes mellitus, arterielle Hypertonie und Glomerulonephritis. Die pathophysiologischen Veränderungen hängen in ihrer Ausprägung von der Restfunktion der Niere ab und sind von der Ursache der Niereninsuffizienz weitgehend unabhängig (s. Tab. 23.3). Die Serumphosphatkonzentration beginnt zu steigen, wenn die glomeruläre Filtration (GFR) unter 25 mL/min sinkt (**Hyperphosphatämie**), die Serumkaliumkonzentration da-

Metabolismus und Elimination

Der **hepatische Metabolismus** eines Arzneistoffes wird durch den Blutfluss durch die Leber und durch die Aktivität der beteiligten Enzyme bestimmt (s. Kap. 23.3.3). Für High Extraction Drugs (z. B. Lidocain, Morphin) ist der Blutfluss, für Low Extraction Drugs (z. B. Phenytoin, Phenobarbital) die Enzymaktivität entscheidend (s. Kap. 4.1.3). Sowohl der Blutfluss durch die Leber als auch der hepatische Metabolismus (insbesondere die Aktivität des Cytochrom-P450-Enzymsystems) sind bei Patienten mit schwerer Herzinsuffizienz in der Regel beeinträchtigt. Entsprechend ist die Clearance für Lidocain bei Patienten mit Herzinsuffizienz deutlich vermindert. Für Lidocain muss deshalb nicht nur die Initialdosis, sondern auch die Erhaltungsdosis reduziert werden. Für Theophyllin, ein Low Extraction Drug, ist bei Patienten mit Herzinsuffizienz eine verminderte hepatische Clearance beschrieben worden (s. Kap. 14.3.5).

Auch die **renale Ausscheidung** ist bei Patienten mit Herzinsuffizienz oft beeinträchtigt. Wegen der verminderten Perfusion der Niere kann die glomeruläre Filtrationsrate eingeschränkt sein, was bei vorwiegend renal eliminierten Arzneistoffen beachtet werden muss. Dies gilt bei Patienten mit Herzinsuffizienz insbesondere für Digoxin und ACE-Hemmer, deren Dosierung der Kreatininclearance angepasst werden sollte.

Die pharmakokinetischen Veränderungen der wichtigsten bei Patienten mit Herzinsuffizienz verwendeten Arzneistoffe sind in Tab. 23.2 zusammengefasst.

gegen erst unterhalb einer glomerulären Filtrationsrate von 5 mL/min (**Hyperkaliämie**). Die **Hypocalcämie** resultiert aus einer reduzierten $1\alpha,25$-Dihydroxy-Vitamin-D-Synthese und führt bei diesen Patienten oft zu einem **sekundären Hyperparathyreoidismus**. Die **metabolische Azidose** ist die Folge einer verminderten renalen Säureausscheidung. Bei der Genese der **renalen Osteopathie** spielen die Hypocalcämie, reduzierte $1\alpha,25$-Dihydroxy-Vitamin-D-Konzentrationen, Hyperparathyreoidismus und metabolische Azidose, aber wahrscheinlich auch nicht näher identifizierte renale Toxine eine Rolle. Eine **arterielle Hypertonie** besteht häufig und bildet neben der meist bestehenden **Hyperlipidämie** und dem erhöhten Wert für das Produkt

Tab. 23.2: Veränderung der Pharmakokinetik von Arzneistoffen bei Patienten mit Herzinsuffizienz.

Arzneistoff	Veränderung	Maßnahmen
Antiarrhythmika		
Lidocain	Verteilungsvolumen ↓, hepatische Clearance ↓	Initial- und Erhaltungsdosis um 50 % ↓
Procainamid	Verteilungsvolumen ↓, renale Clearance ↓	Initial- und Erhaltungsdosis ↓, TDM
Herzwirksame Glykoside		
Digoxin	Renale Clearance ↓	Erhaltungsdosis der Kreatininclearance anpassen, evtl. TDM
Diuretika		
Furosemid	Bioverfügbarkeit, Verteilung und Clearance wenig verändert	Dosierung nach Effekt und Toxizität
Torasemid	Bioverfügbarkeit und renale Exkretion wenig verändert	wie Furosemid
Metolazon	Clearance unverändert, Verteilungsvolumen und Halbwertszeit ↑	wie Furosemid
Hydrochlorothiazid	Halbwertszeit ↑	wie Furosemid
ACE-Hemmer		
Captopril	Pharmakokinetik unverändert, Pharmakodynamik umgekehrt proportional zur Reninaktivität	Dosierung nach klinischem Effekt und Toxizität
Enalapril	Unveränderte Pharmakokinetik	wie Captopril
Lisinopril	Resorption und renale Clearance vermindert	wie Captopril
Betablocker		
Hydrophile Betablocker (z. B. Atenol, Nadolol, Sotalol)	Renale Clearance ↓	Dosisreduktion bei Nierensuffizienz, Dosierung nach Effekt und Toxizität
Lipophile Betablocker (z. B. Metoprolol, Propanolol)	Bioverfügbarkeit ↑ hepatische Clearance ↓	Initialdosis vorsichtig, Erhaltungsdosis nach Effekt und Toxizität
Andere		
Theophyllin	Hepatische Clearance ↓	Erhaltungsdosis ↓
Cumarinderivate	Hepatische Clearance ↓	Initialdosis halbieren, Erhaltungsdosis nach Quickwert

Tab. 23.3: Pathophysiologische Veränderungen bei chronischer Niereninsuffizienz.

Flüssigkeits- und Elektrolythaushalt
☐ Hyperphosphatämie
☐ Hypocalcämie
☐ Hyperkaliämie
☐ Metabolische Azidose

Endokrine und metabolische Störungen
☐ Renale Osteopathie
☐ Osteomalazie
☐ Sekundärer und tertiärer Hyperparathyreoidismus
☐ Hypercholesterinämie
☐ Hyperurikämie
☐ Amenorrhoe

Kardiovaskuläre und pulmonale Störungen
☐ Arterielle Hypertonie
☐ Lungenödem
☐ Perikarditis
☐ Atherosklerose

Dermatologische Störungen
☐ Hyperpigmentation
☐ Pruritus

Hämatologische Störungen
☐ Renale Anämie
☐ Hämorrhagische Diathese

$[Ca^{2+}] \cdot [PO_4^{3-}]$ einen Risikofaktor für frühzeitige **Atherosklerose** und **Gewebsverkalkungen**. Die **renale Anämie** entsteht durch eine verminderte Produktion von Erythropoietin und Suppression des Knochenmarks durch renale Toxine.

23.2.2 Therapie der chronischen Niereninsuffizienz

Die **arterielle Hypertonie** sollte aggressiv behandelt werden, um das Fortschreiten der Nephropathie zu verlangsamen. Heute werden in erster Linie ACE-Hemmer verwendet, da sie das Ausmaß einer bestehenden Proteinurie senken und das Fortschreiten der Niereninsuffizienz verlangsamen. Das Ziel ist, den Blutdruck auf Werte unter 140/90 mmHg und die Proteinurie unter 3 g/Tag zu senken.

Die **Hypercholesterinämie** wird primär durch diätetische Maßnahmen, danach durch den Einsatz von HMG-CoA-Reduktasehemmern angegangen. Das Ziel ist, die Serumcholesterinkonzentration auf Werte unter ca. 5,2 mmol/l zu senken.

Zur Therapie und Prophylaxe der **renalen Osteopathie** wird 1α,25-Dihydroxycholecalciferol (Calci-

triol) in einer Dosis von 1 bis 3 µg/Tag eingesetzt, wobei die Serumcalciumkonzentration regelmäßig bestimmt werden sollte.

Bei **renaler Anämie** mit einer Hämoglobinkonzentration < 10 g/100 mL wird Erythropoetin intravenös oder subkutan verabreicht. Die wichtigsten unerwünschten Wirkungen dieser Therapie resultieren aus einer erhöhten Blutviskosität, insbesondere arterielle Hypertonie sowie venöse und arterielle Thrombosen.

Zur Prophylaxe und Therapie der **Hyperphosphatämie** wird Calcium als Carbonat oder Acetat verabreicht, zudem wird die diätetische Zufuhr von Phosphat niedrig gehalten (< 700 mg/Tag bei fortgeschrittener Niereninsuffizienz). Als Alternative kann Aluminiumhydroxid eingesetzt werden, allerdings kann es bei langzeitiger Therapie zu einer Aluminiumenzephalopathie kommen.

Bei fortgeschrittener Niereninsuffizienz (GFR 5–25 mL/min) wird üblicherweise eine **Proteinrestriktion** empfohlen (0,6 g/kg hochwertiges Protein). In letzter Zeit sind allerdings Studien publiziert worden, die den Wert einer Proteinrestriktion, insbesondere in frühen Stadien der Niereninsuffizienz, in Frage stellen.

23.2.3 Anpassung der Arzneimitteltherapie bei Niereninsuffizienz

Da Patienten mit chronischer Niereninsuffizienz meist mit einer großen Anzahl von Arzneimitteln behandelt werden, besteht ein hohes Risiko für unerwünschte Wirkungen und Interaktionen. Ob die Dosierung eines Arzneistoffes der Nierenfunktion angepasst werden muss, hängt von der Restfunktion der Niere ab sowie von den Eigenschaften des Arzneistoffes selbst, insbesondere von Metabolismus und therapeutischer Breite.

Zur **Abschätzung** der Nierenfunktion werden üblicherweise die Serumkreatininkonzentration sowie die Kreatininclearance (CL_{CR}) verwendet. Wie in Abb. 23.1 gezeigt, ist die Beziehung zwischen Serumkreatinin und Kreatininclearance hyperbolisch. Aufgrund dieser nichtlinearen Beziehung und auch wegen der Tatsache, dass bei verminderter Muskelmasse, wie z. B. im Alter (s. Abb. 23.2) und bei Patienten mit Leberzirrhose, eine normale Serumkreatininkonzentration bei verminderter glomerulärer Filtrationsrate (GFR) gefunden wird, sollte der Serumkreatininwert nicht als Basis für das Angleichen von Arzneistoffdosierungen an die Nierenfunktion gebraucht werden. Es ist vorteilhafter, zu diesem Zweck die CL_{CR} zu verwenden, die entweder ge-

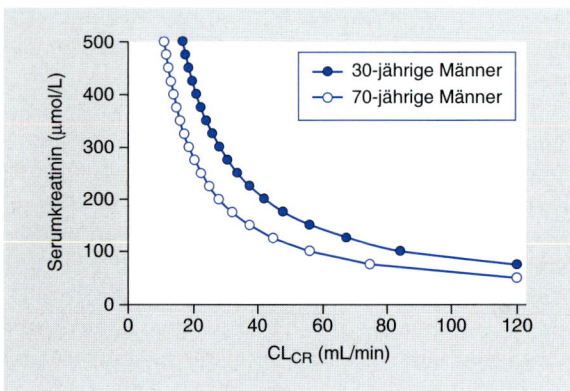

Abb. 23.1: Beziehung zwischen Kreatininclearance (CL$_{CR}$) und Serumkreatininkonzentration.

messen oder geschätzt werden kann. Zur Bestimmung der Kreatininclearance muss der Urin des Patienten gesammelt werden. Bei einem Sammlungsintervall von 24 h wird die CL$_{CR}$ wie folgt berechnet:

$$CL_{CR} \, [mL/min] =$$

$$\frac{\text{Urinkreatininkonz.} \, [mg/dL] \cdot \text{Urinvolumen} \, [mL/24\,h]}{\text{Serumkreatininkonz.} \, [mg/dL] \cdot 1440}$$

$$(Gl. \, 23.1)$$

Liegt kein Sammelurin vor, kann CL$_{CR}$ alternativ über die Serumkreatininkonzentration nach der Gleichung von Cockroft und Gault abgeschätzt werden. Für männliche Patienten gilt:

$$CL_{CR} \, [mL/min] =$$

$$\frac{(140 - \text{Alter}) \cdot \text{Körpergewicht} \, [kg]}{\text{Serumkreatininkonz.} \, [mg/dL] \cdot 72}$$

$$(Gl. \, 23.2\,a)$$

Für weibliche Patienten muss mit dem Faktor 0,85 multipliziert werden:

$$CL_{CR} \, [mL/min] =$$

$$\frac{(140 - \text{Alter}) \cdot \text{Körpergewicht} \, [kg]}{\text{Serumkreatininkonz.} \, [mg/dL] \cdot 72} \cdot 0,85$$

$$(Gl. \, 23.2\,b)$$

Ob ein Arzneistoff vorwiegend unverändert renal oder metabolisiert ausgeschieden wird, kann einfach mit dem **Q$_0$-Wert** abgeschätzt werden. Der Q$_0$-Wert ist die Fraktion eines Arzneistoffes, welche metabolisiert wird oder unmetabolisiert nichtrenal (z.B. biliär) ausgeschieden wird. Entsprechend ist $(1-Q_0)$ die Fraktion eines Arzneistoffes, die unverändert renal ausgeschieden wird (s. auch Kap. 14.3.2). Die Q$_0$-Werte der wichtigsten Arzneistoffe sind in tabellarischer Form publiziert, z.B. bei Forth et al. 2001

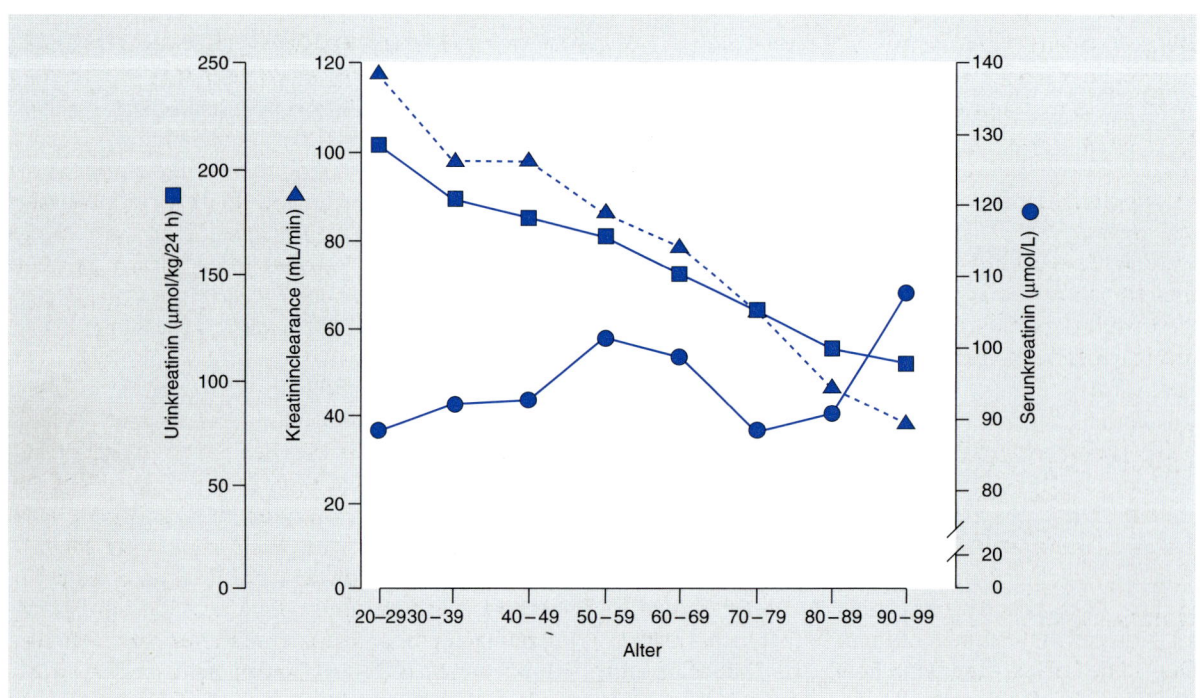

Abb. 23.2: Änderung der Kreatininurinausscheidung, der Serumkreatininkonzentration und der Kreatininclearance mit dem Lebensalter. Wegen der abnehmenden Muskelmasse verringern sich Kreatininurinausscheidung und Kreatininclearance mit dem Alter, während die Serumkreatininkonzentration konstant bleibt. (Umrechnung: µmol · 0,113 = mg).

oder im allgemeinen Teil des Arzneimittelkompendiums der Schweiz. Eine aktuelle Liste findet sich auch im Internet unter www.dosing.de. Die Dosierung von Arzneistoffen mit niedrigem Q_0 und geringer therapeutischer Breite muss bei Patienten mit Niereninsuffizienz angeglichen werden. Eine Liste solcher Arzneistoffe ist in Tab. 23.4 wiedergegeben. Die Dosisindividualisierung sollte in erster Linie aufgrund spezifischer Richtlinien (siehe bei Aronoff et al. 1999) oder nach den Angaben des Herstellers erfolgen.

Falls für einen Arzneistoff solche Richtlinien fehlen, können allgemein gültige Regeln angewendet werden, wie z.B. die Methode nach Dettli (s. Kap. 14.3.2). Da bei Patienten mit Niereninsuffizienz das Verteilungsvolumen der meisten Arzneistoffe nicht oder nur wenig verändert ist, verabreicht man in der Regel eine unveränderte Initialdosis und gleicht dann die Erhaltungsdosis oder das Dosierungsintervall an. Mit dieser Methode bleibt allerdings die Wirkung von aktiven oder toxischen Metaboliten unberücksichtigt. Dies gilt zum Beispiel für das Morphin, dessen Hauptmetabolit (Morphin-6-glucuronid) ebenfalls pharmakologisch aktiv ist und renal ausgeschieden wird, oder auch für das Pethidin, dessen Demethylierungsprodukt (Norpethidin) bei Patienten mit Niereninsuffizienz kumuliert und zu Krampfanfällen führen kann. Im Weiteren gibt es Gruppen von Patienten, die auf bestimmte, renal ausgeschiedene Arzneistoffe sehr empfindlich reagieren. So können Patienten mit Leberzirrhose und Aszites unter Aminoglykosiden auch bei korrekter Dosierung und normalen Blutspiegeln eine Niereninsuffizienz entwickeln. Nephrotoxische Arzneistoffe sollten bei dieser Gruppe von Patienten möglichst vermieden werden. Es kann nicht genügend betont werden, dass bei der Verabreichung von renal eliminierten Arzneistoffen an Patienten mit Niereninsuffizienz trotz Angleichen der Dosis eine sorgfältige klinische Überwachung von großer Bedeutung ist.

23.2.4 Anpassung der Arzneimitteltherapie bei Nierenersatzverfahren

Hämodialyse

Die Hämodialyse wird insbesondere als Nierenersatzverfahren bei Patienten mit akuter oder chronischer Niereninsuffizienz, aber auch zur Elimination dialysierbarer Substanzen nach Intoxikationen eingesetzt. Bei der Hämodialyse fließt auf der einen Seite einer semipermeablen Membran Blut und auf der anderen Seite die Dialyselösung, deren Zusammensetzung je nach Bedarf variiert werden kann. Gemäß dem Fick'schen Gesetz werden Moleküle, für die die Membran permeabel ist, entlang dem Konzentrationsgradienten diffundieren. Niedermolekulare Moleküle, also auch die meisten Arzneistoffe, können so während der Hämodialyse aus dem Blut entfernt werden.

Die **Dialysierbarkeit** und **Dialyseeffizienz** (die Fraktion einer Substanz, welche durch die Dialyse aus dem Körper entfernt wird, f) einer Substanz hängen von den Eigenschaften des Dialysesystems und der zu dialysierenden Substanz ab. Wichtige Eigenschaften des Dialysesystems sind Oberfläche, Porengröße, Dicke, Geometrie und Material der gebrauchten Membran sowie Blutflussrate, Flussrate und Flussrichtung (parallel zum Blutfluss oder dem Blutfluss entgegengesetzt) der Dialyseflüssigkeit. Je nach Material sind die gebräuchlichen Membranen für Substanzen bis zu einem Molekulargewicht von ca. 500 bis 5000 D permeabel. Eine ausgeprägte Lipophilie, ein großes Verteilungsvolumen und eine hohe Proteinbindung sind Substanzeigenschaften, die eine schlechte Dialysierbarkeit zur Folge haben.

Die durch die Hämodialyse erreichte Clearance (CL_D) addiert sich zur noch vorhandenen Clearance ohne Hämodialyse eines Arzneistoffes (CL):

$$CL_{+D} = CL + CL_D \qquad \text{(Gl. 23.3)}$$

Die während einer Dialysesitzung mit der Dauer t_D eliminierte Fraktion (f_{HD}) einer Substanz lässt sich wie folgt berechnen:

$$f_{HD} = 1 - e^{-CL_{+D} \cdot \frac{t_D}{V}} \qquad \text{(Gl. 23.4)}$$

wobei V das Verteilungsvolumen des Arzneistoffes bedeutet. Die CL_D kann, wie in Kap. 14.3.3 beschrieben, im Dialysat ermittelt werden. Die Kenntnis von f_{HD} erlaubt die Berechnung der Arzneistoffmenge (A_D), die während einer Dialysesitzung aus dem Körper entfernt wird:

$$A_D = f_{HD} \cdot D \qquad \text{(Gl. 23.5)}$$

Obige Beziehung gilt exakt nur nach Applikation einer Einzeldosis (D) kurz vor der Dialyse. Für Substanzen mit einer signifikanten Gesamtclearance muss D durch die Menge Substanz ersetzt werden, welche sich zum Zeitpunkt der Dialyse im Körper befindet. Werte für f_{HD} sind für die wichtigsten Substanzen in Tabellenform vorhanden (siehe z.B. bei Bennett 1988 oder bei Gambertoglio und Kearney 1999) und bilden die Basis für Substitutionsempfehlungen.

In der Praxis geht man bei hämodialysierten Patienten so vor, dass eine normale Initialdosis verab-

Tab. 23.4: Elimination und Dosierung wichtiger Arzneistoffe bei Patienten mit Niereninsuffizienz.

Arzneistoff	Elimination	Maßnahmen
Opioide Analgetika		
Morphin	$Q_0 = 0{,}9$ Morphin-6-glukuronid $(Q_0 = 0{,}25)$ ist analgetisch aktiv	Dosis zu Beginn halbieren, unerwünschte Wirkungen beachten
Pethidin	$Q_0 = 0{,}9$ Norpethidin kann zu Krämpfen führen	Bei niereninsuffizienten Patienten vermeiden
Herzwirksame Glykoside		
Digoxin	$Q_0 = 0{,}3$ Die $t_{1/2}$ steigt bei Anurie von 36 h auf ca. 120 h	Erhaltungsdosis der CL_{CR} anpassen, TDM
Antibiotika		
Aminoglykoside	$Q_0 < 0{,}1$ Elimination fast ausschließlich renal	Normale Initialdosis, Erhaltungsdosis alle drei $t_{1/2}$, TDM
Vancomycin	$Q_0 < 0{,}05$ Elimination fast ausschließlich renal	Wie Aminoglykoside
Penicilline, Cephalosporine	Vorwiegend renale Elimination	Dosierung bei $CL_{CR} < 50$ mL/min angleichen (geriatrische Patienten!), auch aus ökonomischen Gründen
Tetracycline	Vorwiegend renale Elimination	Bei Niereninsuffizienz vermeiden, da katabole Stoffwechsellage fördernd
Antimykotika		
Fluconazol	$Q_0 < 0{,}2$	Dosierung bei $CL_{CR} < 50$ mL/min angleichen
Flucytosin	$Q_0 < 0{,}03$	Wie Fluconazol
Virustatika		
Aciclovir	$Q_0 < 0{,}07$	Dosis angleichen
Ganciclovir	$Q_0 < 0{,}05$	Dosis unbedingt angleichen wegen Knochenmarktoxizität
Betablocker		
Atenolol, Nadolol, Sotalol	$Q_0 < 0{,}15$	Dosis angleichen, klinisch überwachen
H_2-Blocker		
Cimetidin, Ranitidin	$Q_0 = 0{,}1{-}0{,}3$	Dosisanpassung insbesondere bei geriatrischen Patienten wegen zentraler Nebenwirkungen
Andere		
Lithium	$Q_0 = 0{,}02$	Dosisanpassung, TDM
ACE-Hemmer	Aktive Metaboliten werden vorwiegend renal eliminiert	Erhaltungsdosis vorsichtig einstellen, klinisch kontrollieren

reicht und die Erhaltungsdosis der noch verbliebenen Nierenfunktion angepasst wird (s. Kap. 14.3.2 und 23.2.3). Zusätzlich werden nach jeder Dialyse die Mengen jener Arzneistoffe verabreicht, die während der Hämodialyse entfernt werden (**Substitutionsdosis**, s. Kap. 14.3.3). Dosierungsrichtlinien sind in Original- und Übersichtsartikeln (siehe bei Bennett 1988), Lehrbüchern (Gambertoglio und Kearney 1999, Aronoff et al. 1999) sowie in den Angaben des Herstellers zu finden.

Peritonealdialyse

Die Peritonealdialyse wird als Alternative zur Hämodialyse bei Patienten mit chronischer Niereninsuffizienz gebraucht. Ein spezieller Katheter wird in die Peritonealhöhle gelegt und für das Instillieren und Entfernen der Dialyselösung gebraucht, die Wand der Blutgefäße bildet die Dialysemembran. Im Vergleich zur Hämodialyse sind Vorteile die Unabhängigkeit von der Klinik und der geringere apparative Aufwand, Nachteile sind die kleinere Effizienz, damit verbunden der größere Zeitaufwand und die Möglichkeit schwer wiegender Komplikationen, insbesondere einer Peritonitis.

Normalerweise werden bei der Peritonealdialyse täglich 4 bis 5 Flüssigkeitswechsel à 2 Liter vorgenommen, was eine Clearance von höchstens 5–7 mL/min ermöglicht. Die Effizienz, mit der Arzneistoffe aus dem Plasma entfernt werden, hängt im Wesentlichen vom Konzentrationsgradienten zwischen Blut und Dialyseflüssigkeit ab. Da nur nicht proteingebundene Stoffe die Gefäßwände passieren können, spielt auch hier die Proteinbindung eine wichtige Rolle.

In der Praxis spielt die Peritonealdialyse wegen der nur geringen Clearance für die Entfernung von Arzneistoffen aus dem Blut eine unbedeutende Rolle (siehe dazu Taylor et al. 1996). Bedeutender ist der umgekehrte Vorgang, die Resorption von Arzneistoffen, die in die Bauchhöhle instilliert werden. Dies ist zum Beispiel für das Erythropoetin der Fall, welches nach intraperitonealer Instillation gut resorbiert wird.

Hämofiltration

Im Gegensatz zur Hämodialyse ist die Hämofiltration ein kontinuierliches Verfahren, bei dem aus venösem oder arteriellem Blut in einer speziellen Filtrationseinheit ein Ultrafiltrat abgepresst wird. Wie das Ultrafiltrat der Niere enthält das abgepresste Ultrafiltrat alle löslichen Stoffe des Blutplasmas, allerdings je nach Membran nur bis zu einem Molekulargewicht von 5 000 bis 20 000 D. Bei der **kontinuierlichen ar-**teriovenösen Hämofiltration (CAVH)** stammt das Blut aus einer Arterie, fließt in die Filtrationseinheit, wo das Ultrafiltrat mittels Blutdruck abgepresst wird und fließt dann zurück in eine Vene. Bei der **kontinuierlichen venovenösen Hämofiltration (CVVH)** stammt das Blut aus einer Vene, erreicht die Filtrationseinheit mittels einer Pumpe und fließt dann zurück in eine Vene. Falls in Serie zur Filtrationseinheit noch eine Dialyseeinheit geschaltet ist, spricht man von der kontinuierlichen arteriovenösen oder venovenösen Hämodialyse. Die erreichbaren Ultrafiltrationsraten (Q_{UF}) betragen ca. 10–15 mL/min für CAVH und 20–30 mL/min für CVVH. Eine in Serie geschaltete Dialyseeinheit kann 15–20 mL/min beitragen, so dass man mit der Kombination CVVH/Dialyse auf eine Filtrationsrate von 35–50 mL/min kommen kann. Das abgepresste Ultrafiltrat wird durch Elektrolytlösungen ersetzt, wodurch Elektrolyt- und Volumenhomöostase gewährleistet werden können. Hämofiltration und kontinuierliche Hämodialyse werden insbesondere auf Intensivstationen bei Patienten mit akuter Niereninsuffizienz eingesetzt.

Die **Filtrationseffizienz** einer Substanz hängt vom Filtrationskoeffizient (sieving coefficient, SC) und der Filtrationsrate des Systems ab. Der SC kann wie folgt bestimmt werden:

$$SC = \frac{2 \cdot C_{UF}}{C_{zu} + C_{ab}} \qquad (Gl. 23.6)$$

wobei C_{UF}, C_{zu}, C_{ab} die Konzentrationen im Ultrafiltrat, im zuführenden und abführenden Schenkel der Filtrationseinheit wiedergeben. Weil der Unterschied zwischen zu- und abführendem Schenkel meist gering ist, vereinfacht sich der Ausdruck zu:

$$SC = \frac{C_{UF}}{C_{ab}} \qquad (Gl. 23.7)$$

SC hängt von der Proteinbindung (nur freie Substanz kann ultrafiltriert werden) und vom Molekulargewicht (die obere Grenze beträgt ca. 20 000 D) ab.

Die durch die Hämofiltration erreichte zusätzliche Clearance (CL_{HF}) beträgt:

$$CL_{HF} = SC \cdot Q_{UF} \qquad (Gl. 23.8)$$

Die Fraktion einer Substanz, welche durch Hämofiltration eliminiert werden kann (f_{HF}), gemessen an der Gesamtclearance eines Nierengesunden (CL), beträgt:

$$f_{HF} = \frac{CL_{HF}}{CL} = \frac{SC \cdot Q_{UF}}{CL} \qquad (Gl. 23.9)$$

Wegen der Additivität der Clearances lässt sich daraus ein individuelles Q' berechnen:

Individuelle Arzneimitteltherapie

$$Q' = Q_0 + \frac{CL_{HF}}{CL} = Q_0 + \frac{SC \cdot Q_{UF}}{CL} = Q_0 + f_{HF}$$
$$(Gl. 23.10)$$

wobei Q_0 die extrarenal eliminierte Dosisfraktion ist (s. Kap. 23.2.3).

Q_0, SC und f_{HF} können für die wichtigsten Arzneistoffe der Literatur entnommen werden und dienen zur Erarbeitung von Dosierungsrichtlinien (Bressolle et al. 1994). Die Initialdosen der meisten Arzneistoffe werden unverändert verabreicht und die Erhaltungsdosen werden gemäß Gl. 23.11 abgeschätzt:

$$D_{Patient} = D_{Norm} \cdot Q' \qquad (Gl. 23.11)$$

D_{Norm} ist dabei die bei Nierengesunden verabreichte Erhaltungsdosis. Auch hier gilt, dass die Therapie durch die Kontrolle der Plasmakonzentration und vor allem durch sorgfältige klinische Beobachtung von erwünschten und unerwünschten Wirkungen überwacht werden muss.

23.3 Leberinsuffizienz

23.3.1 Ursachen und Pathophysiologie der Leberinsuffizienz

Die chronische Leberinsuffizienz, in den meisten Fällen die Folge einer **Leberzirrhose**, ist funktionell gekennzeichnet durch

☐ eine verminderte hepatische Proteinsynthese (insbesondere von Albumin und Gerinnungsfaktoren)

☐ eine reduzierte Entgiftungsfunktion (insbesondere der oxidative Metabolismus)

☐ die Entwicklung von portosystemischen Umgehungskreisläufen (Shunts), die den Kontakt zwischen Blut und Hepatozyten einschränken.

Die wichtigsten Ursachen für das Entstehen einer Leberzirrhose sind in Tab. 23.5 aufgeführt. Bei uns sind Virushepatitiden und Alkohol die häufigsten Ursachen, seltener sind es Autoimmunkrankheiten wie primär biliäre Zirrhose oder Autoimmunhepatitis sowie metabolische oder toxische Leberkrankheiten.

Die wichtigsten **Komplikationen** der Leberzirrhose sind:

☐ Aszites und Blutungen aus Varizen in Ösophagus und Magen als Folge der portalen Hypertonie

☐ das Entstehen einer hepatischen Enzephalopathie als Folge der verminderten Entgiftungsfunktion der Leber und der Entstehung von portosystemischen Shunts

☐ eine erhöhte Anfälligkeit für Infektionen

Tab. 23.5: Ätiologie und spezifische Therapie der Leberzirrhose.

Ätiologie	Therapie
Virale Hepatitis (B, C, D)	Interferon-α, Ribavirin, Lamivudin
Alkohol	Abstinenz
Eisenüberladung (Hämochromatose)	Aderlässe, Desferoxamin
Kupferüberladung (Morbus Wilson)	D-Penicillamin, Trientin, Zink
α_1-Antitrypsinmangel	Keine
Primär biliäre Zirrhose	Ursodesoxycholsäure
Budd-Chiari-Syndrom	Wiederherstellung des venösen Abflusses
Rechtsherzinsuffizienz	Therapie der Herzinsuffizienz
Autoimmunerkrankung	Immunsuppression
Toxine (z.B. Pyrrolizidinalkaloide) und Arzneistoffe (Methotrexat, Amiodaron)	Abstinenz bzw. Verzicht auf Therapie
Nichtalkoholische Steatohepatitis (NASH)	Gewichtsreduktion, Diabetes-Einstellung

☐ die Entwicklung von hepatozellulären Karzinomen, insbesondere bei Patienten mit Virushepatitis oder Hämochromatose.

23.3.2 Therapie der Leberinsuffizienz

Für die wenigsten Ursachen einer Leberzirrhose besteht eine wirksame, spezifische medikamentöse Therapie. Die wichtigsten **spezifischen Therapiemöglichkeiten** sind in Tab. 23.5 aufgeführt. Diese beinhalten Interferon-α oder Lamivudin bei Patienten mit Hepatitis B, Interferon-α + Ribavirin bei Patienten mit Hepatitis C, Kupferchelatoren oder Zink bei Patienten mit Morbus Wilson, Ursodesoxycholsäure bei primär biliärer Zirrhose sowie eine kardiale Therapie bei Patienten mit chronischer Rechtsherzinsuffizienz.

Die **medikamentöse Therapie** der Komplikationen der Leberzirrhose beinhaltet die diuretische Therapie mit Spironolacton, evtl. in Kombination mit Furosemid oder Torasemid bei Aszites, sowie die Verabreichung von Lactulose bei hepatischer Enzephalopathie. Als primäre oder sekundäre Prophylaxe von Ösophagusvarizenblutungen bei portaler Hypertonie werden nichtselektive Betablocker wie z. B. Propranolol oder Nadolol eingesetzt, deren Wirksamkeit in großen Studien gezeigt werden konnte.

Die **nichtmedikamentöse Therapie** der Komplikationen einer Leberzirrhose beinhaltet die Senkung des portalen Hochdrucks zur sekundären Prophylaxe von Varizenblutungen durch Einlegen eines transjugulären intrahepatischen portosystemischen Shunts (TIPS). Ein hepatozelluläres Karzinom wird primär operativ angegangen. Bei zu weit fortgeschrittener Ausdehnung werden Verfahren wie die Injektion von Alkohol oder die Thrombosierung der zuführenden Arterien angewendet.

Bei Patienten mit Hämochromatose, einer Erbkrankheit mit pathologisch erhöhter intestinaler Eisenresorption, ist die lebenslange Durchführung von Aderlässen die etablierte Therapie.

Beim Budd-Chiari-Syndrom, hervorgerufen durch einen thrombotischen Verschluss der Lebervenen, kommt es zu einer Erhöhung des Drucks im venösen System der Leber mit Zelluntergang im Zentrum des Leberläppchens und bei chronischem Bestehen zu einem zirrhotischen Umbau. Der venöse Abfluss kann durch Lyse der Thromben mit Streptokinase, der Operation nach Senning (Konstruktion einer Verbindung von den Lebervenen in den rechten Vorhof) oder mittels TIPS wiederhergestellt werden.

Die Durchführung einer Lebertransplantation kommt bei den meisten Ursachen eines chronischen Leberleidens in Frage, wenn keine andere Therapie zur Verfügung steht. Die Lebertransplantation ist heute ein Routineeingriff, die Überlebensrate beträgt für die meisten Indikationen 80–90 % im ersten Jahr nach Transplantation.

23.3.3 Anpassung der Arzneimitteltherapie bei Patienten mit Leberzirrhose

Die hepatische Clearance (CL_H) eines Arzneistoffes hängt vom Blutfluss durch die Leber (Q_H) und vom Ausmaß der Extraktion (E) bei einmaliger Leberpassage (s. 4.1.3) ab.

Für **High Extraction Drugs** (> 60 % des Arzneistoffes wird während einer Passage durch die Leber eliminiert) wird CL_H fast nur durch Q_H bestimmt. Beispiele solcher Arzneistoffe sind in Tab. 23.6 wiedergegeben (siehe auch bei Bass and Williams 1988). Wegen der hohen hepatischen Extraktion werden diese Arzneistoffe bei der ersten Passage durch die Leber stark metabolisiert. Sie haben deshalb eine geringe Bioverfügbarkeit nach p.o.-Applikation. Beim Vorliegen einer Leberzirrhose kommt es zur spontanen Ausbildung von portosystemischen Shunts, welche das Blut um die Leber herumführen und damit einen Kontakt zu den Hepatozyten erschweren oder verhindern. Damit steigt für High Extraction Drugs bei Patienten mit Leberzirrhose die Bioverfügbarkeit, was zu Intoxikationen führen kann. Dieser Sachverhalt ist in Abb. 23.3 veranschaulicht. Für die p. o. Therapie mit diesen Substanzen bedeutet das, dass die Initialdosen reduziert werden müssen, je nach Arzneistoff auf die Hälfte oder weniger. Dies gilt z. B. für per os verabreichtes Propranolol, das in dieser Patientengruppe für die Prophylaxe von Varizenblutungen oft eingesetzt wird und für das Initialdosen von 5–10 mg nicht überschritten werden sollten. Die Erhaltungsdosen werden unter ständiger klinischer Beobachtung vorsichtig erhöht, erwünscht ist für diese Indikation eine Senkung der Pulsfrequenz auf ca. 70 % des Ausgangswertes. Da die Durchblutung der Leber bei Patienten mit Leberzirrhose in der Regel ebenfalls beeinträchtigt ist, ist für High Extraction Drugs auch die hepatische Clearance reduziert. Deshalb müssen für diese Arzneistoffe (s. Tab. 23.7) neben den Initial- auch die Erhaltungsdosen angeglichen werden.

Arzneistoffe, welche zur Hauptsache hepatisch metabolisiert werden ($Q_0 > 0{,}5$), deren Extraktion aber $< 0{,}2$ beträgt, heißen **Low Extraction Drugs** (s. auch Kap. 4.1.3). Die hepatische Clearance wird

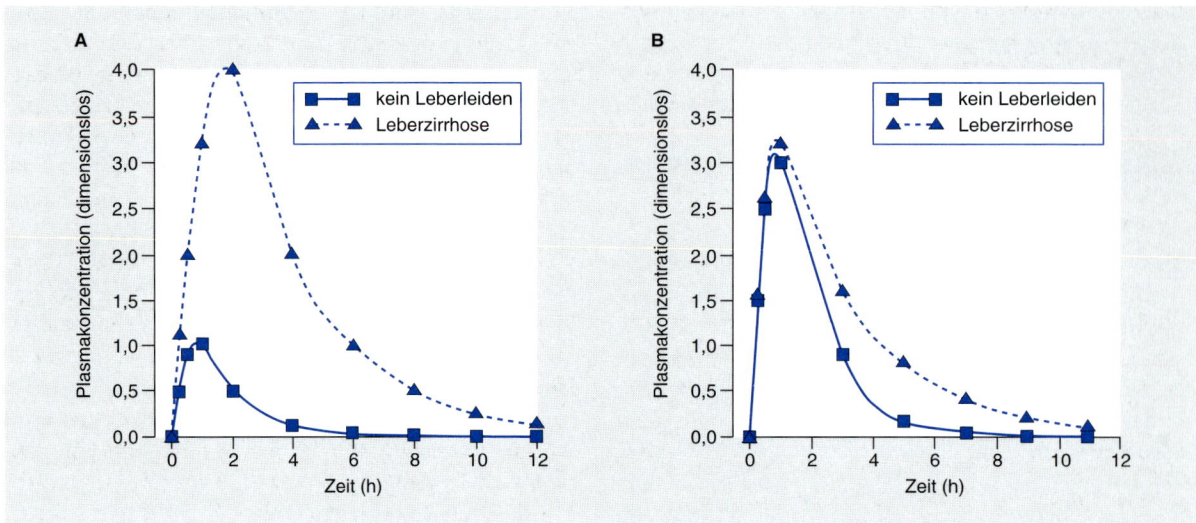

Abb. 23.3: Auswirkungen einer Leberzirrhose auf die Pharmakokinetik von High (A) and Low Extraction Drugs (B).

Tab. 23.6: Pharmakokinetische Einteilung vorwiegend hepatisch eliminierter Arzneistoffe.

Hepatische Extraktion (E)	Protein-bindung	Effekt von Shunts auf Bioverfügbarkeit	Beispiele für Arzneistoffe
Low Extraction Drugs, niedrige Proteinbindung			
< 0,25	< 90 %	gering	Phenazon, Coffein, Isoniazid, Theophyllin
Low Extraction Drugs, hohe Proteinbindung			
< 0,25	> 90 %	gering	Chlordiazepoxid, Diazepam, Indometacin, Lorazepam, Oxazepam, Phenobarbital, Phenprocoumon, Phenytoin, Rifampicin
Intermediate Extraction Drugs			
0,25–0,60		meistens klinisch nicht relevant	Chinidin, Ciclosporin, Codein, Chlorpromazin, Isoniazid, Metoprolol, Nortriptylin, Paracetamol, Pethidin
High Extraction Drugs, hohe Proteinbindung			
> 0,60		klinisch relevant	Bromocriptin, Budesonid, Carvedilol, Chlorpromazin, Clemastin, Clome-thiazol, Dihydroergotamin, Diltiazem, Doxepin, Isradipin, Labetalol, Lidocain, Metoclopramid, Midazolam, Morphin, Nicardipin, Nifedipin, Nimodipin, Nitrendipin, Pentazocin, Propafenon, Propoxyphen, Propranolol, Verapamil

Tab. 23.7: Dosisreduktion bei Patienten mit Leberzirrhose.

Low Extraction Drugs

☐ Bioverfügbarkeit unverändert, Clearance vermindert (bei stark proteingebundenen Substanzen evtl. erhöht)
☐ Initialdosis nicht anpassen
☐ Erhaltungsdosis halbieren, vorsichtige Titration nach oben

Intermediate Extraction Drugs

☐ Bioverfügbarkeit meist nicht signifikant verändert, Clearance vermindert
☐ Initialdosis im unteren Bereich
☐ Erhaltungsdosis halbieren, vorsichtige Titration nach oben

High Extraction Drugs

☐ Bioverfügbarkeit erhöht, Clearance vermindert
☐ 25 % bis 50 % der normalen Initialdosis (je nach Bioverfügbarkeit und therapeutischer Breite des Arzneistoffes sowie Ausmaß des Leberleidens)
☐ Erhaltungsdosis halbieren, vorsichtige Titration nach oben

bei diesen Arzneistoffen durch die intrinsische Clearance CL_{int} bestimmt. Wichtige Arzneistoffe aus dieser Klasse sind in Tab. 23.6 aufgeführt. Die Bioverfügbarkeit dieser Arzneistoffe ist bei Patienten mit Leberzirrhose im Wesentlichen unverändert, aber ihre Clearance ist reduziert. In zirrhotischen Lebern ist insbesondere der oxidative Abbau von Arzneistoffen reduziert (Phase-I-Reaktionen), weil die Kapazität des Cytochrom-P450-Enzymsystems eingeschränkt ist. Demgegenüber zeigen die meisten Studien, dass die Konjugationsreaktionen (Phase-II-Reaktionen) besser erhalten sind. Bei diesen Arznei-

stoffen spielt auch die Proteinbindung eine Rolle (Proteinbindung-sensitive Arzneistoffe). Die Clearance von stark proteingebundenen Arzneistoffen nimmt bei Erhöhung der ungebundenen Fraktion (f_U) zu, was wegen der Hypalbuminämie bei Patienten mit Leberzirrhose meistens der Fall ist. Die Initialdosis von Low Extraction Drugs kann unverändert verabreicht werden, während die Erhaltungsdosis in der Regel reduziert werden muss. Da Phase-I-Reaktionen bei Patienten mit Leberzirrhose meist stärker eingeschränkt sind als Phase-II-Reaktionen, sollten wenn möglich Arzneistoffe bevorzugt werden, welche nur konjugiert werden.

Arzneistoffe mit einer Extraktion zwischen 0,2 und 0,6 sind **Intermediate Extraction Drugs**. Die Clearance dieser Substanzen ist sowohl vom Blutfluss als auch der intrinsischen Clearance abhängig, jedoch weitgehend unabhängig von der Proteinbindung. Der Effekt von portosystemischen Shunts auf die Bioverfügbarkeit ist vorhanden, aber nicht ausgeprägt. Die Initialdosen dieser Arzneistoffe sollten im unteren therapeutischen Bereich gewählt werden und die Erhaltungsdosen nach Effekt und Toxizität herausgearbeitet werden.

Leider gibt es im Gegensatz zur Nierenfunktionseinschränkung keine verlässlichen klinischen Parameter, die eine exakte Dosisangleichung an das Ausmaß der Einschränkung der hepatischen Clearance erlauben. Zur Optimierung der Arzneimitteltherapie bei Patienten mit Leberzirrhose ist es deshalb besonders wichtig, die Eigenschaften der verabreichten Arzneistoffe genau zu kennen, die Dosierung vorsichtig zu wählen und die Patienten klinisch in bezug auf die erwarteten Effekte der Therapie und auf Nebenwirkungen exakt zu überwachen.

23.4 Erkrankungen des Gastrointestinaltraktes

Krankheiten des Gastrointestinaltraktes können sowohl die Resorptionsgeschwindigkeit wie auch das Ausmaß der Resorption von per os verabreichten Arzneimitteln beeinflussen.

Die **Verkürzung des Dünndarms** zur Behandlung der Adipositas führt nicht nur zu einem Malabsorptionssyndrom mit Hypalbuminämie, Hypocalciämie, Vitamin-B_{12}- und Eisenmangel, sondern auch zu einer verminderten Bioverfügbarkeit verschiedener Arzneistoffe. Diverse Studien haben gezeigt, dass die Bioverfügbarkeit von Digoxin, Ciclosporin, Thiaziddiuretika, Estrogen- und Progesteronderivaten sowie von Phenytoin vermindert ist. Im

Gegensatz dazu scheint die Resorption von Amitriptylin nicht beeinträchtigt zu sein. Eine **partielle Gastrektomie** (z. B. Billroth I) oder auch eine **Vagotomie** beeinträchtigen wegen des Ausfalls der Gastrinsekretion und deshalb verminderter Magenperistaltik die Magenentleerung, was zu einer verzögerten, aber im Ausmaß unveränderten Resorption vieler Arzneistoffe führt.

Der Effekt von **entzündlichen Darmkrankheiten** (Morbus Crohn und Colitis ulcerosa) auf die Resorption von Arzneistoffen ist variabel und hängt unter anderem auch vom Ausmaß der Krankheit ab. Die Bioverfügbarkeit von Prednisolon und Ciclospo-

Individuelle
Arzneimitteltherapie

rin scheint bei den meisten Patienten unverändert zu sein, während die von Metronidazol abnimmt. Die Effekte auf die Bioverfügbarkeit sind aber auch im aktiven Stadium von entzündlichen Darmkrankheiten für die meisten Arzneistoffe gering, wahrscheinlich deshalb, weil insbesondere Colon und Rektum befallen sind und der proximale Dünndarm nicht betroffen ist.

Bei Patienten mit **Gluten-induzierter Enteropathie** (nicht-tropische Sprue), die unbehandelt zu einer Atrophie der Dünndarmzotten und damit zu einer Verminderung der resorbierenden Oberfläche führt, ist demgegenüber die Bioverfügbarkeit von

Erythromycin und anderen Antibiotika verringert. Andere Arzneistoffe, wie z. B. Betablocker, haben allerdings eine normale oder sogar erhöhte Bioverfügbarkeit.

Patienten mit vorbestehenden Krankheiten des Gastrointestinaltraktes können also Veränderungen in der Pharmakokinetik gewisser Arzneistoffe aufweisen, die im Detail nicht vorausgesagt werden können. Deshalb muss bei diesen Patienten eine Arzneimitteltherapie unter sorgfältiger Kontrolle des klinischen Effekts und der toxischen Wirkungen erfolgen. Wenn möglich, sollte eine Kontrolle der Plasmakonzentrationen erfolgen.

23.5 Fallbeispiele

23.5.1 Patientin mit eingeschränkter Nierenfunktion

Eine 80-jährige, 50 kg schwere Frau wird wegen einer Hüftfraktur ins Krankenhaus eingeliefert. Die Serumkreatininkonzentration war bei Eintritt mit 1,2 mg/dL (115 µmol/L) im oberen Normbereich und die Nierenfunktion wurde vom behandelnden Arzt als normal angesehen. Die Hüftfraktur wurde operativ versorgt und postoperativ wurde ein Blasenkatheter eingesetzt.

Frage:

1. Wie beurteilen Sie die Serumkreatininkonzentration bei dieser Patientin?

> **Antwort:**
>
> 1. Der behandelnde Arzt ließ sich durch die „normale" Serumkreatininkonzentration irreführen. Die nach der Cockroft-Gault-Gleichung (23.2 b) geschätzte Kreatininclearance (CL$_{CR}$) beträgt:
>
> $$CL_{CR} = \frac{(140 - 80) \cdot 50}{1,2 \cdot 72} \cdot 0{,}85 \, mL/min$$
>
> also ca. 29 mL/min, was ungefähr einem Drittel der normalen Kreatininclearance entspricht.

Nach fünf Tagen entwickelte die Patientin Fieber und Schüttelfrost. In einer Urinkultur wuchsen gramnegative Stäbchen, wahrscheinlich E. coli. Auf Grund der klinischen Beobachtungen und der Laborbefunde wurde in der Annahme einer Urosepsis eine Therapie mit Gentamicin begonnen (Initialdosis 2 mg/kg, gefolgt von einer normalen Erhaltungsdosis von 1,5 mg/kg alle 8 Stunden). Die Bestim-

mung der Minimalkonzentration vor der 7. Dosis ergab einen Wert im toxischen Bereich.

Fragen:

2. Worauf ist dies zurückzuführen?
3. Wie sollte die Dosierung von Gentamicin angepasst werden?

> **Antworten:**
>
> 2. Die Initialdosis entspricht bei Patienten mit eingeschränkter Niereninsuffizienz in der Regel der von Nierengesunden und ist deshalb bei dieser Patientin korrekt verabreicht worden. Die Erhaltungsdosis hätte allerdings der eingeschränkten Nierenfunktion angepasst werden müssen.
> 3. Für die Wirkung von Aminoglykosiden sind ausreichend hohe Maximalkonzentrationen wichtig, weshalb in diesem Fall das Dosierungsintervall und nicht die Dosis angeglichen wird. Anstelle der gewählten 8-stündlichen Verabreichung hätte ein längeres Intervall, z. B. 24 h, gewählt werden müssen. Eine pharmakokinetische Datenanalyse ist zu empfehlen. Bei einer geschätzten Halbwertszeit von 6–8 h wurde eine Dosierungspause von 24 h eingeschaltet und auf eine 24-stündliche Verabreichung gewechselt. Die Minimalkonzentration lag nach zwei weiteren Dosen im gewünschten Bereich.(s. dazu auch Kap.14.3.5).

23.5.2 Patienten mit Leberzirrhose

Ein Patient mit alkoholischer Leberzirrhose wird wegen Unruhe und eines Krampfanfalls in die Notfallaufnahme gebracht. Der Arzt behandelt den Patienten stündlich mit steigenden Dosen Diazepam p.o., bis der Patient sediert ist. Die verabreichte Gesamtdosis von Diazepam beträgt 550 mg in den ersten 24 Stunden nach Aufnahme. Der Patient fällt nun in einen komaartigen Schlaf, aus dem er nur durch Verabreichung von Flumazenil geweckt werden kann. Nach 5 Tagen wird er langsam wieder ansprechbar.

Fragen:

1. Wie ist der komaartige Schlaf des Patienten zu erklären?
2. Wie beurteilen Sie den Einsatz von Diazepam bei diesem Patienten?

Antworten:

1. Die Halbwertszeit von Diazepam ist bei Patienten mit Leberzirrhose länger als bei gleichaltrigen lebergesunden Personen. Zudem sprechen Patienten mit Leberzirrhose stärker auf die sedierende Wirkung von Benzodiazepinen an und können einen Zustand erreichen, welcher klinisch nicht von einer hepatischen Enzephalopathie zu unterscheiden ist. In dieser Situation kann Flumazenil verabreicht werden, um den Wachheitszustand des Patienten zu prüfen.
2. Die Verabreichung von Diazepam nach klinischen Symptomen (bis zur Sedation) bei Alkoholikern ist nicht falsch, führt aber wegen der genannten pharmakokinetischen und pharmakodynamischen Veränderungen oft zu lang anhaltender Sedation mit möglichen Komplikationen (v.a. Gefahr der Aspiration). Oft werden deshalb kürzer wirksame, überwiegend durch Glucuronidierung metabolisierte Benzodiazepine (z.B. Oxazepam oder Lorazepam) verabreicht, welche bei solchen Patienten eine praktisch unveränderte Pharmakokinetik und eine kürzere Wirkdauer aufweisen.

Ein Patient mit bekannter Leberzirrhose und Aszites hat sich bei einem Sturz eine Vorderarmfraktur zugezogen und kommt in die Notaufnahme. Er hat starke Schmerzen und wird analgetisch mit Diclofenac 150 mg/d behandelt. Nach 24 Stunden entwickelt er eine Anurie. Die Gabe von Diclofenac wird gestoppt und durch 3 × 50 mg Tramadol/d p.o. ersetzt. Die Nierenfunktion erholt sich innerhalb von 1 Woche.

Fragen:

1. Wie kam es bei diesem Patienten zur Anurie?
2. Welche Analgetika wären in diesem Fall dem Diclofenac vorzuziehen?

Antworten:

1. Patienten mit Leberzirrhose haben häufig eine Dilatation der Widerstandsgefäße mit entsprechender Abnahme des Blutdrucks und erhöhtem Herzminutenvolumen (hyperdynamer Kreislauf).

Durch Aktivierung des Sympathikus und des Renin-Angiotensin-Aldosteron-Systems wird der Blutdruck aufrechterhalten. Die Nierenarterien sind empfindlich auf die blutdruckregulierende Effekte dieser Systeme und die Nierendurchblutung wird durch die Produktion von vasodilatorischen Prostaglandinen (z.B. Prostaglandin E_2) aufrechterhalten. Die Verabreichung von NSAR stört dieses labile Gleichgewicht und die Nierendurchblutung bricht zusammen, weshalb es zur Anurie kommt.

2. Nach Absetzen der NSAR ist diese in der Regel reversibel. Analgetische Alternativen sind in diesem Fall Paracetamol (v.a. bei Alkoholikern nicht mehr als 2 g/d) oder, wie in diesem Fall vorsichtig dosierte opioide Analgetika.

Literatur

Aldersley, M.A., O'Grady, J.G. (1995): Hepatic disorders. Features and appropriate management. Drugs 49: 83–102

Aronoff, G.R., Berus, J.S., Brier, M.E., Golper, T.A., Morrison, G., Siuger, I., Suran, S.K., Bennett, W.M. (1999): Drug Prescribing in Renal Failure. 4. Aufl., American College of Physicians

Bass, N.M., Williams, R.L. (1988): Guide to drug dosage in hepatic disease. Clin. Pharmacokinet. 15: 396–420

Bennett, W.M. (1988): Guide to drug dosage in renal failure. Clin. Pharmacokinet. 15: 326–354

Benowitz, N.L., Meister, W. (1976): Pharmacokinetics in patients with cardiac failure. Clin. Pharmacokinet. 1: 389–405

Bressolle, F., Kinowski, J., de la Coussaye, J.E., Wynn, N., Eledjam, J.J., Galtier, M. (1994): Clinical pharmacokinetics during continuous haemofiltration. Clin. Pharmacokinet. 26: 457–471

Cohn, J.N. (1996): The management of chronic heart failure. N. Engl. J. Med. 335: 490–498

Dettli, L. (1996): Pharmakokinetische Daten für die Dosisanpassung. In: Grundlagen der Arzneimitteltherapie. Documed, Basel. 13–21

Forth, W., Henschler, D., Rummel, W., Starke, K. (2001): Allgemeine und spezielle Pharmakologie und Toxikologie. 8. Aufl., Urban & Fischer Verlag, München

Galeazzi, R.L., Vozeh, S. (1996): Pharmakokinetische Grundlagen. In: Grundlagen der Arzneimitteltherapie. Documed, Basel. 1–9

Gambertoglio, J.G., Kearney, B.P. (1999): Drug use in renal disease. In: Anderson, P.O., Knoben, J.E., Troutman, W.G. (Hrsg.): Handbook of clinical drug data. Appleton & Lange, Stamford, 912–941

Gubbins, P.O., Bertch, K.E. (1991): Drug absorption in gastrointestinal disease and surgery. Clinical pharmacokinetic and therapeutic implications. Clin. Pharmacokinet. 21: 431–447

Jacobson, H.R. (1991): Chronic renal failure: Pathophysiology. Lancet 338: 419–423

Klahr, S. (1991): Chronic renal failure: Management. Lancet 338: 423–427

Larrey, D., Branch, R.A. (1983): Clearance by the liver: Current concepts in understanding hepatic disposition of drugs. Sem. Liv. Dis. 3: 285–297

Individuelle Arzneimitteltherapie

Morgan, D.J., McLean, A.J. (1995): Clinical pharmacokinetic and pharmacodynamic considerations in patients with liver disease. Clin. Pharmacokinet. 29: 370–391

Packer, M. (1992a): Treatment of chronic heart failure. Lancet 340: 92–95

Packer, M. (1992b): Pathophysiology of chronic heart failure. Lancet 340: 88–92

Pond, S.M., Tozer, T.N. (1984): First-pass elimination. Basic concepts and clinical consequences. Clin. Pharmacokinet. 9: 1–25

Reetze-Bonorden, P., Böhler, J., Keller, E. (1993): Drug dosage in patients during continuous renal replacement therapy. Pharmacokinetic and therapeutic considerations. Clin. Pharmacokinet. 24: 362–379

Stonek, B. (2000): Optimizing management of patients with advanced heart failure. Drugs Aging. 16: 87–106

Taylor, C.A., Abdel-Rahman, E., Zimmerman, S.W., Johnson, C.A. (1996): Clinical pharmacokinetics during continuous ambulatory peritoneal dialysis. Clin. Pharmacokinet. 31: 293–308

Vrhovac, B., Sarapa, N., Bakran, I., Huic, M., Macolic-Sarinic, V., Francetic, I., Wolf-Coporda, A., Plavsic, F. (1995): Pharmacokinetic changes in patients with oedema. Clin. Pharmacokinet. 28: 405–418

24 Patienten mit Verbrennungen

R. Rohde-Böhler, Ludwigshafen, T. Raff, Leipzig und K.P. Wresch, Speyer

24.1 Pathophysiologie der Verbrennungskrankheit

Ausgedehnte Verbrennungen verursachen nicht nur eine Schädigung der Haut, sondern beziehen auch die verschiedenen Organsysteme mit ein und führen zu komplexen systemischen pathophysiologischen Veränderungen.

Für die Pharmakokinetik bedeutsam sind:

☐ massive **Volumenverschiebungen** im Verbrennungsschock: Ödembildung, Volumensubstitution und Rückresorption des Ödems, Plasma-, Elektrolyt- und Wasserverluste über die Verbrennungswunde

☐ initial hypodyname und später hyperdyname Kreislaufsituation mit entsprechenden Veränderungen der **Durchblutung** von Leber und Nieren.

Weitere für die Therapie wichtige pathophysiologische Veränderungen sind:

☐ die Einschränkung der zellulären und humoralen **Immunkompetenz**

☐ die **respiratorische Insuffizienz**, besonders in Verbindung mit einem Inhalationstrauma

☐ Veränderungen des Stoffwechsels mit extremer Steigerung des Energieumsatzes und **ausgeprägter Katabolie**.

Die **Akutphase** unmittelbar nach dem Verbrennungstrauma ist durch die **Ödembildung** im Verbrennungsbereich, aber auch in Geweben, die nicht unmittelbar durch die thermische Schädigung betroffen sind, gekennzeichnet. Der Ablauf der Ödembildung ist biphasisch: Während der ersten Stunden nach Verbrennung wird eine schnelle Flüssigkeitsansammlung – beschränkt auf das verbrannte Gewebe – gesehen. Eine zweite langsamere Ödembildung wird während der ersten 12 bis 24 Stunden sowohl im verbrannten als auch im nicht-

verbrannten Gewebe beobachtet. Der Umfang der Ödembildung hängt von Art und Ausmaß der Brandverletzung ab.

Ursachen des Verlustes von Plasma ins Gewebe sind:

☐ Ein drastischer Anstieg der Permeabilität der Kapillaren, verursacht durch das direkte thermische Trauma des Endothels und die Wirkung verschiedener Mediatoren der Entzündungskaskade

☐ Eine Zunahme des Kapillardrucks aufgrund gestörter Vasomotorik in der Endstrombahn. Verursachend sind auch hier Endothelschädigung und Mediatorenwirkung.

☐ Ein dramatischer Abfall des interstitiellen hydrostatischen Drucks durch hitzebedingte Störung der Kollagenarchitektur

☐ Ein relativer Anstieg des interstitiellen onkotischen Drucks.

Transvaskuläre Volumenverschiebungen dieses Ausmaßes werden nur bei Brandverletzten beobachtet. Das Maximum der Ödembildung ist 12 bis 24 Stunden nach dem Verbrennungstrauma erreicht. Obwohl die lymphatische Drainage der interstitiellen Flüssigkeit sofort einsetzt, bleibt das Ödem in seinem Ausmaß für 48 bis 72 Stunden relativ konstant. Danach überwiegen Drainage und Rückresorption.

Resultat des massiven initialen Verlusts intravaskulären Volumens ist der **Verbrennungsschock** mit niedrigem Herzzeitvolumen, erhöhtem systemischen und pulmonalen Gefäßwiderstand und Minderperfusion der Gewebe. Als Schocktherapie während der ersten 24 bis 48 Stunden nach der Verbrennung werden zur Volumensubstitution und Verbesserung der Hämodynamik vor allem große Mengen an Ringer-

Lactat-Lösung oder Albumin verwendet (s. Kap. 24.4.1). Volumenverschiebungen und -substitution führen zu starken Schwankungen der Albuminkonzentration. Die anfangs hypodyname Kreislaufsituation schlägt um in eine hyperdyname mit reduziertem Gefäßwiderstand und gesteigerter Organdurchblutung, besonders auch der Leber und der Nieren (**hypermetabolische Phase**).

Die **Immunsuppression**, die in Verbindung mit Verbrennungen auftritt, ist multifaktoriell verursacht und betrifft die unspezifische, die humorale und die zelluläre Immunantwort. Dies macht die Verbrennungspatienten äußerst anfällig für Infektionen.

Die durch ein Inhalationstrauma bedingte **respiratorische Insuffizienz** nach Verbrennung ist besonders schwer wiegend. Aber auch ohne Inhalationstrauma ist eine Beeinträchtigung der respiratorischen Funktion nach ausgedehnter Verbrennung nicht ungewöhnlich. Ursachen sind eine verlängerte pulmonale Diffusionsstrecke und/oder Verminderung der Compliance von Lunge und Thorax.

Verbrennungen von über 20 % der Körperoberfläche verursachen tief greifende Veränderungen des Metabolismus. Sie sind von einem ausgeprägten **Hypermetabolismus** und einem deutlich gesteigerten Proteinabbau gekennzeichnet. Der Energieumsatz kann deutlich erhöht sein (s. Kap. 24.3).

24.2 Pharmakokinetische Besonderheiten

Die Pathophysiologie der Verbrennungskrankheit führt zu vielfältigen Veränderungen der Pharmakokinetik. Hiervon betroffen sind die pharmakokinetischen Parameter Bioverfügbarkeit, Plasmaproteinbindung, Verteilungsvolumen, Clearance und Halbwertszeit (Tab. 24.1).

Die Veränderungen dieser pharmakokinetischen Parameter sind abhängig vom Arzneistoff und können außerdem inter- und intraindividuell schwanken – entsprechend der Phase der Verbrennungskrankheit und der Zeit, die seit dem Trauma vergangen ist. Für viele Arzneistoffe gibt es noch keine ausreichenden Untersuchungen über ihre pharmakokinetischen Parameter bei Verbrennungspatienten. Zum Teil untersucht sind sie bei Antiinfektiva, Analgetika und H_2-Rezeptor-Antagonisten (Tab. 24.2).

Bioverfügbarkeit

Die intestinale Permeabilität kann erhöht sein und damit auch die Bioverfügbarkeit per os applizierter Arzneistoffe.

Proteinbindung

Das Verbrennungstrauma verursacht Veränderungen der Plasmaproteinkonzentration, die wiederum zu einer modifizierten Proteinbindung von Arzneistoffen führen. Verbrennungspatienten haben erniedrigte oder stark schwankende Albuminkonzentrationen und erhöhte Konzentrationen von α_1-saurem Glykoprotein (AAG). Letztere korrelieren mit der Zeit nach dem Trauma. Hohe AAG-Konzentrationen werden vor allem zwischen dem 5. und 25. Tag be-

Tab. 24.1: Auswirkungen pathophysiologischer Veränderungen bei Patienten mit Verbrennungen auf pharmakokinetische Prozesse und Parameter (nach Jaehde und Sörgel 1995).

Pathophysiologische Veränderung	Beeinflusster Prozess	Veränderte Parameter
Erhöhte intestinale Permeabilität	Resorption	F ↑
Erniedrigte Albuminkonzentrationen	Verteilung	f_u ↑, V ↑, CL ↑ oder ↔
Erhöhte α_1-saure Glykoproteinkonzentrationen	Verteilung	f_u ↓, V ↓, CL ↓ oder ↔
Erhöhtes Extrazellulärvolumen	Verteilung	V ↑
Erniedrigter renaler Blutfluss (Akutphase)	Elimination	CL ↓
Erhöhter renaler Blutfluss (hypermetabolische Phase)	Elimination	CL ↑
Erhöhter hepatischer Blutfluss	Elimination	CL von High extraction drugs ↑

↑ = erhöht, ↓ = erniedrigt, ↔ = unverändert

Tab. 24.2: Veränderungen pharmakokinetischer Parameter von Arzneistoffen bei Patienten mit Verbrennungen (nach Jaehde und Sörgel 1995).

Arzneistoff	V	CL	$t_{1/2}$	Bemerkungen
Analgetika				
Alfentanil	↓	↓	↔	
Morphin	↓	↓	↑	
Pethidin	↓	↓	↔	
Aminoglykosid-Antibiotika				
Amikacin			↓	TDM empfohlen
Gentamicin	↔		↓	TDM empfohlen
Tobramycin	↔		↓	TDM empfohlen
Beta-Lactam-Antibiotika				
Aztreonam	↑	↔		
Ceftazidim	↑	↑	↑	
Imipenem	↔	↔	↔	
Piperacillin	↑	↑	↑	
Ticarcillin	↑	↑	↔	
Gyrasehemmer				
Ciprofloxacin		↑	↔	
Enoxacin	↑			
Glykopeptide				
Teicoplanin	↔	↔	↔	
Vancomycin	↔	↑	↓	TDM empfohlen
Anxiolytika				
Diazepam	↑	↔	↑	
Lorazepam	↑	↑	↓	
H$_2$-Rezeptor-Antagonisten				
Cimetidin	↔	↔	↔	
Ranitidin	↑	↑	↔	
Sonstige				
Phenytoin	↑	↑	↔	
Ciclosporin		↑		TDM empfohlen

↑ = erhöht, ↓ = erniedrigt, ↔ = unverändert

Individuelle Arzneimitteltherapie

obachtet. Häufig ist die pharmakologische Wirkung von Arzneistoffen abhängig vom ungebundenen Anteil der Substanz (f_u). Eine Woche nach dem Trauma ist der ungebundene Anteil von Stoffen, die überwiegend an Albumin binden, erhöht, während der ungebundene Anteil von Arzneistoffen, die vor allem an α_1-saures Glykoprotein binden, erniedrigt ist. Veränderungen in der Proteinbindung führen zu signifikanten Veränderungen des Verteilungsvolumens und der Clearance von Arzneistoffen.

Verteilungsvolumen

Das Verteilungsvolumen (V) kann bei Verbrennungspatienten sowohl erhöht als auch erniedrigt sein. Hierfür sind zwei Faktoren verantwortlich: Veränderungen im extrazellulären Flüssigkeitsvolumen und Veränderungen in der Proteinbindung. Das Verteilungsvolumen steigt bei wachsendem ungebundenen Anteil eines Arzneistoffs und umgekehrt. Das Verteilungsvolumen ist ein wichtiger Parameter für die Festlegung der Initialdosis (s. Kap. 4.3.3). Anpassungen der Initialdosis sind notwendig bei Arzneistoffen mit einem kleinen Verteilungsvolumen und einer geringen therapeutischen Breite.

Clearance

Die Gesamtclearance (CL) von Arzneistoffen ist bei Verbrennungspatienten häufig verändert. Sie ist ein wichtiger Parameter zur Festlegung der Erhaltungsdosis (s. Kap. 4.3.2). Die renale Clearance ist abhängig von der glomerulären Filtrationsrate (GFR), der tubulären Sekretion und Rückresorption. Während der Akutphase nach dem Verbrennungstrauma sind der renale Blutfluss, die GFR und damit die Kreatininclearance (CL_{CR}) erniedrigt. Das bedeutet eine vorübergehende Abnahme der renalen Clearance (CL_R). In der hypermetabolischen Phase ist die Kreatininclearance erhöht. Dann benötigen Verbrennungspatienten höhere tägliche Dosen von Arzneistoffen mit vorwiegend renaler Clearance, um dieselben Serumkonzentrationen zu erreichen wie Kontrollgruppen.

In der hypermetabolischen Phase ist die Durchblutung der Leber ebenfalls gesteigert. Für Arzneistoffe, die ausschließlich durch die Leber eliminiert werden, sind nur wenige pharmakokinetische Daten verfügbar. Wesentlich ist, ob die hepatische Elimination des Arzneistoffs durch eine Phase-I- oder Phase-II-Reaktion limitiert wird. Phase-I-Reaktionen laufen bei Verbrennungspatienten in der Akutphase langsamer ab, während Phase-II-Reaktionen unbeeinflusst zu sein scheinen.

Erhöhte Clearance-Werte bei Verbrennungspatienten werden auch damit erklärt, dass andere zusätzliche Eliminationswege, zum Beispiel über die Wundoberfläche, möglich sind.

Halbwertszeit

Die Halbwertszeit ($t_{1/2}$) ist eine Funktion von Verteilungsvolumen und Clearance (s. Kap. 4.1.4). Daher kann sie bei Verbrennungspatienten verkürzt oder verlängert sein, abhängig davon, ob das Verteilungsvolumen und/oder die Clearance verändert sind.

Dosierungsrichtlinien

Richtlinien zur Dosierung sind schwierig zu erstellen aufgrund der inter- und intraindividuellen Schwankungen der pathophysiologischen und damit auch der pharmakokinetischen Parameter, der Abhängigkeit von Art und Schwere des Verbrennungstraumas und der Zeit zwischen Trauma und Applikation des Arzneimittels. Häufig benötigen Verbrennungspatienten höhere Dosen und/oder verkürzte Dosierungsintervalle. In einigen Fällen wird ein Therapeutisches Drug Monitoring empfohlen (s. Tab. 24.2).

24.3 Ernährung

Die Veränderungen des Stoffwechsels nach dem Verbrennungstrauma unterscheiden sich von denen anderer kritisch kranker Patienten. Sie sind durch einen noch ausgeprägteren Hypermetabolismus und einen deutlich gesteigerten Proteinabbau gekennzeichnet. Verbrennungen von 15 bis 20 % der Körperoberfläche verursachen noch keinen wesentlichen

Anstieg des Energieumsatzes. Bei ausgedehnteren Verbrennungen besteht eine enge Beziehung zwischen Ausmaß der Verbrennung, Energieumsatz und Proteinabbau. Der Energieumsatz kann bis um das 2- bis 2,5-fache des Normalwertes gesteigert sein. Diese Werte übersteigen die während der Sepsis und bei Polytraumen gemessenen Werte bei weitem.

24.3.1 Bestimmung des Kalorienbedarfs

Zur Bestimmung des Energiebedarfs brandverletzter Patienten werden zahlreiche Formeln vorgeschlagen. Bei Erwachsenen kann die **Toronto-Formel**, bei Kindern die **Galveston-II-Formel** verwendet werden.

Toronto-Formel: (Gl. 24.1)

$$\text{Energiebedarf [kcal/d]} = -4343 + (10{,}5 \cdot \% \, \text{VKOF}) \\ + (0{,}23 \cdot \text{Cl}) + (0{,}84 \cdot \text{BEE}) \\ + (114 \cdot \text{Temp.}) \\ - (4{,}5 \cdot \text{Tag nach Trauma})$$

Galveston-II-Formel: (Gl. 24.2)

$$\text{Energiebedarf [kcal/d]} = 1800 \, \text{kcal/m}^2 \, \text{KOF} \\ + 1300 \, \text{kcal/m}^2 \, \text{VKOF}$$

Dabei ist BEE der Grundumsatz berechnet nach der Harris-Benedict-Formel (s. Kap. 17.1.2), VKOF die verbrannte Körperoberfläche in %, KOF die Körperoberfläche, Cl die Kalorienzufuhr am Vortag (caloric input) und Temp. die Temperatur in °C.

Genauere Werte liefert die indirekte Kalorimetrie (s. Kap. 17.1.2). Um eine möglichst hohe Genauigkeit zu erzielen, sind aber mehrere Messungen pro Tag notwendig. Aktivitäten wie Verbandwechsel oder Physiotherapie können den Energieverbrauch um 20 bis 50 % über den unter Ruhebedingungen ermittelten Wert hinaus steigern.

24.3.2 Zusammensetzung der Ernährung

Kohlenhydrate

Kohlenhydrate stellen die Hauptenergiequelle der Ernährung Schwerbrandverletzter dar. Sie sollen etwa 50 % der gesamten Kalorienzufuhr abdecken. Durch den hohen Kohlenhydratanteil soll der exzessive Proteinkatabolismus gedämpft werden. Die maximale oxidative Kapazität des Körpers (7 mg Glucose/kg Körpergewicht/min) schränkt jedoch die applizierbare Glucosemenge ein. Für Brandverletzte werden maximale Mengen von 4–6 mg/kg KG/min empfohlen. Bei Überschreiten dieser Mengen kommt es zu einem deutlichen Anstieg des respiratorischen Quotienten. Weitere unerwünschte Folgen sind dann neben der Hyperglykämie die Lipogenese in der Leber und die Erhöhung des CO_2-Partialdrucks (Hyperkapnie).

Fett

Die Infusion von 50 ml Fettemulsion (20 %) reicht aus, um den Bedarf eines erwachsenen Patienten an essentiellen Fettsäuren zu decken. Die Vorstellungen über den Fettsäurenanteil an der Ernährung Schwerbrandverletzter gehen weit auseinander. Die durch Fett zugeführte Kalorienmenge sollte die Kalorien aus Kohlenhydraten nicht übersteigen. Bei Erwachsenen wird von den meisten Untersuchern ein Anteil der Fettsäuren an den Gesamtkalorien von 25 bis 30 % empfohlen. Bei Jugendlichen soll er zwischen 30 und 40 % liegen und bei Kleinkindern bei ca. 50 %.

Protein

Das zentrale Ernährungsproblem bei Brandverletzten ist der unvermeidbare Proteinabbau. Zusätzlich besteht ein erheblicher Proteinverlust über die Verbrennungswunden. Bei Verletzten, die nicht ernährt werden, wird mit einem täglichen Proteinverlust von über 200 g gerechnet. Selbst mit einer aggressiven Ernährungsstrategie wird eine ausgeglichene Stickstoffbilanz in der Regel erst in der dritten Woche nach Verbrennung erreicht. Schätzungen des täglichen Proteinbedarfs Schwerbrandverletzter bewegen sich zwischen 1,4 und 3 g/kg KG.

Vitamine und Spurenelemente

Einheitliche Richtlinien zur Anwendung und Dosierung von Vitaminen und Spurenelementen bei Verbrennungspatienten liegen nicht vor. Es ist üblich, Vitamine und Spurenelemente zu geben, die die Wundheilung fördern, den Immunstatus verbessern oder über Wundexsudat und Niere verloren wurden. Zur Vitaminsubstitution können Kombinationspräparate eingesetzt werden. Zusätzlich sollen aber die Vitamine A, C, E und Folsäure höher dosiert verabreicht werden. Bei den Spurenelementen wird eine Substitution von Zink und Selen empfohlen.

24.3.3 Ernährungsart

Es ist anzustreben, Brandverletzte enteral zu ernähren (s. auch Kap. 17.2). Bei den meisten Patienten ist die Kostzufuhr über eine Magensonde möglich. Ein wesentlicher Gesichtspunkt ist der Beginn der Ernährung. Verbrennungspatienten, die innerhalb von 5 Stunden nach dem Trauma enteral ernährt werden, zeigen eine abgeschwächte hypermetabole und katabole Antwort. Längere Ernährungspausen führen zur Mucosaatrophie, die die bakterielle

Individuelle Arzneimitteltherapie

Translokation begünstigt. Bei Patienten, bei denen die enterale Kostzufuhr möglichst kurzfristig nach dem Verbrennungstrauma begonnen wird, kann die Entwicklung einer gastralen Stase verhindert werden. Scheitert die gastrale Ernährung, soll eine Jeju-nalsonde gelegt werden, bevor als letzter Schritt die parenterale Ernährung gewählt wird. Perkutan gelegte Magen- oder Jejunalsonden werden unmittelbar nach der Verbrennung nicht empfohlen, können aber bei langwierigen Verläufen sinnvoll sein.

24.4 Spezielle therapeutische Aspekte

24.4.1 Flüssigkeitszufuhr

Grundlage für Berechnungen der erforderlichen Infusionsvolumina sind das **Körpergewicht** des Patienten und das **Verbrennungsausmaß in % der Körperoberfläche** (VKOF). Von den verschiedenen empirisch erarbeiteten Formeln zur Abschätzung des Substitutionsvolumens haben sich die Baxter- oder Parkland-Formel und die modifizierte Brooke-Formel etabliert (Tab. 24.3). Die Hälfte des jeweils für den ersten Tag errechneten Ansatzes ist in den ersten 8 Stunden zu infundieren. Für die Substitution des Bedarfs der ersten 24 Stunden werden derzeit **Elektrolytlösungen** (Ringer-Lactat-Lösung mit 130 mmol/L Natrium) bevorzugt. Zunehmend finden sich Befürworter einer frühzeitigen (ab 8. Stunde nach dem Trauma) Teilsubstitution mit Humanalbumin, Frischplasma oder künstlichen Kolloiden (Dextran 70 oder 6 % HAES).

Nach adäquater primärer Schocktherapie ist 8 bis 12 Stunden nach dem Trauma mit der Rückkehr einer physiologischen Kapillarpermeabiliät im nicht-verbrannten Gewebe zu rechnen und der Ausgleich des intravasalen Albumindefizits zu beginnen. Therapieziel ist ein ausreichender kolloidosmotischer Druck und eine Serumalbuminkonzentration von 25 g/L.

Formeln können nur einer groben Orientierung dienen. Die differenzierte Substitution und Infusionstherapie erfolgt individuell und richtet sich neben der Diurese des Patienten nach hämodynamischen Parametern, berücksichtigt Säure-Basen-Status und Elektrolyt-Balance sowie Hämatokrit und Albumingehalt des Blutes.

24.4.2 Adäquate Schmerzstillung und Analgosedierung

Ausgedehnte Verbrennungen erfordern nicht nur unter humanitären Gesichtspunkten eine effektive analgetische Therapie. Weitgehende Schmerzfreiheit und Sedierung bewirken mit Reduktion der psychomotorischen Hyperaktivität auch einen **Rückgang**

Tab. 24.3: Formeln zur Berechnung der Flüssigkeitszufuhr.

Formel	Elektrolyt-Lösung (Ringer-Lactat)	Kolloid-Lösung (5 % Humanalbumin)	Wässrige Lösung (5 % Glucose)
Baxter-, Parkland-Formel			
1. Tag	4 mL/kg KG · %VKOF in 24 h	—	—
2. Tag	—	700–2000 mL oder 20–60 % des kalkulierten Plasmavolumens	Nach Diurese: 50–70 mL/h (Erw.) 1,0 mL/kg KG/h (Kind)
Modifizierte Brooke-Formel			
1. Tag	2 mL/kg KG · % VKOF in 24 h Kinder (<30 kg): 3 mL/kg KG · % VKOF in 24 h	—	5 % Glucose in $^{1}/_{2}$ Elektrolyt 2000 mL/m² KOF
2. Tag	—	0,3–0,5 mL/kg KG · % VKOF in 24 h	Nach Diurese: 30–50 mL/h (Erw.) 1 mL/kg KG/h (Kind)

KG = Körpergewicht in kg, KOF = Körperoberfläche, VKOF = verbrannte Körperoberfläche

des Sauerstoffverbrauchs des Schwerbrandverletzten. Die Tiefe der **Analgosedierung** orientiert sich empirisch am individuellen Bedarf des Brandverletzten. Dem Schmerzaufkommen entsprechend müssen meist Analgetika mit zentraler Wirkung (Opioide oder Ketamin) zum Einsatz kommen, die Kombination mit vorwiegend peripher angreifenden Analgetika ist oft aber sinnvoll. Die hypnotisch-sedative Wirkkomponente schaffen Benzodiazepine – wobei das kurz wirkende Midazolam bevorzugt wird – sowie Droperidol, 4-Hydroxybuttersäure, seltener Propofol oder Barbiturate.

Bei Brandverletzten ist ein verhältnismäßig **hoher Bedarf an Analgetika/Sedativa** zu beobachten, der den anderer Traumapatienten um mehr als 50 % überschreiten kann. Dieses Phänomen findet allerdings keine Erklärung in für die Verbrennung spezifischen pharmakokinetischen Veränderungen. Opioide und Ketamin verfügen als vorwiegend lipophile Substanzen über ein großes Verteilungsvolumen, so dass sich weder eine Zunahme des Gesamtkörperwassers (Ödem) noch der erhebliche extrazelluläre Flüssigkeitsverlust entscheidend auf die erreichten Plasmakonzentrationenen auswirken dürfte. Im Gegensatz zu Fentanyl und Sufentanil binden Alfentanil und Ketamin an das Akutphase-Protein α_1-saures Glykoprotein (AAG). Bei kontinuierlicher Applikation wirkt sich die Bindung an das Akutphase-Protein jedoch kaum auf das Verteilungsvolumen im Steady State (V_{SS}) aus und kann somit den erhöhten Analgetikabedarf des Brandverletzten nicht erklären. Der hohe Schmerzmittelbedarf lässt die kombinierte Anwendung von Opioiden und Ketamin sinnvoll erscheinen, wobei sich die Substanzen mit unterschiedlichem Wirkmechanismus (Opioid- bzw. NMDA-Rezeptor) in ihrer zentralen analgetischen Wirkung addieren.

In der **Langzeitanwendung** von Opioiden wird eine schnelle Gewöhnung beobachtet, die mit einer Dosissteigerung nicht kompensiert werden kann. Bei kontinuierlicher Anwendung von Ketamin zur Analgosedierung werden ab dem 4. bis 6. Tag oft Dosissteigerungen erforderlich, ohne dass es zu einem entsprechenden Anstieg der Plasmakonzentrationen kommt. Da die hepatische Elimination dieses Low Extraction Drug von der Leberdurchblutung weitgehend unabhängig ist, müssen als Ursache eine Zunahme der intrinsischen Clearance und Veränderungen im Sinne einer Enzyminduktion vermutet werden. Die Erklärung für den häufigen Wirkverlust der Benzodiazepine bei Langzeitanwendung wird in Veränderungen von Dichte und/oder Konformation der GABA-Rezeptoren gesucht. Erfahrungsgemäß sind diese Veränderungen

reversibel. Nach Absetzen der Benzodiazepine und vorübergehender Sedierung mit Methohexital oder Propofol kann die Analgosedierung mit Benzodiazepinen nach 2 bis 3 Tagen oft wieder mit gutem Effekt aufgenommen werden.

In der **Auswahl** von Analgetika und Hypnotika müssen deren Wirkungen auf die kardiovaskuläre und respiratorische Funktion und im Hinblick auf eine angestrebte früh-enterale Ernährung auch die jeweilige Beeinträchtigung der gastrointestinalen Motorik berücksichtigt werden. Die Kreislaufinstabilität im protrahierten Schockzustand wird durch vasodilatierende und negativ inotrop wirksame Substanzen wie Opioide oder Propofol ungünstig beeinflusst. Ketamin ist wegen seines sympathotonen kreislaufstabilisierenden Wirkprofils hier den Opioiden überlegen. Beim spontan atmenden Brandverletzten muss an die atemdepressive Nebenwirkung der Opioide gedacht werden. Ketamin zeichnet sich am Respirationstrakt durch eine ausgeprägte broncholytische Wirkung aus, eine zentrale atemdepressorische Wirkkomponente fehlt. Über eine Hemmung der Acetylcholin-Freisetzung in der Darmmuskulatur bewirken Opioide im Gegensatz zu Ketamin eine Obstipation mit Beeinträchtigung von enteralem Transport und intestinaler Resorption.

Obwohl eine Basisanalgesie des Brandverletzten mit Ketamin besonders unter pharmakodynamischen Aspekten vorteilhaft erscheint, stellt die Analgosedierung dieser Patienten ein intensivmedizinsches Problem dar, das in Auswahl und Dosierung oft den Einsatz einer individuellen, dem situativen Bedarf angepassten Kombination unterschiedlicher Substanzen erforderlich macht.

24.4.3 Einsatz von Muskelrelaxantien

Muskelrelaxantien können bei Intensivpatienten, besonders bei Schwerbrandverletzten und Patienten mit Multiorganversagen, Ursache vielfältiger Probleme sein. Dies lässt eine äußerst strenge Indikationsstellung grundsätzlich ratsam erscheinen.

Die Pharmakokinetik der Muskelrelaxantien zeigt keine einheitlichen, für das Verbrennungstrauma spezifischen Veränderungen. Für den klinischen Einsatz der Substanzen stehen die Veränderungen in der Pharmakodynamik beim Brandverletzten im Vordergrund. Sie sind abhängig von der Schwere des Verbrennungstraumas und dem zeitlichen Abstand zum Unfallereignis. Frühestens ab dem 2. Tag nach dem Trauma und einem Verbrennungsausmaß von 10 bis 15 % KOF ist mit relevanten Veränderun-

Individuelle
Arzneimitteltherapie

gen zu rechnen, die über Wochen und Monate anhalten können.

Werden Muskelrelaxantien bei Brandverletzten eingesetzt, sind als Besonderheiten zu berücksichtigen:

☐ die Überempfindlichkeit gegen Depolarisationsblocker (Suxamethoniumchlorid)

☐ die relative Resistenz gegenüber nichtdepolarisierenden Muskelrelaxantien.

Suxamethoniumchlorid, ein **depolarisierendes Muskelrelaxans**, kann bei Brandverletzten Arrhythmien bis hin zum Herzstillstand auslösen. Dafür verantwortlich ist eine massive Freisetzung von Kaliumionen aus den Zellen der quergestreiften Muskulatur. Der Kaliumionenshift nimmt dosisabhängig zu. Mit relevanten Effekten ist in der Regel bis zu 3 Monate nach dem Unfallzeitpunkt zu rechnen. Über hyperkaliämische Reaktionen auf depolarisierende Muskelrelaxantien noch 2 Jahre nach einem Verbrennungstrauma wird allerdings berichtet. Suxamethoniumchlorid kann also in der Erstversorgungsphase Brandverletzter eingesetzt werden, soll aber danach aus Sicherheitsgründen grundsätzlich nicht verwendet werden.

Die relative Resistenz gegenüber **nichtdepolarisierenden Muskelrelaxantien** setzt etwa ab der 2. Woche nach einer schweren Verbrennung (VKOF über 20 bis 30 %) ein und äußert sich klinisch in einer Zunahme der erforderlichen Effektivdosis um das 2- bis 5fache des Normalwertes. Die Dosiserhöhung wird proportional zur verbrannten Körperoberfläche erforderlich. Eine relative Resistenz nach Verbrennungstrauma ist im Tiermodell und/oder in klinischen Studien dokumentiert für die Substanzen d-Tubocurarin, Pancuroniumbromid, Alcuroniumchlorid, Atracuriumbesilat und Vecuroniumbromid, nicht dagegen für Mivacurium. Bei Dosissteigerung muss mit einer Zunahme spezifischer unerwünschter Wirkungen wie

☐ Histaminliberation und Bronchospasmus (Pancuroniumbromid, Mivacuriumchlorid, Atracuriumbesilat, Cisatracuriumbesilat),

☐ Hypotonie (d-Tubocurarin, Alcuroniumchlorid, Pancuroniumbromid, Mivacuriumchlorid),

☐ Bradykardie (Atracuriumbesilat, Cisatracuriumbesilat) oder

☐ Tachykardie (Pancuroniumbromid, Rocuroniumbromid)

gerechnet werden.

Da spezifische Veränderungen der Pharmakokinetik für die meisten Muskelrelaxantien nicht gefunden wurden, sind Ursachen für pharmakodynamische Besonderheiten in **Veränderungen an den Zielstrukturen**, den nicotinergen Acetylcholinrezeptoren zu suchen. Das Verbrennungstrauma bewirkt offenbar eine Up-Regulation dieser Rezeptoren. Tatsächlich kommt es nach schweren Verbrennungen (>10 bis $15\,\%$ verbrannter KOF) zu einer Ausbreitung der Nicotinrezeptoren über die gesamte Muskelmembran, so dass die Depolarisation nicht mehr auf die neuromuskuläre Endplatte begrenzt erfolgt. Diese Zunahme der Nicotinrezeptoren pro Einheit Muskelmasse, die in der gesamten quergestreiften Muskulatur nachzuweisen ist, erklärt im Wesentlichen die genannten Veränderungen der Pharmakodynamik sowohl depolarisierender als auch der meisten nichtdepolarisierenden Muskelrelaxantien. Für Mivacuriumchlorid als Ausnahme wird dagegen eine Verlängerung der Wirkdauer beschrieben, die als Folge der bei Schwerbrandverletzten verminderten Aktivität der Plasma-Cholinesterase mit konsekutiv verzögertem Abbau dieser Substanz interpretiert werden kann.

Zur Beurteilung der Wirkung von Muskelrelaxantien beim Brandverletzten und zur Ermittlung der niedrigsten Effektivdosis bietet sich ein **neuromuskuläres Monitoring** mit der Bestimmung des Train-of-four (TOF) an. Bei generell kritischer Indikationsstellung sind Substanzen zu bevorzugen, die wie Mivacuriumchlorid (kurz wirkend), Vecuroniumbromid (mittellang wirkend) oder Pipecuroniumbromid (lang wirkend) auch in hoher Dosierung als nebenwirkungsarm gelten.

24.4.4 Einsatz von Antibiotika

Intensivmedizinische Patienten mit Verbrennungen sind ein Beispiel für Patienten mit einer Polypharmakotherapie. Sie erhalten gleichzeitig neben Kombinationen verschiedenartig wirkender Antibiotika eine Vielzahl hochwirksamer intensivmedizinischer Arzneimittel. Für Antibiotika mit enger therapeutischer Breite wie Aminoglykosiden und Vancomycin wird ein TDM empfohlen (s. Kap. 14.3.5). Damit werden einerseits ausreichend hohe Plasmakonzentrationen erreicht und andererseits toxische Wirkungen vermieden.

Brandverletzte benötigen höhere Dosen von **Vancomycin** als andere Patienten. Sie weisen eine deutlich erhöhte renale Clearance von Vancomycin auf. Aufgrund der tubulären Sekretion relevanter Mengen an Vancomycin ist die Dosierung anhand der Kreatininclearance schwierig. Daher empfiehlt sich die individuelle Dosisanpassung mit Hilfe des TDM.

Durch die Individualisierung der Behandlung mit **Gentamicin** konnte ein Anstieg der Überlebensrate auf 64 % im Vergleich zu 33 % bei einer konventionellen Dosierung von 3–5 mg/kg/Tag nachgewiesen werden (Zaske et al. 1982). Inzwischen ist auch bei der Therapie von Verbrennungspatienten die so genannte Einmaldosierung von Aminoglykosid-Antibiotika üblich (s. Kap. 14.3.5).

24.4.5 Topische Therapie der Verbrennungswunden

Die topische Therapie hat das Ziel, die mikrobielle Kolonisation der Verbrennungswunden einzuschränken. Substanzen, die zur topischen Behandlung von Verbrennungswunden verwendet werden, sollten die folgenden Forderungen erfüllen:

1. Sie müssen ein umfassendes antimikrobielles Spektrum haben.

2. Sie dürfen nicht zur Resistenzentwicklung führen.
3. Sie dürfen weder lokal noch systemisch toxisch sein.
4. Sie dürfen nicht zu Stoffwechselverschiebungen führen.
5. Das Allergisierungspotential muss gering sein.
6. Die Applikation muss schmerzfrei sein.
7. Sie sollen das funktionelle und kosmetische Ergebnis verbessern.

Keines der derzeit gebräuchlichen Oberflächenbehandlungsmittel erfüllt diese Forderungen in idealer Weise. Das Silbersalz des Sulfadiazins (SSD) ist die am weitesten verbreitete antimikrobielle Substanz für die topische Behandlung von Brandverletzungen geworden. Zunehmende Bedeutung gewinnt zurzeit die Kombination von SSD und Cernitrat. Weitere gebräuchliche Substanzen sind Polyvidon-Iod, Silbernitrat und Mafenidacetat (s. Tab. 21.4).

Tab. 24.4: Gebräuchliche Substanzen zur topischen Therapie der Verbrennungswunde (nach Ryan und Tompkins 1994).

	Sulfadiazin, Silbersalz	Silbernitrat	Polyvidon-Iod	Mafenidacetat
Klasse	Sulfonamid, Schwermetall	Schwermetall	Halogen	Sulfonamid
Zubereitungs-form	1 % Creme	0,5 % Lösung	Salbe, 10 % Lösung	11,1 % Creme, 5 % Lösung
Antimikrobielles Spektrum	gramnegativ grampositiv Pilze (schwach, besser in Kombination mit Cernitrat)	gramnegativ grampositiv Pilze	gramnegativ grampositiv Pilze Viren Protozoen	gramnegativ grampositiv
Vorteile	geringer Pflegeaufwand keine Schmerzen	geringe Toxizität keine allergischen Reaktionen	breites Spektrum selten resistente Keime	sehr gute Aktivität im gramnegativen Bereich gute Penetration der Nekrosen
Nachteile	teuer verzögert Epithelisierung	großer Pflegeaufwand		schmerzhaft teuer verzögert Epithelisierung
Mögliche Kompli-kationen	Argyrie (Ablagerung von Silbersulfid) Überempfindlichkeit der Haut Methämoglobinämie Granulozytopenie Hämolyse bei Glucose-6-Phosphat-Dehydrogenase-Mangel	Argyrie Hyponatriämie Hypochlorämie Methämoglobinämie	Überempfindlichkeit der Haut Hyperthyreose	Überempfindlichkeit der Haut Hemmung der Carboanhydrase Methämoglobinämie Erythema multiforme Hämolyse bei Glucose-6-Phosphat-Dehydrogenase-Mangel

Individuelle Arzneimitteltherapie

Literatur

Bonate, P.L. (1990): Pathophysiology and pharmacokinetics following burn injury. Clin. Pharmacokinet. 18: 118–130

Chiarelli, A., Siliprandi, L. (1994): Burns. In: Zaloga, G.P. (ed.): Nutrition in critical care. Mosby-Year Book, St. Louis. 587–597

Demling, R.H. (1987): Fluid replacement in burned patients. Surg. Clin. North. Am. 67: 15–30

Herndon, D.N. (1996): Total burn care. W. B. Saunders, London

Jaehde, U., Sörgel, F. (1995): Clinical pharmacokinetics in patients with burns. Clin. Pharmacokinet. 29: 15–28

Martyn, J.A.J. (1986): Clinical pharmacology and drug therapy in the burned patient. Anesthesiology 65: 67–75

Martyn, J.A.J., Goudsouzian, N.G., Chang, Y., Szyfelbein, S.K.; Schwartz, A.E., Patel, S.S. (2000): Neuromuscular effects of mivacurium in 2–to 12-yr-old children with burn injury. Anesthesiology 92: 31–37

Marvin, J.A., Heimbach, D.M. (1985): Pain control during the intensive care phase of burn care. Crit. Care Clin. 1: 147–157

Nosek, M.T., Martyn, J.A.J., (1997): Na+channel and acetylcholine receptor changes in muscle at sites distant from burns do not stimulate denervation. J. Appl. Physiol. 82: 1333–1339

Ryan, C.M., Tompkins, R.G. (1994): Topical therapy II: Burns. In: Chernow, B. (ed.): The pharmacologic approach to the critically ill patient. Williams & Wilkins, Baltimore. 830–843

Zaske, D.E., Bootmann, J.L., Solem, L.B., Strate, R.G. (1982): Increased burn patient survival with individualized dosages of gentamicin. Surgery 91: 142–149

Pharmazeutische Betreuung

25 Grundlagen der Pharmazeutischen Betreuung

K. Lennecke, Sprockhövel

25.1 Einführung

Das Berufsbild des Apothekers hat sich in den letzten 50 bis 60 Jahren stark gewandelt. Lange Zeit waren Herstellung und Prüfung von Arzneimitteln die Hauptaufgaben. Inzwischen ist die Herstellung zum größten Teil von der pharmazeutischen Industrie übernommen worden; und auch die Analytik spielt nur noch eine untergeordnete Rolle. Nach und nach ist die Arzneimittelabgabe an den Patienten in den Vordergrund gerückt. In der Apothekenbetriebsordnung von 1987 wurde die **Informations- und Beratungspflicht** in das Berufsbild und das Selbstverständnis des Apothekers aufgenommen. Über die Erfüllung dieser Pflicht wird auch heute noch diskutiert. Fest steht jedoch, dass es nicht ausreicht, standardisierte und nach allen Seiten abgesicherte schriftliche Informationen weiterzugeben. Die Erfahrungen mit der Packungsbeilage beweisen, dass diese Art von Information die Patienten überfordert und von der Arzneimittelanwendung abschreckt.

Eine effektive Beratung bedeutet, die notwendigen Informationen für jeden Patienten auszuwählen und zu formulieren. Sie müssen jeweils auf die Bedürfnisse in seiner speziellen Situation zugeschnitten werden, abhängig vom Arzneimittel und der Arzneiform, von der Einstellung des Patienten zum Arzneimittel, von seinen Erfahrungen, von seinem Vorwissen über seine Krankheit und deren Therapie etc. Also ist eine Beratung kein standardisierbarer Vorgang, sondern ein dynamischer Prozess, der bei jedem Kontakt mit dem Patienten anders abläuft.

Im Apothekenalltag zeigt sich, dass viele Patienten einen hohen Beratungsbedarf haben und auch bereit sind, eine Beratung anzunehmen. Bei der Erstanwendung eines Arzneimittels stellen sich für den Patienten viele Fragen zur Anwendung und Wirkung, die im Beratungsgespräch bei der Arzneimittelabgabe beantwortet werden können. Einige Tage nach Beginn der Therapie, im weiteren Verlauf und schließlich zum Abschluss ergeben sich für ihn im Zusammenhang mit seiner Arzneimitteltherapie wieder neue, ganz andere Probleme. Dabei wird deutlich, dass sich die Fragen und Bedürfnisse der Patienten verändern. Ein Beratungsbedarf besteht nicht nur am Anfang, sondern auch im Verlauf einer Therapie.

Eine bedürfnisgerechte Beratung ist also kein einmaliger Vorgang bei der Übergabe des Arzneimittels, sondern es ist ein Prozess, der die gesamte Arzneimitteltherapie begleiten sollte. Für diesen Prozess steht der Begriff der **„Pharmazeutischen Betreuung"** (**Pharmaceutical Care**), der nach Hepler und Strand (1990) wie folgt definiert wird:

> Die **Pharmazeutische Betreuung** ist die konsequente Wahrnehmung der Mitverantwortung des Apothekers bei der Arzneimitteltherapie mit dem Ziel, konkrete therapeutische Ergebnisse zu erreichen, die geeignet sind, die Lebensqualität des Patienten zu verbessern.

Die Definition der Pharmazeutischen Betreuung wurde 1997 von Strand erweitert:

> **Pharmazeutische Betreuung** ist eine Arbeitsmethode in der Apothekenpraxis, bei der der Apotheker Verantwortung für arzneimittelbezogene Probleme und Bedürfnisse des Patienten übernimmt und sich für die Erarbeitung und Durchführung der Lösungen verantwortlich fühlt.

Pharmazeutische Betreuung ist ein internationaler Prozess einer Weiterentwicklung des Berufsbilds des Apothekers. Das Hauptziel der Pharmazeutischen Betreuung besteht darin, die Arzneimitteltherapie durch stärkere Einbeziehung des Apothekers zu optimieren. Dabei ist die Arbeit des Apothekers darauf gerichtet, die Therapiemitarbeit des Patienten zu verbessern und ihn gemeinsam mit dem Arzt im Rahmen des Möglichen zum Selbstmanagement seiner Krankheit zu führen.

25.2 Nutzen einer Pharmazeutischen Betreuung

Mit der Pharmazeutischen Betreuung verschiebt sich der Schwerpunkt der Tätigkeit des Apothekers vom Arzneimittel zum Patienten. Nicht nur die Qualität des Arzneimittels muss sichergestellt sein, sondern auch die der Arzneimitteltherapie. In der Praxis läuft eine Arzneimitteltherapie jedoch häufig ohne Erfolgskon-

trolle ab (s. Abb. 25.1): Der Patient sucht mit Beschwerden seinen Arzt auf, um seinen Gesundheitszustand zu verbessern. Der Arzt untersucht den Patienten und stellt fest, dass er z. B. unter einer Erkrankung leidet, die er lindern bzw. heilen kann. Zur Verbesserung seines Gesundheitszustands entschließt er sich zu einer

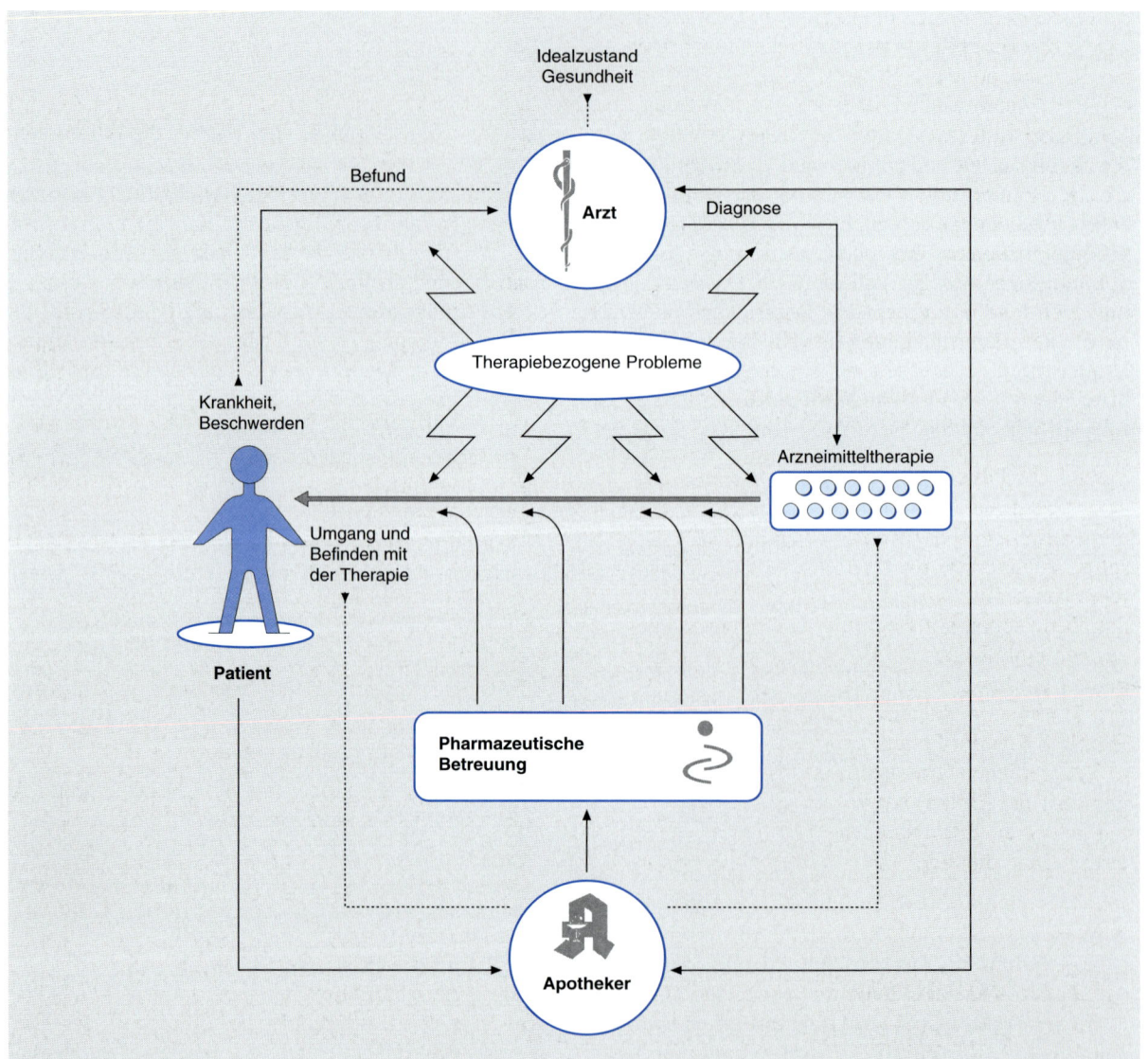

Abb. 25.1: Das Zusammenspiel von ärztlicher Therapie und Pharmazeutischer Betreuung (Regelkreisschema). Der Arzt versucht die Gesundheit des Patienten („Regelgröße") aufrechtzuerhalten oder wiederherzustellen. Er vergleicht (als „Regler") bei seiner Untersuchung des Patienten den Befund („Ist-Zustand") mit einem Idealzustand der Gesundheit („Soll-Zustand"). Er versucht, den Gesundheitszustand über eine Arzneimitteltherapie („Stellgröße") zu beeinflussen. Dieser Regelkreis wird durch eine Reihe von Problemen gestört („Störgrößen"). An dieser Stelle greift die Pharmazeutische Betreuung ein. Regelgröße ist hier die erfolgreiche Arzneimitteltherapie. Der Apotheker („Regler") vergleicht die Durchführung der Therapie („Ist-Zustand") mit dem Therapieplan („Soll-Zustand") und beeinflusst das Geschehen.

Arzneimitteltherapie. Er entlässt seinen Patienten mit der ärztlichen Verordnung über das notwendige Arzneimittel.

Hier endet der Prozess häufig. Der Arzt geht davon aus, dass sein Patient das Arzneimittel anweisungsgemäß einnimmt und es so wirkt, wie man es erwartet. Wenn der Patient den Arzt nicht innerhalb kurzer Zeit noch einmal aufsucht und damit aktiv einen neuen Therapieversuch startet, gilt die Therapie als erfolgreich. In vielen Fällen ist sie das, in manchen Fällen ist sie es jedoch nicht. Bei einer späteren Untersuchung stellt der Arzt zufällig fest, dass sich die Beschwerden kaum gebessert haben, oder die Kontrollparameter zeigen, dass die bisherige Therapie versagt hat. In diesen Fällen verzögert sich für den Patienten die Heilung oder die Besserung des Krankheitsverlaufs; möglicherweise kommt es zu längerer Arbeitsunfähigkeit oder sogar zu einer Einweisung in ein Krankenhaus. Der Arzt hat keine Kenntnis darüber, welche Gründe zum Versagen der Therapie geführt haben. Also weiß er auch nicht ohne weiteres, was er bei einem zweiten Therapieversuch ändern muss, damit er diesmal zum Erfolg führt. Das Fazit für das gesamte Gesundheitssystem ist: Es entstehen zusätzliche Kosten, die vermieden werden können.

> **Die Abgabe des Arzneimittels ist der Anfang und nicht das Ende der Medikation (Charles D. Hepler).**

Sobald der Patient die ärztliche Verordnung in seinen Händen hält, liegt die Durchführung der Therapie in seiner Verantwortung. Dabei ist es nicht selbstverständlich, dass er die vorgeschlagene Therapie tatsächlich so ausführt, wie der Arzt es geplant hat. Denn schon vor Beginn und im weiteren Verlauf können eine Reihe von Störgrößen („**therapiebezogene Probleme**") auftreten, die dazu führen, dass die Therapie nicht zum erwünschten Erfolg führt. Häufig bricht der Patient dabei die Therapie ab.

Im ärztlichen Therapieprozess sind Rückmeldungen über die Effektivität der Medikation nur bei akuten schweren Erkrankungen vorgesehen. Gerade bei einer Dauertherapie oder leichteren Beschwerden

fehlt häufig die notwendige Kontrolle. An dieser Stelle kann nun die Pharmazeutische Betreuung eingreifen, sozusagen als „**In-Prozess-Kontrolle**" im Verlauf der Arzneimitteltherapie. Sie nimmt dem Patienten anfangs einen Teil seiner Verantwortung ab und hilft ihm im Verlauf, schließlich eigenverantwortlich mit seiner Arzneimitteltherapie umzugehen. Bei Therapiebeginn beginnt auch der Betreuungsprozess mit der individuellen Beratung bezüglich der verordneten Arzneimittel. Hier können im Vorfeld erste Probleme aus dem Weg geräumt werden, die eine weisungsgemäße Therapie verhindern würden. Durch regelmäßige Beratungsgespräche im Verlauf des Betreuungsprozesses erhält der Apotheker vom Patienten eine schnelle Rückmeldung über die Durchführung seiner Arzneimitteltherapie, z.B. über Anwendungsprobleme oder das Auftreten von unerwünschten Wirkungen. Der Apotheker kann jetzt vergleichen, ob die Durchführung der Therapie mit dem ärztlichen Therapieplan übereinstimmt und ob die Beschwerden des Patienten sich verändern. An dieser Stelle kann er die arzneimittelbezogenen Probleme ausschalten und die Arzneimitteltherapie zusammen mit dem Arzt optimieren.

So greifen Betreuung von Arzt und Apotheker ineinander (s. Abb. 25.2):

☐ Zum Nutzen des Patienten: Sein Wissen um seine Krankheit und deren Behandlung wird vermehrt; seine Compliance und die Arzneimittelsicherheit werden erhöht, und das Therapieergebnis, also sein Gesundheitszustand und seine **Lebensqualität,** werden verbessert.

☐ Zum Nutzen des Arztes: Er kann arzneimittelbezogene Fragen an den Apotheker delegieren (**Arbeitsökonomisierung**); sein Therapieergebnis verbessert sich, und die Zufriedenheit seines Patienten steigt.

☐ Zum Nutzen des Apothekers: Die Qualität seiner Dienstleistung steigt, seine Position als **Heilberufler** wird gestärkt, und seine Arbeitszufriedenheit und Motivation steigen.

25.3 Voraussetzungen für eine Pharmazeutische Betreuung

25.3.1 Pharmazeutisches Fachwissen

Ein solides pharmazeutisches Grundwissen in traditionellen Fachdisziplinen ist notwendig, um pharmazeutische Qualität bewerten zu können und arznei-

mittelbezogene Probleme zu erkennen. Für eine effektive Pharmazeutische Betreuung werden allerdings darüber hinaus weitreichende Kenntnisse benötigt, die sich an der Umsetzung der Arzneimitteltherapie in die Praxis orientieren.

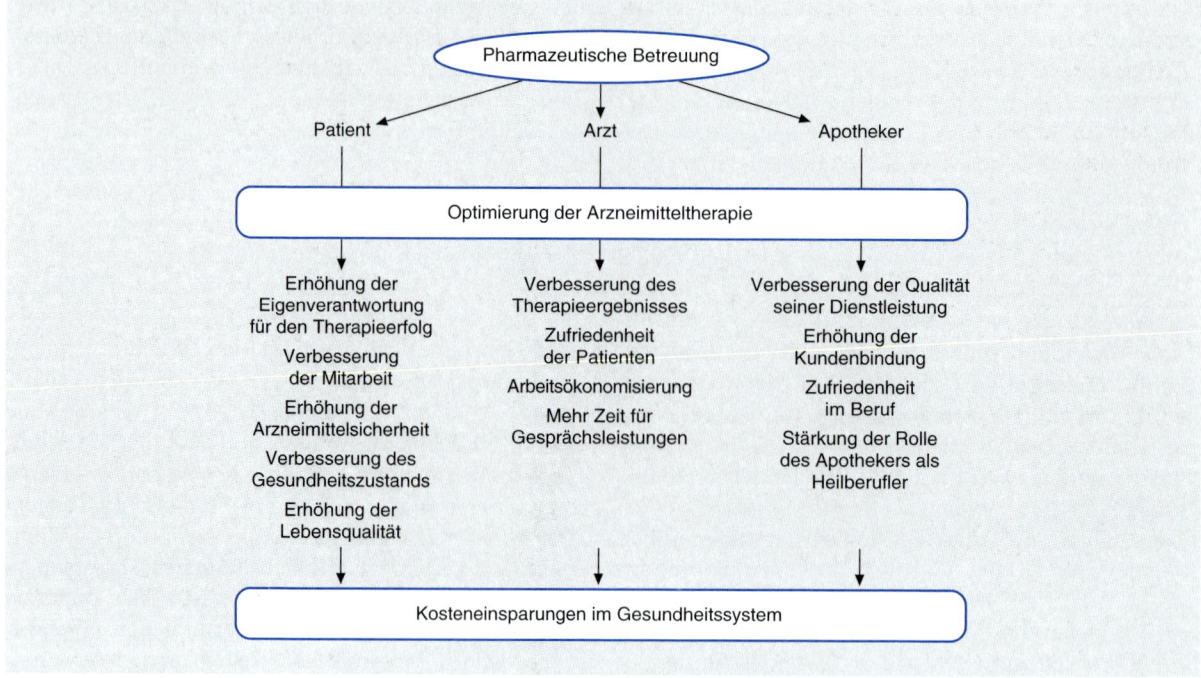

Abb. 25.2: Nutzen der Pharmazeutischen Betreuung für Patient, Arzt und Apotheker.

Indikationsspezifisches Fachwissen

Über das allgemeine Wissen der Pharmakologie hinaus braucht jeder betreuende Apotheker spezielles Wissen im Umgang mit konkreten Erkrankungen. Voraussetzung für die Therapiebegleitung ist die Kenntnis

☐ des Krankheitsbildes: Ursachen, Pathophysiologie, Spontanremissionen, Prognose, Mortalität

☐ der psychologischen Aspekte der Erkrankung: Wahrnehmung von Beschwerden, Bewertung, emotionale Befindlichkeit, familiäre und soziale Faktoren

☐ der möglichen Behandlungsverfahren und ihrer Ziele

☐ der Arzneimitteltherapie.

Nach den ersten Studien und Erfahrungen bei der Umsetzung in die Apothekenpraxis wurden Leitfäden (Manuale) erarbeitet, die den Apothekern eine Richtlinie an die Hand geben, Pharmazeutische Betreuung konkret umzusetzen (z.B. Mühlbauer et al. 2001, Diers 2002).

Kenntnisse zur Compliance der Patienten

Der Patient interessiert sich im Verlauf seiner Therapie weder für den Wirkungsmechanismus noch für die klinischen Parameter, sondern er möchte, dass es ihm besser geht, dass er geheilt wird – ihn interessiert seine Lebensqualität. Für eine Betreuung eines Patienten ist es hilfreich, sich in ihn hineinversetzen zu können: Wie fühlt sich der Kranke? Was möchte er durch eine Therapie erreichen? Warum wendet er das Arzneimittel an? Was bewirkt das Arzneimittel für den Kranken? Wie erlebt er den Prozess seiner Behandlung? Wie wendet er das Arzneimittel an? Wann und warum setzt er es ab?

Zu einer Arzneimitteltherapie gehört nicht nur die Bereitstellung eines potenten Arzneistoffs in optimaler Arzneiform, sondern vor allem die korrekte Anwendung des Arzneimittels. Deshalb sollte das Wissen aus der Complianceforschung zum pharmazeutischen Grundwissen gehören (s. Kap. 16). Die **Compliance** des Patienten ist immer noch ein großer Unsicherheitsfaktor der Therapie. Mindestens die Hälfte aller Arzneimittel soll nicht korrekt eingenommen werden. Die Compliance ist schwer zu erfassen, denn kein Patient kann rund um die Uhr beobachtet werden, wann und wie er seine Arzneimittel einnimmt. Dennoch gibt es viele Untersuchungen zu Ursachen der **Non-Compliance**: Weit verbreitete Ursachen für eine Falsch- oder Nichtanwendung sind zum einen eine fehlende Überzeugung vom Nutzen und zum anderen Schwierigkeiten mit der Anwendung des Arzneimittels (Heuer et al. 1999). Diese Ergebnisse bieten eine Reihe von Ansatzpunkten, wie die Therapiemitarbeit des Patienten verbessert werden kann. In Kap. 16 wird das Thema Compliance ausführlich behandelt.

Kenntnis anderer therapiebezogener Probleme

Complianceprobleme sind nur ein Störfaktor der optimalen Arzneimitteltherapie, wenn auch vielleicht der häufigste. Daneben können auch Probleme der Arzneimittelverordnung den Erfolg einer Therapie einschränken oder verhindern.

Die Voraussetzungen für eine optimale Arzneimitteltherapie können also an vielen Stellen fehlen:

☐ Der Patient geht mit seinen Beschwerden nicht zum Arzt:
Mit zunehmender **Selbstmedikation** kann die ärztliche Diagnose und Behandlung von Krankheiten verschleppt werden. Scheinbar leichte Beschwerden werden nicht als Beginn einer Krankheit erkannt und können unbehandelt zu chronischen Erkrankungen und schweren Krankheitsbildern führen.

☐ Der Arzt stellt eine falsche Diagnose:
Ärzte sind nicht davor gefeit, **Fehldiagnosen** zu stellen. Vor allem Krankheiten im Anfangsstadium können leicht übersehen werden. Morbus Parkinson wird anfangs z. B. häufig mit einer Depression verwechselt. Umgekehrt werden bei einer nicht erkannten Depression die Symptome behandelt, z. B. die typischen Schlafstörungen oder die innere Unruhe mit Sedativa.

☐ Der Arzt wählt nicht die optimale Arzneimitteltherapie aus:
Auf Wunsch des Patienten oder aus langjähriger Tradition verschreibt der Arzt Arzneimittel mit umstrittener Wirksamkeit, obwohl effektivere Arzneistoffe zur Verfügung stehen. Daneben gibt es eine Reihe von Arzneimitteln für dieselbe Indikation mit Unterschieden in Wirkung, Wirksamkeit und Verträglichkeit bei jedem einzelnen Patienten. **Unerwünschte Arzneimittelwirkungen** können zum Absetzen der Therapie zwingen, genauso wie das Vorliegen einer **Kontraindikation** oder von **Interaktionen** mit anderen im Rahmen der Selbstmedikation eingenommenen oder von anderen Ärzten verordneten Arzneimitteln (s. Kap. 15) sowie auch mit Lebensmitteln.

☐ Der Arzt wählt eine ungünstige Arzneiform:
Viele Patienten weigern sich, große Kapseln zu schlucken. Schlecht schmeckende Arzneistoffe werden ungern in flüssiger Form eingenommen.

Die regelmäßige Arzneimitteleinnahme mehrmals am Tag kann schlechter eingehalten werden als die einmalige Einnahme einer Retardform.

☐ Der Arzt wählt nicht die richtige Dosierung oder gibt keinen Hinweis zur Dosierung:
Auch Beispiele für **Fehldosierungen** kommen in der Praxis vor: Der Arzt verordnet z. B. eine unterdosierte und/oder zu kurze Antibiotikatherapie, oder es kommt zu einer Überdosierung von Antidiabetika, weil er das Essverhalten des Patienten nicht berücksichtigt. Ohne Hinweis zur Dosierung nehmen die Patienten ihre Arzneimitteln häufig unregelmäßig „nach Gefühl".

☐ Der Patient erhält das Arzneimittel trotz ärztlicher Verordnung nicht:
Schlecht lesbare Rezepte oder die fehlerhafte Übertragung der Medikation vom Krankenblatt auf das Rezeptformular oder ein **Abgabefehler** in der Apotheke können dazu führen, dass der Patient sein notwendiges Arzneimittel nicht erhält. Möglicherweise löst er sein Rezept in der Apotheke überhaupt nicht ein, weil er von der Notwendigkeit der Verordnung nicht überzeugt ist oder weil ihm die Zuzahlung zu teuer ist.

☐ Der Patient nimmt Arzneimittel ohne Indikation:
Ein **Arzneimittelmissbrauch** kann bei vielen Medikamenten stattfinden (z. B. Schmerzmittel, Nasentropfen, Abführmittel, Schlaf- und Beruhigungsmittel, Antitussiva).

25.3.2 Fähigkeit zum beratenden Gespräch

Pharmazeutisches Fachwissen allein ist zunächst ein großer Berg an Informationen, vergleichbar mit einer Datenbank. Entscheidend bei jedem Kontakt mit dem Patienten ist es, bedarfsgerechte Informationen auszuwählen und diese zu vermitteln. Dabei geht es nicht allein darum, *welche* Inhalte weitergegeben werden, sondern auch darum, *wie* sie weitergegeben werden. Sowohl bei dem Erkennen eines Problems als auch bei der Informationsvermittlung sind professionelle Techniken der **Gesprächsführung** eine große Hilfe.

Im Beratungsgespräch scheinen auf den ersten Blick die Informationen vom Apotheker, dem Fachmann für Arzneimittel, zum Patienten, dem ratsuchenden Laien, zu fließen. Bei einem Gespräch von Angesicht zu Angesicht handelt es sich jedoch nie um einen einseitigen Akt, in dem sich ein Patient einen Ratschlag geben lässt. Jedes Gespräch ist eine wechselseitige Aktion – eine **Interaktion** zwischen zwei Gesprächspartnern, ein wechselseitiges Geben und Nehmen von Informationen. Der Apotheker erhält vom Patienten Hinweise auf seinen Gesundheitszustand, auf seine Bedürfnisse, auf seine Fragen, auf seine Erwartungen usw. Gleichzeitig zeigt er dem Patienten, dass er aufmerksam zuhört. Nur mit dieser Information kann er die Beratungsinhalte auswählen. Er informiert den Patienten z. B. über die Anwendung seines Arzneimittels. Gleichzeitig erhält er die Rückmeldung, ob der Patient mit der Anwendung vertraut ist, ob er die Erklärung des Apothekers versteht oder ob er überhaupt nicht bereit ist, dessen Erklärungen zuzuhören.

Die Voraussetzung für eine Pharmazeutische Betreuung ist eine vertrauensvolle Beziehung zwischen Patient und Apotheker. Der Patient braucht die glaubwürdige Botschaft, gerne und zu seinem Nutzen beraten zu werden. Diese Botschaft wird nicht allein durch Worte – **verbal** – vermittelt, sondern vor allem **nonverbal**, also durch Mimik, Gestik, durch Zuwendungs- oder Abwendungsbewegungen, die Tonlage, die Sprechgeschwindigkeit u. a. Dieser nonverbale Anteil der Kommunikation enthält im Gespräch Informationen, die einen Einfluss darauf haben, wie das Gesagte verstanden wird. Denn jede Nachricht enthält weitaus mehr als den sachlichen Inhalt, nämlich zusätzlich Informationen über den Sprecher selbst, über seine Beziehung zum Ge-

sprächspartner und einen an ihn gerichteten Appell (s. Abb. 25.3). Die Grundlagen der Kommunikation werden bei Watzlawick et al. (1990) und Schulz von Thun (1981) beschrieben; die Übertragung in den Apothekenalltag findet sich bei Lennecke (2000).

Im Beratungsgespräch spielt die **Informationsvermittlung** eine zentrale Rolle. Viele Probleme im Verlauf der Arzneimitteltherapie entstehen aus dem mangelnden Wissen des Patienten über seine Krankheit und deren Behandlung. Um die Informationen auf den Bedarf des Patienten hin auszuwählen, ist es notwendig, effektiv zu **fragen** und aufmerksam zu **zuhören** (s. auch Kap. 25.4.1). Die Wissensvermittlung selbst geschieht ebenfalls in Interaktion mit dem Patienten (s. Tab. 25.1). Untersuchungen mit unterschiedlichen Texten haben ergeben, dass die **Verständlichkeit** umso höher war, je einfacher, je gegliederter, je prägnanter und je anregender die vermittelten Informationen formuliert waren. Entscheidend für die Erinnerung an den Beratungsinhalt ist neben der Verständlichkeit aber auch die **Aufmerksamkeit** und die **Motivation** des Patienten während der Beratung. Zwischen Information und Motivation besteht ein Zusammenhang: Gut informierte Patienten sind meistens auch besser motiviert zur Arzneimitteltherapie und zeigen die beste Compliance. Ausreichend informierte und motivierte Patienten können bald selbst die Verantwortung für ihre Therapie tragen und lernen, mit Problemen umzugehen.

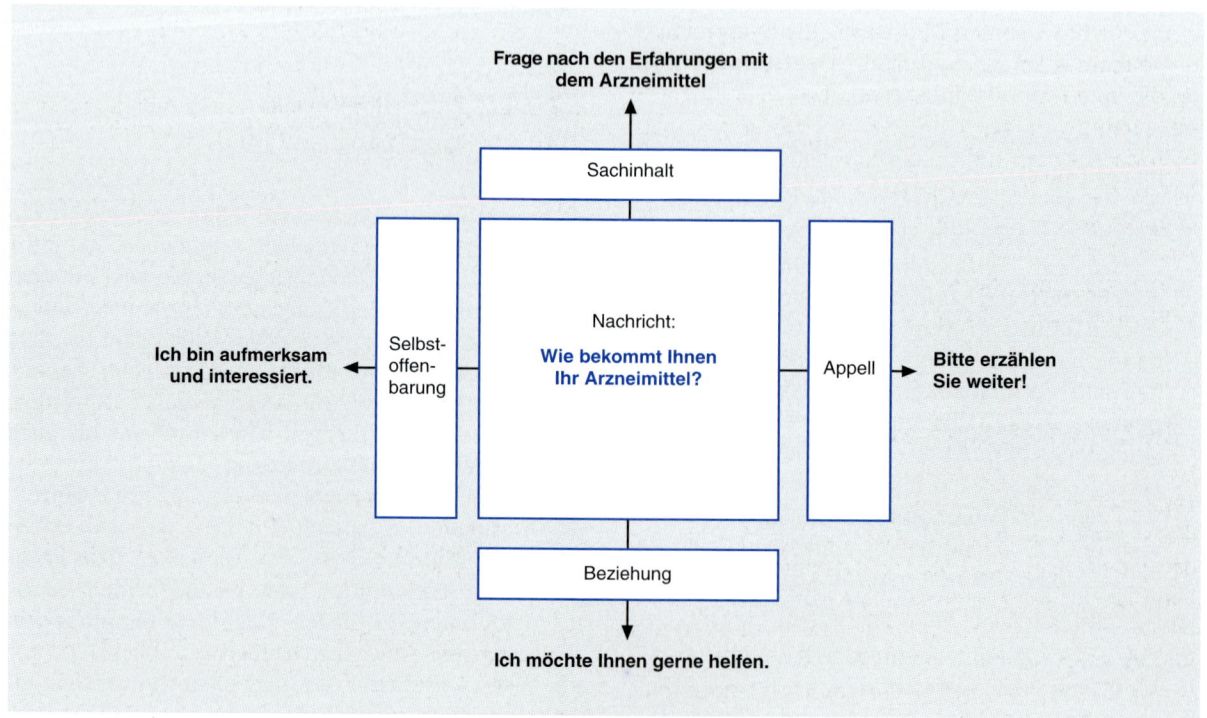

Abb. 25.3: Die vier Botschaften einer Nachricht (nach Schulz von Thun 1981).

Tab. 25.1: Regeln für die Informationsvermittlung im Beratungsgespräch (nach Mischke 1995).

Orientierung	Teilen Sie dem Patienten zu Beginn mit, worum es in diesem Gespräch gehen soll, und holen Sie sein Einverständnis dafür ein.
Aktivierung	Stellen Sie eine problemorientierte einleitende Frage, um den Patienten zum Mitdenken und zur aktiven Mitarbeit anzuregen.
Verknüpfung	Benutzen Sie in Erklärungen Analogien, Beispiele, Metaphern, Bilder usw., um neue Informationen mit bereits bekannten zu verknüpfen.
Strukturierung	Ordnen Sie Ihre Aussagen, halten Sie einen „roten Faden" ein und machen Sie die Abschnitte Ihrer Erklärungen deutlich.
Aufbau	Formulieren Sie zunächst allgemeine Prinzipien und Positionen und liefern Sie dann Einzelheiten.
Prägnanz	Heben Sie die wesentlichen Aussagen deutlich hervor.
Zwischenbilanz	Fassen Sie zwischendurch das bisher Gesagte zusammen.
Verständniskontrolle	Lassen Sie sich Rückmeldung darüber geben, was an Information beim Patienten angekommen ist, indem Sie z.B. um Umschreibung oder Wiederholung bitten.
Fazit	Fassen Sie zum Schluss noch einmal die wesentlichen Punkte zusammen.
Rückfragen	Erkundigen Sie sich nach offen gebliebenen Fragen oder Wünschen.
Perspektive	Geben Sie eine Vorschau auf die Themen des folgenden Gesprächs.

25.4 Beratungsgespräch

Der Patient kommt in die Apotheke, um die ärztliche Verordnung einzulösen oder ein Arzneimittel für die Selbstmedikation zu erwerben. Eine Beratung zum abzugebenden Arzneimittel ist der erste Schritt zu einer Fürsorge für den Patienten. Die Hauptbereiche des Beratungsinhalts umfassen Informationen über Arzneimittel und zur Arzneimitteleinnahme oder -anwendung, im besonderen Fall auch über die Arzneiform oder spezielle Anwendungshilfen. Im Verlauf des Gesprächs kann der Patient konkrete Fragen oder Probleme zur Sprache bringen. Hier hat der Apotheker die Möglichkeit, den Patienten über seine Arzneimitteltherapie zu informieren und ihn zu einer Compliance zu motivieren.

25.4.1 Einstiegsfragen

Um zu einer Beratung zu gelangen, muss einer der beiden Gesprächspartner – Apotheker oder Patient – aus der oberflächlichen Ebene der Rezeptbelieferung aktiv heraustreten und ein Gespräch eröffnen. In manchen Fällen stellt der Patient die erste Frage, dann ist es erforderlich, genau zuzuhören und weiter nachzufragen. In der Regel aber sollte der Apotheker den ersten Schritt zu einer Beratung unternehmen. Er kann ein Gespräch am besten mit Fragen eröffnen (s. Tab. 25.2).

„Wofür nehmen Sie Ihr Arzneimittel ein?", „Wogegen hat Ihr Arzt Ihnen das Medikament verschrieben?", „Was haben Sie für Beschwerden?"... – die Variationen einer **Einstiegsfrage** sind vielfältig. Häufig werden offene Fragen verwendet, um den Patien-

Tab. 25.2: „Goldene Fragen" und ihr Ergebnis – Einstiegsfragen bei der Abgabe von Arzneimitteln (nach Schaefer und Müller-Jaeger 1997).

Für wen ist das Arzneimittel?	Kenntnis des Patienten
Wofür/wogegen nehmen Sie es ein?	Erwartungshaltung Erkrankungen Beschwerden Leidensdruck Indikationscheck
Wie nehmen Sie es ein?	Dosierungscheck Tagesablauf Fähigkeiten Compliance
Wie bekommt Ihnen das Arzneimittel? Wie vertragen Sie das Arzneimittel?	Unerwünschte Arzneimittelwirkungen Lebensqualität Compliance Typologie
Welches Arzneimittel haben Sie früher bekommen?	Erfahrung des Patienten Bisherige Arzneimitteltherapie
Welche anderen Arzneimittel nehmen Sie noch?	Interaktions-Check

Pharmazeutische Betreuung

ten ins Gespräch zu bringen. Aber auch geschlossene Fragen, wie z. B. „Hat Ihnen der Arzt gesagt, was er Ihnen verordnet hat?" oder „Kennen Sie dieses Mittel?", haben ihren Sinn bei der Gesprächseröffnung, auch wenn zunächst nur ein „Ja" oder „Nein" als Antwort kommen kann. Denn auch diese Fragen bringen den Patienten zum Nachdenken, und er wird aufmerksam einer folgenden Erklärung zuhören. Welche Frage zu Beginn steht, ist nicht so wichtig; entscheidend ist, dass überhaupt ein Gespräch eröffnet wird. Durch eine hohe Aufmerksamkeit und seine Zuwendung kann der Apotheker in diesen ersten Augenblicken den Grundstein für eine notwendige positive Beziehung zwischen Patient und Apotheker legen. Ein Hilfsmittel zum Gesprächseinstieg können auch die von der ABDA entwickelten **Arzneimittelfragekarten** dienen (s. Abb. 25.4). Sie können den Patienten dazu motivieren, über sein Arzneimittel nachzudenken und von sich aus Rat in der Apotheke zu suchen.

Einstiegsfragen bei der Abgabe von Arzneimitteln geben dem Apotheker eine Vielzahl von Informationen, die für die Einschätzung des Beratungs- und eben auch Betreuungsbedarfs notwendig sind. Hier erfährt er, was der Patient von seiner Therapie erwartet und welche potentiellen therapiebezogenen Probleme bei ihm von Bedeutung sein könnten. Bei ärztlich verordneten Arzneimitteln fehlt den Patienten z. B. häufig die Angabe zur Dosierung; in der Selbstmedikation ist das gewünschte Arzneimittel oft für die Indikation ungeeignet. Offenbaren sich hier Probleme, so sind weitere Schritte einzuleiten, die diese Probleme lösen können. Das kann hier z. B. die Rücksprache mit dem Arzt oder eine ausführliche Information sein. In einigen Fällen ergibt sich schon hier das Angebot einer Pharmazeutischen Betreuung. Ein Grundsatz des Patientengesprächs ist: Was der Apotheker nicht erfragt, wird er nie erfahren!

25.4.2 Arzneistoffbezogene Beratungshinweise

Notwendig in der alltäglichen Beratung sind die Informationen über die Zusammensetzung von Arzneimitteln, deren Indikationen, Kontraindikationen, Wechselwirkungen und unerwünschten Wirkungen. Das notwendige Fachwissen für eine solche arzneimittelbezogene Beratung steht heute über Datenbanken wie die ABDA-Datenbank jederzeit schnell zur Verfügung (s. Kap. 7). Der Vorteil dieser Datenbanken, nämlich schnell viele Informationen zur Verfügung zu stellen, ist aber gleichzeitig ihr Nachteil: Aus der Datenflut ist es nicht leicht, die *wesentli-*

chen Informationen auf einen Blick herauszufinden. In einem Beratungsgespräch werden bei der Erstverordnung eines Arzneimittels andere Hinweise übermittelt als bei der begleitenden Kontrolle einer chronischen Therapie.

Ein Hilfsmittel für die konkrete Beratungssituation sind z. B. die von Framm und Mitarbeitern (2001) entwickelten **arzneistoffbezogenen Beratungshinweise** (s. Abb. 25.5). Auf einer kleinformatigen Seite (ca. 8 × 15 cm) werden übersichtlich und prägnant die wichtigsten Informationen zu häufig verwendeten Arzneistoffen dargestellt. Sie dienen als praktische Gedächtnishilfe für die speziellen Aspekte der sicheren und effektiven Arzneimittelanwendung.

25.4.3 Individualisierte Anwendungspläne

Das Aufnahmevermögen des Patienten in einem Gespräch bleibt nach psychologischen Erkenntnissen auf drei bis vier Inhalte begrenzt. Bei einer Reihe von Arzneistoffen müssen neben der individuellen Dosierung mehr als diese Informationen mitgegeben werden, so dass die Gefahr für den Patienten besteht, wichtige Hinweise zu vergessen und wichtige Handlungsanweisungen nicht einhalten zu können. Untersuchungen haben gezeigt, dass der **Erinnerungswert** des Gesagten erhöht werden kann, je mehr Sinne bei der Informationsübermittlung angesprochen werden. Der Empfänger erinnert ca.

☐ 10 % durch Lesen

☐ 20 % durch Hören

☐ 30 % durch Sehen

☐ 50 % durch Sehen und Hören

☐ 60 % durch Sehen plus Hören plus Lesen.

Erhält der Patient seine Informationen allein durch die Worte des Apothekers, wird nur ein Fünftel in seinem Gedächtnis haften bleiben. Schreibt er die Einnahmevorschrift im Gespräch gleichzeitig auf die Arzneimittelpackung (z. B. „3 × 1 Tbl.") und hebt dabei auch noch drei Finger in die Höhe, dann wird der Patient mit großer Wahrscheinlichkeit auch noch zu Hause wissen, wie viel Tabletten er täglich einnehmen soll. Eine individuelle schriftliche Information erhöht also zum einen den Erinnerungswert der im Gespräch vermittelten Informationen. Zum anderen dient sie als **Erinnerungshilfe** zu Hause: Hier

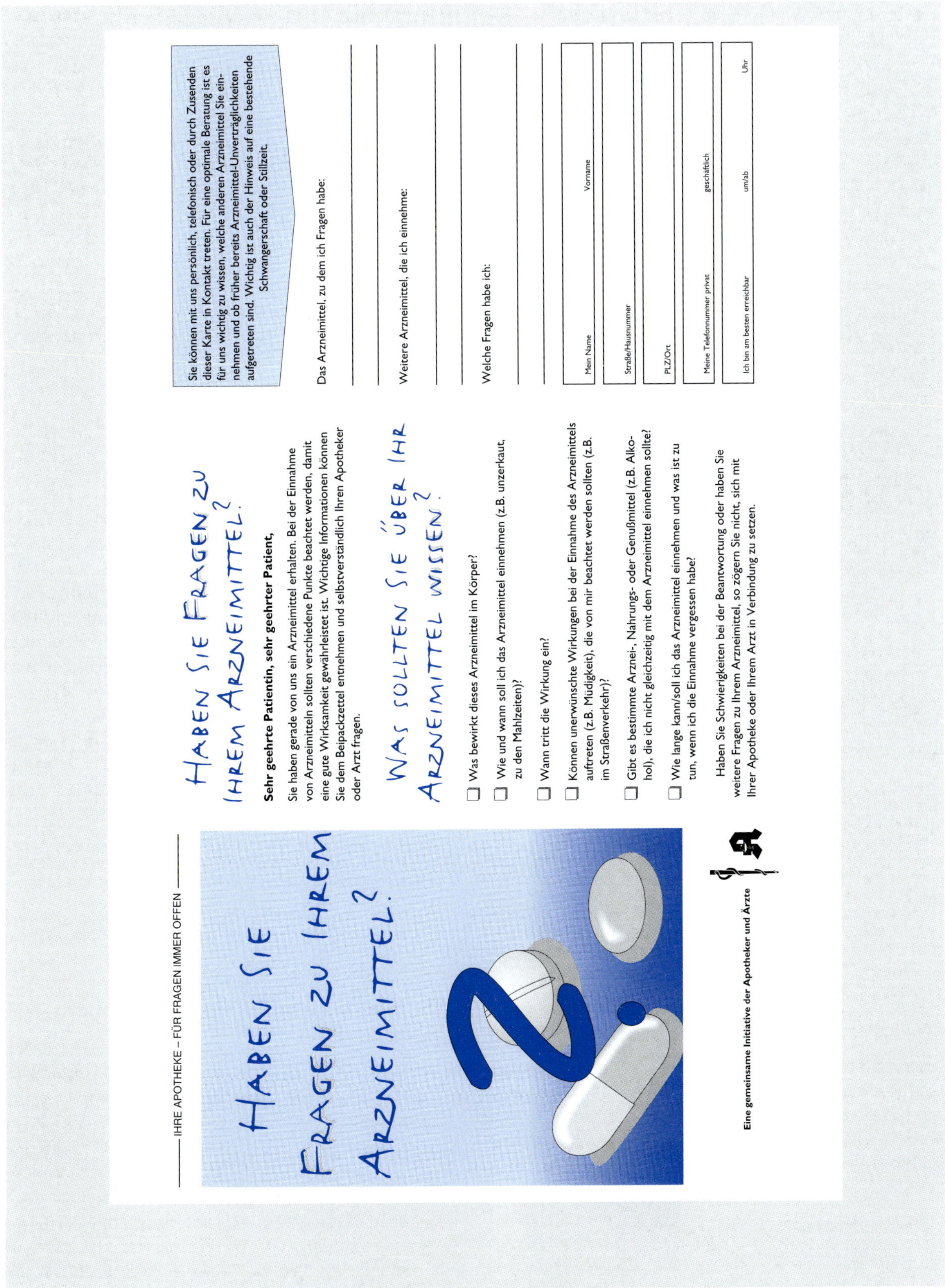

—— IHRE APOTHEKE – FÜR FRAGEN IMMER OFFEN ——

HABEN SIE FRAGEN ZU IHREM ARZNEIMITTEL.

HABEN SIE FRAGEN ZU IHREM ARZNEIMITTEL.

Sehr geehrte Patientin, sehr geehrter Patient,

Sie haben gerade von uns ein Arzneimittel erhalten. Bei der Einnahme von Arzneimitteln sollten verschiedene Punkte beachtet werden, damit eine gute Wirksamkeit gewährleistet ist. Wichtige Informationen können Sie dem Beipackzettel entnehmen und selbstverständlich Ihren Apotheker oder Arzt fragen.

WAS SOLLTEN SIE ÜBER IHR ARZNEIMITTEL WISSEN?

☐ Was bewirkt dieses Arzneimittel im Körper?

☐ Wie und wann soll ich das Arzneimittel einnehmen (z.B. unzerkaut, zu den Mahlzeiten)?

☐ Wann tritt die Wirkung ein?

☐ Können unerwünschte Wirkungen bei der Einnahme des Arzneimittels auftreten (z.B. Müdigkeit), die von mir beachtet werden sollten (z.B. im Straßenverkehr)?

☐ Gibt es bestimmte Arznei-, Nahrungs- oder Genußmittel (z.B. Alkohol), die ich nicht gleichzeitig mit dem Arzneimittel einnehmen sollte?

☐ Wie lange kann/soll ich das Arzneimittel einnehmen und was ist zu tun, wenn ich die Einnahme vergessen habe?

Haben Sie Schwierigkeiten bei der Beantwortung oder haben Sie weitere Fragen zu Ihrem Arzneimittel, so zögern Sie nicht, sich mit Ihrer Apotheke oder Ihrem Arzt in Verbindung zu setzen.

Eine gemeinsame Initiative der Apotheker und Ärzte

HABEN SIE FRAGEN ZU IHREM ARZNEIMITTEL?

Sie können mit uns persönlich, telefonisch oder durch Zusenden dieser Karte in Kontakt treten. Für eine optimale Beratung ist es für uns wichtig zu wissen, welche anderen Arzneimittel Sie einnehmen und ob früher bereits Arzneimittel-Unverträglichkeiten aufgetreten sind. Wichtig ist auch der Hinweis auf eine bestehende Schwangerschaft oder Stillzeit.

Das Arzneimittel, zu dem ich Fragen habe:

_____

Weitere Arzneimittel, die ich einnehme:

_____

Welche Fragen habe ich:

_____

_____

Mein Name	Vorname

Straße/Hausnummer

PLZ/Ort

Meine Telefonnummer privat	geschäftlich

Ich bin am besten erreichbar _____ um/ab _____ Uhr

Pharmazeutische Betreuung

Abb. 25.4: „Haben Sie Fragen zu Ihrem Arzneimittel?" – Die ABDA-Fragenkarte.

Phenoxymethylpenicillin

Orales Penicillin

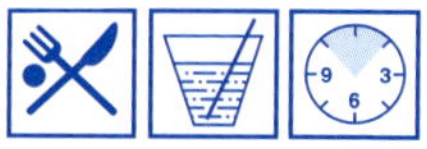

A.   **Regelmäßige Einnahme möglichst alle 8 h**

D.   *Sgl.: 3 x tgl. 150 000 I.E.;*

Kdr. 1 – 6 J.: 3 x tgl. 300 000 I.E.;

Kdr. 7 – 12 J.: 3 x tgl. 600 000 I.E.;

Erw.: 3 x tägl. 500 000 – 1 500 000 I.E.

H.   **Therapie nicht vorzeitig abbrechen;** *Susp. ist vor Gebrauch zu schütteln, begrenzt haltbar u. kühl aufzubewahren*

KI.   *Bekannte Penicillin-Allergie, Kreuzallergie mit β-Lactamantibiotika (z. B. Cephalosporinen in ca. 5 – 10 %) beachten*

NW.   **Allergische Reakt. (g)** *(Exanthem bis Schock) können sofort bei Therapiebeginn u. innerhalb von Tagen bis Wochen während o. nach der Therapie auftreten. Bei ersten Anzeichen (meist Hautrötung u. Nesselausschlag gefolgt von Fieber u. Atemnot) Therapie unterbrechen u. sofort Arzt aufsuchen.* **M/D-Beschw., bei langanhaltenden, schweren Durchfällen Arzt aufsuchen**

WW.   **Orale Kontrazeptiva ↓** *(mit Estrogenanteil unter 50 μg) (evtl. zusätzliche Verhütungsmittel anwenden), Tetracycline, Makrolidantibiotika, Chloramphenicol, Sulfonamide (antagonistischer Effekt)*

Abb. 25.5: Beratungsempfehlungen für den Arzneistoff Phenoxymethylpenicillin (Framm et al. 2001).
Die für den Patienten wichtigen Informationen bei einer Erstanwendung sind blau gedruckt. Die kursiv gedruckten Informationsinhalte sind nur bei Bedarf weiterzugeben.
Die Abkürzungen und Piktogramme ermöglichen eine hohe Informationsdichte: A.: Anwendung; D.: Dosierung; H.: Hinweise; KI.: Kontraindikationen; NW.: Nebenwirkungen; WW.: Wechselwirkungen; (g): gelegentlich; h: Stunde; I.E.: Internationale Einheit; J.: Jahre; Kdr.: Kinder; Erw.: Erwachsene; M/D-Beschw.: Magen-/Darm-Beschwerden; Sgl.: Säuglinge; Susp.: Suspension; tgl.: täglich.
Die hier verwendeten Piktogramme bedeuten von links nach rechts: (1) Das Arzneimittel ist $^1/_2$ – 1 Stunde vor oder zwischen den Hauptmahlzeiten einzunehmen. (2) Das Arzneimittel ist mit reichlich Flüssigkeit (einem Glas Wasser) einzunehmen. (3) Das verordnete Dosierungsintervall ist einzuhalten.

---

kann die Information jederzeit wieder abgerufen werden.

Individualisierte **Anwendungs- oder Einnahmepläne** (Framm 1997, von der Gathen 1997) enthalten den Namen des Patienten, des Arzneimittels und des verordnenden Arztes, das Abgabedatum und die wichtigsten Informationen zum Arzneimittel, wie z. B.

☐ Wirkungsweise, Anwendungsgebiet

☐ Einnahmehinweise: Dosierung, Einnahme in Abhängigkeit von den Mahlzeiten, Flüssigkeitsaufnahme zur Einnahme u. a.

☐ Wirkungseintritt: verzögerter oder sofortiger Wirkungseintritt

☐ unerwünschte Arzneimittelwirkungen: Einschätzung, Verhalten bei Auftreten starker unerwünschter Wirkungen

☐ Dauer der Therapie: klare Anweisungen, wie lange die Therapie durchzuführen ist

☐ nächster Arzttermin, nächster Betreuungstermin.

Ein solcher individualisierter Anwendungsplan unterstützt und verstärkt die mündlichen Informationen des Apothekers. Er kann im Verlauf des Beratungsgesprächs gemeinsam mit dem Patienten mit Hilfe von EDV-gespeicherten Textbausteinen erstellt werden. Er ist allerdings wertlos, wenn man ihn aus Zeitmangel ohne ein beratendes Gespräch abgibt. In diesem Fall wäre er nichts weiter als eine zusätzliche Packungsbeilage, die entweder nicht gelesen oder nicht verstanden wird.

25.4.4 Merkblätter

Häufig entwickeln sich aus den konkreten Fragen des Patienten allgemeine Beratungsgespräche z. B. zu bestimmten Erkrankungen, zu Darreichungsformen oder zu Arzneimittelgruppen. Die wichtigsten Handlungsanweisungen zu den jeweiligen Themen können auf Merkblättern zusammengestellt werden. Sie sollten in kurzen und präzisen Sätzen das empfohlene Verhalten angeben und den Nutzen, den der Patient davon hat, diese Empfehlung einzuhalten.

Beispiel: Merkblatt Sodbrennen

Zum Thema Sodbrennen könnte der Merkzettel folgende Punkte enthalten (von der Gathen 1997):

☐ Essen Sie mäßig, da große Nahrungsportionen viel Magensäure zur Verdauung benötigen.

☐ Meiden Sie Kaffee, Alkohol und Fett, da diese wirkungsvolle Säurelocker sind.

☐ Schlafen Sie mit erhöhtem Oberkörper, um der Säure das Aufsteigen zu erschweren.

☐ Meiden Sie enge Kleidung, da diese auf den Magen drückt.

☐ Regulieren Sie Ihr Gewicht, da überflüssige Pfunde den Magen belasten.

Diese Merkblätter enthalten zwar keine individuellen Informationen, aber sie wiederholen die wichtigsten Punkte eines Beratungsgesprächs und können so als Erinnerungshilfen eingesetzt werden.

25.5 Betreuungsprozess

Jedes einzelne Beratungsgespräch verläuft individuell in Abhängigkeit von beiden Gesprächspartnern – Apotheker und Patient – und deren Interaktionen. Im Gegensatz dazu ist die Pharmazeutische Betreuung eines Patienten als Ganzes ein systematischer Prozess, der einen vorgegebenen Ablauf einhalten muss, um zum Erfolg zu führen (s. Abb. 25.6).

Nach Sammlung und Auswertung von Patientendaten wird in Absprache mit dem Arzt ein Betreuungsplan entwickelt. Hierbei gibt der Arzt das Behandlungsziel vor; der Apotheker versucht durch Einsatz geeigneter Methoden, dieses Ziel zu erreichen oder zu halten.

25.5.1 Voraussetzungen

Anwendungsbereiche der Pharmazeutischen Betreuung

Patienten, die mit ihrer Therapie für eine Betreuung in Frage kommen, werden zielgerichtet und problemorientiert angesprochen. Kurzfristige oder einfache Therapien, z. B. eine Antibiotikatherapie bei einer akuten Harnwegsinfektion oder eine Thyroxinsubstitution, eignen sich weniger für eine Pharmazeutische Betreuung als langfristige Behandlungen, bei denen die potentiellen Probleme offensichtlich sind.

In Hinblick auf die **Indikationen** macht Pharmazeutische Betreuung Sinn

☐ bei Krankheiten, bei denen eine Früherkennung möglich und therapeutisch sinnvoll ist

☐ bei Krankheiten, bei denen eine andauernde Selbst- oder Fremdbeobachtung möglich ist

☐ bei einer symptomatischen Dauertherapie

☐ bei Krankheiten, bei denen ein Wechsel zwischen ambulanter und klinischer Betreuung notwendig ist

☐ bei Krankheiten mit hoher Betreuungsintensität und mit Kommunikationsbedarf

Diabetes mellitus, das metabolische Syndrom und Hypertonie gehören genauso dazu wie chronische Schmerzen oder Neurodermitis.

Daneben bieten sich **problematische Arzneimittel** und Arzneiformen an

☐ deren sachgemäße und sichere Anwendung einen hohen Erklärungsbedarf hat

☐ mit einer hohen Rate an unerwünschten Wirkungen

Pharmazeutische Betreuung

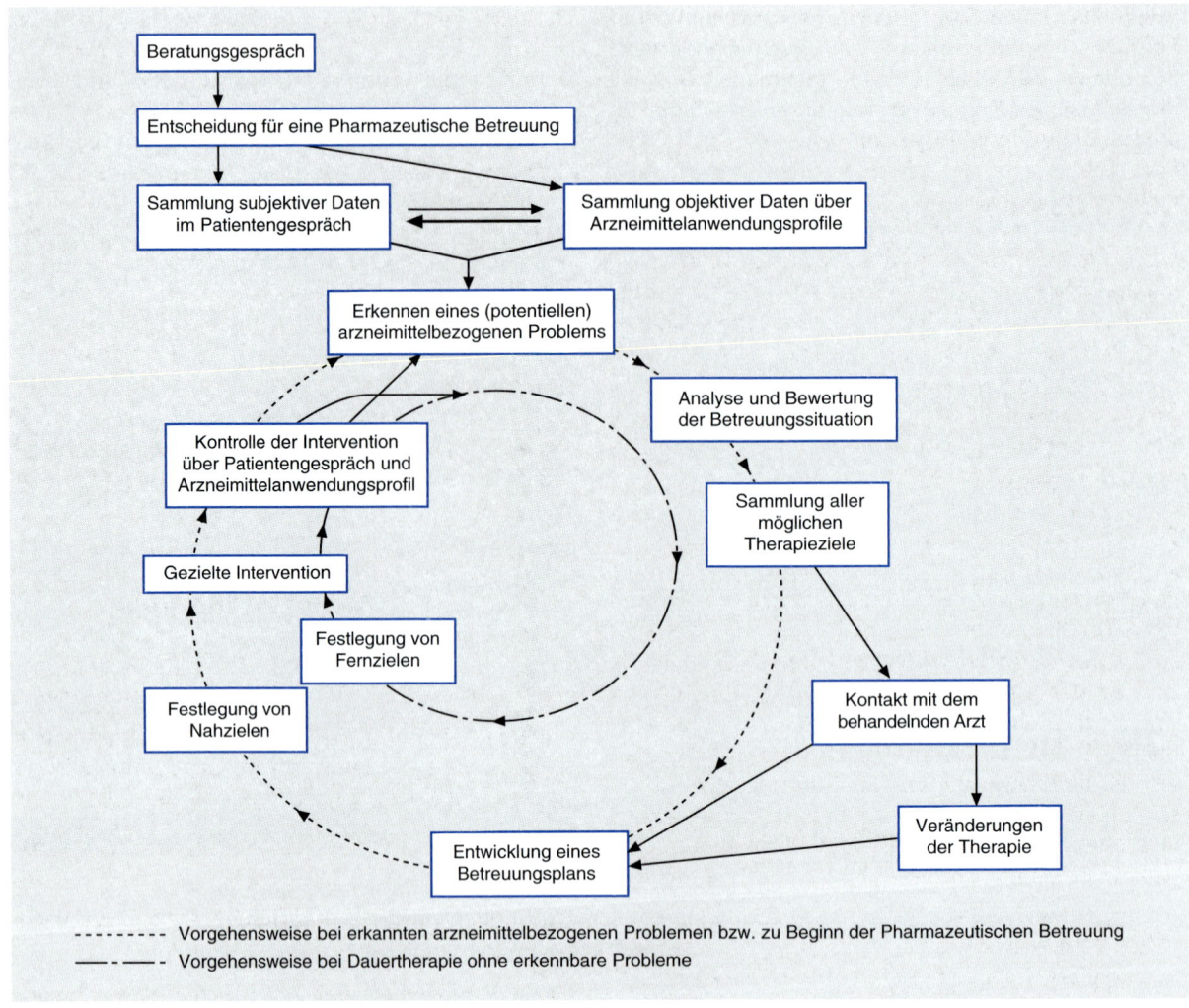

Abb. 25.6: Systematischer Ablauf einer Pharmazeutischen Betreuung.

☐ mit einer engen therapeutischen Breite

☐ mit individueller Dosisanpassung

☐ mit komplizierter Anwendungstechnik

☐ in einer Kombinationstherapie.

Die Asthmatherapie mit ihren Dosieraerosolen und Inhaliergeräten ist hierfür besonders geeignet. Asthmapatienten werden in späteren Stadien mit einer Kombinationstherapie behandelt, bei der immer wieder Unsicherheiten über regelmäßige Medikation und Notfallmedikation herrschen. Durch Peak-Flow-Messungen kann eine Kontrolle über die eingeleiteten Maßnahmen, Schulung, Information etc. vorgenommen werden.

Auch **Patientengruppen** können gezielt angesprochen werden:

☐ Multimorbide Patienten bekommen gleichzeitig eine Reihe von Arzneimitteln verordnet. Um hier den Überblick zu behalten, wünschen sie oft eine Betreuung.

☐ Patienten, die deutlich ihre Schwierigkeiten mit der Compliance zeigen, sind dankbar, wenn man ihnen eine Hilfestellung anbietet.

Qualifikation des betreuenden Apothekers

Neben der Indikation hängt die Übernahme einer Betreuung davon ab, ob der betreuende Apotheker für dieses (Indikations-) Gebiet eine ausreichende Qualifikation aufweist. Es ist davon auszugehen, dass der Apotheker durch sein Studium und bisherige Erfahrungen den größten Teil dieses Wissens bereits mitbringt. Das notwendige indikationsspezifische Wissen im Bereich der Erkrankung, deren Therapie und die besondere psychische Situation der betroffenen Patienten kann im Selbststudium über Bücher, Fachzeitschriften und Fortbildungen erworben werden.

Motivation des Patienten

Letzte und wichtigste Voraussetzung ist die Motivation des Patienten. Haben sich im ersten Beratungsgespräch schon potentielle oder tatsächliche arzneimittelbezogene Probleme offenbart und ist der Apotheker für das entsprechende Indikationsgebiet qualifiziert, so ist der Patient auf die Möglichkeit einer Therapiebegleitung durch den Apotheker anzusprechen. Im Gespräch ist ihm zu verdeutlichen, welchen Nutzen er von einer Betreuung erfährt, welche Gefahren von seinen therapiebezogenen Problemen ausgehen und welchen Vorteil ihm eine professionelle Betreuung seiner Therapie bringt. Der Patient muss vor Beginn wissen, was in den Betreuungsgesprächen stattfinden wird, wie lange Betreuungsgespräche dauern werden und über welche Zeit die Therapiebegleitung läuft. Eine Betreuung soll kontinuierlich über die Dauer der Therapie durchgeführt werden und kann sich nicht auf die Initialphase beschränken. Der Patient wird den Zeitaufwand seinem Nutzen gegenüberstellen und sich für oder gegen die Betreuung entscheiden.

Der Beratungsraum

Der äußere Rahmen hat einen erheblichen Einfluss auf den Ablauf von Beratungsgesprächen. Die Beratungsgespräche sollten in einer vertraulichen Atmosphäre stattfinden können, d.h. entweder in einem separaten Raum oder an einem Beratungsplatz mit drei Sitzgelegenheiten innerhalb der Offizin, der optisch und akustisch eindeutig abgegrenzt ist. Das Gespräch sollte weder durch Anwesenheit anderer nicht beteiligter Apothekenmitarbeiter noch durch plötzliches Betreten des Raums oder Telefonklingeln gestört werden. Der Raum sollte mindestens 10 m² groß sein. Diese Mindestgröße braucht er, um eine optimale Gesprächsdistanz von 100 bis 150 cm (ein bis zwei Armlängen) einhalten zu können.

25.5.2 Zielsetzungen

Das erklärte Ziel der Pharmazeutischen Betreuung heißt „Optimierung der Arzneimitteltherapie". Dieser Ausdruck ist für die Praxis schwer greifbar, also taugt er kaum als Zielsetzung einer konkreten Betreuungssituation. Genauso wenig hilft der Begriff „Verbesserung der Lebensqualität des Pa-

tienten". Die abstrakten Formulierungen müssen bei jedem Patienten in die Praxis umgesetzt werden.

Um realistische Erwartungen an den Therapieerfolg zu stellen, wird zunächst ein Gespräch mit dem behandelnden Arzt erforderlich sein. Im nächsten Schritt wird das übergeordnete Ziel in kleinere Etappen aufgeteilt. Diese einzelnen Etappen sollten jeweils im Sinne einer Erfolgskontrolle konkret gemessen oder bewertet werden können. Niedriger gesteckte Ziele sind leichter zu erreichen. Die Patienten bemerken dabei einen Fortschritt, und dieser Fortschritt motiviert sie zur weiteren Mitarbeit in Betreuung und Therapie.

Wie sehen diese **kurzfristigen Ziele** aus? Ein Patient bekommt wegen seiner Beschwerden ein Arzneimittel verordnet. Das erste Ziel für ihn ist zunächst die Verringerung oder Beseitigung seiner Beschwerden. Ein Diabetiker möchte nicht mehr von Durst und Harndrang gequält werden (s. Tab. 25.3); ein Asthmatiker möchte nachts endlich wieder durchschlafen, anstatt von Atemnot geweckt zu werden; ein Patient mit Koronarer Herzkrankheit möchte wieder längere Spaziergänge unternehmen.

Um den Erfolg der Therapie einschätzen zu können, ist es wichtig, Parameter zu finden, die objektiv gemessen und bewertet werden können. Es eignen sich

☐ Blutdruckbestimmung bei der Kontrolle der Hypertonietherapie

☐ Blutzuckermessung bei der Betreuung von Diabetikern

☐ Gewichtsbestimmung bei Problemen im Zusammenhang mit Übergewicht

☐ Peak-Flow-Messung bei Asthmatikern

☐ Compliancebestimmung durch Auswertung der Arzneimittelanwendungsprofile (s. Kap. 25.5.3 und Kap. 16) usw.

Bei manchen Therapiezielen gibt es keine messbaren **Erfolgsparameter**. Hier bleibt weiterhin das Patienteninterview das Hauptkontrollinstrument. Im persönlichen Gespräch kann die Abnahme oder Zunahme von Beschwerden, die Verbesserung der Arzneimittelanwendung, die Verbesserungen der Probleme im Alltag zur Evaluation des Eingriffs herangezogen werden. Ein Hilfsmittel für die einheitliche Bewertung sind standardisierte Fragebögen, wie z.B. der „SF-36 Fragebogen zum allgemeinen Gesundheitszustand" (Bullinger und Kirchberger 1995) oder indikationsbezogene Bögen (s. Kap. 32).

Bei Patienten mit einer Dauertherapie ohne erkennbare Probleme scheint eine Pharmazeutische Betreu-

Tab. 25.3: Betreuungsplan einer Diabetikerin (nach Mühlbauer und Verheyen 1997).
Eine Patientin (Diabetikerin, 67 Jahre, 75 kg bei 163 cm Größe) kommt mit einer Neuverordnung über Acarbose in die Apotheke. Zusätzlich bekommt sie Glibenclamid 3,5 (3 × täglich 1 Tabl.) als Dauerverordnung. Sie war beim Arzt, weil sie in den letzten zwei Wochen häufig nachts aufgewacht ist, um Wasser zu lassen. Außerdem hatte sie vermehrt Hunger und Durst.

Ziele	Maßnahmen
1. Motivation der Patientin zur Mitarbeit bei der Anwendung des neu verordneten Arzneimittels (Acarbose)	Information über Zusammenhang zwischen häufigem Wasserlassen, Hunger und Durst bei Diabetes Information über Behandlungsmöglichkeiten: Wirkung von Glibenclamid und Acarbose
Absetzen bei unerwünschten Arzneimittelwirkungen verhindern	Informationen über unerwünschte Wirkungen: bei Einnahme von Acarbose vorübergehende Blähungen
Kontrolle:	Bestimmung der Blutzuckerwerte in der Apotheke Complianceüberprüfung im Gespräch und durch Arzneimittelanwendungsprofil
2. Förderung des Selbstmanagements	Ernährungsberatung Erkennen der Symptome von Hyper- und Hypoglykämien Einüben von Blut- oder Urinzuckermessungen Motivation zur Führung eines Diabetikerpasses
Kontrolle:	Complianceüberprüfung Gemeinsames Messen des Blutzuckers Kontrolle der Eintragungen im Diabetikerpass
3. Vermeidung diabetischer Komplikationen	Motivation der Patientin zur Gewichtsreduktion Motivation zu körperlicher Bewegung Anregung zur jährlichen Untersuchung beim Augenarzt Motivation zur Fußpflege
Kontrolle:	Complianceüberprüfung Gemeinsames Messen des Blutzuckers Gewichtskontrolle

ung nicht notwendig zu sein. Doch auch hier ist eine kontinuierliche Begleitung sinnvoll. Häufig werden Patienten im Verlauf einer lang andauernden Arzneimitteltherapie „therapiemüde", d.h. sie verhalten sich zunehmend non-compliant und brechen eventuell die Therapie ganz ab. Da diese Patienten im optimalen Zustand beschwerdefrei sind, fehlt ihnen der Leidensdruck, der sie dazu motiviert, die Arzneimitteltherapie fortzuführen. Das erste Betreuungsziel heißt in diesem Fall: Erhaltung der Compliance und des Therapieerfolgs.

Langfristige Ziele sind für den Patienten erst bei Erreichen eines ersten Therapieerfolgs von Bedeutung. Hier zählen vor allem Vorbeugung vor Komplikationen oder Spätschäden, **Selbstmanagement** der Arzneimitteltherapie und Vermeidung der Krankheitsursachen.

25.5.3 Sammlung und Auswertung patientenbezogener Daten

Um sich über die Therapie und die notwendigen Betreuungsmaßnahmen ein Bild zu machen, ist es wich-

tig, sich objektive Daten über die Arzneimitteltherapie eines Patienten zu verschaffen. Zur Datensammlung ist nach dem Datenschutzgesetz die Einverständniserklärung des Patienten notwendig. Hat er sich bereits für eine Betreuung entschieden, wird es für ihn selbstverständlich sein, dass seine Medikationsdaten aufgezeichnet werden. Zur Sammlung von patientenbezogenen Daten auf der Suche nach Therapiestörfaktoren gibt es im Prinzip zwei Möglichkeiten:

1. die Patientenbefragung
2. die Medikationsdatei

Die strukturierte Patientenbefragung

Die subjektiven Patientendaten, d.h. wie sich jemand unter seiner Medikation fühlt, wie er damit zurechtkommt etc., sind nur im Gespräch mit dem Patienten zu ermitteln. Diese Patientenbefragung soll die Informationen liefern, welche Arzneimittel der Patient tatsächlich verwendet, welche er regelmäßig anwendet und wie seine Erfahrungen mit diesen Arzneimitteln sind.

Der Patient wird gebeten, alle seine Arzneimittelpackungen einmal mitzubringen, um mit dem Apotheker zusammen zu überprüfen, was er regelmäßig braucht, wofür er es einnimmt, wie er es verwendet etc. Interessant sind im Zusammenhang mit jedem seiner Arzneimittel gezielte Fragen:

☐ „Wie (oder wie oft pro Tag) sollen Sie es einnehmen?"

☐ „Wie oft nehmen Sie es tatsächlich ein?"

☐ „Gegen welche Beschwerden nehmen Sie es ein?"

☐ „Bekommt Ihnen das Arzneimittel?"

Ein solches strukturiertes **Patienteninterview** ist ein Hilfsmittel, um mit dem Patienten über seine Beschwerden, seine Arzneimittel und über seinen Umgang damit ins Gespräch zu kommen. Hierbei können eine Reihe patientenbedingter Probleme ans Licht kommen, z. B.

☐ mangelndes Wissen über Krankheit und Therapie

☐ falsche, unregelmäßige oder fehlende Einnahme

☐ Anwendungsprobleme und Einnahmeschwierigkeiten

☐ fehlender Leidensdruck oder nicht spürbare Wirkung

☐ Auftreten von unerwünschten Wirkungen usw.

Medikationsdatei und Arzneimittelanwendungsprofil

Nicht alle arzneimittelbezogenen Probleme können im Gespräch mit dem Patienten erkannt werden, sondern werden erst beim Führen einer kontinuierlichen Medikationsdatei aufgedeckt. Die Verwendung von **Kundenkarten** liefert ein Instrument zur Aufzeichnung einer solchen Medikationshistorie unabhängig von den Angaben des Patienten. Hier werden nach Datum des Erwerbs geordnet alle Medikamente aufgelistet, die der Patient in dem aktuellen Beobachtungszeitraum einnimmt bzw. sich aus der Apotheke holt.

Möglicherweise verwendet der Patient bereits eine Kundenkarte in der Apotheke, um sich am Ende des Jahres eine Sammelquittung aller geleisteten Zuzahlungen ausstellen zu lassen. Auch in diesem Zusammenhang lassen sich retrospektiv Auswertungen durchführen, die arzneimittelbezogene Probleme aufdecken und ein Aufhänger für ein erstes Betreuungsgespräch sein können. Noch sicherere Daten liefert eine **A-Card**, auf der die Medikation aller aufgesuchten Ärzte aufgeführt ist. Hier gehen nicht Arzneimittel „verloren", die in einer anderen Apotheke oder ohne Vorlage der Kundenkarte erworben wurden.

Anhand der **Medikationshistorie** lassen sich bereits bei einiger Übung arzneimittelbezogene Probleme erkennen. Sie kann aber zur besseren Übersichtlichkeit weiter bearbeitet werden. Aus den Medikationsdaten der vergangenen sechs Monate zusammen mit den aktuellen verordneten Arzneimitteln lässt sich ein **Arzneimittelanwendungsprofil** (s. Abb. 25.7) erstellen. Diese graphische und chronologische Übersicht dient dazu, darzustellen, welche Arzneimittel der Patient tatsächlich gleichzeitig eingenommen hat und welche er zur Zeit zur Verfügung hat. Anhand der Tagesdosis und der Packungsgröße kann die Reichweite der aktuellen Arzneimittelpackung errechnet werden. Sie wird als Linie dargestellt, die zum Zeitpunkt des Kaufs beginnt und nach der errechneten Zeitspanne endet.

Ein vollständig ausgefülltes Profil liefert Informationen über

☐ Compliance: Überlappende Linien oder Lücken weisen auf Non-Compliance hin

☐ Unregelmäßig angewendete Arzneimittel (Nutzen? Notwendigkeit?)

☐ Doppelverordnungen (zwei Fertigarzneimittel mit demselben bzw. vergleichbarem Arzneistoff?)

☐ Mögliche Ursachen von unerwünschten Wirkungen.

Bei der Auswertung von Arzneimittelanwendungsprofilen hilft eine Checkliste, alle notwendigen Fragen zu stellen (s. Kasten).

Checkliste zur Analyse von Arzneimittelanwendungsprofilen

1. Arzneimittel-Check
2. Dosierungs-Check
3. Compliance-Check
4. Check mit bestehenden Erkrankungen
5. Interaktions-Check
6. Check mit OTC-Arzneimitteln
7. Check für eine optimale/rationale Arzneimitteltherapie.

Die Sammlung und Auswertung der Medikationsdaten erscheint aufwendig – in der Apotheke sollen schließlich keine Daten zum Selbstzweck gesammelt werden, sondern es soll zum Nutzen des Patienten eingegriffen werden. Dabei scheint die Therapie problemlos abzulaufen, oder aber die Probleme scheinen sofort ins Auge zu springen.

Beispiele: Medikationsdaten

1. Ein Patient erklärt laut, dass er seine Tabletten nicht nimmt, weil sie sowieso nicht wirken.

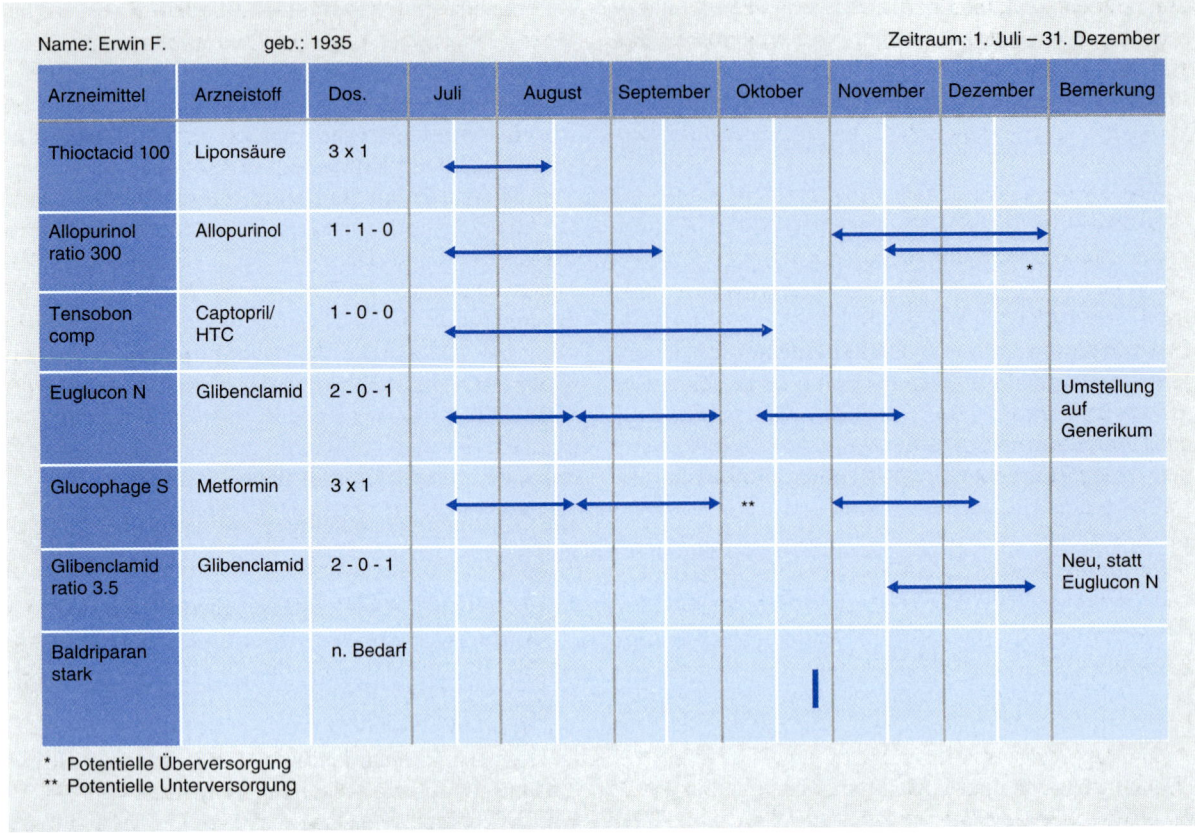

Abb. 25.7: Beispiel für ein Arzneimittelanwendungsprofil.

Vordergründig liegt die Schwierigkeit beim Patienten, der offensichtlich nicht vom Nutzen des Arzneimittels überzeugt ist. Nach einem längeren Gespräch zu seinem Medikationsbogen gibt der Patient zu verstehen, dass er seine Tabletten, die er viermal täglich nehmen sollte, sehr häufig vergisst, einzunehmen, weil er als Vertreter den ganzen Tag lang mit dem Auto unterwegs ist. Für diesen unregelmäßigen Tagesablauf ist eine Einnahme von vier Tabletten täglich ungeeignet; hier könnte z.B. die Umstellung auf ein Retardpräparat erfolgen.

2. Eine Diabetikerin, die auf ein Antidiabetikum eingestellt ist, hat bei einer Blutzuckerkontrolle in der Apotheke einen Nüchternwert von über 300 mg/dL. Auf den ersten Blick reicht die Therapie nicht mehr aus, um die Blutglucosekonzentration im Normbereich zu halten. Mit Hilfe eines Arzneimittelanwendungsprofils stellt sich heraus, dass die Patientin ihre „Zuckertabletten" nicht regelmäßig einnimmt. Im Gespräch erzählt sie freimütig, dass sie glaubt, sie hätte lange genug ihre Medikamente eingenommen, und jetzt sei sie wieder gesund. Diese Patientin braucht Information über ihre Krankheit und deren lebenslange Therapie.

Es ist also sinnvoll, mit Hilfe verschiedener Methoden Medikationsdaten des Patienten zu sammeln, um sich ein umfassendes Bild von der Arzneimittelanwendung des Patienten machen zu können. Nur so lassen sich auch versteckte Probleme aufdecken. Auch bei einer scheinbar problemlosen Therapie ist eine Pharmazeutische Betreuung sinnvoll, um Schwierigkeiten gleich bei Auftreten abzufangen und den Therapieerfolg zu erhalten.

25.5.4 Betreuungsplan

Wenn sich in einem Beratungsgespräch der Bedarf und die Bereitschaft des Patienten zu einer Pharmazeutischen Betreuung gezeigt hat, folgt zunächst eine Phase der Informationssammlung. Der Patient wird bald (innerhalb einer Woche) zu einem strukturierten Gespräch in die Apotheke eingeladen, bei dem der Apotheker einen umfassenden Eindruck seiner Situation erhält. Möglicherweise sind durch eine Kundenkarte seine Verordnungsdaten der letzten sechs Monate verfügbar, um erste objektive Daten zur Arzneimitteleinnahme zur Verfügung zu haben. Auf jeden Fall erfolgt an dieser Stelle auch ein Gespräch mit dem Arzt, um die Therapie- und Betreuungsziele gemeinsam festzulegen und eventuell zusätzliche Informationen über den Patienten zu erhalten.

Die nächsten Betreuungstermine folgen möglichst in wöchentlichen Abständen. Bei den ersten Treffen erhält der Patient Informationen über seine Erkrankung, deren Therapie und zur Arzneimitteleinnahme oder -anwendung. Er soll vom Nutzen und von der Notwendigkeit seiner Therapie überzeugt werden und lernen, sein Arzneimittel sicher und effektiv anzuwenden. Beide Schwerpunkte zielen auf eine **Stärkung seiner Compliance**. Auch Patienten, die sich compliant verhalten, müssen immer wieder die Bestätigung erhalten, dass ihre Arzneimitteleinnahme von Nutzen ist, dass sie es richtig machen und dass sie so weitermachen sollen. Die Beratungsinhalte sollen stufenweise aufgebaut werden. Einfache Erklärungen im ersten Gespräch werden in den folgenden Gesprächen wiederholt und erweitert. Bei jedem Treffen werden gemeinsam die vereinbarten **Erfolgsparameter** gemessen oder ermittelt, d. h. der Apotheker fragt konkret nach einer Veränderung (Besserung) der Beschwerden, und es erfolgt z. B. eine Blutzuckermessung.

Nach einem ersten Erfolg der Therapie können im weiteren Verlauf die Abstände zwischen den Betreuungsterminen größer werden. Es beginnt eine zweite Phase. Die Information über die Erkrankung wird vertieft in Richtung der **Krankheitsursachen**. Nach und nach lernt der Patient den Zusammenhang zwischen allgemeiner Lebensführung und Krankheit kennen. Schließlich werden zusammen mit dem Patienten Möglichkeiten zur **Vorbeugung** gegen das Auftreten neuer Beschwerden oder zur Beseitigung der Krankheitsursachen gesucht. Gleichzeitig erfolgt die Übergabe der Erfolgskontrolle in die Hände (und Verantwortung) des Patienten im Sinne eines **Selbstmanagements**. Der Umgang mit Messgeräten wird gemeinsam eingeübt. Der Patient bekommt die Möglichkeit, sich selbst zu kontrollieren und erfährt so den direkten Zusammenhang zwischen seinem Verhalten und den gemessenen Erfolgsparametern. Bei den Betreuungsterminen in der Apotheke führt er die Messung vor den Augen des Apothekers durch. Unsicherheiten im Umgang mit dem Messgerät und Bedienungsfehler können dabei erkannt und durch wiederholte **Schulung** beseitigt werden. Der Patient erhält so im Verlauf des Betreuungsprozesses immer mehr Hilfsmittel an die Hand, eigenverantwortlich mit seiner Krankheit und deren Therapie umzugehen.

Ein vorgegebener Zeitplan der Betreuung ist nur bedingt einzuhalten. Die Anzahl und Häufigkeit der Beratungstermine hängt stark vom individuellen Bedarf des Patienten ab. Während die Termine anfangs in kürzeren Abständen festgesetzt werden sollten, kann im Anschluss die Betreuung jeweils im Monatsabstand, möglicherweise mit der Einlösung von ärztlichen Verordnungen gekoppelt werden. Die Dauer der Einzeltermine variiert ebenfalls abhängig vom Bedarf des Patienten. Die ersten Beratungsgespräche können ca. 20 bis 30 Minuten dauern; hierfür ist es sinnvoll, sich mit dem Patienten auf einen Termin zu verabreden. Spätere Gespräche dauern durchschnittlich nur noch 10 Minuten; sie sind somit problemlos in den Apothekenbetrieb zu integrieren. Eine konsequente Therapiebegleitung wird über mehrere Monate empfohlen. Auch zu späteren Zeiten der Therapie können immer wieder neue Probleme auftreten, die durch zusätzliche Beratungstermine aufgefangen werden.

Um den Verlauf der Betreuung auf die Bedürfnisse des Patienten abzustimmen, sind im einzelnen Beratungsgespräch alle Probleme, Sorgen, Beschwerden und Ängste des Patienten aufmerksam zu verfolgen. Für die Berücksichtigung dieser subjektiven Sicht des Therapiegeschehens kann die sog. **SOAP-Methode** angewandt werden. SOAP steht für Subjective-Objective-Assessment-Plan. Die subjektiven Probleme des Patienten (S) werden den objektiven Daten (O) gegenübergestellt. Zu den objektiven Daten gehören hier nicht nur die Medikationsdatei, sondern auch andere Messparameter, wie Blutdruck, Blutglucosekonzentration etc. und mit Einschränkungen auch Informationen aus dem Patienteninterview, wie Gewicht des Patienten, familiäre Belastung u. a. Das Problem kann auf diese Weise eingeordnet werden (A), und es ergibt sich ein Ansatz, es zu beeinflussen (P) (s. Tab. 25.4). Mit Hilfe eines Software-Moduls, das in die Warenwirtschaftssoftware aller großen Anbieter integrierbar ist, kann jedes arzneimittelbezogene Problem klassifiziert und dokumentiert werden. Das Gleiche gilt für die nachfolgende Intervention (Braun und Schaefer 1998). So kann die Dokumentation ohne großen Arbeitsaufwand im Hintergrund geführt werden.

Beratung, Informationsvermittlung und Anwendungsschulung sind die häufigsten Eingriffe im Betreuungsprozess. Mögliche Interventionen sind aber nicht nur auf die Eingriffsmöglichkeiten des Apothekers beschränkt. Bei Therapiefehlern oder Verordnungsfehlern des behandelnden Arztes ist selbstverständlich der Kontakt mit dem Arzt herzustellen und das Problem weiterzugeben. Genauso denkbar ist eine Einbeziehung von Familienmitgliedern oder – in Rücksprache mit dem Arzt – eine Weiterleitung an

Tab. 25.4: Beispiele für arzneimittelbezogene Probleme und deren Lösungsmöglichkeiten.

Patientenaussage Subjective	Patientenbeobachtung Medikationsdaten Objective	Problemanalyse Assessment	Lösungsmöglichkeit Plan
Ich habe es nicht eingenommen.	Mangelndes Wissen über Therapienutzen	Complianceproblem	Aufklärung, Motivation
Ich habe es nicht eingenommen.	Schwierigkeiten bei der Handhabung der Packung	Anwendungsproblem	Information, Einüben, evtl. Rücksprache mit dem Arzt
Ich habe es nicht eingenommen.	Angst vor der Arzneimittelwirkung	Complianceproblem	Aufklärung, Information
Das Mittel hilft nicht.	Medikationsbeginn vor kurzem	Verzögerter Wirkungseintritt	Information, Motivation
Das Mittel hilft nicht.	Falsche Anwendung	Anwendungsproblem	Anwendungshinweise, gemeinsames Einüben
Das Mittel hilft nicht.	Eigenmächtige Dosisänderung	Unterdosierung	Rücksprache mit dem Arzt, Aufklärung des Patienten
Ich vertrage das Mittel nicht.	Beschwerden lt. Nebenwirkungsprofil	Unerwünschte Arzneimittelwirkung	Rücksprache mit dem Arzt, Alternativvorschlag
Ich vertrage das Mittel nicht.	Hohe Dosisempfehlung des Arztes	Überdosierung	Rücksprache mit dem Arzt, Aufklärung des Patienten

andere Fachärzte, ins Krankenhaus, in eine psychologische Beratungsstelle oder andere Einrichtungen, die zum Erreichen der Therapieziele förderlich sind.

25.5.5 Dokumentation

Die Dokumentation ist die unbedingte Voraussetzung für eine Pharmazeutische Betreuung. Genau wie der Arzt seine Patientenkarteikarte braucht, um sich in Anamnese, Diagnose und bisherige Behandlung einzufinden, brauchen Apotheker zuverlässige Dokumentationsmethoden, um die Kontinuität der Betreuung gewährleisten zu können.

Inhalt und Methoden der Dokumentation

Dabei bleibt es jedem zunächst freigestellt, wie er die Gespräche mit seinen Patienten dokumentieren will, ob mit Hilfe entsprechender **Software** im Rechner oder als **Karteikarte**. Für jeden Schritt der Dokumentation wurden in den zahlreichen Studien bereits unterschiedliche Formblätter verwendet (z.B. Hagedorn und Schulz 1996, Westerlund 1997). Auf die Art des Formblatts kommt es aber nicht an; entscheidend ist der Inhalt.

Es sollte eine patientenbezogene Kartei für den Verlauf der Betreuung angelegt werden. Sie sollte die folgenden Punkte dokumentieren:

☐ Persönliche Daten: Name, Geburtsdatum, Familienstand, Angehörige, aber auch wichtige private Angaben, wenn sie für ein weiteres Gespräch wichtig sein können, z.B. Hobbys, Haustiere, Nachbarn etc.

☐ Ergebnisse der ersten strukturierten Patientenbefragung zur Gesamtmedikation: jedes tatsächlich eingenommene Arzneimittel und Informationen zu Dosierung, Einnahmeverhalten, Erfahrungen

☐ Medikationshistorie: Hier bietet sich eine Speicherung im Computer an. Falls eine schriftliche Karteikarte existiert, sollte die Medikationshistorie dieser Karte als Ausdruck beigefügt werden, um schneller zur Hand zu sein.

☐ Arzneimittelanwendungsprofil: Informationen zur tatsächlichen Medikation

☐ Auswertung der subjektiven und objektiven Medikationsdaten: alle subjektiven Probleme des Patienten gegenüber den entsprechenden objektiven Problemen

☐ Gespräche und Rücksprachen mit dem behandelnden Arzt

☐ Zielvorgaben der Arzneimitteltherapie: erreichbare Ziele, Gewichtung der Ziele, Ordnung der Ziele in kurzfristig und langfristig erreichbar, Festlegung der Erfolgsparameter zur Kontrolle

☐ Vor jedem Beratungsgespräch: Welche Gesprächsthemen sind geplant? (Welche Zielsetzung, welche Intervention?)

☐ Zu jedem Beratungsgespräch: Gesprächsthemen, Probleme des Patienten, Kontrolle des Therapieerfolgs, Hinweise und Informationen zu Erkrankung, Therapie, Lebensweise, geplante Interventionen, Zeitpunkt und Dauer des Beratungsgesprächs

☐ Nach dem Beratungsgespräch: Termin für das nächste Treffen, Themen für das nächste Gespräch, Kontrolle des bisher Erreichten.

Zielsetzung der Dokumentation

Die umfangreiche Dokumentation schreckt viele Apotheker beim ersten Anblick ab. Der Nutzen eines Beratungsgesprächs ist für jeden erkennbar, aber auch die Dokumentation nutzt vor allem direkt dem Patienten.

☐ Die Dokumentation sichert die **Kontinuität** des Betreuungsprozesses. Sie dient als Erinnerungshilfe und Entscheidungsgrundlage. Sicherlich muss angestrebt werden, dass ein Patient von einem einzigen Apotheker betreut wird. Bei Abwesenheit dieses Apothekers (Krankheit, Urlaub) muss die Übernahme der Betreuung durch einen Kollegen möglich sein.

☐ Die Dokumentation ist die Voraussetzung für eine Verlaufskontrolle des Betreuungsprozesses (**Monitoring**). Bei einem regelmäßigen Festhalten von objektiven Daten (wie z.B. im Asthmatagebuch) ist der Erfolg der Therapie abzulesen. Während ohne Vergleich sonst vereinzelt auftretende Beschwerden als sehr stark bewertet werden, hilft ein „Beschwerdetagebuch", die jeweiligen Symptome zu relativieren.

☐ Eine ausführliche Dokumentation ermöglicht die selbstkritische **Erfolgskontrolle** der angebotenen Betreuung.

☐ Eine Dokumentation der Leistungen der Pharmazeutischen Betreuung und des notwendigen Zeitaufwands sind die Grundlage für eine zukünftige **Honorierung der Betreuungsleistung**.

25.5.6 Zusammenarbeit mit dem behandelnden Arzt

Die Beziehung zwischen Ärzten und Apothekern scheint von Vorurteilen geprägt zu sein. „Die Ärzte" halten „die Apotheker" für medizinische Laien und verweigern deshalb jedes Fachgespräch, „die Apotheker" halten „die Ärzte" für arrogant und unko-

operativ. Doch in Wirklichkeit gibt es „die Ärzte" und „die Apotheker" gar nicht: Der Kontakt zwischen Apotheker und benachbartem und/oder befreundetem Arzt vor Ort läuft meist reibungslos. Sobald man sich kennt und sich ein eigenes Urteil bilden kann, lösen sich Vorurteile in Luft auf.

Also geht es zunächst darum, den ersten Schritt zu tun und ins Gespräch zu kommen, um sich kennen zu lernen und sich ein eigenes Urteil über eine mögliche Zusammenarbeit bilden zu können.

Aufgabenverteilung zwischen Arzt und Apotheker

Das Haupthindernis, um ins Gespräch zu kommen, sind nicht die eigenen Vorurteile, sondern die Angst vor den Vorurteilen des anderen. Diese Angst führt zu einem unsicheren Selbstgefühl und erschwert dadurch die Kontaktaufnahme. Das Hindernis kann beseitigt werden, wenn man die eigene Position genau kennt und sich gegenüber dem Urteil eines anderen behaupten kann.

Apotheker sind Spezialisten im Bereich des Arzneimitteleinsatzes. Apotheker kennen u.a. die zur Verfügung stehenden Arzneistoffe, deren Wirkungsmechanismus, die Besonderheiten der Anwendung, die Kombination von Wirkstoffen in bestimmten Therapiebereichen, die eingesetzten Arzneiformen und ihre Handhabung. Ärzte sind Spezialisten im Bereich der Heilung bzw. Behandlung von Krankheiten. Nur sie können einen Patienten untersuchen, eine Diagnose stellen (oder zu einem Facharzt überweisen), einen Therapieplan erstellen und ihn ausführen.

Die Positionen sind klar und überschneiden sich nur geringfügig. Jeder ist Spezialist auf seinem Gebiet. Bislang war die Kooperation zwischen Ärzten und Apothekern trotzdem gering. Es gibt eine Reihe von Gründen dafür, das zu ändern:

☐ Der Arzneimittelmarkt ist in den letzten Jahren durch Generika und „neue" Arzneimittel, die sich nur geringfügig von anderen „alten" Arzneimitteln unterscheiden, unübersichtlich geworden.

☐ Neue Arzneiformen, Dosierhilfen und Anwendungshilfen machen auch die Arzneimittelanwendung unübersichtlicher und beratungsintensiver.

☐ Der Kostendruck im Gesundheitssystem zwingt die Ärzte dazu, schneller zu arbeiten – ausführliche Gespräche mit dem Patienten können mit den Krankenkassen nicht abgerechnet werden.

☐ Der Kostendruck zwingt dazu, auch an Arzneimitteln zu sparen. Durch eine Pharmazeutische

Betreuung könnten die verordneten Arzneimittel kontrollierter und effektiver eingesetzt werden.

Auch das Berufsbild des Arztes hat sich in den letzten zwei Jahrzehnten gewandelt. Ärzte hatten früher erheblich mehr Zeit für gründliche Untersuchungen, eine ausführliche Anamnese, notwendige Gespräche und Nachuntersuchungen. Durch die Honorierung ihrer Leistungen durch die Krankenkassen waren sie finanziell wenig abhängig. Heute sind sie dazu gezwungen, ständig auf die Abrechenbarkeit der am Patienten vollbrachten Leistung und die Höhe ihrer Quartalsabrechnung zu achten, um nicht in kurzer Zeit vor dem finanziellen Ruin zu stehen.

Auf den ersten Blick empfinden Ärzte die Idee einer Pharmazeutischen Betreuung als Bedrohung ihrer Position. Sie fürchten,

☐ dass Apotheker einen Teil der ärztlichen Sprechstunde übernehmen wollen.

☐ dass Apotheker in die ärztliche Therapie eingreifen wollen.

☐ dass ihre ärztliche Therapie durch Apotheker kontrolliert werden soll.

Wenn sie das gesamte Konzept der Pharmazeutischen Betreuung kennen gelernt haben, verschwinden diese Befürchtungen meistens, denn sie dient auch dem Arzt:

☐ Der Arzt kann arzneimittelbezogene Fragen an den Apotheker delegieren.

☐ Er hat mehr Zeit für seine eigentlichen ärztlichen Aufgaben.

☐ Die Bereitschaft des Patienten, aktiv an der Erfüllung des Therapieplans mitzumachen, steigt.

☐ Die Zufriedenheit des Patienten steigt.

☐ Der Arzt erreicht mit der pharmazeutisch betreuten Therapie ein verbessertes Ergebnis.

Kontaktaufnahme zum Arzt

Die Überlegungen über die grundsätzlichen Positionen helfen jedem, sein eigenes Bild von einer möglichen Beziehung zwischen Ärzten und Apothekern zu entwickeln. Es ist Sache der Standesvertreter untereinander, über das Konzept der Pharmazeutischen Betreuung mit allen Vorteilen und Problemen für beide Parteien zu diskutieren und so eine Kooperation vorzubereiten.

Es ist also nicht die Aufgabe des Apothekers vor Ort, allen „seinen" Ärzten die Philosophie der Pharmazeutischen Betreuung erschöpfend zu erklären. Vor Ort geht es nicht darum, darüber zu reden, sondern es zu tun! Einen Einstieg ins Gespräch findet sich über ein konkretes arzneimittelbezogenes Problem oder über einen speziellen Patienten, der offensichtlich nicht optimal betreut wird. Der Apotheker erfährt z.B. im Beratungsgespräch von einem Patienten, dass dieser sein Arzneimittel nicht regelmäßig einnimmt, weil er davon Magenschmerzen bekommt. Er spricht (mit dem Einverständnis des Patienten) den behandelnden Arzt darauf an, ob eine Zusatzmedikation gegen die Magenschmerzen in Frage kommt oder ob der Patient in diesem Fall auf einen anderen Arzneistoff umgestellt werden soll. Bei diesem Gespräch ergeben sich Fragen zur Dosierung des Arzneimittels im Zusammenhang mit dem ärztlichen Therapiekonzept, zu Parametern des Therapieerfolgs und möglichen Kombinationstherapien in einem späteren Stadium der Krankheit. Arzt und Apotheker verabreden sich auf einen nächsten Termin, um weitere Fragen zu klären. Genauso kann ein Arzneimittelmissbrauch zu konkreten Fragen führen, ab wann der Arzt in den Missbrauch eingreifen würde, wie er eingreift und wie der Apotheker sich in solchen Verdachtsfällen verhalten kann.

Bei solchen Gesprächen zu konkreten Problemen beginnt die Zusammenarbeit zwischen Arzt und Apotheker. Früher oder später kann sich daraus der Vorschlag des Apothekers entwickeln, die Arzneimitteltherapie eines Patienten zu betreuen. In diesem Zusammenhang können Unsicherheiten und Bedenken des Arztes gegenüber Pharmazeutischer Betreuung in der persönlichen Diskussion geklärt werden.

Zur Kontaktaufnahme hat die ABDA Kommunikationsbögen entwickelt. Für arzneimittelbezogene Probleme gibt es einen patientenunabhängigen Informationsbogen **„Arzneimittel-Info"**, auf dem der Arzt über neue Arzneimittelnamen, neue Zusammensetzung, Indikationsänderungen, neue Packungsgrößen, preisgünstige Alternativpräparate oder ähnliches informiert werden kann. Auf der Rückseite dieses Bogens findet sich ein Vordruck für die Antwort des Arztes (Wick et al. 1997). Ein zweiter Informationsbogen (PZN 746 172 1) ist dafür vorgesehen, vom Patienten an den Arzt weitergeleitet zu werden. Damit erhält der Arzt die Information, dass der Patient gezielt von der Apotheke zu ihm geschickt worden ist. Dieser Bogen enthält Angaben zur bisherigen Selbstmedikation, zur vom Patienten beschrieben Symptomatik und von in der Apotheke gemessenen Parametern. Auch hier befindet sich auf der Rückseite ein Vordruck für eine Antwort des Arztes.

Notwendige Absprachen mit dem Arzt

Zu Beginn einer Pharmazeutischen Betreuung müssen Apotheker und Ärzte Vereinbarungen zu konkreten Bereichen der Zusammenarbeit treffen:

☐ Therapieplan des Arztes: Wie sieht konkret die gesamte Therapie des Patienten aus? Der Apotheker muss dem Patienten dieselben Informationen geben wie der Arzt, d. h. dieselben Handlungsanweisungen, dieselben Therapiegrundsätze.

☐ Therapieziele: Welche Ziele können mit der eingeschlagenen Therapie erreicht werden?

☐ Therapieerfolg: Mit welchen Mitteln kann der Therapieerfolg gemessen werden?

☐ Dosierung: Was ist die verordnete Dosierung? In welchem Bereich kann die Dosierung variiert werden?

☐ Betreuungsgrenzen: Wann ist der Eingriff des Arztes notwendig?

☐ Information des Patienten: Was sollte der Patient wissen?

☐ Erlaubte Interventionen des Apothekers.

Arzt-Apotheker-Gesprächskreise

Die Kooperation zwischen Ärzten und Apothekern kann durch entsprechende Gesprächskreise unterstützt werden. Auf dieser Ebene kann über die Gesundheitspolitik, über Alltagsprobleme beider Seiten und über spezielle Probleme der Arzneimitteltherapie gesprochen werden. Ein konkretes Thema könnte im Zusammenhang mit Pharmazeutischer Betreuung die gemeinsame Erarbeitung von Anwendungsplänen für einzelne häufig verordnete Arzneimittel sein. Dadurch kann auch das Konzept der Pharmazeutischen Betreuung näher gebracht werden.

25.6 Praktische Umsetzung der Pharmazeutischen Betreuung

Anlässlich des Weltkongresses der Fédération Internationale Pharmaceutique (FIP) wurde 1993 die Richtlinie **Good Pharmacy Practice** (GPP) offiziell vorgestellt. Nachdem Qualitätsstandards für die Arzneimittelherstellung (Good Manufacturing Practice, GMP), für die Laborausstattung (Good Laboratory Practice, GLP), für die Klinischen Prüfungen (Good Clinical Practice, GCP) und für die Lagerhaltung (Good Storage Practice, GSP) bereits etabliert wurden, gibt es mit der Good Pharmacy Practice nun auch eine anerkannte Verpflichtung und Standards für die patientenbezogenen Dienstleistungen bei der Versorgung mit Arzneimitteln. Vier Hauptgebiete werden in der Richtlinie definiert:

1. Gesundheitsförderung, Vermeidung von Erkrankungen
2. Angebot und Gebrauch von verschriebenen Arzneimitteln und Krankenpflegemitteln
3. Selbstmedikation
4. Einflussnahme auf die Verschreibung und den Arzneimittelgebrauch.

Internationale Studien zu Pharmaceutical Care

Auf der Grundlage der Good Pharmacy Practice entstand die Idee der Pharmazeutischen Betreuung. Unter dem Initiator Prof. Hepler von der University of Florida liefen weltweit eine Reihe von Studien an, die **TOM-**(Therapeutic-Outcome-Monitoring-)**Studien** genannt werden. Der TOM-Prozess beginnt nicht bei arzneimittelbezogenen Problemen in der laufenden Therapie, sondern bei der ärztlichen Entscheidung für eine Therapie und Betreuung. Nicht der Patient nimmt also hier Kontakt zum Apotheker auf, sondern der Arzt. Zunächst erhält der Apotheker Informationen vom Arzt über den Patienten, über seine Erkrankung und deren geplante Therapie, und beide beurteilen gemeinsam, ob diese Therapie die gewünschten Ziele erreichen kann. In Zusammenarbeit mit dem Arzt wird als nächstes der Betreuungsplan entworfen und dann erst das Arzneimittel dem Patienten (mit der notwendigen Beratung) übergeben (s. Kasten). Vor Therapiebeginn wird hier bereits festgelegt, welche Daten gesammelt werden, um den Therapieverlauf zu dokumentieren. Mit Hilfe dieser Daten kann jederzeit der Therapieerfolg bewertet und im Bedarfsfall in die Therapie eingegriffen werden.

> **Fragen vor Beginn der Pharmazeutischen Betreuung**
>
> 1. Was müssen wir über den Patienten und seine Erkrankung wissen?
> 2. Was wollen wir und was können wir mit dieser Therapie bei diesem Patienten erreichen?

Pharmazeutische Betreuung

3. Können wir mit dieser Therapie unsere Ziele erreichen (Bewertung der Therapie)?
4. Woran erkennen wir einen therapeutischen Erfolg oder Misserfolg?
5. Welche Hilfestellung/Information können wir dem Patienten geben, damit er sein Arzneimittel optimal anwendet?
6. Welche Daten sammeln wir, um den Therapieverlauf dokumentieren zu können?
7. Läuft die Therapie erfolgreich? Macht der Patient Fortschritte im Sinne unserer Einschätzung von Erfolg oder Misserfolg der Therapie?
8. Welche Interventionen unternehmen wir bei ausbleibendem Erfolg?

Erste Ergebnisse der Studien zur Akzeptanz und Machbarkeit zeigen,

☐ dass die Idee der Pharmazeutischen Betreuung von den Apothekern gut aufgenommen und mit großem Engagement in die Tat umgesetzt wurde.

☐ dass Pharmazeutische Betreuung im Apothekenalltag realisierbar ist, wenn man sich dafür entscheidet.

☐ dass Pharmazeutische Betreuung von den Ärzten akzeptiert wird, wenn sie überzeugt werden, dass Apotheker ihre therapeutischen Bemühungen unterstützen wollen.

☐ dass die Pharmazeutische Betreuung von einem großen Teil der Patienten gerne angenommen wird.

Nur die Hälfte aller angesprochenen Patienten ließ sich auf eine Betreuung ein. Als Gründe für die Ablehnung werden zur Hälfte „ausreichende Information über Krankheit und Therapie" genannt; die andere Hälfte verteilt sich auf die unterschiedlichsten Begründungen, Vorwände und Vorbehalte. Auch die Patienten, die einer Betreuung zustimmen, lehnen häufig die Berichterstattung an den Arzt ab. Hier müssen Ärzte und Apotheker zunächst ihre gute Zusammenarbeit beweisen und damit an die Öffentlichkeit treten, bevor die Patienten sich auf einen möglichen Kompetenzkonflikt einlassen.

Vor allem in den USA belegen eine Reihe von Studien bereits die **Kosten-Nutzen-Effektivität** (z.B. Hepler und Grainger-Rousseau 1995). Die Einsparpotentiale liegen besonders im Bereich der Krankenhauseinweisungen und der Reduktion der Arbeitsunfähigkeitszeiten.

Pharmazeutische Betreuung in Deutschland

Im Jahr der Einführung der Richtlinie „Good Pharmacy Practice" durch die FIP wurde auch in Deutschland das Konzept der Pharmazeutischen Betreuung vorgestellt. 1993 formulierte die ABDA die These zur Optimierung der Arzneimitteltherapie durch eine Pharmazeutische Betreuung. In den beiden Jahren danach wurden zahlreiche Studien initiiert und verschiedene Projekte in die Praxis umgesetzt.

Zielsetzungen der groß angelegten Studien am Beispiel der OMA-Studie in Westfalen-Lippe sind:

☐ Untersuchung der Realisierbarkeit der Pharmazeutischen Betreuung

☐ Entwicklung von Strategien und praxisorientierten Hilfen zur Umsetzung der Pharmazeutischen Betreuung

☐ Untersuchung der Möglichkeiten der EDV-gestützten Dokumentation unterschiedlicher patientenbezogener Daten mit Einverständnis des Patienten

☐ Kooperationsförderung zwischen Ärzten und Apothekern

☐ Schaffung von Anreizen zur bundesweiten bzw. europaweiten Implementierung der Pharmazeutischen Betreuung

☐ Standardisierung und Qualitätssicherung der im Rahmen der Pharmazeutischen Betreuung erbrachten Leistungen

☐ Bewertung des Nutzeffektes von Pharmazeutischer Betreuung hinsichtlich
   – ihres Beitrages zur Verbesserung der Lebensqualität des Patienten
   – ihres Einflusses auf die Arzneimitteltherapie und der Vermeidung arzneimittelinduzierter Erkrankungen
   – ihres Beitrages zum verbesserten Einsatz und zur besseren Anwendung von Arzneimitteln
   – ihres ökonomischen Nutzens (Kostenreduktion)
   – ihres Beitrages zur Weiterentwicklung der Pharmazie und der damit verbundenen beruflichen Befriedigung.

Umsetzung in Apotheken

Nach Abschluss der Studien wird es mit den in diesem Zusammenhang erarbeiteten Strategien und Materialien möglich sein, sich in einer Apotheke für eine konkrete Indikation zu entscheiden und eigene Wege zur Umsetzung der Pharmazeutischen Betreuung zu finden. Eine Reihe von Erfahrungen zur praktischen Umsetzung in öffentlichen Apotheken wurde bereits veröffentlicht (z. B. Hagedorn et al. 1996, Mühlig et al. 1997). Hier lassen sich wichtige Informationen für die eigene Arbeit vor Ort finden.

Bei stationär behandelten Patienten sollte die Pharmazeutische Betreuung schon im Krankenhaus beginnen. Der Krankenhausapotheker kann im Bereich der Arzneimittelanamnese (s. Kap. 15.4.1) und der Patientenschulung tätig sein und Entlassungsgespräche führen. Auf diese Weise können Fehler von Beginn an vermieden werden. Erleichtert wird dies im Krankenhaus durch den direkten Kontakt zum behandelnden Arzt sowie den Zugang zu den benötigten Patientendaten in der Krankenakte.

Die genannten Studienindikationen sind nicht die einzigen Einsatzbereiche der Pharmazeutischen Betreuung. Jeder kann für sich selbst den Bereich finden, in dem er optimal vorbereitet ist (s. Tab. 25.5). Interessant für die Einführung sind auch Indikationen, die nicht in die alleinige ärztliche Therapie fallen, z. B. die Betreuung von entwöhnungswilligen Rauchern, von übergewichtigen Patienten im Rahmen der Gesundheitsvorsorge oder die Allergieberatung. Eine Pharmazeutische Betreuung ist auch im Rahmen der Selbstbehandlung möglich und notwendig. Für diesen Bereich wurde das notwendige Wissen bereits aufbereitet (Braun und Schulz, Hamacher und Bornkessel, Loseblattsammlungen).

Literatur

Braun, R. (1995): Pharmaceutical Care: Was ist das? Pharm. Ztg. 140: 2438–2439

Braun, R., Schulz, M.: Selbstbehandlung. Beratung in der Apotheke. Loseblattsammlung, Govi-Verlag, Eschborn.

Braun, R., Schaefer, M. (1998): Empfehlungen zum computergestützten Datenmanagement im Rahmen der Pharmazeutischen Betreuung. Pharm. Ztg. 143: 3458–3464

Bullinger, M., Kirchberger, I. (1995): Der SF-36 Fragebogen zum Gesundheitszustand. Handbuch für die deutschsprachige Fragebogenversion. Medical Outcome Trust: 1–69

Cipolle, R.J., Morley, P.C., Strand, L.M. (1998): Pharmaceutical Care Practice. McGraw Hill, New York

Diers, K. (2002): Manuale zur Pharmazeutischen Betreuung, Band 3: Diabetes mellitus Typ 1 und Typ 2. 2. Aufl., Govi-Verlag, Eschborn

Framm, J., Anschütz, M., Derendorf, H., Hammersdorfer, D., Heydel, E., Mehrwald, A., Schomacker, G. (2001): Arzneimittelprofile für die Kitteltasche. 2. Aufl., Deutscher Apotheker Verlag, Stuttgart

Framm, J. (1997): Anwendungsplan vom Apotheker für den Patienten. Pharm. Ztg. 142: 613–614

Framm, J., Schaefer, M., Derendorf, H. (1996): Patientenberatung in der Apotheke. Deutscher Apotheker Verlag, Stuttgart

von der Gathen, H. (1997): Jede Kette ist so stark, wie ihr schwächstes Glied – Complianceförderung durch den Apotheker. PZ Prisma 4: 195–209

Hagedorn, M., Schulz, M., Bankamp, B. (1996): Pharmazeutische Betreuung: Tips und Erfahrungen. Pharm. Ztg. 141: 3988–3992

Tab. 25.5: Ansätze zur Einführung der Pharmazeutischen Betreuung in der Apotheke (Schaefer 1996).

Krankheitsorientiert (Disease-Management)
Asthmapatienten Diabetiker Patienten mit koronarer Herzkrankheit Bluthochdruckpatienten Rheumapatienten Parkinsonpatienten Kopfschmerzpatienten
Patientengruppenorientiert (Patienten mit spezifischen Beratungsbedürfnissen)
Junge Mütter mit (erstgeborenen) Kindern Alte Menschen mit eingeschränkten kognitiven Fähigkeiten Patienten, die aus dem Krankenhaus entlassen wurden (Arzneimittel-)abhängige Patienten
Risikogruppenorientiert (Risk-Management)
Ältere multimorbide Patienten Patienten mit dem Risiko bestimmter unerwünschter Wirkungen Patienten mit bestimmten Grundkrankheiten (Epilepsie etc.) Drogenabhängige Patienten
Ereignisorientiert (Arzneimittelanwendungsforschung)
Erfassung und Dokumentation unerwünschter Arzneimittelwirkungen (Pharmakovigilanz) Identifizierung, Dokumentation und Lösung arzneimittelbezogener Probleme Monitoring von Therapieverläufen

Pharmazeutische Betreuung

Hamacher, H., Wahl, M.A. (2002): Selbstmedikation. Arzneimittelinformation und Beratung in der Apotheke. Loseblattsammlung, Deutscher Apotheker Verlag, Stuttgart.

Hepler, C. D., Grainger-Rousseau, T.-J. (1995): Pharmaceutical care versus traditional drug treatments. Is there any Difference? Drugs 49: 1–10

Hepler, C. D., Strand, L. M. (1990): Opportunities and responsibilities in pharmaceutical care. Am. J. Hosp. Pharm. 47: 533–543

Hepler, C. D., Strand, L. M., Derendorf, H. (1990): Der Apotheker und die Arzneimittelversorgung – Zukunftschancen und Verantwortung. Pharm. Ztg. 135: 3087–3092

Herborg, H., Søndergaard, B., Frøkjaer, B., Fonnesbæk, L., Gustafsson, T., Hepler, C. D. (1996): Pharmaceutical care value proved. Int. Pharm. J. 10: 167–168

Heuer, H.O., Heuer, S., Lennecke, K. (1999): Compliance in der Arzneitherapie. Wissenschaftliche Verlagsgesellschaft, Stuttgart

Lennecke, K. (2000): Das Kundengespräch in Apotheken, 2. Aufl., Deutscher Apotheker Verlag, Stuttgart.

Mühlig, S., Schulz, M., Stahl, A., Petermann, F., Bergmann, K.-C. (1997): Pharmaceutical Care: Eine neue Form der Patientenschulung durch den Apotheker. In: Petermann, F. (Hrsg.): Patientenschulung und Patientenberatung. Hogrefe Verlag, Göttingen: 187–229

Mühlbauer, K., Hagedorn, M., Verheyen, F., Schulz, M. (2000): Pharmaceutical Care: Grundlagen und Aufgaben der Pharmazeutischen Betreuung. In: Gebler, H., Kindl, G. (Hrsg.): Pharmazie für die Praxis, Deutscher Apotheker Verlag, Stuttgart: 259–268

Mühlbauer, K., Schulz, M., Verheyen, F. (2001): Manuale zur Pharmazeutischen Betreuung, Band 2 Asthma. 2. Aufl., Govi-Verlag, Eschborn

Schaefer, M. (1996): Pharmaceutical Care auf dem Weg in die Apotheke. Pharm. Ztg. 141: 785–792

Schulz, M., Morck, H., Braun, R. (1993): Neues Apothekenprofil: Good Pharmacy Practice und Pharmaceutical Care. Pharm. Ztg. 138: 3191–3197

Schulz v. Thun, F. (1981): Miteinander reden – Störungen und Klärungen. Rowohlt Verlag, Hamburg

Watzlawick, P., Beavin, J. H., Jackson, D.D. (1990): Menschliche Kommunikation. Verlag Hans Huber, Bern

Westerlund, T. (1997): Kommunikation verbessert Arzneimitteltherapie. Pharm. Ztg. 142: 4586–4590

Wick, B., Schulz, M., Gorski R. (1997): Arzt/Apotheker-Kommunikation durch Infobogen. Pharm. Ztg. 142: 1826–1828

26 Pharmazeutische Betreuung von Patienten mit Asthma bronchiale

F. Verheyen, Hamburg und M. Schulz, Berlin

Asthma bronchiale gehört in den westlichen Industrienationen zu den chronischen Erkrankungen, die sowohl den einzelnen Patienten als auch das Gesundheitssystem enorm belasten. Mit einer Prävalenz bei Erwachsenen von ca. 5 % in Deutschland verursachten asthmatische Erkrankungen 1997 ca. 4,2 Mrd. DM Gesamtkosten. Trotz neuer Therapieschemata, neuer Arzneistoffe und verbesserter Patientenschulung sterben in Deutschland jährlich immer noch fast 6000 Menschen an Asthma.

26.1 Asthma bronchiale

Asthma bronchiale ist eine entzündliche Erkrankung der Atemwege, charakterisiert durch bronchiale Hyperreagibilität und variable Atemwegsobstruktion. Zu den typischen Symptomen gehören: Atemnot (häufig anfallsartig, auch nachts und am frühen Morgen), Husten, Giemen und glasig zähes Sputum.

26.1.1 Einteilung nach Ätiopathogenese und klinischem Schweregrad

Die Einteilung des Asthma bronchiale orientiert sich weitgehend an zwei Kategorien. Zum einen werden verschiedene Ursachen berücksichtigt (Tab. 26.1) und damit verschiedene Asthma-Formen beschrieben, zum anderen erfolgt eine Klassifizierung anhand des Schweregrades, der sich auf die Art und Häufigkeit der Symptome und die Veränderungen der Lungenfunktion stützt (Tab. 26.2).

26.1.2 Therapie

Nichtmedikamentöse Therapie

Bei den Patienten, deren Asthma eine allergische Komponente hat bzw. bei denen auslösende Faktoren bekannt sind, sollte auf Allergenkarenz (Umweltallergene, Allergene am Arbeitsplatz) geachtet bzw. die Ausschaltung der Noxen (z.B. Rauchen, NSAR) angestrebt werden. Zusätzlich können Patienten von einer Atemtherapie oder „Lungensport" profitieren.

Medikamentöse Therapie

In der medikamentösen Therapie des Asthma bronchiale wird zwischen Dauer- (Controller; regelmäßige Anwendung) und Bedarfsmedikation (Reliever) unterschieden.

Controller: Zur Dauermedikation gehören die antientzündlich wirkenden Arzneistoffe wie Glucocorticoide (in der Regel inhalativ), Leukotrien-Antagonisten (Montelukast u.a.), Cromoglicinsäure (DNCG) und Nedocromil sowie die lang wirkenden atemwegserweiternden β_2-Agonisten (Formoterol und Salmeterol) als auch das Theophyllin in retardierter Darreichungsform. Bei schwerem Asthma (Stufe 4) bzw. bei Exazerbationen kann es notwendig werden, Glucocorticoide auch systemisch, d.h. per os (oder intravenös) einzusetzen. Für diese Anwendung kommen primär Prednison, Prednisolon oder Methylprednisolon in Frage.

Reliever: In der Gruppe der Bedarfsarzneimittel sind kurz wirkende β_2-Agonisten wie z.B. Fenoterol, Salbutamol oder Terbutalin bei weitem die wichtigsten. Parasympatholytika (Anticholinergika) wie z.B. Ipratropiumbromid werden, ggf. auch in fixer Kombination mit kurz wirkenden β_2-Agonisten, bei der

Tab. 26.1: Einteilung nach der Ätiopathogenese.

Asthma-Formen	Ursachen	Charakteristika
Exogen allergisches Asthma bronchiale	□ Allergene	□ Beginn häufig in der Kindheit □ Häufig saisonal (Pollenallergie)
Endogenes Asthma	□ Infekte □ Nichtallergene Noxen	□ Beginn häufig im Erwachsenenalter
Gemischtförmiges Asthma	□ Allergene □ Infekte □ Nichtallergene Noxen	
Analgetika-Asthma	□ z.B. Überempfindlichkeit auf nichtsteroidale Antirheumatika (NSAR), incl. Acetylsalicylsäure	□ Krankheitsbeginn häufig 3. und 4. Lebensdekade □ Asthma gelegentlich begleitet von Rhinorrhoe, Konjunktivitis und Urtikaria im Kopf- und Halsbereich
Anstrengungsasthma	□ Starke Belastung (Austrocknung und Auskühlung des Bronchialsystems)	□ Asthmaanfall während oder nach Belastung

Tab. 26.2: Klassifizierung des Asthmaschweregrades bei Erwachsenen und Jugendlichen über 14 Jahren (Deutsche Atemwegsliga 1998).

	Stufe 1 intermittierend	Stufe 2 leicht persistierend	Stufe 3 mittelgradig persistierend	Stufe 4 schwer persistierend
Merkmale	Intermittierende Symptome $\leq 2\times$ wöchentlich	Symptome $> 2\times$ wöchentlich, aber $< 1\times$ täglich	Symptome täglich	Ständig Symptome
	Kurze Anfälle	Beschwerden können Aktivität und Schlaf beeinträchtigen	Beschwerden beeinträchtigen Aktivität und Schlaf	Ständig Beschwerden am Tag
	Nächtliche Asthma-Symptome $\leq 2\times$ monatlich	Nächtliche Asthma-Symptome $> 2\times$ monatlich	Nächtliche Asthma-Symptome $> 1\times$ wöchentlich	Häufige nächtliche Asthma-Symptome
	Symptomfreiheit und normale Lungenfunktion zwischen den Anfällen			
Lungenfunktionswerte (% des persönlichen Bestwertes)	PEF oder FEV_1 $> 80\%$	PEF oder FEV_1 $\geq 80\%$	PEF oder FEV_1 > 60 bis $< 80\%$	PEF oder $FEV_1 \leq 60\%$
	Variabilität $< 20\%$ [a]	Variabilität $20–30\%$ [a]	Variabilität $> 30\%$ [a]	Variabilität $> 30\%$ [a]

FEV_1 = Forciertes expiratorisches Volumen; maximales Luftvolumen, das nach maximaler Inspiration bei maximaler Expiration in einer Sekunde ausgeatmet wird
PEF= Peak Expiratory Flow (Erläuterung s. Kap. 26.2)
[a] Tages-Variabilität: (PEFmax − PEFmin) × 100/PEFmax, bestimmt aus mindestens 2, besser 4 Messungen/24 h.

chronischen-obstruktiven Bronchitis bevorzugt bzw. bei älteren Asthma-Patienten eingesetzt. Zur Bedarfsmedikation im Anfall gehört auch Theophyllin als Lösung (z. B. Tropfen).

Die Therapie orientiert sich am vorliegenden Krankheitsbild. Ist der Therapieerfolg unzureichend, wird das Therapieschema der nächsthöheren Stufe eingesetzt (Tab. 26.3). Verbessert sich der Gesundheitszustand und bleibt stabil über mehrere Wochen, kann die Medikation unter Beachtung der Lungenfunktion und Symptome schrittweise reduziert werden.

Tab 26.3: Stufenplan für die Langzeittherapie von Erwachsenen und Kindern über 14 Jahren (Deutsche Atemwegsliga 1998).

Stufe	Dauermedikation
4	wie Stufe 3, jedoch hohe Dosis eines inhalativen Glucocorticoids ggf. + Glucocorticoid p. o.
3	mittlere Dosis eines inhalativen Glucocorticoids + lang wirkendes β_2-Sympathomimetikum und/oder Theophyllin retardiert
2	niedrige Dosis eines inhalativen Glucocorticoids; alternativ: Cromoglicinsäure oder Nedocromil
1	keine

Leukotrien-Antagonisten können bei den Schweregraden 2–3 eingesetzt werden. Als Bedarfsmedikation wird in allen Stufen in der Regel ein kurz wirkendes β_2-Sympathomimetikum eingesetzt.

26.2 Möglichkeiten der Therapiekontrolle bei Asthma bronchiale

Da der Gesundheitszustand des Patienten mit Asthma nicht konstant ist, ist er selbst gefordert, seine Lungenfunktion (am besten) täglich zu überprüfen. Dadurch wird es möglich, rechtzeitig Verschlechterungen der Lungenfunktion zu erkennen und angemessen darauf zu reagieren. Zur Messung der Lungenfunktion kann der Patient ein **Peak-Flow-Meter** verwenden. Das Peak-Flow-Meter misst die Atemstoßgeschwindigkeit und ermöglicht Rückschlüsse auf die Lungenfunktion.

> Unter dem **Peak-Flow** (Peak Expiratory Flow, PEF) versteht man die maximale Flussgeschwindigkeit während einer forcierten Exspiration.

Die Einschätzung der Veränderungen der Atemfunktion orientiert sich am persönlichen Bestwert des Patienten. Der persönliche Bestwert ist der höchste Peak-Flow-Wert, den ein Patient unter optimalen Bedingungen erreicht und dokumentiert hat (Dokumentation in der Regel über 2 Wochen). Der persönliche Bestwert ist in der Regel niedriger als der Richt- bzw. Soll- oder Normwert, der in vielen Tabellen getrennt für Frauen und Männer sowie eine

bestimmte Körpergröße angegeben wird und für Gesunde gilt.

Analog den Ampelphasen (**Ampelschema**) wird der akute Gesundheitszustand eingeschätzt:

Grüner Bereich: Der Peak-Flow des Patienten befindet sich in einem Bereich von 80–100 % seines Bestwertes, und es treten keine Symptome auf.

Gelber Bereich: Der Peak-Flow beträgt 50–80 % des Bestwertes. Symptome wie Husten, Giemen, verminderte Belastbarkeit und gestörter Schlaf treten auf. Es ist notwendig, adäquat durch beispielsweise entsprechende Verwendung eines β_2-Agonisten bzw. eines peroralen/inhalativen Glucocorticoids darauf zu reagieren.

Roter Bereich: Bei einem Abfall des Peak-Flow unter 50 % und starken Symptomen wie Husten und Atemnot kann es sich um einen Notfall handeln, der ärztliche Hilfe benötigt.

Die tägliche Kontrolle des Peak-Flows und die mit dem Arzt festgelegten Handlungsoptionen bei Verschlechterung des Peak-Flows lassen sich im Asthmatagebuch der Deutschen Atemwegsliga festhalten (s. Kap. 26.3.4 und Abb. 26.1).

26.3 Ziele und Inhalte der Pharmazeutischen Betreuung von Asthma-Patienten

Pharmazeutische Betreuung unterstützt den Asthma-Patienten bei der erfolgreichen Umsetzung der Arzneimitteltherapie. Der Patient kann die Erkrankung weitgehend selbst kontrollieren und dadurch eine subjektive Verbesserung seines Zustandes erzielen.

Als erreichbare Ziele einer Pharmazeutischen Betreuung von Asthma-Patienten lassen sich definieren:

☐ Vermeidung von Asthma-Anfällen

☐ Wiederherstellung einer normalen oder bestmöglichen Lungenfunktion

Pharmazeutische Betreuung

☐ Verhinderung einer krankheitsbedingten Beeinträchtigung der körperlichen Aktivitäten

☐ Verhinderung einer krankheitsbedingten Beeinträchtigung der psychischen und geistigen Entwicklung

☐ Verbesserung der Lebensqualität

☐ Vermeidung bzw. Lösung von arzneimittelbezogenen Problemen.

Die Selbstkontrolle des Patienten ist für den Erfolg der Asthma-Therapie von entscheidender Bedeutung, und ihre Förderung gehört zu den Hauptaufgaben des Apothekers bei der Pharmazeutischen Betreuung. Dazu gehört die Wissensvermittlung ebenso wie die Vermittlung praktischer Fähigkeiten (z. B. Anwendung des Dosieraerosols/Inhalationstechnik) und auch der Angstabbau bezüglich der Arzneimitteltherapie (insbesondere bei Glucocorticoiden). Hinzu kommt eine kritische Begleitung der Selbstmedikation.

26.3.1 Basisinformationen zur Dosierung und Anwendung

Für eine effektive Asthmatherapie muss der Patient in der Lage sein, zwischen seiner Bedarfs- und Dauermedikation zu unterscheiden. Zudem ist die richtige Anwendung der Arznei- und Hilfsmittel essentiell.

Korrekte Handhabung der Arzneimittel zur Inhalation (z. B. Dosieraerosol) sowie der Hilfsmittel (z. B. Spacer)

Wichtig ist hier neben der theoretischen Erläuterung, dass zusätzlich eine Demonstration der korrekten Anwendung erfolgt. Hierfür sind Demonstrationsmaterialien, z. B. auch Placebosprays vorrätig zu halten. Der Patient sollte die Anwendung der Applikationsformen unter Anleitung einüben. Die Richtigkeit der Anwendung sollte überprüft werden.

Ziel ist es, den Patienten in die Lage zu versetzen, die Arznei- und Hilfsmittel selbstständig und korrekt anzuwenden sowie Fehlerquellen in der Handhabung zu erkennen und zu vermeiden. Neben dem Wissen über die Anwendung benötigt der Patient Kenntnisse über Reinigung, Aufbewahrung und Füllungsgrad der Arzneimittel.

26.3.2 Erläuterung der Arzneimittelwirkung

Hervorgehoben werden sollte z. B., dass meistens nach kurzfristiger Inhalation eines Glucocorticoids ebenso wie nach dem Auslassen einzelner Dosen kein unmittelbarer Effekt auf den vom Patienten beobachteten Gesundheitszustand erkennbar ist. Dies ist insofern problematisch, als dass Patienten in erster Linie symptomorientiert handeln und deshalb zur Kontrolle ihrer Erkrankung bevorzugt kurz wirkende β_2-Agonisten anwenden.

26.3.3 Therapieunterstützende Maßnahmen

Im Rahmen einer effektiven Asthmatherapie sollte der Patient auch auf nichtmedikamentöse Therapiemaßnahmen hingewiesen werden (s. 26.1.2).

26.3.4 Instrumente zum Selbstmanagement

Mit Hilfe des Selbstmanagements soll der Patient seine Erkrankung kontrollieren lernen. Er soll in die Lage versetzt werden, seinen Krankheitsverlauf selbstständig zu beurteilen und auf Veränderungen angemessen zu reagieren.

Regelmäßige Peak-Flow-Messung

Die Anwendung des **Peak-Flow-Meters** sollte dem Patienten erläutert und mit ihm eingeübt werden. Weiterhin sind Kenntnisse über das **Ampelschema** erforderlich, mit Hilfe dessen der Patient die Veränderungen seiner Erkrankung beurteilen lernt, umso frühzeitig sinnvolle Maßnahmen bei einer Krankheitsverschlechterung ergreifen zu können (s. Kap. 26.1). Die zu ergreifenden Konsequenzen bei einer Verschlechterung müssen dem Patienten bekannt und verständlich sein und sollten schriftlich, z. B. im Asthmatagebuch, festgehalten werden.

Asthmatagebuch

Der Patient sollte dazu angehalten werden, sein Asthmatagebuch regelmäßig zu führen. Dort werden vom Patienten die Symptome seiner Erkrankung (z. B. Husten, Atemnot), die Medikation und die Peak-Flow-Werte dokumentiert. Ein Beispiel zeigt

Abb. 26.1. Die erhobenen Daten sollten bei jedem Gespräch in der Apotheke besprochen werden.

u.U. Kollegen. Diese sollten ebenfalls wissen, wie auf Anfälle zu reagieren ist.

26.3.5 Integration der Umwelt

Der Patient muss lernen, dass es sich beim Asthma bronchiale um eine chronische, potentiell lebensbedrohliche Erkrankung handelt. Neben der Bewältigung dieser Tatsache können bestimmte Anpassungen in seinem privaten sowie beruflichen Umfeld erforderlich sein. Die entsprechenden Maßnahmen für Veränderungen im Umfeld sind zu erläutern (z.B. Abschaffen von Haustieren, Teppichboden). Ein weiterer Punkt, der mit dem Patienten besprochen werden sollte, ist die Aufklärung der Familie und

26.3.6 Dokumentation

Die Pharmazeutischen Betreuung von Asthma-Patienten kann nur dann sinnvoll durchgeführt werden, wenn eine strukturierte und kontinuierliche Dokumentation gewährleistet ist. Die Dokumentation sollte alle Kernaspekte der Betreuung erfassen (z.B. Medikation, Inhalationstechnik, Peak-Flow-Verlauf, Gesundheitsstatus). Neben dem Asthmatagebuch finden sich geeignete Dokumentationsbögen im Manual zur Pharmazeutischen Betreuung von Asthma-Patienten (Mühlbauer et al. 2001).

26.4 Umsetzung und Nutzen der Pharmazeutischen Betreuung von Asthma-Patienten

Die Pharmazeutische Betreuung von Asthma-Patienten ist in der Apotheke umsetzbar und nutzt dem Patienten. Dies konnte u. a. in der „Hamburger Asthma-Studie" belegt werden (s. Kasten). Der Patient kann unter entsprechender Therapie und Selbstmanagement seine Erkrankung selbst im weiten Umfang kontrollieren.

Die Hamburger Asthma-Studie (Schulz et al. 2001)

Studiendesign:	Kontrollierte Interventionsstudie
Ort:	Hamburg
Dauer:	12 Monate
Ziel:	Beleg des Nutzen der Pharmazeutischen Betreuung zur Verbesserung von Gesundheitsparametern, gesundheitsbezogener Lebensqualität und Selbstmanagement von Asthma-Patienten.
Teilnehmer:	26 Interventionsapotheken mit 161 Patienten und 22 Kontrollapotheken mit 81 Patienten.
Patienten:	Asthma-Patienten (Alter 18–65 Jahre) mit mildem bis schwerem Asthma.
Intervention:	In Einzelgesprächen des Patienten mit den betreuenden Apothekern wurden Fragen der gesundheits- bzw. arzneimittelbezogenen Probleme und des Selbstmanagements (z.B. Peak-Flow-Messung, Asthmatagebuch, Einschätzung und ggf. Korrektur der Inhalationstechnik) besprochen. Die Gespräche wurden in 6–8-wöchigen Abständen in den Apotheken durchgeführt.
Ergebnis:	Die Pharmazeutische Betreuung führte zu einer signifikanten Verbesserung der Inhalationstechnik, der asthmaspezifischen Lebensqualität (physische Gesundheit, psychische Belastung, funktionaler Status) und einer Verbesserung der psychischen Summenskala der allgemeinen Lebensqualität (SF36). Ebenso konnte das wahrgenommene Selbstmanagement und Wissen des Patienten bezüglich seiner Erkrankung und Therapie verbessert werden. Des Weiteren konnte belegt werden, dass der subjektive Asthmaschweregrad der Interventionspatienten verbessert werden konnte und sich die abendlichen Peak-Flow-Werte der Patienten in der Studiengruppe verbesserten.
Schlussfolgerung:	Die Ergebnisse zeigen, dass sich das Wissen, das Selbstmanagement, die Lebensqualität und der Gesundheitszustand von Patienten mit Asthma durch die Pharmazeutische Betreuung verbessern lassen.

Pharmazeutische Betreuung

26.5 Fallbeispiel

C. S., eine 33-jährige Patientin, leidet seit ihrem 17. Lebensjahr an Asthma. Sie wiegt 60 kg, ist 165 cm groß und Raucherin (10–15 Zigaretten pro Tag). Sie beklagt sich bei Ihnen über „ständig fallende Peak-Flow-Werte und sinkende Belastbarkeit".

Bei konkretem Nachfragen stellt sich heraus, dass die Symptome Husten, Auswurf und Atemnot ständig da sind und die körperliche Arbeit deutlich eingeschränkt ist (s. Tab. 26.4). Atemnot tritt beim Treppensteigen, bergauf oder -ab gehen oder beim schnellen Laufen in der Ebene auf. Die Tagebuchaufzeichnungen (s. Abb. 26.1) zeigen, dass die Peak-Flow-Werte am Vormittag zunächst bei 330 L/min lagen, auf etwa 200 L/min innerhalb eines Monats sanken und einen Tiefstwert von 150 L/min nach einem weiteren Monat erreichten. Etwa zwei Monate lang lag der Wert abends bei durchschnittlich 240 L/min. Der persönliche Bestwert betrug 350 L/min.

Ihre Medikation sieht derzeit wie folgt aus:
Fluticason (Flutide® 250): 2 × 1 Hub,
Salmeterol (Serevent® Diskus®): 2 × 1 Hub,
Theophyllin (Uniphyllin® 600): 1-0-1/2 Retardtbl.,
Terbutalin (Bricanyl Duriles®): 2 × 1 Retardtbl.,
Prednyliden (Decortilen® 6 mg Tbl.): 9 mg täglich,
Fenoterol (Berotec®): 3 × 2 Hübe,
Notfallmedikament: Prednyliden (Decortilen® 50 mg).

Welches arzneimittelbezogene Problem liegt vor, und wie sollte der Apotheker in dieser Situation handeln?

Entwickeln Sie einen **Betreuungsplan** nach dem SOAP-Schema (s. Kap. 25.5.4).

Subjektive Beschwerden

Ständige Atemnot, sowohl beim Treppensteigen als auch bei normaler körperlicher Arbeit

Objektive Beschwerden

☐ Patientin leidet seit 17 Jahren an Asthma und ist Raucherin. Der persönliche Bestwert beträgt 350 L/min.

☐ Symptome: Atemnot mäßig (2), Husten geringfügig (1); beide Symptome sind permanent vorhanden.

☐ Sinkende Peak-Flow-Werte: sie liegen durchschnittlich zwischen morgens 200 bis abends 240 L/min. Bedenklich ist der Wert von 150 L/min (< 50 % des persönlichen Bestwertes), da sich hieraus eine Notfallsituation entwickeln könnte (vgl. Monitoringplan; Tab. 26.4).

☐ Medikation s. oben.

Analyse (Assessment)

Langjährige Asthmatikerin leidet unter Atemnot, verbunden mit stark eingeschränkter körperlicher Belastbarkeit im Alltag. Die ständig fallenden Peak-Flow-Werte unterstützen die Aussagen der Patientin bezüglich ihrer Symptome. Der auf weniger als 50 % des persönlichen Bestwertes (350 L/min) abgefallene Peak-Flow deutet auf eine Notfallsituation hin.

Tab. 26.4: Monitoringplan zur übersichtlichen Dokumentation von Beratungsgesprächen am Beispiel der Patientin C. S.
[a] 0 = kein, 1 = gering, 2 = mäßig, 3=stark.

Beratungsgespräch		1. Beratungs-gespräch	2. Beratungs-gespräch	3. Beratungs-gespräch	4. Beratungs-gespräch
Datum		24.03.00	28.04.00	27.05.00	30.06.00
Husten?	Schweregrad (0–3)[a]	0	0	2	1
Atemnot?	Schweregrad (0–3)[a]	1	1	2	1
Auswurf?	Schweregrad (0–3)[a]	0	1	2	1
Andere Symptome?		keine	keine	Atemnot beim Treppensteigen und bei körperl. Arbeit	keine
Peak-Flow-Metrie	Peak-Flow-Meter erklärt (ja/nein)	nein	ja	ja	nein
Peak-Flow-Wert (L/min)	Bester Wert aus 3 Messungen	330	220	150	240

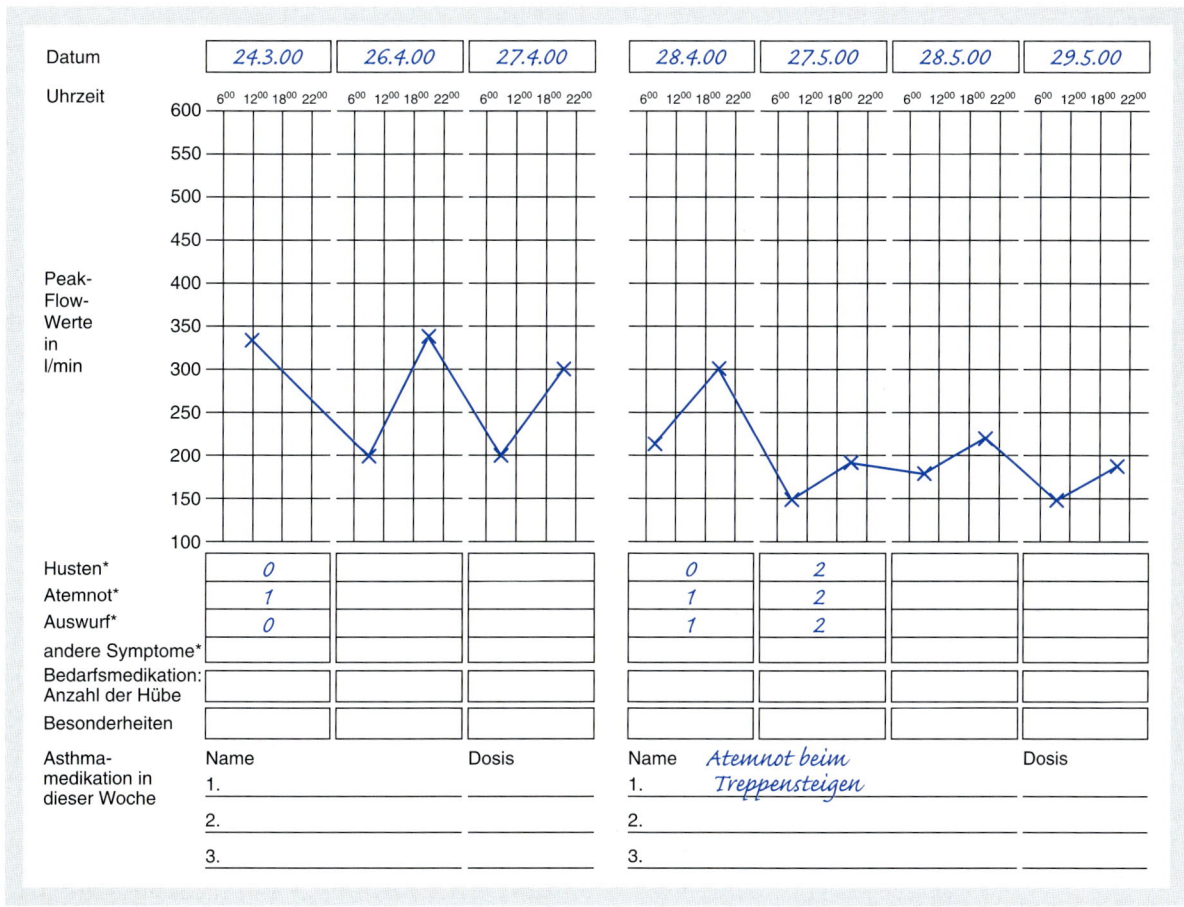

Abb. 26.1: Ausschnitt aus dem Asthmatagebuch von Patientin C. S. (0 = kein, 1 = gering, 2 = mäßig, 3 = stark)

Die gegenwärtige Arzneimitteltherapie könnte nicht mehr ausreichend sein und müsste u. U. adaptiert werden. Es sollte aber auch hinterfragt werden, ob Complianceprobleme vorliegen und die Inhalationstechnik beim Dosieraerosol bzw. Diskus® beherrscht wird.

Plan

Zusammen mit dem Arzt sollten alternative Behandlungsmethoden besprochen werden.
Vorstellbar sind beispielsweise folgende Dosis- bzw. Arzneimitteländerungen:

1. Erhöhung der Dosis von Fluticason auf 2 × 2 Hübe pro Tag
2. Erhöhung der Dosis von Prednyliden auf 30–40 mg täglich für eine Dauer von zunächst zwei Wochen, danach schrittweise Reduzierung der Dosis
3. Eine weitere Möglichkeit besteht darin, einen Leukotrien-Antagonisten wie Montelukast (10 mg abends, Singulair® Filmtablette) zusätzlich einzusetzen.

Der Peak-Flow sollte sich auf etwa mindestens 80 % des persönlichen Bestwertes, also auf etwa 280 L/

min erhöhen. Zusätzlich ist zu beobachten, inwieweit sich die oben geschilderte Symptomatik verbessert.
Sollte ein Leukotrien-Antagonist verwendet werden, so ist zu beobachten, wie die Patientin das Arzneimittel auf Dauer verträgt und ob sich die Symptome und die Peak-Flow-Werte auf Dauer verbessern.
Langfristig sollte das Therapieregime minimiert werden, insbesondere die Einnahme von Glucocorticoiden und lang wirkenden β_2-Agonisten:
Minimierung der Einnahme lang wirkender β_2-Agonisten und Glucocorticoide:

1. Absetzen von Terbutalin, nur noch Inhalation von Salmeterol.
2. Absetzen des peroralen Glucocorticoids (Prednyliden), beibehalten von Fluticason inhalativ.
3. Abwägen des weiteren Einsatzes von Theophyllin bzw. Reduktion der Dosis auf abends 1 Tablette.
4. Beobachtung der Entwicklung der Peak-Flow-Werte.
5. Erklärung des Ampelschemas.

Pharmazeutische Betreuung

Literatur

Arzneimittelinformationsstelle der ABDA (Hrsg.) (1998): Manual zur Verordnungsanalyse: Medikamentöse Therapie des Asthma bronchiale – Antiasthmatika. Eschborn

BDA (Hrsg.) (2000): Asthma-Manual. 2. Aufl., Kybermed, Emsdetten

BDA (Hrsg.) (1998): Case-Management Manual Asthma. Kybermed, Emsdetten

Bergmann, K.-C., Rubin, I.D. (1997): Compliance beim Asthma. In: Petermann, F. (Hrsg.): Asthma und Allergie. 2. Aufl., Hogrefe Verlag, Göttingen. 61–75

Konietzko, N., Fabel, H. (Hrsg.) (2000): Weißbuch Lunge 2000. Thieme Verlag, Stuttgart

Martin, E. (2003) Der Asthmapatient in der Apotheke. Deutscher Apotheker Verlag, Stuttgart

Mühlbauer, K., Hagedorn, M., Verheyen, F., Schulz, M. (2000): Pharmaceutical Care: Grundlagen und Aufgaben der Pharmazeutischen Betreuung. In: Gebler, H., Kindl, G. (Hrsg.): Pharmazie für die Praxis. 4. Aufl., Deutscher Apotheker Verlag, Stuttgart: 259–268

Mühlbauer, K., Schulz, M., Verheyen, F. (2001): Manuale zur Pharmazeutischen Betreuung – Band 2: Asthma. 2. Aufl., Govi-Verlag, Eschborn

Mühlig, S., Schulz, M., Stahl, A., Petermann, F., Bergmann, K.-C. (1997): Pharmaceutical Care: Eine neue Form der Patientenschulung durch den Apotheker. In: Petermann, F. (Hrsg.): Patientenschulung und Patientenberatung. 2. Aufl., Hogrefe Verlag, Göttingen. 187–229

N.N. (1999): Asthmastudie belegt Effizienz der Pharmazeutischen Betreuung. Pharm. Ztg. 144: 2877–2881

Petermann, F. (Hrsg.) (1997): Asthma und Allergie. Verhaltensmedizinische Grundlagen und Anwendungen. 2. Aufl., Hogrefe Verlag, Göttingen

Schulz, M., Mühlbauer, K., Verheyen, F. (1998): Compliance und Asthma – Probleme und Beiträge aus Sicht des Apothekers. In: Petermann, F. (Hrsg.): Compliance und Selbstmanagement. Hogrefe Verlag, Göttingen. 283–290

Schulz, M., Verheyen, F., Mühlig, S., Müller, J. M., Mühlbauer K. et al. (2001): Pharmaceutical care services for asthma patients: a controlled intervention study. J. Clin. Pharmacol. 41: 668–676

Wettengel, R. et al. (1998): Asthmatherapie bei Kindern und Erwachsenen. Empfehlungen der Deutschen Atemwegsliga in der Deutschen Gesellschaft für Pneumologie. Med. Klinik 93: 639–650

27 Pharmazeutische Betreuung von Patienten mit Diabetes mellitus

K. Hersberger, CH-Basel

Diabetes mellitus (Diabetes) umfasst eine Gruppe von metabolischen Störungen, welche durch eine Hyperglykämie charakterisiert sind. Die chronische Hyperglykämie ist für die Folgeerkrankungen an Augen, Nieren, Nerven, Herz und Blutgefäßen verantwortlich. Die **Diabetestherapie** wird von drei Säulen getragen: Therapie der Stoffwechselstörung (Ernährung, Muskelarbeit, Pharmakotherapie), Schulung der Patienten sowie Sicherstellung des Therapieerfolges.

Als niederschwellige Ansprech- und Schlüsselstelle bei der Arzneimittelversorgung kann die Apotheke einen wesentlichen Beitrag bei der Prävention und Therapie des Diabetes und seiner Folgen leisten. Diabetiker, unerkannt oder schon in Behandlung, sind wegen ihrer Häufigkeit, der Bedeutung der Krankheit für Individuum und Gesellschaft und der Möglichkeit der Einflussnahme wichtige Besucher von Apotheken und verdienen besondere Aufmerksamkeit. Eine erfolgreiche Beeinflussung des Krankheitsverlaufes kann aber nur in enger Zusammenarbeit mit den übrigen Beteiligten (Arzt, Beratungsstellen, Angehörige) und nur mit voller Mitwirkung des Patienten erfolgen.

In diesem Kapitel soll vor allem der **Beitrag des Apothekers** dargestellt werden, der seine pharmazeutische Kompetenz in die interdisziplinäre Betreuung einbringen und die ärztliche Behandlung verstärken und/oder ergänzen kann.

Das Konzept der Pharmazeutischen Betreuung ist in besonderem Maße geeignet, Diabetespatienten im **Selbstmanagement** ihrer Therapie zu unterstützen und durch **individualisierte Interventionen** die Diabetestherapie zu optimieren mit dem Ziel, die Lebensqualität der Patienten zu erhöhen und Folgeschäden zu verhindern. Das Gesamtkonzept der Pharmazeutischen Betreuung von Diabetikern umfasst:

☐ **Screening** auf Diabetes (v. a Typ-2-Diabetes)

☐ **Erstinstruktion** bei neuen oder geänderten Therapieplänen

☐ **Langjährige Betreuung** im Sinne des Monitorings.

Die langjährige Betreuung wird individuell festgelegt und individuell angepasst. Erfolge einer Pharmazeutischen Betreuung können bereits nach wenigen Monaten an den Nüchtern-Blutglucosewerten und an den HbA1c-Werten dokumentiert werden. Wird die intensive Betreuung nach wenigen Monaten unterbrochen, so sind diese Effekte aber meist nur von kurzer Dauer und die Ausgangssituation stellt sich wieder ein. Dies bedeutet, dass die Pharmazeutische Betreuung kontinuierlich geleistet werden muss, damit auch langfristige Ziele zuverlässig erreicht werden können.

27.1 Diabetes mellitus

27.1.1 Pathogenese

Diabetes mellitus ist eine erbliche, chronische Stoffwechselkrankheit, die auf einem relativen oder absoluten Insulinmangel oder einer verminderten Insulinwirkung beruht. Insulin hat im Organismus die Aufgabe, Glucose als Energieträger in die Zelle einzuschleusen. Insulinmangel führt zu einer gestörten Glucoseverwertung sowie zu einer Steigerung der Lipolyse und des Eiweißabbaus, um die Energiebilanz zu decken. Die andauernde Erhöhung der Blutglucosekonzentration führt zu den bekannten Langzeitschäden. Diabetes ist als Krankheit bisher nicht heilbar. Die Therapie umfasst sämtliche Aspekte der Insulin abhängigen Stoffwechselstörung.

Pharmazeutische Betreuung

Absoluter Insulinmangel wird als Typ-1-Diabetes bezeichnet, relativer Insulinmangel als Typ-2-Diabetes. Frühere Bezeichnungen als Typ-I- bzw. Typ-II-Diabetes oder Insulin-abhängiger Diabetes (= IDDM) bzw. Nicht-Insulin-abhängiger Diabetes (= NIDDM) sind nicht mehr üblich. Die Amerikanische Diabetesgesellschaft ADA hat eine neue ätiologische **Klassifikation des Diabetes** erstellt: Typ-1-Diabetes, Typ-2-Diabetes, Gestationsdiabetes (Schwangerschaftsdiabetes), sowie andere spezifische Typen z. B. der durch Arzneimittel oder Chemikalien induzierte Diabetes. Die charakteristischen Unterschiede zwischen Typ-1- und Typ-2-Diabetes sind in Tab. 27.1 zusammengefasst.

Typ-1-Diabetes

Typ-1-Diabetes ist durch eine autoimmun vermittelte β-Zell-Destruktion mit fortschreitendem bis absolutem Insulindefizit gekennzeichnet. Typ-1-Diabetes tritt meist innerhalb kurzer Zeit, typischerweise vor dem 30. Lebensjahr auf. Eine erbliche Komponente als pathogenetischer Faktor ist gesichert. Eine spezifische Konstellation der Human-Leukocyten-Antigene (HLA) als genetische Disposition kann mit äußeren nicht identifizierten Faktoren (Viren, Chemikalien, Toxine) eine Autoimmunkrankheit auslösen, die zum spezifischen Untergang der β-Inselzellen führt. Typ-1-Diabetes wird charakterisiert

durch den Nachweis von Antikörpern gegen Inselzellen (ICA), Insulin (IAA), Glutamat-Decarboxylase (GAD) oder gegen Tyrosinphosphatase (IA-2 und IA-2β). Einer oder typischerweise mehrere dieser Immunmarker können in 85 bis 95 % der Patienten mit Typ-1-Diabetes nachgewiesen werden. Gelingt der Nachweis nicht, und es liegt trotzdem das typische klinische Bild eines Typ-1-Diabetes vor, so wird dieser als idiopathischer Typ 1 (B) klassifiziert.

Typ-2-Diabetes

Der Typ-2-Diabetes ist durch Insulinresistenz und (relativen) Insulinmangel bedingt durch einen Insulinsekretionsdefekt charakterisiert. Zu Beginn der Erkrankung und häufig auch über die gesamte Lebenszeit benötigen die Patienten in der Regel kein Insulin, sondern sind mit Diät und oralen Antidiabetika gut therapierbar. Die Pathogenese ist vielfältig und die spezifische Ätiologie noch nicht bekannt. Eine autoimmun vermittelte β-Zell-Destruktion findet nicht statt. Die meisten Typ-2-Diabetiker sind übergewichtig, und Übergewicht seinerseits kann Insulinresistenz verursachen. Der Typ-2-Diabetes tritt vorwiegend in höherem Alter auf (Altersdiabetes). Die erbliche Komponente ist klar dominant. Kinder von einem Elternpaar mit Typ-2-Diabetes erkranken mit einer Wahrscheinlichkeit von 50 % ebenfalls an Diabetes. Der relative Insulinmangel ist häufig ge-

Tab. 27.1: Charakteristische Unterschiede zwischen Typ-1- und Typ-2-Diabetes.

Merkmal	Typ-1-Diabetes	Typ-2-Diabetes
Genetische Disposition	Gesicherter Faktor, aber von geringer Bedeutung	Dominanter Faktor
Auftreten	Akut bis subakut	Oft asymptomatisch
Symptome	Häufig Polyurie, Polydipsie, Gewichtsverlust, Müdigkeit	Häufig keine Beschwerden
Ketoseneigung	Ausgeprägt	Fehlend oder nur gering
Stoffwechsel	Labil	Stabil
Alter	Meist Kinder, Jugendliche und junge Erwachsene ($<$ 30 Jahre)	Mittleres und vor allem höheres Lebensalter
Begünstigende Faktoren	unbekannt	Risikofaktoren des Metabolischen Syndroms
Insulinsekretion	Vermindert bis fehlend	Vermindert bis erhöht
Insulinresistenz	Keine (oder nur geringe)	Oft ausgeprägt
Therapie	Diät, Insulin	Diät, körperl. Aktivität, orale Antidiabetika, evtl. Insulin
Prävalenz in Deutschland	0,5 %	$>$ 5 % der Bevölkerung, $>$ 12 % bei über 60-Jährigen

koppelt mit verschiedenen Co-Morbiditäten insbesondere Hypertonie, Adipositas, Dyslipidämie, Gerinnungsstörungen und Hyperurikämie.

Metabolisches Syndrom

Diese Stoffwechselsituation ist gekennzeichnet durch eine angeborene Resistenz der Muskelzelle gegenüber körpereigenem Insulin und durch eine **Insulin-Resistenz,** welche durch das Fettgewebe vermittelt und durch Adipositas und Bewegungsmangel erworben wird. Diese Situation unzureichender Insulinwirkung kann über Jahre durch eine Hyperinsulinämie kompensiert werden. Eine in der Folge verminderte Glucosetoleranz bzw. eine gestörte Glucosehomöostase ist die Vorstufe zu Diabetes. Bereits die Phase der gestörten Glucosehomöostase kann zu den zellulären Mechanismen der Atherosklerose beitragen.

> Die Leiterkrankungen des **Metabolischen Syndroms** sind:
> ☐ Adipositas (v. a. androide Fettverteilung)
> ☐ Insulinresistenz bzw. Glucoseintoleranz bis hin zu Typ-2-Diabetes
> ☐ Hypertonie
> ☐ Dyslipidämie (Hypertriglyceridämie, niedriges HDL-Cholesterin, erhöhtes LDL-Cholesterin und erhöhtes Gesamtcholesterin).

Adipositas ist der Schrittmacher für die Entwicklung des metabolischen Syndroms. Jede der vier Erkrankungen ist auch ein eigenständiger Risikofaktor für Atherosklerose, treten sie aber gemeinsam auf, so potenzieren sie sich in ihrer Wirkung auf das Gefäßsystem.

Atherosklerose

Atherosklerose ist eine multifaktorielle Erkrankung welche sich in großen Zeiträumen (Jahrzehnten) entwickelt. Diabetes, Hypertonie, Dyslipidämie und Rauchen sind die Risikofaktoren. Eine fortschreitende Einengung des Gefäßlumens führt zur Beeinträchtigung des Blutflusses. Sämtliche Folgeerkrankungen von Diabetes, unabhängig ob Typ-1 oder Typ-2, sind atherosklerotisch bedingt. Dabei sind nicht nur die Nüchtern-Blutglucosekonzentrationen von Bedeutung, sondern es scheinen auch die kurzfristigen postprandialen Blutglucosespitzen, welche auch primär in der Phase des metabolischen Syndroms auftreten, von Bedeutung zu sein. Aus dem chronischen Verlauf der Atherosklerose kann akut ein Gefäßverschluss eintreten. Die periphere arterielle Verschlusskrankheit (PAVK) ist ein Marker für die Atherosklerose.

Die klare Evidenz, dass eine andauernde Hyperglykämie für Folgeerkrankungen verantwortlich ist, wurde in zwei groß angelegten Studien (DCCT 1993/UKPDS 1998) aufgezeigt. Die beiden Studien zeigten auch, dass eine möglichst normoglykämische Diabeteseinstellung das Auftreten diabetesbedingter Komplikationen verhindert und das Fortschreiten verlangsamt.

> **Risikobündel Atherosklerose für Diabetiker**
> Glucoseintoleranz oder Diabetes und zusätzlich
>
> ☐ Hypertonie
> ☐ Dyslipidämie
> ☐ Adipositas
> ☐ Bewegungsmangel
> ☐ Rauchen.

St. Vincent-Deklaration

Ein großer Teil der Diabetiker bleibt unerkannt, wird zu spät diagnostiziert und/oder unzureichend therapiert. Diese Mangel-Triade veranlasste 1990 die WHO im Verbund mit Diabetesgesellschaften und europäischen Regierungen, einen umfassenden Zielkatalog zu implementieren, um die Situation der Diabetiker in Europa zu optimieren (s. Kasten).

> **St. Vincent-Deklaration der WHO (1990):**
>
> ☐ Verminderung von neuen Fällen mit Erblindung infolge Diabetes um 1/3 oder mehr
>
> ☐ Verminderung von Fällen mit Nierenversagen mindestens um 1/3
>
> ☐ Verminderung von Amputationen der unteren Extremität infolge Diabetes um die Hälfte
>
> ☐ Vermeidung von Schwangerschaftskomplikationen infolge Diabetes
>
> ☐ Verminderung der Morbidität und Mortalität infolge koronarer Herzkrankheit bei Diabetikern durch konsequente Risikofaktoren-Behandlungsprogramme.

27.1.2 Diagnostik

Im folgenden Text werden zur Vereinfachung nur die SI-Einheiten angegeben (zur Umrechnung s. Kasten)

> Umrechnung mg/dL in die SI-Einheit (mmol/L):
> mg/dL $\times$ 0,0555 = mmol/L bzw. mmol/L $\times$ 18,02 = mg/dL

Die Grenzwerte für die Diabetes-Diagnostik sind in Tab. 27.2 zusammengestellt.

Tab. 27.2: Grenzwerte für die Diabetes-Diagnostik.

Befund	Nüchtern-Blutglucose*		Gelegenheits-Blutglucose*	
	Vollblut kapillär oder venös	Plasma	Vollblut kapillär oder venös	Plasma
Normal	< 5,3 mmol/L	< 6,1 mmol/L	< 6,7 mmol/L	< 7,8 mmol/L
Diabetes	≥ 6,1 mmol/L	≥ 7,0 mmol/L	≥ 10,0 mmol/L mit Symptomen	≥ 11,1 mmol/L mit Symptomen

* Bei der Bewertung muss stets beachtet werden, ob Plasma oder Vollblut getestet wird. Als „Faustregel" müssen bei Verwendung von Vollblut ca. 10–15 % von den angegebenen Plasmaglucosekonzentrationen abgezogen werden (s. auch Kap. 14.2).

Nüchtern-Plasmaglucose (NPG) und Nüchtern-Blutglucose

Die Bestimmung der Nüchtern-Plasmaglucose (NPG) wurde von der Amerikanischen Diabetes-Gesellschaft (ADA) als der bevorzugte Test und Goldstandard für die Diabetes-Diagnostik festgelegt.

> Als Cut-point gilt eine NPG (im Plasma!) von 7,0 mmol/L (126,0 mg/dL). Dies entspricht einer Nüchtern-Vollblutkonzentration (venös/kapillär) von 6,1 mmol/L (109,8 mg/dL).

Nüchtern ist definiert durch eine Periode ohne Nahrungsaufnahme von mindestens 8 Stunden. Die Herabsetzung des Schwellenwertes für die Nüchtern-Blutglucose durch die ADA erfolgte vor dem Hintergrund neuer epidemiologischer Erkenntnisse. Die Stoffwechsellage, welche erwiesenermaßen mikro- und/oder makrovaskuläre Schäden verursacht, wird als diabetisch bezeichnet.

Gelegenheits-Blutglucose

Wenn ein Gelegenheits-Blutglucosewert (Vollblut, kapillär) ≥ 10,0 mmol/L (180 mg/dL) festgestellt wird und zugleich klassische Symptome eines Diabetes (Polyurie, Durst, unerklärter Gewichtsverlust, Müdigkeit, Verwirrtheit, Pilzinfektion) vorliegen, gilt die Diagnose eines Diabetes als gesichert. Der Gelegenheits-Blutglucosewert ist der zu einer beliebigen Tageszeit gemessene Glucosewert, ohne zeitliche Korrelation zur Mahlzeiteneinnahme. Ist der Gelegenheits-Blutglucosewert ≥ 11,1 mmol/L, aber es fehlen klassische Diabetes-Symptome, so muss zur Diagnosesicherung die Nüchternglucose bestimmt werden.

Erhöhte Nüchtern-Blutglucose und verminderte Glucosetoleranz

Die erhöhte Nüchternglucose (impaired fasting glucose) und die verminderte Glucosetoleranz (impai-

red glucose tolerance) bezeichnen einen Zustand zwischen „normal" und „Diabetes". Sie bedeuten ein erhöhtes Risiko, später einen manifesten Diabetes zu entwickeln. Insbesondere beim Screening in der Apotheke ist bei Risikopatienten eine erhöhte Nüchternglucose bereits Anlass für eine Weiterleitung an den Arzt.

☐ Erhöhte Nüchternglucose:
Grenzwerte Vollblut kapillär oder venös: 5,3 – 6,0 mmol/L (im Plasma 6,1 – 6,9 mmol/L)

☐ Verminderte Glucosetoleranz:
Grenzwert nach oralem Glucosetoleranztest (2 h nach 75 g Glucose) im Plasma: 7,8–11,0 mmol/L.

HbA1c-Wert

Die Bestimmung des HbA1c-Wertes (s. 27.4.2) wird zur Diagnose des Diabetes mellitus nicht empfohlen. Das HbA1c hat seine Bedeutung in der Therapiekontrolle.

Glucosetoleranz-Test

Der orale Glucosetoleranz-Test (oGTT) wird nicht mehr als Screening-Test empfohlen, sondern wird nur genutzt zur Diagnose eines Schwangerschaftsdiabetes.

27.1.3 Epidemiologie und Ökonomie

In Anbetracht der hohen Prävalenz von Diabetes in ganz Europa (DECODE Study Group 1998: 7,2 %) und der noch höher geschätzten Prävalenz für Deutschland (8,2 % der Erwachsenen zwischen 18 und 70 Jahren) sowie des fortschreitenden, chronischen Krankheitsverlaufs sind hohe Kosten vorgegeben. Europa gibt jährlich 29 Milliarden Euro für die insgesamt 10 Millionen Typ-2-Diabetiker aus.

Fakten aus der UKPDS-Studie (1998) erklären diese Kosten und zeigen zugleich die **Bedeutung der primären, sekundären und tertiären Prävention** auf: Diabetes reduziert die weitere Lebenserwartung der Betroffenen um 30 %, erhöht das Risiko des kardiogenen Todes um das Zwei- bis Fünffache und verdoppelt das Risiko des Schlaganfalls. 40 % der Dialysepatienten haben eine diabetische Nephropathie, 30 % aller neuen Erblindungen sind diabetisch bedingt, und zwei Drittel aller Amputationen gehen auf Diabetes zurück.

Nach Schätzungen der WHO wird sich weltweit die Diabetesprävalenz bis ins Jahr 2010 verdoppeln. Sozio-ökonomische Folgen werden in den kommenden Jahren noch weiter an Bedeutung gewinnen. Interventionen, welche die Häufigkeit der Diabetes-assoziierten Komplikationen reduzieren und das Fortschreiten bremsen, sind dringend gefragt. Zahlreiche Studien konnten den Beweis erbringen, dass insbesondere bei Typ-2-Diabetikern eine intensivierte Betreuung Diabetesmorbidität und -mortalität vermindern kann.

27.2 Screening auf Diabetes

Das Ziel des Screenings ist die Früherkennung noch nicht diagnostizierter Diabetiker oder Patienten mit Metabolischem Syndrom. Das Screening durch die Apotheke dient der Früherkennung und ist keine eigentliche Diagnosestellung, welche dem Arzt vorbehalten ist. Die Durchführung eines Screenings bedeutet jedoch stets auch eine Beurteilung des Befundes und eine Entscheidung über die Notwendigkeit der Weiterleitung an den Arzt. Das Screening kann als Erstkontakt der Beginn einer langdauernden Betreuungsbeziehung zwischen Apotheke und Patient sein.

Das **Screening auf Typ-1-Diabetes** wird prinzipiell als nicht sinnvoll empfunden. Auch die Untersuchung von Verwandten von Typ-1-Diabetikern auf z. B. Immunmarker ist nicht angezeigt.

Hingegen empfiehlt die American Diabetes Association (ADA) das **Screening auf Typ-2-Diabetes** bei allen Personen ab einem Alter von 45 Jahren. Bei Normalbefunden sollte eine Wiederholung alle 3 Jahre erfolgen. Diese Empfehlung wird sich voraussichtlich auch in Europa durchsetzen.

Grenzwerte für das Screening auf Typ-2-Diabetes in der Apotheke

(In Anlehnung an Empfehlungen der ADA und europ. Diabetesgesellschaften)

☐ Nüchtern-Blutglucose ≥ 6,1 mmol/L

☐ Gelegenheits-Blutglucose ≥ 11,1 mmol/L

Diese Messungen mit kapillärem Vollblut sind Anlass für eine Weiterleitung an den Arzt, der eine Diagnose aufgrund der Nüchtern-Plasmaglucose erstellen kann.

Merke

Blutglucosewerte im Grenzbereich zwischen „normal" und „Diabetes" (s. Tab. 27.2) sollten in der Apothekenpraxis durch eine erneute Messung der Nüchtern-Blutglucose überprüft werden. Für die Beurteilung sollen stets auch die übrigen Risikofaktoren mit berücksichtigt werden.

Ein Screening beim Gesunden ist unter Berücksichtigung der aufgeführten Einschränkungen sinnvoll und kann einen sehr wesentlichen Beitrag zur Aufdeckung von noch nicht diagnostizierten Diabetikern leisten. Gemäß einer breiten Screening-Untersuchung zwischen 1993 und 1996 in Deutschland wurde bei 8,2 % der erwachsenen Probanden Diabetes festgestellt. 19,8 % der diagnostizierten Diabetiker waren sich zum Zeitpunkt des Screenings ihrer Erkrankung nicht bewusst. In einem Screening von Erwachsenen kann erwartet werden, dass 1–2 % der Getesteten als neue Diabetiker entdeckt werden können.

Das **Screening auf Metabolisches Syndrom** ermöglicht die Aufdeckung von Risikopatienten, noch bevor ein Diabetes manifest wurde. Somit sollte jede Blutglucosemessung, welche innerhalb eines Screenings durchgeführt wird, obligat mit der Erfassung der übrigen Risikofaktoren verknüpft werden. Für das Screening in der Apotheke können gemäß Tab. 27.3 die angegebenen Grenzwerte als Richtlinie für die Weiterleitung an den Arzt gelten. Wenn zwei oder mehrere der aufgeführten Risikofaktoren gleichzeitig beobachtet werden, besteht Verdacht auf Metabolisches Syndrom, und eine vertiefte Diagnostik ist angezeigt. Da diese Messungen mit kapillärem Vollblut und mit den für die Blutzuckerkontrolle gedachten Geräten erfolgt, ist bei der voreiligen Interpretation eines Messwertes stets Vorsicht geboten. Da für die ärztliche Abklärung und Diagnose keine Eile geboten ist, lohnt sich die Durchführung einer Wiederholungsmessung.

Pharmazeutische Betreuung

Tab. 27.3: Grenzwerte beim Screening nach Metabolischem Syndrom.

Wenn bei **Personen ab 45 Jahren** zwei oder mehrere der nachstehenden Risikofaktoren gleichzeitig beobachtet werden, besteht Verdacht auf ein Metabolisches Syndrom und eine vertiefte Diagnostik ist angezeigt:
☐ Nüchtern-Blutglucose $\geq$ 5,3 mmol/L oder Gelegenheits-Blutglucose $\geq$ 7,8 mmol/L
☐ Adipositas BMI > 27 kg/m^2
☐ Familienanamnese (Verwandte ersten Grades mit Typ-2-Diabetes, Schlaganfall oder Herzinfarkt)
☐ Hypertonie (Syst. > 140 mm Hg und/oder Diast. > 90 mm Hg)
☐ Dyslipoproteinämie: – Gesamtcholesterin TC > 5,0 mmol/L* – Risikolipidprofil (Gesamtcholesterin (TC) > 5,0 mmol/L, HDL-C < 1,0 mmol/L, LDL-C > 3,0 mmol/L, TC/HDL-C > 5,0 und/oder Triglyceride $\geq$ 2,0 mmol/L)
Bei **jüngeren Personen** ist eine Untersuchung angezeigt, wenn folgende Risikofaktoren zusätzlich beobachtet werden:
☐ Herkunft aus Hochrisiko-Populationen (Schwarz-Afrikaner, Asiaten, Hispanics)
☐ Mutter eines Kindes mit einem Geburtsgewicht $\geq$ 4,5 kg oder mit Gestationsdiabetes in der Anamnese

* Für ein Screening ist die Messung des Gesamtcholesterins ausreichend und die Erfassung des Lipidprofils erfolgt anschließend bei Risikopatienten.

27.3 Therapieziele beim Diabetes

Therapieziele werden üblicherweise vom Arzt in Absprache mit dem Patienten festgelegt. Die Kenntnis dieser Therapieziele ist aber auch für den Apotheker eine zentrale Voraussetzung, um Diabetiker betreuen zu können und eine unverzichtbare Grundlage, um die Ergebnisqualität (outcome) zu messen.

Allgemeine Therapieziele sind:

☐ Symptomfreiheit

☐ Vermeidung akuter Diabetes- und therapiebedingter Stoffwechselentgleisungen

☐ Vermeidung diabetischer Folgeschäden

☐ Hohe Lebensqualität

☐ Uneingeschränkte Lebenserwartung.

Eine normnahe Stoffwechseleinstellung kann präventiv das Risiko für Komplikationen vermindern und die Progredienz in allen Krankheitsstadien verlangsamen. Eine Rückbildung von diabetesbedingten Funktionsstörungen bzw. Organschäden gelingt dagegen, wenn überhaupt, nur in den Frühstadien.

Jüngere Diabetiker (< 60–65 Jahre) sollten (nahezu) auf normalen Glucosestoffwechsel eingestellt werden (Tab. 27.4). Bei Diabetikern über 65 Jahre kann eine mäßig hyperglykämische Einstellung toleriert werden, da die Vermeidung diabetesbedingter Symptome zum vorrangigen Ziel wird.

Es ist heute für den Arzt möglich, evidenzbasierte Therapieziele zu formulieren, wobei folgendes Vorgehen empfohlen wird:

Tab. 27.4: Therapieziele beim Diabetes mellitus

Parameter	Ideale Einstellung	Akzeptable Einstellung	Anpassung nötig
Blutglucose nüchtern (Vollblut kapillär)	5,0 – 7,0 mmol/L	< 8,0 mmol/L	> 8,0 mmol/L
Blutglucose postprandial (2 h nach der Mahlzeit)	< 8,0 mmol/L	< 10,0 mmol/L	> 10,0 mmol/L
HbA1c	< 7,0 % (5,0 – 7,0 %)	7,0 – 8,0 %	> 8,0 %

1. Individuell zugeschnittene Therapieziele
2. Schrittweise Einleitung der Therapie, um die einzelnen Interventionen zu dokumentieren und zugleich die Compliance zu erhöhen
3. Senkung der Blutglucose und des Blutdruckes möglichst in den Normbereich (<140/90 mmHg). Für ältere Patienten (>70 Jahre) sind evtl. höhere Werte anzustreben.
4. Kontrolle, ob Therapieziele erreicht werden (mindestens alle 3–6 Monate)
5. Falls Therapieziele nicht erreicht werden, die Therapie intensivieren, z. B. Kombinationstherapie
6. Falls über 2 Quartale hinweg die Therapieziele nicht erreicht werden, Konsilium mit Facharzt.

Verbesserung der Lebensqualität

Die Verbesserung der Lebensqualität wird für den Typ-1-Diabetiker stark durch die Wahl der Insulintherapie, die Applikation und die Kontrollmöglichkeiten geprägt. Von der konventionellen Insulintherapie bis hin zur Software unterstützten Therapie mit Insulinpumpen kann aus einem breiten Spektrum ausgewählt werden. Das Ziel ist, eine „normale" körperliche und geistige Leistungsfähigkeit zu erlangen.

Für den in der Regel älteren Typ-2-Diabetiker steht die Vermeidung von diabetesbedingten Symptomen im Vordergrund: körperliche Leistungsverminderung, Abgeschlagenheit, Konzentrationsschwäche, Durchblutungsstörungen, wiederholte Infektionen und insbesondere Augenerkrankungen und Fußkomplikationen. Aber auch die Vermeidung von unerwünschten Wirkungen der Pharmakotherapie, z. B. gastrointestinale Wirkungen, sind ein wichtiges Ziel.

Prävention akuter Komplikationen

Akute Komplikationen (v. a. Hypoglykämie) treten beim Typ-1-Diabetiker relativ häufig auf, sollten aber durch eine optimierte Blutzuckereinstellung korrigiert werden können. Häufig sind bei akuten Komplikationen auch Angehörige mitbetroffen und teilen das Ziel, akute Komplikationen zu vermeiden.

Akute Komplikationen beim Typ-2-Diabetiker können Hypoglykämie, UAW der Pharmakotherapie oder akute Infektionen sein.

Prävention von Spätkomplikationen

Diabetes als chronische Krankheit führt zu Folgekomplikationen, welche je nach Intensität der Behandlung verzögert und/oder vermindert auftreten (s. Kasten). Während beim Typ-1-Diabetes primär die Blutzuckereinstellung das Risiko von Folgeschäden determiniert, kommen bei Typ-2-Diabetes noch weitere beeinflussbare Risikofaktoren hinzu.

Diabetesassoziierte Spätkomplikationen:

□ Mikroangiopathie: Mikrozirkulationsstörungen in allen Organen inkl. Haut, v. a. Augen und Nieren

□ Makroangiopathie: Progrediente Atherosklerose der großen Gefäße, v.a. bei Typ-2-Diabetes

□ Polyneuropathie:
- Sensomotorisch, beginnend mit Schädigung der längsten Nerven der Unterschenkel und Füße
- Autonom, mit Effekten an Herz, Gastrointestinaltrakt, Urogenitaltrakt
- Motorisch durch Schwächung oder Lähmung der peripheren Nerven und Hirnnerven.

Die UKPDS-Studie (1998) zeigte, dass pro HbA1c-Senkung um 1 % das Risiko, mikrovaskuläre Komplikationen zu erleiden, um 21 % gesenkt werden kann. Es gibt keinen Schwellenwert nach unten: Je tiefer die HbA1c-Konzentration gesenkt werden kann, desto geringer ist das Risiko.

Die Therapieziele zur Vermeidung von kardiovaskulären Folgen, welche für die Risikofaktoren Blutdruck, Blutlipide, Körpergewicht, Rauchen und Bewegungsmangel definiert wurden, gelten in gleichem Umfang, aber mit noch größerer Bedeutung für sämtliche Diabetiker (s. Kasten).

Zusätzliche Therapieziele für die Prävention von Herz-Kreislauferkrankungen bei Diabetikern

□ Allgemeine Ziele: Rauchen einstellen, ausgewogene und gesunde Ernährung, Körperbewegung, Idealgewicht

□ Blutdruck: <135/80 mmHg, s. auch Kap. 28.2

□ Gesamtcholesterin <5,0 mmol/L

□ LDL-Cholesterin <3,0 mmol/L bzw. Verhältnis Gesamtcholesterin/HDL <5,0

□ Triglyceride <2,0 mmol/L.

Sofern diese Ziele nicht durch Änderung der Lebensgewohnheiten erreicht werden, sollte eine entsprechende Pharmakotherapie eingeplant, bzw. die Weiterleitung an den Arzt empfohlen werden.

Merke

Vor allem für den Typ-2-Diabetiker können antihypertensive und lipidsenkende Therapie in gleichem Maße wichtig sein wie die Behandlung des Diabetes.

Pharmazeutische Betreuung

27.4 Pharmazeutische Betreuung von Typ-1-Diabetikern

27.4.1 Erstinstruktion von Typ-1-Diabetikern

Die Erstinstruktion von Typ-1-Diabetikern erfolgt üblicherweise durch den Arzt oder durch spezialisierte Beratungsstellen. Sie findet für den Patienten in einer sehr verunsicherten Situation statt. Die Diagnose Diabetes kommt meist unverhofft und aus psychologischer Sicht ergeben sich eine Vielzahl von belastenden Elementen. In diesem Kontext muss nun z. B. eine Insulinapplikation erklärt und der Patient auf ein Leben mit täglichen Insulininjektionen eingestellt werden. Dabei ist weniger die optimale Blutzuckereinstellung, sondern vielmehr eine ganzheitliche Betreuung mit Beachtung psychosozialer Elemente von Bedeutung. Die Erstinstruktion wird häufig gleichgesetzt mit „Patientenschulung" und ist stark fokussiert auf die Vermittlung der wichtigsten Informationen. Auch wenn vor dem ersten Apothekenbesuch des Typ-1-Diabetikers bereits eine eingehende Patientenschulung in der Arztpraxis oder durch eine Diabetes-Beratungsstelle stattfand, kann eine Verstärkung der Information durch den Apotheker sehr nützlich sein (s. Kasten).

Die **Erstinstruktion** umfasst folgende Elemente:

☐ Krankheitsbild Diabetes, Insulinwirkungen

☐ Folgeerkrankungen, Komplikationen

☐ Therapieziele, Therapieplan

☐ Diagnostik, Blutzucker-Selbstkontrolle

☐ Erkennen der Alarmsymptome für Hypo- und Hyperglykämie, Maßnahmen

☐ Ernährung, Diät

☐ Körperliche Aktivität

☐ Fuß- und Körperpflege.

Bei jeder Erstinstruktion sollte der Apotheker individuell die Lücken bezüglich Informationen, Ausrüstung und Betreuungsbedarf abklären und überprüfen, ob die vorgenommenen Interventionen richtig verstanden wurden und durch den Patienten auch mit guter Aussicht umgesetzt werden können. **Das Ziel der Erstinstruktion ist somit die Anleitung zum Selbstmanagement**. Eine gute Koordination und gegenseitige Information aller Beteiligten im Betreuungsprozess (Arzt, Diabetesteam, Apotheke) ist zwingend.

Therapieplan für Typ-1-Diabetiker

Der Therapieplan wird vom Arzt individuell festgelegt und sollte im Diabetikerpass für den Patienten dokumentiert sein. Der Zielbereich für die Blutzuckereinstellung, die Insulindosierung, die Berechnung der Insulineinheiten und die Häufigkeit der Blutzuckermessungen sollten vorgegeben sein.

Mit diesen Vorgaben kann der Diabetiker im Selbstmanagement das Ziel anstreben, durch eine optimierte Insulinzufuhr eine möglichst funktionelle Insulintherapie zu erreichen. Der Zielbereich wird dabei individuell festgelegt und stellt stets einen Kompromiss zwischen optimalen durchschnittlichen Blutglucosewerten und dem Risiko gehäufter Hypoglykämien dar (zur Dosisindividualisierung von Insulin, s. Kap. 14.2). Ein wichtiges Element für den Diabetiker selbst und für den betreuenden Arzt sind die dokumentierten Blutglucosemesswerte, möglichst verknüpft mit Angaben zur Ernährung sowie zur körperlichen und geistigen Aktivität. Anleitungen zur Erkennung der Warnsymptome bei Hypo- oder Hyperglykämie sowie klare Vorgaben für die entsprechenden Maßnahmen, gehören ebenfalls zu einem vollständigen Therapieplan.

Der Standard-Therapieplan gemäß dem weit verbreiteten **Basis-Bolus-Konzept** als konventionelle Insulintherapie umfasst die Applikation von kurz wirkendem Insulin jeweils vor den Hauptmahlzeiten und einem mittellang wirkenden vor der Nachtruhe. Die **intensivierte konventionelle Insulintherapie (ICT)**, auch als funktionelle Insulintherapie (FIT) bezeichnet, nutzt zusätzlich noch die zwischenzeitliche Applikation von Korrekturinsulin, je nach Ernährung, körperlicher Aktivität und bedingt häufigere Blutzuckermessungen. Die Einstellung auf eine ICT wird in Kap. 14.2 beschrieben. Für den Diabetiker, welcher das Selbstmanagement der intensivierten Insulintherapie beherrscht, gibt es eigentlich keine „Diätsünden", da er auch eine Speiseeisschale oder ein Tortenstück durch adäquate Insulinzufuhr kompensieren kann. Die Gestaltung der Insulintherapie und die Nutzung der technischen Möglichkeiten müssen gemeinsam mit dem Patienten (in der Regel durch den Arzt) sehr individuell festgelegt werden. Steht eine Umstellung an, so kann die Betreuung durch die Apotheke sehr hilfreich und wichtig sein.

Eine Möglichkeit, den physiologischen Regelkreis zu imitieren, bieten **Insulinpumpen**. Dabei wird durch den Patienten selbst aus den konventionell gemessenen Blutzuckerwerten empirisch die Insulinanpassung ermittelt und eine geeignete Basalversorgung eingestellt. Zusätzlich kann sehr rasch durch eine Bolus-Applikation eine kurzfristige Blutglucoseerhöhung ausgeglichen werden. Insulinpumpen sind in der Handhabung sehr anspruchsvoll und nur für ausgewählte Patienten geeignet. Weitere Informationen über Insulinpumpen sind in Kap. 14.2 zu finden.

Umsetzen des Therapieplans in den Alltag

Für Typ-1-Diabetiker wurde eine Vielzahl an Hilfsmitteln vom Blutzucker-Tagebuch bis hin zum Softwarepaket entwickelt, das ihm auch seine Apotheke anbieten kann. Ein sehr wichtiges Anliegen des Diabetikers ist die Garantie der Versorgung mit den von ihm spezifisch benötigten Insulin-Varianten und Verbrauchsmaterialien.

Viele Diabetiker nutzen bereits die vielfältigen Informationsquellen des Internet oder sind in Selbsthilfegruppen integriert. Auch die Apotheke kann EDV-Hilfe anbieten und die elektronisch gespeicherten Blutglucosewerte über die Zeit auswerten (s. Abb. 27.1).

Für die Apotheke stellt sich als primäre Aufgabe, unterstützend auf das **Selbstmanagement** Einfluss zu nehmen, damit die angestrebten HbA1c-Zielwerte (s. Kap. 27.4.2) auch erreicht werden können. Motivation im Wissen um die Bedeutung einer guten Einstellung, die Weitergabe der Ergebnisse aus epi-

demiologischen Studien, Hinweise zur Vitaminsupplementierung, Betreuung auch der Angehörigen (z.B. Eltern von jugendlichen Diabetikern), Informationen zur Handhabung von Insulin auf Reisen (vgl. Tab. 27.5) u. a. m. sind wichtige Elemente der Pharmazeutischen Betreuung von Typ-1-Diabetikern.

27.4.2 Monitoring von Typ-1-Diabetikern

Das Monitoring ist für jeden Typ-1-Diabetiker zwingend. Individuell wird sich eine Aufteilung der Aufgaben zwischen Patient, Arzt und Apotheke ergeben. Für den Patienten und die Apotheke stehen in der Regel die gleichen Geräte zur Verfügung, und es gelten auch die gleichen Anforderungen an die korrekte Durchführung der Messungen. Abb. 27.2 zeigt schematisch den Zeitplan für ein Monitoring von Typ-1-Diabetikern. Mit Hilfe einer Struktur-, Prozess- und Ergebnisanalyse kann die Qualität der Pharmazeutischen Betreuung beurteilt werden (s. Tab. 27.6).

Blutglucosemessung

Die Blutglucosekonzentration ist die primäre Zielgröße für das Monitoring und die Patienten-Selbstkontrolle. Die von Patienten genutzten und auch in den Apotheken eingesetzten Geräte messen in der Regel den Glucose-Gehalt im Vollblut, welches als

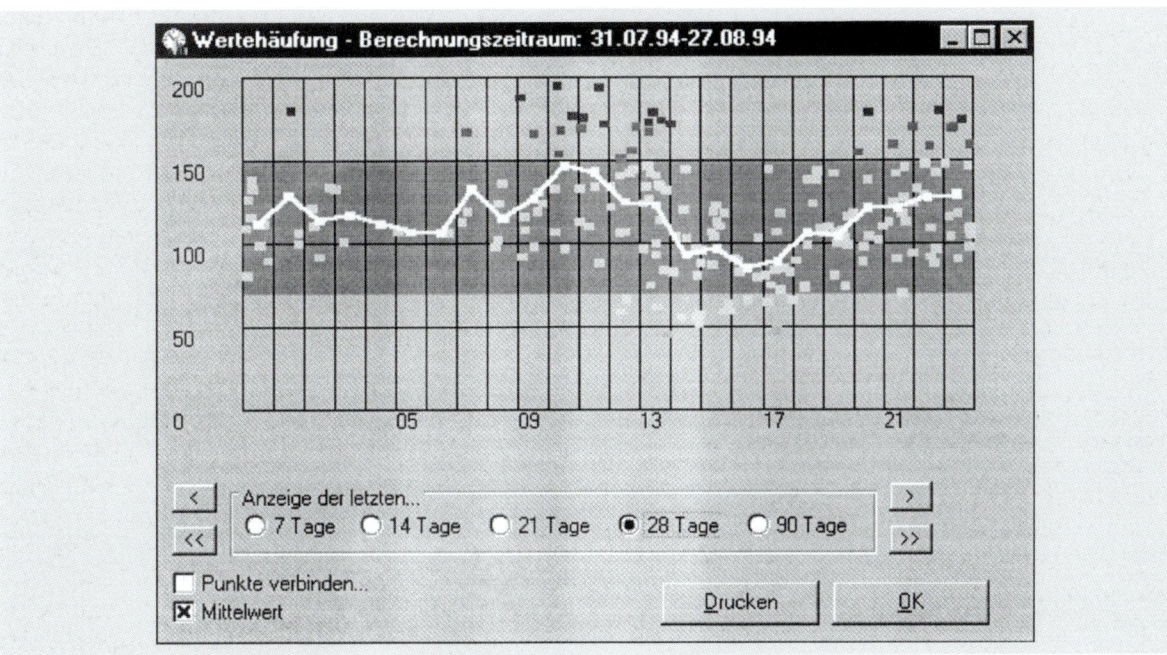

Abb. 27.1: Auswertung von Blutglucose-Messwerten mit der Software DIABASS®.

Tab. 27.5: Handhabung von Insulin auf Reisen.

☐ **Insulintransport:** Insulinampullen behalten ihre Wirksamkeit bei Raumtemperatur auch nach Anbruch für mindestens einen Monat. Bei tropischen Bedingungen sollte Kühlung veranlasst werden.

☐ Starke, lang anhaltende **Erschütterungen** (z. B. Handschuhfach im Auto) kann bei Depotinsulin zu Veränderungen führen, welche als Ausflockung oder Ablagerungen an der Innenseite der Glasampulle sichtbar werden. Derartig veränderte Insulin-Präparate sollten nicht mehr verwendet werden.

☐ **Ersatz:** In den meisten Ländern sind heute die U100-Präparate gebräuchlich. Wichtig ist bei Käufen vor Ort die Überprüfung des Präparats und eine entsprechende Anpassung der Applikation bei Verwendung von U40-Insulin.

☐ **Flugreise:** Sämtliches Zubehör inkl. Insulin gehört ins Handgepäck. Zusätzlich sollte stets auch eine Reserve an Kohlenhydraten mitgeführt werden.

☐ **Zeitumstellung:** Die Umstellung der Uhrzeit muss sehr bewusst erfolgen. Der Therapieplan für die Hin- und Rückreise sollte diesbezüglich bei größeren Zeitzonenwechseln klare Anweisungen im voraus festlegen. Reisen in den Westen verlängern den Tag, so dass möglicherweise eine zusätzliche Insulindosis verabreicht werden muss. Reisen in den Osten verkürzen den Tag. Insulininjektionen nach normalem Schema folgen möglicherweise zu nahe aneinander: Hypoglykämiegefahr!

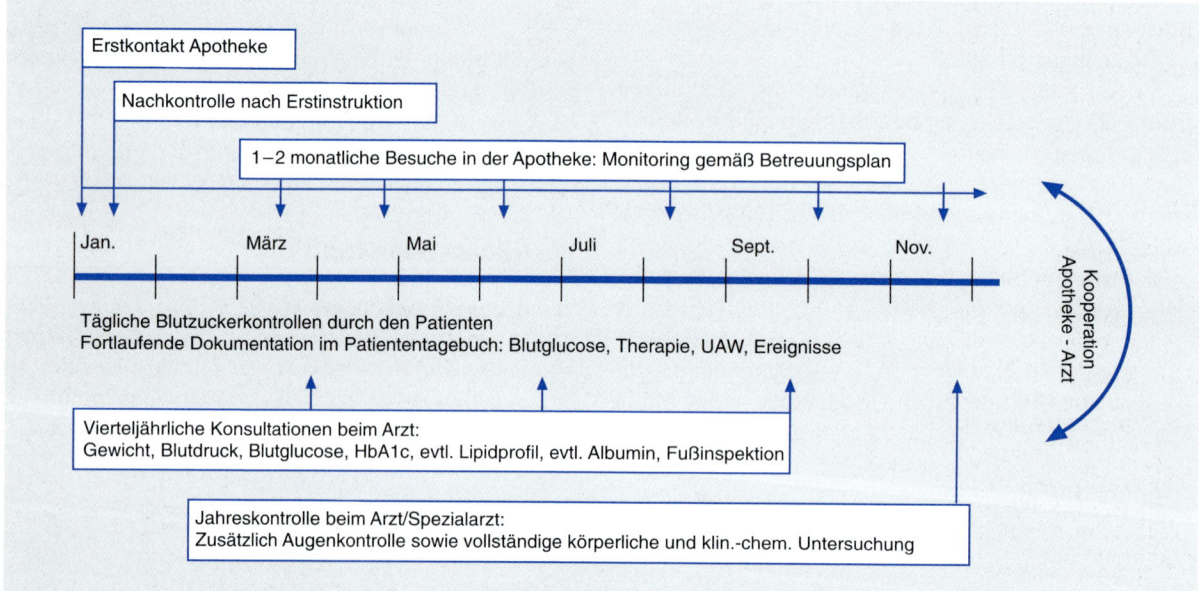

Abb. 27.2: Monitoring-Zeitplan von Typ-1-Diabetikern (in Anlehnung an Boyd und Hartzema 1993).

Tab. 27.6: Elemente einer Struktur-, Prozess- und Ergebnisanalyse bei Typ-1-Diabetes.

Struktur	Prozess	Ergebnis (mittelfristig)
Schulung in Gruppen, stationär 5 Tage in anerkanntem Diabetikerzentrum	Insulininjektionen $\geq 4 \times$/d Blutglucosemessungen $\geq 4 \times$/d Tägliche Insulindosisanpassung durch Patienten	Nahezu Normoglykämie: HbA1c $\leq 7,5$ %
Behandlungsteam in enger Kooperation (Apotheke, Arzt, Diebetesschwester, Podologe) Apotheke mit Diabetes-Software	Pharmazeutische Betreuung: ☐ Monatliche Übertragung der Blutglucose-Messwerte und Tagebucheintragungen in die Datenbank ☐ Analyse gemeinsam mit Patient	Weniger Arztbesuche Stabile HbA1c-Werte
Lebenspartner instruiert und in die Betreuung integriert	Hypoglykämien können durch Glucagon-Injektionen behandelt werden	Keine Hospitalisationen
Insulinpen, Lebensmitteltabellen und Blutzucker-Messgerät in Gürteltasche stets dabei	Intensivierte Insulintherapie	Ernährung wie Nicht-Diabetiker Sport wie Nicht-Diabetiker

Kapillarblut aus der Fingerkuppe oder aus dem Ohrläppchen gewonnen wird. Messungen sind im gesamten klinisch relevanten Bereich (1–40 mmol/L) möglich. Die Glucosekonzentration im venösen Blut ist niedriger als im arteriellen. Zudem muss zwischen venösem und kapillärem Vollblut differenziert werden. Es ist somit entscheidend, zu wissen, dass die Patienten für die Selbstkontrolle und auch die Apotheken in der Regel Vollblut, gewonnen aus der Fingerkuppe (kapillär) verwenden.

Blutglucosemessungen müssen gut instruiert und eingeübt werden. Auch in der Apothekenpraxis ist die korrekte Blutentnahme der entscheidende Schritt für eine gute Messung (s. u.). Die eingehende Schulung und das mehrfache Üben der Blutentnahme und der Messung sind unverzichtbar (s. Tab. 27.7).

Bei der Interpretation der Messwerte aus der Selbstkontrolle kann in Anlehnung an die Empfehlungen der ADA eine Weiterleitung bzw. eine Rücksprache mit dem behandelnden Arzt angezeigt sein, wenn eine der folgenden Beobachtungen zutrifft:

☐ Durchschnitt Blutglucosekonzentration vor dem Essen im kapillären Vollblut <4,4/>7,8 mmol/L

☐ Durchschnitt der Blutglucosekonzentration vor dem Schlafen im kapillären Vollblut <5,6/ >8,9 mmol/L

☐ HbA1c >8 %

Die häufigsten **Fehler** betreffen die korrekte Blutentnahme. Sofern die Fingerkuppe unzureichend durchblutet ist, sollte unbedingt vermieden werden, durch Drücken an der Fingerkuppe Blut auszupressen. Dies führt zu Fehlmessungen mit in der Regel zu niedrigen Werten. Erlaubt ist ein Massieren der Handinnenfläche und leichtes Stauen nur auf das erste Fingerglied. Das Desinfektionsmittel muss vollständig eingetrocknet sein. Wichtig ist die Wahl einer geeigneten, sicheren Einstichhilfe, die das Infektionsrisiko bei der Blutentnahme minimiert und eine zuverlässige Punktion ermöglicht.

Tab. 27.7: Anforderungen an die Blutglucosemessung in der Apotheke.

☐ **Messplatz:**
ausreichend Platz, bequemer Stuhl für den Kunden, Ruhe

☐ **Hygiene:**
Händedesinfektion, Einmalhandschuhe, durchstichsichere Behältnisse für die Entsorgung der Verbrauchsmaterialien, Laborkittel

☐ **Beratung vor der Messung:**
Ziel der Messung, Abklärung weiterer Risikofaktoren, Abklärung der letzten Nahrungsaufnahme (nüchtern = 8 h ohne Nahrungsaufnahme), Arzneimittelanamnese

☐ **Vorbereitung:**
Bereitstellung sämtlicher Materialien, Geräteüberprüfung, Einmalhandschuhe anziehen, Vorbereitung der Punktierhilfe, Durchblutung des Probefingers fördern

☐ **Probenentnahme:**
Desinfektion der Fingerkuppe, Abwarten bis zum Eintrocknen des Desinfektionsmittels, Punktion seitlich in der Fingerkuppe, den ersten Tropfen Blut mit Tupfer abwischen, genügend großen Bluttropfen bilden (Anmerkung: Bei der Messung in der Apotheke sollte der erste Tropfen Blut mit Tupfer abgewischt werden und für die Messung ein frisch gebildeter Blutstropfen verwendet werden. Für Diabetiker in der Selbstkontrolle ist dies nicht zwingend und kann v. a. bei Messungen unterwegs entfallen.)

☐ **Probenanalyse:**
Blut auf Teststreifen bringen, sofort messen, Einstichstelle mit Pflaster versorgen, Ergebnis ablesen, dokumentieren und auf Plausibilität prüfen

☐ **Nachbereitung:**
benutzte Tupfer, Lancetten, Teststreifen in Abfallbehälter entsorgen, Arbeitsplatz reinigen, Einmalhandschuhe entsorgen

☐ **Beratung des Patienten:**
Erläuterung des Messergebnisses (Momentaufnahme), Abklärung des Bedarfs einer Wiederholungsmessung, Abklärung des Bedarfs weiterer Untersuchungen, Abklärung des Bedarfs von Informationen zu „Lifestyle-Änderungen", Festlegen der Nachkontrolle

☐ **Dokumentation für den Patienten:**
Angaben zu Anamnese, Ergebnis, Zeitpunkt und weiterem Vorgehen, Unterschrift

☐ **Dokumentation für die Apotheke:**
Angaben zur Anamnese, Ergebnis, Zeitpunkt und weiterem Vorgehen, Entscheid, Stichworte zum Beratungsinhalt

☐ **Wartung des Gerätes:**
Teilnahme an Ringversuchen, Reinigung von Gerät und Punktierhilfe, Verfalldatenkontrolle der Testmaterialien

HbA1c-Bestimmung

Das glucosylierte Hämoglobin HbA1c ist ein Marker für die durchschnittliche Langzeit-Blutglucosekonzentration und dient als Verlaufsparameter zur Beurteilung der Blutzuckereinstellung. Der HbA1c-Wert in % bezeichnet den Anteil an glucosyliertem Hämoglobin. Anhand des HbA1c-Wertes kann der mittlere Blutglucosewert für die letzten sechs bis acht Wochen abgeschätzt werden, entsprechend dem mittleren Alter der Erythrozyten von 60 Tagen. Die Messung ist auch in der Apotheke mit geringem Blutbedarf möglich. Messungen mit verschiedenen analytischen Methoden sind vergleichbar, können aber von Labor zu Labor leicht variieren.

Die Messung erfolgt in der Regel quartalsweise im Rahmen der ärztlichen Kontrolluntersuchung. Die Ergebnisse sollten auch von den betreuenden Apothekern zur Kenntnis genommen und als wichtiges Element des Monitorings beachtet werden. Eine Änderung des HbA1c-Wertes um 1,0 % entspricht einer durchschnittlichen Veränderung der Blutglucosekonzentration von ca. 2 mmol/L.

Der HbA1c-Wert eignet sich in besonderem Maße zur Abschätzung des Risikos von Folgeschäden. Gemäß der UKPDS-Studie können durch eine durchschnittliche Senkung des HbA1c-Wertes um 0,9 % über 10 Jahre die diabetesassoziierten Komplikationen (Apoplexie, Infarkte, Amputationen etc.) um 21 % gesenkt werden. Somit wird das Erreichen des Zielwertes für HbA1c ($< 7,0 \%$) eine vordringliche Aufgabe für alle Betreuer von Diabetikern.

Urintests

Die Bestimmung des **Urinzuckers** ist relativ ungenau und lässt nur den Schluss zu, ob die Nierenschwelle, die in der Regel bei 10 mmol/L liegt, überschritten wird. Die Bestimmung muss mit frischem Nüchternurin erfolgen. Die Bestimmung des Urinzuckers gilt heute für die Betreuung von Diabetikern als nicht mehr geeignet.

Die Messung von **Ketonkörpern** im Urin zeigt bei hohen Blutglucosekonzentrationen ($> 13,5$ mmol/L), dass der Stoffwechsel entgleist ist und der Körper dringend Insulin benötigt. Diese Messung ist insbesondere bei Typ-1-Diabetikern wichtig. Ein Test auf Ketonkörper mittels Teststreifen sollte durchgeführt werden, wenn die Blutglucose schlecht eingestellt ist, bei Infektionen, Stress, während der Schwangerschaft oder wenn Symptome einer Ketoazidose (Übelkeit, Erbrechen, Abdominalschmerzen) bemerkbar werden.

Die **Albuminmessung** im Urin ist ein sehr sensitiver Parameter zur frühzeitigen Beurteilung einer möglichen Nierenschädigung durch einen schlecht eingestellten Diabetes. Wenn in zwei von drei Untersuchungen innerhalb von einem halben Jahr eine Mikroalbuminurie festgestellt werden kann, besteht der Verdacht auf eine beginnende diabetische Nephropathie (s. Tab. 27.8).

Ein Albuminurie-Screening sollte bei allen Diabetikern regelmäßig einmal jährlich durchgeführt werden, beginnend 5 Jahre nach Diagnose des Typ-1-Diabetes bzw. bei Typ-2-Diabetes jährlich ab der Diagnose.

Akute Diabeteskomplikationen

Hypoglykämie ist die häufigste und wichtigste unerwünschte Wirkung der Behandlung mit Insulin oder mit oralen Antidiabetika. Insulinbehandelte Patienten erleiden wöchentlich 1-2 leichte Hypoglykämien, oft auch ohne Symptome. Schwere Hypoglykämien erleiden pro Jahr etwa 10 % der insulinbehandelten Patienten, wobei eine Intervention von Angehörigen oder durch den Arzt erforderlich wird.

Der Grenzwert für Gesunde (Blutglucose $< 2,8$ mmol/L) kann für Diabetiker nicht ohne weiteres übernommen werden. Je nach durchschnittlicher Blutglucoseeinstellung variiert die Grenze für das Auftreten erster Symptome. Bereits Plasmaglucosekonzentrationen unter 4 mmol/L lösen eine hormonelle Gegenreaktion aus. Hypoglykämien treten häufig nachts auf, insbesondere schwere Hypoglykämien. Betablocker können die Wahrnehmung der Frühsymptome beeinträchtigen. Da zudem nicht-kardioselektive Betablocker die Hypoglykämie verlängern, sollten nur kardioselektive Betablocker, nicht zu hoch dosiert und verknüpft mit einer guten Instruktion in den Therapieplan aufgenommen werden.

Tab. 27.8: Beurteilung der renalen Albuminausscheidung bei Diabetikern.

Urintyp	Normal	Mikroalbuminurie	Makroalbuminurie
Erster Morgenurin	< 20 mg/L	20–200 mg/L	> 200 mg/L
24 h-Sammelurin	< 30 mg/24 h	30–300 mg/24 h	> 300 mg/24 h
Spontanurin: Quotient Albumin / Kreatinin	< 2,65 mg/mmol	2,65–26,5 mg/mmol	> 26,5 mg/mmol

Alkohol kann das Auftreten von Hypoglykämien begünstigen und die Wahrnehmung der Symptome beeinträchtigen. Kleine Mengen kohlenhydrathaltiger Alkoholika, z.B. Bier, sind erlaubt. Die Problematik des Alkoholkonsums, besonders bei sporadischen größeren Mengen, sollte mit den Patienten offen besprochen werden.

Eine beginnende Hypoglykämie muss sofort durch 10-20 g rasch resorbierbare Kohlenhydrate behoben werden (10 g Traubenzucker, 2-4 Stück Würfelzucker, 1 dL Cola-Getränk oder 2 dL Milch). Die Kohlenhydrateinnahme muss solange fortgesetzt werden, bis sich die Blutglucose wieder normalisiert hat. Auch die durch Alkohol induzierte Hypoglykämie muss mit rasch resorbierbaren Kohlenhydraten behoben werden.

Hypoglykämie mit Bewusstlosigkeit bedingt das Eingreifen von Angehörigen. Diese müssen sehr gut und wiederholt in der Injektion von **Glucagon** geschult werden. 15–30 min. nach der Injektion sollte der Patient aufwachen und möglichst bald zusätzliche Kohlenhydrate einnehmen, um ein erneutes Abfallen der Blutglucosekonzentration zu verhindern.

Diabetisches Koma

Dank der guten Patientenschulung und Betreuung der Diabetiker ist das Coma diabeticum bei erhöhter Blutglucose sehr selten geworden. Der Insulinmangel führt zu dramatischen Entgleisungen des Stoffwechsels (osmotische Diurese, starke Dehydratation sowie diabetische Ketoazidose) mit einem Letalitätsrisiko von 5–20 % (vgl. Tab. 27.9)

> **Merke**
>
> Eine Insulin-Einheit senkt den Blutzucker um ca. 2 mmol/L
>
> 10 Gramm Glucose erhöhen den Blutzucker um ca. 2 mmol/L

Tab. 27.9: Charakterisierung eines diabetischen Komas bzw. eines hypoglykämischen Schocks

	Diabetisches Koma (Ketoazidose)	Hypoglykämischer Schock
Ätiologie	Insulinmangel	Insulinüberangebot
Blutglucosekonz. Vollblut kapillär	> 38 mmol/L	< 2,2 mmol/L
Verlauf	langsame Entwicklung	schnell, innerhalb von Minuten
Vorstadien	Polyurie, Durst, Schwäche, Hypotonie bis zum Kreislaufkollaps, Appetitlosigkeit, Erbrechen, Oberbauchschmerzen, Somnolenz, „Kussmaul-Atmung" mit Acetongeruch	Heißhunger, Schweißausbruch Unruhe, Tremor, Übelkeit, Sehstörungen, Tachykardie, Blutdruckanstieg, unangemessener Affekt, apoplexartige Ausfälle, Konvulsionen
Atmung	normal oder „Kussmaul-Atmung", schnarchend	normal
Muskulatur	hypoton	hyperton, Tremor
Haut	trocken	feucht
Stimmung	apathisch	evtl. gereizt, unruhig
Therapie	Ambulanz! Notfallarzt	Leichte Hypoglykämie: Patient 4–8 Würfel Zucker, dann 1–2 BE Brot Hypoglykämie mit Bewusstlosigkeit: Glucagon-Fertigspritze i.m. durch Angehörige
Maßnahme bei Insulinpumpenträgern	–	Pumpenkatheter aus der Haut entfernen

Pharmazeutische Betreuung

27.5 Pharmazeutische Betreuung von Typ-2-Diabetikern

Die Betreuung von Typ-2-Diabetikern ist eine komplexe Herausforderung an alle Beteiligten im Betreuungsprozess. Eingefahrene Lebensgewohnheiten und ein meist komplexes Krankheitsbild verlangen nach multifaktoriellen Interventionen. Die Steno-2-Studie (Gaede et al. 1999) konnte aufzeigen, dass eine multifaktorielle Intervention (s. Kasten) das Risiko, eine diabetische Nephropathie zu entwickeln oder kardiovaskuläre Komplikationen zu erleiden, drastisch senken kann.

Interventionen bei Typ-2-Diabetikern:

☐ Senkung HbA1c, Senkung Blutdruck, Senkung Lipide

☐ Vermehrte körperliche Aktivität

☐ Rauchen einstellen

☐ Gewichtsreduktion

☐ Einnahme von Acetylsalicylsäure.

Dieses Bündel an Interventionen umfasst nicht-medikamentöse und medikamentöse Maßnahmen, die alle geeignet sind, durch die Apotheke betreut zu werden. Entscheidend für den Therapieerfolg ist vorab eine gute Erstinstruktion, welche durch eine kontinuierliche Betreuung fortgeführt wird.

27.5.1 Erstinstruktion von Typ-2-Diabetikern

Die Vorgehensweise und Inhalte der Erstinstruktion sind sehr ähnlich wie bei Typ-1-Diabetikern (s. Kap. 27.4.1). Unterschiede betreffen die Pharmakotherapie und die zusätzliche Bedeutung der Beeinflussung der Lebensweise (s. Kasten).

Die Elemente der Erstinstruktion bei der Ausführung ärztlicher Erstverordnungen sind:

☐ Erklärung von Wirkprinzip und Nutzen des Arzneimittels

☐ Erläuterung der Dosierung (schriftlich!)
 – Beachtung, dass in der Regel für orale Antidiabetika eine einschleichende Dosierung erforderlich ist
 – Konkrete Angabe bezüglich Einnahme und Mahlzeiten

☐ Hinweise zur Lagerung

☐ Vorbereitung auf mögliche UAW

☐ Hinweise auf Wechselwirkungen, insbesondere mit Nahrung und Arzneimitteln aus der Selbstmedikation

☐ Hinweise zu Begleitmaßnahmen (sehr wichtig!).

Durch proaktives Beraten zu möglichen arzneimittelbezogenen Problemen erfährt die pharmazeutische Beratung eine sehr wichtige präventive Ausprägung, welche die Rezeptvalidierung (Kontrolle auf Wechselwirkungen, Kontraindikationen) stets ergänzen muss. Mit Blick auf das Selbstmanagement durch den Patienten wird der Therapieplan individuell auf die Patientenbedürfnisse abgestimmt. Als Beratungshilfe für das Apothekenteam eignen sich hierzu prägnant formulierte, strukturierte Beratungsempfehlungen (Framm et al. 2001).

Idealerweise wird das Ergebnis dieser Erstinstruktion in Form eines **Anwendungsplanes** schriftlich dem Patienten mitgegeben. Abb. 27.3 zeigt ein Beispiel für einen Anwendungsplan.

Therapieplan für Typ-2-Diabetiker

Der Therapieplan des Typ-2-Diabetikers umfasst obligat auch Angaben zur nichtmedikamentösen Therapie:

☐ Anleitung zur körperlichen Aktivität (täglich 30 min. oder mindestens 3 h pro Woche verteilt auf 3 Tage). Wesentlich ist ein Maximum an Muskelarbeit bei sinnvoller Kreislaufbelastung.

☐ Fettreduzierte Ernährung, evtl. Gewichtsreduktion durch hypokalorische Mischkost (1000 kcal/d)

☐ Vermeiden eines zu hohen Proteingehalts der Nahrung ($< 1g$ pro kg Körpergewicht pro Tag)

☐ Kochsalzreduktion v. a. bei Hypertonie auf maximal 6 g pro Tag.

☐ Kein oder deutlich eingeschränkter Alkoholkonsum.

Die Pharmakotherapie kann sehr komplex sein und richtet sich neben der Blutglucose auch nach anderen Begleitkrankheiten. Dosierungsänderungen und auch Therapieänderungen sind häufig. Auch aus akutem Anlass kann sich der Therapieplan kurzfristig verändern, z. B. bei einer antibakteriellen Therapie. Die Apotheke hat hier die Aufgabe, bei jeder Änderung einer Einzeltherapie stets die Übersicht über die **gesamte** Therapie zu wahren. Der Patient sollte einen vollständigen, stets aktualisierten Therapieplan besit-

PRÄPARAT Amaryl

Wirkstoff Glimepirid

für

Verordnung von

BITTE LESEN SIE AUCH DIE PACKUNGS-
BEILAGE, DIE VIELE AUSFÜHRLICHE
INFORMATIONEN ENTHÄLT!

(Apothekenstempel)

Beratungstelefon

Dieses Arzneimittel wirkt gegen den erhöhten
Blutzucker.
**Nehmen Sie – wie es Ihnen ärztlich verordnet
wurde –   Tablette unmittelbar vor dem
Frühstück oder der 1. Hauptmahlzeit mit einem
Glas Wasser ein.**
Bitte halten Sie Ihre Diät ein und meiden Sie
körperliche Überanstrengung. Bei Unterzuckerung,
die sich durch Schwitzen, Zittern und Unruhe
bemerkbar machen würde, sollten Sie Traubenzucker
anwenden.
Das Arzneimittel kann das Verhalten am Autosteuer
und allgemein das Reaktionsvermögen
beeinträchtigen. Dies gilt im verstärkten Maße in
Verbindung mit Alkohol. Daher raten wir Ihnen,
vorsichtiger zu sein.
Bei Eintritt einer Schwangerschaft informieren Sie
bitte Ihren Arzt.
**Da die Behandlung erhöhter Blutzuckerwerte für
Ihre Gesundheit von großer Bedeutung ist,
müssen diese Tabletten regelmäßig
eingenommen werden.**

Falls sich noch Fragen ergeben sollten, rufen Sie
uns bitte an.
Mit den besten Wünschen für einen Therapieerfolg!

Datum: (Unterschrift Apotheker/in)

Abb. 27.3: Anwendungsplan für Glimepirid (nach Framm 1997).

zen. Als minimale Lösung kann eine Dosierungskarte dienen, die sämtliche Therapieelemente mit Dosierung enthält. Der Vermerk der Dosierung nur auf der Arzneimittelpackung ist unzureichend.

Umsetzen des Therapieplans in den Alltag

In der Regel wird ein älterer Diabetiker eine Polymedikation über Jahre hinweg befolgen und etwa quartalsweise für den Bezug der Arzneimittel in die Apotheke kommen. Die Pharmazeutische Betreuung wird in dieser Situation zur Pflicht. Häufig können Compliance unterstützende Maßnahmen eingeführt (Arzneimittelabgabe in Wochendosette) und Angehörige in die Betreuung miteinbezogen werden. Die vordergründig banale Frage, ob der Patient mit seiner Polymedikation gut zurecht kommt, ergibt bei den Angehörigen oft eine differenziertere Antwort. Eine geeignete Situation, diese Fragen in Ruhe anzusprechen, ist bei der Blutzuckerkontrolle gegeben. Dieser Moment kann und sollte bei Typ-2-Diabetikern möglichst oft für eine eingehende Beratung genutzt werden. Es ist kaum vorstellbar, dass in diesem Beratungsgespräch keine Probleme zur Sprache kommen. Es ist auch für das Apothekenteam wichtig, einzusehen, dass ein problemloses Umsetzen der vielschichtigen Anweisungen in den Patientenalltag selten ist. Dem Typ-2-Diabetiker muss stets vor Augen geführt werden, dass nicht nur die Pharmakotherapie, sondern mit gleicher Bedeutung auch die Begleitmaßnahmen (Ernährung, Muskelarbeit, Körperpflege) befolgt werden müssen.

Nachkontrolle nach Erstinstruktion

Nach einer Erstinstruktion sollte nach kurzer Zeit ein zweites Beratungsgespräch terminiert werden, damit die vielfältigen Erstinformationen gefestigt und erste Probleme frühzeitig erkannt werden können. Die Nachkontrolle nach Erstinstruktion sollte ebenfalls bei jeder Therapieumstellung erfolgen. Beobachtungen aus dieser Nachkontrolle können auch für den behandelnden Arzt wichtig sein. Eine Kontaktnahme eröffnet zugleich die Möglichkeit, eine koordinierte interdisziplinäre Betreuung anzubahnen.

Pharmazeutische
Betreuung

27.5.2 Monitoring von Typ-2-Diabetikern

Jeder Arzneimittelbezug im Rahmen der Wiederholungsverordnung kann in der Apotheke für ein Monitoring genutzt werden. Das Beratungsgespräch zur Wiederholungsverordnung wird deshalb derart geführt, dass durch offene, orientierende Fragen der Bedarf und auch die Bereitschaft zu einem Monitoring abgeklärt werden. Idealerweise findet das Monitoring zu fest vereinbarten Terminen quartals- oder halbjährlich statt.

Die Compliance einerseits und die vielfältigen krankheitsbedingten Probleme insbesondere bei älteren Diabetikern andererseits ergeben eine Herausforderung, welche auch mindestens Grundkenntnisse aus der Psychologie erfordern. Gemäß dem „Defizit-Modell" des Alterns werden verschlechternde Befindlichkeiten des Typ-2-Diabetikers vorschnell dem „Alter" und dem natürlichen Funktionsabbau zugeordnet. Die schlechte Blutglucosehomöostase als Ursache wird übersehen und die Motivation fehlt, die Therapieziele anzustreben. Hier ist auch die Apotheke gefordert, motivierend einzugreifen. Eine gute Blutzuckereinstellung älterer Patienten kann vorzeitigen Rückzug und vorzeitige Resignation verhindern. Auch bei älteren Patienten sollte das Selbstmanagement nicht zu früh durch subsidiäre Apothekendienstleistungen ersetzt werden. Die Orientierung am „Kompetenz-Modell des Alterns" bedeutet, individuell auf die Fähigkeiten und Möglichkeiten des Patienten ausgerichtet, das Selbstmanagement zu unterstützen.

Das Monitoring für den Diabetiker wird durch die Blutglucosekontrolle und die Kontrolle bezüglich der übrigen Risikofaktoren geprägt. Das Monitoring umfasst demnach:

☐ Blutglucosemessung

☐ Blutdruckmessung

☐ Messung von Gewicht und Körpergröße, Berechnung des BMI.

Diese Messungen sollten ergänzt werden durch:

☐ Abklärung, ob die jährlichen Kontrolluntersuchungen stattfinden (Augenarzt, Fußkontrolle, Urinuntersuchung)

☐ Abklärung der nichtmedikamentösen Therapie

☐ Analyse des Arzneimittelanwendungsprofils (vgl. 25.5.3)

☐ Kontrolle der Eintragungen im Diabetikerpass

Das Monitoring in der Apotheke soll komplementär zur ärztlichen Überwachung und in enger Kooperation mit dem behandelnden Arzt erfolgen. Der Umfang sowie die Aufgabenverteilung sind zwischen Arzt und Apotheke für jeden Patienten deutlich festzulegen.

Arzneimittelbezogene Probleme

Die mit der Multimorbidität einhergehende Polymedikation bei Typ-2-Diabetes sowie zahlreiche Einflussfaktoren aus Ernährung und Körperaktivität ergeben ein komplexes Muster von möglichen **Wechselwirkungen**. Durch einen Interaktionscheck können mögliche Wechselwirkungen detektiert werden. Im Normalfall sind die Wechselwirkungen bei der individuellen Dosierung bereits berücksichtigt, und die Blutzuckerkontrolle ermöglicht ein Monitoring. Entscheidend für das akute Auftreten arzneimittelbezogener Probleme ist somit eine Störung im Gleichgewicht. Doch auch ein konstanter, ausbalancierter Therapieplan kann durch äußere Umstände aus dem Gleichgewicht geraten. Besonders bei älteren Diabetikern kann die Stoffwechsellage an einzelnen Tagen durch Ernährung, körperliche Aktivität oder Rhythmuswechsel stark verändert sein, so dass beispielsweise eine Hypoglykämie auftritt. Die Apotheke wird somit darauf bedacht sein, die kritischen Arzneimittel und deren Risiko-Konstellationen im Therapieplan zu bezeichnen sowie über mögliche Symptome einer Wechselwirkung zu informieren.

Biguanide werden mit Ausnahme von Metformin wegen des Risikos einer **Lactazidose** nicht mehr eingesetzt. Diese schwerwiegende Stoffwechselentgleisung mit hoher Letalität ist aber bei Niereninsuffizienz auch mit Metformin möglich. Die Patienten müssen wissen, dass die vorgeschriebene Dosis nicht überschritten werden darf, dass Alkohol das Risiko erhöht und bei ersten Symptomen (Unwohlsein, Übelkeit, Erbrechen, Durchfall, Hyperventilation, starke Bauchschmerzen, Muskelkrämpfe) die Medikation abgebrochen sowie ein Arzt konsultiert werden muss.

Gastrointestinale Nebenwirkungen (v. a. Sodbrennen, Verstopfung) sind bei Diabetikern häufig und können die Lebensqualität sehr beeinträchtigen. Die Frage nach derartigen Beschwerden ist wichtig sowie auch Hinweise vorab, wenn Nebenwirkungen zu erwarten sind, z. B. bei Erstinstruktion zu Acarbose.

Kontrolluntersuchungen = Screening für Folgekomplikationen

Bei einer ungenügenden Stoffwechselkontrolle werden Langzeitfolgen nach einer Diabetesdauer von 10 bis 20 Jahren erkennbar. Die Früherkennung ermög-

Tab. 27.10: Inhalte der ärztlichen Kontrolluntersuchungen von Typ-2-Diabetikern.

Quartalsweise
☐ Schulungsgespräch
☐ Gewicht, Blutdruck, Blutglucose, HbA1c
☐ Lipide (wenn erhöht), Urintest auf Albumin (wenn pathologisch)
☐ Fußinspektion
Jährlich
☐ Schulungsgespräch, Anleitung zum Selbstmanagement
☐ Gewicht, Blutdruck,
☐ Blutglucose, HbA1c, Triglyceride, HDL-Cholesterin, LDL-Cholesterin, Kreatinin, Elektrolyte
☐ Urinuntersuchung auf Glucose, Albumin, Ketone sowie mikroskopische Untersuchung
☐ Gefäß-Status, Neurostatus, Augenkontrolle
☐ Besprechung Kurz- und Langzeitziele
☐ Ernährungsberatung, Anleitung zu gesunder Lebensweise
☐ Anleitung zum Arzneimittelmanagement
☐ Besprechung, wann Rücksprache bzw. Konsultation erforderlich

licht durch eine konsequente Therapie, die beginnenden Komplikationen zu verzögern. Bei fortgeschrittenen Folgeerscheinungen ist eine konsequente Therapie jedoch weniger erfolgreich, weil sich die Komplikationen auch unabhängig von der Blutglucose irreversibel weiterentwickeln.

Das Screening für Folgekomplikationen soll bei Typ-1-Diabetes 5 Jahre nach Diagnose einsetzen und bei Typ-2-Diabetes bereits bei der ärztlichen Diagnosestellung durchgeführt werden:

☐ Prüfung auf Retinopathie: einmal jährliche Kontrolle beim Augenarzt

☐ Prüfung auf Nephropathie: einmal jährlich Kontrolle auf Mikroalbuminurie im Nachturin (=Morgenurin) (Grenzwert: 20 mg/L)

☐ Prüfung auf periphere Neuropathie: Fußuntersuchung einmal jährlich

☐ Blutdruck, Lipidprofil.

Die Kontrolluntersuchungen sind Aufgabe des Arztes (s. Tab. 27.10) Die Apotheke kann aber eine wichtige Aufgabe übernehmen, indem sie den Patienten stets erinnert und motiviert, wenn Kontrolluntersuchungen anstehen. Zudem kann insbesondere in der Fußpflege eine Unterstützung sinnvoll sein (s. Kasten und Tab. 27.11).

> **Der Diabetische Fuß**
> Die beginnende Neuropathie führt zu reduzierter Sensibilität, so dass kleine Verletzungen oder Druckstellen unbemerkt bleiben und sich zusammen mit der Durchblutungsstörung ohne Symptomatik weiter verschlimmern können. Präventionsmaßnahmen können die Amputationsrate um 40–85 % senken.

Tab. 27.11: Maßnahmen der Apotheke zur Prävention des diabetischen Fußes.

☐ Anleitung zur täglichen Fußinspektion, evtl. subsidiär regelmäßige Fußinspektion in der Apotheke (Kontrolle auf Intaktheit der Haut, Druckstellen, Hornhaut, Hühneraugen)
☐ Weiterleitung an Podologen zur Behandlung von Hornhaut, Hühneraugen; keine Selbstbehandlung
☐ Überprüfung, dass ärztliche oder podologische Kontrolle einmal jährlich stattfindet
☐ Konsequente Behandlung von Fußpilz-Infektionen, Weiterleitung an Arzt
☐ Desinfektion jeder kleinen Verletzung mit anschließender Beobachtung des Verlaufs
☐ Beratung zu Schuhwerk und Strümpfen, Vermeiden von Barfußlaufen
☐ Keine heißen Fuß- und Körperbäder. Stets nach Körperreinigung gut abtrocknen.
☐ Gute Einstellung der Blutglucose, Gewichtsreduktion, Rauchen einstellen

Ernährung, Vitaminsubstitution und Grippeprophylaxe

Die Beratung zur gesunden **Ernährung** basiert auf der Faustregel: 30 % des Energiebedarfs sollten durch Fett, 50 % durch Kohlenhydrate und 20 % durch Eiweiß gedeckt werden. Der Anteil gesättigter Fette aus Fleisch und Milchprodukten sollte unter 10 % betragen. Gezielte Gewichtsreduktionen sollten langfristig geplant werden.

Die **Vitaminsubstitution** ist besonders bei Diabetikern sehr wichtig. Prinzipiell hat ein Diabetiker einen erhöhten Vitamin-C-Bedarf. Eine regelmäßige Vitamin-C-Zufuhr ist sinnvoll. Im Hinblick auf eine potentiell sich entwickelnde Atherosklerose können zudem Omega-3-Fettsäure-Präparate und eine Vitamin-E-Substitution sinnvoll sein.

Die **Grippeprophylaxe** sollte für alle Diabetiker empfohlen werden.

Dokumentation der Pharmazeutischen Betreuung

Die Dokumentation der Pharmazeutischen Betreuung wird in Kap. 25.5.5 beschrieben. Sie umfasst für den Diabetiker neben den arzneimittelbezogenen Daten auch Daten zur Ernährung, zur Gewichtskontrolle und zur körperlichen Aktivität. Für Betreuung und Dokumentation sind strukturierte Formulare hilfreich, die sämtliche Informationen, die wichtigsten Betreuungselemente und eine Checkliste enthalten.

Neben der Dokumentation in der Apotheke ist auch die Anleitung des Diabetikers zur Dokumentation wichtig. Für Typ-1-Diabetiker ist ein Diabetikerpass unverzichtbar, der durch aufwendigere EDV-gestützte Protokollmöglichkeiten noch optimiert werden kann.

27.6 Fallbeispiel

Herr C.T. ist 76 Jahre alt und wird seit 12 Jahren wegen eines Typ-2-Diabetes und einer leichten Hypertonie therapiert. Um Mitternacht ruft seine Frau während des Notdienstes an: Ihr Mann war nach einem Sonntagsausflug mit den Enkeln und einer längeren Wanderung in den Bergen am Abend sehr müde nach Hause gekommen, konnte jedoch kaum schlafen. Zudem plagten ihn leichtes Zittern und Kopfschmerzen. Die Einnahme von 500 mg Acetylsalicylsäure um 23 Uhr brachte keine Linderung.

Der Patient ist in der Apotheke bekannt. Die aktuelle Medikation von C.T. sieht wie folgt aus:

☐ Glibenclamid 3 × 5 mg/d

☐ Quinapril 1 × 10 mg/d

☐ Hydrochlorothiazid 1 × 12,5 mg/d.

Blutdruck und Blutglucose sind stabil eingestellt. C.T. kontrolliert seine Blutglucosekonzentration regelmäßig selbst. Am Sonntag nahm er keine Messung vor, jedoch lag die Blutglucose an den Tagen zuvor im Zielbereich zwischen 6,5 und 8,2 mmol/L. Der vor einer Woche gemessene HbA1c-Wert betrug 6,8 %.

Welches arzneimittelbezogene Problem liegt vor, und wie sollte der Apotheker in dieser Situation handeln?

Entwickeln Sie einen **Betreuungsplan** nach dem SOAP-Schema (s. Kap. 25.5.4).

Subjektive Beschwerden

☐ Unruhe

☐ Tremor

☐ Kopfschmerzen

Objektive Beschwerden

Nach körperlicher, andauernder Anstrengung, u.U. verknüpft mit unzureichender Flüssigkeits- und Kohlenhydratzufuhr ging der Patient früh zu Bett. Er konnte nicht einschlafen und hatte Kopfschmerzen, so dass er Acetylsalicylsäure einnahm. Da keine Besserung eintrat, erfolgte der Anruf in die Apotheke.

Analyse (Assessment)

Die körperliche Anstrengung hat eine Hypoglykämie bewirkt, die durch die Acetylsalicylsäure noch verstärkt wurde. Die Symptome sind eindeutig. Selbstbehandlung ist möglich, da der Patient noch bei vollem Bewusstsein ist.

Plan

☐ Sofortige Zufuhr rasch resorbierbarer Kohlenhydrate, falls erforderlich über mehrere Stunden. Besserung sollte rasch einsetzen.

☐ Vereinbarung eines Kontrollanrufs am folgenden Morgen. Der Zustand sollte sich normalisiert haben (symptomfrei und Blutglucose im Normbereich).

☐ Messung der Blutglucose, bis wieder Normwerte erreicht werden

☐ Keine Acetylsalicylsäure mehr einnehmen

☐ Die konsequente Einnahme von Glibenclamid und Quinapril sollte am Folgetag fortgesetzt werden.

☐ Vereinbarung eines Beratungsgesprächs: Unterstützt durch schriftliche Unterlagen erklären Sie dem Patienten und seiner Frau den Einfluss der Ernährung bei erhöhter körperlicher Aktivität, die Bedeutung der Kenntnis der individuellen Symptome einer Hypoglykämie und geben Sie entsprechende Anweisungen für das Verhalten im Akutfall. Wichtig ist der Einbezug der Ehefrau.

☐ Austausch der Acetylsalicylsäure in der Hausapotheke durch Paracetamol

☐ Vereinbarung mit dem Patienten, dass Sie selbst den behandelnden Arzt über den Vorfall in Kenntnis setzen.

☐ Das Beratungsgespräch und die Besprechung mit dem Arzt werden dokumentiert.

Literatur

American Diabetes Association (ADA) (1997): Diabetes Care 21: 1183–1197

American Diabetes Association (ADA) (2000): Clinical practice recommendations 2000. Diabetes Care 23 (Suppl. 1): 1–110

Berger, W. (1995): Diabetes mellitus. Urban & Schwarzenberg, München

DECODE Study Group (1998): Will new diagnostic criteria for diabetes mellitus change phenotype of patients with diabetes? Reanalysis of European epidemiological data. Br. Med .J. 317: 371–375

Diabetes care and research in Europe: The Saint Vincent declaration (1990): Diabet. Med. 7(4): 360

Diers, K. (2002): Manuale zur Pharmazeutischen Betreuung. Bd. 3 Diabetes mellitus Typ 1 und Typ 2. 2. Aufl., Govi-Verlag, Eschborn

Framm, J. (1997): Anwendungsplan vom Apotheker für den Patienten. Pharm. Ztg. 142: 613–614

Framm, J., Anschütz, M., Derendorf, H., Hammersdorfer, D., Heydel, E. et al. (2001): Arzneimittelprofile für die Kitteltasche, 2. Aufl., Deutscher Apotheker Verlag, Stuttgart

Gaede, P., Vedel, P., Parving, H.H., Pedersen, O. (1999): Intensified multifactorial intervention in patients with typ 2 diabetes mellitus and microalbuminuria: The Steno type 2 randomised study. Lancet 353: 617–22

Gries, F.A. (1999): Therapieziele beim Diabetes mellitus sowie Strategie der Behandlung des Diabetes einschließlich seiner Begleitprobleme. Diabetes und Stoffwechsel 8 (Suppl. 3): 27–36

Haisch, J. (1998): Längerfristige Compliance bei der ambulanten Diabetikerbetreuung. In: Petermann F. (Hrsg.): Compliance und Selbstmanagement. Hogrefe Verlag, Göttingen. 217–228

Jaber, L.A., Halapy, H., Fernet, M. et al. (1996): Evaluation of a pharmaceutical care model on diabetes management. Ann. Pharmacother. 30: 238–243

Keller, U. (1999): Der diabetische Fuß: Blick in die Zukunft. Praxis 88: 1166–1169

Kircher, W. (2003) Der Diabetespatient in der Apotheke. Deutscher Apotheker Verlag, Stuttgart

Köbbeling, J. (1999): Definition, Klassifikation und Diagnostik des Diabetes mellitus. Diabetes und Stoffwechsel 8 (Suppl. 3): 9–17

Lehmann, R., Spinas, G.A. (2000): Screening, Diagnostik und Management von Diabetes mellitus und diabetischen Folgeerkrankungen. Therapeutische Umschau 57: 12–21

Palitzsch, K.D., Nusser, H., Arndt, I. et al. (1999): Die Prävalenz des Diabetes mellitus wird in Deutschland deutlich unterschätzt – eine bundesweite epidemiologische Studie auf der Basis einer HbA1c-Analyse. Diabetes & Stoffwechsel 8: 189–200

Sargeant, L.A., Wareham, N.J., Bingham, S. et al. (2000): Vitamin C and Hyperglycemia in the European Prospective Investigation Into Cancer - Norfolk (EPIC-Norfolk) Study: a population-based study. Diabetes Care 23: 726–732

Schäfers, R.F., Lütkes, P., Ritz, E., Phlipp, Th. (1999): Leitlinie zur Behandlung der arteriellen Hypertonie bei Diabetes mellitus. Dtsch. med. Wschr. 124: 1356-1372

The Diabetes Control and Complications Trial Research Group (1993): The effect of intensive treatment of diabetes on the development and progression of long-term complications in insulin-dependent diabetes mellitus. N. Engl. J. Med. 329: 977–986

UK Prospective Diabetes Study Group (1998): Intensive blood-glucose control with sulphonylureas or insulin compared with conventional treatment and risk of complications in patients with type 2 diabetes (UKPDS 33). Lancet 352: 837–853

Wood, D., De Backer, G., Faergeman, O. et al. (1998): Prevention of coronary heart disease in clinical practice: recommendations of the second joint task force of European and other societies on coronary prevention. Atherosclerosis 140: 199–270

Zentrallaboratorium Deutscher Apotheker (2000): Arbeitsanweisungen für Blutuntersuchungen in Apotheken. Eschborn

Pharmazeutische Betreuung

28 Pharmazeutische Betreuung von Patienten mit Hypertonie

E. Räuscher, Berlin, R. Goebel, Greifswald und M. Schaefer, Berlin

28.1 Hypertonie

28.1.1 Epidemiologie

Die arterielle Hypertonie ist die häufigste kardiovaskuläre Erkrankung in der erwachsenen Bevölkerung. In den hochindustrialisierten Ländern liegt die Prävalenz bis zum 65. Lebensjahr bei ca. 15–20 %, bei über 65-Jährigen sogar über 50 %. In Deutschland leiden nach Hochrechnungen etwa 15–16 Millionen Menschen an einem behandlungsbedürftigen Bluthochdruck. Da der Bluthochdruck im gemäßigten Stadium subjektiv nicht als unangenehm und gewöhnlich nicht als Krankheit empfunden wird, ist der Erkennungs- und Behandlungsgrad relativ niedrig. Epidemiologische Untersuchungen ergaben, dass nur ungefähr 10 Millionen der Hypertoniker ärztlich behandelt werden. Etwa 60 % der männlichen bzw. 80 % der weiblichen Hypertoniker sind sich ihrer Krankheit bewusst, jedoch befinden sich nur etwa 25 % der männlichen bzw. 40 % der weiblichen Bluthochdruckpatienten in ständiger ärztlicher Behandlung.

Die chronische arterielle Hypertonie gilt als Hauptrisikofaktor für die Entstehung von Herz- und Kreislauferkrankungen, die in der Statistik der Todesursachen in Deutschland an erster Stelle stehen. Das Auftreten von Herzinfarkten, Schlaganfällen, Herz- und Niereninsuffizienzen lässt sich, wie zahlreiche Studien belegen, mit einer konsequenten antihypertensiven Therapie deutlich reduzieren. Eine gesundheitsbewusste Lebensweise und der Einsatz von Antihypertensiva vermindern das erhöhte Morbiditäts- und Mortalitätsrisiko von Hypertonikern, ohne ihre Lebensqualität in erheblichem Umfang zu beeinträchtigen. Angesichts des hohen Verbreitungsgrades der Hypertonie in der Bevölkerung sowie der gravierenden Gesundheitsfolgen, deren Behandlungen im übrigen auch zu den kostenintensivsten im Gesundheitswesen zählen, wird deutlich, dass der Prävention, Früherkennung und Behandlung der Hypertonie große Bedeutung zukommen. Die moderne Bluthochdrucktherapie ist auf eine sichere normotone Blutdruckeinstellung sowie die Vermeidung beeinflussbarer kardiovaskulärer Risikofaktoren wie Übergewicht, Dyslipoproteinämie, Insulinresistenz, erhöhtes Fibrinogen, Rauchen und körperliche Inaktivität, die das Morbiditätsrisiko zusätzlich erhöhen, ausgerichtet.

Die konsequente Einhaltung der nichtmedikamentösen Therapieempfehlungen sowie die regelmäßige Einnahme der antihypertensiven Arzneimittel ist für Bluthochdruckpatienten unter ihren gewohnten Alltagsbedingungen häufig mit Schwierigkeiten verbunden. Der Leidensdruck sowie Einschränkungen der persönlichen Leistungsfähigkeit sind in den frühen Stadien der Bluthochdruckerkrankung vergleichsweise gering oder gar nicht ausgeprägt. Die Behandlung anderer Erkrankungen und gesundheitlicher Beschwerden ist aus Sicht dieser Patienten meist notwendiger als die Therapie des erhöhten Blutdrucks. Die Compliance und der optimale Behandlungsgrad von Hypertonikern liegt daher, abhängig vom Alter und vom Geschlecht, nur zwischen 20 und 40 %.

Trotz einer Vielzahl vorhandener und neu zugelassener antihypertensiver Mono- und Kombinationspräparate sowie verschiedener nichtmedikamentöser Therapieoptionen sind verstärkte Bemühungen und neue Betreuungskonzepte erforderlich, um die Behandlungssituation von Bluthochdruckpatienten in weiten Teilen der Bevölkerung zu verbessern.

28.1.2 Diagnostik

Unter klinischen Praxisbedingungen hat sich die Definition der Hypertonie nach den Werten des **Gele-**

genheits-Blutdrucks (Praxis-Blutdruck) (s. Kasten) – im Sitzen auskultatorisch nach Riva-Rocci (RR)/Korotkoff gemessen – durchgesetzt.

> **Hypertonie** wird als systolischer Blutdruck (SBD) ≥ 140 mm Hg und/oder einem diastolischen Blutdruck (DBD) ≥ 90 mm Hg definiert, wobei mindestens drei solcher Messwerte an zwei verschiedenen Tagen erforderlich sind.

Alle großen bevölkerungsbezogenen Studien und alle Langzeit-Interventionsstudien beruhen auf Daten der Gelegenheits-Blutdruckmessung, in denen Patienten mit „normalen" Blutdruckwerten, d. h. < 140/90 mm Hg unter antihypertensiver Therapie, zur Gruppe der Hypertoniker gezählt werden.

Entsprechend des Auftretens eines allein erhöhten SBD, eines allein erhöhten DBD oder gleichzeitig erhöhter SBD und DBD unterscheidet man 3 unterschiedliche Hochdruckformen:

☐ eine **isolierte systolische Hypertonie (ISH)**: SBD ≥ 140 mm Hg, DBD < 90 mm Hg

☐ eine (isolierte) **diastolische Hypertonie**: SBD < 140 mm Hg, DBD ≥ 90 mm Hg

☐ eine kombinierte **systolisch-diastolische Hypertonie**: SBD ≥ 140 mm Hg und DBD ≥ 90 mm Hg.

Während bei jüngeren Hypertonikern die kombinierte systolisch-diastolische Hypertonie dominiert, überwiegt in höheren Altersgruppen (> 60 Jahre) die isolierte systolische Hypertonie. Die ISH entspricht der klassischen „Altershypertonie" und besitzt entgegen der historischen, heute nicht mehr aktuellen Auffassung eines „Erfordernis-Hochdruckes" im Alter, eindeutig Krankheitswert. Die früher verwendeten Bezeichnungen milde, mittelschwere und schwere Hypertonie sind durch exakte Stadien nach JNC VI (Joint National Committee on High Blood Pressure) und Schweregrade der WHO/ISH (International Society of Hypertention) präzisiert worden (Tab. 28.1).

Die konventionelle Praxis-(Gelegenheits-)Blutdruckmessung wurde in den letzten Jahren für Diagnose und Selbstkontrolle verstärkt um die ambulante Langzeit-Blutdruckmessung (ABDM) und die Patientenselbstmessung ergänzt.

Kommt es bei den Praxis-Blutdruckmessungen in Gegenwart des Arztes zu einer reproduzierbaren Blutdrucksteigerung, wird dies als Praxis- oder „Weißkittel"-Effekt bezeichnet. Führt diese Blutdrucksteigerung zur Diagnose einer arteriellen Hypertonie, die sich mit der ambulanten Langzeit-Blutdruckmessung oder Selbstmessung nicht nachweislich bestätigen lässt, so spricht man von Praxis- oder „Weißkittel"-Hypertonie (**„white-coat hypertension"**)

Unter pathophysiologischen Gesichtspunkten wird kausal zwischen **primärer (essentieller)** und **sekundärer Hypertonie** unterschieden.

Tab. 28.1: Definition und Klassifikation der Blutdruckbereiche in mm Hg* nach Empfehlungen der Deutschen Liga zur Bekämpfung des hohen Blutdrucks e.V. / Deutsche Hypertonie-Gesellschaft (1999).

Klassifikation	Systolischer Blutdruck [mm Hg]		Diastolischer Blutdruck [mm Hg]
Optimal	< 120	und	< 80
Normal	< 130	und	< 85
Hoch- Normal	130–139	oder	85–95
Milde Hypertonie (Schweregrad 1)	140–159	oder	90–99
Untergruppe Grenzwerthypertonie	140–149	oder	90–94
Mittelschwere Hypertonie (Schweregrad 2)	160-179	oder	100-109
Schwere Hypertonie (Schweregrad 3)	≥ 180	oder	≥ 110
Isolierte systolische Hypertonie (ISH)	≥ 140	und	< 90
Untergruppe systolische Grenzwerthypertonie	140–149	und	< 90

* Wenn systolischer und diastolischer Blutdruck bei einem Patienten in unterschiedliche Klassen fallen, sollte die höhere Klasse Anwendung finden.

Primäre / essentielle Hypertonie

Die essentielle Hypertonie wird als chronisch erhöhter Blutdruck ohne eindeutige bzw. konkret nachweisbare organische Ursache definiert und liegt bei ca. 90–95 % der Hypertoniker vor. Die Erkrankung ist multifaktoriell bedingt, beispielsweise können innere Faktoren (z. B. Dysregulationen des Sympathikus, des Renin-Angiotensin-Aldosteron Systems (RAAS), Insulinresistenz, Endotheldysfunktionen) und/oder äußere Faktoren (z. B. falsche Ernährungs- oder Lebensweise) eine Blutdruckerhöhung bewirken. Neben der Beteiligung der genannten Faktoren werden vor allem genetische Defekte diskutiert. Man geht davon aus, dass etwa 50 % der Weltbevölkerung eine genetische Disposition aufweist, die unter Einwirkung von Umweltfaktoren, wie z. B. deutliches Übergewicht, kochsalzreiche Kost, übermäßiger Alkohol- und Zigarettenkonsum, Stress und Bewegungsmangel, in eine manifeste essentielle Hypertonie münden kann. Da der Blutdruck mit zunehmendem Alter ansteigt, wird für die essentielle Hypertonie zusätzlich eine alters- und wachstumsbezogene Störung postuliert, die ihren Ursprung bereits in der Kindheit hat, sich aber erst im Erwachsenenalter manifestiert.

Sekundäre Hypertonie

Die seltener auftretende sekundäre Hypertonie (5–10 %) ist im Gegensatz zur essentiellen Hypertonie auf renale, endokrine (adrenale), kardiovaskuläre und pulmonale Organ- oder Systemerkrankungen zurückzuführen und damit im Einzelfall einer kausalen Hochdruckbehandlung zugänglich. Renale Ursachen (z. B. Nierenarterienstenosen, chronisch interstitielle Nephritis bzw. Glomerulonephritis) mit einer Prävalenz von ca. 6–8 % stehen bei dieser Hochdruckform im Vordergrund. Kardiovaskuläre Ursachen (z. B. Aortenisthmusstenose) sowie endokrine Störungen (Cushing-, Conn-Syndrom, Phäochromozytom u. a.), die zu einem Bluthochdruck führen, treten dagegen sehr selten auf.

Weiterhin kann die langfristige Einnahme bestimmter Arzneimitteln die Entwicklung einer sekundären (iatrogenen) Hypertonie induzieren. Dazu gehören beispielsweise die Dauertherapie mit nichtsteroidalen Antirheumatika (NSAR) und Ciclosporin, die Substitutionstherapie mit Mineralo- und Glucocorticoiden, die Einnahme östrogenhaltiger Kontrazeptiva sowie die häufige Anwendung gefäßverengender α-Sympathomimetika.

28.2 Therapie und Therapiekontrolle

Eine grundsätzliche **Behandlungsindikation** besteht bei mehrfach gemessenen Blutdruckwerten ≥ 140 systolisch und/oder 90 mmHg diastolisch. Lediglich bei älteren Patienten mit ISH besteht eine gesicherte Behandlungsnotwendigkeit erst bei ≥ 160 mm Hg. Für Patienten mit Diabetes mellitus, Nieren- oder Herzinsuffizienz und für anderen Risikopatienten wird sogar eine Behandlung bei Blutdruckwerten > 135/80 mm Hg gefordert. Große Interventionsstudien weisen zudem auf die Notwendigkeit der schrittweisen, aber kontinuierlichen Blutdrucksenkung im fortgeschrittenen Lebensalter unter 140/90 mm Hg hin.

Das **Hauptziel der Bluthochdruckbehandlung** ist eine Verbesserung der Prognose, d. h. die Vermeidung und ggf. Rückbildung von Endorganschäden und damit die Senkung der kardio- und cerebrovaskulären Morbidität und Mortalität. Die zuverlässige, anhaltende Blutdrucksenkung sowie die Verbesserung des gesamten Herz-Kreislauf-Risikoprofils der Patienten bilden die Grundlage der heutigen antihypertensiven Therapie. Da die Therapie der Hypertonie in der Regel lebenslang erforderlich ist und vorrangig ambulant erfolgt, kann die Pharmazeutische Betreuung einen wichtigen Beitrag zur Erreichung dieser Ziele leisten.

Nach Abklärung und Ausschluss einer sekundären Hypertonie, die nach Heilung der Grundkrankheit in aller Regel zur Normalisierung des Blutdrucks führt, stellen die **nichtmedikamentösen Allgemeinmaßnahmen** die Basistherapie jeder Bluthochdruckbehandlung dar (s. Tab. 28.2). Diese nichtmedikamentösen Maßnahmen sind lebenslang auch unter einer antihypertensiven Pharmakotherapie durchzuführen. Bei Vorliegen einer Hypertonie des Schweregrads 1 ohne bzw. mit einem zusätzlichen Risikofaktor (außer Diabetes) kann bereits mit nichtmedikamentösen Maßnahmen bei vielen Patienten Normotonie erreicht werden. Können bei Hypertonikern nach einer mehrmonatigen nichtmedikamentösen Therapie keine Zielblutdruckwerte unter 140/90 mm Hg (bei Diabetikern und anderen Risikopatienten unter 135/80 mm Hg) erzielt werden, sollte eine Pharmakotherapie eingeleitet werden. Dafür stehen dem behandelnden Arzt gegenwärtig über 80 verschiedene Arzneistoffe aus verschiedenen Substanzklassen zur Verfügung (s. Tab. 28.3).

Pharmazeutische Betreuung

Tab. 28.2: Nichtmedikamentöse blutdrucksenkende Maßnahmen nach Empfehlungen der Deutschen Liga zur Bekämpfung des hohen Blutdrucks e.V./Deutsche Hypertonie Gesellschaft (1999).

☐ Gewichtsnormalisierung/-reduktion

☐ Verminderung der Kochsalzzufuhr auf weniger als 6 g/d

☐ Fettreduzierte und fettmodifizierte Ernährung d.h. Steigerung der Zufuhr mehrfach ungesättigter Fettsäuren und Reduktion gesättigter Fettsäuren

☐ Reduktion des Alkoholkonsums unter 30 g/d

☐ Reduktion bzw. Einstellen des Nikotinkonsums

☐ Regelmäßige körperliche Betätigung (Ausdauersport)

☐ Abbau von Stressfaktoren

Der Erfolg einer Bluthochdrucktherapie, die dauerhafte Blutdrucksenkung auf normotone systolische und diastolische Werte, lässt sich durch eine **regelmäßige Blutdruckmessung** kontrollieren. Diese Messungen können in der Arztpraxis, in der Apotheke oder durch den Patienten selbst durchgeführt werden. Mit der Gelegenheits-Blutdruckmessung, der ambulanten 24-Stunden-Blutdruckmessung und der Patienten-Selbstmessung kann auf relativ einfachem Wege feststellt werden, wie erfolgreich sich die individuell gestaltete Therapie auf den Blutdruck der einzelnen Patienten auswirkt (s. Tab. 28.4).

Tab. 28.3: Antihypertensive Substanzklassen.

β-Sympatholytika (Betablocker)
Diuretika
Calcium-Kanalblocker
ACE-Hemmer
Angiotensin-II-Antagonisten
α_1-Sympatholytika (α_1-Blocker)
Antisympathotonika
Vasodilatoren

28.3 Screening auf Hypertonie

Die Feststellung der Bluthochdruckerkrankung erfolgt für die meisten Patienten eher zufällig bei Routineuntersuchungen zur Gesundheitsvorsorge (Gesundheitscheck, Betriebsarztuntersuchungen) oder im Rahmen einer ärztlichen Untersuchung bei akuten Gesundheitsstörungen. Beschwerden wie Kopfschmerzen, Schwindel, Nasenbluten und Sehstörungen kommen erwiesenermaßen häufiger bei Hypertonikern als bei Gesunden vor, charakteristisch für die Hochdruckerkrankung sind diese Symptome allerdings nicht. In Abhängigkeit von der Dauer und Schweregrad des Blutdrucks treten Müdigkeit, allgemeine Leistungsschwäche, Luftnot und Herzbeschwerden auf, die bereits Anzeichen für eingetretene Folge- und Begleiterkrankungen des Blutdrucks sind. Bei Schilderung entsprechender Beschwerden sollte deshalb auch an einen Bluthochdruck gedacht werden.

Ein Bluthochdruck kann nur durch Blutdruckmessungen genau festgestellt. Durch das permanente Angebot der Blutdruckmessung in der Apotheke besteht die Chance, Patienten mit erhöhten Blutdruckwerten zu erkennen, die sich nicht (regelmäßig) in ärztlicher Behandlung befinden. Die Apotheken, de-

Tab. 28.4: Blutdruckwerte nach Empfehlungen der Deutschen Liga zur Bekämpfung des hohen Blutdrucks e.V./Deutsche Hypertonie Gesellschaft (1999).

Gelegenheits-Blutdruck (Praxismessung)	Patienten-Selbstmessung	Ambulante 24 h-Blutdruckmessung (ABDM)
< 140/90 mm Hg (unkomplizierte Hypertonie)	< 135/85 mm Hg	24 h-Mittelwert: < 130/80 mm Hg
		Tagesmittelwert: < 135/85 mm Hg
< 135/80 mm Hg (Diabetes mellitus)		Nachtmittelwert: < 120/70 mm Hg

ren Netz in Deutschland flächendeckend ist, können weite Teile der Bevölkerung mit Blutdruckmessaktionen und Informationsveranstaltungen zum Thema Herz-Kreislauferkrankungen über die Gefahren und Risikofaktoren eines erhöhten Blutdrucks informieren und sensibilisieren und damit zur Verbesserung des frühzeitigen Erkennungs- und Behandlungsgrades von Hypertonikern beitragen. Durch professionelles Blutdruckmessen in der Apotheke kann der Apotheker einen wichtigen Impuls für das Aufsuchen eines Arztes und das Abklären des Verdachts einer Hypertonie geben. Der Arzt hat dann die Möglichkeit, durch mehrere Blutdruckmessungen und -messmethoden frühzeitig die Diagnose Hypertonie zu stellen und somit hochdruckbedingte Folgeerkrankungen zu vermeiden.

28.4 Inhalte der Pharmazeutischen Betreuung von Hypertonikern

Da ein medikamentös behandelter, aber unzureichend eingestellter Blutdruck das Risiko für die Entwicklung von Folgeerkrankungen nicht vermindert, ist eine Pharmazeutische Betreuung von Bluthochdruckpatienten während der Dauertherapie und besonders in den Phasen der medikamentösen Ein- oder Umstellung sinnvoll und notwendig. Durch ergänzende Patient-Apotheker-Gespräche, auch zwischen den Arztkonsultationen, können den Patienten wichtige Informationen über die Bluthochdruckerkrankung und die Pharmakotherapie vermittelt sowie die Notwendigkeit und das Ziel der Behandlung in nachhaltiger Weise verdeutlicht werden. Den Patienten wird damit eine zusätzliche Möglichkeit angeboten, sich bei evtl. auftretenden Therapieschwierigkeiten an den Apotheker zu wenden und persönlichen Rat zu holen. Eine Bluthochdrucktherapie wird um so erfolgreicher verlaufen,

☐ je mehr Einsicht der Patient in die Therapienotwendigkeit und -ziele entwickelt,

☐ je mehr der Patient in die Therapie eingebunden wird,

☐ je ausführlicher individuelle und therapeutisch notwendige Verhaltensänderungen mit dem Patienten besprochen werden,

☐ je weniger der Patient die medikamentöse Therapie als belastend empfindet und

☐ je mehr der Patient den Erfolg der Arzneimitteleinnahme und der Therapiemaßnahmen erleben und nachvollziehen kann.

Ein hohes Maß an Therapieverständnis und ein gestärktes Eigeninteresse am Erfolg der Blutdruckeinstellung sind die Grundlage für eine aktive, eigenverantwortliche Mitarbeit und lang anhaltende Motivation für Veränderungen von Lebensgewohnheiten und die Akzeptanz der oftmals lebenslangen Einnahme der Arzneimittel.

28.4.1 Patienteninformation und Compliancerförderung

Für viele Patienten kommt die Diagnose Hypertonie überraschend und stellt wegen des geringen oder gar fehlenden Leidensdrucks keine primäre gesundheitliche Beeinträchtigung dar. Die Einhaltung nichtmedikamentöser Maßnahmen als Basistherapie sowie eine ärztlich verordnete medikamentöse Dauertherapie wird von den Patienten häufig als Einschränkung ihrer bisherigen Lebensqualität empfunden. Treten dann noch unerwünschte Arzneimittelwirkungen auf, brechen viele Hypertoniker die notwendige Behandlung ab. Insbesondere in der Anfangsphase der medikamentösen Blutdruckeinstellung können Beschwerden wie z. B. Kopfschmerzen, Müdigkeit und vermehrter Harndrang auftreten, die auf die Absenkung des Blutdrucks selbst zurückzuführen sind. Diese Symptome halten in der Regel nur einige Tage an, werden jedoch von vielen Patienten nicht toleriert. Weiterhin können arzneistoffspezifische Wirkungen oder Unverträglichkeiten sowie patientenspezifische Einnahmeschwierigkeiten auftreten, die im Einzelfall nicht vorhersehbar sind und somit die **Compliance** gefährden.

Eine in Großbritannien durchgeführte Studie zur medikamentösen Blutdruckeinstellung an ca. 10 000 Patienten zeigte, dass über alle antihypertensiven Substanzklassen hinweg nach sechs Monaten nur noch 50 % der Patienten ihr erstes Arzneimittel erhielten. Der andere Teil der Patienten war entweder aufgrund von Nebenwirkungen, mangelnder Effizienz oder anderen subjektiven Gründen auf ein anderes Arzneimittel umgestellt worden (Jones et al. 1995). Zu ähnlichen Ergebnissen kam eine 1998 in Thüringen durchgeführte Studie zur medikamentösen Einstellung und Therapieumstellung von Hypertonikern. In den ersten drei Monaten der Ein- und Umstellungsphase wurden dort bei 34 % der Patienten

Medikationsveränderungen beobachtet (Räuscher, Goebel und Schaefer 1999). Die Studien verdeutlichen die Schwierigkeiten der behandelnden Ärzte, sofort und für jeden Hypertoniker eine geeignete und verträgliche Blutdruckmedikation zu finden.

Aus den genannten Gründen ist eine umfassende **Aufklärung der Hypertoniker** über die Risiken und Gefahren des Bluthochdrucks sowie die Information über medikamentöse und nichtmedikamentöse Behandlungsmöglichkeiten von großer Bedeutung. Dazu gehört auch der Hinweis auf spezielle Schwierigkeiten in der Einstellungsphase einer antihypertensiven Behandlung, die unter Umständen die Compliance der Patienten gefährden.

28.4.2 Arzneimittel- und Blutdruckmonitoring

Der Apotheker kann im Rahmen des langfristig angelegten Konzeptes der Pharmazeutischen Betreuung bei Hypertonikern durch ein kontinuierliches Monitoring der gesamtem Arzneimitteltherapie sowie durch ein individuelles mit dem Arzt und Patienten vereinbartes **Blutdruck-Messprogramm** einen außerordentlich wertvollen Beitrag zur sicheren

und effizienten Blutdruckeinstellung leisten. Durch eine intensive Beratung und Kontrolle der Arzneimitteleinnahme (**Arzneimittelanwendungsprofile**) können häufig auftretende arzneimittelbezogene Probleme von Bluthochdruckpatienten wie z. B. unerwünschte Arzneimittelwirkungen, Wechselwirkungen mit anderen Arzneimitteln oder Nahrungsmitteln (s. Tab. 28.5) sowie eine mangelhafte Compliance vermieden werden. Treten trotz aller Bemühungen Schwierigkeiten unter der Bluthochdrucktherapie auf, kann der Apotheker zusätzliche Hilfestellung leisten bzw. den Patienten dazu veranlassen, den behandelnden Arzt vor dem nächsten vereinbarten Termin zu konsultieren.

Insbesondere die recht umfangreiche Komedikation von Hypertonikern höheren Alters kann zu Verunsicherungen bei der Einnahme und vermehrt zu pharmakodynamischen und pharmakokinetischen Interaktionen führen, die der Blutdruckeinstellung auf normotone Werte entgegenwirken (z. B. NSAR, Sympathomimetika). Der Apotheker verfügt gegenüber dem Arzt über zusätzliche wertvolle Informationen zur Medikation der Patienten, da er sowohl die gesamten verordneten Arzneimittel verschiedener Ärzte als auch die im Rahmen der Selbstmedikation durch den Patienten erworbenen Arzneimittel kennt. Daher ist es dem Apotheker möglich, weitere

Tab. 28.5: Beispiele für arzneimittelbezogene Probleme bei Hypertonikern.

Arzneimittelbezogenes Problem	Beispiele
Unzweckmäßige Wahl anderer Arznei- bzw. Genussmittel	Einnahme von Sympathomimetika (Appetitzügler) Übermäßiger Verzehr von Lakritze
Unzweckmäßige Anwendung durch den Patienten / Compliance	Diuretika-Einnahme zur Nacht Bedarfsweise Einnahme („drug holidays") der Antihypertensiva (z. B. Gefahr von Rebound-Effekten bei Clonidin, Betablockern) Einnahme von Calcium-Kanalblockern mit Grapefruitsaft
Unzweckmäßige Dosierung	Keine einschleichende Dosierung zu Beginn der Bluthochdrucktherapie („First-dose-Phänomene" unter ACE-Hemmern, Alpha-Blockern) 1 × tägliche Gabe eines 6 h wirksamen Präparates (z. B. Captopril) als Monotherapeutikum
Arzneimittelinteraktionen	ACE-Hemmer und NSAR: → verminderte Blutdrucksenkung, Nierenschäden Betablocker und NSAR: → verminderte Blutdrucksenkung, Nierenschäden Betablocker und Antidiabetika: → Hypoglykämie-Gefahr Diuretika (Thiazide) und Laxantien: → Hypokaliämie-Gefahr
Unerwünschte Arzneimittelwirkungen	ACE-Hemmer: trockener Reizhusten Calcium-Kanalblocker: Knöchelödeme Verapamil: Obstipation Betablocker: Parästhesien, Impotenz
Sonstige Probleme (technische, logistische)	Blutdruckmessgerätefehler, Manschettenprobleme Fehlendes Nachfolgerezept für Dauerverordnung von Antihypertensiva

arzneimittelbezogene Probleme, die auf der Vielzahl der eingenommenen Arzneimittel beruhen und die den Erfolg der Blutdruckeinstellung einschränken können, zu erkennen (s. Kap.28.4.4).

Durch das apothekengestützte Arzneimittel- und Blutdruckmonitoring kann der Apotheker dem Arzt zusätzliche Hinweise für die angestrebte zuverlässige 24 h-blutdrucksenkende Wirkung der verordneten Antihypertensiva geben sowie bei relevanten Interaktionen dem Arzt und Patienten individuelle Lösungsmöglichkeiten anbieten.

Da der Blutdruck auch durch äußere Lebensumstände beeinflusst wird, sind für eine erfolgreiche Beratung genaue Kenntnisse des sozialen Umfeldes sowie Ernährungs- und Arzneimitteleinnahmegewohnheiten der betreuten Patienten erforderlich. Der Apotheker verfügt durch das Einverständnis des Patienten zur Pharmazeutischen Betreuung im Prinzip über umfassende und stets aktuelle persönliche Gesundheitsdaten, die zielgerichtet für eine individuelle Beratung und Betreuung der Patienten zur Verbesserung des jeweiligen kardiovaskulären Gesamtrisikoprofils genutzt werden können. Die Erarbeitung eines mit dem Patienten und dem behandelnden Arzt vereinbarten **Betreuungsplanes** mit festgelegten Betreuungszielen (z. B. Gewichtsreduktion, regelmäßige sportliche Betätigung) in einem festgelegten Zeitrahmen stellt deshalb eine wichtige Grundlage der Pharmazeutischen Betreuung dar.

28.4.3 Anleitung zur Blutdruck-Selbstmessung

Die Blutdruck-Selbstmessung sowie die Dokumentation der Blutdruckwerte z. B. mit Hilfe eines Blutdruckpasses haben sich erfahrungsgemäß als wichtige Kontroll- und compliancefördernde Instrumente der Bluthochdrucktherapie erwiesen. Durch sie wird die Entwicklung und der Erfolg der Blutdrucktherapie für den Patienten transparent und nachvollziehbar. Die Motivation der Patienten zu einer aktiven Therapiemitgestaltung und das Gefühl einer höheren Sicherheit können durch die Blutdruck-Selbstmessung gestärkt werden. Der Apotheker sollte bezüglich der Selbstmessung wichtige Hilfestellungen bei der Auswahl des geeigneten Blutdruckmessgeräts leisten sowie Kenntnisse und Fertigkeiten zum korrekten Blutdruckmessen vermitteln. Die Erfassung und Aufbereitung der gesammelten Blutdruckwerte, die dem Arzt wertvolle Rückschlüsse auf den blutdrucksenkenden Effekt der Therapie erlauben, könnte zu einem erweiterten Dienstleistungsangebot der Apotheke im Rahmen der Pharmazeutischen Betreuung gehören.

28.4.4 Erkennen und Lösen arzneimittelbezogener Probleme

Die Pharmazeutische Betreuung bietet durch ihre Orientierung auf den Patienten und die besondere Aufmerksamkeit des Apothekers sehr gute Möglichkeiten, arzneimittelbezogene Probleme von Hypertoniker frühzeitig zu erkennen, zu lösen oder noch im Vorfeld zu vermeiden. Damit kann er wesentlich dazu beitragen, die unbefriedigende Situation der Blutdruckeinstellung vieler Hypertoniker langfristig und dauerhaft zu verbessern. Außerdem ermöglicht der regelmäßige Kontakt zum Hypertoniepatienten das Erkennen von veränderten Lebensumständen oder Begleiterkrankungen der Patienten, die unter Umständen einen Einfluss auf die Blutdruckeinstellung haben und gegebenenfalls eine Anpassung der Therapie erfordern. In Tab. 28.5 sind Beispiele für arzneimittelbezogene Probleme von Hypertonikern zusammengestellt.

28.5 Ziele und Erfolgskontrolle der Pharmazeutischen Betreuung von Hypertonikern

Wie stets bei der Pharmazeutischen Betreuung ist ein Monitoring der Arzneimitteltherapie, ggf. in Begleitung mit einer regelmäßigen Blutdruckmessung, Voraussetzung für eine erfolgreiche Betreuung. Im engeren Sinne können für Hypertoniepatienten folgende **Betreuungsziele** formuliert werden:

☐ Unterstützung des Arztes bei der medikamentösen Blutdruckeinstellung

☐ Vermittlung von Informationen zur Hypertonie und ihren Folgeerkrankungen

☐ Hilfestellung bei der Umsetzung nichtmedikamentöser Allgemeinmaßnahmen

☐ Therapieverlaufskontrolle zwischen den Arztkonsultationen (einschl. Anleitung zur Selbstmessung)

☐ Individuelle Optimierung der Arzneimitteltherapie bezüglich arzneimittelbezogener Probleme

☐ Verbesserung der Compliance.

Begleitend sollten ggf. Schulungen zur Blutdruck-Selbstmessung und eine individuelle Beratung zu nichtmedikamentösen Maßnahmen erfolgen, die den Patienten zur eigenverantwortlichen Mitarbeit motivieren.

Zur Erfolgsüberprüfung der Bluthochdrucktherapie sollten leicht **messbare Indikatoren** definiert werden, die durch den Patienten, Arzt und/oder Apotheker erhoben werden können und den Behandlungsverlauf darstellen.

☐ Klinische Messdaten: Blutdruckwerte

☐ Häufigkeit und Schweregrad messbarer Beschwerden: Blutdruckschwankungen

☐ Patientenzufriedenheit und Verbesserung der Lebensqualität (s. Kap. 32)

☐ Verhaltensänderungen: Gewichtsreduktion, Compliance, verbesserte Fähigkeit zum Selbstmanagement, z. B. selbständige Anpassung der Dosierung der Antihypertensiva an die Blutdruckwerte.

Die Pharmazeutische Betreuung von Hypertoniepatienten ist lebenslang und muss nach einem flexiblen Betreuungsplan, der die jeweiligen Bedürfnisse der einzelnen Patienten berücksichtigt, erfolgen. Von Bedeutung sind:

☐ die Erfassung der gesamten Medikation (Bluthochdruckmedikation, Komedikation und Selbstmedikation)

☐ die regelmäßige Messung des Blutdrucks durch den Apotheker, Patienten oder Arzt (Blutdruckmonitoring)

☐ die individuelle Anpassung der Betreuungsintensität an die jeweiligen medizinischen Erfordernisse und den persönlichen Bedarf des Patienten.

28.6 Fallbeispiel

Herr K. K. ist 65 Jahre alt, wiegt 95 kg bei einer Körpergröße von 1,80 m und steht als selbständiger Fleischermeister häufig unter Stress. Er raucht viel und klagt in letzter Zeit über Magenbeschwerden, Kopfschmerzen und Schlafstörungen. Wegen Rücken- und Gelenkschmerzen fragt er nach freiverkäuflichen Analgetika in der Apotheke. Bei einem Arztbesuch wird ein behandlungsbedürftiger Blutdruck von 180/105 mm Hg festgestellt, der mit

☐ Captopril (Lopirin 25®) (2 × 1) und

☐ Hydrochlorothiazid (HCT-Isis 12,5®) (1 × 1)

gesenkt werden soll. Weiterhin wird K.K.

☐ Acetylsalicylsäure (ASS-ratiopharm 100 TAH®) (1 × 1),

☐ Zolpidem (Stilnox®) (bei Bedarf) und

☐ Diclofenac (Diclophlogont®) Gel verordnet.

Im Rahmen der Selbstmedikation kauft er sich außerdem

☐ Aluminiumoxid und Magnesiumhydroxid (Maaloxan-25 mVal®),

☐ Acetylsalicylsäure (Aspirin®) und

☐ Doxylamin (Hoggar®N).

In den folgenden Tagen fühlt sich Herr K. häufig müde und abgespannt. Den trockenen Hustenreiz und die Heiserkeit, die er seit einiger Zeit hat, führt er auf das Rauchen zurück. Da seine Rückenschmerzen sich verschlimmern, sucht er zusätzlich einen Orthopäden auf, der ihm

☐ Indometacin (Indo retard 75 von ct®) (1 × 1, später 2 × 1) verordnet.

Die Blutdruckkontrolle beim Hausarzt ergab weiterhin erhöhte Blutdruckwerte von 175/95 mm Hg (s. Abb. 28.1). Der Apotheker erstellt ein Arzneimittelanwendungsprofil (s. Abb. 28.1).

Entwickeln Sie einen **Betreuungsplan** nach dem SOAP-Schema (s. Kap. 25.5.4).

Subjektive Beschwerden

K.K. leidet häufig unter Rücken-, Gelenk- und Kopfschmerzen. Weiterhin klagt er über Schlafstörungen und Magenbeschwerden sowie über trockenen Hustenreiz und Heiserkeit.

Objektive Beschwerden

K.K. ist starker Raucher und übergewichtig (BMI = 29,3 kg/m²). Sein Blutdruck ist behandlungsbedürftig (180/105 mm Hg), erreicht aber auch nach Einleitung einer medikamentösen Therapie durch seinen Hausarzt keine normotonen Werte (175/95 mm Hg).

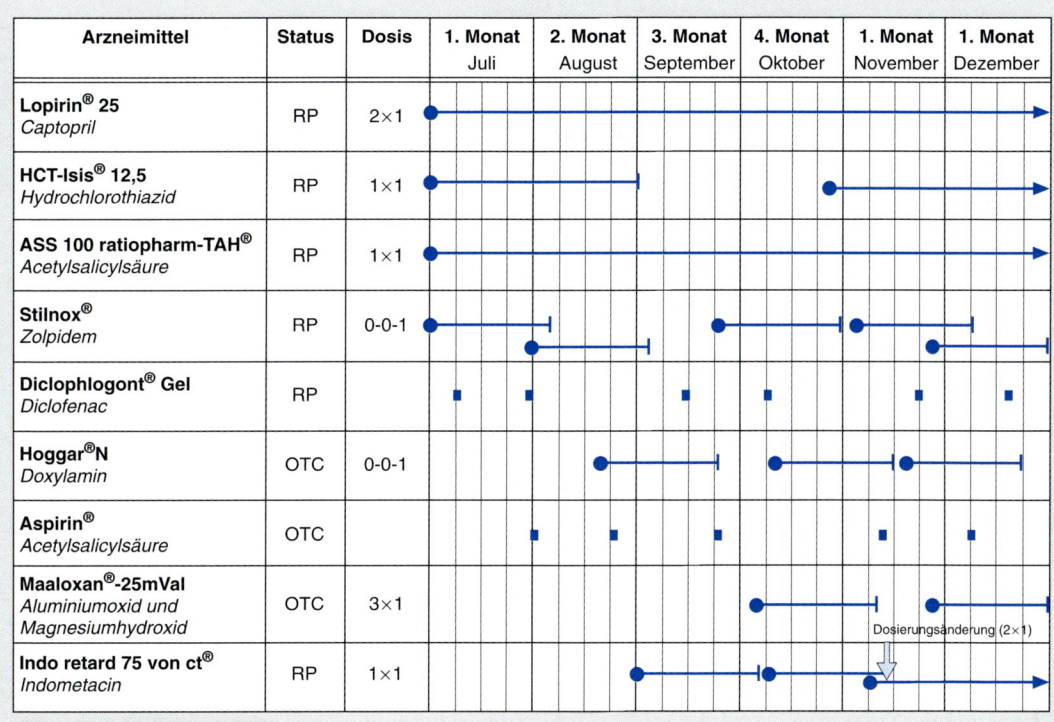

Arzneimittel	Status	Dosis	1. Monat Juli	2. Monat August	3. Monat September	4. Monat Oktober	1. Monat November	1. Monat Dezember
Lopirin® 25 *Captopril*	RP	2×1						
HCT-Isis® 12,5 *Hydrochlorothiazid*	RP	1×1						
ASS 100 ratiopharm-TAH® *Acetylsalicylsäure*	RP	1×1						
Stilnox® *Zolpidem*	RP	0-0-1						
Diclophlogont® Gel *Diclofenac*	RP							
Hoggar®N *Doxylamin*	OTC	0-0-1						
Aspirin® *Acetylsalicylsäure*	OTC							
Maaloxan®-25mVal *Aluminiumoxid und Magnesiumhydroxid*	OTC	3×1						Dosierungsänderung (2×1)
Indo retard 75 von ct® *Indometacin*	RP	1×1						

RP = von einem Arzt verordnet
OTC = Selbstmedikation

Abb. 28.1: Arzneimittelanwendungsprofil von K. K.

Aufgrund seiner Rückenschmerzen wird er fachärztlich von einem Orthopäden behandelt.

Analyse (Assessment)

Trotz der medikamentösen Behandlung ist der Blutdruck von K. K. ungenügend eingestellt.
Die antihypertensive Therapie ist anscheinend nicht ausreichend, um seinen Blutdruck ausreichend zu senken. Möglicherweise nimmt er seine Arzneimittel nicht ordnungsgemäß und regelmäßig (s. Arzneimittelanwendungsprofil) ein.

Plan

Im Rahmen der Pharmazeutischen Betreuung wäre es wichtig, Herrn K. in einem ersten Beratungsgespräch allgemein über das Krankheitsbild Hypertonie zu informieren und über die Risiken und Gefahren des Bluthochdrucks aufzuklären. Gleichzeitig sollte mit ihm über die Notwendigkeit konkreter nichtmedikamentöser Therapiemaßnahmen gesprochen werden. Der Nutzen einer Reduktion des Übergewichts als gleichzeitiger Therapieansatz für die Behandlung der Hypertonie und der Rückenbeschwerden sollte Herrn K. verständlich vermittelt werden.
Gemeinsam mit dem behandelnden Arzt und dem Patienten werden die Ziele der Pharmazeutischen Betreuung, unter Berücksichtigung seiner subjekti-

ven und objektiven gesundheitlichen Situation, für einen konkreten Zeitrahmen festgelegt und in einem Betreuungsplan schriftlich festgehalten. Auf der Grundlage der erfassten Patienten- und Medikationsdaten sind potenziell zu erwartende und bereits aufgetretene arzneimittelbezogene Probleme durch den Apotheker zu analysieren (s. Tab. 28.6) und Lösungsmöglichkeiten gemeinsam mit Herrn K. zu entwickeln.
Da die Rückenschmerzen, Schlafstörungen sowie der trockene Husten das gesundheitliche Befinden von Herrn K. am stärksten beeinträchtigen, ist primär eine Besserung dieser Beschwerden anzustreben. Die erfolgreiche Verbesserung dieser akuten Gesundheitsstörungen trägt in aller Regel zu einer Motivationssteigerung bezüglich der Therapieeinhaltung und eines gesundheitsbewußteren Verhaltens bei und kann gleichzeitig die Grundlage für eine zukünftige Zusammenarbeit mit seinem betreuenden Apotheker sein.
Aus medizinisch-pharmazeutischer Sicht steht die zuverlässige Blutdruckeinstellung langfristig im Mittelpunkt, wobei die Beschwerden des Muskel- und Gelenkapparats in besonderer Weise berücksichtigt werden müssen. Aufgrund der pharmakodynamischen Interaktion von Captopril mit Indometacin und des möglicherweise durch Captopril hervorgerufenen Reizhustens, müssen Arzt und

Tab. 28.6: Ansatzpunkte für eine Pharmazeutische Betreuung des Patienten K.K.

Beschwerden	Medikation	Potenzielles Problem	Lösungsmöglichkeiten
Subjektiv			
Kopfschmerzen	Aspirin®	Blutdruck?	Blutdruckmessung, Arztbesuch anraten
Magenschmerzen	Maaloxan-25 mVal®	UAW von Acetylsalicylsäure und/oder Indometacin? Stress?	Arzt-Diagnose Stressabbau, Ernährungsumstellung Einstellen des Rauchens
Rückenschmerzen	Aspirin® Indo retard 75 von ct® Diclophlogont®		Arzt-Diagnose Nichtmedikamentöse Maßnahmen, z. B. Gewichtsreduktion
Schlafstörungen	Hoggar®N Stilnox®	Stress? Schlafmittelabusus?	Stressabbau Körperlicher Ausgleichssport Ernährungs- und Schlafgewohnheiten überprüfen
Müdigkeit		Schlafmittelabusus? Einstellungsphase der Bluthochdrucktherapie?	Schlafmittel nur bei Bedarf, zeitlich begrenzter Einsatz
Husten		Rauchen? UAW von Captopril?	Arzt-Diagnose Einstellen des Rauchens Evtl. Umstellung auf ein anderes Antihypertensivum
Objektiv			
Übergewicht (180 m, 95 kg)			Ernährungsberatung: Diät Gewichtsreduktion, sportliche Betätigung
Bluthochdruck (180/105 mm Hg, später 175/95 mm Hg)	Lopirin 25® HCT-Isis 12,5®	Compliance?	Umfassende Patienteninformation Intensivierung nichtmedikamentöser Maßnahmen
		Interaktion Captopril / Al-oxid und Mg-hydroxid	Zeitabstand der Einnahme > 2 h
		Interaktion Captopril/Indometacin	Wechsel des NSARs (z. B. Ibuprofen) und/oder des Antihypertensivums (z. B. Calciumkanalblocker)

Apotheker gemeinsam nach Lösungsmöglichkeiten suchen, um die normotone Blutdruckeinstellung unter Berücksichtigung der Begleiterkrankung und der Lebensqualität des Patienten abzusichern. Konkrete Ansatzpunkte zur Pharmazeutischen Betreuung von K.K. sind in Tab. 28.6 zusammengestellt.

Literatur

Arbeitsgemeinschaft der wissenschaftlichen medizinischen Fachgesellschaften (AWMF) (1999): Leitlinien der Deutsche Hypertonie Gesellschaft / Deutsche Liga zur Bekämpfung des hohen Blutdrucks e.V. AWMF-Leitlinien-Register 046/001

Hohage, H., Gerhardt, U. (2000): Arzneimitteltherapie der essentiellen Hypertonie. Der Internist 41 (Suppl.1): 13–21

Jones, J.K., Gorkin, L., Lian, J.F., Staffa, J.A., Fletcher, A.P. (1995): Discontinuation of and changes in treatment after start of new courses of antihypertensive drugs: a study of a United Kingdom population. Br. Med. J. 311: 293–295

Räuscher, E., Goebel, R., Schaefer, M. (1999): Pharmazeutische Betreuung von Hypertonikern. Pilotprojekt in Thüringen. Pharmazeutische Betreuung. Pharm. Ztg. 144 (Suppl.): 4–9

Scholze, J. (1997): Hypertonie: Risikokonstellationen und Begleiterkrankungen: praxisnahe Diagnostik und Individualtherapie. Blackwell-Wissenschafts-Verlag, Berlin, Wien

Staessen, J., Gasowski, J., Wang, J., Thijs, L. (2000): Risk of untreated and treated isolated systolic hypertention in the elderly: meta-analyses of outcome trials. Lancet 355: 856–872

Thamm, M. (1999): Blutdruck in Deutschland – Zustandsbeschreibung und Trends. Gesundheitswesen 61 (Suppl. 2): 90–93

Trenkwalder, P. (2000): Arterielle Hypertonie – Teil 1: Definition, Pathogenese, Diagnose. Der Internist 41: 41–55

Trenkwalder, P. (2000): Arterielle Hypertonie – Teil 2: Therapie. Der Internist 41: 145–156

Trenkwalder, P., Ruland, D., Stender, M., Gebhard, J., Trenkwalder, C., Lydtin, H., Hense, H. W., (1994): Prevalence, awareness, treatment and control of hypertension in a population over the age of 65 years: results from the Starnberg Study on Epidemiology of Parkinsonism and Hypertension in the Elderly (STEPHY). J. Hypertens. 12: 709–716

World Health Organization-International Society of Hypertension (ISH) (1999): Guidelines for the management of hypertension. J. Hypertens. 17: 151–183

Pharmazeutische
Betreuung

29 Pharmazeutische Betreuung im stationären Bereich

H. Kreckel, Gießen und R. Radziwill, Fulda

29.1 Einführung

Die Voraussetzungen und Bedingungen für eine Pharmazeutische Betreuung unterscheiden sich im Krankenhaus von der öffentlichen Apotheke. In der öffentlichen Apotheke ist der direkte Patientenkontakt beim Einlösen des Rezeptes gegeben. Es kann sofort mit dem Patienten abgeklärt werden, ob eine Betreuung notwendig und erwünscht ist. Der Apotheker ist dem Patienten häufig schon bekannt, so dass keine Hemmschwelle vor einer nicht bekannten Person abgebaut werden muss. Im Rahmen der Pharmazeutischen Betreuung wird der Apotheker zu einem dauerhaften Partner des Patienten. Die Funktion des Apothekers ist also vergleichbar der des Hausarztes. Der öffentliche Apotheker wird eher Schwierigkeiten haben, Kontakte zu Ärzten und Mitarbeitern im Krankenhaus herzustellen, um relevante diagnostische und anamnestische Daten für die Dokumentation der Pharmazeutischen Betreuung zu erhalten.

Im Gegensatz dazu ist der Apotheker im Krankenhaus in der Regel nicht vor Ort am Krankenbett tätig. Trotzdem hat er meist keine Schwierigkeiten, durch Einsicht in die Patientenakten die benötigten Daten zu bekommen bzw. bei deren Fehlen ggf. zu veranlassen, dass diese nachträglich erhoben werden. Da der Kontakt mit Arzt und Pflegekräften direkt hergestellt wird, ist es einfacher, in Abstimmung mit dem therapeutischen Team einen Betreuungsplan zu erstellen. Der Apotheker muss, nachdem er z. B. während der Visite dem Patienten vorgestellt worden ist, zu einem für den Patienten geeigneten Zeitpunkt diesen aufsuchen und die Betreuung oder notwendige Schulungsmaßnahmen mit ihm besprechen.

In vielen Krankenhäusern ist es heute schon die Regel, dass **indirekte klinisch-pharmazeutische Serviceleistungen** angeboten werden, also Dienstleistungen für den einzelnen Patienten aus der Apotheke, die aber meistens nicht durch den Apotheker

selbst am Patienten umgesetzt werden. Die Hinweise des Apothekers werden von Arzt oder Pflegekraft in die Patientenbetreuung einbezogen. Genannt und verwiesen sei auf die Bereiche Arzneimittelinformation (s. Kap. 7), Therapeutisches Drug Monitoring und Dosisindividualisierung (s. Kap. 14), Mischbeutelherstellung für die parenterale Ernährung (s. Kap. 17.3) sowie die Herstellung applikationsfertiger Zytostatikalösungen (s. Kap. 19.1.4). Die Sichtweise des Apothekers wird hierbei im wesentlichen von Arzneistoff und Arzneimittel geprägt. **Direkte Klinische Pharmazie**, also die Betreuung des Patienten und damit die Zentrierung des Krankenhausapothekers auf den Patienten findet erst in wenigen Krankenhäusern statt. Die vielfältigen Möglichkeiten, die sich gerade im Krankenhaus ergeben, werden in diesem Kapitel behandelt.

Der Betreuungsprozess besteht im Krankenhaus aus folgenden Elementen:

☐ der Arzneimittelanamnese (Kap. 29.2)

☐ der Beratung des Patienten zu seiner Medikation (Kap. 29.4)

☐ dem Entlassungsgespräch (Kap. 29.5)

☐ der Patientenschulung (Kap. 29.6).

Im Krankenhaus profitieren vor allem die folgenden Patientengruppen von einer Pharmazeutischen Betreuung:

☐ Ältere Patienten

☐ Patienten, die mit mehr als drei Arzneimitteln dauerhaft behandelt werden

☐ Patienten mit einer neu eingestellten chronischen Erkrankung

☐ Patienten, die eine Neuverordnung eines Arzneimittels oder eine Verordnung für eine Applikationshilfe („medical device") neu erhalten, z.B. Asthmatiker, insulinpflichtige Diabetiker, Patienten mit perkutaner endoskopischer Gastrostomie (PEG, s. Kap. 17.2.2), Patienten mit einer total parenteralen Ernährung, Patienten, die mit einer Schmerz- oder Zytostatikapumpe versorgt werden.

29.2 Arzneimittelanamnese

Bei der Aufnahme in das Krankenhaus wird der Patient einer bestimmten Abteilung und Station zugewiesen. Zur Aufnahme des Patienten in das Krankenhaus gehören nach den organisatorischen Formalitäten das **Aufnahmegespräch** durch Arzt und Pflege.

In der Pflegeanamnese werden Information erfragt, die für die pflegerische Betreuung notwendig sind (z.B. Hilfe bei Körperpflege, Nahrungsaufnahme und Arzneimitteleinnahme). Das ärztliche Aufnahmegespräch stellt die Erkrankung des Patienten in den Mittelpunkt. Es werden Symptome und vorangegangene diagnostische Maßnahmen ermittelt, nach Vorerkrankungen geforscht, die Arzneimittel, die der Patient einnimmt, erfragt und Aufnahmeuntersuchungen durchgeführt bzw. angeordnet.

Nach der Aufnahme entnimmt der Apotheker die Patientendaten der Krankenakte und der Pflegedokumentation. Hier erhält er Informationen zu den gesundheitlichen Problemen und Krankheiten des Patienten, den angeordneten Untersuchungen, den Laborwerten, Allergien und Unverträglichkeiten, den diätetischen Besonderheiten sowie den Arzneimitteln des Patienten.

Da in vielen Abteilungen die Zeit, die für das ärztliche Aufnahmegespräch zur Verfügung steht, limitiert ist, besteht die Möglichkeit, dass der Apotheker die **Arzneimittelanamnese** erhebt. Voraussetzung hierfür ist die Absprache mit der beteiligten Abteilung. Es muss geklärt und vereinbart werden, wie die Arzneimittelanamnese des Apothekers in den zeitlichen Ablauf der Patientenaufnahme eingepasst werden kann und wie der Informationsfluss erfolgt.

> Im Rahmen der Arzneimittelanamnese erfasst der Apotheker die gesamte Medikation einschließlich der freiverkäuflichen Arzneimittel und Nahrungsergänzungsmittel und ermittelt die Dosierungen und Stärken der Arzneimittel und deren Applikationsformen.

Ist der Patient nicht in der Lage darüber Auskunft zu geben, so enthält die Krankenakte gegebenenfalls einen aktuellen Arztbrief mit entsprechenden Angaben, oder es müssen Angehörige, Pflegende oder der Hausarzt dazu befragt werden. Bei der Aufnahme der Arzneimittelanamnese fallen dem Apotheker **Interaktionen** (s. Kap. 15.4.1) und **Doppelmedikationen** auf. Letztere kommen z.B. zustande, wenn der Patient vom Hausarzt zum Facharzt überwiesen wird, Arzneimittel zur Neueinstellung verordnet bekommt, aber nicht ausreichend darüber informiert wird, dass die neue Medikation seine alte ablöst.

Die Erhebung der Arzneimittelanamnese durch den Apotheker hat zwar den Nachteil, dass gerade in einer Phase, in der für den Patienten noch alles neu und unbekannt ist, eine weitere Person ins Spiel kommt. Da der Apotheker allerdings nur in sehr begrenztem Umfang Informationen erfragt, hat er im Verhältnis zu anderen Berufsgruppen mehr Zeit für den Patienten. Er kann den Patienten über die Gegebenheiten des Krankenhauses und die zur Verfügung gestellten Arzneimittel sachgerecht aufklären.

29.3 Entwicklung eines Betreuungsplans

Nachdem der Apotheker die Arzneimittelanamnese erhoben hat und sich über die Indikationen der verordneten Arzneimittel in der Krankenakte und beim behandelnden Team informiert hat, erstellt er einen Vorschlag für den Stationsarzt zur Umsetzung der Medikation auf die Präparate der Arzneimittelliste des Krankenhauses. Gerade zu Beginn einer derartigen Tätigkeit hat sich die Erarbeitung einer Checkliste zur **Substitution von Arzneimitteln** bewährt (Tab. 29.1).

Nachdem der Arzt den Vorschlag zur Umsetzung der hausärztlichen Medikation entweder akzeptiert und ggf. um die im akuten Stadium der Erkrankung des Patienten notwendigen Arzneimittel ergänzt oder eine andere Therapie verordnet hat, erläutert der Apotheker dem Patienten die Umstellung der

Tab. 29.1: Austausch nicht gelisteter Arzneimittel.

Wirkstoff und Indikation

1. Ist ein wirkstoffgleiches Arzneimittel gelistet?
   Wenn ja: In welcher Applikationsform?
2. Besteht eine therapeutische Notwendigkeit oder kann das Arzneimittel abgesetzt werden?
3. Ist ein Arzneimittel der gleichen Arzneistoffgruppe gelistet?
4. Für welche Indikation wird das Arzneimittel eingesetzt?
5. Ist das gelistete Arzneimittel für die gleiche Indikation zugelassen?
6. Ist ein anderes Arzneimittel für diese Indikation gelistet?
7. Kann man auf ein anderes Arzneimittel ausweichen, wenn die Indikation nicht gegeben ist?
8. Handelt es sich um eine Akut- oder Dauerbehandlung (hausärztliche Medikation oder Krankenhausverordnung)?

Dosierung und Anwendung

1. Welches Dosierungsintervall wurde gewählt?
2. Welche Dosis wurde bisher verabreicht?
3. Welches ist indikationsbezogen die Normdosierung (Äquivalenzdosis) und die Maximaldosierung des auszutauschenden Arzneimittels?
4. Welches ist die Normdosierung und die Maximaldosierung des zum Austausch ins Auge gefassten Arzneimittels?
5. Ist der Patient mit der gegenwärtigen Medikation gut eingestellt (z. B. Blutglucose, Blutdruck)?
6. Liegen Allergien oder Kontraindikationen gegen das zum Austausch vorgesehene Arzneimittel vor?

Pharmakokinetik und -dynamik

1. Handelt es sich um eine retardierte Arzneiform?
2. Welche pharmakokinetischen Daten hat der Arzneistoff?
3. Liegt ein hoher First-pass-Effekt vor?
4. Wie hoch ist die Bioverfügbarkeit?
5. Welcher Hauptausscheidungsweg liegt vor?
6. Gibt es relevante Unterschiede zwischen den Vertretern einer Arzneistoffgruppe (Beeinflussung des Cytochrom-Systems, Selektivität u. ä.)?
7. Ist die Co-Medikation von Bedeutung?
8. Können Wechselwirkungen mit der Begleitmedikation vorliegen?

Therapieüberwachung

Welche Parameter sind bei der Umstellung zu überwachen? (z. B. Puls, Blutdruck, Arzneimittelspiegel, Laborparameter)?

Therapie. Der Patient erfährt, welche Arzneimittel aus der Vormedikation im Krankenhaus nicht weiter eingesetzt werden und für welche er Austausch- (wirkstoffidentische Arzneimittel) oder Ersatzpräparate (indikationsgleiche Arzneimittel) erhält.

Danach entwickelt der Apotheker einen **Betreuungsplan** für den Patienten.

Dieser Plan umfasst:

☐ Dosiskalkulation,

☐ unerwünschte Wirkungen sowie

☐ die Überwachung von Arzneimittelwirkungen

und dient der Sicherung einer ärztlichen Verordnung. Mit der Anzahl der Arzneimittel steigt das Risiko arzneimittelbezogener Probleme durch unerwartete und unerwünschte Wirkungen sowie falsche Arzneimittelanwendung innerhalb des Behandlungsprozesses.

Die Vorgehensweise nach dem SOAP-Schema (Siehe Kap. 25.5.4) beinhaltet diese Schritte. Es werden arzneimittelbezogene Probleme auf systematische Weise identifiziert und gelöst sowie weitere ggf. vermieden.

> Ziel des Betreuungsplans ist es, kurz- und langfristige Medikationsfehler sowie arzneimittelbezogene Probleme zu vermeiden.

Der Betreuungsplan dient dem Apotheker zunächst zur Dokumentation seiner Tätigkeit. Günstiger ist es jedoch, ihn der Krankenakte des Patienten zuzufügen, damit er als Information dem gesamten Betreuungsteam zur Verfügung steht. Er kann auf elektronischem Wege erstellt und in eine elektronische Krankenakte integriert sein. Diese Vorgehensweise ist in Deutschland zur Zeit jedoch noch nicht üblich. Der Betreuungsplan beinhaltet als minimale Information das Therapieregime, Indikationen, Ziel und Teilziele der Anwendung, die Arzneimittelbezeichnungen, Stärken, Applikationswege und ggf. einen Zeitplan sowie Überwachungsparameter.

Idealerweise schließt der Plan ein Entlassungsgespräch mit dem Patienten ein (s. Kap. 29.5). Über

Pharmazeutische Betreuung

den Inhalt des Gespräches wird der nachbetreuende Apotheker informiert. Der Patient erhält einen schriftlichen Einnahmeplan für die verordneten Arzneimittel mit Einnahmehinweisen.

29.3.1 Fallbeispiel

Der Patient H. N. wird wegen eines Aortenaneurysmas in der linken Leiste zur Aneurysmaresektion auf die Station der Herz- und Gefäßchirurgie eingewiesen. Er ist 64 Jahre alt, 160 cm groß und wiegt 61 kg. Der Patient erhielt vor 6 Jahren einen aortofemoralen Bypass. Bei ihm ist eine arterielle Hypertonie (150/90 mm Hg aktuell), eine arterielle Verschlusskrankheit (AVK) und ein Asthma bronchiale bekannt.

Der Patient gibt an, welche Arzneimittel er regelmäßig einnimmt (s. Kasten).

Regelmäßig eingenommene Arzneimittel des Patienten H. N.

Arzneimittel	Arzneistoff	Einzeldosis	morgens	mittags	abends	zur Nacht
HerzASS® Tablette	Acetylsalicylsäure	100 mg	0	1	0	0
Darob® mite Tablette	Sotalol	80 mg	0	1	0	0
Decortin H® Tablette	Prednisolon	5 mg	1	0	1	0
Esidrix® Tablette	Hydrochlorothiazid	25 mg	1	0	0	0
Budesonid® Dosieraerosol	Budesonid	0,2 mg	2 Hübe	0	2 Hübe	0
Unilair® Retardkapsel	Theophyllin	300 mg	0	0	1	0
Unilair® Retardkapsel	Theophyllin	200 mg	1	0	0	0
Apsomol N® Dosieraerosol	Salbutamol	0,1 mg	2 Hübe	2 Hübe	2 Hübe	0

Der Apotheker erarbeitet als erstes einen Vorschlag zur Umsetzung auf die Arzneimittel, die im Krankenhauses vorhanden sind mit Anmerkungen zu kritischen Arzneimitteln, Dosierungen oder Darreichungsformen. Zur schnelleren Bearbeitung durch den Arzt ordnet er die Arzneimittel nach Indikationen, s. Kasten.

Nach Indikationen geordnete Arzneimittel des Patienten H. N.

Arzneimittel	Arzneistoff	Einzeldosis	morgens	mittags	abends	zur Nacht
Aspirin protect® Tablette	Acetylsalicylsäure	100 mg	0	1	0	0
Sotalex® mite Tablette	Sotalol	80 mg	0	1	0	0
Esidrix® Tablette	Hydrochlorothiazid	25 mg	1	0	0	0
Decortin H® Tablette	Prednisolon	5 mg	1	0	1	0
Bronchoretard® mite Kapseln	Theophyllin	200 mg	1	0	0	1
Bronchoretard® Junior Kapseln	Theophyllin	100 mg	0	0	0	1
Bronchospray® novo Dosieraerosol	Salbutamol	0,1 mg	2 Hübe	2 Hübe	2 Hübe	0
Pulmicort® Dosieraerosol	Budesonid	0,2 mg	2 Hübe	0	2 Hübe	0

Der Apotheker erklärt dem Patienten, dass er im Krankenhaus mit Arzneimitteln versorgt wird und seine eigenen, mitgebrachten Arzneimittel nicht einnehmen soll. Der Patient erfährt, dass einige Arzneimittel „im Krankenhaus einen anderen Namen haben" und dass die Applikationszeiten, den Gegebenheiten des Krankenhauses angepasst werden. Er erhält also seine Antiasthmatika, die er zu Hause abends (= 19 Uhr, zum Zeitpunkt der Abendmahlzeit) einnimmt, nicht zusammen mit dem Abendessen (= 17 Uhr im Krankenhaus), sondern erst zu einem späteren Zeitpunkt.

Während des Gespräches bemerkt der Apotheker, dass der Patient kurzatmig ist. Er befragt ihn, ob dies durch die Aufregung bedingt sei oder häufiger vorkomme. Außerdem berichtet der Patient von einem „Knoten" in der linken Leiste.

Entwickeln Sie mit Hilfe der SOAP-Methode (s. Kap. 25.5.4) einen **Betreuungsplan.**

Subjektive Beschwerden

☐ Kurzatmigkeit

☐ „Knoten" in der linken Leiste

Objektive Beschwerden:

☐ Asthma bronchiale

☐ Aortenaneurysma in der linken Leiste

☐ Arterielle Hypertonie

Analyse (Assessment)

☐ Die Behandlung des Asthma bronchiale erfolgt mit inhalativen und peroral applizierten Mitteln. Der Patient ist trotzdem kurzatmig.

☐ Operation des Aneurysmas ist für den Folgetag vorgesehen („Knoten" in der linken Leiste).

☐ Der Hochdruck des Patienten ist mit Werten von 150/90 mm Hg nicht besonders gut eingestellt.

☐ Verlängerung der Gerinnungszeit durch Acetylsalicylsäure

Plan

☐ Postoperativ ist anzustreben, dass der Patient besser eingestellt wird. Beratung zum Umgang mit Inhalationshilfen. Auf Wundheilungsstörungen achten, da der Patient wegen seines Asthmas Glucocorticoide mit immunsuppressiver Wirkung erhält.

☐ Der Bluthochdruck sollte postoperativ neu eingestellt werden.

☐ Mitteilung an den Stationsarzt, dass der Patient bis zum heutigen Tag Acetylsalicylsäure eingenommen hat, da der Patient vergessen hat, dem Arzt von der Einnahme dieses Mittels zu berichten. Erhebung der Gerinnungsparameter.

H. N. soll am nächsten Tag operiert werden. Der Stationsarzt verordnet deshalb zusätzlich die Gabe eines niedermolekularen Heparins 0 - 0 - 1 - 0 zur Thromboseprophylaxe.

Der Anästhesist ordnet als Prämedikation eine Tablette Flunitrazepam (1 mg) zur Nacht an.

Morgens vor der Operation erhält der Patient eine Tablette Flunitrazepam (1 mg) und eine Retardtablette Morphin 30 mg.

Nach der Operation verbringt der Patient drei Tage auf der Intensivstation und wird von dort zurück verlegt. Er erhält eine postoperative Medikation (s. Kasten).

Postoperative Medikation des Patienten H. N.

Arzneimittel	Arzneistoff	Einzeldosis	morgens	mittags	abends	zur Nacht
Antra MUPS®	Omeprazol	20 mg	0	0	0	1
Bronchoretard® Kapsel	Theophyllin	350 mg	1	0	0	1
Decortin H® Tablette	Prednisolon	5 mg	1	0	0	0
Delix® Tablette	Ramipril	2,5 mg	1	0	0	0
Dilzem® Tabletten	Diltiazem	60 mg	1	1	1	0
Aspirin protect® Tablette	Acetylsalicylsäure	300 mg	1	0	0	0
Ciprobay® Tablette	Ciprofloxacin	500 mg	1	0	1	0
Pulmicort® Dosieraerosol	Budesonid	0,2 mg	2 Hübe	0	2 Hübe	0
Berodual®	Dosieraerosol	Ipratropium-	bromid	Fenote-	rol	20 µg

Zusätzlich wird über einen peripheren venösen Zugang kontinuierlich Heparin-Natrium in einer Dosierung von 825 I. E. pro Stunde appliziert. Die intravenöse Heparinisierung wird nach zwei Tagen ersetzt durch eine Thromboseprophylaxe mit niedermolekularem Heparin. Der Patient hat Fieber (39,2 °C) und die Plasmakonzentration des Akut-Phase-Proteins CRP ist erhöht.

Passen Sie den Betreuungsplan der veränderten Medikation an.

Subjektive Beschwerden

Keine

Objektive Beschwerden

☐ Asthma bronchiale

☐ Aortenaneurysma in der linken Leiste

☐ Arterielle Hypertonie

☐ CRP erhöht, Fieber

Analyse (Assessment)

☐ Die Asthmamedikation des Patienten wurde verändert.

☐ Die Hochdruckmedikation des Patienten wurde bereits verändert.

☐ Verlängerung der Gerinnungszeit durch Acetylsalicylsäure

☐ **Neue Verordnung: Omeprazol**: Verordnung zur Stressulkusprophylaxe, da sich der Patient in einer stressbeladenen Situation befindet und ulzerogene Arzneistoffe (Acetylsalicylsäure, Glucocorticoide) erhält.

☐ **Neue Verordnung: Ciprofloxacin**: Entzündungssymptomatik

Plan

☐ Überwachen, ob die jetzige Therapie für den Patienten ausreichend ist.
Aufklärung des Patienten über neue Medikation bei der Entlassung

☐ Überwachen, ob der Blutdruck nun ausreichend eingestellt ist. s.o.

☐ Information des Patienten, dass Aspirin protect® genauso wie HerzASS® geeignet ist, vor Thrombosen zu schützen
Information des Arztes, dass die mittägliche Gabe der Acetylsalicylsäure, an die der Patient gewöhnt war, den geeigneteren Zeitpunkt darstellt.

☐ Abklären mit dem Arzt, wie lange die Medikation mit Omeprazol fortgeführt werden soll.

☐ Überwachen der Einnahmedauer von Ciprofloxacin.

Während der Visite am nächsten Tag klagt der Patient über Schmerzen in der Leiste, worauf der Arzt Voltaren resinat® (= Diclofenac 75 mg) bei Bedarf verordnet. Ergänzen Sie den Betreuungsplan.

Subjektive Beschwerden

☐ Schmerzen in der Leiste

Objektive Beschwerden

☐ Operationswunde

Analyse (Assessment)

☐ Wundschmerz

☐ Neue Verordnung: Diclofenac

Plan

☐ Der Patient sollte nicht mehr als zwei Kapseln (d.h. 150 mg = Tagesdosis von Diclofenac) pro Tag erhalten.

☐ Überwachen, ob die Therapie zur Behandlung der Schmerzen ausreichend ist.

29.4 Beratung des Patienten zu seiner Medikation

Ziel der Beratung des Patienten zu seiner Arzneimitteltherapie ist es, ihn zu motivieren, dem ärztlichen und damit auch dem pharmazeutischen Betreuungsplan zu folgen.

Wichtig ist dies für Patienten, die dauerhaft mit vielen Arzneimitteln für unterschiedliche Indikationen behandelt werden oder die erklärungsbedürftige Arzneimittel oder Applikationshilfen erhalten.

Zu den erklärungsbedürftigen Arzneimitteln zählen zum einen solche, deren Wirkung tageszeitabhängig variiert oder die in bestimmtem zeitlichen Abstand zu den Mahlzeiten eingenommen werden sollen. Solche spezifischen Einzelinformationen lassen sich durchaus auch im Entlassungsgespräch (s. Kap. 29.5) noch vermitteln. Erhält der Patient aber eine neue Dauertherapie, die einen Einschnitt in seine bisherige Lebensführung bedeutet, so wird ein ausführliches Gespräch über die Medikation nötig, oder der Patient muss im Umgang mit der Medikation geschult werden (s. Kap. 29.6).

Der beste Betreuungsplan ist nur dann für den Patienten hilfreich, wenn er entsprechend mitarbeitet. Die Compliance des Patienten hängt maßgeblich davon ab, wie gut der Patient in der Lage ist, seine Arzneimittel entsprechend der Verordnung einzunehmen. Die ungewohnte Umgebung und notwendige diagnostische Maßnahmen belasten den Patienten während seines Aufenthaltes im Krankenhaus. Die Aufklärung über seine Erkrankung steht u. U. der Beschäftigung mit der Medikation im Wege. Die Beratung des Patienten im Krankenhaus eröffnet dem Patienten die Möglichkeit, mit dem Apotheker die verordnete Arzneimittelbehandlung zu besprechen. Es kann notwendig und sinnvoll sein, den Patienten zu trainieren, seine Arzneimittelbehandlung selbst in die Hand zu nehmen. Dabei muss der Apotheker ein Vertrauensverhältnis zum Patienten aufbauen. Ihm kommt die Rolle als Informant, als Partner, als Zuhörer und manchmal auch als Fürsprecher zu.

Da nur in Ausnahmefällen mehrere Gespräche mit einem Patienten geführt werden können, ist die Wahl des Zeitpunktes für ein Gespräch über die Arzneimitteltherapie wichtig. Im Gespräch sollte zuerst geklärt werden, welche Kenntnisse dem Patienten bereits vom behandelnden Arzt vermittelt wurden. So gewinnt man ein Bild über den Wissensstand des Patienten und kann darauf im weiteren Gespräch aufbauen. Vermittelt werden müssen im Allgemeinen die grundlegenden Hinweise zur Arzneimitteleinnahme, d. h. **wann** soll **welches** Arzneimittel **wie** eingenommen werden. Für den Patienten ist es genauso wichtig, zu erfahren, **was** er tun soll, **wenn** eine Einnahme vergessen wurde, **wenn** unerwünschte Wirkungen auftreten oder eine Schwangerschaft besteht. Dem Patienten können **Erinnerungshilfen** aufgezeigt werden, wie das Führen eines Einnahmetagebuches oder -kalenders, oder das Ritualisieren der Einnahme in Zusammenhang mit Tätigkeiten des normalen Tagesablaufs (z. B.: Zähneputzen, Mahlzeiten, Abendnachrichten). Das Gespräch des Apotheker mit dem Patienten bezieht das Bildungsniveau in die Erklärungen ein.

Den Abschluss eines Gespräches bildet der Hinweis auf die weitere Vorgehensweise. Es wird hervorgehoben, dass weitere Kontakte nach der medizinischen Notwendigkeit erfolgen werden oder vom Patienten initiiert werden können, und wer über das Gespräch in welcher Weise unterrichtet wird. Zusätzlich zu dem Gespräch können dem Patienten allgemein verständliche **schriftliche Informationen** im Anschluss an das Gespräch oder aber auch als Vorbereitung darauf ausgehändigt werden.

29.4.1 Fallbeispiel

Die Vorgeschichte dieses Patientenfalls ist in Kap. 29.3.1 zu finden.

H. N. ist auf dem Weg der Besserung. Die Entzündungssymptome sind abgeklungen. Er hat keine Schmerzen. Antibiotikum und Analgetikum werden nicht mehr benötigt. Der Apotheker führt mit H. N. ein Beratungsgespräch über seine aktuelle Medikation, s. Kasten.

Aktuelle Medikation, Patient H. N.

Arzneimittel	Arzneistoff	Einzeldosis	morgens	mittags	abends	zur Nacht
Antra MUPS®	Omeprazol	20 mg	0	0	0	1
Bronchoretard® Kapsel	Theophyllin	350 mg	1	0	0	1
Decortin H® Tablette	Prednisolon	5 mg	1	0	0	0
Delix® Tablette	Ramipril	2,5 mg	1	0	0	0
Dilzem® Tabletten	Diltiazem	60 mg	1	1	1	0
Aspirin protect® Tablette	Acetylsalicylsäure	300 mg	1	0	0	0
Pulmicort® Dosieraerosol	Budesonid	0,2 mg	2 Hübe	0	2 Hübe	0
Berodual® Dosieraerosol	Ipratropiumbromid Fenoterol	20 µg 50 µg	bei Bedarf			

Im Gespräch klagt H. N. über die Vielzahl der Arzneimittel, die er einnehmen muss. Der Apotheker erklärt ihm, dass der „Magenschutz" bei seiner Entlassung nach Absprache mit dem Arzt nicht mehr notwendig ist und er dieses Arzneimittel nur über die Zeitdauer des Krankenhausaufenthaltes einnehmen muss. Er sagt dem Patienten, dass es die Dilzem®-Tabletten auch in einer Form gibt, die eine zweimal tägliche Gabe ermöglicht und er den Arzt darauf ansprechen wird. Außerdem erfährt H. N., dass die neu verordneten Arzneimittel seine alte Blutdruckmedikation ablösen und er bei seiner Entlassung einen Plan mit nach Hause bekommt, damit er sicher weiß, welche Arzneimittel wie einzunehmen sind. Der Apotheker betont, dass H. N. seine „alten" Arzneimittel nicht zusätzlich einzunehmen braucht. Als nächstes spricht der Apotheker mit H. N. über die Asthmatherapie. Der Apotheker fragt nach, ob H. N. mit Hilfe eines Spacer inhaliert. H. N. kennt eine

solche Applikationshilfe nicht. Daraufhin vereinbart der Apotheker einen neuen Termin, um den Umgang mit dem Spacer mit H. N. zu üben (s. Kap. 29.6.1). Die Möglichkeit, den Arzt auf die Verordnung eines Pulverinhalators hinzuweisen, nutzt der Apotheker nicht. Er hat den Eindruck, dass H. N. durch die Situation im Krankenhaus schon mit vielen Veränderungen bezüglich seiner Arzneimitteltherapie konfrontiert wurde und die Anwendung eines Pulverinhaltors eine zusätzliche Belastung darstellen würde.

29.5 Entlassungsgespräch

Der Apotheker kann mit einem Gespräch vor der Entlassung des Patienten aus dem Krankenhaus einen Teil der Schwierigkeiten beim Übergang vom stationären Bereich in die ambulante Weiterbehandlung auffangen.

Der Patient hat den Apotheker schon bei der Arzneimittelanamnese kennengelernt, er hat ihn als Teilnehmer bei den Visiten gesehen und kann nun in einem abschließenden Gespräch noch einmal motiviert werden, seine Behandlungsrichtlinien zu befolgen.

Der Patient kann darauf vorbereitet werden, dass eine Umstellung seiner Arzneimitteltherapie nicht unbedingt bedeutet, dass der Behandlungsplan geändert wurde, sondern dass nur ein „Austausch der Handelsnamen" stattgefunden hat, wenn z. B. ein Originalpräparat gegen ein Generikum ausgetauscht wurde.

Während der Besprechung der Arzneimitteltherapie ist es notwendig, den Patient nochmals auf Symptome von unerwünschten Wirkungen und Allergien hinzuweisen, für den Fall, dass solche während seines Krankenhausaufenthaltes aufgetreten sind. Im Falle einer Allergie rät der Apotheker dem Patienten, diese Substanz bzw. dieses Arzneimittel in Zukunft zu meiden und veranlasst die Ausstellung eines Allergiepasses, falls der Patient noch keinen erhalten hat. Er wird darauf hingewiesen, diesen beim Arztbesuch und beim Erwerb freiverkäuflicher Arzneimittel in der Apotheke vorzulegen.

29.5.1 Fallbeispiel

Die Vorgeschichte dieses Patientenfalls ist in Kap. 29.3.1 und 29.4.1 zu finden.

Für den 15. postoperativen Tag ist die Entlassung von H. N. vorgesehen. Der Patient erhält vom Apotheker während des Entlassungsgesprächs einen Arzneimittel-Therapieplan ausgehändigt, s. Kasten.

Arzneimittel-Therapieplan, Patient H. N.

Arzneimittel	Arzneistoff	Einzeldosis	morgens	mittags	abends	zur Nacht
Bronchoretard® Kapsel	Theophyllin	350 mg	1	0	0	1
Decortin H® Tablette	Prednisolon	5 mg	1 nach dem Frühstück	0	0	0
Delix® Tablette	Ramipril	2,5 mg	1	0	0	0
Dilzem retard® Tabletten	Diltiazem	90 mg	1	0	1	0
Aspirin protect® Tablette	Acetylsalicylsäure	300 mg	0	1	0	0
Pulmicort® Dosieraerosol	Budesonid	0,2 mg mit Spacer	2 Hübe	0	2 Hübe	0
Berodual® Dosieraerosol	Ipratropiumbromid Fenoterol	20 µg 50 µg	bei Bedarf			

Die Blutdruckeinstellung des Patients war im Krankenhaus befriedigend. Der Apotheker erklärt dem Patienten, dass zu Hause die Belastung größer sein könnte als im Krankenhaus und dass er in der Anfangsphase seinen Blutdruck selbst kontrollieren oder kontrollieren lassen soll. H. N. hat ein Blutdruckmessgerät zu Hause und wird die Werte seinem Hausarzt vorlegen.

Sein Hausarzt erhält einen Arztbrief, in dem dieser über die Behandlung im Krankenhaus informiert wird. Der Arztbrief enthält einen Vorschlag für die weitere Behandlung des Patienten. Der Patient erhält ggf. ein Entlassungsrezept mit der Aufforderung, sich die Arzneimittel in der Apotheke zu besorgen oder aber den Hinweis, wie der Hausarzt die Arzneimittelverschreibung weiterführen soll.

Der Patient ist entsprechend dem Betreuungsplan im Krankenhaus informiert worden. Da der Krankenhausapotheker aber nicht weiß, ob der nachbehandelnde Arzt den Hinweisen des Krankenhauses folgen wird oder eine Umstellung der Therapie bevorzugt, gelten die Hinweise nur eingeschränkt. Wie der Hausarzt einen Arztbrief erhält, wäre es sinnvoll, wenn der Krankenhausapotheker den Betreuungsplan dem Patienten mit der Bitte aushändigt, ihn beim Besuch der Apotheke vorzulegen (s. Kap. 29.7). Der Offizinapotheker könnte dann die notwendigen Anpassungen vornehmen und die Betreuung des Patienten fortsetzen.

29.6 Patientenschulung

Schulung ist im Unterschied zur Beratung die Einübung von Fertigkeiten.

Patientenschulung im Krankenhaus ist möglich in Form einer Einzel- oder Gruppenschulung mit strukturiertem Zeitplan. Die Schulung kann sowohl vom Apotheker allein als auch in Zusammenarbeit mit anderen Berufsgruppen erbracht werden. Schulungsmaßnahmen sollten immer themenbezogen durchgeführt werden.

29.6.1 Einzelschulung

Die Schulung einzelner Patienten stellt eine sehr aufwendige Art der Vermittlung von Kenntnissen und Fertigkeiten dar und wird deshalb nur vereinzelt vorgenommen werden können.

Vorteilhaft ist die intensive Interaktion zwischen Apotheker und Patient. Das Eingehen auf persönliche Bedürfnisse wird dadurch erleichtert. Bei routinemäßig angebotenen Beratungs- oder Schulungsprogrammen ist es notwendig, mit der behandelnden Abteilung die zu vermittelnden Kenntnisse und Fertigkeiten abzustimmen. Aus den Einzelgesprächen kann sich eine Überleitung in eine Gesprächs- oder Schulungsgruppe für bestimmte Patientengruppen ergeben (s. Kap. 29.6.2).

Ein Beispiel für eine Einzelschulung von Patienten stellt die **Neueinstellung auf ein Antikoagulans** wie Warfarin oder Phenprocoumon dar (vgl. Kap. 14.2). Da es für den Patienten eine beängstigende Si-

tuation sein kann, wird er langsam von Arzt und Apotheker auf den Umgang vorbereitet. Er erhält einen „Gerinnungspass", schriftliche Informationen in Form des Beipackzettels und eines Informationsblatts (s. Kasten) und die Erläuterungen dazu in einem persönlichen Gespräch mit dem Apotheker. Die schriftlichen Informationen müssen kurz und allgemeinverständlich abgefasst sein.

Informationen zu Marcumar®

Sehr geehrte

Ihr Arzt hat Ihnen Marcumar® (Inhaltsstoff: Phenprocoumon) verordnet. Es handelt sich um ein Medikament, das die Vitamin K-Wirkung hemmt. Dadurch wird Ihre Blutgerinnung gehemmt. Das Ziel der Therapie ist es, auf diese Weise das Blut fließfähig zu halten, um Gefäßverschlüssen durch Thrombosen vorzubeugen. Das Thromboserisiko soll gesenkt werden.

Da die Blutgerinnung aber nicht ganz aufgehoben werden soll, müssen Sie von Ihrem Arzt auf einen bestimmten Gerinnungsstatus eingestellt werden, der als **INR** bezeichnet wird.

Dieser Wert muss zu Beginn der Therapie in relativ kurzen Abständen, später aber mindestens einmal im Monat von Ihrem Hausarzt überprüft werden.

Der Bereich, in dem sich Ihr INR-Wert befinden sollte, wird von Ihrem Arzt festgelegt.

☐ Zielwert: _____

☐ Steigt der Wert, besteht eine vermehrte Blutungsgefahr.

☐ Sinkt der Wert, so erhöht sich die Gefahr der Thrombosebildung.

Sie erhalten einen „Gerinnungspass", in den INR-Werte und die jeweilige Tablettendosis eingetra-

Pharmazeutische Betreuung

gen werden. Tragen Sie ihn immer bei sich und zeigen Sie ihn bei allen Ärzten, Zahnärzten und in der Apotheke vor.
Um den INR-Wert möglichst konstant zu halten, sollten Sie folgendes beachten:

Einnahme von Marcumar®

☐ Nehmen Sie die vorgeschriebene Tablettendosis abends unzerkaut mit viel Flüssigkeit ein.

☐ Tragen Sie die erfolgte Einnahme zur Kontrolle in einen Kalender ein.

☐ Haben Sie die Einnahme vergessen: nicht länger als 12 Stunden: Einnahme nachholen, länger als 12 Stunden: Einnahme auslassen.

☐ Wenn Sie sich unsicher sind, ob Sie Ihre Tabletten schon genommen haben: keine Extradosis!

☐ Sorgen Sie immer für einen ausreichenden Arzneivorrat (vor allem auf Reisen).

☐ Lassen Sie ihren Gerinnungswert (INR) regelmäßig bestimmen.

Andere Arzneimittel

☐ Ohne ärztlichen Rat sollten Sie keine anderen Arzneimittel zusätzlich verwenden.

☐ Auch Medikamente, die nicht verschreibungspflichtig sind, können die Wirkung von Marcumar® verstärken oder abschwächen.
Beispiel: Schmerzmittel, die Acetylsalicylsäure enthalten, wie z. B. Aspirin® oder Thomapyrin® verstärken die Wirkung von Marcumar®.

☐ Zeigen Sie daher Ihren Ausweis auch in der Apotheke vor, wenn Sie selbst ein Medikament kaufen.

Ernährung

☐ Ernähren Sie sich ausgewogen und vermeiden Sie einseitige Diäten (Obst- oder Gemüsetage).

☐ Besonders in grünem Gemüse ist viel Vitamin K enthalten, welches die Wirkung von Marcumar® abschwächt.

☐ Alkohol ist nur in kleinen Mengen erlaubt.

Suchen Sie auf jeden Fall Ihren **Arzt** auf, wenn

☐ Sie mehr als einmal Ihre Tabletten vergessen haben.

☐ Folgende Nebenwirkungen auftreten:
  – kaffeesatzartiges Erbrechen
  – schwarzer Stuhl
  – rot-/dunkelbrauner Urin
  – Nasenbluten
  – sehr starkes Zahnfleischbluten

Leichte Blutungen nach kleinen Verletzungen, blaue Flecken (Hämatome) und verstärkte Monatsblutung bei Frauen sind ungefährlich.

Sonstiges: Marcumar® unbedingt kindersicher aufbewahren.

29.6.2 Gruppenschulung

Schulungsmaßnahmen für Patientengruppen müssen sich auf gleichartige Krankheitssituationen be-

ziehen. Patienten mit chronischen Erkrankungen, die einer langfristigen koordinierten Behandlung bedürfen, profitieren hiervon am meisten. Beispiele sind Asthma-, Diabetes-, Tumor-, Schmerz- und PEG-Patienten (s. Kasten). Durch das Zusammenfassen der Patienten in Gruppen ergeben sich mehrere Vorteile. Zum einen wird der Zeitaufwand für die Schulung verringert, zum anderen ermöglicht es die Teilnahme von Patienten in unterschiedlichen Erkrankungsstadien, dass die Kenntnisse des bereits informierten Patienten genutzt werden können, um neu erkrankte Patienten einzuführen. Die Patienten nehmen diese Angebote meistens gerne wahr, weil sie eine Abwechslung in ihrem Stationsalltag bedeuten.

Gruppenschulungen sollten **interdisziplinär** angeboten werden, um alle Aspekte aus der Sicht verschiedener Fachleute abhandeln zu können. Sie sollten nach einem festen Programm ablaufen und können auch von den Patienten nach ihrer Entlassung besucht werden.

Ein Teil der Schulung sollte der eigentlichen **Einübung von Fertigkeiten** dienen. Danach sollte aber immer noch ausreichend Zeit sein, Probleme mit den Patienten zu diskutieren. Es bietet sich an, im Rahmen von Gruppenschulungen auch mit Selbsthilfegruppen zusammenzuarbeiten.

Beispiel: Schulung von Patienten mit perkutaner endoskopischer Gastrostomie (PEG)

Patienten, die eine PEG gelegt bekommen haben (s. Kap. 17.2.2), müssen für einen gewissen Zeitraum oder auch für immer ihre gewohnte Ernährungsweise auf eine enterale Ernährung umstellen. Die Patienten oder deren Angehörige (z. B. bei Kindern oder Schlaganfallpatienten) sollten in die Handhabung der Nahrungszufuhr und die Pflege der PEG-Sonde eingewiesen sein.
Die Schulung kann beispielsweise in vier Blöcke eingeteilt werden:

1. Allgemeines Wissen zur enteralen Ernährung (vermittelt durch einen Arzt und/oder Apotheker)
2. Verbandswechsel, Pflege der Sonde und Hygiene (vermittelt durch eine Pflegekraft)
3. Verhalten bei unerwünschten Wirkungen (vermittelt durch einen Arzt, einen Apotheker oder eine Pflegekraft)
4. Informationsaustausch mit den Referenten, anderen Patienten und Angehörigen

Gleichzeitig sollten Informationsblätter mitgegeben werden, die das vermittelte Wissen in einer für den Patienten verständlichen Sprache zusammenfassen. Als wichtig hat sich die Angabe einer Telefon-Hotline erwiesen, damit der Patient auch nach der Entlassung seine vertrauten Ansprechpartner bei Fragen kontaktieren kann.

29.7 Kommunikation zwischen Krankenhausapothekern und öffentlichen Apothekern

Der Arzt stellt mit der Überweisung eines Patienten ins Krankenhaus dem Krankenhausarzt die Krankengeschichte und abzuklärende Fragestellungen zu Diagnose und Therapie des Patienten zur Verfügung, und bei Entlassung teilt der Krankenhausarzt seinem niedergelassenen Kollegen alles Wesentliche mit. Ein vergleichbarer Informationsaustausch zwischen dem öffentlichen Apotheker und dem Krankenhausapotheker findet dagegen bisher nicht statt.

Bei Patienten, die in der öffentlichen Apotheke pharmazeutisch betreut werden, ist es aber unerlässlich, dass der Krankenhausapotheker den Betreuungsplan mitgeteilt bekommt, damit dieser im Krankenhaus fortgeführt bzw. angepasst werden kann. Ebenso sollte ein Entlassungsbericht des betreuenden Krankenhausapothekers (Abb. 29.1) mit einem Kurzbetreuungsplan (Abb. 29.2) an den „Hausapo-

theker" geschickt werden bzw. dieser dem Patienten mitgegeben werden. Gleichzeitig sollte dies auch im Arztbericht erwähnt werden oder in Kopie an den Hausarzt geschickt werden. Nur so ist eine langfristige Betreuung zum Wohle des Patienten möglich.

Ein einheitlicher Therapiestandard, der Arzt, Apotheker und den Patienten einbezieht sowie eine einheitliche Sprache aller an der Therapie Beteiligten ist Voraussetzung für einen nahtlose Weiterbehandlung des Patienten im ambulanten oder im stationären Bereich („**seamless care**"). Dies erfordert eine bessere Kommunikation der Ärzte und der Apotheker untereinander, aber auch zwischen den verschiedenen Berufsgruppen. Diese Kommunikation ist die Voraussetzung für eine optimale Therapie eines aufgeklärten und gleichberechtigten Patienten.

An
XYZ-Apotheke

Sehr geehrte Frau Kollegin/Sehr geehrter Herr Kollege,

Herr/Frau .... ist in der Zeit von .... bis .... dieses Jahres stationär im XY-Krankenhaus behandelt worden.

Durch die Apotheke des Krankenhauses ist

☐ Herr/Frau .... gemäß des Betreuungsplanes Ihrer Apotheke weiterbetreut worden

☐ für Herrn/Frau .... wegen einer Veränderung der Medikation der Betreuungsplan modifiziert worden

☐ für Herrn/Frau .... ein neuer Betreuungsplan erstellt worden

Der (Kurz-)Betreuungsplan liegt diesem Schreiben bei.

Mit freundlichen Grüßen

Abb. 29.1: Pharmazeutischer Entlassungsbericht.

Pharmazeutische Betreuung

Name des Patienten: Betreuender Apotheker:

Adresse des Patienten:
                                                 Tel. Nr.:

Anamnese:

Diagnose:

Laborparameter:

Folgende Organerkrankungen erschweren die

    Therapie   und/oder   die Betreuung

    ☐ Nierenfunktionsstörung   ___ Rheuma
    ☐ Leberfunktionsstörung   ___ Sehschwäche
    ☐ Herzinsuffizienz   ___ Hörschwäche
    ☐ Rheuma   ___ Demenz
    ☐ Sehschwäche
    ☐ Demenz
    ☐ ....
    ☐ ....

Medikation bei Entlassung:
Die Begründung für die Therapie und der Einnahmeplan wurden in einem Enlassungsgespräch erklärt.

Arzneimittel	v/w/n	morgens	mittags	abends	zur Nacht	bei Bedarf

v=vor, w=während, nach=nach dem Essen einnehmen

Folgende Parameter müssen regelmäßig bei Herrn/Frau .... geprüft werden:

    ☐ Blutglucose
    ☐ Blutdruck
    ☐ INR
    ☐ ....
    ☐ ....

Er/Sie muss (regelmäßig) in

....(ausführlicher Betreuungsplan bzw. entsprechende Hinweise folgen)
unterwiesen werden.

Für weitere Auskünfte stehen wir Ihnen selbstverständlich zur Verfügung.

Mit kollegialen Grüßen

Unterschrift des zuständigen Apothekers

Abb. 29.2: Kurzbetreuungsplan.

29.8 Pharmazeutische Betreuung von Intensivpatienten

29.8.1 Einführung

Als **Intensivtherapie** wird die Behandlung, Überwachung und Pflege von Patienten bezeichnet, deren lebensnotwendige Vitalfunktionen (Atmung, Kreislauf, Stoffwechsel) und verschiedene Organfunktionen massiv bis lebensgefährlich bedroht oder beeinträchtigt sind. Ziel der Intensivtherapie ist es, diese Vitalfunktionen zu erhalten oder wiederherzustellen, um Zeit für die Behandlung des Grundleidens zu gewinnen.

Das zunehmende Alter der Patienten, invasivere Eingriffe, bessere diagnostische Möglichkeiten und neue Therapieregime führen dazu, dass die Anzahl der intensivbehandlungspflichtigen Patienten steigt.

Das Team einer **Intensivstation** setzt sich aus den ärztlichen und pflegerischen Mitarbeitern, die von konsiliarisch tätigen Kollegen unterstützt werden, zusammen. Dabei können Physiotherapeuten, Krankengymnasten, Atemtherapeuten, Medizinischtechnische Assistenten, Stationstechniker, Stationssekretäre, Hilfskräfte, Mitarbeiter des Sozialdienstes je nach Möglichkeit des Krankenhauses einbezogen sein. Apotheker gehören in Deutschland zurzeit nur in seltenen Fällen regelmäßig zum Behandlungsteam der Patienten einer Intensivstation. Der stetige Kostendruck im Krankenhaus veranlasst dazu, die Anzahl der Intensivbehandlungstage so gering wie möglich zu halten. Der Apotheker kann seinen Beitrag dazu leisten, indem er als Mitglied im Behandlungsteam der Intensivstation seine spezifischen Kenntnisse einbringt.

29.8.2 Spezielle Anforderungen an den Apotheker auf der Intensivstation

Das Anforderungsprofil für den klinisch tätigen Apotheker auf einer Intensivstation umfasst Kenntnisse in den Bereichen der Pharmako-, Infusionsund Transfusions- sowie Ernährungstherapie und in Fragen der Hygiene und Kostensteuerung. Aufgrund seines pharmazeutischen Wissens kann er aktiv bei der Erstellung bzw. Änderung von Therapieplänen mitwirken. Von Vorteil ist, dass er als Naturwissenschaftler eine andere Sichtweise in den Stationsalltag mitbringt.

Das Ziel der Arbeit des Apothekers besteht darin, zur Optimierung der Therapie beizutragen, hauptsächlich durch Reduzierung vermeidbarer unerwünschter Arzneimittelwirkungen (Nebenwirkungen, Wechselwirkungen, Allergien). Dass auf diese Weise zusätzlich Kosten eingespart werden können, ist ein positiver Zusatzeffekt.

29.8.3 Fallbeispiel

Der Patient S. A., 18 Jahre alt, 37 kg schwer und 173 cm groß, kommt nach der Operation einer Dünndarmperforation bei bekanntem Morbus Crohn am 3. September auf die Intensivstation.

Es haben sich multiple intraabdominelle Fisteln und eine eitrige Peritonitis entwickelt. Deshalb mussten wiederholt Laparatomien mit Dünndarmteilresektionen vorgenommen werden. Aus den intraoperativ entnommenen Abstrichen werden Staph. aureus, E. coli., Klebsiella sp. sowie β-hämolysierende Streptokokken nachgewiesen.

Tag 1 (6. September)

Der Patient hat hohes Fieber, ist somnolent und kreislaufzentralisiert. Er ist seit dem 12. August mit einem Portkatheter versorgt und erhält eine parenterale Ernährung bestehend aus 3,5 % Aminosäuren, 6 % Glucose und Elektrolyten (insgesamt 2000 mL). Er wird mit folgenden Arzneistoffen behandelt:

☐ Cefotaxim 2 × 2 g als Kurzinfusion

☐ Penicillin G 3 × 10 Mio als Kurzinfusion

☐ Furosemid 3 × 10 mg als Kurzinfusion

☐ Prednisolon 3 × 50 mg als Kurzinfusion

☐ Ranitidin 3 × 50 mg als Kurzinfusion

☐ Heparin-Natrium 125 I.E./h als kontinuierliche Gabe (Perfusor)

☐ Noradrenalin 4 µg/h als kontinuierliche Gabe (Perfusor)

☐ Propofol 100 mg/h als kontinuierliche Gabe (Perfusor)

☐ Ringerlösung 1 × 1000 mL als Infusion

☐ Hydroxyethylstärke 10 % als Infusion.

Als relevante Laborparameter wurden gemessen:

☐ Blutglucose 6,78 mmol/L

☐ Lactat 8,3 mmol/dL (+)

☐ pH 7,18 (–)

☐ Natrium 140 mmol/dL

☐ Kalium 4,8 mmol/dL

☐ CRP 16,4 mg/dL (+)

☐ Kreatinin 0,8 mg/dL

☐ Eiweiß 55 g/L

☐ Harnstoff 22,4 mg/dL.

Analyse:

☐ Die Herz-Kreislauf-Situation ist nur unter der angegebenen Katecholamin- und Volumenersatztherapie adäquat eingestellt.

☐ Prednisolon erhält der Patient wegen des Morbus Crohn.

☐ Die Gabe der Antibiotika erfolgt nach Antibiogramm.

☐ Der pH-Wert des Blutes muss ausgeglichen werden.

☐ Die Propofolgabe erfolgt zur Sedierung des Patienten.

☐ Die Ernährungssituation des Patienten ist, auch wegen seiner Vorerkrankung, schlecht.

Plan:

☐ Medikation:
Die Lactatacidose kann durch die Gabe von 8,4 % Natriumhydrogencarbonat-Lösung nach Blutgasanalyse ausgeglichen werden.

☐ Ernährung:
Die parenterale Ernährung des Patienten sollte zusätzlich zur im Propofol enthaltenen Fettmenge (24 g) um Fett per infusionem ergänzt werden (Ziel: 1,5 g Fett pro kg Körpergewicht). Vorschlag: 250 mL 20 % Fettemulsion.

☐ Die Überwachung der Laborparameter muss in regelmässigen Abständen erfolgen.

Tag 2 (7. September)

Der Patient hat wässrige Durchfälle. Sein Portkatheter muss wegen septischer Komplikationen entfernt werden. Da die Fisteln geschlossen sind, erhält der Patient eine gastrale Ernährungssonde (Polyurethan) im Austausch gegen die Absaugsonde für Magensaft (Absaugsonden sind aus PVC gefertigt, das Weichmacher enthält, die bei längerer Liegedauer aus dem Material diffundieren, wobei die Sonde verhärtet und spröde wird). Er erhält eine ballaststoffhaltige Sondennahrung (1 kcal/mL). Seine Medikation sieht nun wie folgt aus:

☐ Cefotaxim 2 × 2 g als Kurzinfusion

☐ Penicillin G 3 × 10 Mio. als Kurzinfusion

☐ Furosemid 3 × 10 mg als Kurzinfusion

☐ Prednisolon 50 mg als Kurzinfusion

☐ Ranitidin 3 × 50 mg als Kurzinfusion

☐ Heparin-Natrium 125 I. E/h als kontinuierliche Gabe (Perfusor)

☐ Propofol 100 mg/h als kontinuierliche Gabe (Perfusor)

☐ Hydroxyethylstärke 10 % 250 mL als Infusion.

An diesem Tag wurden folgende relevante Laborparameter gemessen:

☐ Blutglucose 6,67 mmol/L

☐ Lactat 5,7 mmol/L

☐ pH 7,43

☐ Natrium 144 mmol/L

☐ Kalium 3,4 mmol/L (–)

☐ CRP 7,46 mg/dL (+)

☐ Kreatinin 1,0 mg/dL

☐ Harnstoff 45,3 mg/dL (+)

Analyse:

☐ Medikation:
Der Patient erhielt am 6. September 200 mL 8,4 % Natriumhydrogencarbonat-Lösung. Die Acidose wurde ausgeglichen. Die Kreislaufsituation hat sich gebessert, so dass auf die Katecholamingabe verzichtet werden kann.

☐ Ernährung:
Wegen der Entfernung des Portkatheters entfällt die Möglichkeit einer zentral-venösen Ernährung.
Der Patient wurde über einen längeren Zeitraum (auch vor der Aufnahme auf die Intensivstation) wegen seiner entzündlichen Darmerkrankung parenteral ernährt. Die Zufuhr der Sondennahrung sollte daher langsam beginnend kontinuierlich über eine Ernährungspumpe erfolgen.

Plan:

☐ Medikation:
Wegen der niedrigen Kaliumkonzentration sollte eine Kaliumsubstitution erfolgen.

☐ Ernährung:
Vorschlag: Zufuhr von 250 (–500 mL) enteraler Ernährungslösung über eine Ernährungspumpe je nach Verträglichkeit am ersten Tag und gleichzeitige peripher-venöse Ernährung mit 250 mL 20 % Fettemulsion + 2000 mL 3,5 % Aminosäure + 6 % Glucose + Elektrolyte.

Tag 3 (8. September)

Der Patient hat 500 mL der enteralen Ernährungslösung ohne weitere Durchfälle vertragen. An diesem Tag erhält er folgende Medikation:

☐ Cefotaxim 2×2 g als Kurzinfusion

☐ Penicillin G 3×10 Mio. als Kurzinfusion

☐ Furosemid 4×10 mg als Kurzinfusion

☐ Prednisolon 50 mg als Kurzinfusion

☐ Ranitidin 3×50 mg als Kurzinfusion

☐ Heparin-Natrium 125 I. E./h als kontinuierliche Gabe (Perfusor)

☐ Propofol 200 mg/h als kontinuierliche Gabe (Perfusor)

☐ Kalium 80 mmol als Brausetablette

Folgende relevante Laborparameter werden gemessen:

☐ Blutglucose 5,56 mmol/L

☐ Natrium 150 mmol/L (+)

☐ Kalium 3,2 mmol/L (–)

☐ Kreatinin 1,1 mg/dL

☐ Harnstoff 45,5 mg/dL (+).

Analyse:

☐ Medikation:
Die Zufuhr von Propofol wurde auf 200 mg/h (=48 g Fett) gesteigert.
Nichtretardierte kaliumhaltige Präparate sind sehr schlecht verträglich. Retardierte Kaliumpräparate können nicht über die Ernährungssonde verabreicht werden.

☐ Ernährung:
Da wegen der entzündlichen Darmerkrankung und der längerfristigen parenteralen Ernährung nicht abzusehen ist, ob der Patient bereits die vollständige Menge enteraler Ernährungslösung verträgt, sollte die Zufuhr langsamer gesteigert werden.
Eine zusätzliche Fettzufuhr ist nicht notwendig, da die zugeführte Menge in der enteralen Ernährung zusammen mit der in der Propofol-Zubereitung enthaltenen Menge ausreicht.

Plan:

☐ Die enterale Ernährung sollte bei Verträglichkeit nur auf 500–1000 mL ballaststoffhaltige Ernährungslösung gesteigert werden und um 1000 mL 3,5 % Aminosäure + 6 % Glucose + Elektrolyte ergänzt werden.

☐ Die Kaliumzufuhr sollte verdünnt in 1000 mL Ringerlösung möglichst über 24 h erfolgen (Infusomat).

Der Patient kann nach Entwöhnung vom Respirator auf eine Überwachungs- bzw. Normalstation verlegt werden. Zur enteralen Ernährung wird die Empfehlung mitgegeben, dass diese dann mittels Pumpe um 250 kcal/d gesteigert werden sollte.

Literatur

Abdulla, W. (1999): Interdisziplinäre Intensivmedizin. Urban & Fischer, München

Barber, N., Willson, A. (1999): Clinical Pharmacy Survival Guide. Churchill Livingston, Edinburgh

Dodds, L.J. (1996): Drugs in Use – Clinical case studies for pharmacists. 2. Aufl., The Pharmaceutical Press, London

Elliot, R.: Critical Care Therapeutics. Pharmaceutical Press, London

Kreckel, H.: Probleme bei der Umstellung einer oralen Medikation auf eine parenterale Arzneimittelanwendung – erläutert an einem Patientenbeispiel. PZ Prisma 6: 97–100

Laakmann, O., Galan, J. (1998): Das Perfusorenbuch Pharmakotherapie mit Infusionspumpen. Blackwell Wissenschafts-Verlag, Berlin

Lake, K.D. (1998): Pharmacotherapy Self-Assessment Program (PSAP) Module 2 – Critical Care. 3. Aufl., American College of Clinical Pharmacy, Kansas City, USA

Leape, L.L., Cullen, D.J., Clapp, M.D., Burdick, E., Demonaco, H.J. et al. (1999): Pharmacist participation on physician rounds and adverse drug events in the intensiv care unit. JAMA 282: 267–270

Marino, P.L. (1999): Das ICU-Buch Praktische Intensivmedizin. 2 Aufl., Deutsche Bearbeitung. Urban & Fischer, München

Schara, J. (1995): Indikationen und Grenzen der Intensivtherapie. In: Benzer, H., Burchardi, H., Larsen, R., Suter, P.M. (Hrsg.): Intensivtherapie. 7.Aufl., Springer-Verlag, Berlin, Heidelberg

Sommer, B. (2001): Pharmazeutische Betreuung auf der Intensivstation. Krankenhauspharmazie 22: 16–19

Tatro, D.S. (1999): Drug Interaction Facts. Facts and Comparisions, St. Louis, Missouri

Trissel, L. (2000): Handbook of Injectable Drugs. 11. Aufl., ASHP Inc., Bethesda

Tryba, M., Kulka, P.J. (1993): Critical Care Pharmacotherapy: A Review. Drugs 45: 338–352

Vaida, A.J., Gabos, C. (1992): Intravenous Admixture Systems. In: Brown, R.T. (Hrsg.): Handbook of Institutional Pharmacy Practice. 3. Aufl., ASHP Inc., Bethesda

Vetter-Kerkhoff, C. (1992): Optimierung der Pharmakotherapie auf einer operativen Intensivstation durch kontinuierliche pharmazeutische Beratung. Schriftenreihe der Apotheke Klinikum Innenstadt der Ludwig-Maximillians-Universität, München

Pharmazeutische Betreuung

Pharmakoepidemiologie und Pharmakoökonomie

30 Pharmakoepidemiologie

M. Schaefer, Berlin

30.1 Einführung

Neben der Medizin berührt auch die Pharmazie an der Nahtstelle von Gesundheit und Krankheit Grundfragen der menschlichen Existenz und agiert damit in einem hochsensiblen Bereich. Dass Arzneimittel häufig starke Beachtung durch das öffentliche Interesse erfahren, ist eine Herausforderung an die Wissenschaftszweige, die an ihrer Entwicklung beteiligt sind und die gleichzeitig einer ständig fortschreitenden Spezialisierung unterworfen werden. Auch unter ethischen Aspekten stellt sich die Frage immer wieder neu, wie mögliche Risiken einer modernen Arzneimittelanwendung rasch erkannt, methodisch sicher bewertet und möglichst prophylaktisch vermieden werden. Dazu muss die Forschung den notwendigen wissenschaftlichen Vorlauf schaffen und die breite Umsetzung von relevanten Erkenntnissen begleiten und fördern.

Dieser Aufgabe fühlt sich die Pharmakoepidemiologie verpflichtet, deren **Disziplingenese** eine längere Vorgeschichte hat. Als Grundlagenwissenschaft der Arzneimittelsicherheit integriert sie Methoden der Pharmakologie und Toxikologie, der Pharmazie, der Epidemiologie und der Biostatistik. Zusätzlich bringen die beteiligten wissenschaftlichen Disziplinen eigene Sichten auf wissenschaftliche Fragestellungen ein und setzen unterschiedliche Schwerpunkte bei ihrer Lösung, was sich auch in einem unterschiedlichen begrifflichen Gebrauch widerspiegelt. Die Pharmakoepidemiologie hat sich bislang über verschiedene Stadien entwickelt, zählt aber noch immer zu den jungen, rasch wachsenden Wissenschaftsdisziplinen, die naturgemäß einen hohen Systematisierungsbedarf haben und in enger Wechselwirkung mit den praktischen Erfordernissen stehen.

Zunächst soll in einem kurzen Rückblick die Disziplingenese der Pharmakoepidemiologie nachvollzogen werden, um ein besseres Verständnis für ihre aktuellen und zukünftigen Aufgaben zu ermöglichen.

30.1.1 Wurzeln und Anliegen der Pharmakoepidemiologie

Dass Arzneimittel nützliche, aber auch schädigende, toxische Wirkungen haben können, ist eine vergleichsweise alte Erkenntnis, die aus der jahrhundertelangen unmittelbaren Erfahrung mit der Anwendung von Heilmitteln hervorgegangen ist. Sie begegnet uns in dem Begriff des „Pharmakons" selbst, der auf die griechische Antike zurückgeht und für eine todbringende, giftige Substanz, aber auch für ein heilendes, linderndes und blutstillendes Mittel benutzt wurde, und findet sich wieder im Eid des Hippokrates oder der Aussage, dass nur die Dosis das Gift mache („sole dosis facit venenum"), die gemeinhin Paracelsus zugeschrieben wird. Dieser Doppelcharakter des Arzneimittels bildet gleichzeitig auch den inhaltlichen Ansatzpunkt der Pharmakoepidemiologie.

Die **methodischen Wurzeln** der Pharmakoepidemiologie leiten sich aus einer anderen Entwicklungslinie ab: Erklärungen zur Entstehung von Krankheiten konnten immer nur auf der Basis eines zeitgebundenen Wissenstandes gegeben werden und waren lange Zeit durch animistische, magische oder religiöse Vorstellungen geprägt oder zumindest beeinflusst. Aus epidemiologischer Sicht interessant ist vor allem der Übergang von der so genannten Miasmentheorie, die übertragbare Krankheiten auf schlechte Ausdünstungen des Bodens oder des Wassers, insbesondere feuchter Sumpfgebiete, oder auf krankmachende Bestandteile der Luft zurückführte, zur Kontagienlehre, die eine Vorstufe der wissenschaftlichen Bakteriologie bildete. Die Postulierung eines derartigen Übertragungsweges für die Cholera in England in der Mitte des 19. Jahrhunderts – d.h. bevor Koch das Tuber-

Tab. 30.1: Merkmale der Arzneimittelanwendung vor und nach der Zulassung (modifiziert nach Strom 1994).

Während der klinischen Prüfung	Nach der Zulassung
☐ begrenzte Probandenzahl	☐ zahlreiche Arzneimittelanwender
☐ kurzer Anwendungszeitraum	☐ teilweise Langzeitanwendung
☐ enge Ein- und Ausschlusskriterien für die Probanden	☐ wenig Beachtung von Ein- und Ausschlusskriterien bei Anwendern
☐ relativ homogene Probandengruppe	☐ inhomogene Anwendergruppe
☐ relativ exakte Dosierung	☐ unzureichend dokumentierte Unter- und Überdosierungen
☐ keine oder kontrollierte Komedikation	☐ unkontrollierter Arzneimittelgebrauch

kelbakterium entdeckte – gilt heute als die erste epidemiologische Untersuchung.

Die Übertragung epidemiologischer Arbeitsmethoden, die sich in enger Beziehung zur wissenschaftlichen Hygiene und zur Seuchenlehre entwickelt haben, auf Fragestellungen der **Pharmakotherapie**, insbesondere nach dem Risikopotential der Arzneimittel, begann bereits in den 40er Jahren dieses Jahrhunderts. Sie erfuhr aber den entscheidenden Impuls erst mit den Ereignissen um Thalidomid 1962, die den Gedanken der Arzneimittelsicherheit in einer bis dahin nicht gekannten Weise in die Diskussion brachten und die Entwicklung, Zulassung und Anwendung von Arzneimitteln nachhaltig beeinflusst haben. Die Disziplingenese der Pharmakoepidemiologie ist deshalb eng mit zum Teil stark beachteten Arzneimittelzwischenfällen verbunden und hat ordnungs- wie sicherheitspolitische Entscheidungen in Form von gesetzlichen Bestimmungen (z. B. das Stufenplanverfahren des deutschen Arzneimittelgesetzes) forciert, die ihrerseits die wissenschaftsmethodische wie institutionelle Entwicklung und Festigung der Pharmakoepidemiologie begünstigt haben.

Parallel dazu hat die Klinische Pharmakologie die Herausforderung angenommen, die Anwendung von Arzneimitteln mit Unterstützung von pharmakokinetischen und pharmakodynamischen Daten auf eine stärker rationale Basis zu stellen, um therapeutische Effekte besser bewerten und die Mechanismen der kurativen wie der schädigenden Wirkungen plausibler erklären zu können. Als grundlegender wissenschaftlicher Ansatz für derartige Fragestellungen ist der kontrollierte klinische Versuch bzw. die der Zulassung eines Arzneimittels zwingend vorgeschaltete **klinische Prüfung** mit ihrem gesetzlich weitgehend vorgeschriebenen Procedere zu nennen (s. Kap. 9). Klinische Prüfungen können bekanntlich stets nur eine begrenzte Zahl von Probanden einbeziehen, so dass seltene unerwünschte Nebenwirkungen schon aus statistischen Gründen nicht erkannt werden. Die teilnehmenden Probanden sind häufig nach Kriterien selektiert, die die Normalbevölkerung nicht oder

verzerrt repräsentieren. Während des klinischen Versuches erfolgt die Arzneimittelanwendung gewöhnlich unter Ausschluss einer Komedikation und unter streng kontrollierten Bedingungen, die bei der breiten Anwendung des Arzneimittels nach Markteinführung in den meisten Fällen weder erfasst noch beeinflusst werden können. Schließlich ist der Beobachtungszeitraum während der klinischen Prüfung gewöhnlich zu kurz, um Langzeiteffekte der Arzneimitteltherapie zu erfassen (s. Tab. 30.1)

Diesem Sachstand hat der Gesetzgeber in den entwickelten Industriestaaten dadurch Rechnung getragen, dass eine Nachmarktbeobachtung neu eingeführter Arzneimittel (**Postmarketing Surveillance**) vorgeschrieben wird, die in Deutschland als Phase IV der klinischen Prüfung Eingang in das Arzneimittelgesetz gefunden hat und in der Verantwortung des pharmazeutischen Unternehmers liegt.

Auf Grund der historischen Entwicklung der Pharmakoepidemiologie und dem nunmehr gesetzlich fixierten Auftrag, pharmakoepidemiologische Methoden einzusetzen, wenn ein begründeter Verdacht vorliegt, dass ein Arzneimittel **unerwünschte Wirkungen** (Adverse Drug Reactions) beim Anwender auslöst, hat sich die inhaltliche Ausrichtung der Pharmakoepidemiologie zunächst auf die Messung und Bewertung des Risikopotentials von Arzneimitteln konzentriert. Erst durch den auch international zunehmenden Druck auf die pharmazeutische Industrie, bei der Zulassung neuer Arzneimittel auch den Nutzen gegenüber bereits auf dem Markt befindlichen aufzuzeigen, eröffnet sich ein weiteres Anwendungsgebiet für pharmakoepidemiologische Methoden, die inzwischen auch im Rahmen von **pharmakoökonomischen Studien** sowie zur Bewertung der **Lebensqualität** unter einer Arzneimitteltherapie eingesetzt werden.

Pharmakoepidemiologische Studien erfordern gewöhnlich einen hohen Zeit-, Personal- und Kostenaufwand sowohl bei der Vorbereitung des Studiendesigns als auch bei der Erhebung und anschließenden Auswertung der Primärdaten. Die Allokation der für derartige Forschungszwecke zur Verfügung stehenden Mittel, die häufig vom betroffenen pharmazeutischen Unternehmen selbst, und zwar erst nach Bekanntwerden eines entsprechenden Verdachtes, bereitgestellt werden, gibt daher de facto Forschungsschwerpunkte vor und begründet auch die enge Beziehung zur Spontanerfassung unerwünschter Arzneimittelwirkungen (s. Kap. 30.2.2). Die Durchführung sorgfältig geplanter Studien wird deshalb um so effektiver verlaufen, je höher der Wissensstand bei den Angehörigen der Heilberufe ist, die häufig als Studienleiter für die Primärdatenerfassung rekrutiert werden. Gleichzeitig muss der allgemeine Wissensstand zum Anliegen und zum methodischen Instrumentarium der Pharmakoepidemiologie verbessert werden, um das Nutzenpotential dieser Wissenschaftsdisziplin für die Entscheidungsfindung in einem sich wandelnden Gesundheitswesen mit hoher Effizienz einsetzen zu können.

30.1.2 Definition

Wie bei der Genese neuer Disziplinen üblich, hat es auch für die Pharmakoepidemiologie eine Reihe von Definitionsversuchen gegeben, die zunächst von der Klinischen Pharmakologie und der Epidemiologie ausgingen und über den von Feinstein favorisierten Begriff „Klinische Epidemiologie" versuchten, eine Klammer um inhaltliche und methodische Fragen dieses neuen interdisziplinären Forschungsansatzes zu bilden. Einem ähnlichen Gedankengang folgend ist der Begriff Pharmakoepidemiologie, im Ergebnis fachinterner Diskussionen um die Nachmarktbeobachtung von Arzneimitteln von Lawson geprägt, erstmals 1984 öffentlich verwendet worden.

Bisher vorliegende Definitionsvorschläge versuchen gewöhnlich, neben vorrangig deskriptiven Aussagen zum Forschungsgegenstand und den angewendeten Methoden auch die inhaltlichen Ziele anzugeben. In enger Anlehnung an die zwei am häufigsten zitierten Definitionen (Hartzema, Spitzer) kann deshalb die Pharmakoepidemiologie folgendermaßen beschrieben werden:

Die **Pharmakoepidemiologie** untersucht mit epidemiologischen Methoden die erwünschten und unerwünschten Effekte einer breiten Arzneimittelanwendung in definierten Bevölkerungsgruppen mit dem Ziel, kausale Zusammenhänge zwischen Exposition und Wirkung zu erkennen, den therapeutischen Nutzen zu erhöhen und unerwünschte Arzneimittelwirkungen möglichst prophylaktisch auszuschließen.

Damit bildet die Pharmakoepidemiologie die wissenschaftliche Basis für die Beurteilung der Arzneimittelsicherheit. Obwohl auch klinischen Prüfungen im Prinzip ein pharmakoepidemiologisches Studiendesign zugrunde liegt, ist die Domäne der Pharmakoepidemiologie die so genannte Nachmarktbeobachtung. Enge Beziehungen bestehen auch zur **Arzneimittelanwendungsforschung**, die sich stärker auf die verschiedenen prozeduralen Phasen des Arzneimitteleinsatzes konzentriert:

☐ Verschreibung von Arzneimitteln

☐ Entscheidungsverhalten im Rahmen der Selbstmedikation

☐ Beratung hinsichtlich einer sachgerechten und effektiven Arzneimittelanwendung

☐ Anwendungsverhalten durch Patienten, insbesondere Compliance.

Darüber hinaus ergeben sich unmittelbare Beziehungen zur so genannten **Arzneimittelevaluation**, d. h. der Bewertung von Arzneimitteln auf der Basis ihres Nutzen-Risiko-Profils. Systematisch zu diesem Zweck eingesetzt, kann die Pharmakoepidemiologie deshalb einen wichtigen Beitrag zur Förderung eines rationalen Arzneimitteleinsatzes leisten, der sowohl auf therapeutische Wirksamkeit als auch auf wirtschaftliche Effizienz ausgerichtet ist. Aus diesem Grunde muss die Pharmakoepidemiologie stets in einem gesellschaftlichen, wirtschaftlichen und sozialen Kontext gesehen werden (s. Abb. 30.1).

Pharmakoepidemiologische Studien gingen zunächst von der Ereigniserfassung bei individuellen Patienten (**Mikrolevel**) aus und verdichteten die individuellen Daten zu einer Risikobewertung, deren Aussage für größere Bevölkerungsgruppen galt. Nicht zuletzt durch die zunehmende Automatisierung der Datenerfassung und -speicherung, vor allem in Zusammenhang mit dem Aufbau patientenbezogener Medikationsdateien in den Apotheken bzw. den Verordnungsdaten bei den Krankenkassen, haben sich für die Pharmakoepidemiologie neue Möglichkeiten des Datenzugangs eröffnet. Da diese Daten häufig in aggregierter Form (**Makrolevel**) vorliegen, erfordern sie andere Methoden als die klassischen Mikrolevel-Analysen und sind auch für andere Fragestellungen geeignet. Beide Herangehensweisen, d. h. der Mikro- und der Makrolevel-Ansatz, haben sich interessanterweise relativ unabhängig voneinander entwickelt. Während Mikrolevel-Studien im englischsprachigen Raum, insbesondere in den USA, eindeutig favorisiert werden und

Pharmakoepidemiologie und Pharmakoökonomie

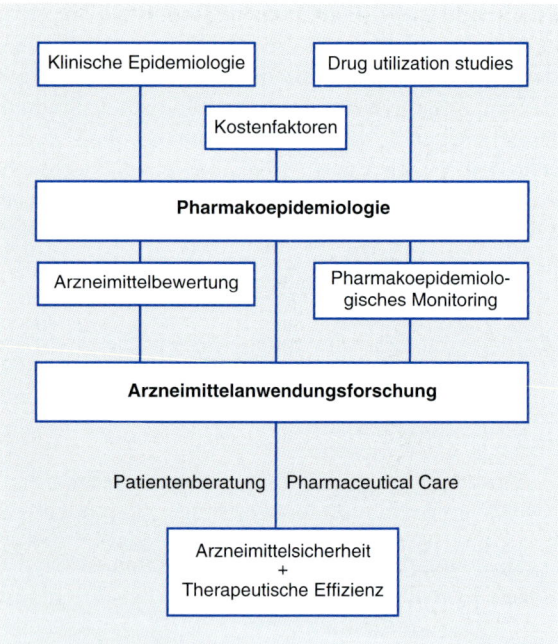

Klinische Epidemiologie

Drug utilization studies

Kostenfaktoren

Pharmakoepidemiologie

Arzneimittelbewertung

Pharmakoepidemiologisches Monitoring

Arzneimittelanwendungsforschung

Patientenberatung | Pharmaceutical Care

Arzneimittelsicherheit
+
Therapeutische Effizienz

Abb. 30.1: Wurzeln und Ziele der Pharmakoepidemiologie als Basiswissenschaft einer rationalen Arzneimittelanwendung.

als **Drug Utilization Review** bzw. **Drug Utilization Evaluation** auch zur Qualitätssicherung der Pharmakotherapie eingesetzt werden, lag der Schwerpunkt in Europa, insbesondere in den nordischen Ländern, auf Makrolevel-Studien, die als **Drug Utilization Studies** oder besser als **Arzneimittelverbrauchsanalysen** bezeichnet werden und eng mit der Entwicklung des Konzeptes der Anatomisch-Therapeutischen und Chemischen Klassifikation (ATC) und der Definierten Tagesdosis (DDD) verbunden sind.

Die vorliegende Definition der Pharmakoepidemiologie sollte deshalb um diese Dimension ergänzt werden, da sich beide Herangehensweisen in ihren Aussagen sinnvoll ergänzen können:

> Die Pharmakoepidemiologie ist eine integrative Wissenschaftsdisziplin, die den Gebrauch von Arzneimitteln und die Effekte ihrer Anwendung nach unterschiedlichen Kriterien (Exposition, Kausalität) in größeren Bevölkerungsgruppen untersucht und im Sinne einer rationalen Pharmakotherapie bewertet. Darüber hinaus werden strukturelle Veränderungen des Arzneimittelverbrauchs, bezogen auf definierte Grundeinheiten und Zeiträume, auf nationaler und internationaler Ebene analysiert, verglichen und interpretiert.

Inzwischen wird das methodische Instrumentarium, das die Pharmakoepidemiologie zur Verfügung stellt, auch auf weitere geeignete Fragestellungen, z. B. im Bereich der **Pharmakoökonomie**, angewendet (s. Kap. 31). Die dabei gesammelten Erfahrungen führen im Rückschluss zu einer Systematisierung des Forschungsansatzes sowie einer gewissen Standardisierung des Studiendesigns, der Datenerfassung sowie des Methodeneinsatzes bei der Datenauswertung. Aufgrund des bereits erwähnten hohen Zeit- und Kostenaufwandes pharmakoepidemiologischer Studien muss dieser Prozess auch aktiv vorangetrieben werden, um die Vergleichbarkeit der ermittelten Ergebnisse zu verbessern und gleichzeitig die Forschungsökonomie zu erhöhen. Solange es inhaltliche Erweiterungen der Anwendungsgebiete pharmakoepidemiologischer Methoden gibt, die ihrerseits einer steten Optimierung unterliegen, kann man deshalb davon ausgehen, dass sich auch die Definition und damit die Zweckbestimmung der Pharmakoepidemiologie weiterentwickeln werden.

30.2 Methodische Grundlagen und Ansätze der Pharmakoepidemiologie

Zur Beantwortung pharmakoepidemiologischer Fragestellungen wird ein breites Spektrum unterschiedlicher Methoden eingesetzt, das sich hinsichtlich des wissenschaftlichen und logistischen Ansatzes, der unmittelbaren inhaltlichen Zielstellung, des Aufwandes und der statistischen Beweiskraft differenziert. Bisherige Erfahrungen in der Durchführung von pharmakoepidemiologischen Studien und der kritischen Analyse ihrer Ergebnisse haben zu einer vorläufigen Systematik geführt, die in absteigender Rangfolge auch die statistische Beweiskraft eines Zusammenhangs zwischen auslö-

sendem Faktor (hier die Arzneimittelexposition) und einem bestimmten Ereignis (therapeutischer Effekt, unerwünschte Arzneimittelwirkung u. a.) ausweist (s. Tab. 30.2).

Welche Methoden im Einzelfall zur Anwendung kommen sollen, wird dabei durch die Art der Fragestellung bestimmt und vorab durch das Studiendesign festgelegt, wobei die jeweilige Entscheidung nach dem aktuellen Stand des Wissens getroffen wird. Deshalb sollen zunächst die prinzipiellen Schritte eines pharmakoepidemiologischen Studiendesigns erläutert und nachfolgend die wichtigsten

Tab. 30.2: Methodenspektrum der Pharmakoepidemiologie und statistische Beweiskraft (in absteigender Rangfolge).

Experimentelle und quasi-experimentelle Methoden
☐ Randomisierte klinische Studien ☐ Quasi-Experimente/Interventionsstudien
Beobachtungsstudien
☐ Kohortenstudien ☐ Fall-Kontroll-Studien ☐ Querschnittsstudien ☐ Bevölkerungsbezogene Korrelationen
Einzelfallerfassung
☐ Spontanerfassung ☐ Intensivmonitoring ☐ Unkontrollierte Fallserien ☐ Krankheitsregister ☐ Kasuistiken/Anwendungsbeobachtungen
Studien zum Arzneimittelverbrauch und zur Arzneimittelanwendung
☐ Drug Utilization Studien (Makrolevel) ☐ Drug Utilization Review und Drug Utilization Evaluation (Mikrolevel)

Studienarten in bezug auf verschiedene inhaltliche Fragestellungen diskutiert werden.

30.2.1 Studiendesign

Pharmakoepidemiologische Studien folgen einem chronologischen Ablauf, der sich anhand einzelner Etappen strukturieren und beschreiben lässt.

Initiierung pharmakoepidemiologischer Studien

Impulse zur Planung und Durchführung pharmakoepidemiologischer Studien gehen aufgrund des hohen Aufwandes weniger von einem ideal-wissenschaftlichen Bestreben nach Systematisierung und Bewertung des Arzneimittelmarktes und der Pharmakotherapie aus, sondern werden häufig durch Signale initiiert, die aus unterschiedlichen Bereichen kommen können:

1. Im Bereich der medizinischen und pharmazeutischen Wissenschaften

☐ Einzelbeobachtungen im Rahmen der medizinischen und pharmazeutischen Betreuung

☐ Publikation von Kasuistiken und Anwendungsbeobachtungen.

2. Im Bereich der Behörden, der Wirtschaft und der Öffentlichkeit

☐ Kontinuierliche Auswertung der Spontanerfassung

☐ Behördliche Auflagen im Rahmen der Nachmarktbeobachtung

☐ Einleitung eines Stufenplanverfahrens

☐ Erzeugung eines gesundheitspolitischen Druckes über die Medien.

Ob derartige Signale registriert und in welcher Form sie umgesetzt werden, hängt von mehreren Faktoren ab, von denen die rechtlichen und die ökonomischen die stärksten Impulse geben. Zwar stehen zurzeit noch rechtliche Forderungen bzw. behördliche Auflagen bei der Planung pharmakoepidemiologischer Studien im Vordergrund, künftig ist aber zu erwarten, dass z. B. über eine wünschenswerte Produktdifferenzierung durch eine vergleichende Analyse des Nutzen-Risiko-Profils auch ökonomische Faktoren einen stärkeren Einfluss gewinnen.

Generierung von Hypothesen

Jede pharmakoepidemiologische Studie, sofern sie nicht als zunächst rein deskriptive Beobachtungsstudie angelegt ist, sollte von einer Hypothese ausgehen, die mit wissenschaftlichen Methoden nachgeprüft werden kann und deren Beantwortung dem Studienziel entspricht. Dabei muss unterschieden werden, welcher der folgenden Aspekte untersucht werden soll:

Pharmakoepidemiologie und Pharmakoökonomie

1. Das Arzneimittel selbst mit seinem Nutzen-Risi-ko-Profil im Vergleich zu anderen
Beispiel: Anzahl unerwünschter Ereignisse bei Cimetidin- und Ranitidin-Anwendern.

2. Die Merkmale der Arzneimittelanwender
Beispiel: Genetische Faktoren als Ursache für Omeprazol-Nebenwirkungsraten.

3. Der Einsatz (Verordnung) bzw. die Anwendung des Arzneimittels (Compliance)
Beispiel: Einfluss der Komedikation auf die Anzahl unerwünschter Ereignisse.

4. Die mit Arzneimitteln erzielbaren therapeutischen Ergebnisse
Beispiel: Heilungsraten verschiedener Arznei-stoffkombinationen bei der Eradikationstherapie des *Helicobacter-pylorus*-induzierten Ulcus.

Vom jeweiligen Schwerpunkt hängt es ab, welche Parameter und Bedingungen konstant gehalten, d. h. kontrolliert, werden müssen und welches Studiende-sign am besten geeignet ist. Ambitionierte, d. h. zu umfangreiche, Studien vermischen häufig die ge-nannten unterschiedlichen Ansätze, was gewöhnlich zu Problemen bei der Interpretation der Ergebnisse führt.

Formulierung der Endpunkte

Beweiskräftige pharmakoepidemiologische Studien setzen voraus, dass das angestrebte Studienziel qua-litativ eindeutig beschrieben und quantitativ be-stimmt werden kann. Derartige Endpunkte einer Stu-die werden auch „Outcomes" genannt (s. Kap. 32.1) und können grob in **primäre** (Heilungsraten, Raten unerwünschter Arzneimittelwirkungen usw.) bzw. **sekundäre Endpunkte** (z. B. Compliance) unter-schieden werden. Die Formulierung geeigneter, d. h. sowohl spezifischer als auch ausreichend sensitiver, Endpunkte ist stets das Ergebnis einer intensiven Auseinandersetzung mit dem jeweiligen Krankheits-bild und den (pharmakotherapeutischen) Behand-lungsmethoden, die den erreichten internationalen Stand des Wissens reflektieren muss. Die Endpunkte müssen in eindeutig geklärter Beziehung zum ange-strebten Studienziel stehen und zur Testung der auf-gestellten Hypothesen geeignet sein. Ohne eine zu diesem Zeitpunkt erfolgte Bestimmung der End-punkte ist es in der Regel nicht möglich, zweckmä-ßig strukturierte Dokumentationsbögen zu erarbei-ten, mit deren Hilfe die Primärdaten erfasst und für die nachfolgende statistische Auswertung zur Verfü-gung gestellt werden.

Wahl der Studienform

Während die Methoden der Einzelfallerfassung vor allem der Signalgenerierung dienen, werden ge-plante pharmakoepidemiologische Studien auf der Basis von Beobachtungsstudien oder experimentel-len bzw. quasi-experimentellen Ansätzen durchge-führt. Die konkrete Wahl der Studienform folgt da-bei einer Abwägung zwischen notwendiger statisti-scher Beweiskraft und vertretbarem Arbeits-, Zeit-und Kostenaufwand, der in der Regel mit dem Grad der Beweiskraft korreliert. Die einzelnen Studienfor-men werden in Kap. 30.2.2 erläutert.

Ein weiterer Aspekt, der die Festlegung der Stu-dienform beeinflusst, ist der Zeithorizont und der ak-tuelle Stand des Wissens bezüglich einer konkreten pharmakoepidemiologischen Fragestellung. Sind we-sentliche Zusammenhänge bereits durch bevölke-rungsbezogene Korrelationen oder Querschnittsstu-dien annähernd erkannt und wird die Hypothesenbil-dung durch Methoden der Einzelfallerfassung gestützt und in eine eindeutige Richtung gelenkt, wird man sich für kürzere Erhebungzeiträume und einen strin-genten Studienansatz entscheiden. Gleiches gilt, wenn in vertretbaren Zeiträumen aus bestimmten Gründen Informationen bereitgestellt werden müssen, die für gesundheits- oder sicherheitspolitische sowie ökonomische Entscheidungen benötigt werden. In diesen Fällen wird in der Regel eine Fall-Kontroll-Studie durchgeführt und die Beweiskraft der Ergeb-nisse über die statistische Auswertung beurteilt.

Dokumentationsbögen und Studienablauf

Da die Dokumentation individueller Primärdaten die Grundvoraussetzung für eine erfolgreiche Studien-auswertung darstellt, muss auf die Erarbeitung der Datenerfassungsbögen größte Sorgfalt gelegt wer-den. Der Detailliertheitsgrad der **unabhängigen Va-riablen** (z. B. soziodemographische Merkmale der einbezogenen Individuen) wird dabei im Wesent-lichen durch die auf der Hypothese basierende Er-wartung an die zu gewinnenden Aussagen bestimmt, während die **abhängigen Variablen** so selektiert und strukturiert werden müssen, dass sie in der Zu-sammenschau die angestrebten Ergebnisse (out-comes) statistisch belegen. Einzeldaten, die keinen plausiblen Bezug zur Hypothese oder den erwarteten Ergebnissen haben, sind im Prinzip verzichtbar. Dies vorab zu entscheiden, ist jedoch nicht immer mög-lich.

Datenerfassungsbögen, insbesondere Fragebögen, müssen so aufgebaut sein, dass die Dokumentation der Primärdaten einheitlich und eindeutig erfolgen kann, um die Zahl der „missing values" (fehlende Daten) möglichst gering zu halten. Dies gilt insbesondere dann, wenn mehrere Studienleiter mit der Datenaufnahme betraut oder die Bögen durch die Probanden selbst auszufüllen sind. Geschlossene Fragen erfüllen diese Forderung in der Regel, offene führen mitunter zu qualitativ neuen Aussagen, die jedoch nicht immer statistisch ausgewertet werden können. Außerdem bedeuten sie einen zusätzlichen beträchtlichen Aufwand bei der Eingabe und Auswertung der Primärdaten. Einfache **Ja-Nein-Antworten** haben in der Regel die höchste Erfolgsquote bei der Beantwortung, während selbst vergleichsweise unkomplizierte **Rating-Aufgaben**, z. B. die Entscheidung über eine Rangfolge einzelner Statements, häufig durch die Probanden nicht in der gewünschten Weise gelöst werden. Ein mehrfacher Wechsel zwischen verschiedenen Abfragearten (Ja/Nein, offene und geschlossene Fragen, unterschiedliche Rating-Muster) sollte deshalb nach Möglichkeit vermieden werden, um die Fehler gering und die Zahl der auswertbaren Datenbögen akzeptabel zu halten.

Um derartige Fehlerquellen möglichst vorab zu erkennen, müssen Datenerfassungsbögen möglichst in mehreren **Pilotstudien** getestet und gegebenenfalls vor dem eigentlichen Studienbeginn korrigiert werden. Aufwendigere Verfahren wie die **Validierung** von Fragebögen können an dieser Stelle nicht besprochen werden und erfordern einen hohen Zeitaufwand, der bei konkreten Studien gewöhnlich nicht zur Verfügung steht. Aus diesem Grunde wird häufig auf standardisierte und bereits validierte Fragebögen zurückgegriffen, die ggf. für das eigene Studiendesign ergänzt werden können (s. Kap. 32.2).

Ein- und Ausschlusskriterien

Die Festlegung von Ein- und Ausschlusskriterien für die in eine Studie einzubeziehenden Probanden verfolgt zwei Ziele: Zum einen muss gesichert werden, dass die erforderlichen Basisdaten zur Beurteilung einer vorliegenden Assoziation zwischen zwei Ereignissen, z. B. der Exposition mit einem Arzneimittel und der späteren Ausbildung unerwünschter Arzneimittelwirkungen, zweifelsfrei und ohne Verzerrung durch systematische (**Bias**) oder zufällige Störfaktoren (**Confounder**) erfolgen kann (s. auch Kap. 30.2.3). Zum anderen sollte mit Blick auf den beträchtlichen Aufwand bei der Datenerfassung und -auswertung versucht werden, die Zahl und den Umfang der jeweiligen Datensätze in einer praktikablen Größe zu halten.

Die Formulierung von relativ engen Ein- und Ausschlusskriterien kann jedoch selbst schon die Ergebnisse verzerren oder zumindest ihre Interpretation erschweren, wenn beispielsweise systematisch bestimmte Risikogruppen vorab bevorzugt ein- oder grundsätzlich ausgeschlossen werden (sog. Selektionsbias). Insofern wäre für eher breite Einschlusskriterien zu plädieren, wobei Merkmale der Individuen, die sich im Nachhinein als Einflussfaktor erwiesen könnten, unbedingt miterfasst werden müssten.

Studienbegleitung

Da die meisten pharmakoepidemiologischen Studien über einen längeren Zeitraum angelegt sind und mitunter mehrere Jahre umfassen, ist eine kontinuierliche Studienbegleitung zur Qualitätssicherung der Datenerfassung unerlässlich. In der Verantwortung des Studienzentrums liegend, beginnt sie mit der Einweisung der Studienleiter, die die Datenerfassung vor Ort vornehmen und erstreckt sich über den gesamten Zeitraum der Datenerfassung sowie die computertechnische Vorbereitung der Dateneingabe (Nutzung einheitlicher Softwareprogramme, sofern die Eingabe bereits durch unterschiedliche Studienzentren erfolgt).

Parallel dazu muss häufig auch eine Motivation der Studienleiter und -teilnehmer erfolgen, da das Interesse an den wissenschaftlichen Fragestellungen einer Studie abzunehmen scheint, je länger die Studie dauert und je höher der Arbeitsaufwand neben den eigentlichen Routinearbeiten ist. Dieser Fakt sollte bereits durch das Studiendesign berücksichtigt werden, indem beispielsweise die Zahl bloßer Wiederholungsbefragungen auf das unbedingt notwendige Maß zur Ergebnisbeurteilung beschränkt bleibt bzw. die Datenerfassung selbst, wo immer möglich, in den Routineprozess integriert wird.

Studienauswertung und -interpretation

Die Auswertung der Studiendaten und die Interpretation der erhaltenen Ergebnisse ist in der Regel der Teil einer Studie, der auch (fach)öffentlich zur Kenntnis genommen wird und nicht selten zu weitreichenden Konsequenzen führt, wenn sowohl Fachkreise als auch Laien verunsichert werden. Beim gegenwärtigen Entwicklungsstand des in der Pharmakoepidemiologie eingesetzten methodischen Instrumentariums und eingedenk der Tatsache, dass die zu untersuchenden Zusammenhänge in der Regel komplexer Natur und im statistischen Sinne außerordentlich störanfällig sind, entbrennt gewöhnlich nach der Publikation von Studienergebnissen ein intensiver

Pharmakoepidemiologie und Pharmakoökonomie

Streit über die eingesetzten Methoden und ihre Eignung für die konkreten Fragestellungen.

Die Entscheidung darüber, welche Auswerteroutinen aus einer Vielzahl von prinzipiell verfügbaren statistischen Methoden verwendet werden sollen, setzt einschlägige Erfahrung voraus und ist nach Möglichkeit unter Einbeziehung von Biometrikern zu treffen, die ihrerseits über Kenntnisse in der Pharmakoepidemiologie verfügen sollten. Inwieweit neben den univariaten Auswerteverfahren wie Häufigkeitsverteilungen und einfachen Korrelations- und Regressionsanalysen auch Techniken der multivariaten statistischen Analyse zum Einsatz kommen, hängt nicht nur von der Art der Fragestellung ab, sondern auch der Art der verfügbaren Daten, der Struktur der Variablen und der gewählten Studienform.

30.2.2 Studienformen

Die unmittelbare Entscheidung über die einzusetzende Studienform wird in der Regel ein Konsens sein, der die unterschiedlichen Überlegungen berücksichtigt und wichtet, wobei unter wissenschaftlichen Aspekten gewöhnlich der statistischen Beweiskraft der Vorrang gegeben wird. Aus diesem Grunde sollen im Folgenden die wichtigsten Studienformen nach zunehmender Beweiskraft kurz dargestellt und gegebenenfalls auf weiterführende Literatur verwiesen werden.

Methoden zur Generierung von Risikosignalen

Da pharmakoepidemiologische Studien nicht routinemäßig durchgeführt werden können, ist es wichtig, über Instrumente zu verfügen, die ein Erkennen von möglichen Risikosignalen möglichst ohne Zeitverzug gestatten. Dazu haben sich unter den Anforderungen einer erhöhten Arzneimittelsicherheit und einem gestiegenen öffentlichen Interesse an tangierenden Fragestellungen verschiedene Methoden etabliert, deren Ergebnisse unterschiedlich zu bewerten sind.

Kasuistiken: Als zunächst unsystematischer Ansatz kann die Auswertung von so genannten Kasuistiken betrachtet werden, in denen Anwendungsbeobachtungen an einzelnen Patienten beschrieben und in einschlägigen Fachzeitschriften veröffentlicht werden. Ob und wann sich ein Arzt zu einer Publikation entsprechender Beobachtungen entscheidet, hängt von unterschiedlichen Faktoren ab, die ihrerseits

eine Bewertung der Relevanz solcher Informationen limitieren. Dennoch können wichtige Hinweise auf das Vorliegen möglicher Risiken gewonnen werden, insbesondere bei einem Abgleich der internationalen Fachliteratur. Sofern die Möglichkeit besteht, annähernd die Zahl der exponierten Personen oder zumindest den Verbrauchsumfang zu bestimmen, kann darüber hinaus auch das Risikopotential unterschiedlicher Arzneimittel vergleichend betrachtet werden.

Spontanerfassung: Der an die zuständigen Arzneimittelkontrollbehörden erteilte Auftrag zur systematischen Erfassung von unerwünschten Arzneimittelwirkungen ist eine direkte Konsequenz der Ereignisse um das Thalidomid, die in den einzelnen Ländern sowohl hinsichtlich der Organisation als auch des Zeitrahmens unterschiedlich umgesetzt wurde. Spontanerfassungssysteme werden ausführlich in Kap. 11.4.2 behandelt.

Intensivmonitoring, unkontrollierte Fallserien und Krankheitsregister: Rückblickend betrachtet haben sich als Vorläufer der heutigen Spontanerfassungssysteme verschiedene Formen der Datensammlung etabliert, die vorrangig krankheitsbezogen angelegt wurden, entsprechende Fallberichte in mehr oder weniger systematisierter Form erfasst haben und nur zum Teil weitergeführt worden sind. Dazu gehören zum Beispiel Krebsregister und Register über angeborene Neubildungen, die hier nur der Vollständigkeit halber erwähnt werden sollen.

Epidemiologische Beobachtungsstudien

Beobachtungsstudien, die aus dem Vergleich ähnlicher Merkmale auf eine gemeinsame Ursache zu schließen versuchen, gehen bis in das 17. Jahrhundert zurück. Sie konzentrierten sich zunächst auf die Ursachenerforschung von Infektionskrankheiten (Masern, Peter Ludwig Panum 1847; Cholera, John Snow 1855). Die so genannte Seuchenepidemiologie hat daher den inhaltlichen Ansatz der Epidemiologie lange Zeit bestimmt und die Methodenentwicklung in eine bestimmte Richtung geführt, die erst später auf andere Fragestellungen, die z. B. bei der Anwendung von Arzneimitteln auftreten, übertragen wurde. Eine Systematisierung der Studienansätze und der Studienplanung nach der Art ihres Herangehens (deskriptiv oder analytisch), der Richtung der Untersuchung (retrospektiv oder prospektiv), des eigentlichen Studienansatzes (Querschnitts-, Fallkontroll, Kohortenstudien usw.) und eine Bewertung hinsichtlich ihrer Beweiskraft wurde erst später vorgenommen und hat sich heute in der Fachliteratur durchgesetzt. Dabei muss stets berücksichtigt werden, dass der pharmakoepidemiologische Ansatz keine Einzelfallbewertung anstrebt, sondern eine Risikobewertung für die Gesamtbevölkerung darstellt, soweit sie durch die jeweilige Stichprobe abgebildet wird.

Da es bei pharmakoepidemiologischen Studien vor allem um die Beurteilung der Stärke einer Assoziation zwischen einem Ereignis und einem bestimmten Ergebnis sowie um die Schätzung eines Risikos bzw. einer Risikodifferenz geht, sind in der Vergangenheit einige methodische Verfahren und

Vorgehensweisen entwickelt worden, die im Prinzip auch auf die Nutzenbewertung übertragbar sind. Relativ unabhängig vom statistisch geführten Nachweis einer Assoziation sollte zunächst nach erklärbaren sachlogischen Zusammenhängen zwischen Ereignis und möglicher Ursache gesucht werden (s. Abb. 30.2).

Für Beobachtungsstudien haben Bradford und Hill Kriterien formuliert, die für die qualitative Bewertung eines solchen Zusammenhangs herangezogen werden können (s. Kasten).

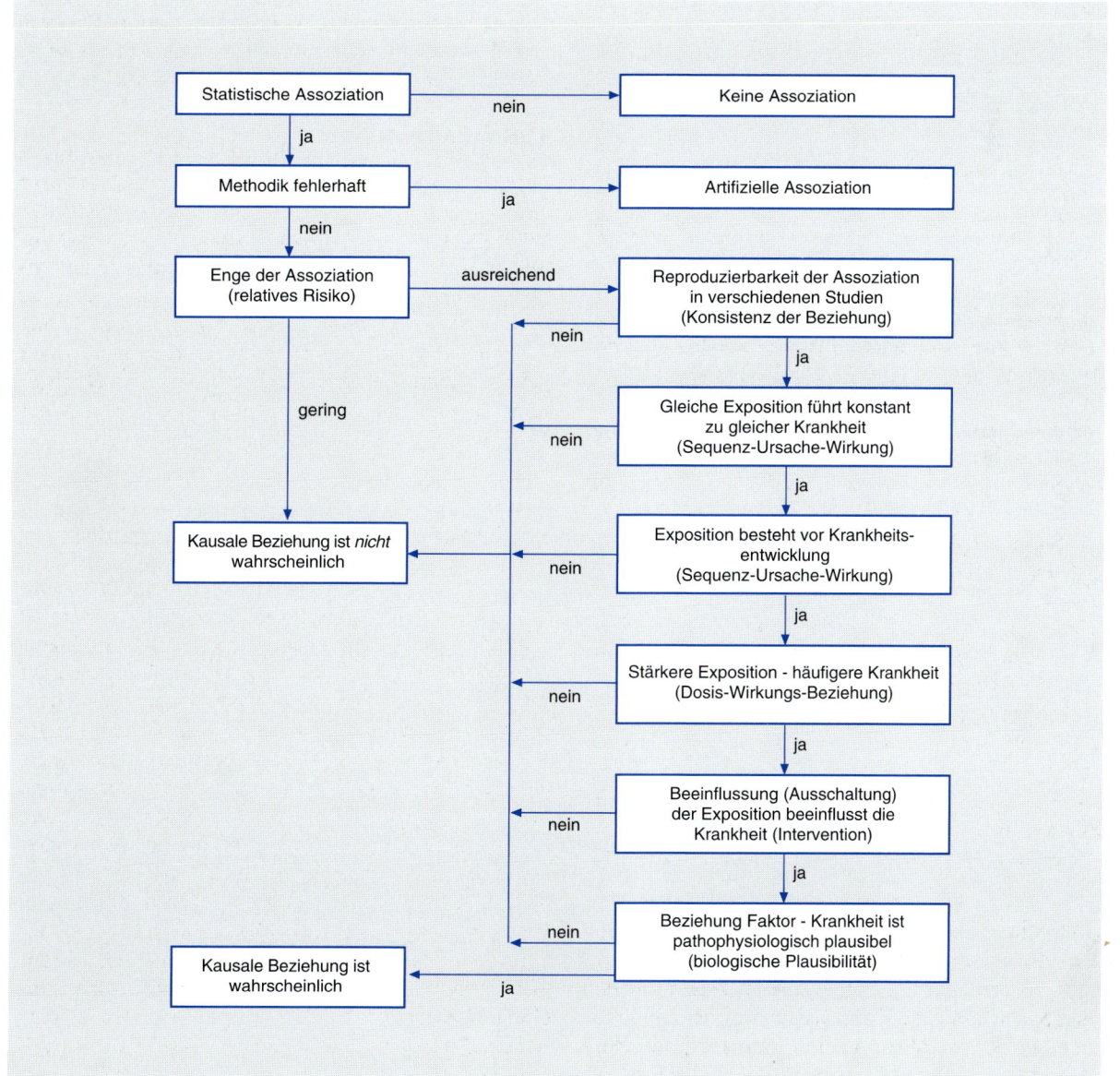

Abb. 30.2: Zur Differenzierung von Assoziation und Kausalität zwischen auslösendem Faktor und beobachtetem Ereignis (nach Heinemann und Sinnecker 1994).

Bradford-Hill-Kriterien zur Klärung eines Zusammenhangs zwischen Risiko bzw. Ereignis und möglicher Ursache

1. **Experiment**
   Das Experiment liefert den überzeugendsten Beweis für das Vorliegen einer Kausalität.

2. **Stärke der Assoziation**
   Eine Assoziation ist umso stärker, je größer das relative Risiko der Exponierten gegenüber dem der Nicht-Exponierten ist.

3. **Konsistenz**
   Der wiederholte Nachweis von statistisch berechneten Zusammenhängen bei unterschiedlichen Studienansätzen und in verschiedenen Regionen.

4. **Spezifität**
   Die Beschränkung der statistischen Assoziation auf eine bestimmte Art der Exposition und ein bestimmtes Organsystem und/oder Krankheitsbild.

5. **Zeitbedingtheit**
   Zeitlich stimmige Reihenfolge der Ereignisse von der Exposition mit der mutmaßlichen Ursache bis zum Auftreten des zu erwartenden Effektes (Endpunkt).

6. **Dosis-Wirkungs-Beziehung**
   Zusammenhang zwischen einem erhöhten Risiko oder dem Schweregrad einer Erkrankung und der erhöhten Intensität oder Dauer der Exposition mit dem mutmaßlich ursächlichen Faktor.

7. **Biologische Plausibilität**
   Übereinstimmung mit dem gegenwärtigen Verständnis der Reaktionen von Zellen, Geweben, Organen und Organismen auf externe Reize.

8. **Kohärenz**
   Logischer Zusammenhang und Übereinstimmung mit dem gegenwärtigen Verständnis der natürlichen Krankheitsgeschichte und ihres Verlaufes.

9. **Analogie**
   Folgerung und Bestätigung durch Analogieschlüsse bei vergleichbarer Beweislage.

Bevölkerungsbezogene Korrelation: Bei bevölkerungsbezogenen Korrelationen werden bereits verfügbare Daten, die zum Teil aggregiert sind und nicht mehr auf das einzelne Individuum zurückgeführt werden können, wie zum Beispiel Arzneimittelverbrauchsdaten, zu beobachteten Merkmalen, zum Beispiel Erkrankungshäufigkeiten, in Beziehung gesetzt und die berechneten Korrelationen in ihrer zeitlichen Entwicklung bewertet. Da die untersuchten Assoziationen häufig multifaktoriell sind, können die Ergebnisse sowohl falsch negativ als auch falsch positiv sein. Diese Aussage lässt sich bei entsprechender Datenlage durch Anwendung von multivariaten statistischen Methoden einschränken. Dennoch sind bevölkerungsbezogene Korrelationen, die gewöhnlich von einem sachlogisch begründbaren Verdacht ausgehen, geeignet, zur weiteren Hypothesengenerierung beizutragen bzw. den vermuteten Verdacht zu erhärten und werden daher zur Begründung für die Durchführung aufwändigerer Prüfungen herangezogen.

Beispiele: Bevölkerungsbezogene Korrelationen

Beispiele für eine solche deskriptive und in der Regel retrospektive Vorgehensweise sind die Untersuchung eines möglichen Zusammenhangs zwischen dem Verbrauch an psychoaktiven Arzneimitteln und der Zahl der Verkehrsunfälle, die durch verminderte Aufmerksamkeit verursacht wurden, oder zwischen dem Verbrauch an β-Sympathomimetika und der Zahl der Todesfälle unter Asthmatikern.

Querschnittsstudien: Querschnittsstudien sind Momentaufnahmen, die zu einem gegebenen Zeitpunkt einen vermuteten Zusammenhang zwischen Ereignis und Merkmal in einer Stichprobe der Durchschnittsbevölkerung bewerten sollen. Dies setzt voraus, dass das Ereignis, z. B. die Anwendung eines bestimmten Arzneimittels, und die Merkmalsausprägung, z. B. das Auftreten einer bestimmten unerwünschten Wirkung oder eines bestimmten Nutzeffektes, in relativ engem zeitlichen Zusammenhang stehen. Bei der Beantwortung entsprechender Fragestellungen kann prinzipiell von beiden Seiten herangegangen werden: Entweder werden Personen erfasst, die mit dem betreffenden Arzneimittel exponiert waren, und anschließend die Häufigkeit bestimmt, mit der eine oder mehrere unerwünschte Arzneimittelwirkungen aufgetreten sind, oder es werden zunächst diejenigen Personen selektiert, die eine ganz bestimmte, und in diesem Fall gut definierte, unerwünschte Arzneimittelwirkung ausgebildet haben, und im zweiten Schritt nach einer möglichen Exposition mit dem angeschuldigten Arzneimittel gefahndet. Der Vergleich der nach beiden Vorgehensweisen gefundenen Prävalenzen würde zusätzlichen Aufschluss über das Vorliegen einer Assoziation geben, wobei bedacht werden muss, dass Bias-Faktoren (s. Kap. 30.2.3) in unterschiedlicher Weise Einfluss genommen haben können und das Ergebnis in systematischer oder zufälliger Weise verzerrt haben. Dazu zählen:

☐ Compliance

☐ Erinnerungsvermögen an eine erfolgte Arzneimittelanwendung (sog. Recall-Bias)

☐ Grunderkrankungen

☐ Prä- oder Begleitmedikationen

☐ Ernährungsgewohnheiten

☐ Lebensumstände.

Aus diesem Grunde ist die statistische Beweiskraft von Querschnittsanalysen eher gering einzuschätzen. Wie die bevölkerungsbezogenen Korrelationen dienen sie deshalb ebenfalls vorrangig der Generierung bzw. Stützung von Hypothesen, die sich auf einen engen zeitlichen Zusammenhang zwischen möglicher Ursache und beobachtetem Ergebnis beziehen.

Fall-Kontroll-Studien: Hier wird der Schritt von der rein deskriptiven zur analytischen Beobachtungsstudie vollzogen. Dabei wird in der Regel von einer Sammlung von Erkrankungsfällen, auch arzneimittelinduzierten Erkrankungen, oder einer zufällig daraus ausgewählten Stichprobe ausgegangen und diesen „Fällen" eine oder mehrere Kontrollen aus der Normalbevölkerung zugeordnet, die diese Erkrankung bzw. ihre Symptome nicht aufweisen. Anschließend analysiert man retrospektiv, ob und in welchem Ausmaß sich die Exposition mit einem bestimmten Risikofaktor in den Gruppen der Fälle und Kontrollen unterscheidet. Um diesen Zusammenhang quantitativ zu bewerten, wird ein Quotenquotient, das **Odds Ratio**, berechnet, wobei die Assoziation umso stärker ist, je größer das relative Risiko der Exponierten gegenüber dem der Nicht-Exponierten ist (vgl. Kap. 30.2.4). Sofern im Expositionsprofil mehrere Expositionsfaktoren erfasst worden sind, kann die Auswertung mit Hilfe multivariater statistischer Methoden durchgeführt und die Belastbarkeit der Ergebnisse verbessert werden. Führt man Fall-Kontroll-Studien innerhalb einer Kohorte (gut definierte Personengruppe) mit einem größeren Anteil an exponierten Personen durch, werden sie als **„genestete" Fall-Kontroll-Studien** bezeichnet, die eine Reduzierung des Aufwandes für die Selektion von geeigneten Patienten und die anschließende Datenaufbereitung mit sich bringen.

Kohortenstudien: Kohortenstudien dienen zur Untersuchung von Personengruppen über einen bestimmten Zeitraum (**Longitudinal- oder Längsschnittuntersuchung**) und in bestimmten zeitlichen Abständen (**Follow-up**), um das Auftreten einer Krankheit oder die Ausprägung von unerwünschten Arzneimittelwirkungen in ihrer zeitlichen Entwicklung personenbezogen verfolgen zu können. Bei beobachteter Merkmalsausprägung (Krankheit oder unerwünschte Wirkung) wird die Exposition mit einem in Frage kommenden Risikofaktor **retrospektiv** ermittelt. Anschließend werden die Inzidenzraten

bei Exponierten und Nichtexponierten bestimmt und zueinander in Beziehung gesetzt. Bei **prospektiven** Kohortenstudien wird hingegen eine größere Personengruppe erfasst, die in einer bestimmten Weise exponiert war, und anschließend über einen längeren Zeitraum verfolgt, ob ein zuvor definiertes Merkmal ausgebildet wird, bei dem ein kausaler Zusammenhang zur Exposition unterstellt wird (s. Abb. 30.3). Die statistische Beweiskraft nimmt zu, wenn darüber hinaus eine oder mehrere Kontrollkohorten in gleicher Weise untersucht werden können (**kontrollierte Kohortenstudie**). Sofern vollständige Dokumentationen über eine stattgefundene Exposition mit einem bestimmten Risikofaktor vorliegen, können Kohortenstudien auch mit retrospektivem Ausgangspunkt als so genannte **historische Kohortenstudien** durchgeführt werden.

Grundsätzlich haben Kohortenstudien, die von einer Exposition ausgehen, mehrere **Endpunkte**, die in der Ausbildung einer Erkrankung oder der Ausprägung unterschiedlicher anderer Merkmale, z.B. unerwünschter Arzneimittelwirkungen, bestehen können und entsprechend dokumentiert werden müssen. Diese Endpunkte werden bereits zu Studienbeginn formuliert und Festlegungen zu ihrer Erfassung getroffen. Gleichzeitig muss gesichert werden, dass die zu erfassenden Endpunkte, sofern es sich um häufig vorkommende Merkmale handelt, bei einbezogenen Probanden nicht schon zu Studienbeginn vorliegen (Ausschlusskriterium).

Den Vorteilen der Kohortenstudie hinsichtlich der statistischen Beweiskraft und der relativ guten Kontrollierbarkeit von Bias und Confoundern (s. Kap. 30.2.3) stehen eine Reihe von Nachteilen gegenüber, die die Durchführbarkeit limitieren: Kohortenstudien sind zeitaufwendig und teuer, die Kohortenpopulation ist stets von „Ausfällen" (drop outs) bedroht, mit verwertbaren Ergebnissen ist nur bei langfristigen Studien zu rechnen, wobei die Hypothesen (mit Ausnahme der historischen Kohortenstudie) jedoch schon zu Studienbeginn formuliert sein müssen. Außerdem sind sie generell unzweckmäßig bei seltenen Erkrankungen oder Merkmalsausprägungen.

Beispiel: Kohortenstudie

Das klassische Beispiel einer Kohortenstudie ist die von Doll und Hill Anfang der 50er Jahre durchgeführte Untersuchung zur Mortalität britischer Ärzte in Zusammenhang mit ihren Rauchgewohnheiten, die auch die Erforschung der Risikofaktoren der Herz-Kreislauferkrankungen beeinflusst hat.

Quasi-experimentelle Studien/Interventionsstudien: Studien mit einem experimentellen Ansatz sind, sofern die Zufallsverteilung (Randomisierung)

Pharmakoepidemiologie und Pharmakoökonomie

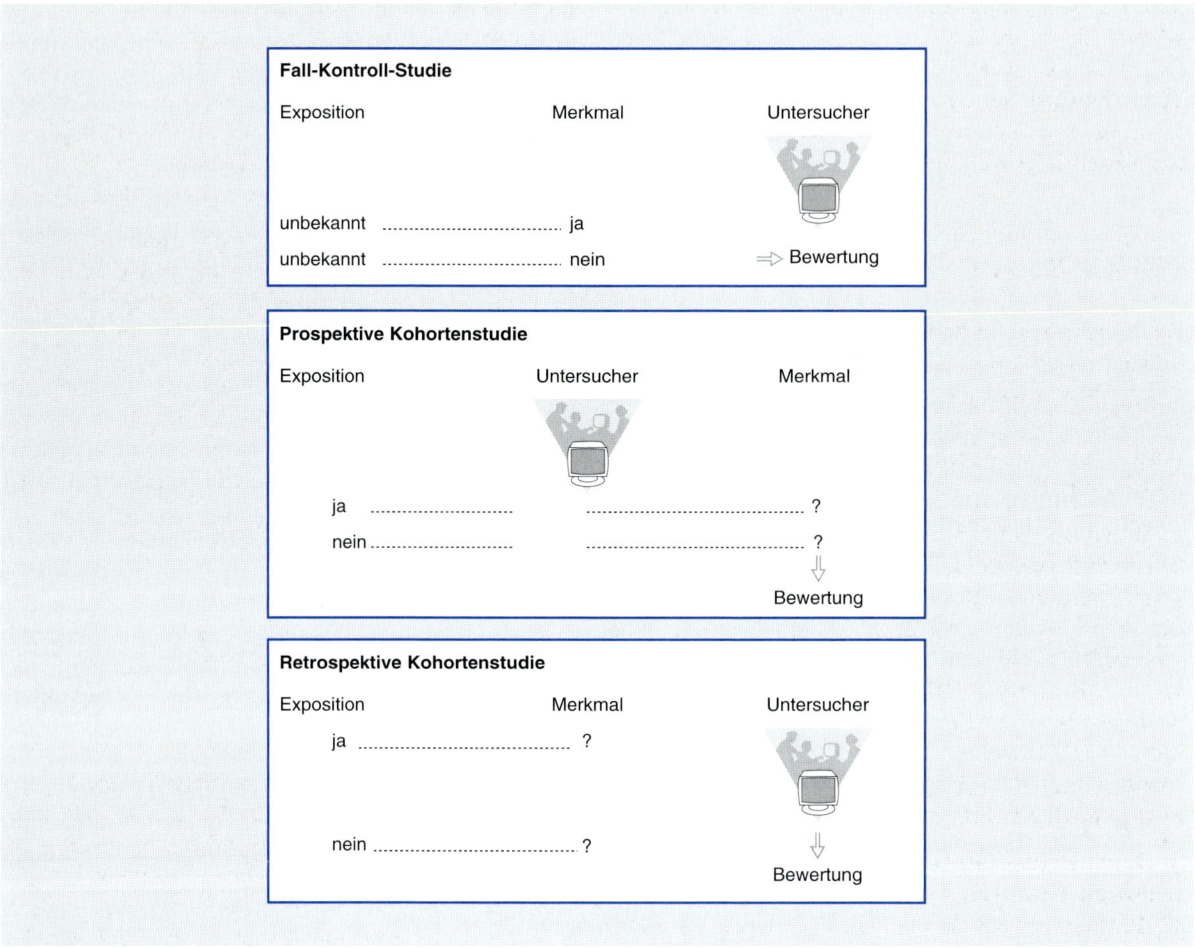

Abb. 30.3: Fragestellung und Position des Untersuchers bei ausgewählten pharmakoepidemiologischen Studien (nach Hennekes und Buring 1987).

nicht wie beispielsweise in der klinischen Prüfung durch den Untersucher erfolgt, nach epidemiologischen Kriterien als Beobachtungsstudien zu werten und werden deshalb als quasi-experimentelle Studien bezeichnet. Ein typisches Beispiel für einen derartigen methodischen Ansatz ist der Vorher-Nachher-Vergleich, bei dem die zuvor bestimmten und gut messbaren Endpunkte vor und nach Behandlungsbeginn erfasst und anschließend miteinander verglichen werden. Diese Form des Vergleiches ist besonders dann geeignet, wenn die erwarteten Behandlungseffekte in engem zeitlichen Zusammenhang mit der erfolgten Behandlung auftreten, z. B. bei der Behandlung von Iodmangelerscheinungen mit iodiertem Speisesalz. Bei nur langfristig erkennbaren Zusammenhängen zwischen der Exposition mit Risikofaktoren und dem Krankheitsverlauf, wie etwa bei der Bluthochdruckerkrankung, sind hingegen nur verwertbare Ergebnisse zu erwarten, wenn man den Studienansatz als Interventionsstudie mit

entsprechenden Kontrollgruppen durchführt. Da auch hier mit multifaktoriellen Einflüssen zu rech-

Studie mit experimentellem Ansatz

Am besten erfüllt wird der Experimentalcharakter eines Studiendesigns bei der **randomisierten kontrollierten klinischen Studie** (Randomized Clinical Trial), die nach einem vorher festgelegten Prüfplan vorgeht, Ein- und Ausschlusskriterien für die einzubeziehenden Probanden formuliert und die Endpunkte bestimmt (s. Kap. 10). Obwohl die Bedingungen für die klinische Prüfung relativ gut kontrollierbar und damit auch der Einfluss möglicher Störgrößen quantitativ bestimmbar und zum Teil sogar auszuschließen ist, gelten die inhaltlichen Einschränkungen einer klinischen Studie (zu geringe Probandenzahl, enge Ein- und Ausschlusskriterien, zu kurze Beobachtungsdauer, keine Berücksichtigung der Art und Weise, wie die Routineanwendung von Arzneimitteln in der Durchschnittsbevölkerung erfolgt) als wichtige Begründung für die Notwendigkeit von pharmakoepidemiologischen Studien.

nen ist, sind Interventionsstudien außerordentlich störanfällig gegenüber systematischen Verzerrungen (Bias) sowie zufälligen Störgrößen (Confounder), deren Einfluss bei einer Zufallsverteilung auf Interventions- und Kontrollgruppe jedoch weitestgehend zurückgedrängt werden kann.

30.2.3 Bias und Confounder

Die Ergebnisse pharmakoepidemiologischer Studien können durch systematische Fehler (**Bias**) oder zufällige Störgrößen (**Confounder**) verzerrt werden. Prinzipiell ergeben sich drei verschiedene Ansatzpunkte, um den Einfluss derartiger Störgrößen zurückzudrängen:

1. Durch ein Studiendesign, das eine **Zufallsverteilung** der Personen vorsieht, die in die Studie einbezogen werden, so dass auch die zufälligen Störgrößen annähernd gleichmäßig verteilt werden. Eine weitere Möglichkeit wäre die **Paarbildung** von Fällen und Kontrollen (Matching) nach vorgegebenen Kriterien bzw. Merkmalen, die eine Vergleichbarkeit auf individueller Ebene erlaubt. Typische Confounder sind das Geschlecht, das Alter sowie im Prinzip alle demographischen Faktoren.

2. Durch **Erfassung eines möglichst breiten Spektrums an Faktoren**, von denen man annimmt, dass sie Einfluss auf das Studienergebnis haben könnten. Solche Faktoren betreffen häufig Begleitumstände, die sich aus der individuellen Krankheitssituation der Probanden (z. B. Vorgeschichte, Begleitmedikation, aber auch die Enzymausstattung oder eine allergische Reaktionsbereitschaft) oder aus den unmittelbaren Lebensumständen (z. B. sozialer Status, Ess-, Rauch- und Trinkgewohnheiten) ergeben. Sind diese Informationen im Verlaufe der Studiendurchführung nicht erhoben und dokumentiert worden, lassen sie sich im nachhinein meistens nicht mehr oder nur mit einem unvertretbar hohen Aufwand erfassen.

3. Durch eine **geeignete Auswerteroutine**, indem die vorhandenen Daten nach vorgegebenen Kriterien, z. B. Geschlecht oder Alterszugehörigkeit, geschichtet werden (Stratifikation) oder eine Paarbildung nach dem Zufallsprinzip vorgenommen wird. Allerdings gilt diese Aussage nur für die Confounder, da systematische Fehler durch die statistische Auswertung nicht mehr korrigiert werden können. Außerdem kann versucht werden, die Einflussintensität der Störgrößen bei der Interpretation der Ergebnisse abzuschätzen. Dass, und vor allem welche, Störgrößen hätten berücksichtigt werden müssen, erkennt man häufig erst während der Auswertungsphase von pharmakoepidemiologischen Studien. Da eine Korrektur im vorgenannten Sinne in der Regel nicht mehr möglich ist, gehört es zum wissenschaftlichen Standard, die vernachlässigten Störgrößen zu benennen, qualitativ zu beschreiben und – sofern möglich – ihren Einfluss quantitativ abzuschätzen.

Der Effekt von Störgrößen kann sowohl eine nicht vorhandene Assoziation vortäuschen als auch eine vorhandene verschleiern. In der Literatur sind inzwischen eine Reihe von Bias und Confoundern beschrieben worden, von denen die wichtigsten in Tab. 30.3 zusammengefasst sind.

Inwieweit die genannten Störgrößen für eine geplante Studie oder für die Bewertung vorgelegter Studienergebnisse relevant sein können oder nicht, hängt von der konkreten Fragestellung ab und muss für den Einzelfall geprüft werden.

30.2.4 Risikomaße und Risikoschätzung

Für die quantitative Bestimmung des bereits mehrfach erwähnten Risikos, ein bestimmtes Merkmal – zum Beispiel eine unerwünschte Arzneimittelwirkung – auszuprägen, werden verschiedene **Risikomaße** benutzt, deren spezifischer Aussagewert unbedingt bei der Interpretation der Ergebnisse berücksichtigt und zum möglicherweise vorliegenden Grundrisiko ins Verhältnis gesetzt werden muss.

Risikomaße beschreiben die Wahrscheinlichkeit, mit der ein bestimmtes Ereignis in einer Population auftritt, wobei der jeweils ermittelte Wert auch im historischen Sinn zeitabhängig ist, weil die Risikoschätzung immer auf der Basis bereits vorliegender epidemiologischer Erkenntnisse erfolgt, die ihrerseits ständig hinsichtlich ihrer Aktualität überprüft werden müssen. Da die Risikoausprägung in der Regel das Resultat eines multifaktoriellen Prozesses ist, sind Risikoschätzungen immer nur Annäherungen an die realen Sachverhalte, die sie abbilden sollen.

Für die Definition von etablierten Risikomaßen gibt es eine Reihe von Vereinbarungen, die in der öffentlichen Diskussion häufig nur unzureichend berücksichtigt werden:

1. Absolutes Risiko

$$\text{Absolutes Risiko} = \frac{\text{Zahl der (beobachteten) Fälle}}{10\,000\ \text{Personen und Jahr}}$$

$$(\text{Gl. 30.1})$$

Die beobachteten „Fälle" können sich dabei sowohl als Erkrankungen, einzelne Symptome oder auch

Tab. 30.3: Auswahl systematischer Fehler (Bias) und zufälliger Störgrößen (Confounder) bei pharmakoepidemiologischen Studien.

Bias	
Selektionsbias	Merkmalsabweichungen der Probandenpopulation von der Durchschnittsbevölkerung oder Zielpopulation Von besonderer Bedeutung bei der Probandenrekrutierung (Selbstselektion auf der Basis einer freiwilligen Teilnahme impliziert häufig bereits einen Selektionsbias)
Beobachtungsbias	Ungleichheit der Erfassungsmethoden für mehrere Studiengruppen oder durch mehrere Studienleiter Von besonderer Bedeutung während der Studiendurchführung und -begleitung durch das Studienzentrum
Recallbias	Unvermögen der Probanden, sich an die zu erfassenden Merkmale (z.B. Anwendung eines konkreten Arzneimittels) zweifelsfrei zu erinnern Von besonderer Bedeutung bei der Primärdatenerfassung. Kann in den Beobachtungsbias eingehen
Publikationsbias	Sonderform des Informationsbias (wie auch der Recallbias), der die Aufmerksamkeit selektiv auf bestimmte, öffentlich stark diskutierte Sachverhalte oder Merkmale lenkt und gleichzeitig andere vernachlässigt Auch als Unterdrückung negativer Studienergebnisse, die insbesondere für Meta-Analysen von Bedeutung sind
Zeitbedingter Bias	Alle Formen zeitabhängiger Effekte, z.B. bei Longitudinalstudien durch Drop-out-Probanden, aber auch bei zeitlichen Unterschieden bis zum Eintreten eines bestimmten Zielereignisses (Endpunkt)
Confounder	
Probandenbezogene Confounder	Störgrößen, die auf interindividuellen Merkmalen basieren und unabhängig von der Einflussgröße einen eigenen Effekt auf die Wirkungsgröße ausüben, aber nicht zu einem Bias führen Von besonderer Bedeutung bei der Studienplanung und Auswertung Beispiele sind Alter und Geschlecht, Grunderkrankungen, Begleitmedikation usw.
Merkmalsbezogene Confounder	Unvollständige oder anderweitig unzureichende Datenerhebung zu einzelnen Merkmalen Von Bedeutung in allen Studienphasen Beispiele sind die Nichterfassung der Dosierung, des Dosierungsverlaufs oder der Expositionszeit

andere Merkmalsausprägungen, z.B. unerwünschte Arzneimittelwirkungen, darstellen. Im engeren Sinne kann eine Risikoabschätzung nur im Rahmen von Longitudinalstudien (Längsschnittstudien) erfolgen, die einen definierten Zeitraum erfassen, während sie für Querschnittsstudien zu einem bestimmten Zeitpunkt nur dann zulässig sind, wenn die Beziehung zwischen **Inzidenz** (Zahl der neuaufgetretenen Fälle pro definierter Zeiteinheit) und der **Prävalenz** (Zahl der Fälle oder Merkmalsträger in einer Population zu einem bestimmten Zeitpunkt) bekannt ist.

2. Absolutes attributables Risiko

Das absolute attributable Risiko berechnet sich hingegen als Differenz aus der Zahl der beobachteten Fälle in der exponierten Gruppe, die einem bestimmten Risikofaktor ausgesetzt war, und der Zahl der Fälle in der nachweislich nicht exponierten Gruppe. Multipliziert man das attributable Risiko mit der (bekannten) Prävalenz eines Risikofaktors in der Be-

völkerung, so erhält man das **attributable Risiko der Bevölkerung.**

3. Relatives Risiko

Relatives Risiko

$$= \frac{\text{Neuerkrankungen in der exp. Bevölkerung}}{\text{Neuerkrankungen in der nichtexp. Bevölkerung}}$$

(Gl. 30.2)

Das relative Risiko kann nur berechnet werden, wenn die Bevölkerungszahlen, die die exponierte bzw. die nichtexponierte Gruppe repräsentieren, bekannt sind.

4. Odds Ratio

Da die Daten für die Bestimmung des absoluten und relativen Risikos häufig nicht vorliegen, hilft man sich gewöhnlich mit der Bestimmung des so genannten Odds Ratio:

Odds Ratio

$$= \frac{\text{Zahl der gemeldeten Fälle in der exp. Gruppe}}{\text{Zahl der gemeldeten Fälle in der nichtexp. Gruppe}}$$

(Gl. 30.3)

Das Odds Ratio ist ein gutes Schätzmaß für das relative Risiko, sofern es sich um ein seltenes Ereignis handelt. Zur Berechnung des Odds Ratios sind weitere bevölkerungsbezogene Daten nicht erforderlich, so dass es auch für die Risikoabschätzung bei Fall-Kontroll-Studien eingesetzt werden kann.

5. Vierfelder-Tafel

Die statistische Berechnung der hier genannten Risikomaße lässt sich aus der so genannten **Vierfelder-Tafel** ableiten (s. Tab. 30.4).

Daraus ergibt sich als Risiko der exponierten Gruppe der Quotient aus a und a + b und als Risiko der nichtexponierten Gruppe der Quotient aus c und c + d sowie als weitere üblicherweise bestimmte Risikomaße:

Relatives Risiko

$$= \frac{\text{Risiko exponierter Personen}}{\text{Risiko nichtexponierter Personen}} = \frac{a}{a+b} \cdot \frac{c+d}{c}$$

(Gl. 30.4)

Absolutes attributables Risiko

$$= \frac{\text{Risiko exponierter}}{\text{Personen}} - \frac{\text{Risiko nichtexponierter}}{\text{Personen}}$$

$$= \frac{a}{a+b} - \frac{c}{c+d}$$

(Gl. 30.5)

$$\text{Odds Ratio (Quotenquotient)} = \frac{\frac{a}{c}}{\frac{b}{d}} = \frac{a \cdot d}{b \cdot c}$$

(Gl. 30.6)

Für die vergleichende Bewertung von Risikomaßen ist immer anzugeben, um welches konkrete Schätzmaß es sich handelt, insbesondere wenn aus den ermittelten Ergebnissen gesundheitspolitische Entscheidungen abgeleitet werden sollen.

30.2.5 Meta-Analyse

Die generelle Störanfälligkeit von pharmakoepidemiologischen Studien und der interpretatorische Spielraum bei der Ergebnisbewertung führen dazu, dass Studien zum gleichen Forschungsgegenstand nicht selten zu widersprüchlichen Resultaten führen und deshalb nach Methoden gesucht wurde, um bereits aus Publikationen vorliegende Ergebnisse zusammenzuführen und einer erneuten Bewertung zu unterziehen.

Dieser Prozess wird mit dem Begriff der **Meta-Analyse** beschrieben, der 1976 von Glass vorgeschlagen wurde und ursprünglich aus dem Bereich der Psychologie und Pädagogik stammt. Übertragen auf pharmakoepidemiologische Fragestellungen muss diese Methode bei der Zusammenführung von mehr oder weniger inhomogenen Ergebnisdaten allerdings strengen statistischen Regeln folgen, die nicht immer beachtet werden und die beim erreichten Entwicklungsstand auch noch nicht bis ins letzte Detail abgeklärt sind. Dies scheint auch deshalb wichtig, weil sich eine eher umgangssprachliche Verwendung des Begriffes dahingehend abzeichnet, dass man jede qualitative Zusammenschau mehrerer Publikationen zu einem definierten Forschungsgegenstand bereits als Meta-Analyse bezeichnet.

Bezüglich der mathematisch-statistischen Grundregeln der Meta-Analyse muss auf die weiterführende Literatur verwiesen werden, während an dieser Stelle nur auf einige grundsätzliche Zusammenhänge eingegangen werden kann. Durch eine systematische und strukturierte Datenselektion aus publizierten Studienergebnissen strebt die Meta-Analyse eine Präzisionserhöhung durch die größere Zahl einbezogener Probanden und gleichzeitig eine Verminderung des zufälligen Fehlers an. Zum anderen wird – gewissermaßen über einen analytischen Ansatz – untersucht, welchen Einfluss die untersuchte Population, der Studientyp, die Art der Intervention usw. auf die beobachteten Ereignisse und die daraus ermittelten Resultate ausüben. Diese Zielrichtung hat dazu geführt, dass zunehmend inhaltliche und formale Kriterien formuliert werden, die eine Beurtei-

Tab. 30.4: Vierfelder-Tafel zur statistischen Berechnung von Risikomaßen.

Erfolgte Exposition	Neu aufgetretene Fälle		Summe
	ja	nein	
ja	a	b	a + b
nein	c	d	c + d
Summe	a + c	b + d	N

lung der Studienqualität erlauben und häufig als so genannter „Goldstandard" bezeichnet werden.

Inzwischen sind Methoden zur Bewertung pharmakoepidemiologischer Publikationen veröffentlicht worden, die auch für die Vorbereitung und kritische Überprüfung von pharmakoepidemiologischen Studiendesigns genutzt werden können.

Cochrane Collaboration

Einem ähnlichen Ziel, nämlich der Qualitätssicherung randomisierter klinischer Studien, dient die Cochrane Collaboration, die Ende der 70er Jahre durch A. Cochrane initiiert wurde und seither ein internationales Netzwerk von Wissenschaftlern aufgebaut hat. Diese führen die Ergebnisse von klinischen Prüfungen systematisch im Sinne einer Meta-Analyse zusammen, um die Voraussetzungen für eine vergleichende Arzneimittelbewertung zu verbessern und entsprechende Informationen möglichst zeitnah bereitzustellen. Die Cochrane Collaboration hat sich inzwischen weltweit in krankheitsbezogenen Arbeitsgruppen (z.B. „Cochrane Airways Group") etabliert und ist Vorreiter in der Entwicklung der Evidenz-basierten Medizin (s. Kap. 12.2).

Die deutsche Gruppe der Cochrane Collaboration hat ihren Sitz an der Abteilung Medizinische Informatik der Universität Freiburg.

30.3 Arbeitsfelder der Pharmakoepidemiologie

Die Pharmakoepidemiologie stellt ein Spektrum an Methoden bereit, das einerseits den statistischen und epidemiologischen Anforderungen entspricht, gleichzeitig aber auch den Besonderheiten des Gegenstandes Arzneimittel und den Bedingungen seiner Anwendung Rechnung trägt.

Die allgemeine Definition der Pharmakoepidemiologie, nämlich den Gebrauch von Arzneimitteln und die Konsequenzen der Arzneimittelanwendung in der breiten Bevölkerung zu untersuchen, lässt dabei zunächst offen, auf welcher Ebene entsprechende Erkenntnisse gewonnen werden. Obwohl gegenwärtig der inhaltliche wie methodische Schwerpunkt auf der individuellen Ebene liegt, d.h. auf den einzelnen Probanden oder Patienten bezogen ist (Mikrolevel), lassen sich bestimmte Aussagen auch auf der Basis aggregierter Datenbestände (Makrolevel) erlangen (s. auch Kap. 30.1.2).

Die Datenaufbereitung durch aufwendige pharmakoepidemiologische Studien erfolgt nicht zum wissenschaftlichen Selbstzweck, sondern ist in der Regel zielorientiert, wobei unterschiedliche Fragen im Mittelpunkt des jeweiligen Interesses stehen, die hier nur genannt werden können (s. Abb. 30.4).

30.3.1 Postmarketing Surveillance und Pharmakovigilanz

Die Notwendigkeit einer Nachmarktbeobachtung (**Postmarketing Surveillance**) von Arzneimitteln wurde bereits begründet. Ihre Verankerung in den Arzneimittelgesetzen der meisten Industriestaaten hat der Weiterentwicklung der Pharmakoepidemiologie zweifelsohne wichtige Impulse verliehen und die Institutionalisierung entsprechender Aufgaben vorangetrieben. Da die Nachmarktbeobachtung eine Risikominimierung durch ein möglichst rasches Erkennen potentieller arzneimittelbezogener Risiken anstrebt und erkannte Risiken möglichst prophylaktisch zu vermeiden sucht, dient sie sowohl dem Schutz der Verbraucher als auch den Sicherheitsinteressen der pharmazeutischen Unternehmer sowie der Zulassungsbehörden.

Die Spontanerfassung von unerwünschten Arzneimittelwirkungen ist ein wichtiges Instrument in

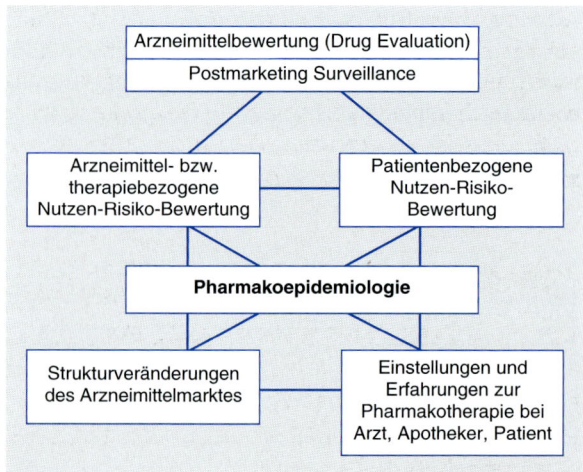

Abb. 30.4: Relevante Arbeitsfelder der Pharmakoepidemiologie.

diesem Prozess, das gegenwärtig im europäischen Rahmen unter dem Oberbegriff der **Pharmakovigilanz** unterschiedliche logistische Ansätze zusammenfasst und verbindliche Regeln für die Meldung von unerwünschten Arzneimittelwirkungen formuliert und umsetzt (s. Kap. 11.2 und 30.2.2).

Eine wichtige Zielrichtung künftiger pharmakoepidemiologischer Forschung könnte in diesem Zusammenhang darin liegen, dass Risikopotentiale nicht nur erkannt und quantitativ bestimmt werden, sondern dass auf der Basis der ermittelten Daten gezielter als bisher nach den Faktoren gesucht wird, die die Ausprägung bestimmter unerwünschter Arzneimittelwirkungen verursachen oder begünstigen, seien sie genetischer Natur oder durch demographische bzw. verhaltensabhängige Faktoren bedingt.

30.3.2 Arzneimittelbewertung (Drug Evaluation)

Wenn auch nicht vordergründig darauf ausgerichtet, stellen pharmakoepidemiologische Studien Informationen bereit, die zu einer **vergleichenden Bewertung von Arzneimitteln** hinsichtlich ihres Nutzen-Risiko-Profils genutzt werden können. Von randomisierten klinischen Studien abgesehen, die entweder gegen Placebo oder gegen ein Standardpräparat testen, ist ein vergleichender Studienansatz bei pharmakoepidemiologischen Analysen eher die Ausnahme als die Regel. Dies ist verständlich, weil schon bei der Bestimmung von univariaten Assoziationen zahlreiche Störgrößen Einfluss haben, die sich bei einer vergleichenden Betrachtung mehrerer Arzneimittel summieren können.

Dennoch wird die vergleichende Arzneimittelbewertung zukünftig an Bedeutung gewinnen, zumal bei einer Zulassung auf europäischer Ebene inzwischen auch der mit einem neuen Arzneimittel verbundene therapeutische Vorteil berücksichtigt wird. Außerdem ist zu erwarten, dass die Einführung so genannter Positivlisten, wie sie als Arzneimitelli-

sten in den Krankenhäusern bereits gängige Praxis sind, auch für die gesamte Arzneimittelversorgung in der Diskussion bleiben wird.

30.3.3 Qualitätssicherung der Arzneimittelanwendung

Da die Produktqualität von Arzneimitteln ihren vollen Nutzeffekt nur entfalten kann, wenn auch die Anwendung von Arzneimitteln rationalen Regeln folgt, nimmt auch der Druck auf die Qualitätssicherung der Arzneimittelversorgung und -anwendung zu. Das berührt sowohl die Verordnungstätigkeit der Ärzte als auch die Beratungsqualität der Apotheker und nicht zuletzt die Qualität der Arzneimittelanwendung durch den Patienten auf der Basis einer ausreichenden Informiertheit, die durch den Begriff der Compliance nur unzureichend beschrieben wird.

Mit der zunehmenden Verfügbarkeit von Daten aus dem Verordnungsgeschehen und in begrenztem Umfang auch aus der Selbstmedikation, die rechnergestützt mit vertretbarem Aufwand analysiert werden können, erhalten diese Bestrebungen eine Datenbasis, die mit Hilfe pharmakoepidemiologischer Methoden erschlossen werden kann. Als geeignete Datenbestände stehen sowohl die Daten der Krankenkassen (Arzneimittelverordnungs-Report bzw. das Projekt Pharm Pro® der AOK zur Verordnungsanalyse) als auch die in einigen Ländern in Apotheken geführten patientenbezogenen Medikationsdateien zur Verfügung. Auch wenn über Rezeptdaten allein kein Bezug zur jeweiligen Diagnose hergestellt werden kann, sind in der Zwischenzeit Methoden entwickelt worden, die eine neue Aussagequalität unter Nutzung von Rezeptdaten zulassen. Diese Entwicklung ist allerdings noch lange nicht abgeschlossen. In jedem Fall tragen pharmakoepidemiologische Methoden zur Verbesserung der Anwendungsqualität bei. Insbesondere wenn sie mit der Entwicklung von Standardempfehlungen verbunden sind, erhöhen sie die Arzneimittelsicherheit.

30.4 Bedeutung der Pharmakoepidemiologie für die Pharmazie

Die Bedeutung der Pharmakoepidemiologie für die Pharmazie liegt auf der Hand, stellt sie doch als **Basiswissenschaft der Arzneimittelsicherheit** die methodische Grundlage für die in Abb. 30.5 genannten Arbeitsfelder bereit. Ergebnisse pharmakoepidemio-

logischer Studien werden auch die künftige Funktion von Apothekern in der gesundheitlichen Betreuung sowie die Inhalte und die Organisation pharmazeutischer Tätigkeit beeinflussen (s. Abb. 30.5). Außerdem zeichnet sich ab, dass sowohl die öffentlichen

Pharmakoepidemiologie und Pharmakoökonomie

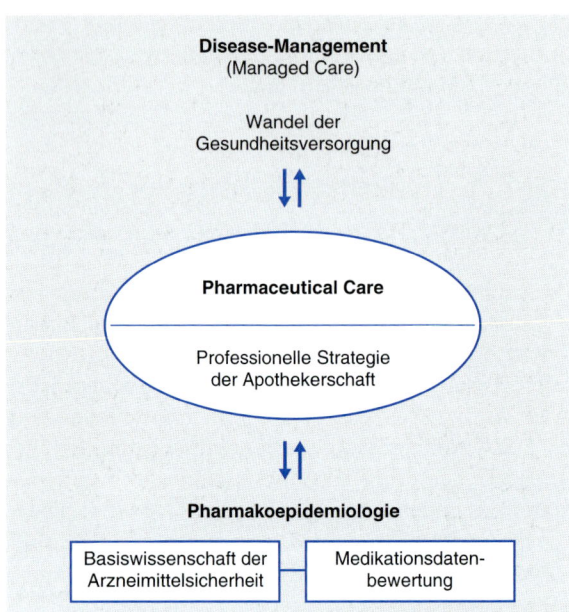

Disease-Management
(Managed Care)

Wandel der
Gesundheitsversorgung

⇅

Pharmaceutical Care

Professionelle Strategie
der Apothekerschaft

⇅

Pharmakoepidemiologie

| Basiswissenschaft der Arzneimittelsicherheit | Medikationsdaten-bewertung |

Abb. 30.5: Beziehungen zwischen Pharmakoepidemiologie und Strategien zur Veränderung der Gesundheitsversorgung.

als auch die Krankenhausapotheken über eine computergestützte Erfassung von Medikationsdaten stärker in pharmakoepidemiologische Studien eingebunden werden. Damit würden sie nicht nur einen Beitrag für die epidemiologische Bewertung von Arzneimitteln oder therapeutischen Strategien leisten, sondern gleichzeitig auch bessere Voraussetzungen schaffen, um entsprechende Erkenntnisse in den unmittelbaren Betreuungsprozess einfließen zu lassen.

Entsprechende Schlussfolgerungen wurden bereits auf einem Seminar des Europarates zur Zukunft der Pharmazie 1995 in Straßburg gezogen:

1. Die Wissensvermittlung auf dem Gebiet der Pharmakoepidemiologie ist essentieller Teil der universitären Ausbildung und sollte deshalb obligatorisch sein.

2. Die Apotheker sollten eine aktive Rolle bei der Erfassung von Daten für pharmakoepidemiologische Studien spielen, z. B. für die Arzneimittelbewertung (Drug Evaluation), die Nachmarktbeobachtung (Postmarketing Surveillance), für Pharmakovigilanz und Qualitätssicherungsprogramme.

3. Die pharmakoepidemiologische Forschung erfordert eine spezialisierte Ausbildung in Zusammenarbeit mit anderen Fachwissenschaftlern, qualifizierten Forschungszentren und Netzwerken.

4. Datenschutzbestimmungen dürfen die pharmakoepidemiologische Forschung nicht grundsätzlich behindern, die ihrerseits ethischen Prinzipien verpflichtet ist und Vertrauensschutz gewährleisten muss.

Die stärkere Einbeziehung von Apothekern in die individuelle pharmazeutische Therapiebegleitung durch **Pharmazeutische Betreuung** (s. Kap. 25 bis 29) und die Nutzung pharmakoepidemiologischer Methoden, die nicht zuletzt eine engere Verzahnung der Betreuung im Krankenhaus und in der öffentlichen Apotheke erfordert, wird zu einer dauerhaften Wandlung des Berufsbildes beitragen. Die sich abzeichnende Entwicklung in den Informationstechnologien wird eine neue Qualität in der Kooperation zwischen den beteiligten Heilberufen mit sich bringen. Sie strebt – bei vertretbarem gesellschaftlichem Kostenaufwand – eine gesundheitliche Betreuung auf qualitativ hohem Niveau an.

30.5 Pharmakoepidemiologie und Evidenz-basierte Medizin

Für den Teilbereich der Produktbewertung (Arzneimittelevaluation) liefert die Pharmakoepidemiologie sowohl Methoden als auch Daten, die im Sinne der Evidenz-basierten Medizin (s. Kap. 12.2) genutzt werden können. Werden im Ergebnis pharmakoepidemiologischer Studien neue Erkenntnisse zum Risikoprofil von Arzneimitteln gewonnen, kann dies in Abhängigkeit vom jeweiligen Gefährdungspotential zu zweckdienlichen Entscheidungen der Zulassungsbehörde führen, die für Hersteller und Verbraucher von einschneidender Bedeutung sein können. Ob lediglich eine behördliche Auflage zur Aufnahme von Anwendungsbeschränkungen erfolgt, ein Ruhen der Zulassung angeordnet wird oder das beschuldigte Arzneimittel vom Markt genommen wird, hängt dabei von der konkreten Situation ab und kann durchaus von Land zu Land differieren.

Anders als die Pharmakoepidemiologie, die sich in erster Linie als eine beschreibende bzw. explorative Wissenschaft versteht, erhebt die Evidenz-basierte Medizin den Anspruch, die Umsetzung ihrer Ergebnisse in die Praxis zu fördern, aber auch kontrollieren zu können. Während die Pharmakoepidemiologie definitionsgemäß auf der epidemiologischen Ebene analysiert und argumentiert, therapeutische Entscheidungen aber nach wie vor dem einzelnen Arzt überlässt, will die Evidenz-basierte Medizin ausdrücklich Entscheidungshilfen für die Behandlung einzelner Patienten bereitstellen. Hier werden auch ethische Fragen berührt, vor allem dann, wenn Evidenz auf der Basis aktuellen Wissens für die Begründung eines Therapieverzichts herangezogen wird.

Solange die therapeutische Praxis nicht von vornherein durch (gesetzlich fixierte) Richtlinien gelenkt und dadurch in ihrem experimentellen Charakter eingeschränkt wird, kann die Pharmakoepidemiologie eine Monitoring-Funktion erfüllen: Indem sie kontinuierlich, wenn auch selektiv, die Effekte der Arzneimittelanwendung in breiten Bevölkerungsgruppen analysiert und bewertet, gibt sie immer wieder Rückinformationen über die bevölkerungswirksamen Effekte therapeutischer, aber auch gesundheitslenkender Maßnahmen.

Zusätzliche Impulse, die aber auch neuen Erklärungsbedarf mit sich bringen, werden sowohl Pharmakoepidemiologie als auch Evidenz-basierte Medizin durch die Pharmakogenetik erfahren (s. Kap. 6). Der rasche Erkenntniszuwachs in diesem noch jungen Forschungsgebiet wird über die Aufklärung der Variabilität bei Rezeptoren und Transportsystemen sowie dem Polymorphismus der metabolisierenden Enzyme das Verständnis über die notwendige Individualisierung der Pharmakotherapie nachhaltig verändern. In gewisser Weise ist diese Entwicklung hin zu einer individuelleren Therapie gegenläufig zu den Bemühungen der Evidenz-basierten Medizin, die eindeutig auf eine stärkere Standardisierung von Prozessen setzt. Wie auch die Definition impliziert, darf sich Evidenz-basierte Medizin deshalb immer nur auf den jeweils aktuellen Wissensstand beziehen und muss neue Entwicklungen in Wissenschaft und Technik adäquat berücksichtigen.

Die Erkenntnisse der Evidenz-basierten Medizin leiten sich, soweit sie Arzneimittel betreffen, bei dem gegenwärtigen Verfahrensweg aus klinischen Studien ab, so dass Anwendungserfahrungen in breiten, unselektierten Bevölkerungsgruppen keinen Einfluss haben. Auch hier kann die Pharmakoepidemiologie zusätzliche Erkenntnisse bereitstellen, die diejenigen der Evidenz-basierten Medizin ergänzen oder relativieren.

Evidenz-basierte Pharmazie?

Auch im Rahmen der Pharmazeutischen Betreuung (s. Kap. 25) werden Arzneimittelanwendungserfahrungen erfasst. In Verbindung mit einer computerge-

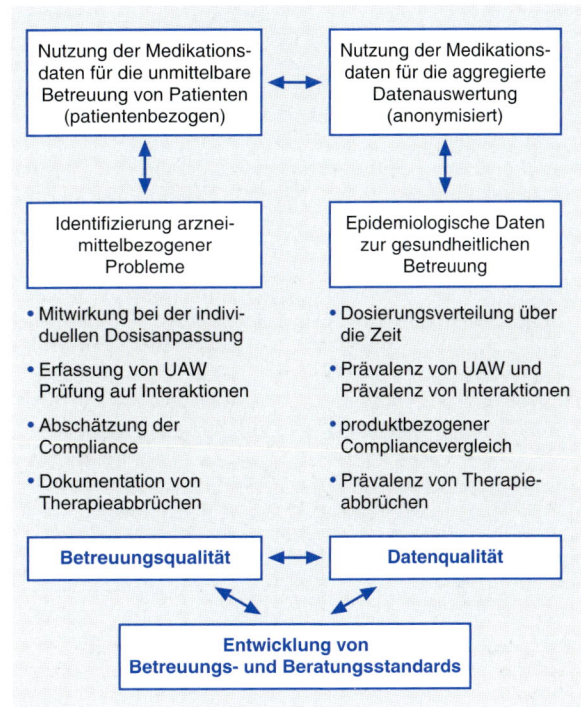

Abb. 30.6: Nutzungsebenen individueller Medikationsdaten.

stützten Dokumentation dieser Anwendungserfahrungen können bei einer aggregierten Datenauswertung wertvolle Informationen für pharmakoepidemiologische Fragestellungen bereitgestellt werden, die auch für die Evidenz-basierte Medizin von Interesse sind (Abb. 30.6).

Wenn auch die Optimierung der individuellen Arzneimittelanwendung das primäre Ziel des pharmazeutischen Betreuungsprozesses darstellt, können die dabei erhobenen Informationen auch im Sinne eines selbstlernenden Systems genutzt werden: Erkenntnisse und Erfahrungen individueller Patienten werden dadurch verallgemeinert und stehen anschließend für die gezielte Beratung und Betreuung zur Verfügung. Damit verfolgt die Datenverwertung der Pharmazeutischen Betreuung ein ähnliches Ziel wie die Evidenz-basierte Medizin, ohne jedoch einen bindenden Anspruch auf Standardisierung zu erheben.

Bei einer stärkeren Systematisierung dieses Vorgehens könnte man deshalb auch von einer **Evidenz-basierten Pharmazie** sprechen.

Literatur

Bertelsmann, A. (1993): Pharmako-Epidemiologie. Englisch-deutsches Wörterbuch. Springer-Verlag, Berlin, Heidelberg

Dukes, M.N.G. (1993): Drug utilization studies – methods and uses. WHO Regional Publications, European Series No. 45

Feinstein, A.R. (1985): Clinical epidemiology. The architecture of clinical research. W.B. Saunders Company, Philadelphia

Hartzema, A.G., Porta, M.S., Tilson, H. (1998): Pharmacoepidemiology. 3. Aufl., Harvey, Whitney Books, Cincinnati

Heinemann, L., Sinnecker, H. (1994): Epidemiologische Arbeitsmethoden. Gustav Fischer Verlag, Stuttgart

Hennekes, C.H., Buring, J. (1991): Epidemiology in medicine. Little Brown and Company, Boston, Toronto

Kramer, M.S. (1991): Clinical epidemiology and biostatistics, a primer for clinical investigators and decision makers. Springer-Verlag, Heidelberg

Krappweis, J., Kirch, W. (1996): Datengrundlagen für die pharmakoepidemiologische Forschung – Möglichkeiten und Grenzen. W. Zuckschwerdt Verlag, München

MacMahon B., Pugh T.F., Ipsen J. (1960): Epidemiological methods. Little Brown and Company, Boston

Schwabe, U., Paffrath, D. (2003): Arzneiverordnungsreport 2002. Springer-Verlag, Berlin

Strom, B.L. (2000): Pharmacoepidemiology. 3. Aufl., John Wiley & Sons, Chichester

31 Pharmakoökonomie

F.-J. Fischer, Düsseldorf und T. Szucs, CH-Zürich

31.1 Einführung

In einer Volkswirtschaft sind die für das Gesundheitswesen zur Verfügung stehenden Mittel grundsätzlich limitiert. Die Bedürfnisse der Menschen an Leistungen zur Erhaltung und Förderung ihrer Gesundheit sind jedoch prinzipiell unbegrenzt. Langfristig können im Bereich der öffentlichen und privaten Gesundheitsversorgung aber nur diejenigen Ressourcen verbraucht werden, die innerhalb der betreffenden Volkswirtschaft dafür geschaffen wurden. Damit entsteht einerseits in der Gesellschaft ein generelles politisches Verteilungsproblem, andererseits aber auch – im Hinblick auf die dann im Konsens durchzuführenden Maßnahmen – die Forderung nach einem möglichst effektiven (d. h. reproduzierbar wirksamen) wie auch effizienten Mitteleinsatz im Sinne eines bestmöglichen Verhältnisses von Kosten und Nutzen. Hinsichtlich des Einsatzes von Arzneimitteln resultiert aus dieser Überlegung die Forderung nach einem möglichst hohen „Nutzungsgrad" von Arzneimitteln sowie einem systematischen Kosten-Nutzen-Vergleich auch zu nicht-medikamentösen Behandlungsoptionen. Die pharmakoökonomische Bewertung verschiedener medizinischer Therapien sollte dabei grundsätzlich neben einem Vergleich der Kosten alternativer Interventionen auch deren Wirksamkeits- bzw. Effektivitätsvergleich hinsichtlich divergierender Therapieergebnisse (sog. Outcomes) umfassen um reproduzierbare Aussagen im Sinne einer bestmöglichen **Behandlungseffizienz** machen zu können.

Innerhalb der volkswirtschaftlichen Restriktionen können die für das Gesundheitswesen einzusetzenden Mittel sowie deren Aufteilung nach einer Vielzahl von gesundheitspolitischen Entscheidungskriterien bestimmt werden, wie z. B. den aktuellen mehrheitlichen Präferenzen der Bürger und Patienten, der Höhe einer vertretbaren Finanzierungsbelastung der Beitragszahler (Höhe der Lohn-Nebenkosten oder entsprechender Versicherungsprämien) sowie insbesondere auch nach gesamtwirtschaftlichen Beschäftigungs- und Wachstumszielen. Grundsätzlich wird es aber in allen Gesundheitssystemen wegen der Knappheit der einzusetzenden Mittel einerseits und der Unbeschränktheit der menschlichen Bedürfnisse andererseits darauf ankommen, die für die Versorgung der Gesamtheit der Patienten zur Verfügung stehen Ressourcen so einzusetzen, dass der größtmögliche individuelle wie auch volkswirtschaftliche Nutzen erreicht wird. Da es also keine ökonomisch „richtige" Höhe der Gesundheitsausgaben innerhalb einer Volkswirtschaft gibt, sondern die Entscheidung für eine bestimmte Dimension des Mittelaufkommens und seiner -verwendung sehr stark von der Beachtung übergeordneter politischer und konsensgetragener Zielsetzungen abhängt, sind in diesem Entscheidungskontext insbesondere der bisher erreichte absolute und relative Gesundheitsstatus einer Gesamtpopulation sowie der Status der Gesundheitsversorgung hinsichtlich der aktuellen Struktur-, Prozess- und Ergebnisqualitäten von großer Bedeutung.

31.2 Definition, Grundlagen und Ziele der Pharmakoökonomie

Unter **Pharmakoökonomie** ist in Anlehnung an die Definition der Gesundheitsökonomie nach v. d. Schulenburg (1998) grundsätzlich die Analyse der wirtschaftlichen Aspekte des Einsatzes von Arzneimitteln unter Verwendung von Konzepten der ökonomischen Theorie zu verstehen.

In pharmakoökonomischen Untersuchungen wird der Versuch unternommen, die für ein definiertes medizinisches Behandlungsziel bestehenden alternativen pharmakologischen Behandlungsoptionen abzugrenzen und die Beziehungen zwischen Kosten und Nutzen der jeweiligen Interventionen zu ermitteln (s. auch Kasten). Der Nutzen einer medizinischen Intervention wird dabei in der Regel in der Dimension eines verbesserten Gesundheitszustandes gemessen. Die **systematische Betrachtung von Kosten und Nutzen alternativer Behandlungsstrategien** soll dann den Entscheidungsträgern die Auswahl des effizientesten Therapieweges ermöglichen. Dabei spielen insbesondere auch Einsparungen durch den Gebrauch von Arzneimitteln im Vergleich mit nicht-medikamentösen Interventionen eine immer größere Rolle.

Ziele der Pharmakoökonomie

Ziel pharmakoökonomischer Untersuchungen und Analysen ist die Gewinnung von Informationen zur Bewertung bestehender therapeutischer Ansätze und neuer Entwicklungen im Gesundheitswesen unter Einbezug des Einsatzes von Arzneimitteln. Pharmakoökonomische Studien liefern dabei einen wertvollen Beitrag zur gesundheitsökonomischen Entscheidungsvorbereitung, können aber letztendlich die politische Entscheidungsfindung selbst in der Abwägung divergierender Interessen nicht ersetzen.

Die Grundkonzeption pharmakoökonomischer Untersuchungen zeigt Abb. 31.1.

31.3 Grundprinzipien (pharmako)ökonomischer Untersuchungen

Ausgewählte Grundprinzipien ökonomischer Analysen sind auch für die Diskussion pharmakoökonomischer Wirtschaftlichkeitsuntersuchungen von zentraler Bedeutung und sollen daher im Folgenden kurz vorgestellt werden.

31.3.1 Prinzip der individuellen Nutzenmaximierung

Jeder Handelnde verfolgt im ökonomischen System primär diejenigen Ziele, die ihm den größtmöglichen **individuellen** Nutzen bringen. Dieser Nutzen ist weder eindeutig objektiv monetär quantifizierbar noch interindividuell direkt übertragbar.

Dies erschwert in pharmakoökonomischen Analysen insbesondere die monetäre Bewertung von Behandlungsergebnissen sowie die Quantifizierung von indirekten und intangiblen Kosten. Die Bestimmung des Nutzens einer medizinischen Maßnahme wird zudem häufig als eine Aggregation diverser Einzelbetrachtungen zu einem populationsbezogenen Gesamturteil durchgeführt und oft durch den Einsatz soziometrischer Messinstrumente (z. B. Erfassung von Lebensqualität s. Kap. 32) begleitet.

Ressourcen-Verbrauch → Medizinische Interventionen → Verbesserung des Gesundheitsstatus		
Gemessen als:	**Erfolgen über:**	**Gemessen als:**
Direkte Kosten	Arzneimittel	Behandlungsergebnisse/Therapieendpunkte
Indirekte Kosten	Impfstoffe	Verbesserung des individuellen Gesundheitsstatus in Nutzeinheiten (z. B. QALY)
Intangible Kosten (s. 31.4.3)	Diagnostika	Diagnosegestützter Krankheitsschweregrad (z. B. Disease Staging®, Apache®-Score etc.)
		Gesamtnutzen für Patientengruppen in monetärer Bewertung als – direkter Nutzen – indirekter Nutzen – intangibler Nutzen (s. 31.4.3)

Abb. 31.1: Konzeption pharmakoökonomischer Untersuchungen.

Werden hingegen nur die klinisch relevanten medizinischen Behandlungsergebnisse (sog. „clinical outcomes") zur Betrachtung des Nutzens einer therapeutischen Maßnahme herangezogen, so ist dies hinsichtlich der Bewertung weiterer Nutzendimensionen zwar mit einem Informationsverlust verbunden, erhöht aber andererseits erheblich die interindividuelle Vergleichbarkeit der Ergebnisse.

31.3.2 Prinzip des abnehmenden Grenznutzens

> Der Nutzen, den eine zusätzliche Einheit eines bestimmten Gutes stiftet (sog. Grenznutzen), ist in Bezug auf die gleiche Person im Allgemeinen geringer als der Nutzen der vorher konsumierten Einheit (Gesetz des abnehmenden Grenznutzens).

Jenseits eines Nutzen-Maximums kann daher der Nutzen einer Maßnahme bei weiterem Ressourcenverbrauch auch wieder abnehmen. So kann beispielsweise die Verlängerung eines stationären Behandlungsaufenthaltes über das medizinisch Notwendige hinaus auch zu einer Verschlechterung des Gesundheitszustandes des Patienten durch krankenhauserworbene Infektionen führen. Auch führt eine Steigerung des volkswirtschaftlichen Aufwandes für die Gesundheitsversorgung allgemein nicht zwangsläufig zu einer adäquaten Verbesserung des Gesundheitszustandes der Bevölkerung. Häufig wird in diesem Zusammenhang gegen ein Überangebot staatlicher oder versicherungstechnischer Fürsorge das Argument einer zunehmenden Vernachlässigung individueller Vorsorgemaßnahmen ins Feld geführt (Beispiel: gesetzliche Neuregelung hinsichtlich eines kostenpflichtigen Zahnersatzes in Deutschland für Geburtsjahrgänge nach 1973).

31.3.3 Prinzip der rationalen Alternativenwahl bei vollständiger Information des Entscheidungsträger

> Jeder Handelnde verhält sich hinsichtlich der Auswahl seiner Ziele rational, d.h. er wählt diejenige Entscheidungsalternative aus, die nach seinem Kenntnisstand zum Zeitpunkt der Entscheidung seinen individuellen Nutzen bei gegebenen Kosten maximiert (sog. **Maximumprinzip**) oder aber ein gewähltes Ziel bei minimalen Kosten erreichbar macht (sog. **Minimumprinzip**).

Damit wird insbesondere auch die Bedeutung einer umfassenden und aufklärenden Information aller Entscheidungsträger sowie auch der Patienten im Gesundheitswesen (z.B. allgemeine Patientenberatung durch den Arzt oder den Apotheker), sowohl für die Qualität wie auch für die Akzeptanz einer medizinischen Intervention, herausgestellt. Angesichts einer Veröffentlichungsdichte von jährlich weltweit ca. 2 Mio. medizinischen Fachbeiträgen sowie der Publikation von jährlich zurzeit etwa 9000 randomisierten, kontrollierten Doppelblindstudien („randomized controlled trials", RCTs) im Bereich pharmakologischer Interventionen wird insbesondere für den therapieführenden Arzt der Bedarf an einer problemorientierten Wissensvermittlung durch externe und anerkannte wissenschaftliche Datenbankanbieter und Informationsmittler (z.B. Arzneimittelinformationszentren der Apothekerschaft, DIMDI, OVID u.a.) erheblich zunehmen.

31.3.4 Opportunitätskosten-Prinzip

> Der Ressourcenverbrauch, der durch die Wahl einer bestimmten Alternative entstanden ist, stellt bei der Knappheit der verfügbaren Mittel den Nutzenentgang alternativer Entscheidungen dar (sog. Opportunitätskosten-Prinzip).

Diese Problematik kann z.B. für die Festlegung des Umfanges staatlicher Impfprogramme oder der krankenkassenindividuellen Entscheidung hinsichtlich einer Übernahme der Kosten für die medikamentöse Osteoporose-Prophylaxe oder Knochendichtemessung von Bedeutung sein.

Als ein bestechendes Beispiel für die Entstehung von Opportunitätskosten in der Gesundheitsversorgung kann der unreflektierte Einsatz von Generika in der Substitution von patentfreien Originalpräparaten angesehen werden. Grundsätzlich sind Kostensenkungen durch den Einsatz wirkstoffgleicher, aber preiswerterer Nachahmerpräparate als sinnvoller Weg zur Begrenzung der Ausgabensituation in der Arzneimittelversorgung der Bevölkerung anzusehen. Die Frage ist jedoch häufig, in wieweit sich das Therapiegebiet in den zurückliegenden Jahren hinsichtlich der wissenschaftlichen Evidenz neuerer Arzneimittel verändert hat. Häufig werden bei der monodimensionalen Fokussierung auf das Kriterium „Preis" andere Kosteneinflussgrößen wie z.B. wissenschaftliche Evidenz und Therapie-Effektivität nicht ausreichend bewertet. Deshalb sollte gerade die Klinische Pharmazie nach Wegen suchen, die Opportunitätskosten im Bereich der Gesundheitsversorgung, die

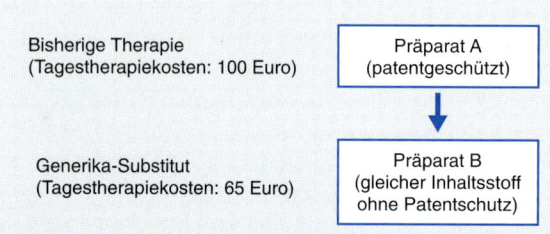

Abb. 31.2: Betrachtung des Generika-Einsatzes ohne Beachtung von Opportunitätskosten.

durch den Einsatz billiger aber deutlich weniger effektiver Arzneimittel entstehen, durch Fachwissen und Aufklärungsarbeit zu senken (s. Abb. 31.2 und 31.3).

31.3.5 Grundsatz der relativen Risikoaversität

> Jeder Handelnde verhält sich i.d.R. eher risikoscheu bzw. risikoavers, d.h. er bevorzugt eine Entscheidungsalternative, deren Nutzen mit einer höheren Wahrscheinlichkeit eintritt, auch wenn dieser Nutzen absolut für ihn geringer ist als der einer weniger sicheren Alternative.

So fällt Patienten die Zustimmung zu einer Behandlung mit einem neuen und effektiveren Medikament häufig dann besonders schwer, wenn das gleiche Behandlungsziel mit einem bekannten und vielseitig im Markt erprobten Arzneimittel erreicht werden kann. Ein ähnliche Reaktion konnte auch hinsichtlich der Patientenakzeptanz bei der Markteinführung der ersten Generika-Präparate im deutschen Arzneimittelmarkt Anfang der 70er Jahre beobachtet werden. Wichtig ist in diesem Zusammenhang, dass sich die Risikobeurteilung durch den Gebrauch eines Präparates und die dabei gemachten persönlichen Erfahrungen ändern können und damit im Sinne eines Verstärkungslernens auch anfänglich als risikobehaftet empfundene Präparate und Therapien durch den Patienten oder den handelnden Arzt im Verlauf der Zeit eine höhere Akzeptanz erfahren können.

31.3.6 Prinzip der Marginalbetrachtung

Bei der Durchführung von Wirtschaftlichkeitsanalysen können hinsichtlich der Bestimmung der Kosten und des Nutzen einer Intervention verschiedene Ansätze gewählt werden. Neben der nahe liegenden Berechnung von Durchschnittskosten oder -erträgen, spielt die Betrachtung von Grenzkosten bzw Marginalkosten aus praktischen Erwägungen in pharmakoökonomischen Untersuchungen eine immer bedeutendere Rolle.

> Grenzkosten (Marginalkosten) sind dabei als diejenigen Kosten zu verstehen, die durch eine einzelne, abgegrenzte und zusätzliche oder ausgelassene Maßnahme hervorgerufen oder eingespart werden.

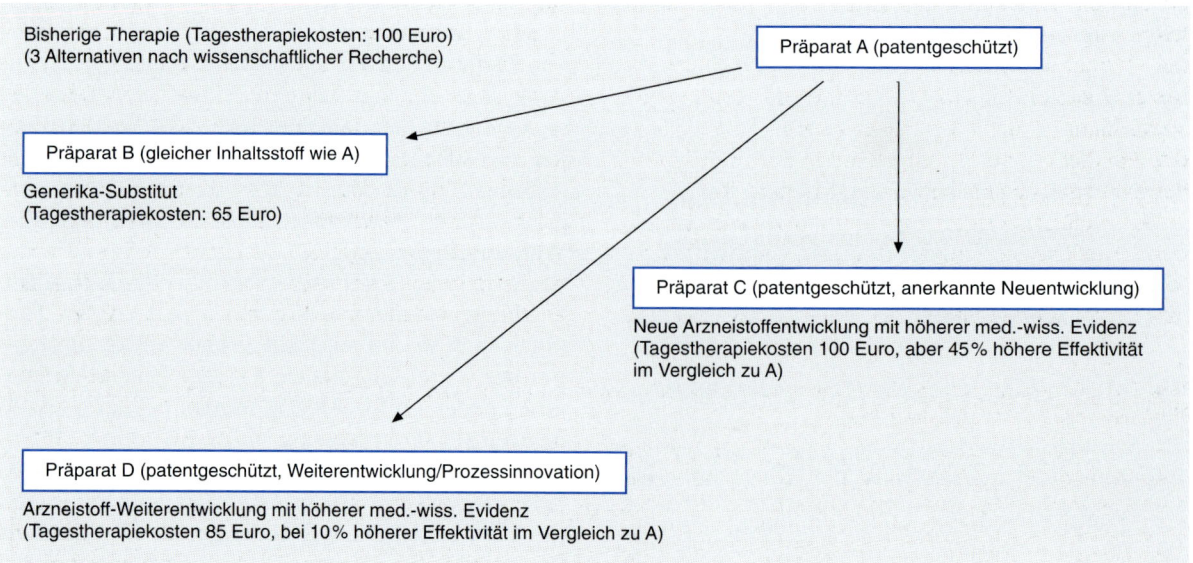

Abb. 31.3: Betrachtung des Generika-Einsatzes unter Beachtung von Opportunitätskosten.

Sie gelten für die Entscheidungsfindung in pharmakoökonomischen Analysen als besonders aussagekräftig, da sie einen hohen Praxisbezug hinsichtlich konkreter Aktionen sicherstellen. Häufig führt die Einbeziehung von Durchschnittskosten in pharmakoökonomische Untersuchungen durch den hohen Fixkostenanteil in vielen Bereichen der Gesundheitsversorgung (z.B. ca. 75%-Anteil der Fixkosten im Krankenhausbereich) zu z.T. sehr stark verzerrten Ergebnissen. So werden beispielsweise durch Einsparungen im Arzneimittelbereich innerhalb einer Klinik nur sehr geringe Effekte auf die Durchschnittskosten der Krankenhausversorgung erzielt, da Arzneimittel meist nur ca. 5%–6% des Ausgabenbudgets einer Klinik darstellen. Bei der Betrachtung der durchschnittlichen Kosten eines Klinikaufenthaltes würden pharmakoökonomisch interessante Ansätze für Einsparungen im Bereich der Arzneimittelkosten weitgehend nivelliert. Mit Hilfe der Analyse marginaler Kosten oder Grenzkosten können aber in diesen Fällen sehr wohl Einsparungen durch den Austausch einzelner Therapieregime kostenrechnerisch evident werden. Ein Beispiel ist der Ersatz parenteraler durch enterale Therapieregime, wobei z.T. noch erheblich Ressourcen im Bereich der Applikationszeiten und der Abfallvermeidung geschont werden können.

Bei Anwendung des Grenzkostenprinzips kann einem relativ genau erhebungstechnisch abgrenzbaren sowie valide und reliabel gemessenen Mehr- bzw. Minderaufwand ein direkt entsprechender Grenzertrag gegenübergestellt werden. Andererseits ist bei der Übertragung von Ergebnissen aus Marginalanalysen hinsichtlich ihrer Verallgemeinerung in jedem Fall auf die in der Untersuchung vorgestellte Kostenstruktur abzuheben, um Fehlinterpretationen zu vermeiden. So hängen die Grenzkosten entscheidend von der erreichten Outputhöhe insgesamt ab. Ein Beispiel sind die Rezepturkosten für eine zusätzliche dermatologische Verordnung in der Offizinapotheke einerseits und in der Apotheke eines Krankenhauses mit einer großen dermatologischen Fachabteilung andererseits.

Als weiterer Vorteil von Marginalerhebungen ist ferner die Annäherung der Kostenanalyse an den tatsächlichen Gesamtkostenverlauf einer Maßnahme bzw. einer Behandlung anzusehen. Analysiert man z.B. die Kosten für eine stationäre Versorgung in Abhängigkeit von der Verweildauer des Patienten, so wird offensichtlich, dass ein Durchschnittskostenprinzip für die pharmakoökonomische Messung von Einsparungen gänzlich ungeeignet erscheint, da sich die Kosten einer Krankenhausbehandlung wesentlich stärker in den leistungsintensiven Tagen nach der Aufnahme manifestieren und für die letzten Tage des Aufenthaltes im Krankenhaus oft nur sog. „Hotelkosten" anfallen. Die ökonomische Dimension von arzneimittelinduzierten Verkürzungen von Liegezeiten wird bei Anwendung des Durchschnittskostenprinzips dadurch regelmäßig eher überbewertet.

31.3.7 Grundsatz der Diskontierung

Beim Vergleich unterschiedlicher medizinischer Interventionen fallen Kosten und Nutzen im Allgemeinen zu unterschiedlichen Zeitpunkten an. So stellt z.B. die Umsetzung eines staatlichen Impfprogrammes eine bedeutende **Ad-hoc-Investition** dar, während der Nutzen dieser Maßnahme sich hinsichtlich einer Verbesserung des Gesundheitszustandes der Bevölkerung oder der Abwehr von drohenden kostenintensiven Epidemien erst in späteren Perioden niederschlägt. Da aber weder die Gesellschaft noch das einzelne Individuum indifferent gegenüber dem Zeitpunkt einer Zahlung bzw. der Erwartung eines Ertrages sind, sollten die Ergebnisse zukünftiger Perioden sowohl als Kosten wie auch als Erträge mit einem realistischen, aber letztendlich politisch festzulegenden Zinssatz (der sich aber meist an allgemein beachteten externen Referenzzinssätzen wie z.B. in Deutschland an dem Diskontsatz der Bundesbank orientiert) auf den gegenwärtigen Entscheidungszeitpunkt abgezinst, d.h. diskontiert werden. Erst die **Abzinsung aller monetären Größen** (Kosten und Nutzen) auf einen Gegenwartswert (den sog. Barwert einer Investition oder Intervention) ermöglicht also eine ökonomisch tragfähige Aussage. So sollten Projekte durchgeführt werden, wenn sie einen positiven Barwert als Aufrechnung der Anfangsinvestition mit allen abgezinsten monetären Effekten zukünftiger Perioden aufweisen (s. Tab. 31.1). Bei diesen Interventionen sind dann bezogen auf die Gegen-

Tab. 31.1: Bewertung eines über 5 Jahre dauernden Therapieprogrammes bei angenommener 5%iger Kapitalmarktverzinsung (Länge von t jeweils 1 Jahr).

	t = 0	t = 1	t = 2	t = 3	t = 4	Summe
Ausgaben	50 EUR	50 EUR	100 EUR	200 EUR	300 EUR	700 EUR
Kosten*	50 EUR	47,60 EUR	90,70 EUR	172,80 EUR	243,80 EUR	607,90 EUR

* nach 5%iger Abzinsung bezogen auf t = 0

wart die diskontierten Nutzenelemente größer als die diskontierten Kosten.

31.3.8 Grundsatz der Sensitivitäts-betrachtung

Die meisten Daten, die in eine ökonomische Untersuchung einfließen, unterliegen einer gewissen Unsicherheit hinsichtlich der Größe und des Zeitpunktes ihres Eintritts. Die Realität erweist sich häufig als zu komplex und dynamisch, um in relativ einfachen und stark abstrahierenden pharmakoökonomischen Modellprojektionen wiedergegeben werden zu können. Um einer Kritik seitens der Entscheidungsträger, welche die Ergebnisse einer pharmakoökonomischen Untersuchung nutzen wollen, hinsichtlich einer unzureichenden Validität und Reproduzierbarkeit der Ergebnisse vorzubeugen, sind von Seiten der Untersucher generell unsichere Nutzenkomponenten vorsichtiger und unsichere Kostenkomponenten innerhalb der Analyse stärker zu gewichten (sog. **Imparitätsprinzip**).

Da Aussagen über zukünftige Kostenverläufe und Entwicklungen einer Behandlungseffektivität ebenfalls mit Unsicherheiten behaftet sind, wird bei der Durchführung pharmakoökonomischer Analysen häufig mit einem verkürzten Planungshorizont gearbeitet (z. B. der Festlegung einer frühzeitigen sog. Cut-Off-Periode in den Erhebungen). Als wichtigstes Instrument zur Darstellung des Einflusses unsicherer Daten und Annahmen gilt jedoch die **Sensitivitätsanalyse**, bei der durch eine nach Plausibilitätsgesichtspunkten durchgeführten Variation der An-

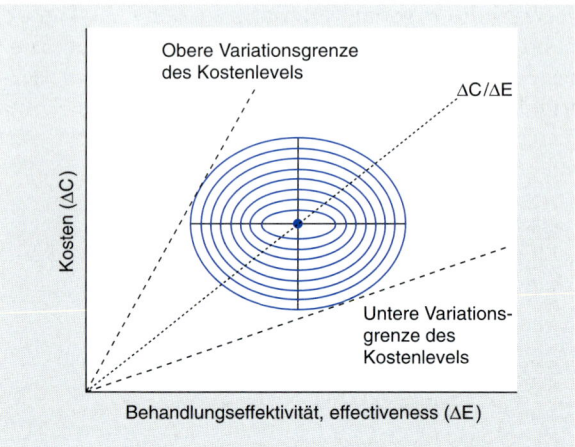

Abb. 31.4: Zweidimensionale Ergebnisdarstellung (ohne Konfidenzintervalle) einer Sensitivitätsanalyse für die Parameter Kosten und Behandlungseffektivität (nach Drummond et. al. 1987)
ΔC: Basiswert der Kostenänderung, ΔE: Basiswert der Effektivitätsveränderung.

nahmen sowie unsicherer Input-Größen alternative Ergebnisse berechnet werden.

Ausgehend von dem zentralen Untersuchungsdesign (sog. „Based-Case-Ansatz"), dessen Punktschätzung durch einen Wert für die mittlere Kostenveränderung (ΔC) und einen Wert für die korrespondierende mittlere Ergebnis- bzw. Effektivitätsveränderung (ΔE) markiert wird, werden in einem Kosten-Effektivitäts-Diagramm weitere Kosten-Effektivitäts-Konstellationen durch eine Variation der Grundannahmen aufgezeigt, so dass ein zweidimensionaler Ergebnisraum erkennbar wird (s. Abb. 31.4).

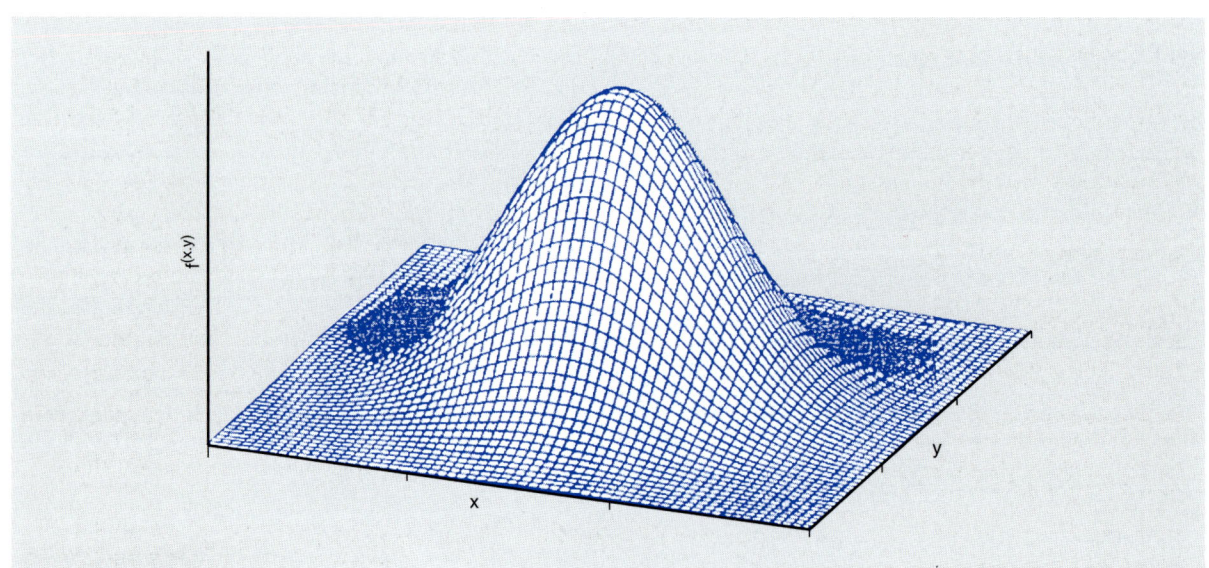

Abb. 31.5: Dreidimensionale Darstellung einer Sensitivitätsanalyse als Dichtefunktion einer bivariaten Normalverteilung (nach O'Brien et. al. 1994).

Wird die Ergebnisverteilung aus Abb. 31.4 in einer dreidimensionalen Darstellung als Dichtefunktion der bivariaten Normalverteilung (Kosten, Behandlungseffektivität) dargestellt, so ergibt sich für die Sensitivitätsanalyse ein anschauliche Bild (s. Abb. 31.5).

Die verschiedenen Formern der Sensitivitätsanalyse werden in Kap. 31.5.3 vorgestellt.

31.4 Besonderheiten pharmakoökonomischer Untersuchungen

31.4.1 Unterschiede zwischen klinischen und pharmakoökonomischen Studien

Das Ziel kontrollierter klinischer Studien ist es, die Unterschiede hinsichtlich der klinischen Wirksamkeit unter sorgfältig kontrollierten Bedingungen in ausreichend großen und klar definierten Patientengruppen herauszuarbeiten. Derartige Studien zeichnen sich durch eine größtmögliche interne Validität im Hinblick auf die Verbindung von Arzneimittel und beobachteter Wirkung aus, die sich allerdings nicht immer problemlos auf die Gesamtheit der Bevölkerung übertragen lässt, die jedoch nicht „kontrollierten" Untersuchungsbedingungen ausgesetzt werden kann. Die wichtigsten Unterschiede zwischen einer kontrollierten klinischen Studie und der Betrachtung einer Patientengruppe in einer unkontrollierten d. h. realen Welt, sind in Tab. 31.2 zusammengestellt.

Beide, klinische wie pharmakoökonomische Untersuchungsansätze, haben jedoch auch ihre spezifischen Nachteile. Wird aber eine pharmakoökonomische Untersuchung zusammen mit einer klinischen Studie durchgeführt (sog. **„Piggy-Back-Verfahren"**), erhält man eine größtmögliche **interne Validität** beider Analysenaussagen und die Ergebnisse werden demnach auch allgemeingültig verwertbar sein. Wird andererseits ausschließlich eine retrospektiv angelegte pharmakoökonomische Nutzenanalyse durchgeführt, erhält man zwar eine hohe **externe Validität**, kann aber in der Regel keinen statistisch signifikanten Beweis in Bezug auf die Wirksamkeit eines Arzneimittels bzw. seiner pharmakoökonomischen Vorteilsposition erbringen.

Klinische Studien haben für ökonomische Untersuchungen jedoch den Nachteil, dass es sich hier um ein meist hochselektiertes Patientengut handelt, für das zahlreiche Ein- und Ausschlusskriterien die Aufnahme in die Studie bestimmt haben. Zudem dürfte die Compliance von Patienten unter den Bedingun-

Tab. 31.2: Unterschiede zwischen klinischen und ökonomischen Studien.

	Klinische Studie	Ökonomische Studie
Untersuchungsziel	Demonstration von Wirksamkeit bzw. Effektivität und Sicherheit	Demonstration von Kosten-Wirksamkeit bzw. Kosteneffektivität
Untersuchungsdesign	kontrolliert, doppel-blind-randomisiert	offen, randomisiert
Einbezogene Fallzahl	abhängig von klinischen Endpunkten	abhängig von ökonomischen Endpunkten
Auswahl der Patienten	restriktiv, selektiert	breit, repräsentativ
Therapievergleich mit	Placebo oder Referenzpräparat	Standardtherapie
Begleitmedikation	kontrolliert	nicht kontrolliert
Behandlungsumgebung (Arzt, med. Assistenzpersonal, Labor etc.)	kontrolliert	nicht kontrolliert
Studiendauer	abhängig von klinischen Endpunkten	abhängig von klinischen und ökonomischen Endpunkten
Datenanalyse	uni-/bivariat	multivariat

gen einer klinischen Studie im Vergleich zur alltäglichen medizinischen Praxis erhöht sein, da sowohl eine höhere Motivation als auch eine bessere und aktivere Information der Patienten (z. B. häufigere Arztkontakte, umfangreichere Diagnostik, ärztliche Zusatzleistungen) in klinischen Studien vorausgesetzt werden können.

Ein weiteres Merkmal klinischer Studien, das auf deren Eignung für ökonomische Untersuchungen kritisch zu würdigen ist, stellt in vielen Fällen die gewählte Vergleichstherapie dar. So ist unter pharmakoökonomischen Aspekten meist die in der medizinischen Praxis eingeführte Standardtherapie als Vergleichsoption von besonderem Interesse, während in klinischen Studien meist ein Placebovergleich durchgeführt wird, der jedoch für eine ökonomisch-reale Betrachtung zusätzliche Bewertungsprobleme schafft.

Schließlich werden klinische Studien – im Gegensatz zu pharmakoökonomischen Untersuchungen – meist nicht über längerfristige Zeiträume angelegt, wodurch ihre ökonomische Generalisierbarkeit eingeschränkt wird. Zudem werden bei klinischen Studien Abgänge von Untersuchungseinheiten (sog. Drop-outs) meist nicht weiter verfolgt, was wiederum einen erheblichen Einfluss auf die gesamte Kosten-Nutzen-Rechnung haben kann.

Wegen zahlreicher grundlegender Unterschiede im Ansatz klinischer und pharmakoökonomischer Erhebungen (s. Tab. 31.2) sollten Piggy-Back-Studien daher nur dann durchgeführt werden, wenn bereits zur Marktzulassung eines Arzneimittels zeitnah erste umfassende gesundheitsökonomische Daten vorgelegt werden müssen (z. B. Zulassung eines neuen Arzneimittels in Australien und Kanada). Um eine möglichst hohe Akzeptanz pharmakoökonomischer Analysen zu erreichen, empfehlen sich daher – wo immer möglich – an klinische Studien anschließende, eigenständige Studien und Modellberechnungen.

31.4.2 Perspektiven pharmakoökonomischer Untersuchungen

Für jede pharmakoökonomische Analyse ist initial die Festlegung des Standpunktes der Untersuchung von großer Bedeutung. Die Mehrzahl pharmakoökonomischer Erhebungen wird z. B. aus dem Blickwinkel einer gesamtgesellschaftlichen Betrachtung heraus konzipiert. So verlangen beispielsweise die kanadischen Richtlinien für pharmakoökonomische Analysen ausdrücklich den Einbezug einer **gesamtgesellschaftlichen Perspektive**, während andererseits die Richtlinien der Gesundheitsbehörden in Australien für pharmakoökonomische Untersuchungen eher auf die **Perspektive der Sozialversicherungssysteme** abheben. Dies bedeutet dann, dass alle Behandlungskosten, unabhängig davon, wer sie trägt und wem der Nutzen der betreffenden Maßnahme zugerechnet werden kann, eingeschlossen werden müssen und eine gesundheitspolitische Entscheidungsfindung nur in Kenntnis aller potentiellen sozialversicherungsrelevanten Kosten vorgenommen werden kann.

In der Praxis lassen sich aber auch häufig etwas eingeschränktere Perspektiven, wie die eines Krankenhauses, eines lokalen oder regionalen Gesundheitsdienstes oder einer Krankenversicherungsgesellschaft wiederfinden, die eine diesbezügliche Abstimmung der beabsichtigten pharmakoökonomischen Untersuchung von ihrem Studiendesign her erforderlich macht.

Das Ergebnis einer pharmakoökonomischen Studie hängt also im besonderen Maße von der gewählten Perspektive der Untersuchung ab. So kann beispielsweise die **Verkürzung eines Krankenhausaufenthaltes** aus der gesellschaftlichen Perspektive überaus interessant sein, aus der Sicht des durch die vorzeitige Patientenentlassung betroffenen Krankenhausmanagements drohen hingegen sektorale Verluste, wenn das freigewordene Bett nicht kurzfristig mit einem neuen Patienten belegt werden kann. Gleiches gilt für den Vergleich einer ambulant mit einer stationär durchgeführten Cholezystektomie. Erstere dürfte für die Gesellschaft insgesamt mehr Nutzen erzeugen, während der stationär durchgeführte Eingriff eher für die Auslastung eines stationären Sektors interessant erscheint. In vielen Fällen kann dies auch zu einem Interessenkonflikt zwischen Klinikmanagement (Ziel: Fixkostensenkung durch bessere Auslastung) und Patienten (Ziel: bessere Lebensqualität durch verkürzte Krankenhausaufenthalte) führen.

Die Perspektive pharmakoökonomischer Untersuchungen variiert darüber hinaus sehr stark zwischen verschiedenen nationalen Systemen. Im US-amerikanischen eher pauschalierten Entgeltsystem für den stationären Sektor (Sonderentgelte und Fallpauschalen) ist es beispielsweise für die Klinikleitungen wegen der fallbezogen und diagnoseabhängigen Entgeltfindung von großem Interesse, die Dauer des Krankenhausaufenthaltes zu verkürzen. In vielen europäischen Ländern, in denen dies (noch) nicht der Fall ist, wird eine Verkürzung der Liegezeit eines Patienten für das Krankenhaus in aller Regel negative finanzielle Konsequenzen haben. Die Finanzierungssysteme des Gesundheitswesens in vielen Staaten werden dem Rechnung tragen müssen und in immer stärkerem Maße auf die Einführung pauschalierter Entgeltsysteme im stationären wie auch im ambulanten Sektor drängen, um so die beschränkten Ressourcen möglichst optimal nutzen zu können und keine medizinisch unnötigen Leistungen zu induzieren. Andererseits erfordern pauschalisierte Entgeltsysteme eine stärkere Implementation von Qualitätssicherungsaspekten, da erforderliche Mehrleistungen für die Leistungserbringer nicht automatisch zu höheren Vergütungen führen und ohne externe Kontrolle der Prozess- und Ergebnisqualität einer medizinischen Behandlung mittel- und langfristig erhebliche **Opportunitätskosten** (d. h. Kosten, die durch eine nicht optimale Behandlungsführung anfallen, vgl. Kap. 31.3.4) entstehen könnten.

31.4.3 Der Kostenbegriff

Wie bereits ausgeführt, bestimmt die Perspektive, aus der heraus eine pharmakoökonomische Studie durchgeführt werden soll, welche Kosten in die Analyse miteinbezogen werden. So erscheint es z. B. im Hinblick auf die Markteinführung eines neuen Arzneimittels sinnvoll, insbesondere eine gesamtgesellschaftliche Perspektive zu berücksichtigen. In diesem Fall sollte die Analyse der Therapiekosten nicht auf den Bereich der Gesundheitsversorgung beschränkt bleiben, sondern auch auf andere Sektoren (z. B. Arbeitsmarkt) ausgedehnt werden. Wird andererseits hinsichtlich der Untersuchung ein eingeschränkter Blickwinkel gewählt, so sollten dementsprechend auch nur Kostenarten in die Betrachtung einfließen, die für diese Perspektive relevant sind.

Im Zusammenhang mit pharmakoökonomischen Analysen lassen sich Kosten u. a. in direkte, indirekte und intangible Kosten aufgliedern:

1. **Direkte Kosten** werden als durch die jeweilige medizinische Intervention verursachte Aufwendungen für den medizinischen Sachbedarf und verbundene Dienstleistungen von anderen Kostenarten abgegrenzt. Sind mit dem Ressourcenverbrauch Zahlungsvorgänge verbunden, spricht man von **pagatorischen Kosten**. Im Gegensatz dazu verursachen **kalkulatorische Kosten** keinen direkten Abfluss von Zahlungsmitteln, vermindern jedoch ebenfalls das Vermögen des Unternehmens oder bewerten opportune Anlagemöglichkeiten (z. B. Zinsen für Eigenkapital, fiktiver Unternehmerlohn).

Beispiele für direkte (pagatorische wie auch kalkulatorische) Kosten sind u. a. die Kosten für Personal, für den Gebrauch medizinischer Geräte, für Arzneimittel und Diagnostika, die Kosten der medizinischen Nachsorge, die Kosten für den Klinikaufenthalt insgesamt sowie auch die Kosten für die Behandlung von Therapiekomplikationen.

2. Mit **indirekten Kosten** werden weitergehende Verluste an finanziellen und „produktionstechnischen" Ressourcen bezeichnet, die im Verlauf der medizinischen Intervention eintreten und dieser nicht direkt – trotz einer gegebenen Kausalität – zugeordnet werden können. Dazu gehören z. B. Aufwendungen, die den Patienten selbst oder seine Angehörigen betreffen, wie beispielsweise der anlässlich der Behandlung entstandene Zeitaufwand, die angefallenen Reisekosten oder in einem weiteren Kontext der Verlust an Arbeitstagen.

3. Zu den **intangiblen Kosten** zählen insbesondere die Aufwendungen, die in Zusammenhang mit einer Verminderung der Lebensqualität (Quality of Life) stehen und die keiner direkten Beobachtung zugänglich sind (Schmerzempfinden, vermindertes Selbstwertgefühl, Beeinträchtigung der sozialen Kontakte etc.). Intangible Kosten sind insbesondere auch für die pharmakoökonomische Beurteilung der Nebenwirkungsfreiheit von innovativen Arzneistoffen oder neuen medizinischen Behandlungsansätzen von großer Bedeutung.

Weitere Klassifikationsansätze zur Abgrenzung von Kosten sollen kurz vorgestellt werden. So kann man die Gesamtkosten, die alle bei der „Produktion" eines bestimmten Gutes anfallenden Kosten umfassen, in Abhängigkeit von der Veränderung der produzierten Menge (Output) in variable und fixe Kosten unterteilen. Die **variablen Kosten** verändern sich – in der Regel parallel – zur Ausbringungsmenge und bleiben so in der Stückkostenbetrachtung zumindest für ein gewisses Produktionsmengenintervall konstant (Beispiel: Arbeits- und Materialeinzelkosten je geleisteter Outputeinheit). In der kumulativen Betrachtung steigen variable Kosten im Verhältnis zum wachsenden Output an, bei einer Verminderung der Produktionsmenge nehmen die variablen Kosten dagegen in aller Regel ab, und gehen gegen Null, wenn überhaupt kein Output mehr erzielt wird. **Fixe Kosten** hingegen bleiben trotz sich veränderndem Output in einem bestimmten Produktionsintervall und damit auch in der kumulativen Betrachtung stabil. In der Stückkostenbetrachtung weisen sie allgemein – zumindest in einem bestimmten Prosduktionsmengenintervall – einen degressiven Verlauf auf, der auch als sog. „Fixkostendegression" bekannt ist und ein bekanntes Phänomen für die wirtschaftliche Effektivität von z. B. fachklinischer Spezialisierung darstellt. Fixe Kosten fallen im Gegensatz zu den variablen Kosten auch dann an, wenn überhaupt keine

Produktion erfolgt (z.B. als Vorhalte- oder Bereitschaftskosten).

Die **Durchschnittskosten** oder Stückkosten erhält man durch die Division eines bestimmten Produktionskostenvolumens durch die dazugehörige kumulierte Produktionsmenge. Sie variieren daher stark in Abhängigkeit von der Ausbringungsmenge und neigen insbesondere bei einem hohen Fixkostenanteil der Produktion mit größeren Ausbringungsmengen sehr stark abzunehmen (Beispiel: Kostenvorteile durch Großserienproduktion von Arzneimitteln an wenigen Produktionsstandorten). In der Ökonomie ist dieses Phänomen allgemein als das **Bücher'sche Ertragsgesetz der Massenproduktion** bekannt.

Analog den Kosten können in pharmakoökonomischen Studien auch die **Therapieauswirkungen bzw. -ergebnisse** in **direkte** (wie z.B. eine reduzierte Inanspruchnahme von Gesundheitsdienstleistungen), **indirekte** (wie z.B. die Vermeidung von Arbeitszeitverlusten) und **intangible** Auswirkungen (wie beispielsweise die Verbesserung der Lebensqualität) unterschieden werden.

In die Erörterung weiterhin einzubeziehen ist, ist die Unterscheidung zwischen aktuell entstandenen Kosten einerseits und den **Tarifen und Leistungsentgelten** im Gesundheitswesen andererseits, die nicht notwendigerweise übereinstimmen müssen. Ein Beispiel dafür bietet das Therapeutische Drug Monitoring (TDM). Falls große Mengen von Serumproben untersucht werden können, werden aufgrund der bekannten Fixkostendegression die Kosten für einen einzelnen Assay mit hoher Wahrscheinlichkeit deutlich geringer sein als die entsprechende tarifliche Leistungsvergütung. Müssen aber andererseits auch für eine Einzeluntersuchung die Kosten für Kalibration und Blindproben miteingerechnet werden, liegen die dadurch insgesamt entstehenden Kosten meist über den entsprechenden Tarifentlohnungen.

Perspektivengeleitete Bestimmung des Nutzens des Arzneimitteleinsatzes

Für die gesellschaftspolitische Diskussion hinsichtlich des Nutzens des Einsatzes von Arzneimitteln erscheint des Weiteren der Hinweis angebracht, dass durch den Einsatz einer effizienten Arzneitherapie einerseits Leben erhalten werden kann, andererseits dies aber schon allein durch den dann höheren medizinischen Ressourcenverbrauch der betreffenden Patienten in ihren „geretteten" Lebensjahren wiederum zu höheren Kosten in der Gesundheitsversorgung führen kann. Allerdings ist seitens der aktuellen Methodenkritik noch offen, ob diese Kosten, die als indirekte Kosten des Behandlungserfolges zu betrachten sind, in die pharmakoökonomische Analyse allgemein miteinbezogen werden sollten. Außerhalb des Gesundheitswesens werden meist alle Kosten- und Nutzenelemente in die Analyse miteinbezogen wie z.B. der Produktionsausfall aufgrund von Krankheit und Arbeitsunfähigkeit. Ob aber unter der Bedingung einer hohen Massenarbeitslosigkeit derartige Kosten sinnvollerweise überhaupt in pharmakoökonomische Analysen einfließen sollten, erscheint grundsätzlich fraglich. So kann im Fall einer hohen Arbeitslosigkeit der Arbeitsplatz eines erkrankten Mitarbeiters meist sehr schnell durch eine bisher beschäftigungslose Person besetzt werden, wodurch die volkswirtschaftlich relevanten Kosten der Arbeitslosigkeit weitgehend unberührt bleiben. Für die betroffenen Personen selbst hingegen kann dies andererseits aber schon gravierende Auswirkungen, wie z.B. den Verlust oder die Übernahme eines Arbeitsplatzes, haben.

31.5 Konzeption und Formen pharmakoökonomischer Untersuchungen

31.5.1 Konzeption und Entwicklungslinien

Die Konzeption pharmakoökonomischer Analysen ist immer an die Perspektive des Untersuchungsansatzes hinsichtlich der Erfassung definierter Kostenarten und Outcomes-Kategorien gebunden (s. Kap. 31.4.2) und macht damit in jedem Einzelfall eine intensive Diskussion ihres individuellen Designs erforderlich. Hinsichtlich der Akzeptanz pharmakoökonomischer Untersuchungen bei Entscheidungsträgern im Gesundheitswesen ist gerade eine derartige Offenlegung der spezifischen Untersuchungsperspektive eine **„conditio sine qua non"**.

Erstellung eines Prüfplans

Für jede pharmakoökonomische Untersuchung sollte ein Prüfplan erstellt werden, in dem u.a. das Ziel der Untersuchung, die Evaluationskriterien (ethische, medizinische und ökonomische) sowie der Durchführungsplan der Erhebung anzugeben sind. Ferner sind detaillierte Angaben hinsichtlich der einbezogenen Patientengruppen und der beabsichtigten epidemiologischen und pharmakoökonomischen Untersuchungstechniken zu erstellen. Des Weiteren sind die Beachtung der Epidemiologie der Erkrankung, die Vorstellung der gewählten Behandlungs- und Interventionsmethoden sowie die ökonomisch relevante Implementation der gesundheitspolitischen Rahmenbedingungen (z. B. eine sektorale Budgetierung der Gesundheitsausgaben) in das Untersuchungsdesign von grundlegender Bedeutung. Auch sollten die gewählten Endpunkte der Untersuchung und die Auswahl der Alternativtherapien für die jeweiligen Adressaten der Studie von Interesse sein bzw. als klinisch relevant angesehen werden können. So dürfte die Akzeptanz einer pharmakoökonomischen Untersuchung von Behandlungsalternativen im Bereich der Hypertonie nur gewährleistet sein, wenn die Beobachtungszeiträume ausreichend groß sind, während hingegen die pharmakoökonomische Untersuchung einer antibiotischen Therapie mit einem Behandlungsendpunkt nach 14 Therapietagen durchaus akzeptabel gestaltet werden kann.

Retrospektive Untersuchungen

Die Aussagekraft einer pharmakoökonomischen Evaluation hängt außerdem entscheidend von der Qualität des zugrunde liegenden Datenmaterials ab. Grundsätzlich existieren zwei Wege der Datenbeschaffung, für deren Auswahl im Einzelfall neben wissenschaftlichen Kriterien auch rechtliche und finanzielle Restriktionen relevant sind. Bei der retrospektiven Datenerhebung greift man auf in der Vergangenheit erhobene Daten zurück, die häufig über die Auswertung von Sekundärmaterial wie medizinische Literatur, verbandspolitische Publikationen oder Veröffentlichungen statistischer Ämter als sog. **Desk-Research** zugänglich sind. Daneben können Daten retrospektiv auch über Patientenbefragungen oder entsprechende Dokumentationen von Patientendaten (sog. retrospektive **Field-Research**) gewonnen werden. Dem Vorteil eines finanziell und organisatorisch moderaten Aufwandes steht hinsichtlich der Beachtung von Gütekriterien wissenschaftlicher Aussagen als Nachteil die bei retrospektiven Erhebungen meist geringe inhaltliche Übereinstimmung des Studiendesigns mit dem aktuellen Untersuchungsziel gegenüber. Die Validität der Untersuchung ist durch die hier erst nach abgeschlossener Datenerhebung erfolgte Festlegung der Zielsetzung der Evaluation in vielen Fällen erheblich eingeschränkt.

Prospektive Untersuchungen

Bei der prospektiven Untersuchung hingegen wird die Erhebung der Daten nach vorgegebener Zielset-

zung zweckbestimmt durchgeführt und damit eine möglichst hohe inhaltliche Validität der Analyse sichergestellt. Da für ein prospektives Studiendesign in der Regel keine Desk-Research durchgeführt werden kann, sind durch das Erfordernis einer aufwendigen Field-Research hier erheblich höhere Investitionen zu erwarten.

31.5.2 Formen pharmakoökonomischer Untersuchungen

Grundsätzlich können hinsichtlich einer Klassifikation der Untersuchungskonzeptionen im Allgemeinen sechs gesundheitsökonomische und – darin eingeschlossen – vier pharmakoökonomische Untersuchungsansätze unterschieden werden, die je nach Zweckbestimmung eingesetzt werden. Gesundheitsökonomische Evaluationen können dabei grundsätzlich einen vergleichenden oder auch einen nicht vergleichenden Charakter besitzen (s. Tab. 31.3). Bei pharmakoökonomischen Fragestellungen werden in der Regel vergleichende Untersuchungen gewählt (s. Tab. 31.4)

Kosten-Analyse

Die nicht vergleichende Kosten-Analyse stellt die einfachste Form einer gesundheitsökonomischen Evaluation dar. Hier wird lediglich auf den Input einer bestimmten medizinischen Intervention abgehoben, der in der Berechnung auch meist nur die direkt messbaren Kostenkomponenten enthält und indirekte oder intangible Kostenarten weitgehend unberücksichtigt lässt. Dem Vorteil einer einfach umzusetzenden Erhebungstechnik stehen als Nachteile u. a. die eingeschränkte Aussagefähigkeit der Ergebnisse aufgrund der fehlenden Alternativenbewertung sowie der Nichtbeachtung indirekter und intangibler Kostenelemente entgegen. Bei der ersten Annäherung an ein gesundheitsökonomisches Problem können aber Ergebnisse von Kosten-Analysen oft interessante Initialaussagen liefern (z. B. erste Ermittlung der direkten Therapiekosten einer Lysetherapie nach Herzinfarkt), die dann mit weiteren, nachfolgend beschriebenen Analysetechniken genauer untersucht werden können.

Krankheitskosten-Analyse (Cost-of-Illness-Analysis)

Die Krankheitskosten-Analyse stellt einen Spezialfall der nicht-vergleichenden Kostenanalyse dar und wird zur Klärung gesundheitsökonomischer Frage-

Tab. 31.3: Systematik gesundheitsökonomischer Untersuchungen.

Nicht vergleichende Untersuchung		Vergleichende Untersuchungsansätze, die bei pharmakoökonomischen Fragestellungen eingesetzt werden			
Kosten-Analyse	Krankheits-kosten-Analyse	Kosten–Minimierungs-Analyse	Kosten-Wirksamkeits-Analyse	Kosten-Nutzen-Analyse	Kosten-Nutzwert-Analyse

Tab. 31.4: Grundtypen der pharmakoökonomischen Analyse.

Art der Analyse	Dimension der Kosten	Dimension des Nutzens
Kosten-Minimierungs-Analyse (Cost-Minimisation-Analysis)	[€ bzw. Geldeinheit]	[€ bzw. Geldeinheit]
Kosten-Wirksamkeits-Analyse (Cost-Effectiveness-Analysis)	[€ bzw. Geldeinheit]	[Einheit messbares Therapie-Ergebnis]
Kosten-Nutzen-Analyse (Cost-Benefit-Analysis)	[€ bzw. Geldeinheit]	[€ bzw. Geldeinheit]
Kosten-Nutzwert-Analyse (Cost-Utility-Analysis)	[€ bzw. Geldeinheit]	[Nutzwert-Indices wie z. B. das Quality Adjusted Life Year = QALY]

stellungen sehr häufig durchgeführt. Im Gegensatz zu einfachen Kosten-Analysen werden dabei neben direkten auch indirekte und intangible Kosten in einer gesamtgesellschaftlichen Perspektive für eine Krankheitsform evaluiert und von einzelnen medizinischen Interventionen innerhalb der Behandlungsführung abgekoppelt. Neben der Möglichkeit, als Ausgangspunkt derartiger Analysen aggregierte, volkswirtschaftliche Daten zu benutzen (sog. **Top-Down-Ansatz**), gehen neuere Erhebungen zunehmend von der Perspektive des Einzelpatienten aus, die bei der Ermittlung der Behandlungskosten eine bessere Abgrenzung der verschiedenen Kostenarten erlaubt (sog. **Bottom-up-Ansatz**). Das vorwiegende Ziel von Krankheitskosten-Analysen ist also die Bestimmung volkswirtschaftlicher Gesamtkosten für bestimmte Krankheitsbilder sowie die Schaffung einer damit verbundenen initialen Kostentransparenz.

Kosten-Minimierungs-Analyse (Cost-Minimisation-Analysis, CMA)

Die Kosten-Minimierungs-Analyse stellt die einfachste Form einer vergleichenden pharmakoökonomischen Analyse dar und kann dort eingesetzt werden, wo die Behandlungsergebnisse zweier (oder mehrerer) alternativer Arzneimitteltherapien vom medizinischen Ergebnis („clinical outcome") direkt vergleichbar sind. In diesem Fall muss nur die alleinige Evaluation der Kosten (direkte, indirekte und intangible Kostenkomponenten) durchgeführt werden, die dann zur Auswahl der kostengünstigsten Behandlungsalternative führen sollte. Häufig lassen

sich bei diesem Ansatz Daten bereits vorliegender klinischer Prüfungen als Ausgangsbasis der Untersuchung, die dann um Kostendaten ergänzt werden muss, verwenden.

Beispiel: Kosten-Minimierungs-Analyse

Eine beispielhafte Fragestellung für eine Kosten-Minimierungs-Analyse ist eine Studie zum Einsatz von GM-CSF (Granulozyten-Makrophagen-Koloniestimulierender Faktor) aus der Perspektive einer Krankenversicherungsgesellschaft. Hier konnte gezeigt werden, dass die Gesamtbehandlungskosten derjenigen Patienten, die GM-CSF bekommen hatten, ca. 12000 US-$ unter dem Therapieaufwand der Patienten lagen, die ohne Behandlung mit GM-CSF den gleichen medizinischen Behandlungsstatus erreichen (Luci et al. 1994).

Kosten-Wirksamkeits-Analyse (Cost-Effectiveness-Analysis, CEA)

Bei dieser Methode wird ebenfalls für alle betrachteten Therapiealternativen eine Kosten- und Ergebnisevaluation durchgeführt. Im Gegensatz zu einer Kosten-Minimierungs-Analyse, können hier jedoch die alternativen Therapieoptionen hinsichtlich eines gemeinsamen Therapiezieles abweichende Erfolgsraten besitzen. Alle Kostenkomponenten werden dabei in geldwerten Einheiten und alle Outcomes in nichtgeldwerten Einheiten als medizinische Behandlungsergebnisse bzw. Statusbeschreibungen ausgedrückt (z. B. Anzahl geretteter Leben, Anzahl erfolgreich behandelter Fälle).

Das Ziel einer Kosten-Wirksamkeits-Analyse ist es nun, das Verhältnis der Kosten zu den diesbezüglichen Therapieergebnissen für jede betrachtete Behandlungsoption zu ermitteln und dem Entscheider damit die kostengünstigste bzw. „effektivste" Behandlungsalternative herauszustellen. Ein wichtiger Vorteil von Kosten-Wirksamkeits-Analysen ist dabei die Möglichkeit, Kostendaten auf der Basis bestehender klinischer Studien nachträglich ergänzen zu können sowie insbesondere auch die Vermeidung eines Bewertungsdisputes medizinischer Outcomes. Nachteilig für Kosten-Wirksamkeits-Analysen ist allerdings die Vorgabe, dass vorwiegend Eingriffe mit gleichen klinischen Endpunkten (was in der Realität eher selten vorkommt) verglichen werden. Zudem fehlt in der Ergebnisbetrachtung die persönliche Nutzenseite der Patienten (s. Kosten-Nutzwert-Analyse).

Beispiel: Kosten-Wirksamkeits-Analyse

Ein herausragendes Beispiel für den sinnvollen Einsatz einer Kosten-Wirksamkeits-Analyse stellt eine Studie zum Einsatz von ACE-Hemmern bei der Behandlung der Herzinsuffizienz dar. Hier konnte in einem Beispiel gezeigt werden, dass der Einsatz der ausgewählten ACE-Hemmer als sog. „First-Line-Therapie" in der betrachteten Patientengruppe den Gewinn von ca. 17000 Lebensjahren in einem prospektiven Zeitraum von insgesamt 10 Jahren gebracht hätte. Im gleichen Zeitraum könnten zudem die Gesamttherapiekosten für die betroffenen Patienten um ca. 17 % gesenkt werden (Van Hout et al. 1993). Diese Untersuchung ist eines der wenigen Beispiele, in denen sich ein neuer Behandlungsansatz im Hinblick auf Kosten-Wirksamkeits-Kriterien sehr schnell als dominant im Sinne einer sowohl kostengünstigeren als auch höher wirksamen Therapie erweisen konnte.

Kosten-Nutzen-Analyse (Cost-Benefit-Analysis, CBA)

Das Ziel einer Kosten-Nutzen-Analyse ist die Bestimmung eines monetär bewerteten Kosten-Wirksamkeits-Verhältnisses hinsichtlich des Vergleiches alternativer Therapieregime, wenn deren Ergebnisse sehr vielschichtig sind und/oder eine direkte Vergleichbarkeit der Behandlungsergebnisse nicht möglich ist. Alle Kosten und alle positiven wie negativen Konsequenzen bzw. Behandlungs-Outcomes werden dabei in den gleichen geldwerten Einheiten ausgedrückt. Damit können mit dieser Analysetechnik auch Arzneimitteltherapien hinsichtlich ihres Nutzens miteinander verglichen werden, die qualitativ sehr divergierende Outcomes zeigen. Die Vergleichbarkeit der Ergebnisse einzelner Kosten-Nutzen-Analysen soll dabei durch die stringente monetäre Bewertung aller Interventionsergebnisse auch übergreifend zu anderen Therapiebereichen möglich sein. Daher kann die Kosten-Nutzen-Analyse als einzige der vorgestellten Untersuchungsansätze ökonomische Absolutaussagen liefern. Alle anderen Techniken (CMA, CEA, CUA) liefern durch den Vergleich zweier oder mehrer Alternativen im ökonomischen Sinne immer nur Relativurteile.

Der zentrale Nachteil einer Kosten-Nutzen-Analyse ist jedoch, dass alle relevanten Therapieergebnisse in ihrer Kosten- wie Nutzendimension in Geldeinheiten bewertet werden müssen. In der Praxis wird dieser Ansatz wegen der monetären Abwägungsprobleme daher sehr oft zurückgewiesen, zumal hier oft die Ergebnisse von Einzelbewertungen durch Patienten oder alternativer Kollektivbewertungen (wie z.B. durch private oder gesetzliche Krankenversicherungen) erheblich voneinander abweichen können. Behandlungsergebnisse, die sich nicht bewerten lassen, müssen zudem von der Erhebung ausgeschlossen werden.

Kosten-Nutzwert-Analyse (Cost-Utility-Analysis, CUA)

Die Kosten-Nutzwert-Analyse ist eine Variante der (einfachen) Kosten-Wirksamkeits-Analyse, die dem Referenzverfahren der Kosten-Ertrags-Analyse gewissermassen näher ist. Es handelt sich um ein zweiseitiges Verfahren, in dem sowohl die Kosten als auch die Ergebnisse einer Behandlung erfasst werden. Die Messung der Kosten erfolgt in monetären Einheiten. Die Messung der Folgen hingegen in nicht-monetären Einheiten, aus denen sich eine Nutzenbewertung ableiten lässt. Die Nutzwert-Analyse korrigiert einen wichtigen Nachteil der Kosten-Wirksamkeits-Analyse. Dort wird nur eine einheitliche Zielgröße der Alternativen berücksichtigt. Oft jedoch müssen mehrere berücksichtigt werden, weil sie erst zusammengenommen die klinischen Ergebnisse einer Intervention angemessen charakterisieren.

Beim Vergleich von unterschiedlich wirkenden Arzneimitteln ist es oft vorteilhaft, neben einem Kriterium wie „Lebensverlängerung" auch noch das Kriterium „Lebensqualität" zu beachten. In diesem Fall werden zwei oder mehrere Zielgrößen in die Nutzwertanalyse einbezogen. Um beim Vergleich zu einer Aussage oder Schlussfolgerung zu kommen, muss eine nutzenorientierte Gewichtung der klinischen Endpunkte vorgenommen werden. Ein Beispiel für die Vorgehensweise der Nutzwertanalyse ist die Berechnung von **„qualitätskorrigierten Lebensjahren (QALYs)"**. Zunächst muss eine relative Bewertung des Gesundheitszustandes in Form eines

Nutzwertes („utility") vorgenommen werden, welche üblicherweise als kardinale Zahl von 0 (tot) bis 1 (völlig gesund) reicht. Dieser Nutzwert wird nun zur Gewichtung der durch eine medizinische Intervention geretteten Lebensjahre herangezogen. Wenn z.B. eine Therapie das Leben eines Patienten um y Jahre bei einem Gesundheitszustand von x (Nutzwert) verlängert, dann kann der Nutzen dieser Therapie durch x·Y QALYs ausgedrückt werden.

Beispiel: Berechnung von QALYs

Es soll die Anzahl QALYs für eine Heimdialyse-Technologie berechnet werden, welche das Leben eines Patienten um acht Jahre verlängert. Die relative Bewertung des Gesundheitszustandes (Nutzwert) eines Patienten, der auf Heimdialyse angewiesen ist, entspricht dem Wert von 0,65. Die Heimdialyse schenkt nun dem Patienten 5,2 QALYs (0,65·8=5,2). Mit anderen Worten: 8 Jahre Leben mit Heimdialyse entsprechen 5,2 Jahre Leben bei voller Gesundheit. Das Verhältnis der Kosten einer Therapie zu den „qualitätskorrigierten Lebensjahren" bildet die Grundlage für die Kosten-Nutzwert-Analyse.

In der Tabelle 31.5. sind einige gesundheitsbezogene Nutzwerte aus der Literatur aufgeführt.

Die Kosten-Nutzwert-Analyse unter Einbeziehung der QALY-Bestimmung soll dann als Evaluationsform gewählt werden, wenn:

☐ Lebensqualität das Hauptziel einer Arzneimitteltherapie ist,

☐ Lebensqualität ein wichtiges Ergebnis einer Arzneimitteltherapie ist,

☐ eine Arzneimitteltherapie verschiedene Zielgrößen hat, und der Vergleich mit Alternativen einen gemeinsamen, einheitlichen Zielmaßstab erfordert,

Tab. 31.5: Gesundheitsbezogene Nutzwerte.

Gesundheitszustand	Nutzwert
Gesund	1,00
Leben mit menopausalen Symptomen	0,99
UAW einer Bluthochdruck-Therapie	0,95–0,99
Leichte Angina	0,90
Patient mit transplantierter Niere	0,84
Dialyse im Krankenhaus	0,56–0,59
Schwere Angina	0,50
Oft besorgt oder depressiv	0,45
Blind, taub oder stumm	0,39
Gehbehindert, auf Hilfsmittel angewiesen	0,31
Tot	0
Blind, depressiv und Tetraplegiker	<0
Bettlägerig mit schweren Schmerzen	<0
Bewusstlos	<0

☐ die Ergebnisse einer Bewertung mit den Ergebnissen anderer bereits durchgeführter Kosten-Nutzwert-Analysen verglichen werden sollen.

Die **Messung von Nutzwerten** basiert in der Regel auf Befragungen von kranken und/oder gesunden Personen, die ihre Präferenzen für verschiedene Gesundheitszustände ausdrücken müssen. Im Prinzip werden die Personen aufgefordert, die verschiedenen Gesundheitszustände in einer bestimmten Rangfolge von gut bis schlecht zu ordnen. Es ist kontrovers, welche Personen in eine solche Befragung einbezogen werden sollen. Bei Patienten und medizinischem Fachpersonal besteht die Gefahr, dass eigene Interessen die Urteilsfähigkeit beeinflussen. Befragt man hingegen Vertreter der „Allgemeinheit", muss man diese Personen über Krankheiten und die damit verbundenen Gesundheitszustände erst informieren. Außerdem dürften die Präferenzbewertungen in Abhängigkeit von der konkreten Betroffenheit und der persönlichen Erfahrung sehr unterschiedlich ausfallen. Selbstbetroffene Kranke würden anders urteilen als Gesunde.

In Tab. 31.6 sind ausgewählte validierte Instrumente zur Bestimmung von Nutzwerten zu finden. Methoden zur Messung der Lebensqualität werden in Kap. 32.2 ausführlich vorgestellt.

31.5.3 Sensitivitätsanalysen

Jede pharmakoökonomische Untersuchung ist mit einem gewissen Maß an Unsicherheit verbunden, sei es aufgrund der klinischen Datenlage oder aber auf Grund der monetären Bewertung. In Ergänzung zu den Ausführungen in Kap. 31.3.8 sollen wichtige Verfahren zur Durchführung von Sensitivitätsanalysen vorgestellt werden. Man unterscheidet im Wesentlichen 4 Formen.

Einfache Sensitivitätsanalyse

Dies ist die am häufigsten angewandte Form der Sensitivitätsanalyse. Hierbei werden eine oder mehrere Variablen über einen plausiblen Bereich hinweg verändert. Man spricht deshalb von univariaten, wenn jeweils nur eine Variable verändert wird, von multivariaten Verfahren, wenn gleichzeitig mehrere Variablen verändert werden. Die Darstellung von Ergebnissen von multivariaten Sensitivitätsanalysen wird jedoch umso schwieriger, je mehr Variablen berücksichtigt werden.

Tab. 31.6: Ausgewählte Instrumente zur Bestimmung von Nutzwerten.

Verfahren	Dimensionen (Beispiele)	Anzahl möglicher Gesundheits-Zustände
Rosser-Matrix	Behinderung, Distress	29
Quality of Wellbeing Index	Mobilität, physische Aktivität, soziale Funktion; 27 Symptome/Probleme	1170
Health Utility Index-II	Sensorische Funktion, Emotionen, kognitive Funktionen, Selbstversorgung, Schmerzen, Fertilität	240 000
Health Utility Index-III	Sehen, Hören, Sprache, Bewegung, Emotionen, kognitive Funktionen, Schmerzen	972 000
15 D	Mobilität, Sehen, Hören, Atmung, Schlafen, Essen, Sprache, normale tägliche Aktivitäten, Depression, Distress, Vitalität, sexuelle Aktivität	Milliarden

Extremwerteanalyse

Die extreme Szenarioanalyse ist eine spezielle Form der multivariaten Sensitivitätsanalyse. Bei dieser Form werden sämtliche günstigsten Werte kombiniert, um einen „besten Fall" zu berechnen sowie alle ungünstigsten Werte kombiniert, um einen „schlechtesten Fall" zu bekommen.

Schwellenwert-Analyse („threshold analysis")

Die Schwellenwert-Analyse beinhaltet nicht explizit die Spezifizierung einer Spanne von Werten, sondern derjenige Wert wird bestimmt, bei welchem die Entscheidung zur Wahl oder Abwahl einer Strategie sich als indifferent erweist. Hierdurch wird es dem Entscheidungsträger möglich, abzuschätzen, inwieweit diese Schwellenwerte in der Realität erreicht werden können.

Probabilistische Sensitivitätsanalyse

Ein wesentliches Problem der besprochenen Formen der Sensitivitätsanalyse ist der Umstand, dass die Wahrscheinlichkeit, das ein Parameter einen gewissen Wert annimmt, mit Unsicherheit behaftet ist. Auch die Wahrscheinlichkeit des Eintretens eines „besten" oder „schlechtesten" Falles ist in der Regel nicht bekannt. Die probabilistische Sensitivitätsanalyse versucht diese Problematik durch die Zuordnung bestimmter Verteilungen zu lösen. Anschließend werden aus diesen Verteilungen Zufallsstichproben gezogen, um eine empirische Verteilung der Kosten-Effektivitäts-Relation zu generieren. Dieser Ansatz wird als **Monte-Carlo-Simulation** bezeichnet und wird schon seit längerem im Bereich der Entscheidungsmethodik eingesetzt.

31.6 Pharmakoökonomische Untersuchungen und ihre Konsequenzen für die Therapie

Die wissenschaftlich korrekte Synthese und Aufbereitung von Daten ist Voraussetzung für die öffentliche Präsentation von pharmakoökonomischen Studien bei Entscheidungsträgern im Gesundheitswesen. Die Adressaten bringen den Analysen jedoch häufig eine gewisse **Skepsis** entgegen, da meist eine selektive Veröffentlichung „guter" Studienergebnisse erwartet wird und demnach vermutet wird, Studien mit „negativen", d. h. nicht den Erwartungen entsprechenden Ergebnissen, würden eher zurück-

haltend publiziert. Hier wird künftig eine verbesserte Vertrauensbildung auf der Seite der Entscheidungsträger im Bereich der Sozialversicherungen und Krankenkassen durch weitere fachliche Aufklärung und transparente pharmakoökonomische Studienkonzeptionen notwendig sein.

Zur weiteren Recherche wird im Umfeld der Pharmakoökonomie insbesondere die Technik der **Meta-Analyse** eingesetzt (vgl. Kap. 30.2.5).

> Unter einer **Meta-Analyse** ist ein systematischer Such- und Bewertungsprozess für empirische Studien (wie beispielsweise dem Effektivitätsvergleich zweier alternativer Arzneimittelregime) zu verstehen, der eine Auswahl dieser Arbeiten auf der Basis erreichter Therapieendpunkte und anderer qualitativer Aspekte trifft und mit einer statistischen Analyse der betrachteten Resultate abschließt.

Die einzigen Länder, in denen pharmakoökonomische Studien zur marktrelevanten Zulassung eines Arzneimittels zzt. erforderlich sind, sind Australien und Kanada. Obwohl eine Reihe weiterer Staaten pharmakoökonomische Studien ebenfalls als Erfordernis für die Erlangung einer nationalen Zulassung eines Arzneimittels diskutiert, ist bisher noch keine weitere nationale Zulassungsbehörde dem australischen und kanadischen Beispiel gefolgt.

Auch in den USA verlangt die FDA (Food and Drug Administration) als nationale Zulassungsbehörde für Arzneimittel noch keine pharmakoökonomischen Erhebungen. Es ist aber davon auszugehen, dass die Bedeutung pharmakoökonomischer Untersuchungen in den nächsten Jahren in allen Staaten an Bedeutung gewinnen wird. Ein Beispiel dafür ist die bundesbehördliche Anordnung von sog. **„Drug Utilization Reviews (DURs)“** in den USA, mit denen in den einzelnen Bundesstaaten die Kosten-Effektivität des Einsatzes von Arzneimitteln innerhalb bestimmter Versorgungsprogramme von einem eigens dafür eingerichteten Aufsichtsgremium („DUR-Board“) bestimmt werden soll. DURs werden allerdings auch auf der Ebene privatwirtschaftlicher Organisationen wie einzelner Krankenversicherungsgesellschaften (Health Maintenance Organizations, HMOs) durchgeführt.

In einigen Ländern werden pharmakoökonomische Studien in Zusammenhang mit der Preisfindung für Arzneimittel und der Bestimmung eines sinnvollen Erstattungsbetrages für bestimmte Arzneimittel seitens der Krankenversicherungen eingesetzt. So spielten beispielsweise in den Niederlanden pharmakoökonomische Studien bei der Einordnung von CSE-Hemmern in das System der Arzneimittelpreiserstattungen eine beachtliche Rolle.

In Deutschland wird die finanzielle Bewertung der Arzneimittelversorgung durch eine primäre Orientierung der Krankenkassen und kassenärztlichen Vereinigungen an preispolitischen Maßnahmen geprägt. Festbeträge in degressiver Fortschreibung, eine Forcierung generischen Wettbewerbs (zzt. über 50 % des Absatzvolumens nach Packungen) sowie weitere kostensenkungsrelevante Informations- und Aufklärungsmaßnahmen des medizinischen Dienstes der Krankenkassen (MDK) bei verordnenden Ärzten haben pharmakoökonomischen Entscheidungsmodellen bisher wenig Raum gegeben. Von industrieller Seite wurden andererseits an pharmakoökonomische Studien sehr hohe Erwartungen zur Legitimation hoher Marktpreise gestellt, die sich aufgrund der globalen Deckelung der Gesundheitsausgaben in Deutschland so nicht erfüllen konnten. Für die Zukunft ist zu erwarten, dass sich solide und perspektivisch neutrale pharmakoökonomische Studien für Therapieentscheidungen vor allem im Hinblick auf die Vermeidung von Folgeerkrankungen (z. B. Thromboembolie-Prophylaxe im ambulanten Bereich) sowie hinsichtlich der Suche nach neuen, dominanten Therapieansätzen (z. B. Eradikationstherapie bei *Helicobacter-pylori*-Infektion) einer größeren Beachtung erfreuen werden.

Die Kostendynamik einer Arzneimitteltherapie kann sowohl in einer Zunahme der Produktivität als auch in der Dimension Therapiekosten ausgedrückt werden. Der Apotheker ist in einer ausgezeichneten Lage, beide Komponenten erfolgreich beeinflussen zu können. Dieser Prozess beginnt bereits mit der indikationsgerechten Auswahl und patientenindividuellen Herstellung von Arzneimittelzubereitungen (z. B. in der Pädiatrie oder Dermatologie). Weitere wichtige Schritte hinsichtlich der Beschaffung eines Arzneimittels zu günstigsten Konditionen können die generische Substitution, die Durchführung eines Parallel-Importes oder von Preisverhandlungen sein, die durch Maßnahmen des Vorratsmanagements ergänzt werden können. Auch internationale Preisbeobachtungen und -vergleiche können die Marktverhältnisse ebenso wie künftige EU-weite Beschaffungsszenarien etwa zugunsten der Krankenhausapotheken beeinflussen.

Für den klinischen Pharmazeuten sollte aber bei der Suche nach Einsparpotentialen in erster Präferenz immer die **Qualität eines Arzneimittels** Beachtung finden. So können Preisvergleiche oder Parallelimporte mitunter auch von Nichtpharmazeuten durchgeführt werden, während hingegen die kostenrelevante Bewertung eines Arzneimittels hinsichtlich aller nichtmonetären Produktmerkmale (wie Dosierung, Indikation, unerwünschte Wirkungen, Interaktionen usw.) in jedem Fall den Sachverstand des Apothekers erfordert. Um seine Kompetenz im Bereich der Pharmakoökonomie glaubwürdig vertreten zu können, ist es also für den klinischen Pharmazeuten in jedem Falle wichtiger, die richtige Indikation und die angemessene Dosierung eines Arzneimittels zu kennen, als pharmakologisch unsinnige

Präparate immer preiswerter einzukaufen. Außerdem dürfte die kostensparende Vermeidung von Abfall hinsichtlich Arzneimittelmengen und Applikationshilfsmitteln (z. B. durch zentrale Zubereitungen von Zytostatika) in der Gesundheitsökonomie künftig eine größere Bedeutung erlangen.

Ökonomisches Verordnungsverhalten seitens der Ärzte impliziert zudem einen arzneimittelkostenrelevanten und fachinformationsbezogenen **Feedback-Prozess zwischen Arzt und Apotheker**. Insbesondere umfassende Arzneitherapieprotokolle und Verbrauchsprofile – sowohl in allgemeiner wie auch in patientenbezogener Aufstellung – können einen ersten und wichtigen Schritt hin zu mehr Verordnungsbewusstsein und verändertem, ökonomisch angepasstem Verordnungsverhalten seitens der Ärzte darstellen. Dies betrifft insbesondere die Auswahl des Arzneistoffs, die Wahl der Dosierung und die Länge der Therapie.

Neue Technologien führen im Umfeld eines verbesserten Online-Informationsmanagements zu einer schnelleren Integration und Adaption von arzneimittelbezogenen Behandlungsleitlinien (**Guidelines**) und erlauben eine unmittelbare Interaktion in der Entscheidungsfindung bei laufenden Arzneimitteltherapien. Hinsichtlich der Listung eines Arzneimittels, z. B. im stationären Bereich, ist es von großer Bedeutung, dass Veränderungen bei nachfolgenden Parametern umgehend in eine Aktualisierung der Effektivitätsbewertung eines Arzneimittels einfließen:

☐ Einsatz bei neuen Indikationen

☐ Ein- und Ausschlusskriterien für die Patientenauswahl

☐ Behandlungsziele

☐ Primäre, sekundäre und weitere Behandlungsoptionen

☐ Genaue Festlegung der Behandlungsendpunkte

☐ Dosierungsvorgaben

☐ Geschätzte Patientenzahl

☐ Sicherheits- und Effizienzüberlegungen (auch im Vergleich zu anderen Behandlungsansätzen)

☐ Finanzielle Überlegungen (Kostenvergleich mit anderen Therapieoptionen).

Die vorstehende Aufstellung bedeutet für den Apotheker hinsichtlich der Praxis einer **Pharmazeutischen Betreuung** im ambulanten wie im stationären Bereich eine große Herausforderung. So wurde die Kosten-Effektivität der Beratungsleistung von Apothekern und deren Effekt auf hospitalisierte Patienten untersucht (Bjornson et al. 1993). Dabei wurden hinsichtlich der Behandlungsdauer und der Mortalität, die fallbezogenen Arzneimittelkosten von Therapie-Teams, die einen Apotheker einschlossen, mit solchen Teams verglichen, die keinen pharmazeutischen Sachverstand eingeschlossen hatten. Im Ergebnis konnte eine Verkürzung der Behandlungsdauer (p = 0,032) und eine Absenkung der Arzneimittelkosten (p = 0,048) festgestellt werden. Die ermittelte Absenkung der Mortalität erwies sich allerdings als nicht signifikant.

31.7 Pharmakoökonomie im Gesundheitswesen

Der pharmakoökonomische Ansatz hat für den Einsatz von Arzneimitteln in zahlreichen Therapiegebieten eine hohe Effizienz gegenüber alternativen Behandlungsansätzen darlegen können. Die Entscheidungsregel, daß der Preis eines Arzneimittels allein noch nichts über dessen Effizienz aussagt und auch der Nutzen innovativer und hochpreisiger Marktneueinführungen größer als die Kosten für diese Arzneimittel sein kann, wird im Umfeld der Gesundheitspolitik allgemein akzeptiert. Alternative Behandlungsverfahren wie chirurgische Interventionen bei Ulcus-Patienten oder längere stationäre Aufenthalte im Umfeld psychiatrischer Erkrankungen erweisen sich hinsichtlich ihrer **Gesamtkosteneffizienz** einer adäquaten Arzneimitteltherapie regelmäßig als unterlegen. Andererseits werden durch die in zahlreichen Gesundheitssystemen anzutreffende sektorale Betrachtung von Behandlungskosten (wie z. B. der getrennten Budgetierung von ambulanten und stationären Behandlungskosten) ökonomische Synergien zwischen den jeweiligen Behandlungsabläufen nicht ausreichend beachtet. So kann in einem derartigen System beispielsweise der niedergelassene Praktiker durch die Verlagerung der Behandlung in eine Klinik sein Arzneimittelbudget bei kostenintensiven ambulanten Behandlungen spürbar entlasten, während andererseits die Gesamtkosten für die Krankenversicherung oder die Gesellschaft insgesamt durch die veranlasste Hospitalisierung des Patienten zunehmen.

Künftig werden pharmakoökonomische Evaluationen immer häufiger für eine sektorübergreifende Optimierung von Arzneimitteltherapien herangezogen werden, wobei die erreichte Therapiequalität und -effizienz im Falle der optimalen Behandlungsoption in vielen Fällen einen normativen Charakter annehmen kann. Eine optimale pharmakoökonomische Verteilung der zur Verfügung stehenden Ressourcen wird dadurch zu einer aktiven Qualitätspolitik im Bereich medikamentöser Therapien. Die in diesem Zusammenhang bekanntesten Instrumente stellen die sog. Therapie-Protokolle, Guidelines und sog. Clinical-Pathways dar.

Therapie-Protokolle gelten als strengste Normierung einer Arzneitherapie und sehen für jede Einzelentscheidung im Rahmen eines medikamentösen Therapieplans detaillierte und explizit erläuterte Entscheidungsheuristiken vor. Der Entscheidungsspielraum des Therapeuten ist dabei sowohl hinsichtlich qualitativer als auch dosierungsbezogener Aspekte sehr stark eingeschränkt. Therapie-Protokolle werden insbesondere für den Einsatz von Arzneistoffen mit geringer therapeutischer Breite sowie für neue und nebenwirkungsbeladene Arzneistoffe erstellt.

Richtlinien (Guidelines) stellen allgemein etablierte Entscheidungshilfen für eine effiziente und risikofreie Arzneimitteltherapieführung dar und basieren meist auf dem Idealverlauf sowie den üblicherweise zu erwartenden unerwünschten Wirkungen einer Arzneimitteltherapie. Diese Anwendungsempfehlungen berücksichtigen zwar mögliche Therapieprobleme, lassen aber in jedem Fall die situationsbedingte Anpassung der Behandlung durch den verantwortlichen Arzt jenseits einer Standardempfehlung zu. Arzneimittelbezogene Anwendungsrichtlinien stellen in diesem Sinne weniger ein starres Therapieprocedere dar, sondern lassen – trotz ihrer überaus normativ angelegten Entscheidungsheuristik – Raum für individuelle und begründbare Abweichungen durch den verantwortlichen Therapeuten.

Demgegenüber stellen **Behandlungspfade (Clinical-Pathways)** in Zusammenhang mit der Gabe von Arzneimitteln eine eher übergreifend und grundlegend formulierte Therapienorm dar, die in jedem Falle eine individuelle Behandlungsführung durch den Arzt erfordert und daher wenig konkrete situative Entscheidungsheuristiken offeriert. Allerdings lassen sich auch in Behandlungspfaden hinsichtlich der Absicherung der Therapiequalität klare Conditio-sine-qua-non-Aussagen entdecken, die häufig durch einzelwissenschaftliche oder fachgesellschaftliche Empfehlungen untermauert sind.

Die Pharmakoökonomie wird also zunehmend durch das normative Management von arzneimitteltherapeutischen Prozess- und Ergebnisqualitäten in Richtung eines umfassenderen gesundheitsökonomischen Ansatzes weiterentwickelt und in ein diverse Kostenarten übergreifendes Qualitäts- bzw. Disease-Management (s. Kap. 31.8) eingebunden werden.

31.8 Disease-Management

Es ist offensichtlich, dass der vermehrte Einsatz finanzieller Ressourcen nicht zwangsläufig und linear zu einer besseren Qualität der Gesundheitsversorgung führt, sondern eine Funktion mit einem (oder mehreren) lokalen Maxima beschreibt. So wird gerade im Informationszeitalter die Effizienz einer Arzneimitteltherapie auch von der informationsgeleiteten Steuerung des Therapieumfeldes abhängen. Nach Aussage der Kassenärztlichen Bundesvereinigung (KBV) kommt es in Zusammenhang mit der Therapie des Diabetes allein in Deutschland durch eine suboptimale Behandlung von Begleiterscheinungen pro Jahr zu ca. 20 000 vermeidbaren Unterschenkel- und Beinamputationen, zu ca. 3 000 vermeidbaren Erblindungen und zu 800 vermeidbaren Dialysezuführungen. Diese Problematik zeigt hinsichtlich eines effizienten Einsatzes von Arzneimitteln die Herausforderung der Zukunft auf: die informationsorientierte und effizienzbezogene Begleitung eines Arzneimittels entlang der gesamten Behandlungskette. Ein Beispiel dafür sind von seiten der pharmazeutischen Industrie konzipierte Qualitätssicherungsleitlinien und Handbücher, die auf einer repräsentativen und statistisch abgesicherten, anonymisierten Datenbasis aufbauen.

> **Instrumente eines effizienzorientierten Disease-Managements**
> ☐ Ausbau von Vorsorgemaßnahmen und Aufklärung
> ☐ Verbesserung der diagnostischen Möglichkeiten
> ☐ Einsatz hocheffizienter und nebenwirkungsarmer Arzneimittel
> ☐ Förderung von Primärarzt-Modellen (sog. Gatekeeper)
> ☐ Verbesserung der Nachsorge

☐ Verbesserung der sozialen Integration der Patienten

☐ Untersuchungen zur Gesamteffizienz einer Therapie (Outcomes-Measurement)

☐ Ausbau und verbesserte Nutzung von neuen Informationstechnologien (Internet, Smart-Cards etc.)

☐ Aufbau von Behandlungsleitlinien (Guidelines)

☐ Verbesserung der Compliance bei der Arzneimittelanwendung

☐ Übergreifende behandlungsbezogene Arzneimitteleffizienz-Analysen (Drug Utilization Reviews = DURs)

☐ Erziehungs- und Aufklärungskampagnen sowohl für größere Teile der Bevölkerung als auch für ausgewählte Patientengruppen (z.B. Allergiker, Asthmatiker, Diabetiker etc.)

☐ Einzelfallbezogenes Behandlungsmanagement (Case-Management).

> Als **Disease-Management** bezeichnet man im Kontext der Gesundheitsversorgung einen umfassenden, integrierten, koordinierenden und informationsbasierten Ansatz, dessen Ziel die kontinuierliche Verbesserung des Verhältnisses von Therapiequalität zu Therapiegesamtkosten ist.

Damit stellt das Disease-Management einen größtmöglichen subsidiären und integrativen Ansatz dar, der sowohl die Themen und Aufgabenstellungen der Pharmakoökonomie, der Gesundheitsökonomie wie auch der Untersuchungen der Gesamteffizienz einer Therapie (**Outcomes-Measurement**) umfasst (s. Abb. 31.6).

Vor allem in Zusammenhang mit der Arzneimitteltherapie bei chronischen Erkrankungen und der Arzneimitteltherapie im Alter dürfte dem Ansatz des Disease-Managements eine wachsende Bedeutung zukommen. So werden in Deutschland mittlerweile zwei Drittel aller auf Rezept verordneten Arzneimittel von Patienten eingenommen, die das 60. Lebensjahr vollendet haben.

Disease-Management-Programme von hoher Qualität existieren beispielsweise seit einigen Jahren in den USA für die Indikationsgebiete Asthma, Depression, chronische Herzinsuffizienz, Bluthochdruck, Epilepsie, Raucherentwöhnung sowie innerhalb onkologischer Therapiefelder. Zur erfolgreichen Umsetzung von Disease-Management-Programmen ist – neben einem umfassenden Wissen über die betreffende Krankheit selbst – der Zugang zu relevanten Behandlungsdaten von ausschlaggebender Bedeutung. Während die datenschutzrechtlichen Bestimmungen in Deutschland zzt. nur sehr eingeschränkte Programme zulassen (wie beispiels-

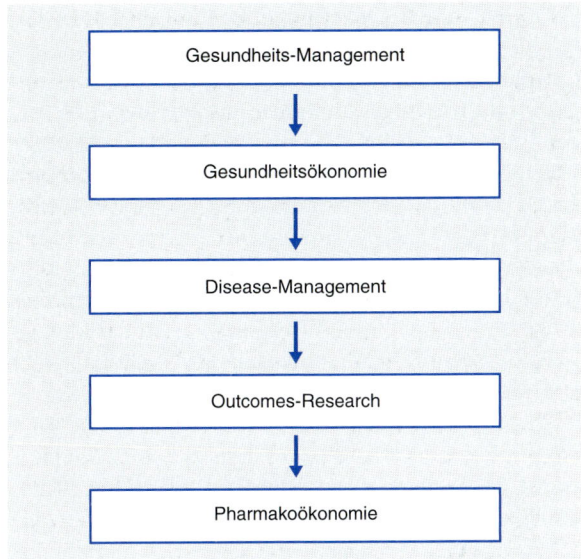

Abb. 31.6: Gesundheits-Management als thematische Klammer weiter integrativer Ansätze.

weise die Speicherung von Medikationen und Patientendaten auf Smart-Cards, die im Besitz der jeweiligen Patienten bleiben), sind in Ländern wie den USA, Großbritannien, Australien und Kanada zahlreiche Disease-Management-Programme unter Mithilfe weiterer Akteure wie Gesundheitsministerien, Krankenkassen, Unternehmen der pharmazeutischen Industrie, Ärzteverbänden und Patientenselbsthilfegruppen etabliert worden.

Da die Erhebung und Analyse der Disease-Management-relevanten Daten häufig erst über einen längeren Zeitraum hinweg zu statistisch signifikanten Aussagen führt, ist die Frage der Motivation aller am Disease-Management Beteiligten von großer Bedeutung. Als sinnvoll haben sich hier u.a. Beitragsnachlässe und niedrigere Rezept-Zuzahlungen für Patienten, die an einem Disease-Management-Programm längerfristig teilnehmen, erwiesen. Die Motivation der beteiligten Ärzte und Arztgruppen erfolgte demgegenüber meist durch das Angebot eines Qualitätszirkels, welcher den Therapeuten – auf der Basis anonymisierter Daten – wertvolle Hinweise zur Optimierung ihres Behandlungskonzeptes liefern kann. Weiterhin ist erkennbar, dass immer mehr Krankenversicherer (wie z.B. die US-amerikanischen Health Maintenance Organizations = HMOs) ihre Vertragsärzte und verbundenen Leistungserbringer aktiv zu einer Teilnahme an derartigen an der Prozess- und Ergebnisqualität der Behandlung orientierten Disease-Management-Programmen auffordern. Eine Kooperation wird dabei meist mit zusätzlichen Entgeltangeboten honoriert, die aber in Bezug auf die Gesamtkosten einer Therapie zu erheblichen Einsparungen führen können. Für die pharmazeutische Industrie liegt schließlich ein wichtiger Anreiz zur Entwicklung und Teilnahme an Disease-Management-Programmen in einer verbesserten Kenntnis der Arzneimitteltherapien in ihrem spezifischen ökonomischen und sozialen Umfeld, einer verbesserten Kundenintegration sowie in der Chance eines aktiven Überganges vom Preis- zum Qualitätswettbewerb.

Neben dem Disease-Management können als weitere nachgeordnete Behandlungsansätze ein einzelfallbezogenes **Case-Management** sowie ein eher unspezifisch organisiertes und in der Grundversorgung eingesetztes **Demand-Management** unterschieden werden.

> Das **Case-Management** zeichnet sich durch die Begleitung von ausgewählten, komplexen und besonders kostenintensiven Einzeltherapien durch eigens dafür ausgebildete sog. Case-Manager aus, deren Aufgabe die aktive Führung der betreffenden Patienten in Prävention und Therapie sowie zwischen allen Behandlungsabschnitten und Leistungserbringern ist.

Neben dem Kostenaspekt geht es beim Case-Management vor allem auch um die integrale Sicherstellung einer nach Möglichkeit optimalen Prozess- und Ergebnisqualität der medizinischen Interventionen, wodurch erhebliche Opportunitätskosten (s. Kap. 31.3.4) vermieden werden können.

> Unter **Demand-Management** wird die basale Gesundheitsversorgung der Versicherten verstanden, die im Falle einer Erkrankung durch einen Nachfrageimpuls des Patienten ausgelöst wird und nach Bedarf ("on demand") zur Verfügung steht.

Hat diese Strategie in der Vergangenheit für große Teile der Bevölkerung eine ausreichende und im großen und ganzen wirtschaftliche Gesundheitsversorgung sicherstellen können, so richtet sich der Blick unter Einbezug vor allem neuer Informations- und Logistiktechnologien künftig auf die Forcierung einer **aktiv gestalteten Prävention** einerseits sowie andererseits auf die Einführung von **limitierenden Versorgungszugängen (Gatekeeper).** Zu den wichtigen präventiven Maßnahmen sind insbesondere umfassende Programme zur Ernährungsberatung, Raucherentwöhnung sowie zur allgemeinen Verbesserung des Impfschutzes zu zählen. Die Beschränkung des Zugangs zu kostenintensiven Behandlungen kann ein sog. **Primärarzt** ("primary care physician") sicherstellen, dem die alleinige Zuweisung seiner zugeordneten Patienten zu Facharzt- und Krankenhausbehandlung vorbehalten bleibt (s. Abb. 31.7).

Im Bereich des Demand-Managements werden Strategien zur Reduktion von Klinikaufenthalten sowie der Fokussierung auf die Krankheitsprävention allgemein durch die Einführung fester Entgeltgrößen gefördert. Während im Krankenhausbereich fallbezogene Sonderentgelte und Fallpauschalen den Anreiz zur Verlängerung des Klinikaufenthaltes zurückdrängen, werden auf der Seite der niedergelassenen Ärzte vor allem in USA durch die Einführung pauschaler Vergütungen (**Capitations**), die im Allgemeinen pro Mitglied und Monat gezahlt werden und hinsichtlich der Schwere einer Erkrankung durchaus dynamisiert werden können, die Anreize zur Leistungsausweitung seitens der Ärzte wirksam durchbrochen. Damit dies nicht zu einer Qualitätseinbuße bei der Versorgung der Patienten führt, sind begleitende und extern gesteuerte Qualitätssicherungsverfahren unbedingt erforderlich. Im Bereich

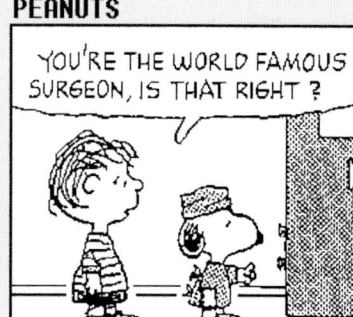 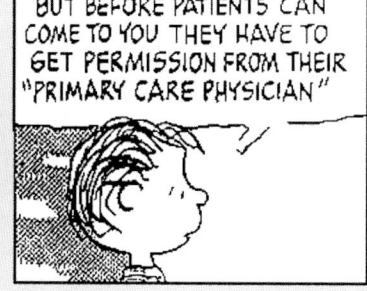 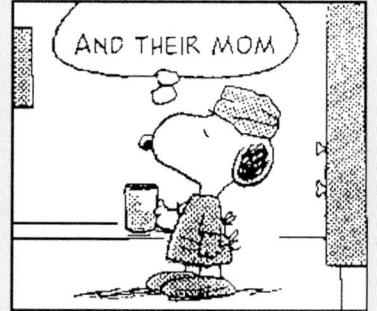

Abb. 31.7: Peanuts.

des Arzneimitteleinsatzes wird diese Aufgabe in den USA häufig von sog. **Pharmaceutical Benefit Management Companies** (PBMs) wahrgenommen, die grundsätzlich unabhängig urteilen, auch wenn diese Unternehmen in der Regel zur pharmazeutischen Industrie zu rechnen sind. Im Falle einer Parteilichkeit ihres Urteils würden PBMs umgehend ihre Aufträge seitens der Krankenversicherungsgesellschaften verlieren.

Hinsichtlich der Nutzung neuer Vertriebswege werden insbesondere im Bereich chronischer Erkrankungen u. a. in den USA, Kanada und einigen europäischen Ländern bereits **Versandapotheken** für den Direktvertrieb von Arzneimitteln und Medicalprodukten eingesetzt. Während in Europa deren Einführung weitgehend abgelehnt wird, decken „Mailorder-Pharmacies" in den USA bereits mehr als 12 % des gesamten Marktes ab. In den USA unterhalten die Versandapotheken mittlerweile einen umfangreichen Datenpool hinsichtlich der Gesamtmedikationen ihrer Patienten und beschäftigen zahlreiche Apotheker sowohl für Interaktionsberatungen für verordnende Ärzte als auch für die aufklärende telefonische und fallweise externe Anwendungsberatung der Patienten. Es ist allerdings fraglich, ob sich hier eine kostengünstige Alternative zum bisherigen bewährten und hocheffizienten Vertriebssystem über den Großhandel und die öffentliche Apotheke bietet, insbesondere wenn die Apotheken zudem künftig in die Lage versetzt werden sollten, auf arzneimittelbezogene Behandlungsdaten ihrer Patienten via Smart-Cards oder anderweitiger Vernetzung zugreifen zu können. Damit wird die pharmazeutische Beratungsleistung vor Ort und die patientenbezogene, individuelle Kommunikation zur entscheidenden Herausforderung für den Apotheker. Hier könnten sich künftig nicht zuletzt durch neue Formen des Qualitätsmanagements weitere Chancen für den Apotheker in Offizin und Klinik gleichermaßen bieten, die ökonomischen und versorgungspolitischen Vorteile unseres Arzneimittelversorgungssystems eindrucksvoll zu dokumentieren.

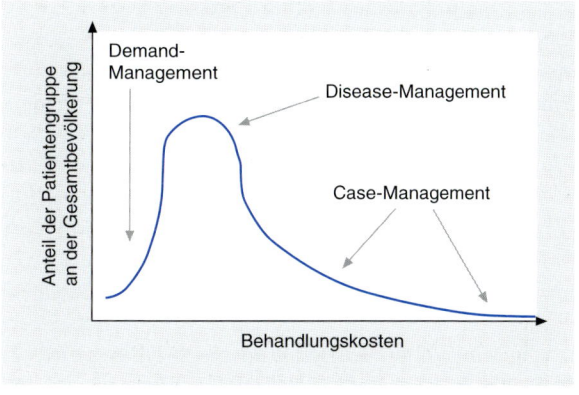

Abb. 31.8: Strategien im Gesundheits-Management (Ziel: Linksverschiebung der Kosten-Kurve).

Durch ein übergreifendes **Disease-State-Management** (mit den Unterformen eines Demand-, Disease- und Case-Managements) soll mittel- und langfristig eine kostensenkende Linksverschiebung der in Abb. 31.8 aufgezeigten Inzidenzkurve erreicht werden. Die wichtigsten Instrumente dazu lauten:

☐ Frühzeitige und weitgehende Ablösung des Demand-Management durch aktive Präventions- und Disease-Management-Strategien

☐ Nutzung umfassender Behandlungsdaten für ein allgemeines Disease-Management unter budgetübergreifendem Einbezug pharmakoökonomischer Aspekte

☐ Fallbezogene Entgelte

☐ Pauschale Vergütungen im Leistungsbereich

☐ Primärarztmodelle

☐ Sicherung einer hohen Prozess- und Ergebnisqualität bei medizinischen Interventionen

☐ Frühzeitiges und professionelles Case-Management besonders problematischer und kostenintensiver Einzeltherapien.

31.9 Pharmakoökonomie und Marketing

Die weltweit zu beobachtende Verknappung der Ressourcen im Bereich der Gesundheitsversorgung führt innerhalb der pharmazeutischen Industrie zur Revision und Neudefinition von Marketingzielen, insbesondere unter stärkerer Beachtung einer **pharmakoökonomischen Gesamtperspektive**. Lange Entwicklungszeiten eines neuen Arzneimittels (in der Regel 10–12 Jahre), damit verbundene kurze Patentrestlaufzeiten sowie ein hohes finanzielles Marketingrisiko angesichts von Entwicklungskosten eines neuen, marktstarken Arzneimittels von durchschnittlich 200 bis 300 Mio. € machen die frühzeitige pharmakoökonomische Evaluation von Arzneimittelinnovationen notwendig. Häufig beginnt die pharmakoökonomische Analyse bereits mit dem Eintritt in die Phase-I-Prüfung an ersten Probanden und wird insbesondere in Phase III der klinischen Prüfung intensiviert.

Marketing wird allgemein als **Ausrichtung aller Unternehmensprozesse auf die Befriedigung von Kundenbedürfnissen** verstanden und induziert auch im Arzneimittelmarkt die Ablösung einer traditionell vorherrschenden produktzentrierten Perspektive durch eine eher **kundenzentrierte Perspektive**. Marketing ist darauf gerichtet, Kundenvorteile zu verwirklichen, d. h. dem Kunden ein Angebot zu machen, das dieser im Vergleich zu einem relevanten Wettbewerbsangebot als überlegen ansieht. Dazu gehört die Integration aller planenden, koordinierenden Prozesse, die das Erreichen der Ziele des Anbieters im Wettbewerb sicherstellen sollen.

Pharmakoökonomie aus Sicht der Industrie

Aus der Sicht der pharmazeutischen Industrie können sich pharmakoökonomische Profilierungen von Arzneimitteln nur dort als sinnvoll erweisen, wo der damit verbundene hohe finanzielle Aufwand zumindest mittelfristig **stabile Wettbewerbsvorteile** bewirkt. Als gesundheitspolitisch weniger sinnvoll sind damit z. B. pharmakoökonomische Fundierungen des Preiswettbewerbes bei Generika, die Profilierung von Hochpreisstrategien bei hinsichtlich ihrer Effektivität nicht überlegenen Me-Too-Präparaten sowie die Legitimation horizontaler Preisdifferenzierungen anzusehen. Vorbedingung für einen Einbezug von pharmakoökonomischen Argumentationslinien in strategische und operative Marketingoptionen ist also die substanzbezogene Alleinstellung hinsichtlich ihrer Therapieeffektivität und eine ausreichende Patentschutzdauer. Nur dann lassen sich z. B. nachfrage- bzw. konkurrenzorientierte und pharmakoökonomisch begleitete Preisfindungsstudien gesundheitspolitisch plausibel vortragen und Akzeptanzprobleme in den nationalen Märkten vermeiden.

Die Orientierung des Marketings der pharmazeutischen Industrie von einer produkt- zu einer krankheitsbezogenen Perspektive führt in vielen Therapiefeldern zum Aufbau sog. **Added-Value-Strategien** im Sinne von therapiebegleitenden Beratungs-, Schulungs- und ersten Disease-Management-Programmen. Hier kann die Pharmakoökonomie wertvolle Hinweise und Anstöße zur Produktprofilierung und Optimierung eines Produktportfolios leisten, da derartige Added-Values (Zusatznutzenkomponenten) von der Mehrzahl der pharmazeutischen Unternehmen an die betreffenden Arzneimittel marketingtechnisch angebunden werden und nicht als isolierte und produktunabhängige Offerten profiliert werden.

Unter den Bedingungen eines künftigen globalen Wettbewerbs liegt die Herausforderung für die innovative pharmazeutische Industrie hinsichtlich einer umfassenden Qualitätsführerschaft im Arzneimittelmarkt insbesondere im erfolgreichen Transfer pharmakoökonomisch fundierter Disease-Management-Ansätze aus weiter vorangeschrittenen Ländern wie z. B. den USA in Gesundheitssysteme, deren Einstieg in ein übersektorales Kostenmanagement in naher Zukunft bevorsteht. Das bestehende Synergiepotential zwischen Ärzten, Apothekern, pharmazeutischer Industrie und weiteren Anbietern von Gesundheitsleistungen sowie von Krankenkassen und Managed-Care-Organisationen hinsichtlich des Aufbaues umfassender, pharmakoökonomisch fundierter Behandlungskonzepte und dem damit verbundenen Aufbau von strategischen Wettbewerbsvorteilen für alle Partner (inklusive der Patienten) wird in den meisten Gesundheitssystemen allerdings von drei wichtigen Faktoren abhängen:

☐ einer offenen Unternehmenskultur aller Beteiligten

☐ einer Veränderung der gesundheitspolitischen Rahmenbedingungen zu mehr Anbieterwettbewerb

☐ einer verantwortbaren und moderaten Lockerung des Schutzes von Patienten- und Behandlungsdaten.

Literatur

Bjornson, D.C., Hiner, W.O., Potyk, R.P. et al. (1993): Effect of pharmacists on health care outcomes in hospitalized patients. Am. J. Hosp. Pharm. 50: 1875–1884

Buschbach van, J.J. (1997): The measurement of quality of life in pharmacoeconomic investigations. Ziekenhuisfarmacie 13: 52–54

Dietrich, E.S. (2002): Grundlagen der Pharmakoepidemiologie und Pharmakoökonomie. Govi-Verlag, Eschborn

Doubilet, P., Begg, C., Weinstein, M., Braun, P., McNeill, B.J. (1985): Probalistic sensitivity analysis using Monte Carlo simulation: a practical approach. Med. Decis. Making 314: 253–256

Drummond, M.F., Stoddard, G.L., Torrance, G.W. (1987): Methods for the economic evaluation of health care program. Oxford University Press, Oxford

Epstein, A.M. (1990): The outcomes movement – will it get us where we want to go? N. Engl. J. Med. 323: 266–269

Fischer, F.J. (1996): Rationaler und wirtschaftlicher Arzneimitteleinsatz im Krankenhaus. In: Raem, A.M., Schlieper, P. (Hrsg.): Der Arzt als Manager. Urban & Schwarzenberg, München, 315–336

Fischer, F.J. (1993): Kosten- und Qualitätsmanagement der Krankenhausapotheken. Führen & Wirtschaften im Krankenhaus 10: 502–505

Hout van, B.A., Wielink, G., Bonsel, G.J., Rutten, F.F.H. (1993): Effects of ACE-inhibitors on heart failure in the Netherlands. Pharmacoeconomics 3: 387–397

Johnson, J.A., Bootman, J.L. (1994): Pharmacoeconomic analysis in formulary decisions: an international perspective. Am. J. Hosp. Pharm. 51: 2593–2598

Koller, M., Lorenz, W. (1998): Quality of life research in patients with rectal cancer: traditional approaches versus a problem-solving oriented perspective. Langenbecks Arch. Surg. 383: 427–436

Lauterbach, K.W., Schrappe, M. (2001): Gesundheitsökonomie, Qualitätsmanagement und Evidence based Medicine. Schattauer Verlag, Stuttgart

Lorenz, W., Troidl, H., Solomkin, J.S., Nies, C., Sitter, H. et al. (1999): Second step: Testing outcome measurements. World J. Surg. 23: 768–780

Luci, B.R., Singer, J.W., Weschler, J.M., Bruckner, C.D., Sheingold, S.H., et al. (1994): rh-GM-CSF after ABMT for lymphoid cancer: an economic analysis of a randomized, double blind, placebo-controlled trial. Pharmacoeconomics 6: 42–48

Malek, M. (1996): Current principles and applications of pharmacoeconomics. Pharmacoeconomics 9 (Suppl.): 1–8

McDowell, I., Newell, C. (1987): Measuring health: a guide to rating scales and questionnaires. Oxford University Press, New York

O'Brien, B., Drummond, M.F., Labelle, R., Willan, A. (1994): In search of power and significance: Issues in the design and analysis of stochastic cost-effectiveness studies in health care. Med. Care 32: 158

Pestotnik, S., Classen, D., Evans, S. et al. (1996): Implementing antibiotic practice guidelines through computer-assisted decision support: clinical and financial outcomes Ann. Int. Med. 124: 884–889

Sanchez, L.A. (1994): Expanding the role of pharmacists in pharmacoeconomics – why and how? Pharmacoeconomics 5: 367–374

Torrance, G. (1986): Measurement of health state utilities for economic appraisal. J. Health Economics 5: 1–30

Torrance, G., Feeny, D. (1989): Utilities and quality-adjusted life years. Int. J. Technol. Ass. Health Care 5: 559–575

v.d. Schulenburg, J.-M. (1998): Die Entwicklung der Gesundheitsökonomie und ihre methodischen Ansätze. In: Schöffski, O. et al. (Hrsg.) Gesundheitsökonomische Evaluationen, Springer-Verlag, Berlin, 16

Pharmakoepidemiologie und Pharmakoökonomie

32 Lebensqualität

I. Celik, M. Koller und W. Lorenz, Marburg

Im internationalen wissenschaftlichen Sprachgebrauch wird das Ergebnis, das durch eine medizinische Therapie erzielt wird, als „Outcome" bezeichnet. Dabei umfassen medizinische Therapien sowohl die Behandlung mit Arzneimitteln als auch invasive Therapien (z.B. Operationen). Das Outcome nach medizinischen Therapien ist aber nicht nur abhängig von der Art der durchgeführten Operation oder der direkten Arzneimittel-Intervention, sondern auch von der Art der im gesamten Behandlungsverlauf mitverwendeten Medikation (z.B. bei Operationen von Antibiotikaprophylaxe, Thromboembolieprophylaxe, Antihistaminikaprophylaxe etc.) und deren Interaktionen.

Um das Outcome von medizinischen Therapien und Maßnahmen zu ermitteln und zu bewerten, ist es unerlässlich, das Ergebnis solcher Maßnahmen zu quantifizieren. Dieses ist möglich, wenn man unterschiedliche Zielgrößen oder **Endpunkte** zur Quantifizierung heranzieht. Dabei handelt es sich häufig um **objektive** physikalische bzw. chemische Messungen und damit mechanistische Endpunkte. Die Komplikationsrate, Reoperationsrate, Krankenhausliegedauer, 5-Jahres-Überlebensrate, verschiedene Laborparameter und auch Befunde aus z.B. bildgebenden Verfahren zählen in der Medizin zu den gebräuchlichsten konventionellen Endpunkten.

Neue Endpunkte, die am **subjektiven** Erleben und dem Verhalten der Patienten orientiert sind, gewinnen in letzter Zeit zunehmend an Bedeutung. Einen solchen Endpunkt stellt die **Lebensqualität** dar. Hinter diesem Begriff steht ein ganzes Konzept, das hier erläutert und dargestellt werden soll.

> **Lebensqualität** wird als multidimensionales Konzept aufgefasst, das subjektive Einschätzungen des Patienten in mindestens den folgenden drei Bereichen umfasst:
>
> ☐ körperliche Symptome,
>
> ☐ psychisches Wohlbefinden und
>
> ☐ soziale Situation.

In Zukunft sind durch dieses Konzept neue und wichtige Erkenntnisse in Pharmazie und Pharmakoökonomie zu erwarten. In Anbetracht der Tatsache, dass der Druck durch Qualitätssicherungsmaßnahmen und Einsparungen im Gesundheitssystem zunehmen wird, spielen Patientenpräferenzen auf dem Gebiet der Lebensqualität politisch eine zunehmende Rolle.

32.1 Endpunkte in klinischen Studien

Unterscheidung von Endpunkten

Die Entwicklung von konventionellen Endpunkten hin zu neuen Endpunkten wird in Tab. 32.1 deutlich. Diese Entwicklung wird von einigen Autoren als Paradigmenwechsel in der Medizin bezeichnet. Daher prägten sie für diese Entwicklung den Begriff „Outcome-Movement". Die hinter diesem Begriff stehende Bewegung hatte ihre Anfänge Ende der 1970er Jahre in England, in den USA und in der deutschen Chirurgie (Troidl et al. 1979). Die systematische Evaluierung von Therapieverfahren durch Studien unter Verwendung geeigneter Endpunkte kann als Grundanliegen dieser Bewegung bezeichnet werden. Dahinter steht wiederum der Gedanke, dass als gesundheitspolitische Konsequenz nur noch diejenigen Therapien vom Gesundheitssystem bezahlt werden, deren Effektivität durch adäquate Studien und Endpunkte empirisch nachgewiesen werden können.

Trotz großer Erfolge herrscht immer noch Skepsis gegenüber dieser Bewegung in der wissenschaftlichen Gesellschaft und besonders bei Ärzten. Gründe für die teilweise Ablehnung dieses neuen Konzeptes liegen in der Tatsache, dass die Wertung von End-

Tab. 32.1: Neue Richtungen in der Ermittlung von Outcome (nach Epstein 1990).

Konventionelle Endpunkte

☐ Mortalitätsrate
☐ Wiedereinlieferungsrate
☐ Komplikationen
☐ Andere traditionelle Maße für klinisches Outcome

Neue Endpunkte

☐ Funktioneller Status
☐ Emotionale Gesundheit
☐ Soziale Interaktionen
☐ Kognitive Funktionen
☐ Ausmaß an Behinderung
☐ Andere valide Maße für Gesundheit

punkten ideologisch überfrachtet ist. Traditionell orientierte Wissenschaftler sehen in den bisherigen konventionellen Endpunkten die besseren Kriterien und bezeichnen sie daher als **„harte" Endpunkte**. Die neu hinzugekommen (s. Tab. 32.1) bezeichnen sie als **„weiche" Kriterien**. Dieser Unterscheidung liegt die Annahme zugrunde, dass harte Kriterien mit wissenschaftlichen Messmethoden besser ermittelt werden können (also auch besser quantifizierbar sind) und weiche Kriterien diese Forderung angeblich nicht erfüllen. Dass diese Schwarz-Weiß-Unterscheidung nicht gerechtfertigt bzw. falsch ist, zeigt die Tatsache, dass die neuen Endpunkte durch den Einsatz entsprechender Messinstrumente (sozial-psychologische Fragebögen) mit derselben Präzision gemessen und quantifiziert werden können wie bisherige physikalische Messgrößen. Daher stehen sie den harten Endpunkten bezüglich der herkömmlichen wissenschaftlichen Messmethoden in nichts nach (Sensitivität, Spezifität, Präzision etc.). Deshalb ist es besser, statt zwischen harten und weichen Kriterien zwischen objektiven (sichtbaren, durch den Beobachter erhobenen) und subjektiven (durch den Patienten geäußerten) Endpunkten zu unterscheiden.

Die Vorstellung, dass eine Therapie verschiedene Ziele des Heilens verfolgen kann, kommt in der Unterscheidung zwischen mechanistischen (konventionellen) und hermeneutischen (vom Patienten geäußerten und bewerteten) Endpunkten zum Ausdruck. Die rein mechanistische Betrachtungsweise ist lediglich am Funktionieren meist isolierter Systeme interessiert. Dagegen versucht die hermeneutische (griech. hermeneo: „Ich berichte, erkläre") Betrachtungsweise, die Bedeutung der Erkrankung für den Patienten und deren Auswirkung auf seine Funktionsweise im Alltag zu verstehen und in Therapien wissenschaftlich einzubringen.

Wahl des richtigen Endpunktes

Durch ihre neuen Konzepte und Messinstrumente hat die Outcome-Bewegung das Spektrum wissenschaftlich-klinischer Untersuchungen erheblich erweitert und bereichert. Gleichzeitig erwächst aus dieser Entwicklung aber für den Wissenschaftler und Kliniker ein neues Problem. Er muss sich nun für einen Endpunkt aus einer Vielzahl verschiedener Möglichkeiten entscheiden und hat sozusagen die Qual der Wahl.

Um dieses Problem zu lösen, muss das Studienziel im Vorfeld klar definiert sein, da es einen großen Einfluss auf die Wahl des richtigen Endpunktes hat. Beispielhaft für einen Lösungsansatz dieser schwierigen Frage sei hier auf die so genannten **Summenmaße**, wie z.B. QALYs (Quality of life adjusted life years) oder DALYs (Disability adjusted life years) hingewiesen. Das Prinzip dieser Summenmaße besteht in der Kombination der Länge und der Qualität des Überlebens nach einer Therapie. Diese wird in einem einzigen Kombinationsmaß ausgedrückt. Bei der Ermittlung dieser Summenmaße besteht das Problem darin, dass kohortenspezifische Präferenzmaße festgelegt werden und dass sie durch hoch artifizielle Fragen ermittelt werden („Wie viele Lebensjahre würden Sie opfern, um bei guter Gesundheit weiter zu leben?").

Das Outcome ist nicht nur abhängig von der Art der gewählten Behandlung und unterstützenden Maßnahmen, sondern auch vom initialen Gesundheitsstatus des Patienten und von der Art und Weise, wie qualifiziert die Therapie durchgeführt wurde (s. Abb. 32.1). Wer über die Wahl des klinisch relevan-

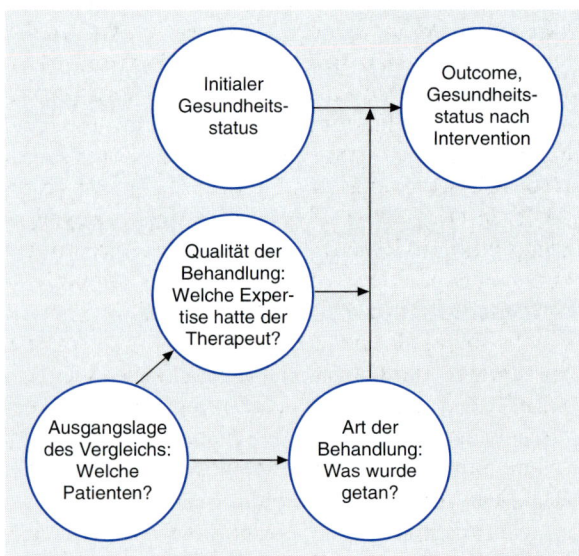

Abb. 32.1: Outcome-Modell zur Darstellung von Faktoren, die das Wiederherstellungsergebnis (Outcome) nach einer therapeutischen Intervention beeinflussen können (modifiziert nach Kane 1997).

ten Endpunktes in dieser komplexen Situation zu entscheiden hat (Arzt oder Patient), ist nur schwierig zu beantworten.

Diese Schwierigkeit wurde erkannt, und das sog. **True-Endpoint-Konzept** versucht, dieser Schwierigkeit Rechnung zu tragen (Troidl et al. 1998). In diesem Konzept werden mechanistische und hermeneutische Endpunkte als gleichwertige und einander ergänzende Kriterien aufgefasst (s. Abb. 32.2). Um zu erkunden, welche Präferenzen vorherrschen und wie diese möglicherweise in einer klinischen Studie erfasst werden können, ist es notwendig, vor Beginn einer Studie qualitative Analysen unter Einbindung von Ärzten und Patienten durchzuführen. Ein Beispiel hierfür ist die Studie von Nies et al. (2001) bei den Endpunkten nach Cholezystektomie. Patienten und ihre Operateure gewichteten darin unterschiedlich. Subjektive (hermeneutische) Patienten-Out-

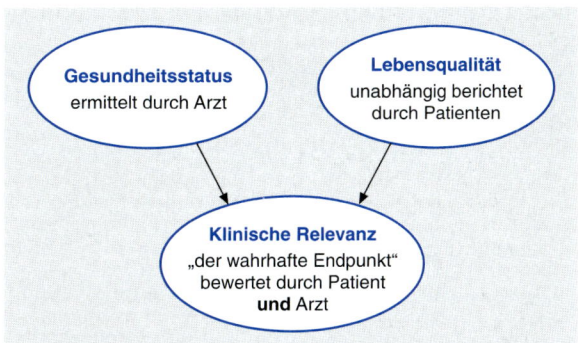

Abb. 32.2: Integratives Outcome-Konstrukt zur Bewertung von Behandlungsverfahren: drei obligate Elemente (nach Lorenz et al. 1999).

comes und Präferenzen sind aber auch unter pharmakoökonomischen Gesichtspunkten interessant und wichtig (s. Kap. 31 und Spilker 1996).

32.2 Messung der Lebensqualität

Bei der Messung der Lebensqualität ist es besonders wichtig, dass der Patient **selbst** (ohne Einflussnahme durch Verwandte, den behandelnden Arzt und andere außenstehende Personen) die Einschätzung aus seiner gesundheitlichen Perspektive vornimmt. Dies ist auch der Grund, weshalb die Lebensqualität als hermeneutischer Endpunkt bezeichnet wird.

Zur Messung der Lebensqualität liegen eine Reihe standardisierter Fragebögen (sog. **Messinstrumente**) zur Messung der Lebensqualität vor. In diesen Fragebögen hat sich ein sog. modularer Messansatz in Theorie und Praxis bewährt und durchgesetzt. Dabei deckt ein Kernfragebogen die zentralen Bereiche (somatisch, psychisch, sozial) der Lebensqualität ab, die für die meisten Patienten (auch für gesunde Menschen) von Bedeutung sind. Diejenigen Symptome und Beschwerden, die für eine bestimmte Patientenpopulation typisch sind, werden durch ein zusätzliches Fragenbogen-Modul spezifisch erfasst. Einen Überblick über die wichtigsten im deutschen Sprachraum verfügbaren Lebensqualitätsbögen gibt Tab. 32.2. In der Tabelle werden auch Beispiele verfügbarer Symptommodule genannt. Hierbei handelt es sich um kürzere und spezifischere Fragebögen in Ergänzung zu globalen Messinstrumenten.

Weitere psychosoziale Messinstrumente sind in Standardwerken und Handbüchern zu diesem Thema zusammengefasst. Übersetzungsgleiche standardisierte Lebensqualitätsbögen liegen in vielen internationalen Sprachen vor und sind hinsichtlich ihrer

Messgüte (Reliabilität, Validität und Sensitivität) ausführlich getestet. Der Stellenwert der Lebensqualitätserfassung wird deutlich, betrachtet man z.B. die Richtlinien einiger Fachgesellschaften (vor allem im onkologischen Bereich), die die Erfassung von Lebensqualität für eine gut geplante klinische Studie als unverzichtbar ansehen und ihre Verwendung im Rahmen entsprechender Studien propagieren.

Die Notwendigkeit der Lebensqualitätsmessung in Arzneimittelstudien wird besonders deutlich, wenn man Studien betrachtet, in denen Arzneistoffe untersucht werden, die auf das Erleben und das subjektive Empfinden der Patienten einwirken, wie z.B. Psychopharmaka oder Analgetika. Weiterhin sind viele Arzneimittel mit unerwünschten Wirkungen behaftet, die hauptsächlich im subjektiven Bereich der Patienten angesiedelt sind (z.B. Müdigkeit, Übelkeit, Erbrechen etc.). Nicht nur auf diesen Gebieten wird die Notwendigkeit deutlich, sondern z.B. auch auf dem Gebiet der Onkologie (s. Kasten).

Beispiel: Einführung von Filgrastim

Filgrastim (rekombinanter humaner Granulozyten-Kolonien stimulierender Faktor, G-CSF) wurde vom Hersteller nicht mit den klassischen Indikationen für diese Substanz (Verkürzung der Neutropenie bzw. des neutropenischen Fiebers), sondern mit der Indikation zur Verbesserung der Lebensqualität von Tumorpatienten eingeführt. Mittlerweile ist auch der Einfluss der Lebensqualität auf das Überleben von Tumorpatienten gezeigt worden (Coates et al. 2000).

Pharmakoepidemiologie und Pharmakoökonomie

Tab. 32.2: Ausgewählte deutschsprachige Fragebögen zur Erfassung der Lebensqualität.

Fragebogen	Anzahl der Fragen	Dimensionen	Module (Beispiele)
SF-36	36	Körperliche Funktionsfähigkeit, körperliche Rollenfunktion, körperliche Schmerzen, allg. Gesundheitswahrnehmung, Vitalität, soziale Funktionsfähigkeit, emotionale Rollenfunktion, psychisches Wohlbefinden, Veränderung der Gesundheit	Keine Module, aber Kurzform SF-12, Interviewbögen, Versionen mit Zeitfenster 7 Tage oder 4 Wochen
PLC	40	Leistungsvermögen, Genuss- und Entspannungsfähigkeit, Kontaktvermögen, Positive Stimmung/Negative Stimmung, Zugehörigkeitsgefühl	Hypertonie, Herzinsuffizienz, Epilepsie, Knieverletzungen
EORTC QLQ-C30	30	Globale Lebensqualität, körperliche Funktion, Rollenfunktion, emotionale Funktion, kognitive Funktion, soziale Funktion	Mammakarzinom, Lungenkarzinom, Rektumkarzinom, HNO-Tumoren, Ösophaguskarzinom
FACT	29	Körperliches Wohlbefinden, soziales Wohlbefinden (Familie), Patient-Arzt-Beziehung, emotionales Wohlbefinden, funktionales Wohlbefinden	Mammakarzinom, Blasenkarzinom, Anorexie, HIV, Knochenmarktransplantation

In Analogie zur Messung von klinischen Laborparametern ist auch die Lebensqualitätsmessung **Stör- und Einflussgrößen** unterworfen. Unter Verwendung standardisierter Lebensqualitätsbögen konnte in einer Serie von Untersuchungen festgestellt werden, dass das subjektive Wohlbefinden des Patienten (auch im körperlichen Bereich) vorwiegend von psychosozialen Faktoren (negativer Affekt, soziales Stigma, soziale Erwünschtheit, selbstbezogene Gedanken) geprägt ist (Koller et al. 1996 und 1998). Das subjektive Wohlbefinden ist somit keine einfache Reflexion des objektiven Gesundheitszustandes, wie er durch Ärzte eingeschätzt wird (s. Tab. 32.3). Aus dieser Tabelle geht deutlich hervor, wie hoch z.B. die Korrelation zwischen negativem Affekt bzw. sozialem Stigma zu körperlichen Symptomen ist. Dagegen ist die Korrelation zwischen der Plasmakonzentration des Tumormarkers CEA bzw. Gewichtsverlust zu körperlichen Symptomen sehr gering (s. Tab. 32.3). Solche Daten machen auf eindrucksvolle Art und Weise deutlich, auf welche Einflussgrößen (Basisdaten) es in Lebensqualitätsstudien ankommt. Außerdem geben sie wichtige Hinweise darauf, welche Maßnahmen (Physiotherapie, Schmerztherapie, Verhaltenstherapie, Aufbau körperlicher Fitness oder soziale Rehabilitation) ergriffen werden können, um die Lebensqualität von Patienten zu verbessern.

Tab. 32.3: Faktoren mit Einfluss auf die Lebensqualität: Zusammenfassung von Korrelationsstudien (Pearson-Korrelationskoeffizienten, Signifikanzniveau *p< 0,05, **p<0,01) mit sozialpsychologischen und ‚harten' klinischen Variablen (aus Koller und Lorenz 1998).

Variablen	Körperliche Symptome	Globale Lebensqualität
Sozialpsychologische Variable		
Negativer Affekt	0,70** bis 0,75**	−0,50** bis −0,67**
Soziales Stigma	0,51**	−0,33*
Selbstbezogenes Denken	0,71**	−0,59**
Soziale Erwünschtheit	−0,50**	0,47**
‚Harte' klinische Variable		
Gesundheitsstatus (Stationsarzt)	0,31*	0,24*
Gesundheitsstatus (Oberarzt/Chefarzt)	0,19	0,07
CEA-Plasmakonzentration	−0,05	0,14
Gewichtsverlust	0,06	−0,05
Prognose (Überlebenskurve)	−0,18	0,07

32.3 Lebensqualitätsprofile

Trotz der vorliegenden Daten in insgesamt mehr als 10.000 Publikationen (Medline) wird das Lebensqualitäts-Konzept teilweise nur zögerlich angenommen. Ein Grund für die Skepsis unter Klinikern ist die Tatsache, dass die teilweise abstrakten Daten aus Lebensqualitätsmessungen (z.B. Indices oder einfach nur Zahlen) nur sehr schwer zu begreifen und zu vergleichen sind. Daher ist es wichtig, diese abstrakten Werte (Punktwerte) in einer lesbaren und verwertbaren Form aufzubereiten. Mit der Entwicklung von **graphischen Lebensqualitätsprofilen** ist dieser wichtigen Forderung Rechnung getragen worden. Bei dieser Form der graphischen Aufarbeitung werden Einzelfragen des Fragebogens für eine bestimmte Dimension (Domäne) erfasst, aufaddiert und von 0 (sehr schlecht) bis 100 (sehr gut) linear transformiert (s. Abb. 32.3). Auf diese Weise werden Vergleiche von Lebensqualitäts-Scores untereinander und auch über die Zeit erst möglich. In Abb. 32.3 ist der Verlauf der Lebensqualität eines Patienten mit einem Rektumkarzinom beispielhaft dargestellt. Zu drei Zeitpunkten wurde eine Lebensqualitätsmessung vorgenommen (bei Entlassung sowie bei der ersten und zweiten Nachsorgeuntersuchung). Verbindet man die Punktwerte des entsprechenden Erhebungszeitpunktes miteinander, so erhält man für jeden Erhebungszeitpunkt ein Lebensqualitätsprofil, das im Erscheinungsbild einer Fieberkurve über einen gewissen Zeitraum ähnelt. Es werden darin gravierende Veränderungen in den verschiedenen Dimensionen (somatisch, psychisch, sozial) zu den verschiedenen Erhebungszeitpunkten deutlich, obwohl in den entsprechenden Krankenunterlagen (Arztbrief etc.) kein entsprechender Eintrag zu fin-

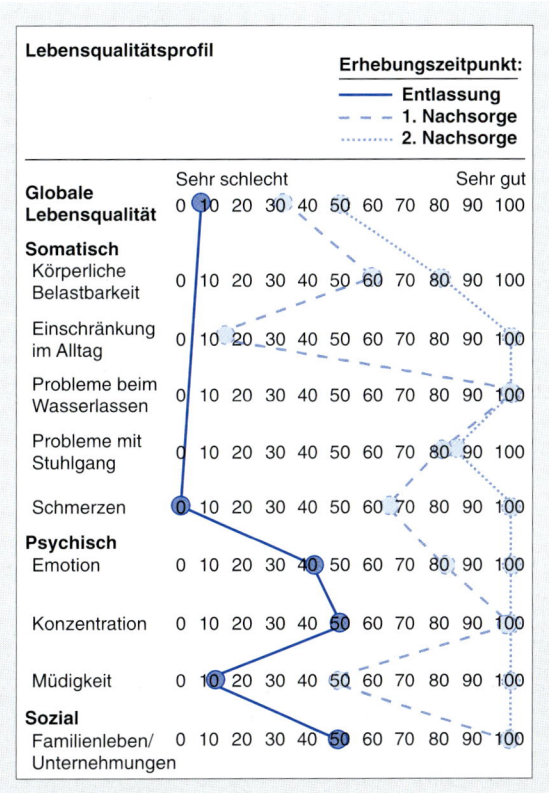

Abb. 32.3: Beispiel eines graphischen Lebensqualitätsprofils bei einem Patienten mit Rektumkarzinom.

den war. Aufgrund dieser Eigenschaften sind Lebensqualitätsprofile eine effektive Bereicherung des Untersuchungsrepertoires des behandelnden Arztes.

32.4 Lebensqualität in Untersuchungen zur Arzneimitteltherapie

Lebensqualität wird zunehmend zu einem akzeptierten Erfolgsmaß (primärer Endpunkt) in Studien, die im Zuge der Arzneimittelzulassung pharmakologische Effekte untersuchen. Die Anwendbarkeit und Leistungsfähigkeit der Lebensqualitätsmessung soll deshalb an zwei Beispielen demonstriert werden. Darüber hinaus finden Lebensqualitätsmessungen in Studien zur Pharmazeutischen Betreuung (s. Kap. 25 ff.) Anwendung. Ein Beispiel ist in Kap. 26.3 zu finden (Hamburger Asthma-Studie).

Lebensqualitätsmessung bei der Therapie der allergischen Rhinitis

Die Arzneimittelauswahl für eine optimale Therapie zur Behandlung der allergischen Rhinitis ist schwierig und beinhaltet ganz unterschiedliche Faktoren. Neben Effektivität und Sicherheit spielen Lebensqualität und pharmakoökonomische Überlegungen als Endpunkte in Studien zu diesem Thema eine wichtige Rolle.

Pharmakoepidemiologie und Pharmakoökonomie

In einer Studie von Ellis et al. (1999) wurde untersucht, ob die Erzeugung von allergischen Symptomen durch Allergenpräsentation (**Provokationstest**) einen Einfluss (Grad und Dauer) auf die Lebensqualität der Patienten hatte. Hierbei kam ein spezieller Lebensqualitätsbogen (Rhinoconjunctivitis Quality of Life Questionnaire) in Kombination mit einem allgemeinen Lebensqualitätsbogen (SF-36) zur Anwendung. Die Lebensqualität wurde vor, während und 2 Wochen nach Allergenpräsentation (Provokation) ermittelt. Es zeigte sich, dass die Teilnehmer an dieser Studie nach dem Provokationstest eine signifikante Verschlechterung ihrer Lebensqualität erfuhren. Erst 2,5 Wochen nach Allergenpräsentation fand sich eine Normalisierung der Lebensqualität auf die Vorwerte. Die Autoren kommen zu dem Schluss, dass die Lebensqualitätsmessung im Rahmen von Phase-III-Arzneimittelstudien auf diesem Gebiet von Relevanz ist.

Auch Nolen (1997) untersuchte die sedativen Effekte verschiedener Antihistaminika bei Patienten mit allergischer Rhinitis unter Verwendung der Lebensqualitätsmessung. Da sedierende Antihistaminika die Blut-Hirn-Schranke besser und schneller passieren als nicht-sedierende Antihistaminika, führten erstere zu mehr zentralnervösen Effekten (Abnahme der Entscheidungsfähigkeit und des verbalen Lernverhaltens sowie Einschränkung psychomotorischer Fähigkeiten). Unter Verwendung herkömmlicher Endpunkte bei der Prüfung dieser Substanzen wäre das Ergebnis nicht quantifizierbar gewesen.

Lebensqualitätsmessung in Infektions- und Sepsisstudien

Sepsis und septischer Schock, besonders im postoperativen Verlauf, stellen noch immer ein häufiges und oft ungelöstes klinisches Problem dar. Dieser Krankheitszustand ist mit einer sehr hohen Mortalitätsrate behaftet (50–80 %), die in den letzten 20 Jahren trotz nahezu 100 multizentrischer Therapiestudien unverändert hoch geblieben ist (Friedman et al. 1998).

In den bisherigen Studien zu Therapie und Prophylaxe der Sepsis und des septischen Schocks wurden klassische Endpunkte wie Mortalität und Morbidität, Komplikationsrate und Mediatorveränderungen (Zytokinkonzentrationen) zur Beurteilung der Effektivität der durchgeführten Therapie herangezogen. Sämtliche klinische Studien zu dieser Fragestellung konnten jedoch nach erfolgreichen und vielversprechenden tierexperimentellen Untersuchungen keine Verbesserungen zeigen, da nur klassische Endpunkte gemessen wurden. Aus diesem Grund geraten neben Mortalität und Mediatorkonzentrations-

veränderungen zunehmend auch neue Endpunkte wie z.B. Wiederherstellung und Lebensqualität nach Sepsis in den Mittelpunkt des wissenschaftlichen und klinischen Interesses.

Erstmals wurde ein durch internationalen Konsens getragener Prüfplan entwickelt, in dem die Lebensqualität zum **primären Endpunkt** erklärt wurde (s. Kasten). Der Prüfplan kann als Prototyp für Wirksamkeitsstudien mit Thema Lebensqualität betrachtet und verwendet werden, da es Lebensqualitätsprofile, psychosoziale Ausgangswerte der Patienten und neben der Verblindung auch Erwartungswerte der Patienten mit einschließt, d.h. somit alle Elemente eines heute gültigen Outcome-Konzeptes.

Lebensqualität als primärer Endpunkt

In einer randomisierten klinischen Studie (2 x 40 = 80 Patienten) zur Prophylaxe von postoperativen infektiösen Komplikationen und Sepsis mit einer immunmodulierenden Substanz (G-CSF, n = 40) versus Placebo (n = 40) wird der Einfluß dieses Zytokins auf die postoperative Wiederherstellung und globale Lebensqualität (EORTC-Index) von Patienten mit kolorektalem Karzinom untersucht. Die Effektivität der getesteten Substanz gegen Placebo wird hierbei in der Verbesserung der globalen Lebensqualität, gemessen zu 3 Zeitpunkten (vor Therapiebeginn, 2 und 6 Monate nach Therapie), ermittelt. Von der G-CSF-Behandlung wird ein Vorteil in Bezug auf schnellere Wiederherstellung und verbesserte globale Lebensqualität gegenüber Placebo nach 6 Monaten erwartet (Bauhofer et al. 2001).

Literatur

Aaronson, N.K., Ahmedzai, S., Bergman, B., Bullinger, M., Cull, A. et al. (1993): The European organization for research and treatment of cancer QLQ-C30: A quality-of-life instrument for use in international clinical trials in oncology. J. Natl. Cancer Inst. 85: 365–376

Bauhofer, A., Lorenz, W., Stinner, B., Rothmund, M., Koller, M. et al. (2001): Granulocyte-colony stimulating factor in the prevention of postoperative infectious complications and a sub-optimum recovery from operation in patients with colorectal cancer and increased preoperative risk (ASA 3 and 4). Protocol for a controlled clinical trial developed by consensus of an international study group. Part two: Design of the study. Inflamm. Res. 50: 187–205

Cella, D.F., Tulsky, D.S., Gray, G., Sarafian, B., Lloyd, S. et al. (1993): The functional assessment of cancer therapy (FACT) scale: Development and validation of the general measure. J. Clin. Oncol. 11: 570–579

Coates, A.S., Hurny, C., Peterson, H.F., Bernhard, J., Castiglione-Gertsch, M., Gelber, R.D., et al. (2000): Quality-of-life scores predict outcome in metastatic but not early breast cancer. International Breast Cancer Study Group. J. Clin. Oncol. 18: 3768–3774

Ellis, A.K., Day, J.H., Lundie, M.J. (1999): Impact on quality of life during an allergen challenge research trial. Ann. Allergy Asthma Immunol. 83: 33–39

Epstein, A.M. (1990): The outcomes movement - will it get us where we want to go? N. Engl. J. Med. 323: 266–269

Friedman, G., Silva, E., Vincent, J.L. (1998): Has the mortality of septic shock changed with time. Crit. Care Med. 26: 2078–2086

Kane, R.L. (1997): Understanding health care outcomes research. Aspen Publishers, Gaithersburg

Kent, S., Bluthé, R.-M., Kelley, K.W., Dantzer, R. (1992): Sickness behavior as a new target for drug development. Trends Pharmacol. Sci. 13: 24–28

Koller, M., Kussmann, J., Lorenz, W., Jenkins, M., Voss, M. et al. (1996): Symptom reporting in cancer patients: The role of negative affect and experienced social stigma. Cancer 77: 983–995

Koller, M., Kussmann, J., Lorenz, W., Rothmund, M. (1994): Die Messung von Lebensqualität in der chirurgischen Tumornachsorge. Methoden, Probleme und Einsatzmöglichkeiten. Chirurg 65: 333–339

Koller, M., Lorenz, W. (1998): Quality of life research in patients with rectal cancer: traditional approches versus a problem-solving oriented perspective. Langenbecks Arch. Surg. 383: 427–436

Kreitler, S. (1999): Denial in cancer patients. Cancer Invest. 17: 514–534

Lorenz, W. (1998): Outcome: Definition and methods of evaluation. In: Troidl, H., McKneally, M.F., Mulder, D.S., Wechsler, A.S., McPeek, B., Spitzer, W.O. (Hrsg.): Surgical research. Basic principles and clinical practice. Springer Verlag, New York: 513–520

Lorenz, W., Troidl, H., Solomkin, J.S., Nies, C., Sitter, H., Koller, M. et al. (1999): Second step: Testing outcome measurements. World J. Surg. 23: 768–780

Nolen, T.M. (1997): Sedative effects of antihistamines: Safety, performance, learning, and quality of life. Clin. Ther. 19: 39–55

Nies, C., Celik, I., Lorenz, W., Koller, M., Plaul, U., Krack, W., Sitter, H., Rothmund, M. (2001): Outcome nach minimal-invasiver Chirurgie: Qualitative Analyse und Bewertung der klinischen Relevanz von Studienendpunkten durch Patient und Arzt. Chirurg 72: 19–29

Siegrist, J., Broer, M., Junge, A. (1996): PLC - Profil der Lebensqualität chronisch Kranker. Beltz Test, Göttingen

Spilker, B. (1996): Quality of life and pharmacoeconomics in clinical trials. 2. Aufl., Lippincott-Raven, Philadelphia

Stewart, A.L., Ware, J.E., Brook, R.H. (1978): Conceptualization and measurement of health for adults in the health insurance study: Vol. 2, Physical health in terms of functioning. Rand Corporation, Santa Monica, Kalifornien

Troidl, H., Menge, K.-H., Lorenz, W., Vestweber, K.-H., Barth H., Hamelmann, H. (1979): Quality of life and stomach replacement. In: Herfarth, Ch., Schlag, P.N. (Hrsg.): Gastric cancer. Springer Verlag, Berlin, Heidelberg, New York: 312–317

Troidl, H., Wechsler, A.S., McKneally, M.F. (1998): How to choose a relevant endpoint. In: Troidl, H., McKneally, M.F., Mulder, D.S., Wechsler, A.S., McPeek, B., Spitzer, W.O. (Hrsg.): Surgical research. Basic principles and clinical practice. Springer Verlag, New York: 303–319

Pharmakoepidemiologie und Pharmakoökonomie

Anhang

Anhang A

Normalbereiche klinischer Labordaten (Erwachsene)

Labortest	Bisher verwendete Einheiten	SI-Einheiten	Umrechnung
Blutchemie			
Alanin-Aminotransferase (ALT)	< 23 U/L (M) < 19 U/L (F)	< 383 nkat/L (M) < 317 nkat/L (F)	1 U = 16,67 nkat
Albumin	3,5–5,2 g%	35–52 g/L	10
Alkalische Phosphatase (AP)	nach IFCC-Methode 30–90 U/L (M) 30–80 U/L (F) nach DGKC-Methode 70–175 U/L (M) 55–147 U/L (F)	500–1500 nkat/L (M) 500–1334 nkat/L (F) 1167–2917 nkat/L (M) 917–2450 nkat/L (F)	1 U = 16,67 nkat
Ammoniak	27–90 µg/dL	16–53 µmol/L	0,5872
Amylase	44–128 U/L abhängig von der Bestimmungsmethode		
Aspartat-Aminotransferase (AST)	< 19 U/L (M) < 15 U/L (F)	< 317 nkat/L (M) < 250 nkat/L (F)	1 U = 16,67 nkat
Bilirubin, gesamt	0,1–1,1 mg/dL	2–18 µmol/L	17,1
Bilirubin, direkt	0–0,2 mg/dL	0–4 µmol/L	17,1
Blutglucose (nüchtern)	70–115 mg/dL	3,9–6,4 mmol/L	0,0555
C-reaktives Protein	0,08–3,1 mg/L		
Calcium, gesamt	8,8–10,2 mg/dL bzw. 4,4–5,1 mEq/L	2,20–2,56 mmol/L	0,250
Cardiales Troponin (cTnT)	< 0,1 µg/L		
Cardiales Troponin I (cTnI)	< 0,1–2,0 µg/L		
Chlorid	95–105 mEq/L	95–105 mmol/L	1
Cholesterin	≤ 200 mg/dL	≤ 5,2 mmol/L	0,026
Gamma-Glutamyltransferase (GGT)	6–28 U/L (M) 4–18 U/L (F)	100–467 nkat/L (M) 67–300 nkat/L (F)	1 U = 16,67 nkat
Harnsäure	2–7 mg/dL	120–420 µmol/L	59,48

Normalbereiche klinischer Labordaten (Erwachsene) (Fortsetzung)

Labortest	Bisher verwendete Einheiten	SI-Einheiten	Umrechnung
Harnstoff	8–18 mg/dL	3–6,5 mmol/L	0,357
HbA_{1c} (%)	< 6,5 %		
High-Density-Lipoprotein (HDL)	≥ 35 mg/dL	≥ 0,90 mmol/L	0,026
Kalium	3,6–4,8 mEq/L	3,6–4,8 mmol/L	1
Kreatinin	0,6–1,2 mg/dL	50–110 µmol/L	88,4
Kreatinphosphokinase (CK)	10–80 U/L (M) 10–70 U/L (F)	167–1334 nkat/L (M) 167–1167 nkat/L (F)	1U = 16,67 nkat
Lactatdehydrogenase (LDH)	120–240 U/L	2000–4000 nkat/L	1U = 16,67 nkat
Lipase	bis 170 U/L[a] abhängig von der Bestimmungsmethode		
Low-Density-Lipoprotein (LDL)	< 155 mg/dL	< 4 mmol/L	0,026
Magnesium	1,8–2,6 mg/dL (M) 1,46–2.12 mEq/L 1,9–2,5 mg/dL (F) 1,54–2,06 mEq/L	0,73–1,06 mmol/L (M) 0,77–1,03 mmol/L (F)	0,41 0,41
Natrium	135–144 mEq/L	135–144 mmol/L	1
Phosphat	2,5–5 mg/dL	0,88–1,60 mmol/L	0,3229
Thyreoidea-stimulierendes Hormon (TSH)	0,4–4,0 mU/L		
Transferrin	200–400 mg/dL		
Transferrin-Sättigung (TEBK – Totale Eisen-Bindungs-Kapazität)	16–45 %		
Tetraiodthyronin, frei (Thyroxin, T_4)	8–18 ng/L	10–23 pmol/L	1,26
Triiodthyronin, frei (T_3)	3,5–8,0 pg/mL	5,4–12,3 pmol/L	1,54
Triglyceride	≥ 200 mg/dL	≥ 2,3 mmol/L	0,0115
Very-Low-Density-Lipoprotein (VLDL)	10–31 mg/dL		
Hämatologie			
Blutsenkungsgeschwindigkeit (BSG)	0–20 mm/h (M) 0–30 mm/h (F)	0–20 mm/h (M) 0–30 mm/h (F)	
Erythrozyten	4,3–5,9 Mill./mm³ (M) 3,5–5,0 Mill./mm³ (F)	4,3–5,9 T/L (M) 3,5–5,0 T/L (F)	Tera/L = 10^{12}/L
MCH	27–33 pg	27–33 pg	1
MCV	76–100 µm³	76–100 fL	fL = 10^{-15} mol
MCHC	33–37 g/dL	330–370 g/L	10

Normalbereiche klinischer Labordaten (Erwachsene) (Fortsetzung)

Labortest	Bisher verwendete Einheiten	SI-Einheiten	Umrechnung
Hämoglobin (Hb)	14–18 g/dL (M) 11,5–15,5 g/dL (F)	140–180 g/L (M) 115–155 g/L (F)	10 10
Hämatokrit (Hkt)	39 %–49 % (M) 33 %–43 % (F)		
Retikulozytenzahl	0,1–2,4 %		
Thrombozyten	130.000–400.000 /mm^3	130–400 G/L	G/L = 10^9 Zellen/L
Leukozyten	3200–9800 /mm^3	3,2–9,8 G/L	
Neutrophile Granulozyten	54 %–62 %		
Jugendliche stabkernige neutrophile Granulozyten	3 %–5 %		
Eosinophile Granulozyten	1–3 %		
Basophile Granulozyten	< 1 %		
Monozyten	3–7 %		
Lymphozyten	25 %–33 %		
Harnanalyse			
Albumin	< 20 mg/L		
Bilirubin	bei Gesunden im Harn nicht nachweisbar		
Erythrozyten	bei Gesunden im Harn nicht nachweisbar		
Hämoglobin	bei Gesunden im Harn nicht nachweisbar		
Immunglobulin G (IgG)	< 10 mg/L		
Keton	bei Gesunden im Harn nicht nachweisbar		
Leukozyten	10–20 Leukozyten/µL (kontrollbedürftig)		
Alpha-1-Mikroglobulin	< 12 mg/L		
Beta-2-Mikroglobulin	< 0,3 mg/L		
Myoglobin	< 90 µg/L		
Nitrit	bei Gesunden im Harn nicht nachweisbar		
Urobilinogen	< 17 µmol/L		
Zylinder	bei Gesunden im Harn nicht nachweisbar		

M = Mann, F = Frau

Anhang B

WORLD MEDICAL ASSOCIATION DECLARATION OF HELSINKI

Ethical Principles for Medical Research Involving Human Subjects

Adopted by the 18th WMA General Assembly
Helsinki, Finland, June 1964
and amended by the
29th WMA General Assembly, Tokyo, Japan,
October 1975
35th WMA General Assembly, Venice, Italy,
October 1983
41st WMA General Assembly, Hong Kong,
September 1989
48th WMA General Assembly, Somerset West,
Republic of South Africa, October 1996
and the
52nd WMA General Assembly, Edinburgh,
Scotland, October 2000

A. INTRODUCTION

1. The World Medical Association has developed the Declaration of Helsinki as a statement of ethical principles to provide guidance to physicians and other participants in medical research involving human subjects. Medical research involving human subjects includes research on identifiable human material or identifiable data.
2. It is the duty of the physician to promote and safeguard the health of the people. The physician's knowledge and conscience are dedicated to the fulfillment of this duty.
3. The Declaration of Geneva of the World Medical Association binds the physician with the words, "The health of my patient will be my first consideration," and the International Code of Medical Ethics declares that, „A physician shall act only in the patient's interest when providing medical care which might have the effect of weakening the physical and mental condition of the patient."
4. Medical progress is based on research which ultimately must rest in part on experimentation involving human subjects.
5. In medical research on human subjects, considerations related to the well-being of the human subject should take precedence over the interests of science and society.
6. The primary purpose of medical research involving human subjects is to improve prophylactic, diagnostic and therapeutic procedures and the understanding of the aetiology and pathogenesis of disease. Even the best proven prophylactic, diagnostic, and therapeutic methods must continuously be challenged through research for their effectiveness, efficiency, accessibility and quality.
7. In current medical practice and in medical research, most prophylactic, diagnostic and therapeutic procedures involve risks and burdens.
8. Medical research is subject to ethical standards that promote respect for all human beings and protect their health and rights. Some research populations are vulnerable and need special protection. The particular needs of the economically and medically disadvantaged must be recognized. Special attention is also required for those who cannot give or refuse consent for themselves, for those who may be subject to giving consent under duress, for those who will not benefit personally from the research and for those for whom the research is combined with care.
9. Research Investigators should be aware of the ethical, legal and regulatory requirements for research on human subjects in their own countries as well as applicable international requirements. No national ethical, legal or regulatory requirement should be allowed to reduce or eliminate any of the protections for human subjects set forth in this Declaration.

B. BASIC PRINCIPLES FOR ALL MEDICAL RESEARCH

10. It is the duty of the physician in medical research to protect the life, health, privacy, and dignity of the human subject.
11. Medical research involving human subjects must conform to generally accepted scientific principles, be based on a thorough knowledge of the scientific literature, other relevant sources of information, and on adequate laboratory and, where appropriate, animal experimentation.
12. Appropriate caution must be exercised in the conduct of research which may affect the environment, and the welfare of animals used for research must be respected.
13. The design and performance of each experimental procedure involving human subjects should be clearly formulated in an experimental protocol. This protocol should be submitted for con-

sideration, comment, guidance, and where appropriate, approval to a specially appointed ethical review committee, which must be independent of the investigator, the sponsor or any other kind of undue influence. This independent committee should be in conformity with the laws and regulations of the country in which the research experiment is performed. The committee has the right to monitor ongoing trials. The researcher has the obligation to provide monitoring information to the committee, especially any serious adverse events. The researcher should also submit to the committee, for review, information regarding funding, sponsors, institutional affiliations, other potential conflicts of interest and incentives for subjects.

14. The research protocol should always contain a statement of the ethical considerations involved and should indicate that there is compliance with the principles enunciated in this Declaration.

15. Medical research involving human subjects should be conducted only by scientifically qualified persons and under the supervision of a clinically competent medical person. The responsibility for the human subject must always rest with a medically qualified person and never rest on the subject of the research, even though the subject has given consent.

16. Every medical research project involving human subjects should be preceded by careful assessment of predictable risks and burdens in comparison with foreseeable benefits to the subject or to others. This does not preclude the participation of healthy volunteers in medical research. The design of all studies should be publicly available.

17. Physicians should abstain from engaging in research projects involving human subjects unless they are confident that the risks involved have been adequately assessed and can be satisfactorily managed. Physicians should cease any investigation if the risks are found to outweigh the potential benefits or if there is conclusive proof of positive and beneficial results.

18. Medical research involving human subjects should only be conducted if the importance of the objective outweighs the inherent risks and burdens to the subject. This is especially important when the human subjects are healthy volunteers.

19. Medical research is only justified if there is a reasonable likelihood that the populations in which the research is carried out stand to benefit from the results of the research.

20. The subjects must be volunteers and informed participants in the research project.

21. The right of research subjects to safeguard their integrity must always be respected. Every precaution should be taken to respect the privacy of the subject, the confidentiality of the patient's information and to minimize the impact of the study on the subject's physical and mental integrity and on the personality of the subject.

22. In any research on human beings, each potential subject must be adequately informed of the aims, methods, sources of funding, any possible conflicts of interest, institutional affiliations of the researcher, the anticipated benefits and potential risks of the study and the discomfort it may entail. The subject should be informed of the right to abstain from participation in the study or to withdraw consent to participate at any time without reprisal. After ensuring that the subject has understood the information, the physician should then obtain the subject's freely given informed consent, preferably in writing. If the consent cannot be obtained in writing, the non-written consent must be formally documented and witnessed.

23. When obtaining informed consent for the research project the physician should be particularly cautious if the subject is in a dependent relationship with the physician or may consent under duress. In that case the informed consent should be obtained by a well-informed physician who is not engaged in the investigation and who is completely independent of this relationship.

24. For a research subject who is legally incompetent, physically or mentally incapable of giving consent or is a legally incompetent minor, the investigator must obtain informed consent from the legally authorized representative in accordance with applicable law. These groups should not be included in research unless the research is necessary to promote the health of the population represented and this research cannot instead be performed on legally competent persons.

25. When a subject deemed legally incompetent, such as a minor child, is able to give assent to decisions about participation in research, the investigator must obtain that assent in addition to the consent of the legally authorized representative.

26. Research on individuals from whom it is not possible to obtain consent, including proxy or advance consent, should be done only if the physical/mental condition that prevents obtain-

ing informed consent is a necessary characteristic of the research population. The specific reasons for involving research subjects with a condition that renders them unable to give informed consent should be stated in the experimental protocol for consideration and approval of the review committee. The protocol should state that consent to remain in the research should be obtained as soon as possible from the individual or a legally authorized surrogate.

27. Both authors and publishers have ethical obligations. In publication of the results of research, the investigators are obliged to preserve the accuracy of the results. Negative as well as positive results should be published or otherwise publicly available. Sources of funding, institutional affiliations and any possible conflicts of interest should be declared in the publication. Reports of experimentation not in accordance with the principles laid down in this Declaration should not be accepted for publication.

C. ADDITIONAL PRINCIPLES FOR MEDICAL RESEARCH COMBINED WITH MEDICAL CARE

28. The physician may combine medical research with medical care, only to the extent that the research is justified by its potential prophylactic, diagnostic or therapeutic value. When medical research is combined with medical care, additional standards apply to protect the patients who are research subjects.

29. The benefits, risks, burdens and effectiveness of a new method should be tested against those of the best current prophylactic, diagnostic, and therapeutic methods. This does not exclude the use of placebo, or no treatment, in studies where no proven prophylactic, diagnostic or therapeutic method exists.

30. At the conclusion of the study, every patient entered into the study should be assured of access to the best proven prophylactic, diagnostic and therapeutic methods identified by the study.

31. The physician should fully inform the patient which aspects of the care are related to the research. The refusal of a patient to participate in a study must never interfere with the patientphysician relationship.

32. In the treatment of a patient, where proven prophylactic, diagnostic and therapeutic methods do not exist or have been ineffective, the physician, with informed consent from the patient, must be free to use unproven or new prophylactic, diagnostic and therapeutic measures, if in the physician's judgement it offers hope of saving life, re-establishing health or alleviating suffering. Where possible, these measures should be made the object of research, designed to evaluate their safety and efficacy. In all cases, new information should be recorded and, where appropriate, published. The other relevant guidelines of this Declaration should be followed.

Anhang C

Liste der gebräuchlichsten Arzneimittel in Schwangerschaft und Stillzeit
(Applikation per os, falls nicht anders angegeben)

Indikation	Arzneistoff	Frühschwanger-schaft	Peripartalzeit	Stillzeit	Anmerkungen
Abstillen im Wochenbett	Cabergolin			1 × 1 g	
	Metergolin			3 × 4 mg/d über 7 Tage	
Anämie	Fe^{2+}, Fe^{3+}, Folsäure				
Antikonzeption	Lynestrenol Levonorgestrel Norethisteron			1 × 0,5 mg/d 1 × 0,03 mg/d 1 × 0,35 mg/d	
Augenent-zündungen					
– antibakteriell	Sulfacetamid-Tropfen 10 %	1 Tropfen alle 2–6 h	1 Tropfen alle 2–6 h	1 Tropfen alle 2–6 h	
– entzündungs-hemmend / anti-allergisch	Antazolin				
	Cromoglicinsäu-re, Nedocromil				
	Hydrocortison 1 %				
	Naphazolin, Tetryzolin				
Blähungen	Dimeticon	3x40 mg/d	3x40 mg/d	3x40 mg/d	
Brustpflege	Chlorhexidin, Dexpanthenol			nach jeder Laktation	
Diarrhö	Aktivkohle				Reduzierte Re-sorption von Arzneistoffen
	Loperamid	1–2 × 2 mg/d	1–2 × 2 mg/d		
	Saccharomyces boulardii	1–2 × 250 mg/d	1–2 × 250 mg/d	1–2 × 250 mg/d	
Emesis	Chlorpromazin Meclozin	2 × 12,5 mg/d 2 × 50 mg/d	2 × 12,5 mg/d 2 × 50 mg/d	2 × 50 mg/d	
Grippaler Infekt	Ätherische Öle, Perubalsam	1-2 ×/d inhalieren	1-2 ×/d inhalieren	1-2 ×/d inhalieren	
	Paracetamol p.o., rektal	2 × 500 mg/d	2 × 500 mg/d	2 × 500 mg/d	
Halsschmerzen (inkl. Mund- und Rachenent-zündungen)	Echinaceatinktur lokal	n. Bedarf	n. Bedarf	n. Bedarf	
	Hexetidin (Gurgellösung, Spray)	n. Bedarf	n. Bedarf	n. Bedarf	nur anti-bakteriell
	PVP-Iod (Gurgellösung, Spray)	3 ×/d	3 ×/d	3 ×/d	nicht länger als 1 Woche anwen-den

Liste der gebräuchlichsten Arzneimittel in Schwangerschaft und Stillzeit (Fortsetzung)

Indikation	Arzneistoff	Frühschwanger-schaft	Peripartalzeit	Stillzeit	Anmerkungen
Hämorrhoiden	1. Wahl (lokal): Adstringentien: Hamamelis-extrakt, Bismut-salze, Zinkoxid; Lokalanästhetika Supp.; Eichen-rindenextrakt-Sitzbad	n. Bedarf 1–2 × /d	n. Bedarf 1–2 × /d	n. Bedarf 1–2 × /d	
	2. Wahl: Corticosteroide: Prednisolon Supp.		1–2 × /d	1–2 × /d	
Harnwegs-infektionen					
– Therapie	Amoxicillin komb. mit Clavulansäure	3 × 635 mg/d über 7 Tage	3 × 635 mg/d über 7 Tage	3 × 635 mg/d über 7 Tage	
	Sulfamethoxazol komb. mit Trimethoprim	2 × 960 mg/d über 7 Tage (nur bei strenger Indikation)	2 × 960 mg/d über 7 Tage	2 × 960 mg/d über 7 Tage	mit 0,4 mg Fol-säure pro Dosis kombinieren
– Langzeit-prophylaxe	Sulfamethoxazol komb. mit Trimethoprim	2 × 480 mg pro Woche (nur bei strenger Indika-tion)	2 × 480 mg pro Woche	2 × 480 mg pro Woche	
	Nitrofurantoin	1 × 100 mg/d	kontraindiziert	1 × 100 mg/d	
Heuschnupfen	Clemastin	2x1 mg/d	2x1 mg/d	2x1 mg/d	
Husten					
– reizstillend	Dimetinden	2 × 2 mg/d	2 × 2 mg/d	2 × 2 mg/d	
– schleimlösend	Dihydrocodein	3 × 10 mg/d	3 × 10 mg/d	kontraindiziert	Keine Dauer-therapie
	Acetylcystein	3 × 200 mg/d	3 × 200 mg/d	3 × 200 mg/d	
	Guaifenesin	3 × 100 mg/d	3 × 100 mg/d	3 × 100 mg/d	
	Bronchialtees (empfohlene Pflanzen: Anisfrucht, Eibischwurzel, Sonnentaukraut, Thymiankraut)				
	lokal: Brustsalbe aus pflanzlichen Auszügen, mög-lichst geringer Kampferanteil				

Liste der gebräuchlichsten Arzneimittel in Schwangerschaft und Stillzeit (Fortsetzung)

Indikation	Arzneistoff	Frühschwangerschaft	Peripartalzeit	Stillzeit	Anmerkungen
Infektionen (bakterielle)	Amoxicillin komb. mit Clavulansäure	3 × 625 mg/d über 7 Tage oder 2 × 1 g/d über 5–10 Tage	3 × 625 mg/d über 7 Tage oder 2 × 1 g/d über 5–10 Tage	3 × 625 mg/d über 7 Tage oder 2 × 1 g/d über 5–10 Tage	
	Sulfamethoxazol komb. mit Trimethoprim	2 × 960 mg/d über 7 Tage (nur bei strenger Indikation)	2 × 960 mg/d über 7 Tage	2 × 960 mg/d über 7 Tage	mit 0,4 mg Folsäure pro Dosis kombinieren
	Cephalosporine p. o.:				
	Cefalexin	4 × 250 mg/d über 5 Tage	4 × 250 mg/d über 5 Tage	4 × 250 mg/d über 5 Tage	
	Cephalosporine i. v.:				
	Cefoxitin	3 × 1 g/24 h einmalig	3 × 1 g/24 h einmalig	3 × 1 g/24 h einmalig	
	Ceftriaxon	1 × 1 g einmalig	1 × 1 g einmalig	1 × 1 g einmalig	
	Clindamycin	4 × 300 mg/d	4 × 300 mg/d	4 × 300 mg/d	
	Erythromycin	2 × 500 mg/d über 5 Tage	2 × 500 mg/d über 5 Tage	2 × 500 mg/d über 5 Tage	
Kolpitis mit Gardnerellen (bakterielle Vaginose)	Metronidazol p. o.	1 × 2 g/d an Tag 1 und 3	1 × 2 g/d an Tag 1 und 3	1 × 2 g/d an Tag 1 und 3	Partner mitbehandeln
	Metronidazol lokal	2 × 1 g/d über 5–6 Tage	2 × 1 g/d über 5–6 Tage	2 × 1 g/d über 5–6 Tage	Partner mitbehandeln
Kolpitis mit Mischflora	lokal				
	Clindamycin-Vaginalcreme 2 %	1 × abends über 5–7 Tage	1 × abends über 5–7 Tage	1 × abends über 5–7 Tage	
	Hexetidin-Vaginaltabletten	1 × 10 mg abends über 6 Tage	1 × 10 mg abends über 6 Tage	1 × 10 mg abends über 6 Tage	
	Nifuratel komb. mit Nystatin Ovula	1 × abends über 6 Tage	1 × abends über 6 Tage	1 × abends über 6 Tage	
	PVP-Iod Ovula, Vaginalgel	1 × 200 mg abends über 7 Tage	1 × 200 mg abends über 7 Tage	1 × 200 mg abends über 7 Tage	
Kolpitis mit Soor	lokal				
	Clotrimazol-Vaginaltabletten	1 × 500 mg abends einmalig oder 1 × 200 mg abends über 3 Tage	1 × 500 mg abends einmalig oder 1 × 200 mg abends über 3 Tage	1 × 500 mg abends einmalig oder 1 × 200 mg abends über 3 Tage	
	Clotrimazol-Vaginalcreme 2 %	1 × abends	1 × abends	1 × abends	
	Econazol-Ovula	1 × 150 mg abends über 3 Tage	1 × 150 mg abends über 3 Tage	1 × 150 mg abends über 3 Tage	

Liste der gebräuchlichsten Arzneimittel in Schwangerschaft und Stillzeit (Fortsetzung)

Indikation	Arzneistoff	Frühschwanger-schaft	Peripartalzeit	Stillzeit	Anmerkungen
	Econazol Vaginalcreme 1 %	1 x abends	1 x abends	1 x abends	
	p.o.				
	Fluconazol	1 × 150 mg ab 2. Trimenon	1 × 150 mg	1 × 150 mg	einmalig
	Miconazol	1 × 100 mg/d über 14 Tage	1 × 100 mg/d über 14 Tage	1 × 100 mg/d über 14 Tage	
Kolpitis mit Trichomonaden	Metronidazol p.o.	1 × 2 g einmalig	1 × 2 g einmalig	1 × 2 g einmalig	Partner mitbe-handeln
	Metronidazol-Ovula	1 × 500 mg/d über 7 Tage	1 × 500 mg/d über 7 Tage	1 × 500 mg/d über 7 Tage	Partner mitbe-handeln
Obstipation	Glycerin Supp.	1 × 1700 mg bei Bedarf	1 × 1700 mg bei Bedarf	1 × 1700 mg bei Bedarf	
	Lactulose	1 × 3–7 g/d	1 × 3–7 g/d	1 × 3–7 g/d	
	Magnesium-aspartat, -aspar-tathydrochlorid, -citrat, -hydro-genaspartat	15–30 mmol/d	15–30 mmol/d	15–30 mmol/d	Nicht gleichzei-tig mit Fe^{2+}
	Quellende Pflanzendrogen: Flohsamen, Lein-samen	1–2 × 1 TL/d	1–2 × 1 TL/d	1–2 × 1 TL/d	Viel trinken
Schmerzen	N-Butylscopola-miniumbromid rektal	3 × 10 mg	3 × 10 mg	3 × 10 mg	
	Mephenamin-säure	bis 3 × 500 mg/d	bis 3 × 500 mg/d	bis 3 × 500 mg/d	
	Paracetamol p.o., rektal	2 × 500 mg/d		2 × 500 mg/d	
	Pethidin i.v.		1 × 50 mg bei Bedarf	1 × 50 mg bei Bedarf	
Schnupfen	Ätherische Öle, Perubalsam	1–2 ×/d inhalieren	1–2 ×/d inhalieren	1–2 ×/d inhalieren	
	Xylometazolin-Tropfen 0,05 % lokal	3 × 3 Tr./d	3 × 3 Tr./d	3 × 3 Tr./d	
Sedation	Bromazepam	1-3 × 1,5 mg/d	1-3 × 1,5 mg/d	1-3 × 1,5 mg/d	nur punktuell und kurzzeitig!
	Baldrian- und/oder Hopfen-extrakt	lt. Beipackzettel	lt. Beipackzettel	lt. Beipackzettel	
Substitution	Fe(II)-Salze	1 × 60–100 mg/d	1 × 60–100 mg/d	1 × 60–100 mg/d	Nüchtern, nicht gleichzeitig mit Mg^{2+} ein-nehmen

Liste der gebräuchlichsten Arzneimittel in Schwangerschaft und Stillzeit (Fortsetzung)

Indikation	Arzneistoff	Frühschwanger-schaft	Peripartalzeit	Stillzeit	Anmerkungen
	Fe(III)-Komplexe	1 × 100 mg/d	1 × 100 mg/d	1 × 100 mg/d	mit dem Essen einnehmen
	Folsäure	0,4 mg/d			
	Magnesiumsalze	12–25 mmol/d	12–25 mmol/d	12–25 mmol/d	
Thrombose-prophylaxe	Heparin i. v.	10 000 I.E./24 h (Infusion)	10 000 I.E./24 h (Infusion)	10 000 I.E./24 h (Infusion)	
	Heparin s.c.	2–3 × 5000 I.E./d	2–3 × 5000 I.E./d	2–3 × 5000 I.E./d	
	niedermolekula-res Heparin s.c.	1 × 2500–3000 I.E./d (morgens)	1 × 2500–3000 I.E./d (morgens)	1 × 2500–3000 I.E./d (morgens)	
Varikose	**lokal**				
	Heparinoid-Gel 1 %	3 ×/d auftragen	3 ×/d auftragen	3 ×/d auftragen	
	Rutosid-Gel 2 %	2×/d auftragen	2 ×/d auftragen	2 ×/d auftragen	
Wehen	Hexoprenalinsulfat				
	i.v. p.o.	0,1–0,3 µg/min 2–4 mg/d	0,1–0,3 µg/min 2–4 mg/d		
	Magnesiumsalze	20–30 mmol/d	20–30 mmol/d		

Nachweis der Abbildungen

Einführung

Leape, L.L., Cullen, D.J., Clapp, M.D., Burdick, E., Demonaco, H.J., Erickson, J.I., Bates, D.W. (1999): Pharmacist participation on physician rounds and adverse drug events in the intensive care unit. JAMA 282: 267–270

Kapitel 1

Bergmeyer, H.U. (1983): Methods of enzymatic analysis, Vol. I. 3. Aufl., VCH, Weinheim

Grob, R.L. (Hg.) (1995): Modern practice of gas chromatography. J. Wiley & Sons, Chichester, Brisbande, Toronto, Singapore

Sonntag, O. (1993): Dry chemistry analysis with carrier-bound reagents. Elsevier, Amsterdam

Volmut, J., Matisova, E., Ha, P.T. (1990): Simultaneous determination of six antiepileptic drugs by capillary gas chromatography. J. Chromatogr. 527: 428–435

Welz, B. (1983): Atomabsorptionsspektrometrie. 3. Aufl., VCH, Weinheim

Kapitel 3

Klotz, U. (1988): Einführung in die Pharmakokinetik. Govi-Verlag, Frankfurt am Main

Koch, H.P., Ritschel, W.A. (1986): Synopsis der Biopharmazie und Pharmakokinetik. Ecomed Verlagsgesellschaft mbH, Landsberg/Lech

Mehnert, W. (1999): Bioverfügbarkeit, Bioäquivalenz. In: Herzfeldt, C.D., Kreuter, J. (Hrsg.): Grundlagen der Arzneiformenlehre, Galenik 2. Springer-Verlag, Berlin. 510–535

Reiter, M.J., Shand, D.G., Pritchett, E.L.C. (1982): Comparison of intravenous and oral verapamil dosing. Clin. Pharmacol. Ther. 32: 711–720

Kapitel 4

Gabrielsson, J., Weiner, D. (1997): Pharmacokinetic and pharmacodynamic data analysis. 2. Aufl., Swedish Pharmaceutical Press, Stockholm, Schweden

Koch, H.P., Ritschel, W.A. (1986): Synopsis der Biopharmazie und Pharmakokinetik. Ecomed Verlagsgesellschaft mbH, Landsberg/Lech

Lalonde, R.L. (1995): Pharmacokinetic-pharmacodynamic relationships of cardiovascular drugs. In: Derendorf, H., Hochhaus, G. (1995): Handbook of pharmacokinetic/ pharmacodynamic correlation. CRC Press LLC, Boca Raton, USA: 197–225

Peck, C.C., D'Argenio, D.Z., Rodman, J.H. (1992): Analysis of pharmacokinetic data for individualizing drug dosage regimens. In: Evans, W.E., Schentag, J.J., Jusko, W.J. (Hrsg.): Applied Pharmacokinetics. 3. Aufl., Applied Therapeutics Inc., Vancouver

Kapitel 6

Bertram, S., Gassen, H.G. (1991): Gentechnische Methoden. Eine Sammlung von Arbeitsunterlagen für das molekularbiologische Labor. Gustav Fischer Verlag, Stuttgart

Guengerich, F.P. (1993): Cytochrom P450 Enzymes. Am. Scientist 81: 440–447

Lennard, M.S., Silas, J.H., Freestone, S., Ramsay, L.E., Tucker, G.T., Woods, H.F. (1982): Oxidative phenotype – a major determinant of metoprolol metabolism and response. N. Engl. J. Med. 307: 1558–1560

Vielnascher, E., Spatzenegger, M., Mayerhofer, A., Klinger, P., Jäger, W. (1995): Metabolism of dextromethorphan in human liver microsomes: a rapid HPLC assay to monitor cytochrome P4502D6 activity. Pharmazie 51: 586–588

Kapitel 10

Blume, H., Stenzhorn, G., Ali, S.L. (1985a): Zur Bioverfügbarkeit und pharmakodynamischen Aktivität handelsüblicher Gilbenclamid-Fertigarzneimittel. 1. Mitteilung. Pharm. Ztg. 130: 1062–1069

Blume, H., Förster, H., Stenzhorn, G., Askali, F. (1985b): Zur Bioverfügbarkeit und pharmakodynamischen Aktivität handelsüblicher Gilbenclamid-Fertigarzneimittel. 2. Mitteilung. Pharm. Ztg. 130: 1070–1078

Russmann, S., Gohlke-Bärwolf, C., Jähnchen, E., Trenk, D., Roskamm, H. (1997): Age-dependent differences in the anticoagulant effect of phenprocoumon in patients after heart valve surgery. Eur. J. Clin. Pharmacol. 52: 31–35

Welling, P.G., Elliott, R.L., Pitterle, U.E., Corrick-West, H.P., Lyons, L.L. (1979): Plasma levels following single and repeated doses of erythromycin estolate and erythromycin stearate. J. Pharm. Sci. 68: 150–155

Kapitel 11

Karch, F.E., Lasagna, L. (1977): Toward the operational identification of adverse drug reactions. Clin. Pharmacol. Ther. 21: 247–254

Kapitel 12

Spilker, B. (1996): Quality of life and pharmacoeconomics in clinical trials. 2. Aufl., Lippincott-Raven, Philadelphia

Kapitel 13

Sjoquist, F., Borga, O., Orme M.L.E. (1976): Fundamentals of Clinical Pharmacology. In: Avery, G.S. (Hrsg.): Drug Treatment. Churchill Livingstone Verlag, Edinburgh. 1–42

Kapitel 14

Dettli, L. (1983): Drug dosage in renal failure. In: Gibaldi, M., Prescrott, L. (Hrsg.): Handbook of clinical pharmacokinetics. ADIS Press, New York. 261–276

Du Bois, D., Du Bois, E.F. (1916): A formula to estimate the approximate surface area if height and weight be known. Arch. Intern. Med. 17: 863–871

Egorin, M.J., Van Echo, D.A., Tipping, S.J., Olman, E.A., Whitacre, M.Y., Thomson, B.W., Aisner, J. (1984): Pharmacokinetics and dosage reduction of cis-diammine(1,1-cyclobutanedicarboxylato)platinum in patients with impaired renal function. Cancer Res. 44: 5432–5438

Winter, M.E. (1994): Basic clinical pharmacokinetics. 3. Aufl., Applied Therapeutics Inc., Vancouver

Kapitel 15

Jaehde, U., Sörgel, F., Stephan, U., Schunack, W. (1994): Effect of an antacid containing magnesium and aluminum on absorption, metabolism, and mechanism of renal elimination of pefloxacin in humans. Antimicrob. Agents Chemother. 38: 1129–1133

Kahl, G.F., Mutschler, E. (1981): Pharmakokinetische Wechselwirkungen. In: Meier, J., Rettig, H., Hess, H. (Hrsg.): Biopharmazie. Georg Thieme Verlag, Stuttgart. 343–354

Lorenz, C., Brüggmann, J., Eberhardt, C., Ludwig, A., Jaehde, U. (1996): Der klinisch-pharmazeutische Fall: Arzneimittelinteraktion von Fluvoxamin mit Theophyllin. Krankenhauspharmazie. 17: 448–451

Rowland, M., Tozer, T.N. (1995): Clinical pharmacokinetics. Williams & Wilkins, Baltimore, USA. 275

Kapitel 16

Heuer, H.O., Heuer, S., Lennecke, K. (1999): Compliance in der Arzneitherapie. Wissenschaftliche Verlagsgesellschaft, Stuttgart

Kapitel 17

Ahnefeld, W.A., Schmitz, J.E., Altemeyer, K.H., Mehrkens, H.H., Schuster, H.P. (1986): Postaggressionsstoffwechsel. In: Infusionstherapie – Ernährungstherapie. Verlag Kohlhammer, Stuttgart

ASPEN (2002): National Advisory Group on Standards and Practice. Guidelines for the use of parenteral and enteral nutrition in adult and pediatric patients. J. Parent. Enteral Nutr. 26 (Suppl. 1): 1–38

Kinney, J.M. (1980): The application of indirect calorimetry to clinical studies. In: Kinney, J.M. (Hrsg.): Assessment of energy metabolism in health and disease. Report of the First Ross Conference on Medical Research. Ross Laboratories, Columbus, Ohio

Passmore, R., Robson, J.S. (1974): A companion to medical studies, Vol. 3. Blackwell Scientific Publications. Oxford, England

Wretlind, A. (1975): Intravenous nutrition. Opuscula Medica, Suppl. 39: 11

Kapitel 18

Vogel, F., Naber, K.G., Wacha, H. et al. und eine Expertengruppe der Paul-Ehrlich-Gesellschaft e.V. (1999): Parenterale Antibiotika bei Erwachsenen. Chemother. J. 8: 2-49

Kapitel 19

Zeller, W.J. (1995): Krebschemotherapie – Theoretische Grundlagen. In: Zeller, W.J., zur Hausen, H. (Hrsg.): Onkologie: Grundlagen – Diagnostik – Therapie – Entwicklungen. Ecomed, Landsberg/Lech. 1–16

Kapitel 22

Cooper, H., Schulze, G. (1986): Arzneimittelbehandlung im Alter. In: Dölle, W., Müller-Oerlinghausen, B., Schwabe, U. (Hrsg.): Grundlagen der Arzneimitteltherapie. B.I. Wissenschaftsverlag, Mannheim. 419–433

Mc Ardle, H., Gauthey, L., Zelger, G.L. (2000): La prescription de benzodiazépines en milieu gériatrique: vue du médecin et du pharmacien. In Zelger, G.L.: Le pharmacien clinicien en gériatrie et soins palliatifs. Mémoire. Universität Genf, Schweiz

Sallin, M., Zelger, G.L. (1993): Estimation of creatinine clearance in geriatric inpatients with urinary tract infections. In: Rasmussen, M., Rasmussen, S.N., Muller, N.F., Sado, P.A., Walker, R. (Hrsg.): Progress in Clinical Pharmacy: Quality in pharmacotherapy. European Society of Clinical Pharmacy. 153–155

Kapitel 25

Framm, J., Anschütz, M., Derendorf, H., Hammersdorfer, D., Heydel, E., Mehrwald, A., Schomacker, G. (2001): Arzneimittelprofile für die Kitteltasche. 270 wirkstoffbezogene Beratungsempfehlungen für Pharmaceutical Care, 2. Aufl. Deutscher Apotheker Verlag, Stuttgart

Schulz v. Thun, F. (1981): Miteinander reden – Störungen und Klärungen. Rowohlt Verlag, Hamburg

Kapitel 27

Boyd, A.F., Hartzema, A.G. (1993): Computerized monitoring protocols as a pharmaceutical care practice enhancement: a conceptual illustration using diabetes mellitus. Ann. Pharmacother. 27: 963–966

Framm, J. (1997): Anwendungsplan vom Apotheker für den Patienten. Pharm. Ztg. 142: 613–614

Kapitel 30

Heinemann, L., Sinnecker, H. (1994): Epidemiologische Arbeitsmethoden. Gustav Fischer Verlag, Stuttgart

Hennekes, C.H., Buring, J. (1987): Epidemiology in medicine. Little Brown and Company, Boston, Toronto

Kapitel 31

Drummond, M.F., Stoddard, G.L., Torrance, G.W. (1987): Methods for the economic evaluation of health care programmes, Oxford University Press, Oxford

O'Brien, B., Drummond, M.F., Labelle, R., Willan, A. (1994): In search of power and significance: Issues in the design and analysis of stochastic cost-effectiveness studies in health care. Med. Care 32: 158

Kapitel 32

Kane, R.L. (1997): Understanding health care outcomes research. Aspen Publishers, Gaithersburg

Lorenz, W., Troidl, H., Solomkin, J.S., Nies, C., Sitter, H., Koller, M. et al. (1999): Second step: Testing-outcome measurements. World J. Surg. 23: 768–780

Nachweis der Tabellen

Einführung

Gaudich, C. (2001): Approbationsordnung für Apotheker. Verordnungstext mit Begründung und Materialien. Deutscher Apotheker Verlag, Stuttgart

Kapitel 3

BfArM (Bundesinstitut für Arzneimittel und Medizinprodukte), Bundesanzeiger (BAnz.) Nr. 43 vom 4.3.1998
Sietsema, W.K. (1989): The absolute oral bioavailability of selected drugs. Int. J. Clin. Pharmacol. Ther. Toxicol. 27: 179–211

Kapitel 6

Jeffery, E.H. (1993): Human drug metabolism. From molecular biology to man. CRS Press, Boca Raton
Siddoway, L.A., Thompson, K.A., Brendan McAllister, C., Wang T., Wilkinson, G.R., Roden, D.M., Woosley, R.L. (1987): Polymorphismus of propafenone metabolism and disposition in man: clinical and pharmacokinetic consequences. Circulation 75: 785–791

Kapitel 11

Inman, W.H.W. (1986): Monitoring for Drug Safety. MTP Press, Lancaster
Naranjo, C.A., Busto. U., Sellers, E.M., Sandor, P., Ruiz, I., Roberts, E.A., Janecek, E., Domecq, C., Greenblatt, D.J. (1981): A method for estimating the probability of adverse drug reactions. Clin. Pharmacol. Ther. 30: 239–245

Kapitel 12

Earl-Slater, A. (1998): The elderly, medicines and robust evidence from randomised control trials. J. Clin. Effect 3: 105–111
Strom, B.L. (1994): Pharmacoepidemiology. 2. Aufl., John Wiley & Sons Ltd., Chichester

Kapitel 14

Calvert, A.H., Newell, D.R., Gumbrell, L.A., O'Reilly, S., Burnell, M., Boxall, F.E., Siddik, Z.H., Judson, I.R., Gore, M.E., Wiltshaw, E. (1989): Carboplatin dosage: prospective evaluation of a simple formula based on renal function. J. Clin. Oncol. 7: 1748–1756
Murphy, J.E. (1993): Clinical Pharmacokinetics Pocket Reference. American Society of Health-System Pharmacists, Bethesda
Schumacher, G.E. (1995): Therapeutic Drug Monitoring. Appleton & Lange, East Norwalk
Tozer, T.N., Winter, M.E. (1992): Phenytoin. In: Evans, W.E., Schentag, J.J., Jusko, W.J. (Hrsg.): Applied Pharmacokinetics. Applied Therapeutics Inc., Vancuver
Winter, M.E. (1994): Basic clinical pharmacokinetics. 3. Aufl., Applied Therapeutics, Inc., Vancouver

Kapitel 16

Volmer, T., Kielhorn, A. (1998): Compliance und Gesundheitsökonomie. In: Petermann, F. (Hrsg.): Compliance und Selbstmanagement. Hogrefe-Verlag, Göttingen

Kapitel 17

Behrendt, W. (1999): Klinisch relevante Parameter zur Beurteilung des Ernährungszustandes. Akt. Ernährungsmed. 24: 14–19

Kapitel 18

Daschner, F. (2002): Antibiotika am Krankenbett. 11. Aufl. Springer Verlag, Berlin

Kapitel 19

Büchner, T., Urbanitz, D., Hiddemann, W. et al. (1985): Intensified induction and consolidation with or without maintenance chemotherapy for acute myeloid leukemia (AML): two multicenter studies of the German AML Cooperative Group. J. Clin. Oncol. 3: 1583–1589
Hesketh, P.J., Beck, T., Grunberg, S.M., Hainsworth, J., Harker, G., Kris, M. (1995): A proposal for classifying the emetogenicity of cancer chemotherapy. Support. Care Cancer 3: 340

Kapitel 24

Jaehde, U., Sörgel, F. (1995): Clinical pharmacokinetics in patients with burns. Clin. Pharmacokinet. 29: 15–28
Ryan, C.M., Tompkins, R.G. (1994): Topical therapy II: Burns. In: Chernow, B. (Hrsg.): The pharmacologic approach to the critically ill patient. Williams & Wilkins, Baltimore. 830–843

Kapitel 25

Mischke, W. (1995): Psychologische Gesundheitsförderung durch helfende Gespräche. In: Fichten, W., Rieforth, J. (Hrsg.): Gesundheitsförderliches Handeln in der Krankenpflege. Bd. 2. Quintessenz, München. 11–50
Mühlbauer, K., Verheyen, F. (1997): Einstieg in Pharmaceutical Care: Probleme und Lösungen anhand von Fallbeispielen. Seminar, 2. ABDA-Symposium in Frankfurt/M., 22.–23.11.1997
Schaefer, M. (1996): Pharmaceutical Care auf dem Weg in die Apotheke. Pharm Ztg. 141: 785–792
Schaefer, M., Müller-Jaeger, A. (1997): Workshop zur Einführung von Pharmaceutical Care: Instrumente und Methoden. 26.04.1997 in Mainz

Kapitel 30

Strom, B.L. (1994): Pharmacoepidemiology. 2. Aufl., John Wiley & Sons, Chichester

Kapitel 32

Epstein, A.M. (1990): The outcomes movement – will it get us where we want to go? N. Engl. Med. 323: 266–269
Koller, M., Lorenz, W. (1998): Quality of life research in patients with rectal cancer: traditional approaches versus a problem-solving oriented perspective. Langenbecks Arch. Surg. 383: 427–436

Sachregister